Берлитион®

тиоктовая кислота

AF885886

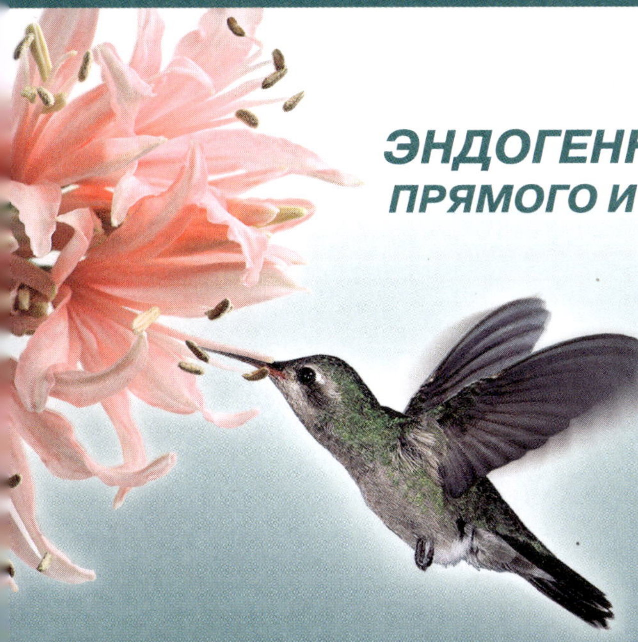

ЭНДОГЕННЫЙ АНТИОКСИДАНТ ПРЯМОГО И НЕПРЯМОГО ДЕЙСТВИЯ[1]

Теперь 3 формы:

- **600 мг ампулы** 600 NEW
- **300 мг ампулы**
- **300 мг таблетки**

Широкая линейка доз и лекарственных форм[1]

- ***Патогенетическое лечение диабетической полинейропатии***[2]
- ***Антиоксидантная защита нервных волокон от воздействия свободных радикалов***[1]
- ***Способствует восстановлению болевой и тактильной чувствительности при диабетической полинейропатии***[3]

Международное непатентованное название: тиоктовая кислота
Показания: диабетическая полинейропатия; алкогольная полинейропатия.
Противопоказания: повышенная чувствительность к тиоктовой (α-липоевой) кислоте или другим компонентам препарата; беременность, период грудного вскармливания; возраст до 18 лет; дефицит лактазы, наследственная непереносимость лактозы, синдром глюкозо-галактозной мальабсорбции (для таблетированной формы).
Способ применения и дозы. В начале лечения препарат назначают внутривенно капельно в суточной дозе 300–600 мг. Перед применением содержимое ампул разводят в 250 мл 0,9% раствора натрия хлорида и вводят внутривенно капельно медленно, в течение не менее 30 мин. Поскольку действующее вещество чувствительно к свету, раствор для инфузии готовят непосредственно перед применением. Защищенный от света раствор может храниться примерно в течение 6 часов. Курс лечения составляет 2–4 недели. Затем переходят на поддерживающую терапию таблетированной формой препарата (таблетки, покрытые пленочной оболочкой) в дозе 300–600 мг в сутки. Таблетки принимают натощак, приблизительно за 30 мин до приема пищи, не разжевывая, запивая достаточным количеством жидкости. Возможно длительное применение препарата. Продолжительность курса лечения и необходимость его повторения определяется врачом.
Побочные эффекты. Со стороны нервной системы: изменение или нарушение вкусовых ощущений, диплопия, судороги. Со стороны системы гемостаза: пурпура, тромбоцитопатия. Со стороны обмена веществ: снижение уровня глюкозы в плазме крови (из-за улучшения усвоения глюкозы). Со стороны иммунной системы: аллергические реакции, такие как кожная сыпь, крапивница (уртикарная сыпь), зуд, в единичных случаях – анафилактический шок Местные реакции (при применении парентеральных форм): чувство жжения в месте введения. Прочие (при применении парентеральных форм): при быстром внутривенном введении наблюдались самопроизвольно проходящие повышение внутричерепного давления (чувство тяжести в голове) и затруднение дыхания.
Условия хранения: при температуре не выше 25°С, в защищенном от света месте. Не замораживать.
Лекарственное средство хранить в недоступном для детей месте.
Условия отпуска из аптек: по рецепту.

Литература:

1. Инструкции по применению препарата (от 28.03.12, 06.07.11, 06.06.12).
2. Diabetic Neuropathies: Update on Definitions, Diagnostic Criteria, Estimation of Severity, and Treatments. Diabetes Care 2010; 33: 2285–2293.
3. Ziegler D., Nowak H., Kempler P. et al. Treatment of symptomatic diabetic polyneuropathy with antioxidant α-lipoic acid: a meta-analysis. Diabetic Medicine 2004; 21: 114–121.

БЕРЛИН-ХЕМИ МЕНАРИНИ

ООО «Берлин-Хеми/А.Менарини»
123317, Москва, Пресненская набережная, д. 10
БЦ «Башня на Набережной», блок Б
Тел.: (495) 785-01-00, факс: (495) 785-01-01
http://www.berlin-chemie.ru

Подробная информация о препаратах содержится в инструкциях по применению от 28.03.12, 06.07.11, 06.06.12.
Информация для специалистов здравоохранения. Отпускается по рецепту.

На правах рекламы. berl.mod. Утверждено в печать 25.10.2013

Поражения периферических нервов и корешковые синдромы

Läsionen peripherer Nerven und radikuläre Syndrome

Herausgegeben von

Marco Mumenthaler
Manfred Stöhr
Hermann Müller-Vahl

Mitbegründet von H. Schliack

Unter Mitarbeit von

M. Frey
U. Gamper
H. Goerke
H. Müller-Vahl
M. Mumenthaler
J. M. Schröder
M. Stöhr
D. B. Vodusek
E. van der Zypen

9., völlig neu bearbeitete und erweiterte Auflage

449 Abbildungen
58 Tabellen

Georg Thieme Verlag
Stuttgart · New York

Поражения периферических нервов и корешковые синдромы

Под редакцией
Марко Мументалера,
Манфреда Штёра,
Германа Мюллера-Фаля

Перевод с немецкого

Под общей редакцией
А.Н.Баринова

2-е издание

Москва
«МЕДпресс-информ»
2014

УДК 616-001:616.833.24-008.6
ББК 56.13
П59

Все права защищены. Никакая часть данной книги не может быть воспроизведена в любой форме и любыми средствами без письменного разрешения владельцев авторских прав.

Авторы и издательство приложили все усилия, чтобы обеспечить точность приведенных в данной книге показаний, побочных реакций, рекомендуемых доз лекарств. Однако эти сведения могут изменяться.

Информация для врачей. Внимательно изучайте сопроводительные инструкции изготовителя по применению лекарственных средств.

Перевод с немецкого: ***А.В.Кожинова***

Книга выпущена при содействии ООО «Издательство “Диалект”»

Поражения периферических нервов и корешковые синдромы / под ред.
П59 М.Мументалера, М.Штёра, Г.Мюллера-Фаля ; пер. с нем. ; под общ. ред. А.Н.Баринова. – 2-е изд. – М. : МЕДпресс-информ, 2014. – 616 с. : ил.
ISBN 978-5-00030-146-3

Данное руководство посвящено диагностике и лечению заболеваний периферической нервной системы. Каждый невролог оценит этот труд, его практическую направленность, детальное описание симптоматологии, техники исследования, диагностики и лечения, наглядность и логичность изложения.

Подробное описание анатомии и гистологии позволяет глубже понять физиологические процессы при различных поражениях периферических нервов, а значит, точнее спрогнозировать развитие заболевания и выбрать наилучшую тактику лечения.

Издание предназначено для высококвалифицированных врачей – неврологов, нейрохирургов, травматологов, ортопедов, врачей скорой помощи.

УДК 616-001:616.833.24-008.6
ББК 56.13

ISBN 978-3-13-380209-3
© 2007 of the original German language edition Georg Thieme Verlag KG, Stuttgart, Germany. Original title: «Läsionen peripherer Nerven und radikuläre Syndrome», by M.Mumenthaler, M.Stöhr, H.Müller-Vahl (editors)
ISBN 978-5-00030-146-3
© Издание на русском языке, перевод на русский язык, оформление, оригинал-макет. Издательство «МЕДпресс-информ», 2013

Посвящается:

Maia, Manuela, Isabel, Sarah и Sofia от M.M.

Christa от M.S.

Kirsten, Anna-Charlotte, Thomas, Rika, Hanns и Christoph от H. M.-V.

Предисловие к 9-му изданию

Более 40 лет прошло с тех пор, как в 1965 г. вышло в свет 1-е издание этой книги. Каждый из многочисленных предыдущих соавторов обогатил книгу своими знаниями и опытом, за что мы выражаем им сердечную благодарность. В этом издании приняли участие два новых соавтора. Однако главная цель книги остается неизменной: быть добрым помощником практического врача в диагностике заболеваний периферической нервной системы.

Перечень литературы сокращен до 850 источников по сравнению с 1600 в предыдущем, 8-м издании, что не в последнюю очередь связано с современными возможностями поиска источников литературы и баз данных в Интернете. Около половины материалов, входящих в перечень, было издано в течение последних 5 лет. Практические врачи, безусловно, оценят подборку важнейших схем и рисунков, которые делают материал наглядным и легким для усвоения.

На первом плане в данном руководстве по-прежнему стоит диагностика, основанная на клинических данных. Представлены самые современные электрофизиологические и визуализационные методы исследования. Большое внимание уделено как консервативным, так и нейрохирургическим методам лечения.

Мы надеемся, что данное издание поможет многим врачам в их практической деятельности, прежде всего неврологам, нейрохирургам, ортопедам, врачам скорой помощи, а также врачам других специальностей, имеющих отношение к диагностике и лечению патологии периферической нервной системы.

Цюрих, Аусбург и Ганновер
Август 2007

Marco Mumenthaler
Manfred Stöhr
Hermann Müller-Vahl

Предисловие к 1-му изданию

При изолированном поражении отдельных участков периферической нервной системы около 20 лет назад основную роль играло представление о «мононеврите» в качестве локализованного воспалительного или очагового «ревматического» процесса. Однако в течение последних двух десятилетий в отношении подобных этиологических представлений возникали все бóльшие сомнения. Значение механического фактора было показано, например, при компрессии корешков грыжевым выпячиванием, которое наблюдается при большинстве острых ишиалгических синдромов. Авторы убеждены в том, что практически каждый «мононеврит» возникает вследствие механического воздействия на периферический нерв или нервный корешок.

Этот факт имеет решающее значение для выбора правильного лечения. Поэтому авторы считают оправданным появление нового учебника о поражении периферических нервов наряду с изданными ранее трудами, тем более что большинство предыдущих авторов ограничивались либо описанием симптомов поражения нервов, не учитывая этиологии процесса, либо отражали в своих трудах только прямые травматические повреждения. Данный труд должен, таким образом, служить целям клинической практики.

Так как при создании этой книги мы старались отразить как анатомические, гистологические основы, так и симптоматологию, технику обследования, этиологическую диагностику и лечение, это потребовало совместной работы ученых различных специальностей. Отдельные статьи 9 авторов были переработаны и объединены редакторами, что позволило достичь определенного единства текста и избежать повторов и пробелов. Мы не претендуем на то, чтобы дать полный литературный обзор по данной проблеме, поэтому количество литературных ссылок ограничено и призвано лишь облегчить читателю путь к изучению специальных проблем. Кроме того, мы постоянно – не упоминая об этом каждый раз в тексте – возвращаемся к основополагающим трудам по анатомии периферической нервной системы и поражениям периферических нервов; эти книги приведены в перечне литературных источников.

В данном руководстве мы отказались от описания поражений черепных нервов, так как это потребовало бы углубленного описания и поражений центральной нервной системы. Обсуждается лишь периферическое, т.е. экстракраниальное поражение добавочного нерва, так как оно играет важную роль в дифференциальной диагностике парезов мышц плечевого пояса. Кроме того, мы оставили за пределами обсуждения полинейропатии, которые упоминаются лишь в отдельных случаях, в рамках дифференциальной диагностики (при отравлении свинцом, сахарном диабете и др.). Клинические и этиологические проблемы при полинейропатиях отличаются от таковых при поражении отдельных периферических нервов настолько, что их совместное обсуждение нецелесообразно. Однако нам не удалось найти для книги такое название, которое отражало бы данное ограничение темы.

Разумеется, мы понимаем, что наша концепция учебника по поражениям периферических нервов имеет свои недостатки и в данной книге можно обнаружить множество пробелов. Мы благодарны каждому читателю за критику и предложения.

Выражаем искреннюю признательность художникам издательства Georg Thieme (Штутгарт), фрау Ingrid Schaumburg (Гамбург) и господину Gerhard Spitzer (Франкфурт). Они выполнили многочисленные рисунки, обладая чуткой интуицией и большими знаниями, в полном соответствии с представлениями авторов. Сердечно благодарим также фрау Elizabeth Stutz за огромную секретарскую работу. Хотим также выразить огромную благодарность господину Günther Hauff и его сотрудникам за полный тонкого понимания, кропотливый, плодотворный труд по изданию данной книги.

Берн и Берлин, апрель 1965
Marco Mumenthaler
Hans Schliack

Соавторы 9-го издания

9-е издание данного руководства было подготовлено благодаря редакционной переработке и объединению трудов 9 различных авторов.

Отдельные авторы разрабатывали следующие темы:

Frey, Manfred, Univ.-Prof. Dr. med., Direktor der Klin. Abt. f. Wiederherstellungs- und plastische Chirurgie der Universität Wien, AKH Währingergürtel 18–20 1090 Wien Österreich	Принципы хирургии периферической нервной системы. Хирургическое лечение поражений сплетений и периферических нервов, а также реконструктивные вмешательства
Camper, Urs N., Dipl.-Physiotherapeut Chefphysiotherapeut Rehabilitationsklinik 7317 Valens Schweiz	Консервативное, физиотерапевтическое лечение поражений периферических нервов и корешков
Goerke, Heinz, Prof. Dr. med. Dr. h. c., emerit. Direktor des Institutes für Geschichte der Medizin der Ludwig-Maximilians-Universität Privat: Strähuberstraße 11, 81479 München (Solln) Deutschland	История медицины. Данный раздел взят из 8-го издания неизмененным
Müller-Vahl, Hermann, Prof. Dr. med., Klinik und Poliklinik für Neurologie der Medizinischen Hochschule Konstanty-Gutschow-Straße 8 30625 Hannover Deutschland	Основы патогенетических механизмов и этиологии. Поражения нервных корешков. Поражения нервов туловища
Mumenthaler, Marco, Prof. Dr. med., emerit. Direktor der Neurologischen Universitätsklinik Bern Privat: Witikonerstrasse 326 8053 Zürich Schweiz	Клиническое обследование при поражении периферических нервов. Клинические проявления поражений отдельных периферических нервов. Общая редактура руководства

Schröder, J. Michael, Prof. Dr. med., emerit. Direktor des Instituts für Neuropathologie, Universitätsklinikum der RWTH Pauwelstraße 30 52074 Aachen Deutschland	Нормальная гистология и гистопатология поражений периферических нервов, классификация поражений периферических нервов, опухоли периферических нервов
Stöhr, Manfred, Prof. Dr. med., emerit. Direktor der Neurologischen Klinik des Zentralklinikums Augsburg Privat: Fritz-Strassmann-Straße 35 86156 Augsburg Deutschland	Физиология и проведение возбуждения по периферическому нерву и клиническая электрофизиология. Поражения плечевого и тазового сплетения. Также участие в главах о ятрогенных поражениях периферической нервной системы и патогенетических механизмах
Vodusek David B., Prof. Dr. med., Direktor Neurologische Univ.-Klinik Ljubljana 1525 Slowenien	Участие в главах о нарушении функции толстого кишечника и мочевого пузыря
van der Zypen, Eugen, Prof. Dr. med., emerit. Leiter der Abt. f. angewandte und topographische Anatomie am Anatomischen Institut der Universität, Bern Privat: Postgässli 3 3045 Meikirch Schweiz	Развитие и принципы организации периферической нервной системы. Анатомия сплетений, периферической и вегетативной нервной системы

Предыдущий редактор

Schliack, Hans, Prof. Dr. med.,
emerit. Direktor der Klinik für Neurologie, Medizinische Hochschule Hannover
GDA – Osterfelddamm 12, 30627 Hannover, Deutschland

Другие соавторы 1–8-го изданий

Brügger, Alois (†), Dr. med.,
ehem. Spezialarzt F.M.H. für Neurologie und Psychiatrie
8702 Zollikon
Schweiz

Eichenberger, Marc, Dr. med.,
ehem. Lektor für Neurologie an der Universität Bern
Privat: Lombachweg 7
3006 Bern
Schweiz

Ludin, Hans-Peter, Prof. Dr. med.,
emerit. Chefarzt der Klinik
für Neurologie des Kantonsspitals
Privat: Flurhofstrasse 52
9000 St. Gallen
Schweiz

Meier, Claus (†), Prof. Dr. med.,
ehem. Chefarzt der Neurologischen Rehabilitationsstation,
St. Gallische Höhenklinik Walenstadtberg,
8881 Knoblisbühl
Schweiz

Millesi, Hanno, Prof. Dr. med.,
emerit. Leiter der klin. Abt. f. Plastische und Rekonstruktive
Chirurg. der Univ. Wien, Ordination
Langegasse 48/7A
1080 Wien
Österreich

Mumenthaler, Andrea (†), Dr. med.
ehem. Chefarzt der orthopädisch-traumatologischen Abteilung des Regionalspitals
4900 Langenthal
Schweiz

Narakas, Algimentas (†), ancien Professeur associé à la Faculté de Médecine de Lausanne,
1000 Lausanne
Schweiz

Piscol, Kurt, Prof. Dr. med.,
emerit. Direktor der Neurochirurgischen
Klinik Bremen,
Zentralkrankenhaus
Emil-Trinkler-Straße 19
28211 Bremen
Deutschland

Schenk, Robert, Prof. Dr. med.,
emerit. Leiter der Abteilung für systematische Anatomie
der Universität Bern
Privat: Hofenstr. 35
3032 Hinterkappelen
Schweiz

Wiesendanger, Mario, Prof. Dr. med.,
ancien directeur du Service de Neurophysiologie, Institut de Physiologie de l'Université de Fribourg
Privé: Chemin de la Ferêt 8A
1752 Villars s. Clâne
Schweiz

Содержание

1 Общие положения

1.1 Краткая история развития науки о периферических нервах

Представление о травматическом (явном или скрытом) происхождении рассматриваемых в этой книге заболеваний не ново, но до сих пор не до конца признано. Поэтому-то и необходимо знать, как тяжело было искоренить убеждение о воспалительном генезе всех клинических проявлений, насколько долгим и полным препятствий был переход от симптоматического подхода к выявлению этиопатогенетических механизмов развития данных заболеваний.

Так как данный исторический обзор направлен в первую очередь на отражение прогресса клинической мысли, мы должны сначала привести некоторые данные о развитии анатомо-физиологических основ в качестве предпосылки для представления о патологии периферических нервов за последние 100 лет.

1.1.1 Нервы

Врачи времен Гиппократа (450–350 гг. до н.э.) в своих рукописях еще не проводили четких различий между нервами и сухожилиями, так же как и при Аристотеле (382–322 гг. до н.э.). В III в. до н.э. александрийские врачи (Эрасистрат и др.) знали уже не только об особом строении периферических нервов, но, вероятно, различали также чувствительные и двигательные нервы. Возможно, от них перенял эти знания Гален (129–199) (47; 594). В своих работах он пишет о твердых (двигательных) и мягких (чувствительных) нервах. Он также экспериментально установил функциональную взаимосвязь между головным, спинным мозгом и периферическими нервами. Кроме того, в его трудах есть однозначное определение нерва, а именно «то, что исходит из головного или спинного мозга». Согласно его представлениям, образующаяся в желудочках мозга *Spiritus animalis* протекает внутри имеющих трубчатое строение нервов, направляясь к тонким концевым волокнам. Эта теория функционирования нервов сохраняла свою актуальность вплоть до XVII в. Несмотря на то, что Andreas Vesalius (1514–1564) не смог привести доказательств наличия полых пространств внутри нервов, он также был приверженцем данной теории. В XVII в. было доказано существование жидкости, «нервного сока», образующегося в коре головного мозга из крови, и гуморально-патологическая теория была, таким образом, подтверждена. Несмотря на открытие Albrecht von Haller (1708–1777) таких свойств живой ткани, как возбудимость и чувствительность, это не принесло ничего нового в учение о процессе проведения импульса по нерву. В 1771 г. гамбургский врач August Unzer (1727–1799) впервые высказал предположение о специфическом виде раздражения у нервной ткани и обозначил его как «нервная сила».

Новой стадией развития учения об анатомическом строении стало доказательство Felice Fontana (1730–1805) отсутствия полого пространства внутри нерва, что было им выявлено в 1777 г. с помощью микроскопа. Хотя уже в середине XVIII в. в физиологических экспериментах стали использовать электрический импульс, стимулом к изучению биоэлектрических феноменов стали эксперименты итальянского врача Luigi Galvani (1737–1798) с лапками лягушки (1791). Несколько десятилетий спустя техника измерения была уже развита настолько, что это позволило Emil Du Bois-Reymond

(1818–1896) выявить движения электрического импульса по нерву. В 1850 г. Hermann von Helmholtz (1821–1894) удалось измерить скорость проведения возбуждения по нерву. Выявленное уже в 1811 г. Charles Bell (1774–1842) различие функций передних и задних корешков было доказано Francois Magendie (1783–1855) в эксперименте на собаках и Johannes Müller (1801–1858) – в эксперименте на лягушках. Сегментарное строение животного впервые наблюдал Antoine Dugés (1797–1838) в 1832 г. Charles Scott Sherrington, Henry Head (286) и James Mackenzie в последнем десятилетии XIX в. проводили исследования кожных зон, иннервируемых из задних корешков (так называемая сегментарная иннервация), а также выявили нарушения чувствительности в этих зонах при заболеваниях внутренних органов и их диагностическое значение.

1.1.2 Функции нервов

То, что при сдавлении нерва уменьшается его способность к проведению возбуждения, впервые выявил Haller. Приверженцы французской физиологической школы в первой половине XIX в. тщательно изучили последствия разрыва нерва у животных. В рамках этого исследования Jean Pierre Flourens (1794–1867), известный прежде всего открытием дыхательного центра (названного им жизненным узлом), успешно сшивал перерезанные нервы петуха (1842). В экспериментах с гальваническим током Guillaume Benjamin Armand Duchenne (1806–1875) выявил снижение возбудимости мышцы при периферическом параличе (1847), а Eduard Baierlacher (1825–1889) описал открытую им в 1858 г. реакцию на гальванический ток. Благодаря дальнейшим работам, проведенным Robert Remak (1815–1865) [578], а также Hugo von Ziemssen (1829–1902) и Wilhelm Erb (1840–1921) [192; 193] развитие электродиагностики шагнуло далеко вперед. Сопоставляя информацию, изложенную в нашем кратком сообщении, с результатами клинико-практических наблюдений, можно сделать вывод, что истинный интерес врачей к заболеваниям периферических нервов зародился лишь в середине XIX в. Исключение составляло только заболевание, обозначаемое как ишиас, или ишиалгия.

1.1.3 Причины поражений периферических нервов

В 1746 г. William Smellie (1697–1763) впервые описал паралич после родовспомогательных мероприятий. О первом секционном исследовании подобного случая травматического паралича сообщил в 1851 г. Antoine Constant Danyu (1803–1871). Речь шла о поражении сплетения левой верхней конечности после наложения щипцов во время родов. При обследовании ребенка (умершего 8 дней назад) в области левого плечевого сплетения было выявлено кровоизлияние. Так и до настоящего времени различают два типа поражений плечевого сплетения: верхней (180; 193) и нижней части (373) и обозначают их по именам ученых, впервые описавших данную патологию (паралич Дюшенна–Эрба и паралич Дежерин-Клюмпке).

Наряду с упомянутыми ранее исследователями, большой вклад в объяснение клинических феноменов с точки зрения физиологических и патологоанатомических признаков внесли Moritz Heinrich Romberg (1795–1873) и Robert Remak, которые стремились объединить отдельные и разрозненные материалы и факты в группы заболеваний (579, 586). В этой связи следует упомянуть, что Remak открыл осевой цилиндр нервного волокна, а Romberg и John Howship (умер в 1841 г.) в 1837 г. описали синдром иррадиации боли по ходу запирательного нерва при ущемлении грыжи запирательного отверстия (впоследствии названный их именами – синдром Хаушипа–Ромберга). Вышедшее в свет в 1840–1846 г. первое издание книги Romberg «Учебник нервных болезней» по праву можно считать классическим и эпохальным трудом (586). Время появления этой книги символизирует начало нового этапа неврологических исследований, в которых преобладало стремление положить в основу каждого клинического синдрома определенные патологоанатомические изменения.

Теория травматического происхождения невралгии и параличей была достаточно распространена, не в последнюю очередь благодаря исследованиям Silas Weir Mitchell (1829–1914), который совместно с Morehouse и Keen обобщил опыт (460), полученный во время работы в госпитале для раненых во время гражданской войны в США в 1863 г. Чуть позже, в 1872 г., Mitchell описал в своей работе все данные по *травматическому невриту* (461). Ранее этот термин применялся для обозначения других патологических состояний. Ряд исследователей (Lepelletier, Curling, Froriep, Rokitansky и др.) в 20–30-е годы XIX в. обнаружили воспалительные уплотнения на нервных стволах поврежденных конечностей у пациентов со столбняком, из чего было сделано заключение, что причиной клинических проявлений в области раны является восходящий неврит. Этот вывод становится понятным, если вспомнить, что открытие бактерии, вызывающей столбняк, и ее биологического воздействия произошло лишь в 1884–1889 гг., хотя Theodor Billroth (1829–1894) еще в 60-е годы XIX в. высказывал подозрение об инфекционных причинах столбняка. После 1890 г. о невритической природе изменений при столбняке речь уже не шла.

Опыт в отношении пулевых ранений, накопленный за две мировые войны, особенно расширил учение о двойной иннервации мускулатуры верхних конечностей. Наблюдения за ранеными с пулевыми повреждениями периферических нервов, сделанные после Первой мировой войны (59; 211; 212; 401; 532), заслуживают особого внимания. В Германии доля поражений периферической нервной системы, вызванных ранением, составляла до 4% от общего числа. Из них 50% были представлены ранениями верхней конечности, 15% – поражениями седалищного нерва. Данные, полученные во время Второй мировой войны, примерно соответствуют этим соотношениям.

Неврит

Robert Remak на основе клинических наблюдений в 1860 г. основал учение о невритах (579). Он объяснял диссеминированные болезненные уплотнения нервных стволов как следствие воспаления, вызванного травмой или ревматическим процессом (мигрирующий узелковый неврит, восходящий и нисходящий). С этого времени большинство исследователей старались объяснить природу заболевания периферических нервов исходя из единой точки зрения, а именно воспалительного генеза. Несмотря на это, многие авторы, в основном в других странах, по-прежнему придерживались иной теории – травматического происхождения этих заболеваний. Erb в 1876 г. предложил различать заболевания периферических нервов, которые «при имеющихся функциональных нарушениях (боль, анестезия, судороги, параличи и др.) не дают картину каких-либо анатомических повреждений нерва» (называл их функциональными нарушениями, или неврозами), и те, при которых выявляются анатомические изменения (192). К первой группе относятся невралгии, крампи и параличи. То же самое касалось и периферических парезов мышц лица, а описанный Oskar Minkovski (1858–1931) в 1891 г. так называемый изолированный дегенеративный неврит был воспринят многими как большая неожиданность (459). Другие авторы в тех случаях, когда прямая или непрямая травма не могла рассматриваться в качестве причины поражения, по-прежнему высказывались в пользу участия воспалительного процесса в происхождении неврита. Это касалось также изолированных невралгий. Однако в 1898 г. Hermann Oppenheim (1858–1919) противопоставил плечевой невралгии, возникшей на основе травматического, инфекционного или токсического неврита, невралгию, развившуюся на фоне «нейропатического или психопатического общего заболевания» (532; 533). При этом он основывался на результатах не только клинического осмотра, но и гистологического исследования, в котором отсутствовали признаки неврита.

В 80-х годах XIX в. Ernst von Leyden (1832–1910) и его ученики выделили в отдельный синдром «полиневрит». В дальнейшем подобные случаи обозначались термином полиомиелит (180). Значение хронического алкоголизма в этиологии полиневрита выявил в 1884 г. Karl Moeli (1840–1910) спустя два года после того, как Erwin Baelz (1849–1913) и Heinrich Botho

Scheube (1853–1923) (621) описали бери-бери как эндемичную форму полиневрита.

При чтении неврологической литературы начиная с середины XIX в. (61; 62; 533; 577; 784) создается впечатление, что гистологический диагноз, подтверждающий *неврит*, выставлялся зачастую необоснованно. Упомянутое словосочетание *дегенеративный неврит* звучало уже в то время как признание недостаточности информации, а рассмотрение в процессе диагностики множества этиологических факторов приводило иногда к запутанным переплетениям терминов и обозначений. Свидетельством того, что хронические травмы в качестве единственной причины невралгий и параличей в течение многих лет еще сохраняли свою значимость и «не поддавались» всеобщей *невротизации,* являются описания невралгий и параличей, связанных с тем или иным родом деятельности, появившиеся в литературе, прежде всего в III томе 3-го издания Eulenburg-Realenzyklopädie (1894), в статье Ernst Remak, сына Robert Remak (578). Лишь в XX в. вместо функционального и механического появился термин *профессиональный неврит*, а также упоминания об экзогенно-токсическом происхождении невритов.

С развитием рентгенологической техники, позволяющей изучать соотношение частей скелета у живого человека, изменялся взгляд на мало учитываемые раньше причинно-следственные связи. Знание о том, что хроническое воздействие какой-либо силы может вызвать изменения связочного и скелетного аппарата, которые приводят к вторичному механическому повреждению нервных сплетений или отдельных нервных корешков, основано на данных исследований, которые мы в данной главе не описываем.

Следует лишь упомянуть, что внедрение компьютерной томографии (КТ) и магнитно-резонансной томографии (МРТ) в 1970-е годы позволило кардинальным образом изменить представления о скелетных изменениях и их влиянии на периферические нервы.

Ишиас

В конце данной главы, рассматривая развитие клинических описаний ишиаса, легко представить себе общую точку зрения на формирование учения о заболеваниях и других периферических нервов. Вплоть до середины XVIII в. под термином «ишиас» понимались все процессы, способные вызывать боль в области бедра, в том числе поражения сустава. Лишь в 1764 г. итальянцем Domenico Cotugno (1736–1822) была предпринята попытка разделить этот синдром на *Ischialgia postica* и *antica* (136). Однако еще в середине XIX в. заболевания тазобедренного сустава рассматривались как одна из причин ишиаса, особая его форма – *Ischias nervosa* (577). То, что в качестве наиболее частой причины этого поражения рассматривалось «поднятие тяжестей», не вызывает удивления. Cotugno (136) придерживался характерного для того времени мнения, что при ишиасе образуется скопление жидкости во влагалище седалищного нерва. Romberg (586) опроверг эту идею в 3-м издании своего учебника. С этого момента авторы стали описывать выраженные в той или иной степени явления неврита при невралгии седалищного нерва. Начиная с 1936 г., когда W.J.Mixter и J.B.Ayer смогли доказать, что пролапс межпозвонкового диска в позвоночный канал также может быть причиной односторонней ишиалгии (462), а J.G.Love и M.N.Walsh в 1938 г. (420) подтвердили это на примере первых 100 операций, проведенных в клинике Mayo, у синдрома ишиалгии появились новые этиологические факторы. В 1941–1942 гг. W.E.Dandy обосновал положение, что в основе возникновения боли в пояснице и по ходу седалищного нерва лежит грыжа межпозвонкового диска на поясничном уровне.

1.2 Развитие и принципы организации периферической нервной системы

1.2.1 Метамеры

Метамерное строение, столь характерное для позвоночника животных, формируется уже на ранних стадиях эмбрионального развития. После образования трех зародышевых листков начинается фаза первичного органогенеза, при которой на первый план выходит развитие центральной нервной системы. У человека нейруляция начинается на 3-й неделе внутриутробного развития, в момент первичной дифференциации зачатков органов. При этом наружный зародышевый листок (эктобласт) разделяется на нервную пластинку, нервный гребень и эпидермис. Средний зародышевый листок (мезобласт) образует первичные сегменты (сомиты), боковые пластинки, связанные несегментированной промежуточной мезодермой. Так называемых сегментных ножек нет. Внутренний зародышевый листок (энтобласт) образует кишечную трубку. Физиологические эксперименты показывают, что ведущая роль в этой основной фазе развития принадлежит мезобласту. Он не только обладает способностью к самодифференцированию, но стимулирует в эктобласте развитие нервной пластинки и нервного гребня. В нервной пластинке сразу же разделяются расположенный рострально более широкий участок – предшественник головного мозга и более узкая часть – зачаток спинного мозга. С появлением сомитов мезодерма (ее дорсальный отдел) начинает сегментироваться.

Как и все первичные зачатки органов, сомиты вначале имеют эпителиальное строение. Для эпителиализации необходимо взаимодействие клетки и матрикса, которое, по-видимому, связано с наличием фибронектина. Если рецепторы фибронектина заблокированы синтетическими пептидами, эпителиализации и процесса сегментирования не происходит. В течение дальнейшей дифференциации эпителиальные связи сохраняются только в области участка, расположенного рядом с нервной трубкой, который называется миотомом. Из склеротома и дерматома возникают мезенхимные клетки, скапливающиеся вокруг *chorda dorsalis* (нотохорда) вдоль внутренней поверхности эпидермиса. В то время как клетки, образованные из склеротома в форме зачатков позвонков и межпозвонковых дисков, вновь объединяются в структурные элементы, разделенные на сегменты, границы сегментов в мезенхимальной основе эпидермиса, происходящей из дерматома, все более стираются. В конечном итоге становится невозможным под характерными для кожной иннервации участками дерматомов морфологически различить сегментарное деление в субэпидермальной ткани.

1.2.2 Миотомы

Первоначально миотомы строго разделены на сегменты в соответствии с сомитами. В дальнейшем миотомы разрастаются в вентральном направлении и разделяются на дорсальную и вентральную части. Дорсальные части образуют исходный материал для развития подлинных мышц спины и иннервируются из дорсальных ветвей спинальных нервов. Вентральные участки, иннервируемые из передних ветвей спинальных нервов, прорастают в виде так называемых брюшных отростков в боковую и переднюю часть брюшной стенки. Четкие признаки сегментарного разделения сохраняются только в коротких мышцах спины и межреберных мышцах туловища. Преобладающая часть мышц туловища образует длинные или широкие группы мышц, происходящие сразу из многих миотомов, сегментарное строение которых можно восстановить только на основе их иннервации.

Отнести мышцы конечностей к определенным сегментам туловища также возможно исключительно на основе их иннервации (*скрытое метамерное строение*). Гистологически они в процессе развития бластемы конечностей проходят мезенхимальную стадию. Клетки бластемы конечностей частично происходят из вентральных отростков миотомов, но в основном они образуются из соматоплевры боковой стенки туловища. В этом бластеме представлены также клетки дерматомов и склеротомов сегментов, участвующих в формировании конечностей. За детерминацию миобластов отвечают так называемые гены-регуляторы (MyoD, Myf-5). Мышцы живота происходят из несегментированной мезодермы (спланхноплевры) и поэтому имеют иную иннервацию, нежели развивающиеся из миотомов мышцы конечностей.

1.2.3 Рост нервных волокон

Морфологическое исследование нервной системы представляет серьезные трудности, поэтому неудивительно, что до сих пор нет единого мнения о том, каким образом растущие нервные волокна достигают своей зоны иннервации на периферии. Если раньше не существовало экспериментальных доказательств влияния хемотаксических факторов и электрического поля на рост нервной ткани, то в настоящее время ультрамикроскопическая структура нервного волокна рассматривается как основной механизм, отвечающий за его рост. В аксонах, исходящих из нервной трубки, рост эфферентных волокон опережает рост афферентных.

Аксоны двигательных клеток передних рогов выходят из нервной трубки, когда в миотомах вследствие слияния клеток образуются первые поперечно-полосатые мышечные волокна. Сначала возникают первичные волокна с конусом роста, которые прокладывают себе путь через склеротом до «встречи» с мышечным волокном, с которым они могут образовать синапс. Следующие аксоны ориентируются на эти первичные волокна и таким же образом достигают «своих» органов-мишеней.

Образующиеся нейроны и дендриты в 2–3 раза превышают необходимое количество. Они сохраняются только в том случае, если могут создать синаптические контакты. Образование контактов представляет собой решающий, высокоспецифичный процесс. Удивительно, что соматомоторные волокна еще до достижения зачатков мышц «предназначены» для получения контакта со строго определенными мышечными группами.

Если эфферентные нервные волокна происходят из нейробластов в стенке нервной трубки, то афферентные нейроны образуются позднее по времени из строительного материала нервного гребня. Уже на ранних этапах своего развития они дифференцируются в качестве спинальных ганглиев, располагаясь строго сегментарно по обеим сторонам нервной трубки. Центральные отростки этих изначально биполярных клеток входят в нервную трубку, а периферические объединяются с растущими нервными волокнами передних корешков, образуя спинальные нервы. Недифференцированные клетки нервного гребня проходят в виде симпатических нейробластов в составе спинальных нервов и локализуются вблизи аорты. Они представляют собой зачаточный материал симпатического пограничного столба и сохраняют при этом связи в виде серых соединительных ветвей со спинальными нервами и спинным мозгом. Перекрещенные преганглионарные волокна идут к пограничному столбу в составе белых соединительных ветвей из расположенных в грудном отделе спинного мозга групп симпатических клеток. Из зачатка пограничного столба исходят симпатические нейробласты, чтобы образовать превертебральные симпатические ганглии (см. рис. 5.**1**).

1.2.4 Спинальные нервы и сегменты тела

Знания об эмбриональном развитии позволяют не только представить метамерное строение туловища, но также облегчают понимание области иннервации спинального нерва в относящемся к нему сегменте. Строительный материал сомита, т.е. миотома, дерматома и склеротома иннервируется соматомоторными и соматосенсорными нервными волокнами.

Нервные волокна достигают как туловища, так и конечностей. Благодаря образованию вторичной полости тела (целом), стенка туловища оказывается отделенной от внутренних органов и прежде всего от кишечной трубки и ее производных. Рецепторы и эффекторы внутренних органов связаны с центральной нервной системой висцеросенсорными и висцеромоторными волокнами через вегетативные ганглии. Строение внутренних органов не дает оснований считать, что их отдельные отрезки относятся к тем или иным сегментам туловища. Многочисленные синапсы в вегетативных ганглиях и развитая сеть нервных волокон с низким содержанием миелина и волокон с отсутствием миелина также не имеет признаков сегментарного строения. Единственным указанием на существование сегментарной иннервации внутренних органов могут служить зоны Геда (см. табл. 6.**3.1**), выявляемые при тщательном клиническом осмотре. В составе серых соединительных ветвей висцеромоторные нервные волокна присоединяются к спинномозговым нервам, чтобы затем участвовать в иннервации соответствующего сегмента стенки туловища и конечностей, а именно гладких мышц стенок сосудов и кожи, а также кожных желез, особенно потовых желез. Так как вегетативные волокна при этом проходят совместно с соматосенсорными и соматомоторными, зоны их иннервации вновь оказываются разделенными на сегменты.

1.2.5 Сегментарные вегетативные нервные волокна

Парасимпатические волокна, исходящие из мезэнцефального, ромбэнцефального и крестцового центров, иннервируют мозг, а также органы грудной клетки, брюшной полости и таза, но не стенки туловища. С другой стороны, сегментарные вегетативные нервные волокна интегрированы в организацию симпатической системы, так как их 2-й эфферентный нейрон располагается в ганглиях пограничного ствола.

Сегментарные вегетативные нервные волокна являются невротами (аксонами) перикариона и располагаются в области основания боковых рогов (латеральная промежуточная субстанция, медиальное промежуточное ядро, сакральное [крестцовое] парасимпатическое ядро) во всех отделах спинного мозга. Невроты выходят в составе передних корешков в виде преганглионарных, холинергических эфферентных волокон и переключаются в ганглиях пограничного ствола, а также в преаортальных ганглиях. После переключения они становятся постганглионарными (в основном норадренергическими) и идут через серые соединительные ветви в составе спинальных нервов к стенкам туловища и конечностям.

1.3 Нормальная анатомия и гистология периферических нервов

1.3.1 Строение

Периферический нерв представляет собой ствол, по виду напоминающий кабель, в состав которого входят пучки различного диаметра, которые по ходу нерва переплетаются между собой и окружены общей соединительнотканной оболочкой, эпиневрием (см. рис. 1.**1**).

Икроножный нерв, например, как наиболее изученный нерв человека, на границе между средней и дистальной третью голени состоит, как правило, из 9–16 пучков, а в составе седалищного нерва их более 80. Эпиневрий, окружающий нерв, представляет собой не замкнутую оболочку, а рыхлую, насыщенную жиром, усиленную продольными и поперечными коллагеновыми волокнами соединительную ткань. Он содержит кроме нервных пучков и *vasa nervorum* также единичные лимфатические сосуды. Эпиневрий носит характер адвентициальной соединительной ткани и имеет структурные взаимосвязи с соседними тканями. В мышечных ложах или вблизи суставов его наиболее рыхлые периферические составляющие выполняют функцию амортизаторов, предохраняющих нерв от повреждения. Лишь в некоторых местах нервные стволы фиксированы окружающими тканями и особенно подвержены механическим воздействиям. Наиболее крупные нервные стволы пролегают совместно с артериями и венами в составе так называемого сосудисто-нерв-

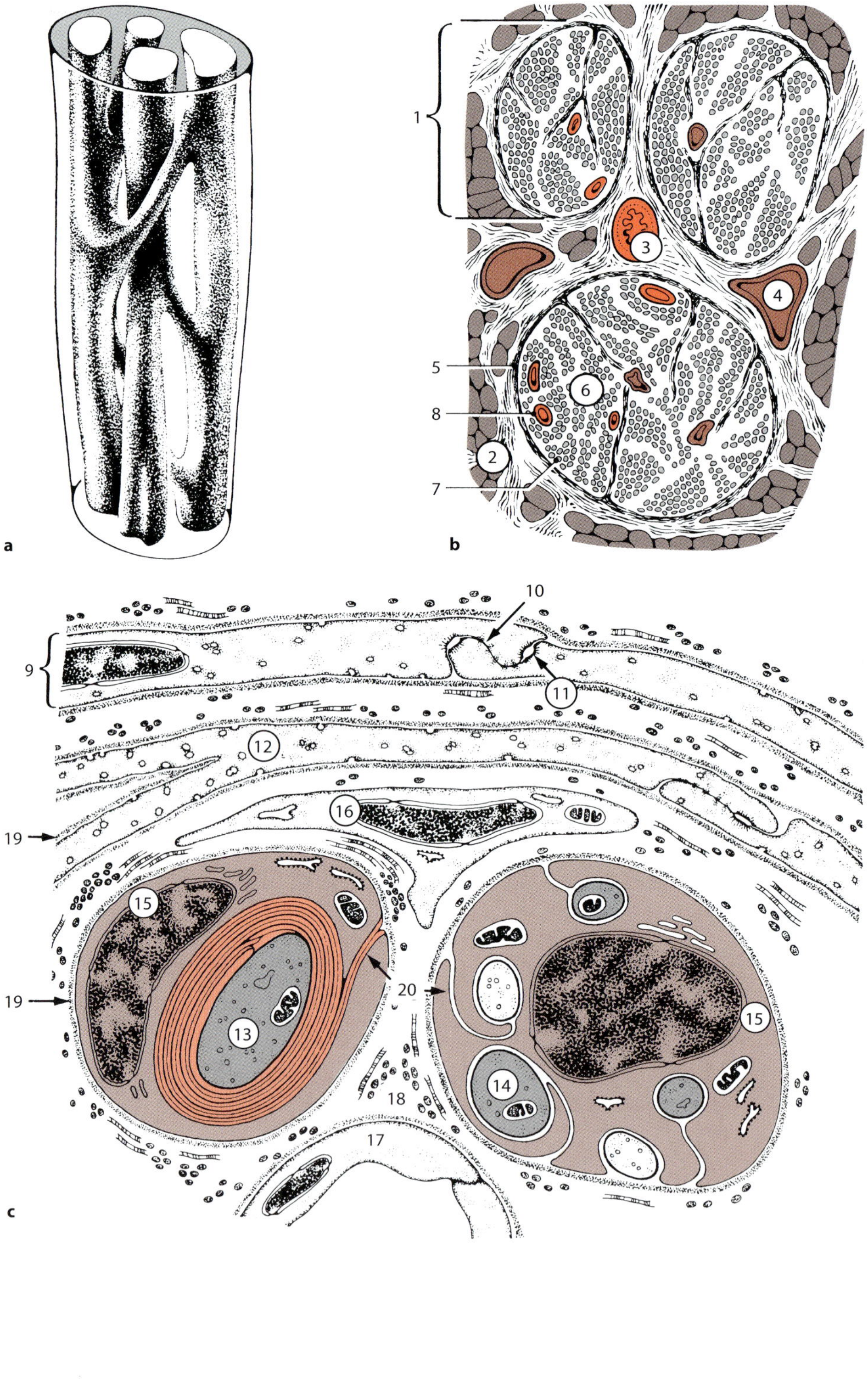
a
b
c
1
2
3
4
5
6
7
8
9
10
11
12
13
14
15
16
17
18
19
20

Рис. 1.**1** Периферический нерв (схематическое изображение).
a Вид через увеличительное стекло: обращает на себя внимание сплетение нервных стволов.
b Вид под световым микроскопом: наряду с пучками волокон (*1*), которые располагаются внутри общего насыщенного жировой и соединительной тканью эпиневрия (*2*), видны также *vasa nervorum* (*3* – артерии, *4* – вены). Перегородки, происходящие из периневрия (*5*), разделяют пучки. В эндоневрии (*6*) выявляются миелинизированные волокна (*7*) и капилляры (*8*).
c Вид под электронным микроскопом: на рисунке представлен участок пучка, ограниченный периневрием. Уплощенные периневральные клетки (*9*) тесно связаны между собой при помощи зоны плотного контакта (*10* – «*tight junctions*») и десмосом (*11*). Цитоплазма периневральных клеток содержит многочисленные пузырьки пиноцитоза (*12*). В эндоневрии выявляются миелинизированные (*13*) и немиелинизированные (*14*) аксоны, шванновские клетки (*15*), фиброцит (*16*) и капилляр (*17* – клетка эндотелия). Эндоневральное пространство содержит многочисленные коллагеновые волокна (*18*), периневральные, эндотелиальные и шванновские клетки покрыты базальной мембраной (*19*) (*20* – мезаксон).

ного пучка, окруженного одним общим соединительнотканным влагалищем. Таким образом, они в виде единого целого оказываются защищенными и отделенными от окружающих тканей. Различают наружный, надпучковый эпиневрий, который окружает весь нервный ствол, и внутренний, межпучковый, который заполняет пространства между пучками волокон. Расположение пучков внутри нервного ствола волнообразное, что позволяет нерву быть в той или иной степени устойчивым к продольному растяжению.

Отдельные пучки волокон окружены периневрием. Речь идет о многослойной, имеющей циркулярное строение ткани, состоящей из уплощенных клеток, возможно нейроэктодермального происхождения, которые покрыты с обеих сторон базальной мембраной и плотно соединены между собой (зоны плотного контакта, «*tight junctions*»). Наиболее тонкие пучки нервных волокон имеют только один слой периневральных клеток. Для периневральных клеток характерны многочисленные пузырьки пиноцитоза. Периневрий усилен пучками эластичных волокон и пучков коллагеновых волокон, ориентированных циркулярно и продольно и расположенных между слоями периневральных клеток. Эти структурные признаки указывают на особую значимость периневрия. Периневральный эпителий можно рассматривать как трубчатое продолжение лептоменингеальной оболочки. Периневрий в физиологическом смысле представляет собой истинную оболочку нерва. Так, в области суставов, где наиболее выражено внешнее влияние, количество соединительнотканных волокон между слоями периневральных клеток значительно увеличивается. Следовательно, периневрий выполняет функцию диффузионного барьера между внутренним содержанием и наружным окружением пучков нервных волокон. Благодаря этому свойству периневрий представляет собой особую эндоневральную среду, которая имеет большое значение для морфологической и функциональной целостности нервных волокон. Расположенные интрадурально, омываемые ликвором нервные корешки не обладают периневрием в подобном функциональном смысле, а имеют только однослойную оболочку из уплощенных клеток, которые в проксимальных отделах проницаемы и не окружены базальной мембраной.

Внутреннюю часть нервного пучка, ограниченную периневрием, обозначают как эндоневральное пространство или эндоневрий. Он не является закрытым пространством, так как имеет выходы в проксимальных отделах корешков в субарахноидальное пространство, а в дистальных отделах нервов – в интерстициальное пространство вблизи органов-мишеней. Эндоневрий содержит наряду с миелинизированными и безмиелиновыми нервными волокнами также единичные фибробласты и редко, но постоянно – тучные клетки. В зависимости от диаметра пучка на один его поперечник приходится 2–6 капилляров, расположенных параллельно ходу пучка. Иногда периневрий пересекают артериолы (50). В эндоневральном пространстве находятся многочисленные, как правило, проходящие продольно коллагеновые фибриллы, между ними выявляются беспорядочно расположенные микрофиламенты эластичных волокон, тогда как незрелые эластичные волокна с элауниновым (аморфным) и окситалановым (микрофибриллярным) компонентами встречаются только в эпиневрии. Вокруг нервных пучков волокна коллагена располагаются обычно более плотно. Поэтому раньше их представляли как особое влагалище нерва. Так как их функциональное значение с этой точки зрения не было определено, старые термины – оболочка Пленка–Лайдлау и оболочка Кея–Ретциуса – в настоящее время не употребляются. Оболочка, обозначавшаяся ранее как влагалище ретикулярных волокон, соответствует современному названию «базальная мембрана шванновских клеток», или «неврилемма». Эндоневральное пространство не полностью, но разделено в местах начала или конца межпучковых анастомозов перегородками, происходящими из ткани периневрия. Между клеточными участками эндоневрия и фибриллами коллагена находится жидкость, содержащая мало белка и медленно продвигающаяся в дистальном направлении. Гомеостаз этой жидкости поддерживается, с одной стороны, при помощи гематоэнцефалического барьера, с другой – при помощи периневрального диффузионного барьера.

1.3.2 Нервные волокна

Под термином «нервное волокно» понимается комплекс, состоящий из аксона и окружающих его практически на всем протяжении шванновских клеток, образующих неврилемму. Функциональным субстратом, ответственным за проведение импульса, служит аксон, называемый также невротом или осевым цилиндром. Он развивается из цитоплазматического отростка нервных клеток и достигает длины от нескольких миллиметров до одного метра. Его диаметр колеблется от 50 нм до 20 мкм. Аксон отходит от утолщенного участка – аксонного холмика перикариона. На конце растущего аксона имеется расширение (конус роста). Для аксонного холмика характерно отсутствие гранулированной эндоплазматической сети и при этом высокое содержание свободных полисом. В области аксонального холмика, который слабо окрашивается в препарате по Нисслю (отсутствие хроматофильной субстанции), нейрофиламенты и нейротрубочки объединяются в четко ограниченные, идущие параллельно пучки. Перикарионы нервных клеток располагаются в спинном мозге (моторные и преганглионарные висцеромоторные аксоны), соответственно в спинальных ганглиях (сенсорные аксоны, псевдоуниполярные ганглиозные клетки с центральным отростком, идущим к ядрам Голля и Бурдаха в продолговатом мозге) или симпатических ганглиях (постганглионарные симпатические аксоны) (см. рис. 7.**1a**).

Без какого-либо перерыва или нарушения целостности аксон проходит из своего перикариона до органа-мишени, разветвляясь в дистальном отделе на многочисленные коллатерали. О моторных α-аксонах известно, что, входя в мышцу, они дихотомно разделяются на многие сотни ветвей. В проксимальных отделах нерва аксоны образуют коллатерали значительно реже. Моторные β-волокна (имеющие более низкую скорость проведения импульса, связанную с более мелким калибром аксона и тонкой оболочкой) иннервируют как экстрафузальные (расположенные за пределами мышечного веретена), так и интрафузальные мышечные волокна, γ-волокна – только интрафузальные. Они регулируют чувствительность мышечного веретена и реализуют рефлекс мышечного натяжения (628).

Аксоплазма, окруженная аксолеммой, содержит многочисленные продольно ориентированные промежуточные филаменты (нейрофиламенты) и микротрубочки. Нейрофиламенты диаметром около 10 нм представляют собой структурные белки цитоскелета, а микротрубочки диаметром около 25 нм несут функцию аксонального транспорта. Нейрофиламенты по их функциональному назначению можно сравнить с тонофиламентами эпителиальных клеток или промежуточными филаментами других клеток. Кроме того, в аксоплазме находятся многочисленные митохондрии и пузырьки гладкой эндоплазматической сети, реже плотные тельца (*dense bodies*) и частицы гликогена, а свободные рибосомы или цистерны шероховатой цитоплазматической сети в ней не содержатся. На основании четких морфологических и физиологических критериев различают окруженные оболочкой нервные волокна с миелинизированными (мякотными) аксонами и не содержащие оболочки нервные волокна с немиелинизированными (безмякотными) аксонами.

1.3.3 Немиелинизированные волокна

В периферической нервной системе в большинстве случаев несколько безмякотных аксонов бывают окружены одной шванновской клеткой (1–18). В процессе развития аксон сближается со шванновской клеткой и «укутывается» ее плазмолеммой. Таким образом, аксон оказывается помещенным как бы внутрь шванновской клетки, не вступая при этом в контакт с ее цитоплазмой. В норме аксолемма не соприкасается и с клеточной мембраной оболочечной клетки, между ними сохраняется межклеточная (периаксональная) щель. Дупликатура мембраны оболочечной клетки, идущая от аксона к наружной поверхности оболочечной клетки, называется мезаксоном. Мезаксон играет ведущую роль в образовании миелиновой оболочки (см. рис. 1.**1c**). Поверхность шванновской клетки ограничена от окружающей соединительной ткани базальной мембраной. Трехслойная базальная мембрана обеспечивает необходимый для проведения возбуждения уровень ионов в периаксональной цистерне. Шванновские клетки происходят в процессе онтогенеза из нервного гребня и вначале непосредственно прилежат к поверхности аксона. Они сопровождают растущие аксоны до органа-мишени. Расположенные в ряд друг за другом шванновские клетки часто бывают скреплены десмосомами.

Диаметр безмякотных аксонов находится в пределах от 0,3 до приблизительно 2,5 мкм. Аксоплазматические структуры мякотных и безмякотных аксонов принципиально не отличаются друг от друга; однако безмякотные аксоны содержат больше микротрубочек, чем миелинизированные. Возбуждение (потенциал действия) проводится в безмякотных нервных волокнах непрерывно и поэтому более медленно (0,5–2,5 м/с).

В вегетативной нервной системе описаны безмиелиновые волокна, состоящие из «голого» аксона, лишенного оболочки из леммоцитов (шванновских клеток), которые заканчиваются терминальными варикозными расширениями. В этих местах находятся скопления пузырьков с нейротрансмиттерами. Речь идет в этом случае об образовании синапсов типа *en passant* (775).

1.3.4 Миелинизированные волокна

Рассматривая поперечный срез миелинизированного нервного волокна, можно выделить 3 структурных элемента: аксон, окружающая его миелиновая оболочка и тело шванновской клетки, внутри которого расположены первые две структуры. Миелиновая оболочка представляет собой продукт шванновской клетки. Она возникает вследствие спиралевидного роста мезаксона шванновской клетки вокруг осевого цилиндра в ходе процесса, называющегося миелинизацией, который начинается у человека с 15-й недели внутриутробного развития и продолжается до подросткового возраста. В процессе спиралевидного роста аксона, помещенного внутрь цитоплазмы шванновской клетки, формируется наружный и внутренний мезаксон. Дупликатура цитоплазматической мембраны шванновской клетки, которая сначала неплотно прилегает к аксону, уже на ранних стадиях миелинизации «приклеивается» к нему под давлением находящейся в ней цитоплазмы, при этом происходит образование миелина с формированием характерных компактных и спиралевидных пластинок. Оставшиеся островки цитоплазмы между компактными пластинками называют насечками Шмидта–Лантермана. Их рассматривают во взаимосвязи с ростом миелина в длину и питанием аксона. В отличие от немиелинизированных нервных волокон, у которых многочисленные аксоны окружены одной единственной шванновской клеткой, у миелинизированных волокон шванновская клетка на поперечном срезе образует миелиновую оболочку только для одного неврота (см. рис. 1.**1c**). Это характерно для миелинизированных волокон в периферической нервной системе, но не в центральной. В центральной нерв-

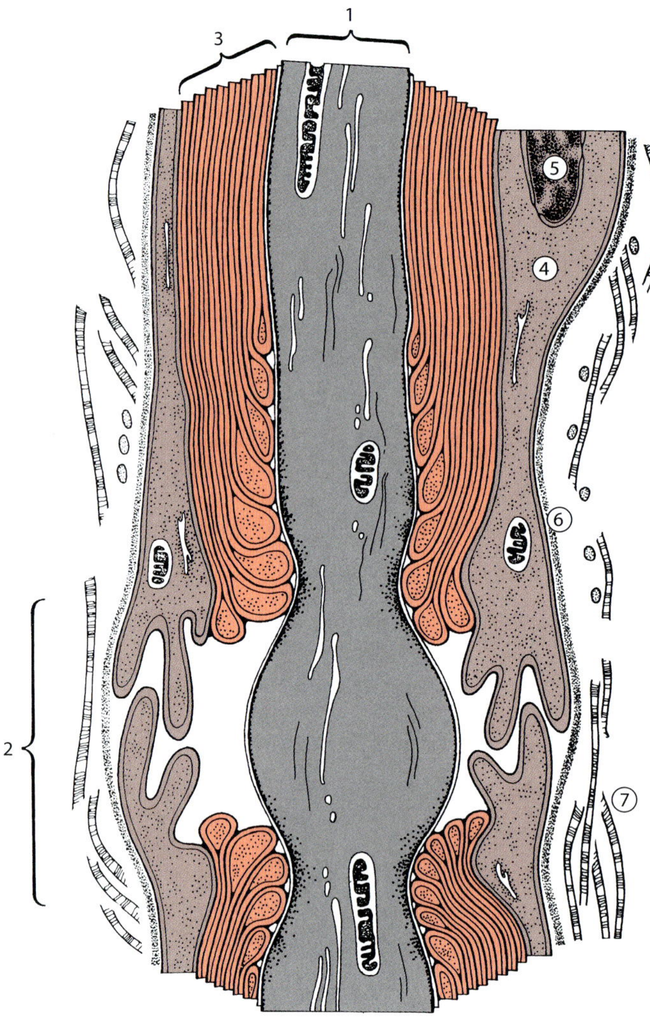

Рис. 1.**2** Структура миелинизированного волокна, схема.
1 Осевой цилиндр
2 Узелок (перехват) Ранвье
3 Миелиновая оболочка
4 Цитоплазма шванновской клетки
5 Ядро шванновской клетки
6 Базальная мембрана шванновской клетки
7 Коллагеновые волокна

ной системе одна клетка олигодендроглии в состоянии с помощью своих двухмерных отростков образовывать миелин для нескольких аксонов.

На продольном срезе заметно, что миелин представляет собой не непрерывную структуру, а разделен на сегменты длиной 0,25–1,5 мм. Каждый из этих сегментов образуется и поддерживается одной шванновской клеткой. В области границы двух сегментов миелина находится особая структура, так называемые узловые перехваты, или перехваты Ранвье (рис. 1.**2**).

Значение и роль этой специфической ультраструктуры (рис. 1.**3**) будут рассмотрены в последующих разделах. Факторы, регулирующие процесс миелинизации, еще не до конца изучены, но имеется прямое соотношение между диаметром аксона и степенью миелинизации, а также расстоянием между узлами. Это означает, что мелкокалиберные аксоны обладают более тонкой миелиновой оболочкой, чем крупнокалиберные, при этом количество пластинок миелина колеблется от 10 до 120 и даже более. С увеличением диаметра аксона растет также расстояние между узлами. Миелинизация в процессе онтогенеза начинается только тогда, когда диаметр аксона достигает 1–2 мкм. Однако иногда у отдельных взрослых индивидуумов встречаются миелинизированные волокна размером <1 мкм,

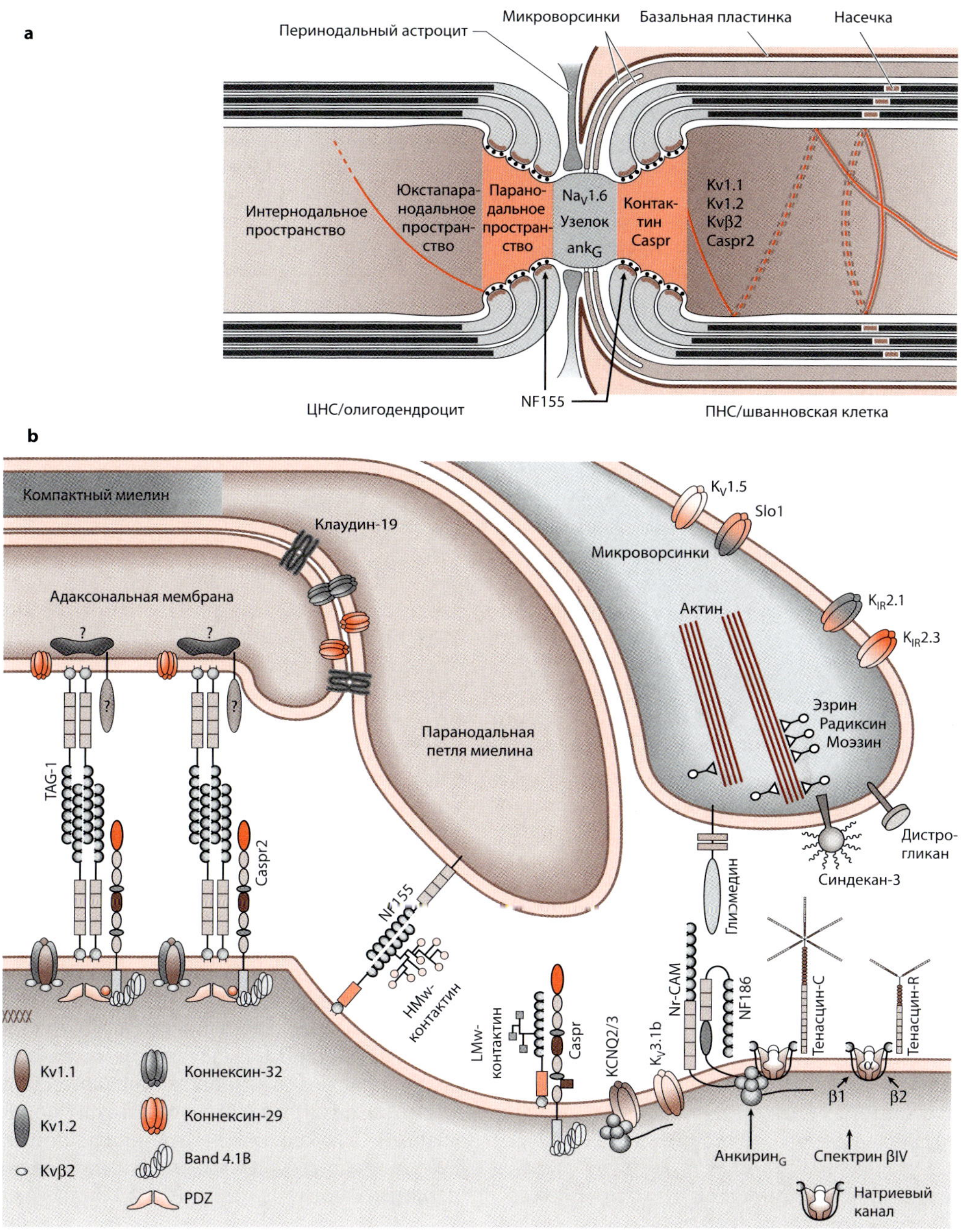

Рис. 1.**3** Особенности молекулы миелиновой оболочки и аксона в области перехвата Ранвье в центральной (ЦНС) и периферической (ПНС) нервной системе (цит. по: [17]; с изменениями; обновлено по [167] и [168]).

a Схематическое изображение нодального, паранодального и юкстапаранодального участков нервного волокна.

b Схематическое изображение возможных цис- и трансвзаимодействий между молекулярными компонентами перехвата Ранвье.

Сокращения: K – компоненты калиевых каналов, Na – натриевый канал, NF155 – неофасцин 155.

и в то же время небольшое количество немиелинизированных волокон с поперечным размером >2 мкм.

Мякотные волокна не покрыты миелином на всем своем протяжении. Между двумя сегментами миелина – в области уже упоминавшихся перехватов Ранвье – имеются тонкие, окруженные только базальными пластинками отрезки аксонов, которые не полностью покрыты пальцевидными отростками из обеих соседних шванновских клеток; протяженность свободных участков аксонов составляет 0,7–2,1 мкм. В области перехватов Ранвье находится неврилемма, которая как футляр окружает все базальные пластинки шванновской клетки, покрывающие нервное волокно, и представляет собой единственный структурный барьер, ограничивающий оголенный участок аксона от эндоневрального интерстиция. В состав базальных пластинок узлов входит большое количество молекул адгезии нервных клеток (N-CAM), L1/NgCAM и тенасцин/цитотактин; в узловой щели находятся также гиалуроновая кислота, версикан/гиалуронектин и ганглиозид GM1; в прилегающей к узелкам области шванновской клетки находятся миелин-ассоциированный гликопротеин (MAG), миелиновый гликопротеин олигодендроцитов (OMGP), коннексин 32, E-CADHERIN, актин, ганглиозид GQ1b и GD1b, калиевый канал KV1,5 и щелочная фосфатаза; в узловой аксолемме находятся натриевый канал, а также протеины клеточного скелета спектрин и анкирин (618). В отличие от этого, в компактной, межузловой области миелина содержатся преимущественно P_0, периферический миелиновый белок с молекулярной массой 22 кДа (PMP-22) и основной белок миелина (MBP).

Перехватам Ранвье придается особое функциональное значение. Так, миелиновая оболочка обладает изолирующим свойством и вызывает уменьшение электрической емкости мембраны аксона и одновременно повышение ее сопротивления, в перехвате Ранвье (с низким сопротивлением) потенциал действия может практически без задержки перемещаться, и таким образом его скорость значительно увеличивается от перехвата к перехвату. Такое прохождение тока называется сальтаторным (скачкообразным) (см. раздел 1.7.2).

К другим морфологическим параметрам, положительно воздействующим на скорость проведения возбуждения, относятся диаметр аксона и степень миелинизации.

В так называемом паранодиуме, пространстве по обеим сторонам от перехвата Ранвье, пластинки миелина расположены беспорядочно, при этом чем больше толщина миелиновой оболочки, тем большее число пластинок не состоит в контакте с аксоном. Таким образом, длина паранодиума остается, несмотря на различную толщину миелиновой оболочки, в течение всего ее формирования примерно одинаковой и в икроножном нерве составляет около 2,5–5 мкм (65).

1.3.5 Волокна различного диаметра и их соотношение

Количество миелинизированных и немиелинизированных аксонов различного калибра зависит от функции нерва. Спектр различных калибров нервных волокон можно оценить количественно с помощью кривой распределения частоты, гистограммы. При этом для безмякотных аксонов характерна кривая с одной вершиной, с максимальным диаметром 1,5 мкм. Для миелинизированных волокон со спектром распределения между 3 и 16 мкм регистрируется кривая распределения с двумя вершинами, или бимодальная кривая, при этом первая вершина находится на уровне 5 мкм, а вторая 10 мкм. Аксоны различного калибра и различной степени миелинизации соответствуют классам волокон с разными функциями и скоростью проведения возбуждения. С помощью анализа различных компонентов можно выявить корреляцию между морфологическими, физиологическими и клиническими параметрами.

1.3.6 Кровоснабжение нервов

Кровоснабжение нервов имеет большое практическое значение, например, при трансплантации нервов. Оно характеризуется двумя основными свойствами:

- большой вариабельностью расположения питающих артерий;

- широкой сетью эпи- и эндоневральных анастомозов и коллатералей.

Питающие артерии отходят, как правило, от основных стволов больших артерий. Лишь изредка они представляют собой ветви мышечных или подкожных артерий. Когда питающая артерия достигает нерва, она следует по его ходу в дистальном направлении, разделяясь на ряд ветвей, которые соединяются друг с другом, образуя артериальную сеть в эпиневрии. В кровоснабжении икроножного нерва человека принимают участие 34–76 эпиневральных капилляров, артерий, вен и более крупных артерий (447а; 641). Из этого артериального сплетения в эпиневрии отходят многочисленные капилляры через периневральные оболочки и попадают внутрь нервного пучка, где они образуют широкую капиллярную сеть. Как в эпиневрии, так и в эндоневрии большинство сосудов направлены параллельно ходу самого нерва. С помощью коротких поперечных связей они образуют петлевидные соединения друг с другом. Благодаря подобному образованию сосудистых сплетений, при повреждении питающих периневральных артерий кровоснабжение нерва обеспечивается из коллатеральных сосудов. Это позволяет хирургам выделять отдельные нервы на большом протяжении из их соединительнотканных лож, не вызывая при этом угрозы ишемического повреждения. Благодаря характерному кровоснабжению возможна пересадка определенных нервов на сосудистой ножке в виде островка ткани или в виде свободного островка, с последующим образованием микрососудистых анастомозов. При проведении межфасцикулярного невролиза следует щадить сосуды, чтобы избежать нарушения кровообращения. Очень мелкие нервные пучки не имеют капилляров и получают питание непосредственно путем диффузии. Вены, исходящие из капиллярных сетей в эпиневрии, как правило, не образуют крупных венозных стволов, а после короткого самостоятельного течения соединяются с венами окружающих органов. Эндотелий внутрифасцикулярных капилляров вместе со специальными биохимическими соединениями капиллярной базальной мембраны создают барьер между кровью и нервом, который совместно с периневрием поддерживает гомеостаз эндоневральной среды. Базальная мембрана разделяется на электронно-плотную и фиброэластическую пластинки. Первая в свою очередь состоит из светлой, прозрачной пластинки (*lamina lucida*), прилежащей к плазматической мембране, и темной, плотной пластинки (*lamina densa*), содержащей молекулы коллагена IV типа. Фиброэластическая пластинка состоит из конденсированного основного вещества и коллагена III типа. Этот барьер служит для защиты от токсических, ишемических и механических воздействий. *Vasa nervorum* иннервируются безмякотными адренергическими нервными волокнами.

1.3.7 Внутреннее строение нервного ствола

Для нервных стволов, напоминающих по своему строению кабель, характерны, как уже упоминалось, связи между отдельными нервными пучками в виде сплетений (см. рис. 1.**4**, 1.**1а**). В связи с этим отдельные пучки волокон могут изменять свое положение внутри нервного ствола, чтобы, в конце концов, несмотря на различное происхождение, достигать общей области иннервации. Большие и маленькие группы волокон «путешествуют» от одного пучка к другому, иногда возвращаются на другом уровне к прежнему пучку или образуют новый, причем смысл этих постоянных перемещений не всегда понятен. Эта реорганизация объясняет переменчивость строения пучка на протяжении нерва. Определенная форма поперечного строения характерна, по мнению Foerster, для нервного пучка максимум на протяжении 0,6–6 мм. Для этого образования внутренних сплетений не характерна ни симметричность сторон, ни постоянство для одного и того же нерва у различных индивидуумов. Поэтому о законах внутренней топографии нервного ствола речь в данном случае не идет. Нервные волокна, отходящие вместе в виде ветви нервного ствола, формируются в отдельный пучок лишь незадолго до того, как они покидают основной ствол.

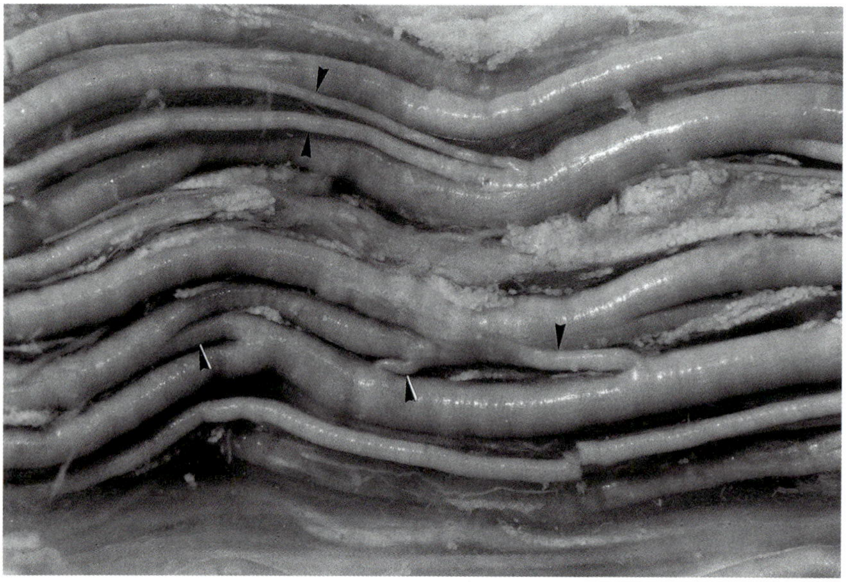

Рис. 1.**4** В смешанном нерве (седалищном) карликовой свиньи происходит многократный обмен пучками аксонов между нервными волокнами (*стрелки*). Образующиеся мостики имеют различный калибр и разную длину; их направление также неравномерно. Путем слияния ветвей могут возникать новые нервные стволы. Прижизненное микроскопическое исследование. ×4.

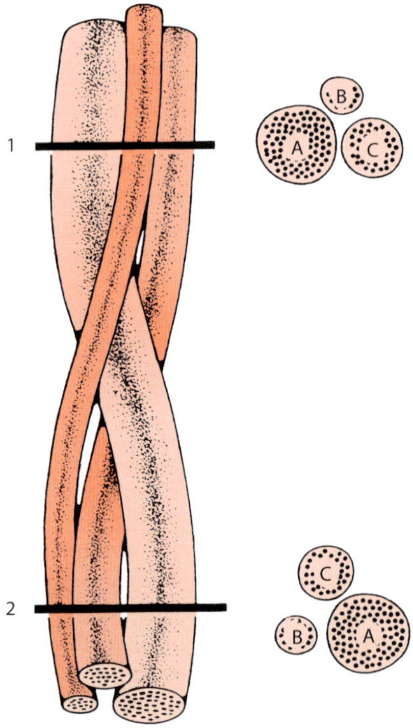

Рис. 1.**5** Изменения топографических взаимоотношений отдельных нервных волокон, которые могли бы имитировать их обмен.

Внутреннюю топографию нерва можно изучать по поперечным срезам, проведенным на различных уровнях. Это важно, например, при вмешательствах на нервах плеча и кисти (330). При этом существует опасность ложных заключений и интерпретации изменения положения пучков в одном нервном волокне не как признака повреждения отдельных пучков, а как выражения обычного для нервного ствола изменения положения пучков на протяжении нерва (рис. 1.**5**).

Если, например, смотреть на срединный нерв в дистальном отделе предплечья с помощью операционного микроскопа и анализировать ход отдельных пучков, можно увидеть на протяжении 10–14 см очень редкие тонкие соединительные ветви от одного пучка к другому. Это касается также и некоторых участков плечевого сплетения. С другой стороны, именно для плечевого сплетения доказано, что функции отдельных пучков волокон можно определить лишь с большой долей условности, хотя энзимогистохимическое исследование способно отличить передние пучки от задних. Таким образом, пучки волокон или сами волокна способны на протяжении нескольких сантиметров сохранять свою индивидуальность. В соответствии с современными представлениями, внутренние сплетения образуются вблизи суставов. Это создает преимущество, позволяя нерву благодаря сети из многих пучков быть более устойчивым к растяжению, сгибанию и компрессионному воздействию. Парадоксальным образом на некоторые нервы этот «закон» не распространяется: например, локтевой нерв в области локтевого сустава образован лишь из немногих нервных пучков. Поэтому он в этой области, наоборот, особенно чувствителен к внешним воздействиям.

Анастомозы между различными периферическими нервами встречаются редко. Практическое клиническое значение имеет анастомоз Мартина–Грубера между срединным и локтевым нервом на предплечье.

1.4 Гистопатология поражений и процессов регенерации в периферической нервной системе

Периферические нервы чрезвычайно устойчивы к механическим воздействиям. Это связано с особым строением оболочек, которыми покрыты восприимчивые нервные волокна. В связи с тесными топографическими взаимоотношениями нервов со связочным аппаратом и поверхностью тела без этой защиты невозможно представить функционирование нервных волокон даже в условиях обычных ежедневных нагрузок. Однако если интенсивность внешних механических воздействий превышает защитные возможности оболочек, развиваются изолированные или совместные с тканью оболочек изменения самих нервных волокон и нарушение их функций.

В периферическом нерве развиваются определенные гистопатологические изменения, характер которых может указывать на первичный этиологический повреждающий механизм. Применение электронной микроскопии позволяет дифференцировать характер патологических изменений. Современные методы, включающие иммуногистохимическое исследование, а также метод иммунной электронной микроскопии, предоставляют новые возможности для диагностики периферической нейропатии, а также выявления нормальных и патологических, нередко также патогномоничных для каждой конкретной патологии, структурно-функциональных проявлений (183; 634; 635; 636). В то же время результаты световой и электронной микроскопии далеко не всегда однозначно указывают на этиологию лежащего в основе патологического процесса. В данной главе мы описываем основные виды гистопатологических изменений после повреждения периферических нервов и следующие за ними процессы регенерации и репарации (см. табл. 1.**1**).

1.4.1 Гистопатологическая характеристика поражений нервов

Травматические поражения

Травматические факторы могут приводить к прямому или опосредованному повреждению нервного ствола и нервных волокон. Решающими являются сила, а также вид и продолжительность воздействия. Примером непосредственного травматического повреждения нервного волокна может служить нарушение целостности при разрыве нерва («*невротмезис*»).

При тупых травмах, как острых, так и хронических, не приводящих к нарушению целостности нерва, повреждающую роль играют такие механические факторы, как давление и растяжение, и на первом плане при этом типе поражения стоит опосредованное повреждение нервных волокон, связанное с нарушением их кровоснабжения или изменением барьерной функции (гематоневральный барьер, периневральный диффузионный барьер). Реакции нервных волокон на эти повреждающие факторы закономерны и относительно однотипны (см. табл. 1.**1**).

Таблица 1.1 Травматические поражения нервов

Вид повреждения нервного волокна	Последствия и осложнения при восстановлении
A. Изменения миелиновой оболочки	Ремиелинизация начинается через 3 нед.
I. Паранодальная демиелинизация	Интеркалированный сегмент
II. Сегментарная демиелинизация	
a) простая («неврапраксия»)	1. Укорочение межузелковых промежутков после ремиелинизации максимум на 300 мкм 2. Уменьшение толщины миелиновой оболочки
b) рецидивирующая	1. Образование утолщений в виде «луковичных головок» 2. «Гипертрофия» нерва 3. Вторичная аксональная дегенерация 4. Реактивное увеличение объема эндоневральной соединительной ткани
B. Изменения аксонов	
I. Компрессия	Дистально: атрофия Проксимально: растяжение
II. Изолированное нарушение целостности аксона («аксонотмезис»)	1. Валлеровская дегенерация дистального отрезка нерва с образованием бюнгнеровых лент (пролиферирующие шванновские клетки) 2. Последствия нарушенной или недостаточной регенерации: a) ретроградная атрофия с поражением синапса на мотонейроне b) ретроградная дегенерация (поражение нейрона) 3. Последствия оптимальной регенерации a) регенерация примерно 1 мм в день b) избыточное образование аксонов c) укорочение образующихся межузелковых промежутков d) уменьшение толщины миелиновой оболочки
III. Нарушение целостности всего поперечного сечения нерва («невротмезис»)	1. Беспорядочная регенерация с образованием невромы и мини-пучков 2. Аберрация регенерации 3. Патологическая моторная и сенсорная иннервация Каузалгии Фантомные боли и ощущения Синкинезии в патологически иннервируемых мышцах

При сохранной целостности аксона наблюдается паранодальный или сегментарный распад миелиновой оболочки в области повреждения на фоне относительно небольших изменений аксона («*неврапраксия*»). Если же происходит повреждение только аксона (с нарушением его целостности: «*аксонотмезис*»), развивается вторичная валлеровская дегенерация нервного волокна дистальнее места повреждения на фоне более или менее сохранных соединительнотканных оболочек нерва.

Сегментарное поражение миелиновой оболочки

При поражениях, не приводящих к нарушению целостности аксона, которые особенно часто имеют место при легких травмах, нанесенных тупыми предметами, или же при хронических компрессионных синдромах периферических нервов, единственным морфологическим признаком служит повреждение миелиновой оболочки в месте травмы. Механизм компрессионного повреждения был подробно описан Ochoa и соавт. на животных (522). Эти исследователи выявили в качестве начальных изменений смещение слоев миелиновой оболочки, инвагинацию паранодального миелина, которая приводит, в том числе, к паранодальной и, в конце концов, сегментарной демиелинизации. Подобное повреждение может вызывать демиелинизацию нескольких сегментов миелиновой оболочки и, таким образом, приводить к замедлению скорости и даже блоку проведения в месте поражения, тогда как морфологическое и электрофизиологическое исследование выше или ниже этой области не выявляет никаких изменений. В фазе выздоровления происходит ремиелинизация аксонов. Это становится возможным после распада старой миелиновой оболочки, пролиферации шванновских клеток и образования новых промежуточных узлов в форме коротких ремиелинизированных сегментов с относительно тонкой оболочкой. После паранодальной демиелинизации возникают так называемые интеркалированные сегменты. При хронических компрессионных синдромах, например синдроме запястного канала, происходит чередование процессов де- и ремиелинизации. В этих отрезках нервов наблюдаются утолщения в виде «луковичных головок» вследствие концентрического беспорядочного нарастания слоев шванновских клеток и богатого коллагеновыми волокнами эндоневрального интерстиция, эти изменения напоминают процессы, происходящие при наследственной гипертрофической нейропатии Шарко–Мари–Тута, в основе которых лежит многократная хроническая де- и ремиелинизация (183; 636; 748). Характерным следствием сдавления при компрессионных синдромах является наличие в эндоневрии телец Рено, которые состоят в первую очередь из окситалановых волокон с мукополисахаридами и периневральными клетками, положительно реагирующими на эпителиальный мембранный антиген; их биологическое значение, например в отношении выполнения функции смягчающей подушки, до сих пор до конца не выяснено (818).

Эксперименты, приведенные в перечисленной литературе, указывают на мультифакторное происхождение сегментарной демиелинизации при сдавлениях и компрессионных синдромах периферических нервов. Наряду с прямым механическим воздействием на миелиновую оболочку, возможно, важную роль играет расстройство кровообращения и изменения эндоневральной среды, связанные с нарушением барьерной функции, особенно при хронических процессах. Сегментарная демиелинизация происходит прежде всего после изолированного повреждения периневрия (674). Так, при наследственной нейропатии с подверженностью параличу от сдавления (HNPP, *томакулярная нейропатия*) наблюдается генетическая предрасположенность к компрессионным поражениям, которая может значительно усиливаться при сахарном диабете и связана с делецией гена белка периферического миелина 22 (*PMP22*) (744). В других случаях причиной мутаций могут быть другие гены, участвующие в миелогенезе (см. выше), в том числе *PO*, *PMP22*, *MBP*, *Cx32*, *Periaxin*, а также специфические протеины, такие как *KIAA1985* и *SBF2*, которые также могут быть причиной наследственной, преимущественно демиелинизирующей, нейропатии (653). Они связаны в различной степени с врожденной гипомиелинизацией или сегментарной и паранодальной демиелинизацией, изолированной или с образованием «луковичных головок» и пальпаторно определяемых утолщений периферических и спинальных нервов (183; 636; 748).

Валлеровская дегенерация

Если поражение приводит к нарушению целостности нервного волокна, это закономерно вызывает антероградную дегенерацию дистальных отделов аксона (см. рис. 1.**6a** и **b**). Это принцип был открыт и описан уже в 1850 г. физиологом Augustus Waller на примере разреза лицевого нерва кошки и был назван по его имени валлеровской дегенерацией. Течение и морфологические признаки дегенеративных изменений в дистальном участке аксона варьируют в зависимости от типа волокна, специфики и возраста индивидуума, температуры и удаленности от места поражения. Более точное исследование этого феномена было предпринято Lubinska (421) на примере повреждения диафрагмального нерва крысы. После повреждения начинается фрагментация аксона в области разреза, которая затем распространяется в дистальном направлении со скоростью,

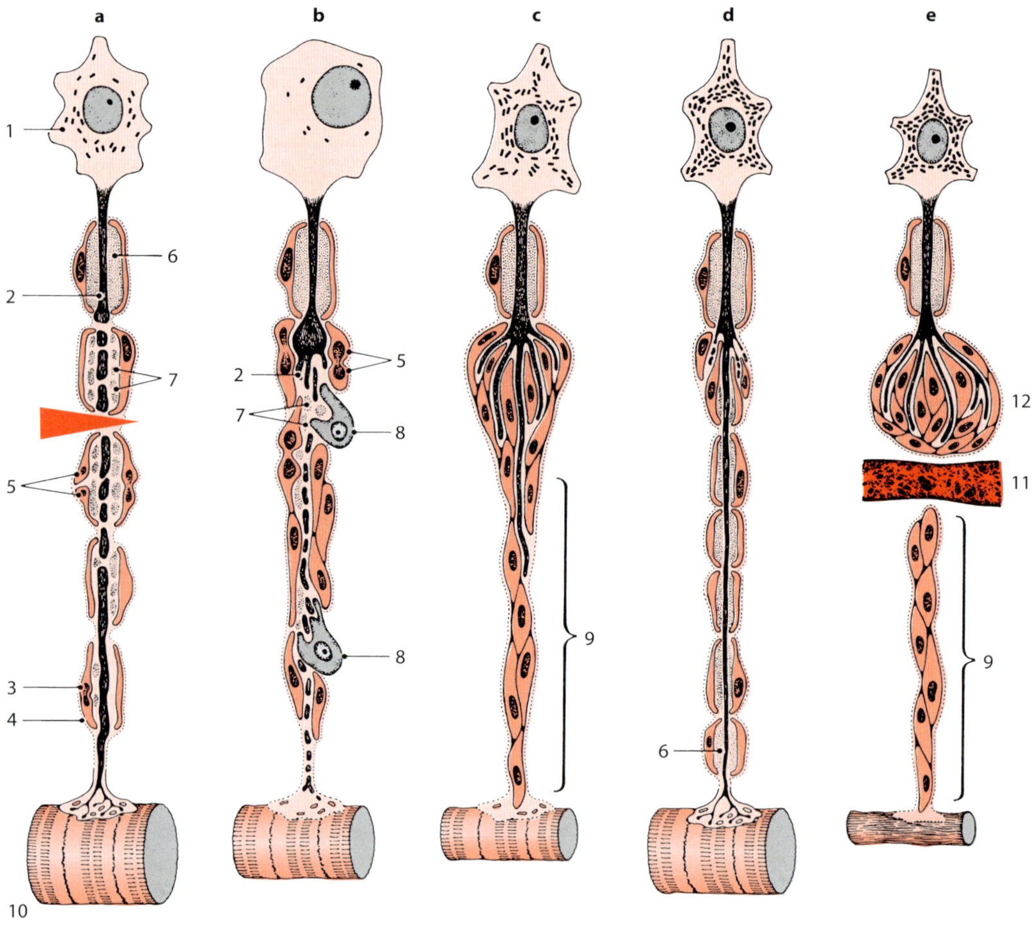

Рис. 1.**6** Фазы дегенерации и регенерации миелинизированного волокна в периферическом нерве.

a 1–4 дня после разрыва: дистальная культя нерва разрушается в соответствии с законом валлеровской дегенерации. Это нарушение начинается с проксимальных отделов, в то время как дистальные отделы еще остаются сохранными. Продукты распада миелина располагаются в виде глыбок в шванновских клетках, количество которых уже увеличивается вследствие происходящего митоза. В проксимальной культе начинается ретроградная дегенерация, которая распространяется на один сегмент миелина. В невральном перикарионе выявляется центральный хроматолиз.

b 10–12 дней после разрыва: валлеровская дегенерация продолжается вплоть до органа-мишени (где находится двигательная концевая пластинка). В мышечном волокне выявляется начальная денервационная атрофия. Вследствие пролиферации шванновских клеток появляются бюнгнеровы ленты, в которых еще находятся отдельные продукты распада аксона и миелина. Макрофаги занимаются перевариванием продуктов распада. Из колбы роста, которая располагается на демаркационной линии проксимальной культи, уже образуются множественные разрастания аксона. В перикарионе определяется выраженная хроматолитическая реакция.

c Несколько месяцев после разрыва: прогрессирующая фаза регенерации с растущими с различной скоростью отростками аксона, которые частично врастают обратно в бюнгнеровы ленты, не достигая цели. Выраженная денервационная атрофия мышечных волокон. Регресс хроматолитической реакции в нейрональном перикарионе.

d Реиннервация органа-мишени: наиболее быстро развивающиеся отростки аксона достигают органа-мишени, двигательной концевой пластинки и реиннервируют соответствующие мышечные волокна. Коллатеральные отростки аксона, которые не достигли органа-мишени, подвергаются обратному развитию. Регенерирующий осевой цилиндр окружен вновь образованной тонкой миелиобратно пропорциональной толщине и длине межузловых промежутков пораженного волокна. Латентное время перед началом валлеровской дегенерации также различается в зависимости от типа нервного волокна. Оно составляет для тонких миелинизированных волокон 25 ч, а для толстых – 45 ч. Скорость прогрессирования процесса в дистальном направлении находится в следующих пределах: для тонких аксонов – 250 мм в день, а для толстых – 46 мм в день.

Наряду с поражением аксона происходит также распад миелиновой оболочки, отдельные фрагменты которой становятся видны в форме так называемых миелиновых овоидов. Первые овоиды появляются в середине межузловых промежутков, узловые участки миелиновой оболочки наиболее долго остаются сохранными. Дальнейший распад миелина происходит с участием шванновских клеток, при этом все больше увеличиваются объем и роль передвигающихся и пролиферирующих макрофагов моноцитарного происхождения. Макрофаги разрушают миелиновую оболочку с высвобождением и последующим захватом ими нейтральных жиров, на этой стадии они именуются липофагами. При этом образуются цитокины, хемокины и нейроактивные факторы (274). Макрофаги появляются спустя 24–96 ч после разрыва нерва, единичные из них становятся видны лишь спустя 6–10 нед. и позже.

Наряду с распадом аксона и миелиновой оболочки пролиферируют шванновские клетки. Первые митозы шванновских клеток можно выявить уже спустя 2–4 дня после разрыва нервного волокна. В зависимости от типа волокна количество шванновских клеток может увеличиваться в 8 раз и достигать своего максимума через 20–30 дней после разрыва нерва (649). Образующиеся шванновские клетки остаются внутри непрерывной базальной пластинки вместо «старых» шванновских клеток, осуществляющих фагоцитоз распадающейся миелиновой оболочки и взявших на себя таким образом функцию макрофагов. Они образуют там ориентированные продольно колонны клеток, так называемые бюнгнеровы ленты. Эти формации клеток играют особую роль в регенерации, но сохраняются и в отсутствие регенерации, однако при этом наблюдается их атрофия.

Этим преобразованиям нервных волокон сопутствуют также изменения эндоневрального интерстиция и оболочек. Эндоневрий, который вначале становится отечным, после распада аксона и миелиновой оболочки вновь сморщивается. В отсутствие регенерации этот процесс медленно прогрессирует.

новой оболочкой, длина сегментов у которой значительно меньше. Толщина реиннервированного мышечного волокна приближается к исходной.

e Образование невромы: так как прорастающие аксоны не могут достичь цели (как это происходит при образовании рубца между проксимальной и дистальной культями), на проксимальной культе вследствие патологической регенерации нервных волокон, разрастания шванновских клеток и фибробластов происходит образование так называемой ампутационной невромы. Дистальные бюнгнеровы ленты не подвергаются реиннервации, но могут сохраняться в течение нескольких лет. Атрофированные мышечные волокна, которые более 2 лет остаются денервированными, теряют свои структурные признаки и постепенно дегенерируют.

1 Перикарион
2 Аксон, разрастания аксона
3 Шванновская клетка
4 Базальная мембрана шванновской клетки (неврилемма)
5 Митоз шванновской клетки
6 Миелиновая оболочка
7 Продукты распада миелиновой оболочки
8 Макрофаги
9 Бюнгнеровы ленты из пролиферирующей шванновской клетки
10 Мышечное волокно
11 Соединительнотканный рубец
12 Ампутационная неврома

Спустя год средний диаметр пучка уменьшается на 50% и более. Относительное содержание коллагена в соединительной ткани возрастает, в то же время наблюдается атрофия шванновских клеток и бюнгнеровых лент. Происходят изменения и в периневральных пространствах, что приводит к дегенерации клеток.

Одновременно с валлеровской дегенерацией (распространяющейся дистально по отношению к поврежденному участку нерва), направленной антероградно, проксимально от места повреждения развиваются изменения в аксоне, которые обозначаются как ретроградная дегенерация (см. рис. 1.**6**).

Эти дегенеративные изменения ограничены, как правило, лишь немногими сегментами. Процессы распада в проксимальном отрезке нервного волокна те же, что и в дистальной культе. Здесь также происходит пролиферация шванновских клеток, при которой в них отмечается тенденция к росту в дистальном направлении. Далее, в проксимальном участке, аксоны атрофируются в течение нескольких месяцев, если в дистальном отделе не происходит реиннервация (см. рис. 1.**6d** и **e**); лишь спустя годы происходит дегенерация атрофированных нервных волокон, например, проксимальнее ампутационной невромы (см. рис. 1.**8c**).

При наследственной нейропатии, преимущественно аксонального или нейронального типа, вследствие перерывов аксонов с поражением чаще всего в дистальных отделах происходит валлеровская дегенерация дистальных участков нервных волокон, которая сопровождается относительно достаточными компенсаторными процессами регенерации. Гены, мутация которых выявляется при аксональных и нейрональных нейропатиях, в настоящее время изучены несколько лучше, чем при тех нейропатиях, когда происходит преимущественное поражение миелиновой оболочки (см. выше). При наиболее частой форме аксональной нейропатии, болезни Шарко–Мари–Тута типа IIA, которая может сопровождаться атрофией зрительного нерва, выявлена мутация гена митофузина 2 (*MFN2*), оказывающего влияние на слияние митохондрий (787; 857).

1.4.2 Процессы регенерации после поражений нервов

После нарушения целостности нервного волокна образуются два неоднородных отрезка. В то время как дистальная культя нерва атрофируется в процессе валлеровской дегенерации, проксимальный отрезок, не утративший связи с невральным перикарионом, остается сохранным. Регенерация начинается в оставшихся интактными аксонах проксимального участка. После демиелинизации подвергшихся ретроградной дегенерации дистальных участков в течение нескольких дней в проксимальном отрезке аксона образуется утолщение, называемое колбой роста, из которого, как правило, вырастает несколько коллатеральных отростков аксона (см. рис. 1.**6c**).

Это в большинстве случаев происходит в области имевшегося сдавления. Для успешной регенерации решающее значение имеет, достигают ли растущие аксоны дистальной культи. Этот процесс облегчается тем, что пролиферирующие шванновские клетки из дистальной культи растут в форме гриба навстречу прорастающим из проксимального участка аксонам. Как только прорастающие аксоны достигают дистальной культи, они внедряются в бюнгнеровы ленты, которые становятся «направляющими рельсами» для дальнейшей регенерации. Если растущие аксоны встречают на пути адекватные бюнгнеровы ленты, регенерация и ее основная цель – реиннервация – обеспечены. Однако это происходит далеко не во всех случаях. Описанный процесс на этапе начальных стадий регенерации сопровождается реактивными изменениями в нейрональном перикарионе, что обозначается в классической гистологии как хроматолиз, или *первичное раздражение* Ниссля. Клеточная реакция служит морфологическим признаком перестройки нейронального метаболизма на повышенный уровень синтеза. Гистохимические и ауторадиографические исследования показали, что эта перестройка достигает максимума между 12-м и 20-м днем после аксонотомии. Электронно-микроскопические наблюдения выявляют увеличение ядерных структур как признак повышенного образования протеинов. Осветление цитоплазмы, обозначаемое как хроматолиз, представляет собой растворение субстанции Ниссля, т.е. насыщенных рибосомами скоплений в эндоплазматическом ретикулуме, при одновременном увеличении числа свободных рибосом и нейрофиламентов. Некоторые нейроны, которым эта перестройка после аксонотомии не удается, погибают, а с ними и их части, расположенные в проксимальной культе. Это происходит тем чаще, чем проксимальнее расположено место повреждения. Однако экспериментальные исследования регенерации после нарушения целостности спинального корешка показали, что даже при таком проксимальном повреждении погибает все-таки меньшинство нейронов (183).

Скорость аксональной регенерации у человека колеблется, по данным различных авторов и наблюдений за различными нервами, от 1 до 5 мм в день, причем эти данные хорошо коррелируют с результатами проведенных экспериментов (726). Наивысшая скорость регенерации была зарегистрирована в более проксимальных участках нервов. Она значительно замедляется при увеличении расстояния от тела нервной клетки, наивысшая средняя скорость регенерации, по-видимому, составляет 1–2 мм в день. На скорость регенерации влияют также и другие факторы, а именно диаметр и тип нервного волокна, ствола нерва или возраст индивидуума. В эпидермисе человека скорость прорастания коллатералей аксонов составляет 8,5 мкм в день (272). В трансплантатах роговицы, брадитрофной ткани без кровеносных сосудов регенерация происходит особенно медленно.

Важно, что в нейронах после нарушения целостности аксона не происходит ретроградной дегенерации, и большинство из них остаются сохранными. В экспериментах выявлено участие в этом различных факторов, которые берут на себя нейротрофическую функцию; к ним относятся CNTF (цилиарный нейротрофический фактор), BDNF (нейротрофический фактор мозга), NT-3 (нейротрофин-3), NT-4/5 (нейротрофин-4/5), IGF (инсулиноподобный фактор роста) и TGF (трансформирующий фактор роста) (829). Так, например, на ранней стадии реиннервации, т.е. через 14 дней, доказан эффект TGF-β_1, в отличие от более поздней стадии, через 6 нед. (329), во время которой происходит:

- прорастание основной части аксона;
- увеличение размера аксона;
- прогрессирование миелинизации (816).

Кроме локальных механических факторов и факторов роста решающую роль играют, прежде всего, условия кровоснабжения нерва, т.е. обеспечение его кислородом, глюкозой, электролитами, витаминами и другими питательными веществами, нейротрансмиттерами, которые не относятся ни к цитокинам, ни к факторам роста, а также постоянное прямое функциональное, например электрофизиологическое сообщение (*cross talk*) между регенерирующими нервными волокнами, окружающей их тканью, а также их периферическими и центральными связями. Все эти факторы способствуют дифференциации нервных волокон и препятствуют их атрофии или дегенерации.

Успешность регенерации можно измерить с помощью морфометрического и нейрофизиологического исследования. Решающими моментами для ее оценки служат выраженность реиннервации и, соответственно, восстановление функции. При трансплантации нерва этот процесс во многом зависит от вида и размера трансплантата (331; 639). Гомологичные и гетерогенные трансплантаты свыше 3 см (критическая длина) за редкими исключениями неэффективны; часто применяемые в эксперименте трансплантаты менее 3 см не имеют доказательной базы для применяемых материалов (например, таких как силиконовая трубка) (816), так как приблизительно эта длина в эксперименте может быть также перекрыта спонтанно.

Мы наблюдали у пациентов после нейрохирургической ревизии спонтанную непреднамеренную регенерацию на отрезке минимум 1 см в области задней ветви шейного нерва спустя 22 мес. после эксцизии участка нерва длиной 1 см с целью хирургического лечения спастической кривошеи (см. рис. 1.7) (83; 634). В этой связи следует упомянуть еще более успешные результаты оперативного вмешательства путем ушивания «конец-в-бок» дегенерировавшего дистального участка нерва с помощью ин-

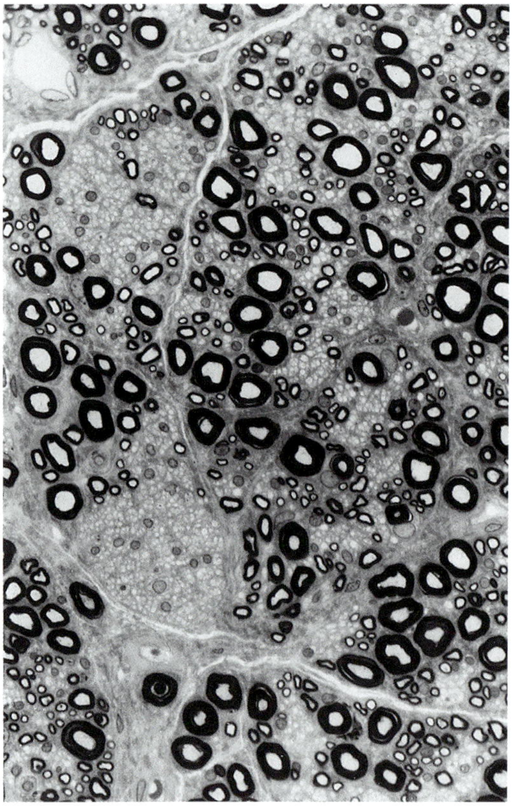

a

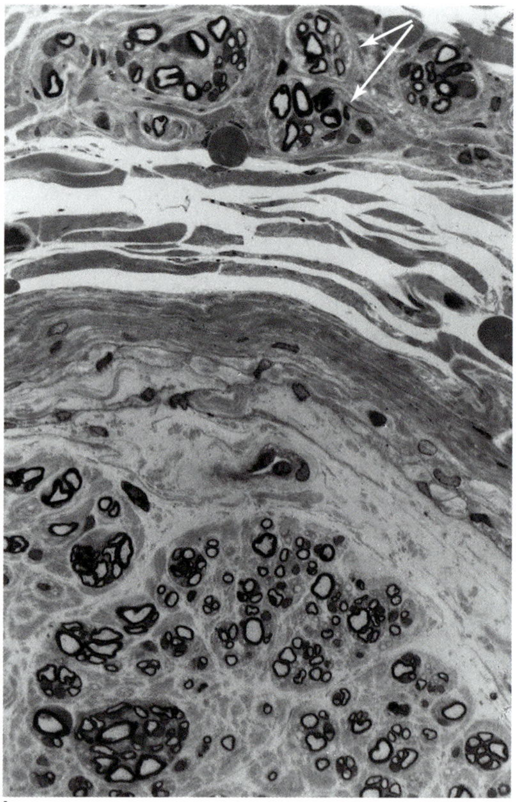

b

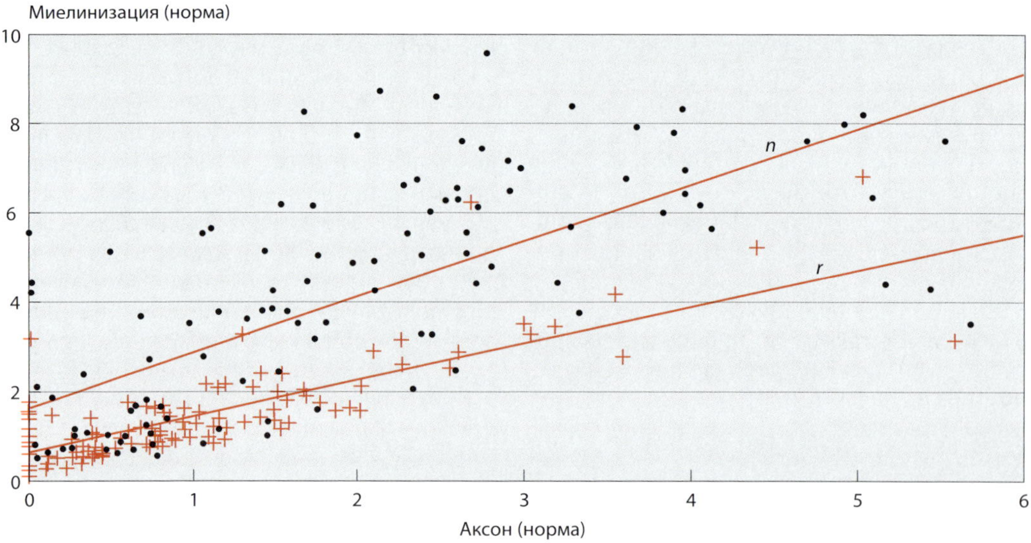

Миелинизация (норма)
10
8
6
4
2
0
0
1
2
3
4
5
6
n
r
Аксон (норма)
Регенерация спустя 22 мес.
R. dorsalis, неоперированный участок нерва

c

Рис. 1.**7** Полутонкий срез: регенерация спинального корешка.

a Задняя ветвь 2-го шейного нерва при оперативном вмешательстве (эксцизия отрезка длиной около 1 см для лечения спастической кривошеи).

b Тот же нерв спустя 22 мес. при оперативной ревизии, проведенной в связи с вновь возникшей кривошеей: в эндоневрии видны скопления мелких, преимущественно миелинизированных, спонтанно регенерировавших нервных волокон; в эпиневрии они представляют собой мини-пучки, окруженные каждый своим периневрием (*стрелка*). **a** ×480, **b** ×490.

c Морфометрическая оценка нормальной (*n*) и реиннервированной (*r*) задней ветви указанного выше шейного нерва: спонтанно регенерировавшие нервные волокна в реиннервированном участке нерва несмотря на 22-месячный срок остаются заметно более тонкими, чем нормальные.

тактного нерва (*терминально-латеральная нейрорафия*). После данной операции периневрий не препятствовал созданию коллатеральной реиннервации «кооптированного» (сопоставленного) поврежденного нерва (78).

При морфологическом исследовании успешность регенерации определяется количеством и калибром регенерировавших аксонов и степенью их миелинизации (см. рис. 1.**8d, f, g**, а также рис. 1.**6d**). Тормозящими факторами являются склерозирование эндоневрия с заменой шванновских клеток пучками тонких коллагеновых фибрилл (экспрессия ламинина β_1 и мРНК для коллагена I и III типов [667]), препятствующее реиннервации органов-мишеней (скелетных мышц [663]; мышечных веретен [169]; телец Фатера–Пачини [853]).

Количество регенерировавших аксонов парадоксальным образом оказывается больше в дистальном по отношению к месту повреждения отрезке нерва, чем в проксимальном. Это явление объясняется упоминавшимся выше прорастанием множества коллатералей из поврежденного нерва, которые затем все вместе, как правило, «врастают» в бюнгнеровы ленты (см. рис. 1.**8g**). Данное состояние обозначается также термином «гиперневротизация» (*hyperneurotisation*) (631). На более поздних стадиях эти участки регенерации в форме прорастающих пучков, содержащие плотно прилегающие друг к другу аксоны преимущественно мелкого калибра, выделяются на фоне остальных и служат признаком неполной регенерации. Считается, что те волокна, которые первыми достигают органа-мишени, растут быстрее, тогда как коллатерали, которые не могут адекватно выполнить свою функцию, не развиваются должным образом, не растут, постепенно атрофируются (см. рис. 1.**6**) и в результате дегенерируют. После состоявшейся реиннервации часть аксонов достигает нормальной толщины, тогда как миелиновая оболочка крупных (но не мелких!) нервных волокон остается по отношению к калибру аксона тонкой (632); таким образом, расстояния между перехватами Ранвье становятся короче, а новая миелиновая оболочка оказывается тоньше, чем прежняя (см. рис. 1.**7c**). Этим объясняется тот факт, что скорость проведения по регенерированным нервным волокнам не возвращается к нормальному уровню.

Клинический эффект успешной регенерации может снижаться за счет *патологической иннервации*. Этот феномен избыточной иннервации (*masseninnervation*) объясняется тем, что регенерирующие аксоны растут в неверном направлении. В связи с этим нервные волокна достигают не соответствующей им зоны иннервации в органе-мишени и возникает патологическая иннервация, в наиболее выраженных случаях симультанная (одновременная) иннервация агонистов и антагонистов. Опасность патологической иннервации особенно велика в тех случаях, когда при хирургическом лечении после полного разрыва нерва не удается соединить соответствующие друг другу участки нервного пучка (см. рис. 2.**2** и 2.**3**).

Факторы, оказывающие влияние на процесс регенерации, с одной стороны, представляют собой механико-топографические соотношения, как, например, бюнгнеровы ленты, дающие направление росту регенерирующих нервных волокон, с другой – носят характер химических реакций. Экспериментальные исследования в регенерационной камере показали, что функцию направляющей для дистальной культи нервного ствола не следует рассматривать только

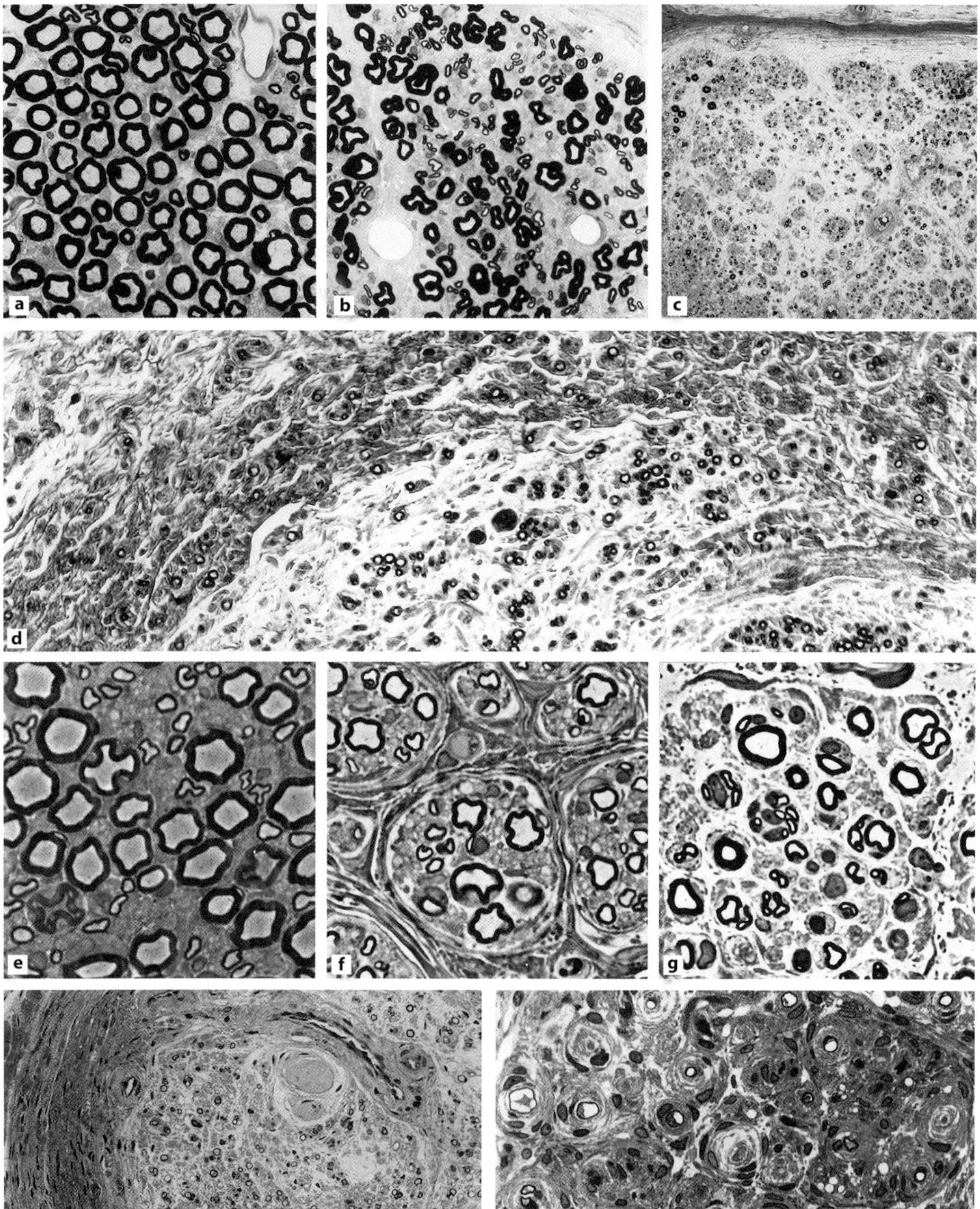

Рис. 1.**8** Полутонкие срезы (*a–c, e–i*) и парафиновый срез (*d*) с различными изменениями.
a и **b** Нормальный **(a)** и ретроградно измененный (**b**) седалищный нерв собаки, 6 мес. спустя после имплантации гомологичного трансплантата нерва длиной 10 см дистальнее от **b**. Аксон, исходящий от **b**, в большей своей части сморщен, миелиновая оболочка в той или иной степени разрушена, однако процесс не достигает степени дегенерации. ×380.

с точки зрения механического управления растущим аксоном. Значительную роль играют и химические факторы, которые вырабатываются различными компонентами клеток проксимальной и дистальной культи, вступающие в реакцию с соответствующими рецепторами, и как минимум в эксперименте они оказывают влияние на процесс регенерации (хемотаксис) (274; 405; 829). Локальные и опосредованные влияния при этом объединяются, и разделить терминологически такие понятия, как цитокины и факторы роста, не представляется возможным. Эти химические факторы можно разделить на нейротрофические вещества, которые поддерживают жизнедеятельность в клетках ампутированного нерва, и факторы, оказывающие непосредственное влияние на рост невротов из проксимальной культи. Для успешной регенерации важно своевременное начало действия различных факторов; однако отдельные взаимоотношения между ними остаются пока неясными. Например, избыток фактора роста нервов (NGF) оказывает токсическое влияние и препятствует росту сенсорных аксонов (128). Сочетание различных факторов роста не дает эффекта их суммирования.

Наряду с факторами, вырабатываемыми в непосредственной близости от пораженного нерва, на процесс регенерации нервных волокон в эксперименте оказывают влияние и другие вещества, как поступающие извне, так и продуцируемые организмом, но не имеющие топографического отношения к периферической нервной системе. К ним относятся вводимые в эксперименте гормоны, такие как эритропоэтин, трийодтиронин (T_3) и адренокортикотропный гормон (АКТГ). К сожалению, результаты экспериментальных исследований на сегодняшний день не позволяют с достаточной степенью уверенности использовать их в плане лечения.

1.4.3 Формирование невромы

Полный перерыв нерва. Если имеется полный перерыв нерва или его пучков по типу невротмезиса, то, как правило, вследствие эластических свойств эпиневрия и периневрия наблюдается значительное расхождение отрезков культи друг от друга. Если оперативное вмешательство не проводилось, прорастающему проксимальному участку нерва у человека обычно не удается достичь дистального участка, но описаны и отдельные случаи исключения из правила (см. рис. 1.**7b** и **c**) (83). После выхода из отечного проксимального участка культи регенерирующие аксоны теряют свое проксимально-дистальное направление

c Ретроградное поражение седалищного нерва 46-летнего мужчины, которому в возрасте 4 лет ампутировали ногу. Почти все большие нервные волокна подверглись ретроградной дегенерации, сохранными остались преимущественно мелкие регенерировавшие нервные волокна. ×96.

d Свежий аллогенный трансплантат нерва длиной 2,5 см спустя 1 год после трансплантации. Многочисленные регенерировавшие нервные волокна располагаются посередине в соединительной ткани; лишь справа внизу выявляется пораженный более крупный пучок. ×220.

e и **f**. Проксимально от гомологичного трансплантата нерва длиной 3,2 см (**e**), сохраненного методом глубокого замораживания, нервные волокна и архитектура эндоневрия выглядят полностью нормальными. На рисунке **f** очень мелкие мини-пучки располагаются близко друг к другу. Регенерированные нервные волокна при этом значительно тоньше, чем расположенные проксимально.

g Область дистальнее нервного трансплантата, сохраненного с помощью Cialit-консервации, длиной 3,1 см спустя полгода после имплантации. Нервные волокна, с хорошей регенерацией, различного диаметра, преимущественно с тонкой миелиновой оболочкой, некоторые с признаками атрофии привели к частичной гиперневротизации бюнгнеровых лент. (**e–g** ×770).

h Компрессионная нейропатия; так называемая метатарзалгия Мортона у 51-летней пациентки: периневрий значительно расширен. Количество миелинизированных нервных волокон уменьшено. Выявляются еще тонкие, преимущественно регенерировавшие нервные волокна и тельца Рено (субпериневральные гиалинизированные узлы) в различных стадиях развития. ×156.

i Периневриома лучевого нерва 5-летнего мальчика. Непропорционально тонкая миелиновая оболочка, демиелинизированные или дегенерировавшие нервные волокна полностью окружены одним или несколькими слоями периневральных клеток. ×450 (цит. по: Schröder, 1995; с изменениями).

роста в отсутствие направляющей структуры. Они прорастают в рубцовую ткань, образуют сплетение в виде клубка, многие направляются ретроградно в направлении проксимальной культи. В связи с этим наряду с соединительной рубцовой тканью образуется небольшая плотная опухоль, рубцовая неврома.

Гистологически неврома характеризуется многочисленными *мини-пучками* (639) волокон, растущими в различных направлениях, которые в некоторых случаях содержат отдельные нервные волокна, а чаще – лишь небольшую группу безмякотных отростков аксонов. Эти отростки окружены 1–3 слоями периневральной оболочки. Небольшие, хаотично расположенные пучки нервных волокон находятся в окружении сначала рыхлой, затем твердой, богатой коллагеном соединительной ткани с различным количеством сосудов (см. рис. 1.**8d, f** и 1.**9**).

Тенденция к образованию невромы имеет индивидуальные различия. Невромы могут, особенно после ампутаций, становиться причиной неприятных ощущений и фантомных болей, которые иногда возникают спонтанно, но чаще при механическом раздражении соответствующей области. Чувствительность в области невромы повышена из-за присутствия большого количества двух нейропептидов, а именно пептида, связанного с геном кальцитонина (CGRP), и субстанции P в дезорганизованных аксонах внутри невромы (856). В отличие от них, тирозин-гидроксилаза, маркер симпатических аксонов, отсутствует. Количество

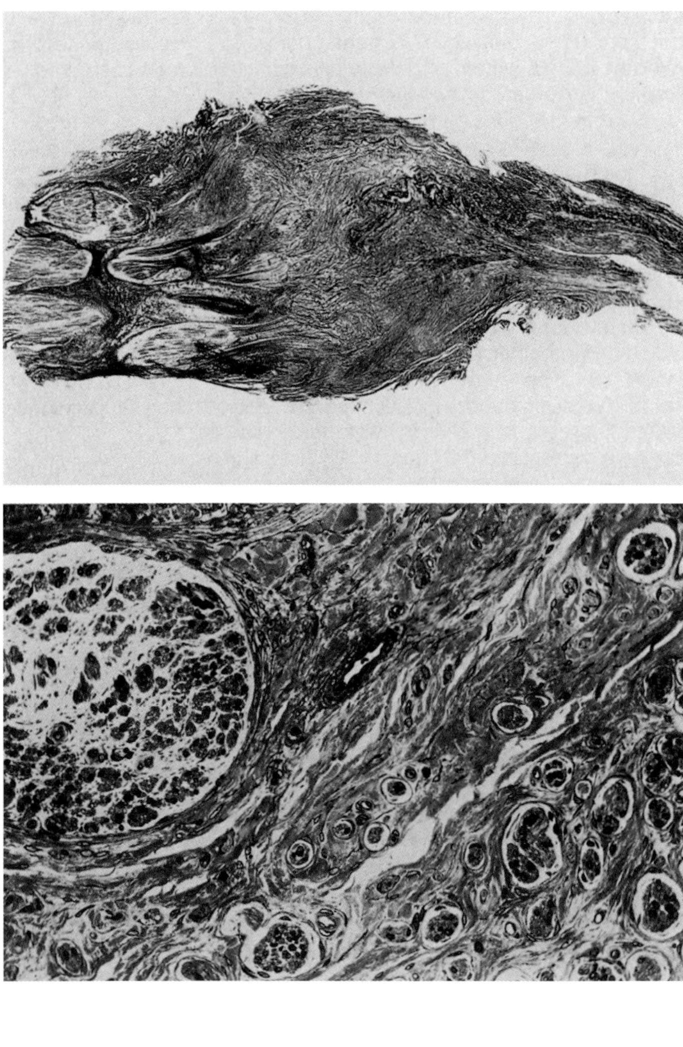

Рис. 1.9 Образование невромы. При увеличении под лупой (*вверху*) видны прорастающие слева из нервных пучков в неврому аксоны. Как только аксоны покидают периневрий своего пучка, их рост в направлении узла невромы становится хаотичным. Лишь некоторые аксоны достигают наросшей на дистальную культю невромы. Речь идет о так называемой непрерывной невроме (окраска серебром по Глису, ×70). Нижний рисунок демонстрирует поперечный разрез проксимального участка невромы. Интерстиций врастающего в неврому пучка (*слева*) расширен за счет отека. Рядом с культей пучка в плотной соединительной ткани располагаются многочисленные мини-пучки, которые содержат мелкие группы миелинизированных волокон (окраска метиленовым синим, ×805).

серотонинсодержащих тучных клеток увеличено.

Для эффективного лечения в большинстве случаев недостаточно обычной резекции, так как впоследствии может образоваться новая неврома. Рекомендуется попробовать имплантировать культю нерва в мышечную, костную или жировую ткань, которые оказывают тормозящее влияние на прорастающие нервные волокна (817).

В дистальной культе после перерезки нерва также образуется небольшой узелок, состоящий из растущих в форме гриба шванновских клеток, эндотелия капилляров, фибробластов и периневральных клеток. Подобные клеточные узелки не достигают размеров невромы и не вызывают неприятных ощущений. Они регрессируют при адекватной регенерации (см. клинические проявления невромы в главе 2.1).

Частичный перерыв нерва. Данное поражение соответствует повреждению IV степени тяжести, сохраняется только за счет эпифасцикулярного эпиневрия (726). При этом возникают так называемые *непрерывные невромы (kontinuitätsneurome)*. В подобных случаях необходима резекция с последующим закрытием дефекта трансплантатом, чтобы в дальнейшем избежать развития подобной невромы.

1.5 Классификация травматических поражений нервов

Целесообразная классификация поражений нерва организована одновременно по функциональному и морфологическому принципу, так как выбор методов лечения, сделанный непосредственно после повреждения, отличается от такового на последующих этапах продолжающегося процесса повреждения нерва. Не случайно авторами подобных классификаций являются преимущественно нейрохирурги (647; 456; 724), так как анализ функциональных нарушений позволяет определить показания к оперативному вмешательству и оптимальный период для его проведения, а морфологическое исследование непосредственно перед операцией дает важную информацию для выбора метода операции. Функция периферического нерва нарушается вследствие потери его аксонами способности к проведению возбуждения. Эта утрата в зависимости от степени повреждения различных структур нерва может достигать 3 степеней тяжести по Seddon:

- невропраксия;
- аксонотмезис;
- невротмезис.

Sunderland описывает невропраксию как повреждение I степени тяжести, аксонотмезис – II степени, а невротмезис подразделяет на III–V степени, в зависимости от вовлечения в патологический процесс эндоневрия, периневрия или эпиневрия. Millesi предложил дополнить классификацию Sunderland выделением типов посттравматических изменений в нерве:

- фиброз типа А, при котором поражается преимущественно эпифасцикулярный эпиневрий;
- фиброз типа В, когда в процесс вовлекается также интерфасцикулярный эпиневрий;
- фиброз типа С, когда поражается и эндоневрий.

Буквой S обозначается состояние, при котором связь между двумя культями осуществляется только с помощью соединительной или рубцовой ткани, N – неврома, прорастающая из проксимальной культи в соединительную ткань, которая связывает ее с дистальной культей.

Практические рекомендации

Невропраксия, или повреждение I степени по Sunderland

При сдавлении или растяжении нерва, в отсутствии повреждения аксона, наблюдается сегментарная потеря способности к проведению возбуждения в зоне повреждения нерва. Морфологических повреждений при этом, как правило, не регистрируется, а целостность аксонов остается сохранной. Типичными причинами данного повреждения служат хроническое сдавление во время сна или длительного бессознательного состояния, а также оперативные вмешательства вблизи нервных стволов. Непосредственно после повреждения проведение нейрографии малоинформативно, так как даже при полном перерыве нерва его дистальный отрезок способен в течение 48 ч проводить возбуждение. Патогномоничным признаком в большинстве случаев является полный регресс пареза в течение нескольких часов или дней.

Невропраксия практически всегда является полностью обратимым состоянием и не требует оперативного вмешательства. Если отек нерва вследствие ишемического повреждения, связанного со сдавлением извне, становится хроническим и приводит к дальнейшему прогрессирующему повреждению аксона и к фиброзу, поражение переходит из степени I в степень II. Только в случае продолжающегося сдавления аксона целесообразно проведение декомпримирующей операции, возможно, в сочетании с продольным высвобождением фиброзированных соединительнотканных оболочек нерва (эпиневротомия). Подобная ситуация характерна преимущественно для участков нерва с анатомической предрасположенностью к сдавлению, например, в области локтевой борозды. Методы лечения аналогичны тем, что осуществляются при компрессионных синдромах периферических нервов.

Аксонотмезис, или повреждение II степени тяжести по Sunderland

При этом поражении травма приводит к нарушению целостности аксона с валлеровской дегенерацией его периферического отрезка, но не вызывает повреждения соединительнотканных структур ствола нерва. В отличие от невропраксии аксонотмезис характеризуется тем, что спустя несколько дней проводимость по периферическому отрезку аксона остается нарушенной. Сохранность эндоневральных структур не позволяет аксону отклоняться, давая возможность прорастать из проксимальной культи в правильном направлении. Таким образом, при повреждении нерва II степени и без оперативного вмешательства происходит достаточная, анатомически корректная реиннервация. Конечный результат ее во многом зависит от расстояния между областью повреждения и органом-мишенью; чем оно короче, тем быстрее и качественнее происходит реиннервация. Так же, как и при невропраксии, показания к операции при аксонотмезисе возникают редко и только в тех случаях, когда ожидаемой регенерации нерва препятствует соединительная ткань. Клинически важным признаком для осуществления оперативного лечения служит сохранение симптома Тинеля спустя несколько недель после повреждения и одновременное замедление восстановления функции нерва. Однако и в этом случае оперативное вмешательство с целью предотвращения нарушения кровообращения нерва должно проводиться посредством щадящего невролиза, при котором удаляют соединительнотканные оболочки, не затрагивая сосуды, кровоснабжающие нерв, освобождая пучки от сдавливающих рубцов (M.F.).

Невротмезис, или повреждение III степени тяжести по Sunderland

При данном поражении нарушается функция эндоневральных структур. Периневрий нервного пучка и, соответственно, структура самого пучка, а также эпиневрий остаются интактными. Поэтому способность прорастающих аксонов находить правильный путь к дистальному пучку может сохраняться. При этом результат восстановления, т.е. будет ли регенерация нерва адекватной (в большинстве случаев) или дефектной, приводящей к синкинезиям или топографически неправильным тактильным ощущениям, зависит в основном от места повреждения, от расстояния, которое должны «пройти» прорастающие волокна. В случае наличия показаний к оперативному вмешательству первоначально проводится невролиз. Декомпримирующее освобождение фиброзированной соединительной ткани затрагивает в этом случае и периневрий. Если нервный пучок в поперечном разрезе также оказывается фиброзированным, то лучшие результаты следует ожидать от резекции поврежденного участка пучка и немедленного закрытия дефекта трансплантатом нерва. При данной степени повреждения регенерация пораженного участка нерва, в том числе и после применения невролиза (повреждение III C по Millesi) не дает желаемого результата. В этом случае принятие конкретного решения в процессе операции облегчает применение прибора для УЗИ с высокой разрешающей способностью (M.F.). Фиброзирование нервного пучка может выявляться не только на поперечном срезе, но и в продольном направлении.

Невротмезис, или поражение IV степени тяжести по Sunderland

Травма может вызывать нарушение целостности периневрия, при этом в области поражения оказывается поврежденной структура нервного пучка. Целостность структуры при этом сохраняется только за счет эпифасцикулярного эпиневрия, который после травмы подвергается фиброзированию. В сложившейся ситуации каких-либо возможностей для клинически значимой регенерации через поврежденный участок не остается. В большинстве случаев конечным результатом является образование непрерывной невромы с небольшим количеством прорастающих в орган-мишень аксонов. Соответственно, методом выбора оперативного вмешательства в подобной ситуации служит резекция проксимального и дистального участков в пределах здоровой ткани нерва с закрытием дефекта трансплантатом нерва.

Невротмезис, или поражение V степени тяжести по Sunderland

Нарушение целостности нерва может быть произведено острым предметом. В этом случае повреждение культей проксимально и дистально от места травмы минимально и требует только краевой резекции, после чего целостность может быть восстановлена с помощью нейрорафии (ушивания нерва «конец-в-конец»).

Если нарушение целостности нерва произошло вследствие тупой травмы с повреждением тканей нерва или тракционного повреждения с разрывом нерва, наблюдается распространяющееся от места разрыва ступенчатое поражение проксимальной и дистальной культей. Достаточной и адекватной резекции поврежденных участков культей в этом случае придается особое значение, так как дальнейшее закрытие дефекта трансплантатом нерва может увенчаться успехом только в отсутствие фиброза культей и интактности структур нервных пучков в них.

Сочетанное повреждение

Одна и та же травма нередко оказывает различное влияние на разные участки периферического нерва. Поэтому травмы различной степени тяжести могут сочетаться между собой. Часто сочетаются травмы I и II или III и IV степени тяжести. Если первая комбинация не вызывает трудностей, то при пограничном повреждении III и IV степени тяжести принятие решения о методе оперативного вмешательства может быть затруднено, так как в одном случае может оказаться достаточным проведение невролиза, а в другом необходима резекция с последующим восстановлением целостности структур нерва. Если от момента получения травмы уже прошло некоторое время, то отсутствие восстановления функции служит показанием к резекции с последующим восстановлением целостности. Для того чтобы избежать полной потери частично сохранной или начавшей восстанавливаться функции, мы успешно применяем абсолютно новую технику шунтирования нерва с помощью соединяющего трансплантата «конец-в-бок» проксимальнее и дистальнее места повреждения.

Классификация по уровню повреждения. Классификация по уровню повреждения нерва целесообразна, так как чем более проксимально расположено место повреждения, тем хуже идет реиннервация. Так как в проксимальных отделах еще выражено диффузное распределение нервных волокон, несущих различные функции по поперечнику нерва, это создает условия для патологической регенерации с последующим сокращением мышц-антагонистов или развитием феномена избыточной иннервации.

Самой большой проблемой проксимальных повреждений является слишком длинный путь регенерации. При этом, особенно если мишенью служит мышечный орган, реиннервация наступает слишком поздно, когда денервированная и необратимо атрофированная мышца уже не может быть реиннервирована. Так, например, при полном поражении плечевого сплетения не удается достичь удовлетворительных результатов реиннервации в мышцах кисти. Понятно, что денервация продолжительностью год и более не оставляет надежды на клинически значимое восстановление функции мышц, однако для нарушений чувствительности отрезок времени, после которого возможно восстановление, значительно длиннее. Предположения о возможности укорочения пути или времени регенерации являются основой для будущих концепций в области реконструктивной хирургии периферических нервов.

1.6 Опухоли периферических нервов

Терминология. Широко распространенная терминология наиболее частых опухолей оболочек периферических нервов была предложена рабочей группой ВОЗ (табл. 1.**2**) (369). Более подробные сведения в отношении различных форм разработаны и другими авторами (393; 402; 618).

Опухоли оболочек нервов. На основании гистопатологических признаков и лечебно-практических характеристик среди опухолей нервных оболочек различают невромы (шванномы) и нейрофибромы. Солитарные невромы, для которых характерны палисадное расположение ядер клеток и большое количество коллагеновых волокон, по данным Krücke (396), в 54% случаев локализуются по сведениям на слуховом нерве, в 29% – на спинальных корешках и лишь в 14% – на периферических нервах. Среди последних случаев они особенно часто располагаются в области плечевого сплетения и седалищного нерва. Так как солитарные невромы не обладают способностью диффузно прорастать в ткань периферического нерва, их можно полностью удалить с использованием операционного микроскопа, при этом непораженные волокна остаются интактными. Плексиформные нейрофибромы, гистологически представляющие собой пучковые разрастания, а иногда миксоматозные структуры, особенно насыщенные

Таблица 1.**2** Опухоли периферических нервов (Kleihues et al., 1993)

	Степень тяжести по ВОЗ	Код ICD-O
A. Шваннома (неврилеммома, неврома) Варианты: 1. Клеточная 2. Плексиформная 3. Меланотическая	I или II	9560/0
B. Нейрофиброма 1. Очаговая (солитарная) 2. Плексиформная	I	9540/0 9540/0 9550/0
C. Злокачественные опухоли периферических нервов (нейрогенная саркома, анапластическая нейрофиброма, злокачественная шваннома) 1. Эпителиоидные 2. Опухоли с различной мезенхимальной и/или эпителиальной дифференциацией 3. Меланотические	III или IV	9540/3
D. Другие, редкие опухоли: периневриома, миксома (нейротекома), гранулярно-клеточные опухоли, тритон-опухоли, гемангиома и липома		

коллагеновой соединительной тканью, напротив, склонны к диффузному прорастанию в нервный пучок, поэтому их резекция с сохранением нерва, как правило, невозможна (176). Редко наблюдаемые солитарные опухоли, состоящие исключительно из периневральных клеток (периневриомы) (см. рис. **1.8i**), отличаются от нейрофибром и невром по своим гистопатологическим и иммунохимическим свойствам (634; 635; 757). При периневриомах встречаются цитогенетические аберрации, но их нельзя однозначно отнести к нейрофиброматозу 1-го или 2-го типа (86). В отличие от них, редко наблюдаемая (болезненная) гиперплазия и гипертрофия телец Пачини (в тканях кисти) может сочетаться с нейрофиброматозом (843).

Множественные нейрофибромы и невромы патогномоничны для болезни Реклингхаузена, наследуемой по аутосомно-доминантному типу. Злокачественное перерождение невромы считается редким явлением, тогда как саркоматозное перерождение нейрофибром наблюдается у 4–29% пациентов с нейрофиброматозом 1-го типа (663).

Кисты и ганглии. Кисты, развивающиеся на нервных корешках, представляют собой закрытые кистообразные опухоли, которые происходят из синовиальной оболочки капсулы позвонковых суставов и ограничены корешковыми или арахноидальными манжетками (393). В зависимости от локализации они могут создавать условия для компрессии спинного мозга или корешков. Относительно часто наблюдаются ганглии периферических нервов, которые располагаются преимущественно на малоберцовом нерве в области головки малоберцовой кости и на срединном нерве в области запястного канала, вызывая болезненную компрессию этих нервов. Они содержат миксоматозную жидкость, часто также так называемые пенистые клетки и связаны с синовиальными кистами суставов. В большинстве случаев ганглии располагаются в эпиневральной ткани и иногда выступают в периневральные слои. Если не произвести тщательного удаления всех компонентов опухоли, часто развиваются ее рецидивы, хотя при этом она и не является злокачественной.

Метастатическая инфильтрация представляет собой нередкое проявление злокачественной лимфомы, включая болезнь Ходжкина и синдром Сезари (собственное неопубликованное исследование, M.Schröder) на периферических нервах. Особенно склонна к инфильтрации нервных корешков лимфатическая лейкемия, нередко встречаются также метастазы карциномы в мягкую мозговую оболочку (карциноматозный менингит).

Опухоли, возникающие из клеток нервного гребня. Нейробластома, ганглионейробластома, ганглионеврома, параганглиома и феохромоцитома представляют собой опухоли, происходящие из автономных клеток нервного гребня (643). Они нередко наблюдаются в сочетании с нейрофиброматозом. Это заболевание проявляется в двух формах: 1-й тип (NF1), классическая форма, в основе которой лежит мутация гена на хромосоме 17q11.2; этот ген кодирует протеин, называемый нейрофибромином; и 2-й тип (NF2), иную по генетическому происхождению форму по сравнению с 1-м типом, которая встречается в 10 раз реже и развивается вследствие мутации в локусе 22q12; соответствующий продукт гена обозначается как мерлин (моэзин-эзрин-радиксин-подобный белок), или шванномин (419; 798). В соответствии с критериями *Consensus Development Conference* Национального института здоровья (США) в отношении NF1, для постановки диагноза достаточно двух из следующих семи критериев:

- появление шести или более пятен цвета кофе с молоком и максимальным диаметром >5 мм у пациентов препубертатного возраста и >1 мм в постпубертатном периоде;
- наличие двух или более нейрофибром любого типа или одной плексиформной нейрофибромы;
- веснушчатость подмышечной или паховой области;
- глиома зрительного нерва;
- наличие двух или более узелков Лиша (гамартома радужной оболочки);
- характерные изменения костей в виде дисплазии клиновидной (крыловидной)

кости или истончения коркового слоя длинных трубчатых костей, изолированного или в сочетании с псевдоартрозом;
- наличие NF1 у родственника (например, у одного из родителей, брата, сестры или ребенка), который отвечает названным критериям.

В соответствии с критериями *Consensus Development Conference* в отношении NF2, диагноз может быть поставлен при наличии одного из следующих критериев:
- двусторонние опухоли VIII пары черепных нервов, зарегистрированные с помощью МРТ или КТ;
- наличие NF2 у родственника I степени родства, односторонняя неврома слухового нерва, либо наличие двух из следующих признаков:
  - нейрофиброма,
  - менингиома,
  - глиома,
  - шваннома,
  - ювенильная задняя подкапсулярная катаракта.

В исключительных случаях наблюдается наследование NF1 в сочетании с NF2 (602).

Другие опухоли. Изредка на периферических нервах наблюдаются гемангиома, лейомиома, липома, фибролипома, гистиоцитома и меланома. Опухоли могут вызывать симптомы, требующие дифференциальной диагностики, например, с синдромом запястного канала.

Утолщения нервных стволов и корешков при гипертрофической нейропатии могут достигать размеров опухоли и сдавливаться в анатомически узких каналах. После лучевой терапии наблюдались атипичные злокачественные опухоли нервных оболочек (214). Эндоневральные структуры, названные Langhans эндоневральными разрастаниями и обозначаемые в настоящее время термином «тельца Рено», являются следствием хронического сдавления, например, при метатарзалгии Мортона (см. рис. 1.**8h**) (818). Центральное место в дооперационной или добиопсийной диагностике злокачественной опухоли периферического нерва занимает ангиография, при необходимости проводится супраселективная ангиография.

1.7 Физиология и патофизиология функций периферических нервов и мышц

1.7.1 Ионная теория раздражения и проведения возбуждения

Мембранный потенциал и потенциал действия

Нервные и мышечные волокна окружены мембраной, в которой происходят многие процессы, описываемые в данной главе. Во внеклеточной жидкости содержится значительно больше ионов натрия и хлора, чем во внутренней среде волокон. Цитоплазма, напротив, богата ионами калия, а также содержит различные крупные анионы. Между внутренним содержимым волокон и внеклеточной средой существует разность потенциалов порядка 60–90 мВ, причем внутренняя среда заряжена отрицательно по отношению к внешней. Эта разность обозначается как потенциал покоя. По формуле Нернста можно рассчитать потенциал равновесия для различных ионов. Потенциалы равновесия, рассчитанные по этой формуле, очень близки по значению к потенциалу равновесия калия, тогда как со значением потенциала равновесия натрия они значительно расходятся. Следовательно, в покое мембрана хорошо проницаема для ионов калия, тогда как для ионов натрия она практически непроницаема.

Перед тем как описать процесс возбуждения мембраны, следует упомянуть о ее электрических свойствах. Внеклеточная жидкость, так же как и аксоно- и миоплазма, представляет собой хороший проводник электрического тока. Мембрана, напротив, является хотя и несовершенным, но изолятором. Поэтому следует ожидать, что у мембраны есть электрическая емкость.

Но мембрана не полностью служит изолятором, так как она проницаема для некоторых заряженных частиц. Примем, как показано на рисунке 1.**10**, отрезок мембраны за единицу емкости (c_m – емкость мембраны), направленный параллельно сопротивлению (r_m – сопротивление мембраны).

Так как диаметр волокна по отношению к его длине очень мал, внутреннее сопротивление (r_i) можно не учитывать. Если через мембрану пропустить гиперполяризирующий или деполяризирующий на подпороговом уровне прямоугольный ток, вследствие этих свойств мембраны происходит изменение мембранного потенциала, который экспоненциально нарастает и падает. Мембрана волокон скелетных мышц обладает значительно большей емкостью, чем мембрана нервных волокон, поэтому нарастание и падение мембранного потенциала у последних происходит гораздо быстрее, чем у мышечных волокон.

Если через мембрану проходит электрический ток, направленный наружу, то сначала происходит локальная деполяризация с экспоненциальным нарастанием и падением. Когда мембрана деполяризуется до значений, находящихся между 50 и 60 мВ, развивается новый феномен. После окончания прохождения тока потенциал не сразу возвращается к исходному значению, а происходит так называемый локальный ответ. Иногда мембранный потенциал через короткое время возвращается к исходному, но чаще развивается потенциал действия. Это приводит к быстрой деполяризации и перемене знака заряда мембраны с отрицательного на положительный и достигающего 20–50 мВ, таким образом, внутренняя среда становится положительно заряженной по отношению к внешней. Через короткое время заряд возвращается к исходному значению потенциала покоя; продолжительность потенциала действия без остаточного потенциала составляет 1–3 мс. От места своего появления потенциал действия проводится в обоих направлениях через все волокно, при этом амплитуда его не снижается. На рисунке 1.**11** показан зарегистрированный потенциал действия. Его пик располагается вблизи уровня потенциала равновесия для

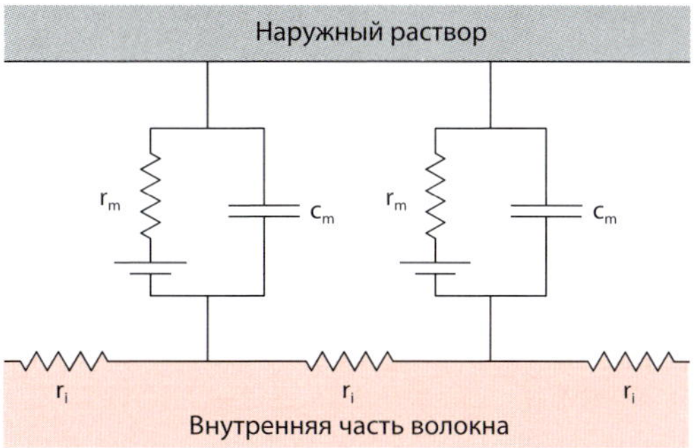

Рис. 1.**10** Схематическое представление об электрических свойствах мембраны (цит. по: Katz J, Nelson W, Forest R et al. Cryoanalgesia for postthoracotomy pain. Lancet 1980; 1: 512–513).

натрия, который можно рассчитать по формуле Нернста.

При появлении потенциала действия происходит значительное селективное усиление проницаемости мембраны для ионов натрия, что вызывает устремление их через мембрану. Это приводит к упомянутому возвращению мембранного потенциала к значениям, близким к потенциалу равновесия натрия. Через несколько миллисекунд проницаемость мембраны для ионов натрия возвращается к своему исходному значению (см. рис. 1.**12**).

В мембране располагаются каналы, проницаемые для ионов натрия или калия в тот период, когда они открыты. Деполяризация мембраны оказывает влияние на открытие каналов для натрия и, соответственно, стимулирует ток ионов натрия внутрь волокна. С небольшой задержкой происходит медленное нарастание проницаемости для

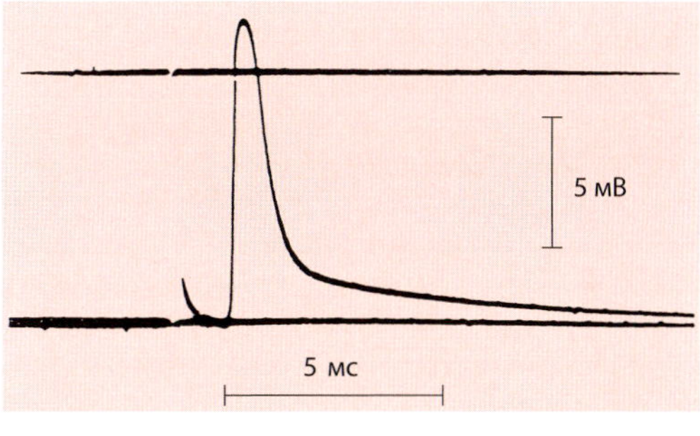

Рис. 1.**11** Внутриклеточный потенциал действия мышечного волокна человека (межреберная мышца) *in vitro* при температуре 37°C.

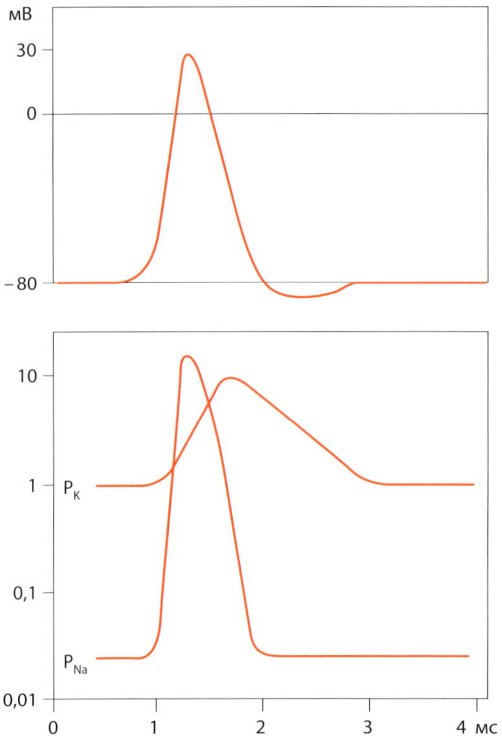

Рис. 1.**12** Схематическое представление об изменении проницаемости мембраны для ионов калия (P_K) и натрия (P_{Na}) во время потенциала действия. Относительные единицы приведены в логарифмической зависимости.

ионов калия, которая достигает своего максимума тогда, когда уровень проницаемости для ионов натрия уже возвращается к значениям в покое. При этом происходит усиление потока калия, который компенсирует предшествующий поток натрия и приводит к реполяризации мембраны. В результате в конце потенциала действия волокно содержит несколько больше ионов натрия и меньше ионов калия. Потоки ионов, проходящие во время потенциала действия, составляют лишь несколько пмоль/см^2, поэтому они практически не вызывают изменений концентрации ионов во внутренней среде волокна и во внеклеточной жидкости. Небольшие изменения концентрации после прохождения потенциала действия медленно корригируются с помощью натриевой помпы.

Во время и в течение короткого периода после потенциала действия волокно совсем не способно, а затем с трудом может реагировать на новое раздражение (абсолютный и относительный рефрактерный период). В это время натриевые каналы оказываются временно заблокированными, и мембрана стабилизируется вследствие повышенной проницаемости для ионов калия. Снижение возбудимости происходит также при длительном прохождении импульса. Это состояние называется аккомодацией, оно показывает, что для возникновения потенциала действия необходимы надпороговые разряды, возникающие при замыкании цепи постоянного тока. Аккомодация происходит также при медленном нарастании электрического импульса. В связи с этим возникновение потенциала действия возможно, но лишь при воздействии надпороговых раздражителей.

Проведение возбуждения

Мышечные и нервные волокна представляют собой достаточно несовершенный «кабель». При электротоническом распространении от потенциала действия в течение нескольких миллисекунд оставалась бы лишь небольшая часть его изначальной амплитуды. Однако нетрудно доказать, что потенциал действия проводится с неизменной амплитудой по всей длине волокна. Это проведение объясняется с точки зрения так называемой теории слабых токов (рис. 1.**13**).

От раздраженного участка волокна локальные импульсы устремляются к находящемуся до этого в покое следующему отрезку волокна (вследствие разности потенциалов между раздраженным и находящимся в покое отрезками волокна). Эти направленные наружу потоки оказывают влияние на частичную разрядку емкости мембраны в нераздраженном участке волокна. Непосредственным результатом этого служит снижение мембранного потенциала, вследствие чего повышается проницаемость для ионов натрия, которая, в свою очередь, вызывает приток ионов натрия и дальнейшую деполяризацию. Когда порог раздражения оказывается преодоленным, в этом отрезке возникает потенциал действия. Чем больше емкость мембраны и внутреннее сопротивление волокна, тем больше времени требуется локальному импульсу для деполяризации соседнего участка и, следовательно, тем медленнее распространяется потенциал действия. Внутреннее сопротивление зависит от диаметра волокна. Чем толще нервное или мышечное волокно, тем больше скорость проведения возбуждения по нему. Точками раздражения миелинизированных нервных волокон являются только расположенные на расстоянии 1–2 мм друг от друга перехваты Ранвье, где мембрана волокна находится в непосредственном контакте с внеклеточной жидкостью. Находящаяся между ними миелиновая оболочка служит изолятором и не пропускает через мембрану поток ионов, кроме этого, диаметр натриевых каналов межузелковой мембраны в отличие от перехватов Ранвье очень мал. Передача импульса в этих волокнах происходит сальтаторно от одного перехвата к другому и поэтому значительно быстрее, чем в безмякотных волокнах. Одновременно в миелинизированных волокнах происходит значительное накопление энергии, так как раздражение охватывает лишь относительно немногие участки волокна.

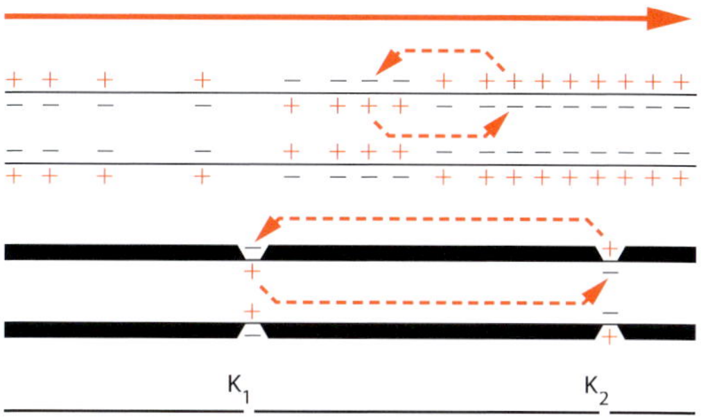

Рис. 1.**13** Схематическое представление теории «слабого тока» при проведении возбуждения по безмякотному (*вверху*) и миелинизированному (*в середине*) нервному волокну. Стрелка показывает направление проведения возбуждения. У миелинизированного волокна межузелковое расстояние по отношению к диаметру волокна представлено как слишком короткое. Поэтому внизу для сравнения приведено еще одно волокно с правильными пропорциями межузелкового расстояния и диаметра волокна (К – перехваты Ранвье).

1.7.2 Двигательная единица

Двигательная единица представляет собой клетку переднего рога спинного мозга с ее дендритами, а также все мышечные волокна, иннервируемые из ее аксона. Определение количества мышечных волокон, входящих в состав одной двигательной единицы (норма иннервации), затруднено тем, что около 40% всех нервных волокон одной мышечной ветви являются чувствительными и также тем, что группа тонких мотонейронов иннервирует не рабочие мышечные волокна, а волокна мышечных веретен. При этом в мышцах кисти содержится около 100, в передней большеберцовой мышце – 445, а в платизме – 1096 двигательных единиц. Норма иннервации скелетных мышц варьирует: от 1–100 для мелких мышц кисти до 1–2000 для икроножной мышцы. В наружных мышцах глаза наблюдается даже норма иннервации от 1–5 до 1–7. Из этого следует, что в случае нейрогенной атрофии выявляемые при биопсии группы в 10–50 атрофированных мышечных волокон могут не представлять всю двигательную единицу целиком. Прижизненная окраска метиленовым синим показывает, что конечные разветвления различных мотонейронов перекрывают друг друга. С помощью мультиэлектродной техники можно увидеть распространение и разветвление двигательных единиц. Волокна отдельных единиц в зависимости от иннервируемой мышцы распределяются преимущественно по круговой территории диаметром 5–11 мм. На этой площади «перемешиваются» волокна 20–30 различных единиц.

Все мышечные волокна внутри одной двигательной единицы принадлежат к одному и тому же гистохимическому типу. Различные типы волокон имеют разное механическое «поведение». В нормальной мышце мышечные волокна отдельной единицы расположены на упомянутой территории в 5–11 мм беспорядочно. При нейрогенном поражении иннервацию мышечных волокон, относящихся к двигательной единице пораженной ганглиозной клетки, берут на себя прорастающие коллатерали из интактного аксона, вследствие чего образуются более крупные двигательные единицы, а также группы мышечных волокон с общей иннервацией. Если данная ганглиозная клетка также погибает, развивается гистологическая картина *групповой атрофии* соседних мышечных волокон. При миопатии поражаются мышечные волокна различных двигательных единиц. Соответственно, при гистологическом исследовании регистрируется хаотичное расположение патологических изменений. На рисунке 1.**14** схематически изображены 3 двигательные единицы и их изменения при нейрогенном или миопатическом процессе.

1.7.3 Нервно-мышечная передача

Двигательная концевая пластинка представляет собой типичный химический синапс (см. рис. 1.**15**). В пресинаптическом окончании располагаются так называемые синаптические пузырьки диаметром около 50 нм, которые содержат передающую субстанцию – ацетилхолин. Содержание одного пузырька обозначается как квант. Для высвобождения ацетилхолина при прохождении потенциала действия необходимо присутствие ионов кальция.

В покое также происходит постоянное высвобождение отдельных квантов ацетилхолина в синаптическую щель. Ацетилхолин приводит к повышению проницаемости постсинаптической мембраны для мелких катионов, прежде всего калия и натрия. Повышение проницаемости для натрия вызывает его приток и деполяризацию постсинаптической мембраны. Эта деполяризация является подпороговой и не вызывает дальнейшего проведения потенциала действия. С помощью микроэлектродов ее можно зарегистрировать в виде «миниатюрного потенциала концевой пластинки», а при электромиографии (ЭМГ) – в виде шума концевой пластинки.

Потенциал действия, проходящий по двигательному нервному волокну, вызывает в пресинаптическом окончании приток ионов кальция, а те, в свою очередь, приводят к высвобождению в синаптическую щель около 100 квантов ацетилхолина. Результатом является более выраженная деполяризация постсинаптической мембраны (потенциал концевой пластинки). При преодолении барьера раздражения появляется потенциал действия, который проводится дальше.

Ацетилхолин очень быстро расщепляется с помощью холинэстеразы на холин и уксусную кислоту, которые не способны оказывать воздействие на постсинаптическую мембрану. Действие ацетилхолина продолжается лишь 1 мс. С помощью ингибиторов холинэстеразы можно замедлить распад ацетилхолина и, таким образом, продлить его действие. Кураре является конкурентным ингибитором ацетилхолина в отношении рецепторов постсинаптической мембраны и препятствует, таким образом, передаче возбуждения. Декаметоний и сукцинилхолин также блокируют передачу возбуждения. Как и ацетилхолин, они вызывают деполяризацию постсинаптической мембраны. Ботулинический токсин препятствует высвобождению ацетилхолина в пресинаптическом окончании.

1.7.4 Сокращение мышцы и электромеханическая передача

На рисунке 1.**15** показано расположение миофиламентов в саркомерах. Актиновые и миозиновые филаменты частично перекрывают друг друга. На поперечном срезе в зоне перекрывания видно гексагональное расположение филаментов, причем каждый толстый филамент миозина окружен шестью тонкими филаментами актина. В соответствии с теорией Sliding, во время сокращения филаменты скользят параллельно друг другу, не изменяя своей длины (механизм скольжения филаментов). При этом I-волокна становятся короче, вплоть до полного исчезновения. В процессе скольжения филаментов в отдельных точках образуются связи – перекрестные мостики, однако они существуют лишь в течение короткого времени и заменяются другими связями в других точках. Так как этот процесс протекает в одном направлении, филаменты при этом как бы проталкиваются внутрь друг друга. Если мышца находится в покое, то наличие в ней АТФ предотвращает реакцию между актином и миозином («смягчающее» действие АТФ). Для осуществления сокращения АТФ расщепляется под влиянием АТФазы актомиозина. Последняя активируется ионами кальция; для полной активации

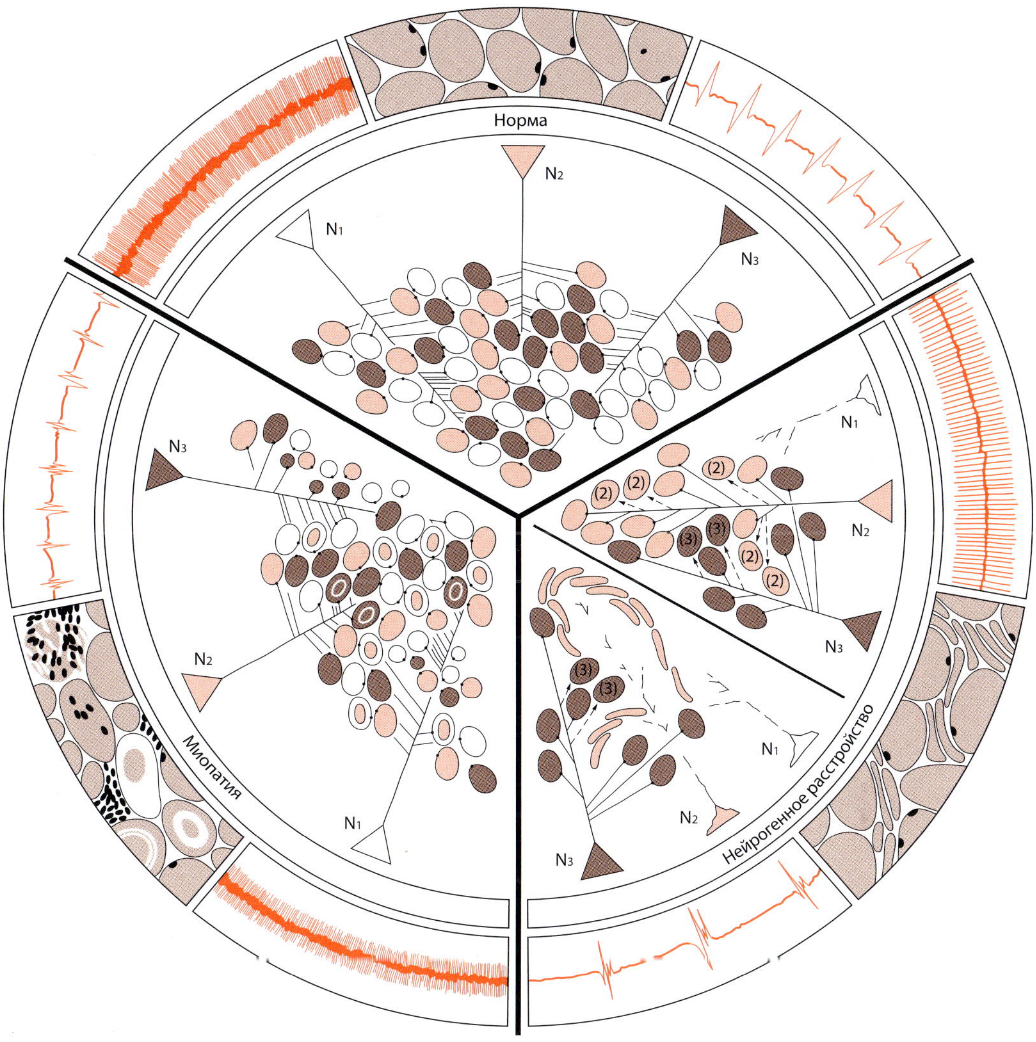

Рис. 1.**14** Мышечные волокна, относящиеся к трем различным двигательным единицам, распределены в норме на определенной территории хаотично и смешаны друг с другом. На электромиограмме приведены нормальные двух- и трехфазные потенциалы действия и интерференционная кривая при максимальном произвольном мышечном сокращении. При нейрогенном расстройстве в мышечные волокна, относящиеся к двигательной единице пораженной ганглиозной клетки, прорастают коллатерали от здоровых аксонов, вследствие чего возникают более крупные двигательные единицы и в той или иной степени происходит образование групп совместно иннервируемых мышечных волокон. Если ганглиозная клетка погибает, регистрируется гистологическая картина «групповой атрофии» соседних мышечных волокон. На электромиограмме наблюдаются большие, частично полифазные потенциалы и разреженная интерференционная кривая. При миопатиях поражаются мышечные волокна различных двигательных единиц. При гистологическом исследовании выявляется, соответственно, хаотичное распределение изменений. Обусловленное этим разукрупнение отдельных двигательных единиц регистрируется на электромиограмме в виде низкоамплитудных, частично расщепленных отдельных потенциалов, которые, однако, даже при небольшом нарастании мышечной силы могут сливаться – полный интерференционный паттерн (потенциалы низкой амплитуды).

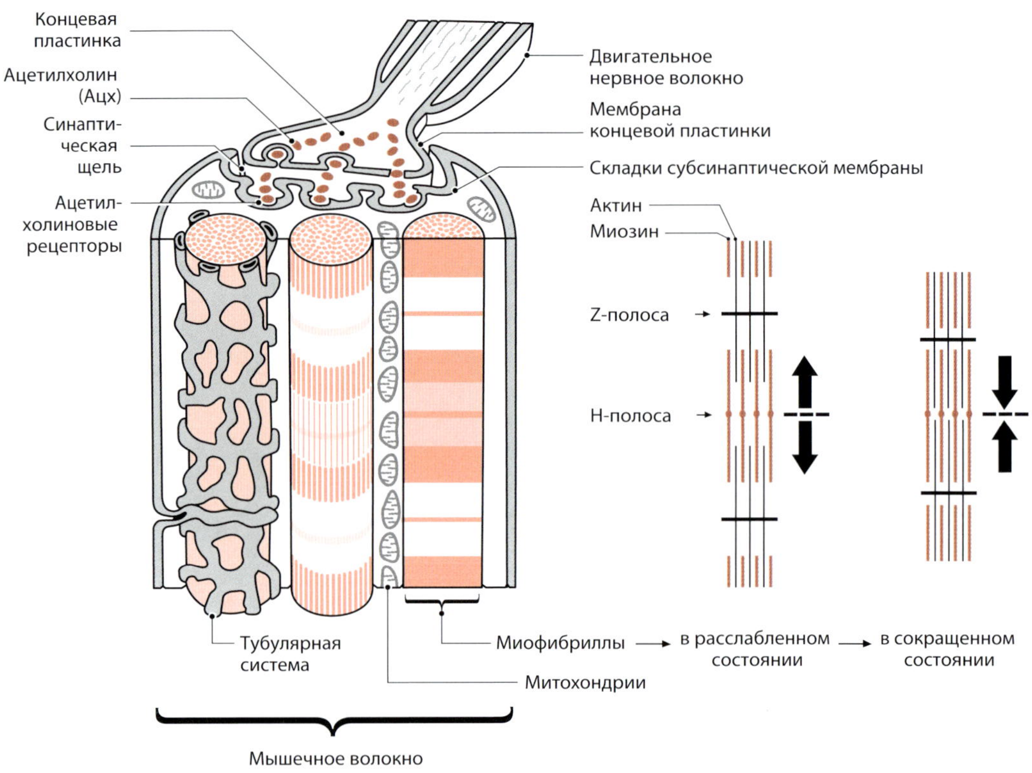

Рис. 1.**15** Схематическое представление нервно-мышечного соединения с моторной концевой пластинкой и мышечным волокном, содержащим миофибриллы, а также тубулярную систему.

необходимо 1–2 иона кальция на одну молекулу миозина. При расслаблении, наоборот, АТФаза актомиозина инактивируется вследствие уменьшения концентрации кальция, вновь образуется АТФ, которая способна оказывать расслабляющее действие.

Сокращение скелетной мышцы происходит с помощью потенциала действия. Потенциал действия значительно короче по времени (1–3 мс), чем отдельное сокращение, которое продолжается примерно 100 мс. При этом максимальная амплитуда сокращения достигается лишь спустя длительное время после окончания потенциала действия. Потенциал действия вызывает сокращение скелетной мышцы, но он не оказывает практически никакого влияния на продолжительность и амплитуду отдельного сокращения. Столь большая разница между продолжительностью потенциала действия и отдельного сокращения мышцы дает скелетной мышце возможность суммировать два или несколько сокращений. Таким образом, при высокой частоте потенциала действия может возникнуть тетаническое сокращение, максимальная амплитуда которого во много раз превосходит амплитуду отдельного сокращения.

Для того чтобы мышца максимально эффективно осуществила свою контрактильную функцию, необходимо, чтобы все саркомеры сокращались одновременно. Если этого не происходит, неактивные саркомеры могут растягиваться, и укорочение мышцы достигается в меньшей степени. Вследствие того, что проведение возбуждения происходит относительно быстро по сравнению с сокращением мышцы, это требование в некоторой степени выполняется для отдельного сокращения. Еще более благоприятные взаимоотношения наблюдаются при тетаническом сокращении, когда все саркомеры в течение длительного времени остаются укороченными.

Механизм электромеханической передачи остается пока до конца не изученным. Потенциал действия не просто служит пусковым механизмом сокращения мышцы, и он не является потоком, который протекает во время раздражения через внутреннюю среду клетки, активируя систему сокращения. Имеющегося в распоряжении времени слишком мало для того, чтобы активирующее вещество с поверхности клетки волокна скелетной мышцы диаметром около 50 мкм могло диффундировать внутрь волокна. Локальная деполяризация, регистрируемая с помощью микроэлектродов, способна лишь вызывать небольшое сокращение волокон отдельных участков мышцы. В исследуемых мышцах лягушки эти участки всегда располагаются на уровне Z-полосы. Если в этой области электроды отводить от мышечного волокна, на расстоянии около 5 мм друг от друга определяются так называемые чувствительные точки. Эти результаты связывают с находящимися в этой области Т-каналами. Если ранее была принята теория электротонического проведения возбуждения внутрь волокна, то новые исследования свидетельствуют, что при деполяризации происходит также прохождение ионов натрия через Т-каналы.

Для лучшего понимания дальнейших процессов, происходящих при электромеханической передаче, необходимо сначала представить себе строение саркоплазматического ретикулума (см. рис. 1.**15**). Он состоит из двух независимых друг от друга частей, поперечной и продольной систем. Поперечная система состоит из каналов (трубочек), которые располагаются параллельно направлению мышечных волокон и окружают отдельные миофибриллы. Каналы, которые заканчиваются отверстиями на наружной поверхности, представляют собой вдавления поверхностной мембраны. К этим Т-каналам примыкает продольная система с так называемыми терминальными цистернами. Поперечный канал с присоединенными к нему с обеих сторон терминальными цистернами обозначается как триада, цистерны при этом отделены от поперечной системы пространством шириной 15 нм. В терминальных цистернах находятся гранулы диаметром 5–10 нм. К терминальным цистернам, возможно, примыкают пустые промежуточные цистерны и затем продольные каналы. В упомянутых гранулах накапливаются ионы кальция. Насыщенные части саркоплазматического ретикулума (так называемые граны) *in vitro* способны понижать концентрацию кальция до пороговой для активации АТФазы актомиозина. Поэтому считается, что граны могут захватывать ионы кальция вследствие работы кальциевого насоса.

Упрощенно электромеханическую передачу можно представить в следующем виде: приходящее в Т-каналы возбуждение вызывает высвобождение ионов кальция из терминальных цистерн, где они депонируются, в саркоплазму. Здесь вследствие повышенной концентрации кальция активируется актомиозин-АТФаза, результатом деятельности которой является расщепление АТФ. Теперь актин и миозин могут реагировать друг с другом, при этом актиновые и миозиновые филаменты скользят вдоль друг друга. Для расслабления мышцы ионы кальция с помощью кальциевой помпы транспортируются обратно в терминальные цистерны. Вследствие понижения концентрации кальция актомиозин-АТФаза инактивируется и вновь образуется АТФ, которая оказывает расслабляющее действие.

1.7.5 Аспекты периферической чувствительности

Периферические рецепторы

В последнее время на основании новых данных в области физиологии рецепторов были пересмотрены классические законы о физиологии чувствительности, в которых на эмпирической основе были отражены специфические взаимоотношения между раздражением, рецептором и перцепцией. Специфичность по Frey и в соответствии с новыми исследованиями характерна для групп механорецепторов кожи. Ощущения давления и прикосновения коррелируют с участками кожи в точках, где расположены определенные корпускулярные рецепторы (тельца Мейсснера, волосяные фолликулы), а разряды могут быть зарегистрированы только при раздражении с помощью специфической формы энергии. Эти специфические рецепторы имеют β-волокна, а у человека, возможно, и α-волокна, проксимальные аксоны которых проходят вместе с афферентными волокнами проприоцептивной чувствительности в задних канатиках. Рецепторы имеют точное топографическое представительство в сенсорной коре, т.е. каждое тактильное раздражение посылает информацию в определенный ее участок (топагнозия). Одновременное раздражение двух точек, находящихся на расстоянии в несколько миллиметров друг от друга, может восприниматься как два отдельных сигнала (двухточечное дискриминационное чувство). На примере специфических афферентов веретен лягушки было доказано, что частота импульсов в определенной области пропорциональна логарифму растяжения мышцы. Этот результат доказывает, что основа для закона Вебера, который действует лишь для раздражений средней интенсивности, находится для определенных видов чувствительности в самом рецепторе. С другой стороны, существует целый ряд неспецифических рецепторов кожи со свободными окончаниями и нервные волокна из групп дельта (Aδ- или C-волокна). Они отвечают за различные формы энергии, и поступающая от них информация о локализации раздражения не является точной. Эти рецепторы осуществляют восприятие прикосновения, давления, воздействия холода или тепла, боли. Перцепция в центральной нервной системе определяется *наиболее активным воздействием*, т.е. с помощью интеграции поступающих раздражений в пространстве и времени, но при этом специального проводящего пути для этих раздражений не существует.

Патофизиологические проблемы кожной чувствительности описаны в главе 2.

Проведение сенсорного возбуждения по периферическому нерву и корешку

Исследование кожной чувствительности представляет собой один из важнейших методов исследования периферической нервной системы. Проверка этой функции у человека во многом основана на субъективных ощущениях пациента. Сенсорная единица представляет собой ганглиозную клетку с ее проксимальным и дистальным невротами, а также отходящими от них к рецепторам мельчайшими веточками, которые распространяются по рецептивному полю. Кожные рецепторы состоят из корпускулярных *фокальных* элементов и свободных *диффузных* нервных окончаний. К первым относятся окончания волосяных фолликулов, тельца Мейсснера, Пачини, клетки Меркеля и колбы Краузе, а также различные промежуточные формы. Рецептивные поля, вариабельные по своей распространенности в зависимости от локализации на коже, перекрывают поля других единиц. Чувствительные нейроны, которые были до сих пор исследованы электрофизиологическими методами, имеют общие признаки, несмотря на различия по виду их нервных окончаний и диаметру волокон. Об интенсивности раздражения свидетельствует частота разрядки рецепторов. Наряду с временно́й суммацией при нарастании интенсивности раздражения развивается также пространственная суммация, когда возбуждение охватывает все большее количество рецепторов. Следующим характерным свойством рецепторов служит уменьшение частоты разряда в нейроне и быстрое падение ее до нуля при длительном постоянном раздражении. Адаптация развивается медленно у определенных рецепторов мышечных веретен (тоническое поведение) и быстро у тактильных рецепторов кожи (фазическое поведение). Природа трансформационных процессов различных видов энергии, происходящих в рецепторах, исследована лишь частично. Принято считать, что раздражение рецептора обусловливает сначала зависимый от интенсивности раздражения, т.е. градуированный и не передаваемый дальше потенциал (рецепторный потенциал), который в свою очередь вызывает потенциал действия на первом перехвате Ранвье терминального аксона. На примере мышечного веретена лягушки было показано, что амплитуда рецепторного потенциала определяет частоту разряда в нейроне. Вопрос о том, какую роль играют химические вещества-переносчики при трансформации раздражения, изучен недостаточно. Однако установлено, что многие натуральные вещества могут быть причиной раздражения рецепторов. Адаптация, возможно, напрямую зависит от появления и прохождения рецепторного потенциала.

1.7.6 Вегетативная иннервация кожи

Из соображений наглядности описание вегетативной иннервации кожи представлено в разделе о поражении симпатической нервной системы. При этом необходимо лишь упомянуть, что симпатические эфферентные волокна достигают потовых желез в коже совместно с чувствительными волокнами.

2 Обследование при поражении периферических нервов

2.1 Клиническое обследование

2.1.1 Общие положения и принципы

При любом неврологическом обследовании прежде всего следует ответить на вопрос, имеются ли объективные признаки поражения. Речь идет о выявляемых при повторных осмотрах, не зависящих от предъявляемых пациентом субъективных жалоб, постоянных симптомов. К ним относятся изменения рефлексов, а также выраженные трофические нарушения, объективно измеренные стойкие двигательные расстройства и стойкие нарушения чувствительности. Затем, если объективные изменения доказаны, следует определить, лежит ли в их основе поражение центральной или периферической нервной системы.

Расстройства чувствительности, причиной которых служит органическое поражение, характеризуются различными симптомами в зависимости от уровня поражения. Эта закономерность схематически отражена на рисунке 2.**1** и будет в дальнейшем кратко описана в тексте.

Диагноз поражения периферического отдела нервной системы предполагает выявление объективных признаков нарушения двигательной или чувствительной иннервации в зоне пораженного корешка или периферического нерва. Диагноз не может быть основан на жалобах пациента на какую-либо боль, даже если она постоянно и четко ограничена областью иннервации периферического нерва или спинального корешка. Даже в этом случае целью обследования является выявление объективных признаков: парезов, возможной атрофии мышц, выпадения рефлексов, нарушений чувствительности или вегетативных функций, например таких как полный ангидроз. При нейрографии регистрируется снижение потенциалов двигательных или сенсорных ответов вплоть до их исчезновения при хроническом ком-

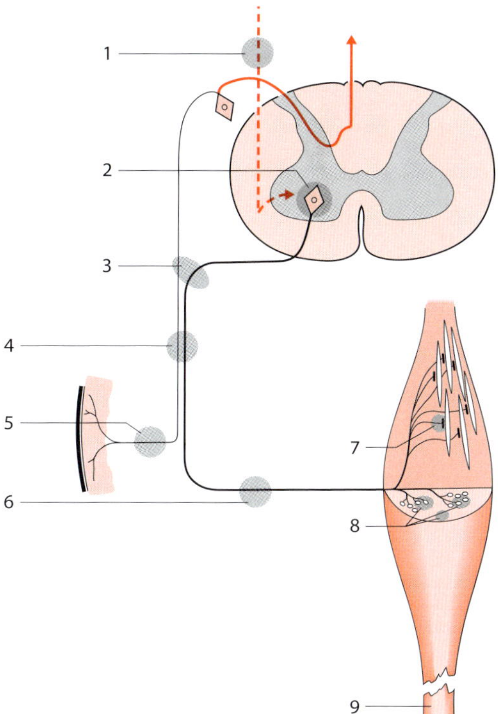

Рис. 2.**1** Схематическое изображение возможных зон поражения нервной системы. Пояснения к цифрам *1–9* рисунка приводятся в таблице 2.**1**, где зоны поражения представлены в соответствии с клиническими симптомами.

Таблица 2.**1** Симптомы поражения нервной системы в зависимости от места повреждения (см. рис. 2.**1**)

Место поражения (цифры соответствуют обозначениям на рисунке 2.**1**)	**Парез**	**Нарушение чувствительности**	**Атрофия**	**Тонус мышц**	**Фасцикуляции**	**ЭМГ**	**Ферменты плазмы**	**Биопсия мышцы**
ЦНС (1)	+	Иногда ↙	Ø	↗	Ø	Сниженная иннервация	Без изменений	Без патологии
Передние рога (2)	+	Нет	+	↙	+	Фасцикуляции, фибрилляции, гигантские двигательные единицы, выпадение двигательных единиц	Без изменений	Есть изменения. Группы атрофичных волокон
Корешки (3)	+	Иногда ↙	+	↙	Ø (+)	Фибрилляции (гигантские двигательные единицы), выпадение двигательных единиц	Без изменений	Иногда есть изменения. Группы атрофичных волокон (редко миопатия)
Смешанный периферический нерв (4)	+	± ↙	+	↙	Ø (+)	Фибрилляции (гигантские двигательные единицы), выпадение двигательных единиц, замедленное проведение возбуждения	Без изменений	Иногда есть изменения; нейрогенные, реже миогенные или нейрогенные смешанные
Чувствительный периферический нерв (5)	Ø	↙	Ø	Без изменений	Ø	Замедление или отсутствие проведения чувствительного импульса	Без изменений	Без изменений
Двигательный периферический нерв (6)	+	Нет	+	↙	Ø	Фибрилляции (гигантские двигательные единицы), выпадение двигательных единиц, замедленное проведение возбуждения	Без изменений	Группы атрофичных волокон или глобальная атрофия
Концевая пластинка (например, при миастении) (7)	Меняет выраженность	Нет	Ø	Без изменений	Ø	Истощение при повторном раздражении и т.д.	Без изменений	В большинстве случаев без изменений, иногда лимфоррагии
Первичные миопатии (8)	+	Нет	+	Иногда ↙	Ø	Укорочение или уменьшение потенциалов; полная интерференционная картина	Во многих случаях изменены	Есть изменения; прежде всего структурные изменения отдельных волокон
Разрыв сухожилия (9)	+	Нет	+	Без изменений	Ø	Нет, но иногда отсутствует эффект движения	Без изменений	Без изменений

прессионном синдроме, а также снижение скорости проведения по нервам.

2.1.2 Основы дифференциальной диагностики поражений корешка и периферического нерва

В принципе, различие между периферическим нейрогенным поражением и поражением отдельного нервного корешка легко объяснимо с точки зрения анатомии. При тщательном анализе имеющихся нарушений локализация поражения становится понятной. При клиническом осмотре следует прежде всего обращать внимание, соответствует ли распределение нарушений чувствительности области кожной иннервации корешка или периферического нерва. На основе имеющихся двигательных нарушений определяют, принадлежат ли все паретичные мышцы к зоне иннервации корешка или периферического нерва. Кроме того, следует обращать внимание на вовлечение параспинальных (околопозвоночных) мышц, определяемое преимущественно при ЭМГ, которое наблюдается при корешковом поражении, и во всех случаях пытаться выявлять нарушения чувствительности в зоне иннервации задних кожных ветвей. Как следует из опыта, провести дифференциальную диагностику не всегда бывает легко. Так, например, поражение корешка C8 иногда бывает трудно отличить от нарушения функции нижней части плечевого сплетения или локтевого нерва. То же самое характерно и для поражения корешков L4 и L5 в сравнении с поражением малоберцового нерва. Эти сложные вопросы дифференциальной диагностики подробно освещены в соответствующих главах.

2.1.3 Двигательные нарушения

Различные причины параличей

Топическая диагностика поражений периферической нервной системы первоначально требует точного определения паретичных и сохранных мышц. Только при этом условии возможна постановка точного топического диагноза. И лишь после определения локализации поражения можно дискутировать о причинах возникновения заболевания. Если, например, выявлено изолированное нарушение функции всех мышц, иннервируемых из одного нерва, следует искать поражение основного ствола этого нерва на проксимальном уровне. Если часть мышц остается сохранной, наоборот, поражение локализуется дистально на уровне разветвления нерва. При наличии дополнительных патологических признаков, которые нельзя объяснить нарушением функции данного нерва, уровень поражения следует искать на более проксимальном уровне в области сплетения или корешков.

Обусловленное болевыми ощущениями ограничение подвижности может препятствовать активному сокращению мышц и имитировать таким образом парез.

Характерным примером является плечелопаточная периартропатия, напоминающая по клиническим проявлениям поражение плечевого сплетения. Выраженная атрофия мышц в области надплечья не обязательно служит признаком поражения периферического моторного нейрона. Так, иммобилизация плеча продолжительностью в одну неделю может приводить к значительной атрофии мышц. Существенно выраженная атрофия мышц бедра может развиваться при заболеваниях тазобедренных и коленных суставов, которая называется артрогенной атрофией.

Характеристика психогенных (функциональных) параличей приведена ниже в данной главе.

Центральный спастический парез *(см. рис. 2.**1**, 1)*

Центральные параличи редко встречаются в рамках дифференциальной диагностики с изолированным поражением периферического нерва, так как они значительно отличаются друг от друга и перепутать их достаточно трудно. Область пареза превосходит зону иннервации отдельного периферического нерва. Бесспорными признаками центрального поражения служат повышенный мышечный тонус, оживление сухожильных рефлексов, пирамидные знаки и иногда центральные нарушения координации. В некоторых случаях, однако, односторонний парез стопы при очаге в коре головного мозга или межполушарной щели может имитировать поражение малоберцового или седалищного нерва или корешков L5 и S1. Тщательное выявление нарушений чувствительности и исследование рефлексов позволяет установить топический диагноз.

Нуклеарные параличи (см. рис. 2.**1**, 2)

Поражения ганглиозных клеток передних рогов спинного мозга и ядер черепных нервов, обозначаемые вместе как нуклеарные параличи, вызывают двигательные нарушения *периферического* типа с мышечными атрофиями, которые не соответствуют зоне иннервации отдельных периферических нервов. Эти параличи вначале могут быть асимметричными. Однако рано или поздно при прогрессирующей спинальной мышечной атрофии они всегда становятся генерализованными. ЭМГ позволяет выявить генерализованный процесс уже на ранней стадии, даже когда при клиническом осмотре мышцы выглядят сохранными. Если заболевание изолированно поражает клетки передних рогов спинного мозга, как, например, при спинальной мышечной атрофии или остром переднем полиомиелите, нарушений чувствительности не наблюдается, как и расстройств со стороны длинных проводящих путей спинного мозга. При других поражениях выявляются пирамидные знаки (например, при боковом амиотрофическом склерозе), диссоциированные нарушения чувствительности (например, при сирингомиелии) или выраженный в той или иной степени синдром поперечного поражения спинного мозга (например, при сосудистых поражениях спинного мозга).

Непроизвольные повторяющиеся сокращения нескольких мышечных пучков, которые видны под кожей, но не создают эффекта движения, обозначаются как фасцикуляции. Они являются характерным признаком поражения передних рогов спинного мозга. Фасцикуляции могут быть распространенными и выявляться на многих участках тела. Нередко они наблюдаются и на ограниченных участках при поражении периферического нерва или корешка в соответствующей зоне иннервации, а иногда также и при нарушениях артериального кровообращения или статических мышечных перегрузках. После повреждений периферических нервов возможны также миокимии, червеобразные, медленные непроизвольные сокращения больших мышечных пучков. Следует упомянуть также о доброкачественных фасцикуляциях, которые наблюдаются у здоровых людей, преимущественно в икрах и круговой мышце глаза, а также о синдроме генерализованных болезненных фасцикуляций (125). В случае поражения передних рогов при ЭМГ наряду с нормальными двигательными единицами выявляются гигантские двигательные единицы – повышение амплитуды потенциалов, потенциалы фасцикуляции и денервации. При биопсии мышц видны характерные признаки распада мышечных волокон, так как происходит распад вторично образованных мышечных единиц, а не только отдельных мышечных волокон.

Поражения корешков (см. рис. 2.**1**, 3)

Спинальные корешки содержат, за редким исключением, определенное количество эфферентных и афферентных нервных волокон, объединенных в пучки. Так как большинство мышц получает иннервацию одновременно из 2–3 корешков, при поражении одного корешка, как правило, не наблюдается клинически выраженных двигательных расстройств. Лишь немногие мышцы иннервируются практически только из одного корешка. Поэтому в них при поражении корешка наблюдаются тяжелые функциональные нарушения и атрофия. Так как их изолированное поражение особенно характерно для нарушения функции определенного корешка, подобные мышцы называют мышцами-маркерами, или сегментарными мышцами-маркерами (279).

О дифференциальной диагностике поражений корешка и периферического нерва речь шла выше в данной главе.

Расстройства вегетативной иннервации при поражении корешка значительно отличаются от таковых при поражении периферического нерва, так как эфферентные вегетативные волокна переключаются на свой конечный нейрон только на дистальном участке в ганглии пограничного ствола. Кроме того, в пограничном стволе в значительной степени происходит компенсация функции пораженных ганглиев за счет соседних, поэтому при поражении одного корешка нарушения функции эфферентных вегетативных путей не происходит.

При электрофизиологическом исследовании пораженных мышц (маркеров) регистрируются изменения, характерные для нейрогенного процесса с нарушением функции двигательных единиц и патологической спонтанной активностью (потенциалы фибрилляции и положительные острые волны). Даже при полном поражении отдельного корешка в исследуемых мышцах, тем не менее, сохраняются отдельные двигательные единицы, так как крайне редко мышца иннервируется из одного корешка.

Параличи при поражении сплетений и периферических нервов *(см. рис. 2.**1**, 4–6)*

По мере продвижения к периферии взаимоотношения между структурами нервной системы изменяются. Нервные волокна группируются в стволы, которые вначале в пределах сплетений проходят в тесном соседстве друг с другом, а затем, по направлению к дистальным отделам, все более и более разветвляются.

Поражение сплетений

При данном поражении происходит атрофия всех иннервируемых мышц. Тщательный анализ всех пораженных или сохранных мышц позволяет сделать выводы о локализации процесса. Очаг поражения располагается дистальнее структур, иннервирующих самую нижнюю из интактных мышц и проксимальнее иннервирующих самую верхнюю из пораженных мышц. Одновременно следует учитывать соответствующую локализацию процесса нарушения чувствительности и рефлексов, а также признаки нарушения вегетативной иннервации. Топическая диагностика частично описана в разделах 6.1 и 6.3 (см. рис. 6.**1.2** и 6.**4.1**). При поражении сплетения всегда выявляются расстройства чувствительности.

Поражение периферических нервов

Так как при данном нарушении происходит одновременное поражение всех двигательных единиц, при ЭМГ мышц регистрируется выраженная денервационная активность, которая служит признаком валлеровской дегенерации двигательных аксонов, а не только блок проведения (неврапраксия). При поражениях периферических нервов большое значение для топической диагностики может иметь исследование скорости проведения. Чувствительность в большинстве случаев также бывает нарушена. Редкие исключения, такие как чисто двигательные нарушения при сдавлении глубокой ветви лучевого нерва в канале супинаторов или глубокой ветви локтевого нерва у основания кисти, будут отдельно отражены в последующих главах.

Существуют мышцы, в иннервации которых участвуют несколько периферических нервов. Так, например, в области тенара наблюдаются различные варианты сочетания иннервации мышц из ветвей локтевого и срединного нервов, иногда наблюдается двойная иннервация отдельных мышц.

Полинейропатии

В данном случае критерии оценки аналогичные. Наблюдается поражение периферической нервной системы в целом, диффузные параличи, в большинстве случаев симметричные, особенно выражены на нижних конечностях, однако в зависимости от этиологии имеют различные особенности и типы распределения нарушений. Только при множественной мононейропатии, например при коллагенозах и иммунных васкулитах, вначале наблюдается поражение отдельного нерва.

Нарушение нервно-мышечной передачи (миастенические синдромы) *(см. рис. 2.**1**, 7)*

Нарушения в области моторной концевой пластинки (см. рис. 1.**15**) играют в дифференциальной диагностике поражений периферических нервов второстепенную роль. Клиническая картина изолированного поражения этой этиологии наблюдается только в глазодвигательных мышцах и мышцах глотки. В области головы и конечностей параличи локализуются в большинстве случаев диффузно. Характерна значительная вариабельность выраженности пареза в зависимости от вовлечения мышц и нарастание к концу дня. С помощью повторного раздражения при ЭМГ регистрируется патологическая утомляемость. Наибольшее диагностическое и клиническое значение имеет кратковременный эффект ингибиторов холинэстеразы, например эдрофония хлорида (Тензилона). Атрофии, как правило, не происходит, и чувствительность сохранена.

Миогенные поражения (миопатии) *(см. рис. 2.**1**, 8)*

Параличи, вызванные первичным поражением мышц, всегда представляют собой исключительно двигательное нарушение и рано или поздно приобретают диффузный характер. При этих поражениях регистрируются характерные изменения на электромиограмме, и в целом их довольно сложно принять за поражение периферического нерва. Исключение составляют только изолированные и стойкие локализованные ишемические поражения мышц, например, при синдроме передней большеберцовой артерии, который нередко имитирует нарушение функции малоберцового нерва, а также контрактура Фолькмана группы сгибателей на передней поверхности плеча.

Разрывы сухожилий, переломы, вывихи и артрозы *(см. рис. 2.**1**, 9)*

Разрывы сухожилий могут быть причиной нарушения функций отдельных мышц. Сокращение мышцы при этом не передается на отдел конечности, который должен двигаться. Подобные клинические проявления часто диагностируются как нейрогенное поражение, тем более что двигательным нарушениям предшествует сильная локальная боль продолжительностью несколько часов, дней или недель, которая в большинстве случаев при возникновении паралича в момент разрыва сухожилия внезапно исчезает.

Подобные разрывы возникают вследствие хронического трения при артрозах или трения отломками костей после переломов вследствие травм, при полиартритах, а также изредка при подагре. К подобным разрывам может приводить также хроническое перерастяжение. Известны, например, случаи болезненного отрыва сухожилия прямой мышцы живота в области симфиза при хроническом кашле. Нередки разрывы длинного сухожилия бицепса и сухожилия длинного разгибателя большого пальца (паралич барабанщика), реже длинного сгибателя большого пальца, апоневроза разгибателей пальцев, сухожилия надколенника и ахиллова сухожилия.

Часто после разрыва сухожилия при произвольном движении или электрическом раздражении пораженной мышцы видно сокращение мышцы, так как нефиксированная мышца сокращается патологически сильно. Однако эффекта движения при этом не наступает. Простая проба облегчает диагностику разрыва сухожилия: в пораженную мышцу вводят стерильную иглу. Если при пассивном движении отрезка конечности, управляемого этой мышцей, игла двигается, значит, сухожилие интактно. Если связь прервана, т.е. сухожилие разорвано, игла остается неподвижной. Предпосылкой для удачного проведения пробы является принципиальная возможность введения иглы в мышцу, которая не всегда доступна подобной процедуре.

При изменениях, связанных с хроническим полиартритом пальцев, часто бывает нарушена функция поддерживающих структур сухожилий разгибателей, и сухожилия «соскальзывают» и проходят в стороне от суставов. То же самое наблюдается и при патологической подвижности, т.е. перерастяжении капсул и связочного аппарата («человек-змея»). В связи с этим разгибание в основном суставе затруднено или невозможно. При попытке разгибания пальцы фиксируются в положении сгибания как при дистонии. Это состояние может имитировать нейрогенное поражение.

Понятно, что переломы костей могут быть причиной двигательных нарушений. Нередки случаи, когда вместо перелома головки плечевой кости ошибочно диагностируется инсульт, т.е. центральный спастический паралич, или перелом плеча расценивается как острый синдром «плечо-кисть» либо синдром раздражения шейных корешков и, соответственно, назначается неправильное лечение. Мы сочли необходимым упомянуть о подобных ошибках. Значительно чаще артрозы, например коксартроз, а также случаи илеосакрального туберкулеза диагностируются как ишиалгии. Поэтому при соответствующей локализации боли никогда нельзя пренебрегать тщательным обследованием суставов.

Функциональные параличи

Данным термином мы обозначили все случаи, когда при объективно нормальном функциональном состоянии нервно-мышечного аппарата наблюдается отсутствие или ограничение активных произвольных движений. Нередко у таких пациентов вначале было какое-либо заболевание, следствием которого явилось преходящее нарушение функции нерва или локальное ограничение подвижности. А затем пациент «не нашел дороги назад» к нормальным активным произвольным движениям.

Среди клинических проявлений в подобных случаях следует прежде всего отметить отсутствие мышечных атрофий. При электромиографическом исследовании пациенты сначала не выполняют произвольных движений. Спонтанная активность, как при истинной денервации, не регистрируется. Затем исследователю, как правило, удается с помощью некоторых приемов, например, сложных упражнений с участием мышц, в которых предъявляется парез, или с помощью одновременной иннервации гомологичных мышц противоположной конечности выявить признаки нормальной иннервации в «полностью парализованных» мышцах. Подобные пациенты всегда предъявляют жалобы на слабость в мышцах, значительно перекрывающих область иннервации одного нерва. При психогенных псевдопарезах всей руки, имитирующих плечевую плексопатию, во время вращения пациента вокруг своей оси паретичная рука не следует за туловищем в соответствии с силой инерции, а активно прижимается к телу. У лежащего пациента поднятая пассивно исследователем и отпущенная позади от точки вращения плечевого сустава рука падает не рядом с головой под влиянием силы тяжести, а рядом с туловищем. Нарушения чувствительности распределяются по типу «перчаток» и в большинстве случаев отграничены от участков с нормальной чувствительностью четкими границами, что не соответствует ни корешковому, ни нейрогенному поражению. У пациентов с невысоким интеллектуальным уровнем во многих случаях удается определить психогенный характер нарушений чувствительности и другими способами. Пациенты, которые предъявляют нарушение как тактильной, так и болевой чувствительности в определенной зоне, на удивление часто при исследовании температурной чувствительности с закрытыми глазами быстро и простодушно отвечают, что чувствуют прикосновение, но не различают температуры теста-трубочки. То же самое происходит при правильном применении теста на различение прикосновения острым и тупым предметом. Некоторые пациенты предъявляют жалобы на грубое нарушение тактильной чувствительности в области подушечек пальцев, в том числе не различают двух отдельных прикосновений циркулем к одному пальцу. Однако при этом они без труда расстегивают мелкие пуговицы или тщательно ощупывают монету, которая не выпадает из их пальцев, несмотря на то что они «не могут» ее узнать и назвать. Определенные трофические нарушения, такие как цианоз, повышенная сухость или влажность кожи и т.п., не исключают функционального характера паралича. Несмотря на то что сухожильные рефлексы при функциональных параличах, как правило, остаются нормальными, мы наблюдали случаи, при которых длительно существующий функциональный парез всей конечности, особенно нижней, сопровождался ослаблением сухожильных рефлексов.

Двигательная функция после патологической регенерации, патологическая иннервация

После поражения периферического нерва вырастающие аксоны «ищут» свой путь к мышцам или другим органам-мишеням в соответствии с направлением идущего от места повреждения на периферию нервного ствола. Некоторые из прорастающих аксонов не достигают «своих» мышц, другим, относящимся к тому же периферическому нерву, это удается. Мы обозначаем это явление как патологический рост. Ганглиозные клетки передних рогов спинного мозга остаются при этом специфичными для определенных мышц. Соответствующие разряды в клетках передних рогов достигают, таким образом, через патологически растущий аксон не тех мышц, которым они предназначались. Это приводит к облигатной сопутствующей иннервации мышц, активация которых в этом случае не предусмотрена. Происходит так называемая патологическая избыточная иннервация, вызывающая патологические совместные движения мышц. Описанный выше принцип отражен на рисунке 2.**2**.

Полное и идеальное восстановление двигательной функции практически невозможно, особенно после нарушения целостности больших нервных стволов и проксимального повреждения периферических нервов. Они часто служат проводниками антагонистических функций. В качестве примера можно привести задний пучок плечевого сплетения, который содержит волокна для дельтовидной мышцы, отводящей шейку плеча в плечелопаточном суставе, а также волокна для подлопаточной, большой круглой и широчайшей мышцы спины, которые вращают внутрь и приводят плечо. Нарушение целостности (аксонотмезис и невротмезис) верхнего первичного ствола плечевого сплетения почти во всех случаях приводит к синкинезиям между мышцами, поднимающими плечо и вращающими его кнаружи на одной стороне, и мышцами, приводящими и вращающими плечо кнутри на другой стороне. Последние после регенерации оказываются доминантными, так как стволы иннервирующих их нервов, как

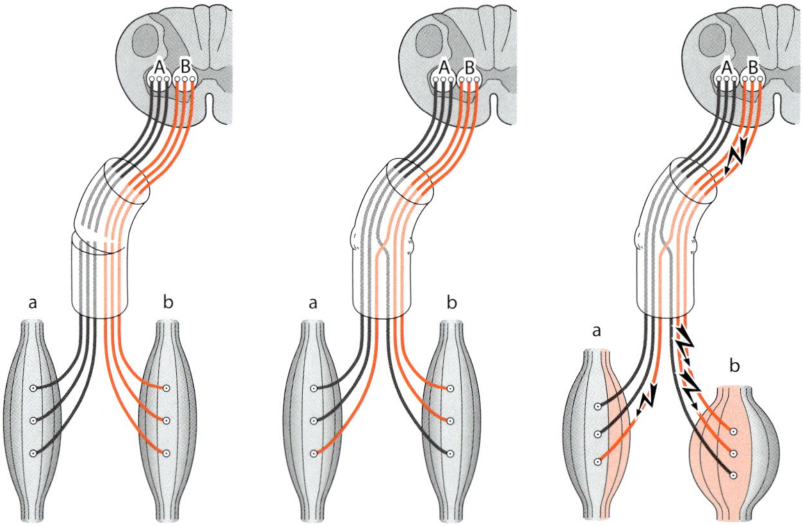

Рис. 2.**2** После повреждения периферического нерва прорастают аксоны, ганглиозные клетки которых относятся к мышце **b**, причем происходит их патологическое прорастание в мышцу **a**. Вызывающий в норме сокращение всей мышцы **b** приводящий импульс теперь вызывает также раздражение группы волокон мышцы **a**. Это приводит к непроизвольным патологическим движениям, избыточной иннервации или синкинезиям (цит. по: Mumenthaler M. Z. Unfallmed. Berufskr. 1968; 4: 235–255).

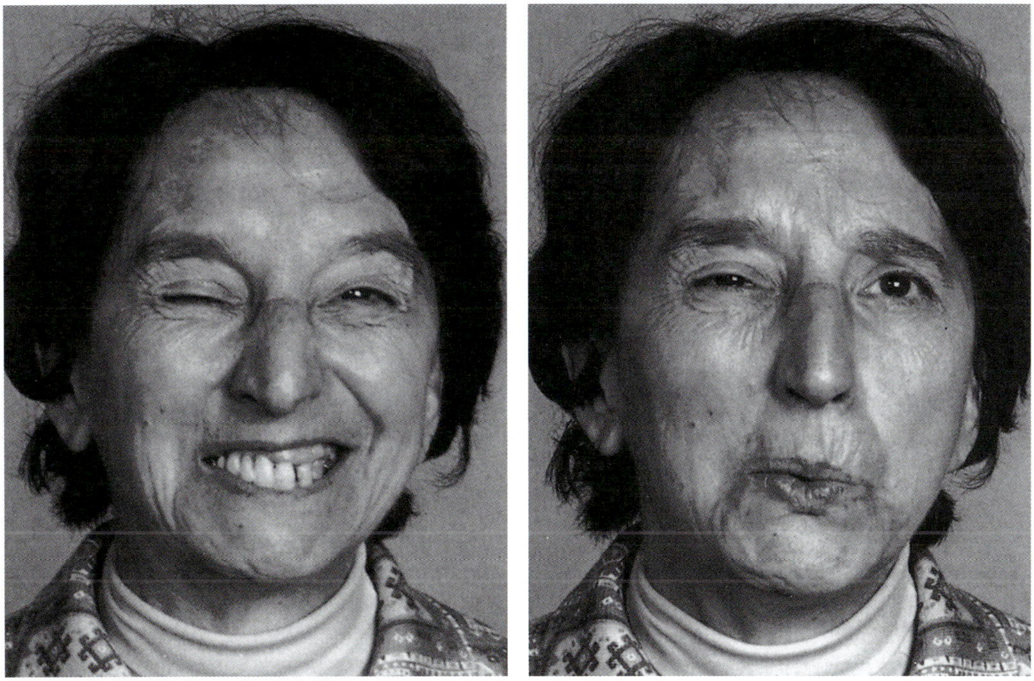

a b

Рис. 2.**3** Синкинезии после периферического поражения нерва. Избыточная иннервация лицевой мускулатуры после поражения лицевого нерва. 58-летняя женщина, которая несколько лет назад перенесла периферическое поражение лицевого нерва справа. В покое нарушения практически отсутствуют. При оскале происходит закрывание глаза (**a**). При свисте патологическое сокращение периокулярных мышц (**b**) (цит. по: Mumenthaler M. Didaktischer Atlas der klinischen Neurologie. 2. Aufl. Heidelberg: Springer; 1986).

правило, повреждаются в меньшей степени. После родовой травмы и регенерации волокон, исходящих из корешков С5 и С6, наблюдается явление, которое французы называют *le signe de la trompette*: при отведении плеча одновременно происходит сгибание локтя и дорсальное разгибание кисти с легким сгибанием пальцев – поза трубача. Даже при благоприятном восстановлении следует иметь в виду вероятность патологических движений, что нередко наблюдается после нейропатии лицевого нерва.

Пример выраженной патологической иннервации после повреждения лицевого нерва приведен на рисунке 2.**3**.

Патологический рост нервных волокон особенно заметен также на примере тесно взаимодействующих друг с другом мелких мышц кисти после разрыва и ушивания ствола локтевого нерва.

Оценка двигательного дефекта

Для документального фиксирования результатов клинического исследования силы отдельных мышц используется следующая шкала, предложенная Британским советом по медицинским исследованиям (British Medical Research Council):

- M0 – полное отсутствие мышечной активности;
- M1 – видимое сокращение мышц без эффекта движения;
- M2 – движение возможно при исключении действия силы тяжести на соответствующий участок конечности;
- M3 – движение возможно с преодолением силы тяжести;
- M4 – движение возможно с преодолением значительного сопротивления;
- M5 – нормальная сила.

Для регистрации результатов применяют форму, представленную в таблице 2.**2**.

Таблица 2.**2** Схема регистрации результатов исследования мышц

Пациент:		**Возраст:**				**Исследователь:**					
Дата	**Справа**	**Мышца**								**Слева**	**Дата**
		Височная			V						
		Жевательная			V						
		Крыловидная			V						
		Лобная			VII						
		Круговая мышца глаза			VII						
		Круговая мышца рта			VII						
		Подкожная мышца шеи			VII						
		Мягкое нёбо			IX, X						
		Глотка			IX, X						
		Грудино-ключично-сосцевидная			XI						
		Трапециевидная			XI						
		Язык			XII						
		Диафрагма	C3	4	(5)						
		Поднимающая лопатку	C3	4							
		Ромбовидная		4	5						
		Передняя зубчатая			5	6	7				
		Надостная		4	5	6					
		Подостная		4	5	6					
		Большая грудная			5	6	7				
		Подлопаточная			5	6	7				
		Широчайшая мышца спины				6	7	8			
		Большая круглая			5	6	7				
		Дельтовидная			5	6					
		Двуглавая и плечевая			5	6					
		Лучевой нерв									
		Трехглавая плеча				C6	7	8			
		Плечелучевая			5	6					
		Длинный лучевой разгибатель запястья				6	7	(8)			
		Короткий лучевой разгибатель запястья				6	7	(8)			
		Супинатор			5	6	7				
		Общий разгибатель пальцев				6	7	8			
		Разгибатель мизинца					7	8			
		Локтевой разгибатель запястья					7	8			
		Длинная мышца, отводящая большой палец кисти					7	8			
		Длинный разгибатель большого пальца кисти					7	8			
		Короткий разгибатель большого пальца кисти					7	8			
		Разгибатель указательного пальца кисти					7	8			
		Срединный нерв									
		Круглый пронатор				C6	7				
		Лучевой сгибатель запястья				6	7				
		Длинная ладонная мышца					7	8	Th1		
		Поверхностный сгибатель пальцев					7	8			
		Глубокий сгибатель II, III пальцев кисти					7	8			

Таблица 2.**2** (*продолжение*)

Пациент:		**Возраст:**					**Исследователь:**				
Дата	**Справа**	**Мышца**								**Слева**	**Дата**
		Длинный сгибатель большого пальца кисти					7	8			
		Квадратный пронатор					7	8			
		Короткая мышца, отводящая большой палец кисти					7	8			
		Мышца, противопоставляющая большой палец кисти					7	8			
		Короткий сгибатель большого пальца кисти (поверхностная головка)						8	(Th1)		
		Локтевой нерв									
		Локтевой сгибатель запястья					C7	8	Th1		
		Глубокий сгибатель IV, V пальцев кисти					7	8	1		
		Мышцы гипотенара			C8	Th1					
		Короткая ладонная мышца				1					
		Межкостные мышцы				1					
		Мышца, приводящая большой палец кисти				1					
		Короткий сгибатель большого пальца кисти (глубокая головка)				1					
		Мышцы спины и живота				Th6–12					
		Подвздошно-поясничная	L1	2	3	4					
		Приводящие мышцы		2	3	4					
		Отводящие мышцы (средняя ягодичная)				4	5	S1			
		Мышцы, вращающие бедро кнаружи				4	5	1			
		Мышцы, вращающие бедро кнутри				4	5	1	2		
		Большая ягодичная					5	1	2		
		Четырехглавая мышца бедра		2	3	4					
		Сгибатели голени, внутренние				4	5	1	2		
		Двуглавая мышца бедра (подколенные сухожилия)					5	1	2		
		Малоберцовый нерв									
		Передняя большеберцовая				L4	5				
		Длинный разгибатель пальцев				(4)	5	S1			
		Длинный разгибатель большого пальца стопы				(4)	5	(1)			
		Малоберцовая мышца				(4)	5	1			
		Короткий разгибатель пальцев				(4)		1			
		Большеберцовый нерв									
		Икроножная, камбаловидная					L5	S1	2		
		Задняя большеберцовая					5	1			
		Сгибатели пальцев					5	1	2		

0 – активность отсутствует, 1 – видимое сокращение без эффекта движения, 2 – движение возможно при исключении силы тяжести, 3 – движение с преодолением силы тяжести, 4 – движение с преодолением сопротивления, 5 – норма

Дата				
Поднимание головы от подушки				

Таблица 2.**2** (*окончание*)

Пациент:	**Возраст:**	**Исследователь:**				
Дата Справа Мышца					**Слева**	**Дата**
Наклон головы вперед						
Наклон головы назад						
Поднимание рук в стороны	пр./лев.					
Поднимание рук вперед	пр./лев.					
Сведение рук на затылке	пр./лев.					
Вставание из положения лежа на спине						
Вставание со стула						
Попытка залезть на стул	пр.					
	лев.					
Приседание						
Проба Тренделенбурга						
Ходьба на носочках	пр./лев.					
Ходьба на корточках	пр./лев.					

Точное количественное определение степени повреждения периферических нервов (по его воздействию на двигательную функцию) было предложено Clemens. При этом важные для определенного нерва двигательные функции (1–4) были распределены по ступеням. Обозначающие эти ступени цифры складываются, а сумма делится на количество основных функций. Полученный при этом результат характеризует степень поражения нерва (нарушения двигательной функции).

Для того чтобы измерять силу кисти, применяют механические динамометры различного типа. С помощью этих приборов можно объективизировать силу кисти при сжатии ее в кулак. Подобные инструменты имеют унифицированную форму и предоставляют достаточно приблизительную информацию о силе кисти. Кроме того, на результат измерения часто влияет применение различных приемов и уровень концентрации внимания пациентов. Поэтому в настоящее время разработаны очень чувствительные манометры, которые измеряют давление резинового баллона, который сжимается вместе со сжатием кисти в кулак. Поскольку имеются баллоны различного размера, его всегда можно подобрать по размеру кисти пациента. С помощью совсем маленьких баллончиков можно измерить давление между I и остальными пальцами, определяя при этом силу сгибателей по отдельности. Цифры при этом приводятся в кг/см^2.

2.1.4 Расстройства рефлексов

Расстройство глубоких рефлексов

Рефлекторная дуга простого моносинаптического сухожильного рефлекса может быть повреждена вследствие различных причин (рис. 2.**4**):

- нарушения целостности афферентной части (сенсорного колена рефлекторной дуги) на протяжении периферического сенсорного неврота, в спинальном ганглии (например, при опоясывающем герпесе) или в проксимальной части сенсорного неврота, т.е. в заднем корешке;
- нарушения целостности эфферентной части при поражении передних рогов спинного мозга (например, при полиомиелите) или при поражении двигательного неврота в области переднего корешка или в дистальном отрезке;

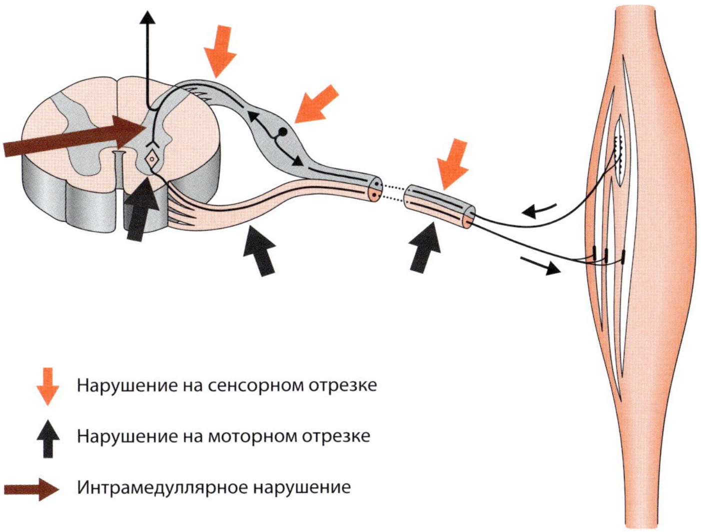

Рис. 2.**4** Различные варианты нарушения сухожильного рефлекса. На рисунке не представлены нарушения при поражении кортикоспинальных путей и первичных миопатиях.

- нарушения целостности интрамедуллярного синапса при центральном поражении спинного мозга, например, при сирингомиелии;
- заболевания самой мышцы;
- нарушения переноса возбуждения в области концевой моторной пластинки;
- отсутствия определенных центральных импульсов, например, в стадии шока после острого поперечного поражения спинного мозга.

Расстройство кожных рефлексов

Нарушение важнейших поверхностных кожных рефлексов, брюшных и кремастерных (см. рис. 2.**5**), наблюдается в большинстве случаев в сочетании с оживлением мышечных брюшных рефлексов при поражении центральной нервной системы, так как рефлекторная дуга в этом случае в отличие от сухожильных рефлексов не замыкается в пределах спинномозгового сегмента. Кроме того, эти рефлексы выпадают также при поражении периферического эфферентного и/или афферентного участка дуги. Выявление изменений рефлексов в этом случае способствует правильной топической диагностике корешкового поражения.

Топическое соотношение важнейших рефлексов с сегментами (корешками) и периферическими нервами

Ослабление или выпадение определенного рефлекса часто служит очень важным признаком, который вместе с другими признаками нарушения движений или чувствительности в большинстве случаев позволяет сделать вывод о поражении того или иного корешка или периферического нерва. Знание этих соотношений имеет большое диагностическое значение. В таблице 2.**3** приведен обзор сухожильных и кожных рефлексов с описанием метода их вызывания, а также топографически связанных с ними сегментов спинного мозга и периферических нервов.

При поражении периферических нервов выявление отсутствия или ослабления рефлекса и слабости мышц, участвующих в его осуществлении, позволяет определить заинтересованность определенного нерва, иннервирующего данные мышцы.

При грубых периферических парезах определенных групп мышц сухожильные рефлексы мышц-антагонистов определяются как высокие по сравнению с рефлексами противоположной стороны. Так, например, при поражении мышечно-кожного нерва наблюдается повышение рефлекса трехглавой мышцы плеча, а при тотальном проксималь-

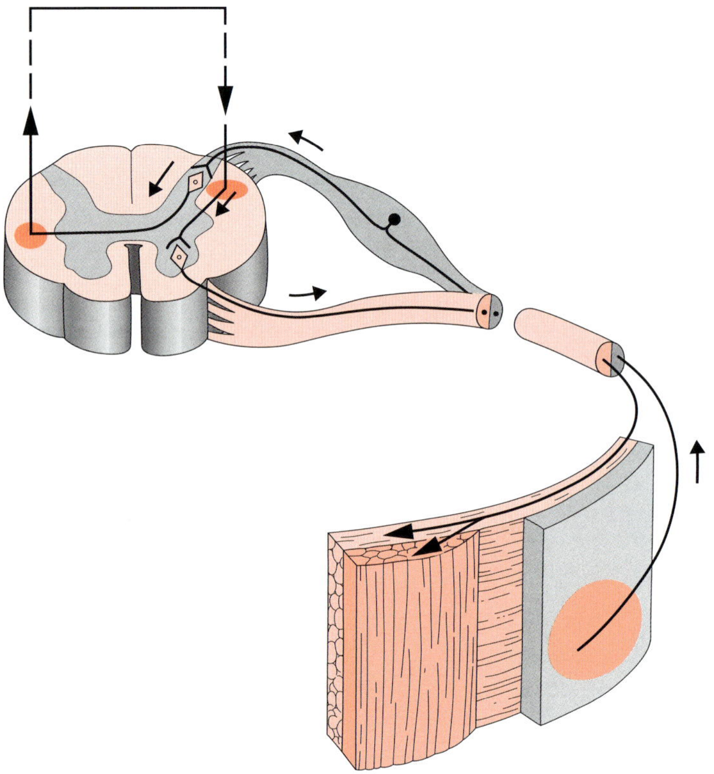

Рис. 2.**5** Брюшной кожный рефлекс. Рефлекторная дуга замыкается не на соответствующем сегменте спинного мозга, а значительно более краниально. Соответствующий сегменту миотом находится несколько краниальнее, чем дерматом.

ном поражении седалищного нерва происходит повышение рефлекса четырехглавой мышцы бедра.

При поражении корешков могут отсутствовать как сухожильные, так и кожные рефлексы. Например, корешки Th7–Th12 участвуют в рефлекторной дуге брюшных кожных рефлексов, а L2–L3 отвечают за функционирование кремастерного рефлекса. Анальный рефлекс осуществляется на уровне 4-го и 5-го крестцовых корешков. Следует отметить, что в данном случае встречаются и исключения; так, мы наблюдали интактный анальный рефлекс после двусторонней резекции корешков S4 и S5.

2.1.5 Нарушения чувствительности

Основные положения

Значение чувствительности

Значение чувствительности в функционировании целого организма трудно переоценить. Для нормальной жизнедеятельности важны три уровня чувствительности:

1. Восприятие раздражений с помощью тактильных концевых нервных образований в форме так называемых инкапсулированных телец или свободных нервных окончаний.
2. Передача возбуждения дендритами нейронов, расположенных в спинальных ганглиях, и его дальнейшее проведение в направлении центральной нервной системы.
3. Распознавание получаемого раздражения.

Если, например, чувствительные нервные окончания и инкапсулированные тельца пострадали в результате некроза кожи с последующим образованием рубца, сенсорный импульс отсутствует. Вопрос о том, какой будет в этом случае степень регенерации, остается открытым. Если нарушена целостность периферического нерва, импульсы не могут проводиться дальше. При поражении центральной нервной системы нарушается распознавание получаемого раздражения. Подобная проблема может возникнуть и в том случае, когда количество поступающих импульсов не позволяет их распознать. Отдельные участки тела имеют различное количество нервных окончаний, что находит свое отражение также в площади поверхности, предусмотренной для определенной сенсорной функции в задней центральной извилине. При рассмотрении площади участков задней центральной извилины, относящихся к различным областям тела, видно, что лицу (губам и языку), пенису и прежде всего обеим кистям и стопам уделено «повышенное внимание». В этих регионах сенсорные раздражения служат не только для защитной функции, но играют большую роль в осуществлении функции органа.

Поверхностная чувствительность – способность ощущать раздражения в результате прикосновения к поверхности кожи (тактильная чувствительность), болевых и температурных стимулов. Таким образом, поверхностная чувствительность несет ответственность за защиту организма от внешних факторов, и ее нарушение может иметь серьезные последствия. Пациент, у которого отсутствует чувствительность пальцев, часто получает ожоги, ранения. Вследствие этого развиваются язвы, возможно даже развитие трофических нарушений (мутиляций). То же самое касается и области стоп, когда при нарушении чувствительности пациент не ощущает раздражения инородными телами, попавшими в обувь, что приводит к изъязвлениям и плохо заживающим ранам, а затем некрозам, как при лепре.

Определенные области тела, прежде всего кожа ладонной поверхности пальцев и кисти, а также подошвенной стороны пальцев ног и области гениталий так богато снабжены чувствительными рецепторами, что возникающие тактильные импульсы помимо защитной функции позволяют также определять форму ощупываемых предметов. Оценка данных позволяет дозировать интенсивность движения и осуществлять целенаправленный акт захвата данного предмета, в том числе без контроля зрения (тактильный гнозис, стереогноз). Только при помощи этого сложного процесса становится возможным, например, завязывание шнурков или расстегивание пуговиц. Трудно переоценить также значение данной функции при выполнении профессиональных действий (например, в области тонкой механики и т.п.). При потере стереогностического чувства кисть не может выполнять функцию захвата или эта функция выполняется не в полном объеме. Это нарушение обозначают как *слепая рука*.

Функция глубокой чувствительности состоит в определении положения тела и его отдельных частей, на основании чего становится возможным рациональное, упорядоченное и целенаправленное применение силы мышц.

Значение чувствительности становится очевидным при сравнении кисти с современным протезом, который с точки зрения двигательной функции напоминает живую руку, но не осуществляет функцию сенсорной обратной связи или осуществляет ее в недостаточной степени. Даже после длительного курса обучения пациенту исключительно трудно, например, взять в руку яйцо, поднять его и не разбить, так как в отсутствие сенсорной обратной связи очень сложно оценить степень применяемой мышечной силы.

Клиническое исследование чувствительности не потеряло своего значения, несмотря на наличие специальных объективных проб для исследования функций потовых желез. По различным причинам эти пробы, несмотря на свое широкое распространение, не могут заменить исследования чувствительности. Прекращение секреции потовых желез наблюдается только при относительно полном перерыве чувствительной ветви периферического нерва. При многочисленных вариантах частичных поражений от сдавления эти методы не подходят. При частичном

Таблица 2.**3** Отношение рефлексов к периферическим нервам и сегментам спинного мозга (цит. по: Bronisch, Mumenthaler, а также Veraguth, Brändll)

Рефлекс	**Вызывание рефлекса**	**Эффект**	**Мышца(ы)**	**Периферический нерв**	**Корешки (сегменты)**
Лопаточно-плечевой	Постукивание по медиальному краю нижней половины лопатки	Приведение и наружная ротация плеча	Подостная и малая круглая	Надлопаточный и подмышечный	C4–C6
С двуглавой мышцы плеча	Удар по сухожилию бицепса при согнутой в локтевом суставе руке	Сгибание в локте	Двуглавая мышца плеча (бицепс)	Мышечно-кожный	C5–C6
Плечелучевой (супинаторный; лучевой периостальный рефлекс)	Удар по дистальному отделу луча при слегка согнутом в локтевом суставе и пронированном предплечье	Сгибание в локте	Плечелучевая (+ двуглавая и плечевая)	Лучевой (мышечно-кожный)	C5–C6
С трехглавой мышцы плеча	Удар по сухожилию трицепса при согнутой в локтевом суставе руке	Разгибание в локте	Трехглавая мышца плеча	Лучевой	C7–C8
Большого пальца кисти	Удар по сухожилию длинного сгибателя большого пальца в дистальной трети предплечья	Сгибание большого пальца	Длинный сгибатель большого пальца	Срединный	C6–C8
Лучезапястный	Удар по тыльной области запястья, проксимальнее лучезапястного сустава	Разгибание кисти и пальцев (непостоянно)	Разгибатель кисти и длинный разгибатель пальцев	Лучевой	C6–C8
Основных фаланг пальцев кисти, рефлекс Майера (поверхностный)	Форсированное пассивное сгибание суставов среднего и безымянного пальцев	Приведение и противопоставление I пястной кости	Приводящая и противопоставляющая большой палец	Локтевой и срединный	C6–Th1
Со сгибателей пальцев	Удар по большому пальцу исследователя, который лежит на ладонной поверхности кисти пациента, или постукивание по сухожилию сгибателей на ладонной поверхности кисти	Сгибание пальцев (сгибание в лучезапястном суставе)	Поверхностный сгибатель пальцев (сгибатели кисти)	Срединный (локтевой)	C7–C8 (Th1)
Тремнера	Свисающую кисть пациента удерживают за средний палец. Удар по ладонной поверхности концевой фаланги среднего пальца	Сгибание концевых фаланг пальцев (включая большой палец)	Глубокий сгибатель пальцев	Срединный (локтевой)	C7–C8 (Th1)

Таблица 2.**3** (*окончание*)

Рефлекс	**Вызывание рефлекса**	**Эффект**	**Мышца(ы)**	**Периферический нерв**	**Корешки (сегменты)**
Эпигастральный (поверхностный)	Быстрое штриховое раздражение кожи вниз от соска	Втягивание живота	Волокна верхней части поперечной мышцы живота	Межреберные	Th5–Th6
Брюшной (поверхностный, кожный)	Быстрое штриховое раздражение кожи живота по направлению снаружи к средней линии	Сокращение кожи живота и вокруг пупка в сторону раздражения	Мышцы брюшной стенки	Межреберные, подчревный, подвздошно-паховый	Th6–Th12
Кремастерный (поверхностный)	Штриховое раздражение кожи верхних отделов внутренней поверхности бедра (пощипывание приводящих мышц)	Подтягивание яичка вверх	Мышца, поднимающая яичко	Половая ветвь бедренно-полового нерва	L1–L2
С приводящих мышц	Удар в области внутреннего мыщелка бедра	Приведение ноги	Приводящие мышцы	Запирательный	L2–L4
С четырехглавой мышцы бедра (коленный)	Удар по сухожилию надколенника при слегка согнутой в коленном суставе ноге	Разгибание ноги в колене	Четырехглавая мышца бедра	Бедренный	(L2) L3–L4
С трехглавой мышцы голени (ахиллов рефлекс)	Удар по ахиллову сухожилию	Подошвенное сгибание стопы	Трехглавая мышца голени	Большеберцовый	S1
Ягодичный (поверхностный)	Штриховое раздражение кожи в области большой ягодичной мышцы	Сокращение большой ягодичной мышцы (непостоянно)	Средняя и большая ягодичные	Верхний и нижний ягодичные	L4–S1
С задней большеберцовой мышцы	Удар по сухожилию задней большеберцовой мышцы позади внутренней лодыжки	Супинация стопы (непостоянно)	Задняя большеберцовая	Большеберцовый	L5
С передней большеберцовой мышцы	Удар по сухожилию передней большеберцовой мышцы на тыле стопы	Тыльное разгибание стопы	Передняя большеберцовая	Малоберцовый	L5
С малоберцовой мышцы (разгибания стопы)	Стопа слегка согнута и супинирована. Пальцы исследователя находятся над дистальным отделом плюсны. Удар в этой области, преимущественно по I–II плюсневым костям	Тыльное разгибание и пронация стопы	Длинные разгибатели стопы и пальцев, малоберцовая	Малоберцовый	L5–S1
С полуперепончатой, полусухожильной и двуглавой мышцы бедра (ишиокруральных мышц)	Пациент в положении лежа на животе, удар (по пальцам исследователя) ниже бугра седалищной кости	Сгибание голени	Полуперепончатая, полусухожильная мышцы и двуглавая мышца бедра	Седалищный	L5

поражении секреция потовых желез может быть даже усилена. Кроме того, при нарушении проведения чувствительности в области спинальных корешков секреция потовых желез остается сохранной. Поэтому наличие потовой секреции ни в коем случае не свидетельствует, что нарушение чувствительности, на которое жалуется пациент, на самом деле отсутствует.

Виды чувствительности

Как и для всех нервных импульсов, для сенсорного раздражения существует определенный порог, который, с одной стороны, имеет индивидуальные различия, а с другой – может иметь различную высоту у одного и того же индивидуума. Ответ на раздражение может варьировать внутри границ нормы (норместезия). Одно и то же раздражение может вызывать как усиленный (гиперестезия), так и ослабленный (гипестезия) ответ. Раздражение периферического нерва в определенной зоне иннервации может приводить к парестезиям («ползание мурашек», зуд) и дизестезиям (болевым ощущениям), например, при сдавлении стопы во время сна (обратимая форма) или при механическом раздражении (поколачивании в области борозды локтевого нерва, внутреннего мыщелка плечевой кости), вызывающем «электризующую» боль. Подобные парестезии могут принимать и мучительные формы, например в области подошв, и служить основным признаком заболевания.

В периферическом нерве наряду с эфферентными двигательными волокнами вегетативной системы (обеспечивающими секрецию потовых желез, иннервацию сосудов, гладкой мускулатуры) проходит также большое количество афферентных нервных волокон, которые проводят раздражение от поверхности кожи (поверхностная чувствительность) или глубоко расположенных органов, таких как мышцы (мышечные веретена), сухожилия и суставы (см. рис. 7.**1**).

Эти волокна переносят в том числе импульсы, содержащие информацию о положении отдельных частей тела и состоянии напряжения мышц (глубокая чувствительность). Кроме того, в периферическом нерве располагается большое количество волокон, проводящих болевые импульсы.

От поверхности тела поступают импульсы, вызванные болевым (немиелинизированные С-волокна и миелинизированные А-δ-волокна), температурным (А-δ-волокна) и тактильным (А-β-волокна) раздражением. Различают два типа волокон, проводящих тактильное раздражение (477): быстро и медленно адаптирующиеся. Быстро адаптирующиеся волокна переносят импульс при любом раздражении независимо от его интенсивности, они быстро «настраиваются» на передачу раздражения, но готовы к переносу нового раздражения лишь тогда, когда предыдущий импульс прекращает свое действие. Очевидно, что эти волокна реагируют на движение. Есть основания считать, что быстро адаптирующиеся волокна происходят из телец Фатера–Пачини или Мейсснера. В отличие от них, медленно адаптирующиеся волокна переносят импульс от начала раздражения до его конца с интенсивностью, которая зависит от силы раздражения. Данный вид рецепторов располагается в клеточно-невральном комплексе Меркеля.

Кроме свободных нервных окончаний, других специфических болевых рецепторов не обнаружено. Эти данные касаются участков кожи, не покрытых волосяным покровом.

В области кожи с волосяным покровом концевые нервные образования утолщены, наряду со свободными окончаниями имеются так называемые тельца Руффини, волосяные луковицы и волосяные фолликулы, а в области суставов наряду со свободными нервными окончаниями определяются тельца Фатера–Пачини и Руффини.

Очевидно, что для функциональной оценки этих импульсов центральной нервной системой решающее значение имеет плотность иннервации.

Оценка данных анамнеза

Данные анамнеза. Пациенты предъявляют жалобы на отсутствие чувствительности, либо ощущение боли, либо парестезии в виде зуда, «ползания мурашек», онемения. Парестезии очень часто ошибочно расцениваются как прямое следствие нарушения кровообращения, тогда как на самом деле они всегда носят нейрогенный характер. Если парестезии симметричные, чаще всего в основе лежит поражение спинного мозга или полинейропатия. Преходящие или постоянные парестезии на одной стороне свидетельствуют в пользу церебрального поражения. Наиболее частая форма, преходящие или хронические парестезии в отдельных участках конечности, которые почти всегда служат признаком поражения периферических нервов (см. рис. 2.**6**) (за исключением охватывающих всю конечность асимметричных парестезий при некоторых медуллярных поражениях, например, при рассеянном склерозе): онемение кистей рук по ночам, онемение ноги при длительном сидении в положении «нога на ногу», а также в виде начальных проявлений поражения практически всех сенсорных волокон (например, при полинейропатии).

Чем более остро и интенсивно воздействие механического повреждения, тем более вероятно возникновение боли. Только в экстремальных случаях, например при ножевом ранении периферического нерва или редко наблюдаемом раздавливании корешка остро пролабирующей грыжей межпозвонкового диска, в иннервируемой зоне может развиваться анестезия и аналгезия без предшествующей боли.

Локализация. Исследователя интересует как область, в которой возникают парестезии, так и провоцирующие их факторы, такие как сдавление, статическая нагрузка или определенные движения. Локализация парестезии или боли в целом соответствует зоне, иннервируемой пораженным нервом. По ее границам часто можно судить о локализации поражения. Нередко неприятные ощущения иррадиируют в проксимальном направлении и «путают» клиническую картину: боль, вызванная поражением запястного канала, распространяется на все предплечье и даже на плечо. При спинной сухотке стреляющие боли постоянной локализации могут носить явно выраженный корешковый характер.

Методы исследования

Затраты средств и времени должны находиться в разумном соотношении с ожидаемыми практическими результатами обследования. Исследование поверхностной чувствительности может быть проведено с помощью простейших средств, но требует особой тщательности и терпения, а также предусматривает определенный минимум сотрудничества со стороны пациента.

В целом при исследовании чувствительности рекомендуется следовать основным принципам: сначала раздражают участки кожи, на которых не предполагается определить нарушение поверхностной чувствительности, чтобы предоставить пациенту возможность почувствовать нормальное восприятие. Затем производят раздражение в центре участка предполагаемого нарушения чувствительности, чтобы выявить более четкие различия между пораженным и нормальным участками. Исходя из этого наибольшего различия, дальнейшие исследования проводят во всех направлениях вплоть до границ пораженного участка, а затем передвигаются, наоборот, от области нормальной чувствительности до центра пораженной зоны. При этом важен не только сам факт нарушения чувствительности и его выраженность. Следует обращать внимание также на неприятные ощущения, такие как «*электрические импульсы*» и остаточное ощущение после прекращения действия раздражителя. Сообщения о *непривычном ощущении* могут свидетельствовать о раздражении особых анатомических участков. Результаты следует тщательно обозначать на коже, а затем проводить контрольные исследования. Только после многократного определения постоянных границ нарушения чувствительности можно в определенной степени получить объективный результат.

Принципиально различают 3 метода исследования:

- исследование порогов раздражения;
- функциональное исследование;
- объективное исследование.

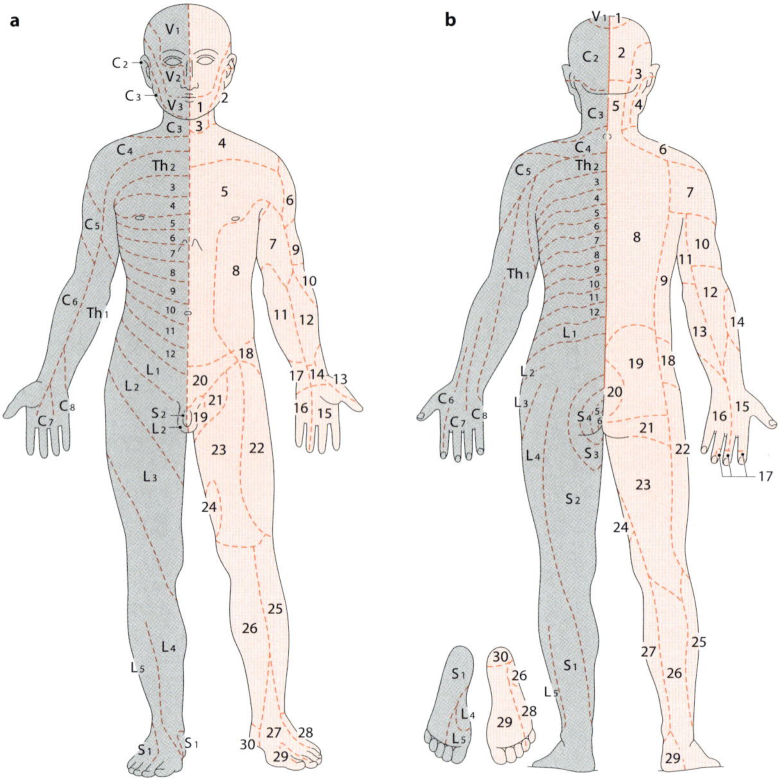

1 N. trigeminus	1 N. frontalis (V_1)
2 N. auricularis magnus	2 N. occipitalis major
3 N. transversus colli	3 N. occipitalis minor
4 Nn. Supraclaviculares	4 N. auricularis magnus
5 Rr. cutanei anteriores nn. Intercostalium	5 Rr. dorsales nn. cervicalium
6 N. cutaneus brachii lateralis superior (N. axillaris)	6 Nn. Supraclaviculares
7 N. cutaneus brachii medialis	7 N. cutaneus brachii lateralis superior (N. axillaris)
8 Rr. mammarii laterales nn. Intercostalium	8 Rr. dors. nn. spin., cervic., thorac., lumb.
9 N. cutaneus brachii posterior (N. radialis)	9 Rr. cutanei laterales nn. intercostalium
10 N. cutaneus antebrachii posterior	10 N. cutaneus brachii posterior
11 N. cutaneus antebrachii medialis	11 N. cutaneus brachii medialis
12 N. cutaneus antebrachii lateralis	12 N. cutaneus antebrachii posterior
13 R. superficialis n. radialis	13 N. cutaneus antebrachii medialis
14 R. palmaris n. mediani	14 N. cutaneus antebrachii lateralis
15 N. medianus	15 R. superficialis n. radialis
16 Nn. digitales palmares communes	16 R. dorsalis n. ulnaris
17 R. palmaris n. ulnaris	17 N. medianus
18 N. iliohypogastricus (R. cut. lat.)	18 N. iliohypogastricus (R. cut. lat.)
19 N. ilioinguinalis (Nn. scrotales anteriores)	19 Nn. clunium superiores
20 N. iliohypogastricus (R. cutaneus anterior)	20 Nn. clunium medii
21 N. genitofemoralis (R. femoralis)	21 Nn. clunium inferiores
22 N. cutaneus femoris lateralis	22 N. cutaneus femoris lateralis
23 N. femoralis (Rr. cutanei anteriores)	23 N. cutaneus femoris posterior
24 N. obturatorius (R. cut.)	24 N. obturatorius (R. cut.)
25 N. cutaneus surae lateralis	25 N. cutaneus surae lateralis
26 N. saphenus	26 N. plantaris lateralis
27 N. fibularis superficialis	27 N. saphenus
28 N. suralis	28 N. suralis
29 N. fibularis profundus	29 N. plantaris medialis
30 N. tibialis (Rr. calcanei)	30 Rr. calcanei mediales

Рис. 2.**6** Кожная чувствительность. Корешковая и периферическая чувствительная иннервация.

a Вид спереди. Правая половина тела: корешковая иннервация; левая: периферическая.

b Вид сзади. Правая половина тела: периферическая иннервация; левая: корешковая.

Исследование порогов раздражения

Данная методика исследования предполагает определение самого факта восприятия раздражения (качественная оценка). В некоторых случаях возможно установить и уровень порога раздражения (количественная оценка).

Боль и прикосновение. При исследовании с помощью иглы, во время которого к коже прикасается то острый, то тупой ее концы, можно установить, ощущает ли вообще пациент легкое прикосновение и в состоянии ли он воспринимать прикосновение острого конца иглы как боль. После проведения местной анестезии определяют, ощущает ли пациент под воздействием местной анестезии прикосновение (А-β-волокна), но не боль (А-δ-волокна).

Восприятие прикосновения можно исследовать также с помощью кусочка ваты или кончиков пальцев, при этом проводят различие между статическим и динамическим прикосновением. Болевую чувствительность тестируют и ущемлением кожной складки между ногтями исследователя. Если пациент не ощущает прикосновение, это называют анестезией, если не ощущает боль – аналгезией.

Температурная чувствительность. Исследование терместезии проводят путем прикосновения к коже пробирок из стекла или металла, наполненных холодной или горячей водой, либо с помощью термоэстезиометра, поверхность которого нагревается электрическим током. При этих пробах определяют, ощущает ли пациент различие температур, а также насколько быстро или медленно он его определяет.

Поверхностная чувствительность. Количественный метод определения поверхностной чувствительности был предложен Frey в 1896 г. в виде так называемой пробы с волосками (799). Волосками различного диаметра прикасались к коже с таким нажимом, чтобы они сгибались. Оценка проводилась в зависимости от того, ощущает ли пациент прикосновение тонких детских волос или только волос большего диаметра. При использовании щетины появляется также и боль, поэтому с помощью данной пробы можно исследовать не только тактильную, но и болевую чувствительность.

Semmes и Weinstein заменили волосы волокнами нейлона различного диаметра (652). Этими волокнами проводили по поверхности кожи, надавливая на нее вплоть до появления на ней полоски-следа. При этом сила давления зависит не от прилагаемого исследователем усилия, а только от диаметра волокна. Этот метод исследования был упрощен Bell-Krotoski (51) и сокращен до 5 результатов (1,65–6,25). Цифровые данные приводятся в десятичных логарифмах от прилагаемой силы в миллиграммах.

Вибрационная чувствительность (паллестезия). Treitel (754) уже в 1897 г. наблюдал, что при исследовании с помощью камертона с частотой 128 Гц нарушение вибрационной чувствительности не всегда совпадало с уровнем поверхностной чувствительности и что при сифилисе и алкогольной нейропатии, когда поверхностная чувствительность уже утрачена, пациент еще ощущает вибрацию. Dellon проводил параллель с динамической поверхностной чувствительностью и пришел к выводу, что одни быстро адаптирующиеся волокна стимулируются через поверхностно расположенные тельца Мейсснера камертоном с частотой 30 Гц, а другие быстро адаптирующиеся волокна реагируют на стимуляцию 256 Гц через расположенные под эпидермисом тельца Фатера–Пачини (162). По Dellon, с помощью камертона соответствующей частоты можно стимулировать либо тельца Мейсснера, либо Фатера–Пачини. В целом следует сказать, что результаты, полученные при стимуляции с помощью камертона, не настолько специфичны, как считалось ранее (51).

Функциональные исследования

Защитная функция чувствительности. Если при клиническом обследовании на кисти отсутствуют следы ожогов или плохо заживающие раны, можно считать, что защитная функция чувствительности выполняется достаточно.

Тактильный гнозис. В осуществлении этой функции основную роль играет плотность иннервации. Она отражается в наименьшем расстоянии между двумя точками, в которых пациент еще способен различать отдельные прикосновения.

Статическая двухточечная дискриминация описана в 1835 г. Weber (810), который использовал для ее исследования циркуль. Moberg, придававший особое значение изучению дискриминационной чувствительности, применял для этой цели согнутую в форме дуги канцелярскую скрепку (463). Из десяти проб пациент должен был дать 7 правильных ответов. В последние годы разработаны так называемые дискриминационные диски, снабженные стандартизованными наконечниками, расположенными в форме звезды с заданным расстоянием друг от друга, которые накладываются на исследуемый участок кожи, не оказывая на него давления. Диски имеют массу 5 г, таким образом, применяемая при пробах сила надавливания стандартизована. Это важное обстоятельство, так как при значительном давлении стимулируются также и соседние участки кожи, и оценка результата может быть ошибочной. Статическая двухточечная дискриминация осуществляется клеточно-невральными комплексами Меркеля. Доказано, что она тем более выражена, чем сильнее оказываемое давление (26). Роль толщины кожного покрова в месте обследования в настоящее время полностью не ясна.

Динамическая двухточечная дискриминация определяется путем регистрации минимального расстояния между двумя точками, которые воспринимаются пациентом раздельно, в то время как исследующий предмет передвигают по коже (162). В этом процессе участвуют многие воспринимающие раздражение органы. Происходит стимуляция как поверхностно расположенных активирующихся при низкой частоте телец Мейсснера (30 Гц), так и лежащих под дермой реагирующих на импульсы высокой частоты телец Фатера–Пачини (256 Гц). Если при исследовании статической двухточечной чувствительности нормальным показателем считается 6–8 мм, то для динамической чувствительности он составляет 2 мм.

Так как возникла необходимость в установлении того, может ли пациент с имеющейся у него плотностью иннервации распознавать предметы, были разработаны дополнительные функциональные пробы.

Проба с монетой по Seddon. Пациент должен различить, какой край имеет монета – гладкий или ребристый. Это возможно при уровне статической двухточечной чувствительности 8–12 мм (646).

Проба с буквами по Porter (561). Пациент должен различить выпуклые буквы H, O, U, V и Y. Это удается ему в том случае, если уровень статической двухточечной чувствительности находится между 4 и 8 мм, причем если он составляет 4–5 мм, пациент может определить все 5 букв, а при нарастающем ухудшении этот показатель постепенно сокращается до одной буквы.

Все эти исследования можно проводить на различных участках тела, однако они, естественно, разработаны преимущественно для ладонной стороны кисти и особенно для кончиков пальцев. Результаты исследований переносятся на схему кисти.

Prince и Butler предложили использовать специальную сетку для ладонной поверхности кисти (801). С ее помощью можно быстро определить поражение отдельных зон иннервации, а при повторном обследовании – регистрировать прогрессирование регенерации для отдельных категорий чувствительности.

Проба собирания предметов по Moberg (463). Этот тест исследует интегративную функцию, в осуществлении которой наряду с тактильным гнозисом играет роль также моторная функция. Перед пациентом раскладывают ряд предметов, таких как болты, гайки, монеты и другие подобные вещи. Сначала ему дают возможность ознакомиться с этими предметами. Потом пациенту завязывают глаза, и он должен, полагаясь только на свою тактильную чувствительность, узнать предмет, взять его и переложить в специальный ящичек. Определяют время, которое ему потребуется для выполнения этого задания, и сравнивают со временем, которое пациент потратил на те же действия при работе здоровой рукой. При этом следует также учитывать доминирование той или иной руки. При нарушении двигательной функции данный тест нельзя применять как пробу на исследование чувствительности.

Вибрационная чувствительность. Кроме исследований с помощью камертона разработаны также виброметры, позволяющие точно определять порог раздражения для разных частот в различных местах. Специальная техника учитывает также местное давление, оказываемое при исследовании вибрационной чувствительности (*Pressure Sensitive Sensory Device*, PSSD [338]), и особенно подходит для определения годности к той или иной профессии (см. раздел 3.2).

Десятибалльная проба. Пациенту предлагают оценить чувствительность по шкале от 0 (не ощущает прикосновения) до 10 (нормальная чувствительность).

Объективные методы исследования

Во всех описанных выше пробах предполагается, что исследователь рассчитывает на сотрудничество с пациентом. Разумеется, попытки обмана распознать относительно легко. Тем не менее, желательно иметь в арсенале и объективные методы исследования.

К подобным методам относится проба кожной складки по O'Rain (516). С ее помощью можно доказать, что после пребывания в холодной воде на пальцах с нормальной чувствительностью образуются временные кожные складки, тогда как при нарушении чувствительности этого не происходит.

С помощью определения проводимости сенсорного импульса результат становится объективным. Пациент с нормальной сенсорной проводимостью обладает определенным уровнем чувствительности. Однако электрофизиологическое исследование не позволяет определить ее уровень. И наоборот, в отсутствие электрической проводимости чувствительность может быть сохранна.

Нингидриновая проба по Moberg позволяет сделать заключение о том, повреждены ли при поражении нерва эфферентные волокна, стимулирующие секрецию потовых желез и проходящие в составе периферического нерва, а также проследить процесс их регенерации после восстановления нерва (463). Эта функция не зависит от функции чувствительности. Поэтому нингидриновая проба не является объективной пробой при нарушении чувствительности.

Критерии оценки

Топическая диагностика. Для практической диагностики поражений периферических нервов оценка болевой и тактильной чувствительности имеет решающее значение. Распределение нарушений чувствительности, обусловленных периферическим поражением, происходит по двум независимым друг от друга принципам: с одной стороны, по сегментарному, корешковому типу (по дерматому), с другой стороны, в соответствии с зоной иннервации периферического нерва. Корешковые и периферические нарушения чувствительности различаются, прежде всего, топикой нарушений. На схеме дерматомов на рисунке 2.**6**, в отличие от схем общепринятых атласов, которые подробно рассматриваются в другом издании (279), имеются некоторые отклонения. В некоторых случаях возможны трудности диагностики, например, при проведении дифференциального диагноза между поражением корешка C7 и дистальным поражением срединного нерва, нарушением функции корешка C8 и повреждением локтевого нерва, а также корешка L5 и повреждением малоберцового нерва.

Дифференциальная диагностика поражения корешка и периферического нерва. Необходимо обращать внимание на следующие признаки, облегчающие установление диагноза:

- Границы нарушения чувствительности при корешковом поражении более стертые, менее четкие, чем при поражении периферического нерва.

- При нарушении функции корешка зона аналгезии шире, чем зона анестезии. При периферическом поражении, наоборот, в случае полного перерыва нерва зона нарушений болевой чувствительности, как правило, меньше, чем тактильной.
- При монорадикулярном поражении определяется лишь узкая полоса гипо- или аналгезии (рис. 2.7). Только при перерыве минимум двух соседних спинальных корешков формируется узкая зона анестезии в виде полосы, окруженная с обеих сторон «каймой» аналгезии. При исследовании нарушений чувствительности, обусловленных поражением спинальных корешков, следует уделять особое внимание расстройству болевой чувствительности.
- Сколько-нибудь значимые нарушения вегетативной иннервации, например участки ангидроза или расстройство пилорических реакций, развиваются только при поражении периферических нервов, причем лишь при тотальном или субтотальном нарушении целостности нерва.

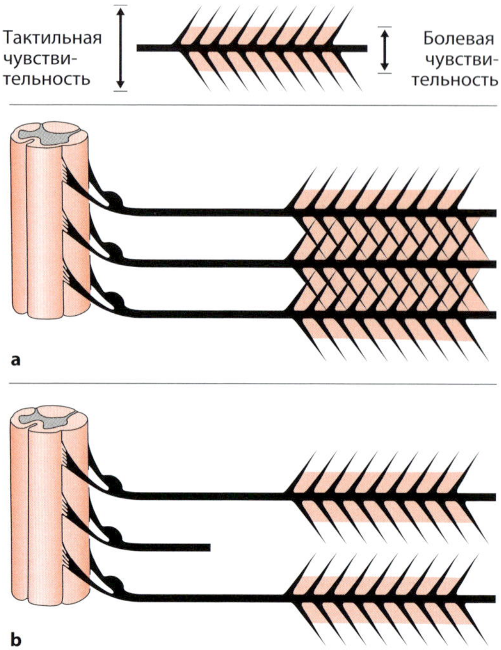

Рис. 2.**7** Зоны корешковой тактильной и болевой чувствительности. Зона поверхностной чувствительности, иннервируемая из одного корешка (*заштрихована*), шире, чем зона болевой чувствительности (*закрашена*). Последняя в связи с этим перекрывается не полностью или не перекрывается совсем, тогда как зона тактильной чувствительности одного корешка полностью перекрывается из соседних корешков (**a**). Соответственно, монорадикулярное поражение (**b**) вызывает гипо- или аналгезию на соответствующем участке при интактной или минимально нарушенной тактильной чувствительности. Только при поражении двух корешков формируется зона анестезии.

Диссоциированное расстройство чувствительности характеризуется нарушением температурной и болевой чувствительности при сохранной тактильной чувствительности на одном и том же участке кожи. Оно представляет собой признак центрального очагового поражения. Волокна, проводящие болевую и температурную чувствительность, переходят на противоположную сторону выше центрального канала спинного мозга в составе передней комиссуры и могут быть повреждены в этой области отдельно от волокон, проводящих температурную чувствительность. Возможно также, особенно при сосудистых процессах, повреждение спиноталамического тракта в боковых столбах спинного мозга, задние же столбы при этом остаются интактными. Это имеет место, например, при синдроме передней спинальной артерии. Крайне редко диссоциированное нарушение чувствительности наблюдается и при поражении периферических нервов. Самым известным примером служит лепрозная полинейропатия.

В большинстве случаев диссоциированное расстройство чувствительности, вызванное поражением спинного мозга, сопровождается центральным, т.е. преганглионарным нарушением вегетативной иннервации. При этом отсутствует терморегуляторное потоотделение, в то же время секреция, провоцируемая фармакологическими методами, напротив, в течение длительного времени остается сохранной.

Нарушение вегетативной иннервации, например наличие участков ангидроза или расстройство пилорических реакций, происходит только при поражении периферических нервов, причем при их тотальном или субтотальном повреждении.

Количественная оценка нарушений чувствительности

Заключение об уровне поражения и степени повреждения периферического нерва строится не только на основе топографической локализации нарушений чувствительности, но и на выраженности ослабления или изменения чувствительности. Определение выраженности нарушений, с одной стороны, способствует дифференциальной диагностике между полным и частичным нарушением целостности нерва либо повреждением от сдавления, а с другой стороны, играет в дальнейшем важную роль при наблюдении за спонтанной или послеоперационной регенерацией нерва. Поэтому необходима письменная регистрация результатов исследования чувствительности в возможно более короткие сроки после повреждения, каждый раз перед любым оперативным вмешательством на периферическом нерве и спустя адекватный промежуток времени после операции. Для того чтобы результаты в процессе восстановления чувствительности можно было сравнить, техника исследования и интервалы между осмотрами должны быть стандартизированы. Мы рекомендуем проводить исследование каждые три месяца.

Наиболее распространена классификация нарушений чувствительности по Seddon (646), так как она представляется наиболее простой и убедительной:

- S0 – полное отсутствие чувствительности;
- S1 – глубокая кожная чувствительность (болевая чувствительность) в автономной зоне;
- S2 – определяется поверхностная кожная болевая и тактильная чувствительность в автономной зоне;
- S3 – поверхностная кожная болевая чувствительность, а также тактильная чувствительность во всей автономной зоне, исчезновение наблюдавшейся до этого в процессе регенерации гиперчувствительности;
- S3+ – то же, что и при S3, а также наличие в определенной степени дискриминационной чувствительности в автономной зоне;
- S4 – нормальная чувствительность.

Сложная, функционально значимая чувствительность на кисти и ее нарушения не подчиняются данной простой схеме. Она не учитывает наличия защитной функции чувствительности, позволяющей избегать повреждений, а также возможностей тактильного гнозиса или пространственной ориентации при захвате предметов без контроля зрения.

Была сделана попытка классифицировать результаты исследования Semmes и Weinstein, оценка тактильной чувствительности проводилась с помощью монофиламента на основании выявления порога нечувствительности. Число 2,83 означает нормальные соотношения, число 3,62 указывает на небольшое ограничение тактильной чувствительности, показатель от 4,31 до 4,56 предполагает снижение протективной чувствительности, а 6,65 – ее полное отсутствие. Dellon подчеркнул относительность подобной оценки, предпочитая измерение порога сдавления при исследовании чувствительности в одной или двух расположенных рядом точках (162, 163). В соответствии с нашими собственными клиническими наблюдениями, временны́е и технические затраты на эти измерения являются целесообразными.

Для оценки функционального значения нарушений дискриминационной чувствительности наиболее подходит метод изучения статической дискриминационной чувствительности в двух точках. Нормальными показателями следует считать 6 мм и ниже. Цифры 6–10 мм также можно условно отнести к допустимой норме, а показатели 11–15 мм оцениваются как нарушение тактильного гнозиса. Пациенты, которые различают два прикосновения лишь на расстоянии 30–40 мм, как правило, еще обладают протективной чувствительностью и могут захватывать предметы. Если измеренное расстояние между двумя точками еще больше, захват даже крупных предметов пациенты осуществляют ошибочно. Положительная проба Pickup соответствует расстоянию 12 мм при исследовании дискриминационной чувствительности.

Проблему слишком «грубого» описания нарушений чувствительности на кисти традиционными схемами классификации пытался разрешить Millesi с помощью разработки собственной, более подробной системы «пунктов», которая учитывала сложность функционального значения кисти. В ее основе лежит анатомическое строение кисти, в котором нормальная функция большого пальца оценивается в 400, указательного и среднего – в 200, а безымянного и мизинца – в 100 пунктов (450). Нормальная функция лучезапястного сустава составляет 250 пунктов, т.е. пациент с нормально функционирующей кистью «набирает» 1250 пунктов. Чувствительность влияет на оценку в виде фактора, на который умножается исходное число пунктов. При полной анестезии фактор представляет число 1, т.е. при полной анестезии большого пальца его оценка 400 умножается на 1 и составляет 400 пунктов. Если в большом пальце сохранена защитная функция чувствительности, а дискриминационная чувствительность составляет 6 мм и ниже (расстояние между двумя точками), фактор оценивается как 2, а общая оценка функции большого пальца увеличивается с 400 до 800 пунктов. Между конечными цифрами 1,0 и 2,0 существует еще 4 значения фактора. При наличии тактильной и болевой чувствительности множитель составляет 1,2, а полная сохранность защитной чувствительности увеличивает значение в 1,4 раза. При дискриминационной чувствительности выше 12 мм значение фактора поднимается до 1,6, если она находится в интервале между 12 и 7 мм – 1,8, а при ее значении 6 мм и ниже фактор для умножения составляет 2,0. Проводилась также проба на собирание предметов. Результат оценивался в процентах по отношению к здоровой стороне. Если он составлял, например, 60%, количество пунктов для лучезапястного сустава 250 умножалось на 1,6. Проба с собиранием может проводиться также и при нарушении двигательной функции. Таким образом, она относится к тестам, отражающим не только тактильный гнозис, но и двигательную функцию.

2.1.6 Вегетативные и трофические нарушения

Двигательные волокна. В отношении физиологии трофической функции принято считать, что мышца прямо или косвенно снабжается питательным материалом от нейрона. Так как ацетилхолин вырабатывается в невральной части концевой моторной пластинки, необходимый для его ресинтеза энзим холинацетилаза, по-видимому, производится нервными клетками и затем транспортируется на периферию. Даже в отсутствие мышечного сокращения кванты ацетилхолина постоянно высвобождаются из пузырьков на окончаниях аксонов и выполняют свою трофическую функцию. Из этого следует, что ацетилхолин представляет собой вещество, которое играет решающую роль в выполнении трофической функции, по крайней мере, двигательных нервов.

Чувствительные волокна. То, что чувствительные элементы нервных волокон также проводят трофические импульсы, следует из видимых изменений кожи и ее дериватов при поражении нерва. Волокна, отвечающие за потоотделение, проходят к периферии в составе сенсорных нервных волокон. Следствием прерывания этих волокон является нарушение потоотделения из-за отсутствия адренергических импульсов. Электрическое сопротивление кожи падает. Это изменяет биологические свойства поверхности кожи. Значение выявляемой иногда повышенной секреции потовых желез спорно. Нарушение периферической регуляции состояния сосудов, обусловленное сопутствующим поражением вазомоторных волокон, играет большую роль. Симпатические волокна проходят в составе периферических нервов, поэтому нарушение целостности симпатического ствола в эксперименте приводит к избыточной реакции артериол на циркулирующий адреналин и, таким образом, к их сужению. У человека, однако, этот феномен не имеет большого значения.

Атрофия мышц. Любое продолжительное нарушение деятельности периферических двигательных волокон приводит к атрофии соответствующей двигательной единицы. Если поражено достаточное количество волокон, это вызывает макроскопически выявляемую атрофию мышц, которая на-

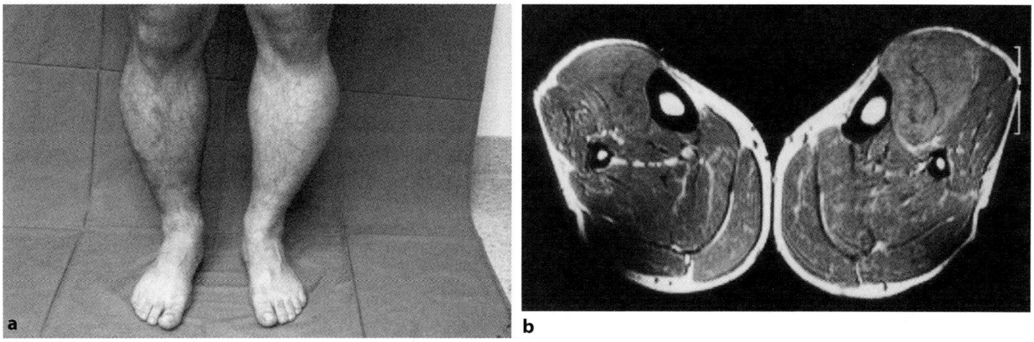

Рис. 2.**8** 24-летний пациент. Случайно выявленная гипертрофия левой передней большеберцовой мышцы без нарушений функции или боли (**a**). При МРТ хорошо видна гипертрофия слева (**b**). На электромиограмме регистрируются высоко- и низкочастотные повторяющиеся разряды.

блюдается, например, спустя 3 нед. после травматического повреждения нерва.

Гипертрофия мышц. При хроническом раздражении двигательных нервных корешков развивается изолированная гипертрофия отдельных мышц, относящихся к зоне иннервации пораженных корешков. Это особенно подробно описано в результате поражения поясничных корешков в рамках дископатии для икроножной (657) и передней большеберцовой (447) мышц (рис. 2.**8**). При этом происходит также значительное повышение уровня креатинкиназы, а при биопсии мышцы регистрируются аномалии калибра волокон и некроз волокон (357).

Однако другие мышцы также страдают при поражении иннервирующих их нервов, например, трапециевидная мышца при поражении добавочного нерва (447) или мышцы кисти при хронической рецидивирующей воспалительной полинейропатии. Наличие постоянных спонтанных разрядов на электромиограмме (447; 657) свидетельствует о том, что гипертрофия мышечных волокон развилась вследствие их длительной активации.

Кожа. Если кожа и подкожные ткани не получают сенсорной иннервации и оказываются отрезанными от центров вегетативной иннервации, в них развиваются выраженные трофические нарушения, так же как в мышцах при поражении второго двигательного нейрона.

Подобные нарушения особенно выражены при поражении стволов периферических нервов и наиболее ярко проявляются в дистальных отделах конечностей. Атрофия затрагивает прежде всего кончики пальцев. Подушечки пальцев уменьшаются в объеме, и пальцы выглядят заостренными. Признаки атрофии выявляются также и в эпидермисе. Кожные складки на кончиках пальцах и на ладони становятся менее выраженными, кожа становится тонкой, гладкой и при надавливании образует складки, напоминая папиросную бумагу. Нередко в зоне нарушения периферической иннервации наблюдаются гиперкератозы, вплоть до образования шершавых, покрытых трещинами утолщений кожи. Измененная подобным образом кожа всегда очень уязвима к механическим и термическим повреждениям. При появлении в этих областях любых ран наблюдается тенденция к очень плохому заживлению.

Ногти. Наблюдается бóльшая выраженность поперечной исчерченности, чем на пальцах с нормальной иннервацией. Очень характерен так называемый симптом ногтевого ложа – симптом Алфолди (см. рис. 2.**9**), при котором участок кожи, расположенный непосредственно под кончиком ногтя, выглядит утолщенным и выступающим вперед в виде складки. Часто также на ногтях наблюдаются и другие изменения роста, связанные с трофическими нарушениями, которые проявляются либо в виде изменений поперечной исчерченности, либо появления белесых полос. Ногти растут примерно на 1 мм в течение 10 дней.

Соответственно, спустя 3 мес. полоса будет находиться примерно в середине ногтя.

Волосы. В зонах кожи, где нарушена иннервация, выявляются аномалии оволосения, на более поздних стадиях наблюдается гипертрихоз.

Вазомоторная функция. В денервированных участках конечностей наблюдаются нарушения вазомоторной функции. Они могут распространяться на всю конечность, как при синдроме Зудека, или быть ограниченными зоной иннервации пораженного нерва. Вначале наблюдается покраснение и повышение температуры кожи. Затем нарастает венозный стаз, и вследствие этого, глубокий цианоз с понижением температуры кожи. Признаком венозного стаза служит так называемый феномен ирисовой диафрагмы. Если надавить подушечкой пальца на участок кожи, на нем появится бледный анемичный ободок, который быстро исчезает из-за притока артериальной крови изнутри. В случае венозного стаза на участке кожи с нарушением иннервации этот ободок держится долго и исчезает лишь постепенно в связи с венозным притоком со стороны. При этом ободок исчезает медленно, напоминая ирисовую диафрагму.

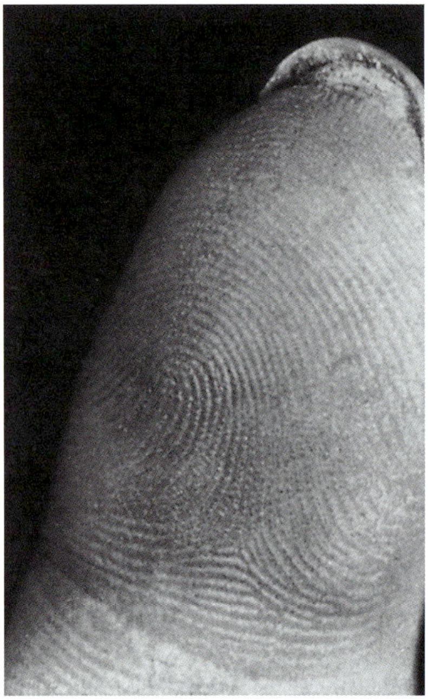

Рис. 2.**9** Симптом Алфолди на ногтевом ложе при поражении локтевого нерва (489).

2.1.7 Течение заболевания, симптомы раздражения и регенерация периферических нервов

Нормальная регенерация после поражения периферического нерва

Если имеется доказанное повреждение нерва или если уже была предпринята попытка первичного шва нерва, рано или поздно возникает вопрос, будет ли происходить нормальная регенерация или же она не наступит и потребуется оперативная ревизия. Решение следует принимать на основе регулярного наблюдения за течением регенерации с интервалами в 3–5 нед. Состояние нерва непосредственно после повреждения и в первые недели после него не позволяет сделать правильного прогноза, за исключением легких случаев неврапраксии без нарушения целостности аксона и с быстрым восстановлением в течение нескольких дней. Классификации повреждений нервов по степени тяжести были представлены выше.

Скорость регенерации

В проксимальной культе скорость роста аксона должна составлять примерно 60 мкм в час. В области повреждения аксоны прорастают лишь на 0,25 мм в день. В дистальной культе эта цифра составляет 3–4 мм в день. Различают три стадии роста:

- преодоление места повреждения нерва, которое начинается после семидневного латентного периода и занимает ≥3 нед.;
- прорастание дистального отрезка со скоростью 3–4 мм в день;
- время, необходимое для полного восстановления функции нерва.

Согласно экспериментальным и клиническим данным, количество дней, которое проходит от момента повреждения или ушивания нерва до восстановления его функции, соответствует длине поврежденного участка нерва в миллиметрах.

Признаки регенерации

По каким признакам можно определить, что после нарушения целостности аксона происходит регенерация? Восстановление чувствительности, двигательной и вегетативной функции происходит тем позднее, чем длиннее восстанавливаемый отрезок нерва. Поэтому наиболее важны те признаки, которые касаются самого ствола нерва и появляются еще до того, как прорастающие аксоны достигнут органа-мишени.

Признак Гофмана–Тинеля. В 1915 г. Гофман (Hoffmann) (298) и Тинель (Tinel) (749) независимо друг от друга описали следующий симптом: по методу Гофмана исследователь производит постукивание по ходу ствола поврежденного нерва с помощью согнутого среднего пальца. При этом сначала только в области повреждения, а затем и в более дистальных участках, в зависимости от длины уже проросшего аксона, появляются парестезии, которые иррадиируют в дистальном направлении по ходу нерва (298). Тинель предложил тот же метод, но с надавливанием по ходу нерва (749). Метод постукивания, предложенный Гофманом, показал себя в дальнейшем как более эффективный. Впоследствии этот симптом получил название *«признак постукивания Гофмана–Тинеля»*. Наиболее удаленная в дистальном направлении точка, из которой при постукивании происходит распространение парестезий в периферическом направлении, рассматривается как область, в которую уже успели дойти более быстро растущие аксоны (дистальная точка Тинеля). Проксимально также вызывается признак Тинеля вплоть до точки, в которую проросли более медленно растущие аксоны (проксимальная точка Тинеля). Между ними нередко выявляется «точка максимума», соответствующая наибольшему количеству растущих аксонов. Этот симптом появляется потому, что растущие, но еще недостаточно миелинизированные волокна особенно остро реагируют на механическое раздражение. По Bunnell (94), признак Тинеля сохраняется в течение 1–2 лет, вплоть до того момента, когда растущие аксоны не оказываются полностью миелинизированными.

Если признак Гофмана–Тинеля в области рубца нерва в течение длительного времени остается положительным, это свидетельствует о том, что только часть отростков аксонов попала в дистальную культю, тогда как остальные по-прежнему находятся в области рубца и не могут принять участие в процессе регенерации. Признак Гофмана–Тинеля всегда длительно сохраняется в тех участках, где существуют препятствия для регенерации, например в проксимальном и дистальном концах трансплантата нерва или в анатомически узких каналах, таких как канал малоберцового нерва в области головки малоберцовой кости, подколенной ямки, в запястном канале для срединного нерва, в области латеральной межмышечной перегородки в зоне перехода с задней на переднюю сторону предплечья для лучевого нерва и т.д. Если препятствие преодолено, признак Гофмана–Тинеля смещается в дистальном направлении. В том случае, когда в месте повреждения аксоны в процессе рубцевания погибают, признак Гофмана–Тинеля может смещаться в обратном, проксимальном направлении и вызываться в области проксимальной культи; это служит признаком несостоятельности регенерации. Таким образом, признак Гофмана–Тинеля является важным и полноценным диагностическим признаком; он предоставляет информацию об уровне поражения, прогрессе или регрессе регенерации, появлении препятствий на ее пути. Однако по нему нельзя судить об ожидаемом качестве восстановления функции, так как предоставляемые им сведения касаются, скорее, задержки и регресса регенерации, чем ее прогресса.

Признак Гофмана–Тинеля может вызываться не только после травмы и повреждения нерва, но и в любом месте, где произошла гибель аксонов и идет рост новых, например, при синдроме запястного канала, при синдроме локтевого нерва в области локтя и т.д. Он характерен также для поражения аксонов, вызванного фиброзом. Скорость регенерации зависит от того, насколько быстро волокна достигнут точки сопоставления путем прорастания в проксимальной культе. Если регенерация происходит очень быстро, отростки аксонов проходят точку сопоставления уже через три дня. Если эта точка уже в процессе лечения переместилась, возникает большое препятствие, и время его преодоления увеличивается. Отростки аксонов проходят точку сопоставления либо на 3-й день, либо значительно позже. В дистальной культе аксоны растут со скоростью 1–4 мм в день. Однако нельзя сказать, что аксоны растут одинаково и с одной скоростью, подобно марширующей колонне; среди них всегда имеются «предводители», имеются другие отростки аксонов, которые из-за каких-либо препятствий не могут отдавать ветви, а также другие отростки, которые из-за сдавления подвергаются обратному росту в проксимальном направлении с последующей гибелью. Количество отростков аксонов в периферической культе не указывает на качество ожидаемой регенерации, и наоборот, большое количество аксонов в дистальной культе свидетельствует о препятствии на пути регенерации.

В нашей собственной серии исследований признак Гофмана–Тинеля был отрицательным при достижении нормальной тактильной и защитной чувствительности, тогда как во всех случаях недостаточного восстановления функции он сохранялся спустя 3 года.

В то же время в последующих исследованиях было установлено, что признак Гофмана–Тинеля не всегда оказывается надежным критерием. Например, он был положительным и в тех случаях, когда регенерация в принципе была невозможна по времени, а прежде всего в тех случаях, когда дальнейшее наблюдение за процессом не выявляло какого-либо восстановления двигательной функции. Несмотря на эти ограничения, данный симптом имеет большое диагностическое значение, которое было подтверждено в 350 случаях огнестрельных ранений нервов. В месте поражения нерва всегда определяется повышенная чувствительность к постукиванию с иррадиацией парестезии, с помощью которой можно определить точное место повреждения. В большинстве случаев поражения периферических нервов признак Гофмана–Тинеля оказывается положительным и тогда, когда никакого восстановления двигательной функции в последующем не происходит. Поэтому на основании этого признака, который реализуется только сенсорными волокнами, нельзя делать прогноз в отношении восстановления двигательной функции. Если спустя 3 мес. после повреждения признак Гофмана–Тинеля дистальнее места травмы не выявляется, то при наличии анестезии можно судить о нарушении целостности нерва. В этом случае никаких перспектив в отношении спонтанной реиннервации нет.

Симптом Тинеля был исследован у 4137 солдат американской армии, оперированных по поводу ранений периферических нервов (679). В тех случаях, когда локализация симптома соответствовала клинической реиннервации, скорость роста волокон составляла около 1 мм в день. Если в соответствии с методом, предложенным Тинелем (749), спустя 4–6 нед. после ушивания нерва производили легкое надавливание на ствол нерва в 2,5–5 см дистальнее места ранения, это вызывало, как правило, появление парестезий в зоне периферической иннервации нерва. Спустя несколько недель надавливание в этой области уже не вызывало подобных ощущений, а зона гиперчувствительности смещалась еще дальше в дистальном направлении. Хотя эти наблюдения и характерны для текущего процесса регенерации, они не дают информации ни о ее объеме, ни о прогнозе в отношении функциональной реабилитации.

В целом можно сказать, что диагностическая ценность симптома Тинеля в рамках наблюдения за течением регенерации более высока при отрицательном результате. Если признак Тинеля не вызывается или остается локализованным в одной точке, не смещаясь в периферическом направлении, это позволяет делать выводы о несостоятельности процесса регенерации и, возможно, о необходимости оперативной ревизии. Особенно это касается тех случаев, когда локализация «остающегося на месте» симптома Тинеля соответствует дистальному окончанию трансплантата нерва. Возможно, что из-за образования рубца в месте соединения дистального окончания трансплантата и дистальной культи появилось препятствие для регенерации, которое растущие аксоны не могут преодолеть. В этом случае показано повторное оперативное вмешательство.

Восстановление функции чувствительности происходит не одновременно для различных видов чувствительности. Основываясь на собственном наблюдении, Head (286) описал, как после разрыва и ушивания наружного кожного нерва предплечья первой появляется болевая чувствительность (спустя 43 дня после операции), затем ощущение холода (112 дней), тепла (161 день) и, наконец, диффузная тактильная чувствительность, которая начинает выявляться лишь спустя 366 дней (1 год). Другие исследователи наблюдали почти одновременное восстановление болевой и тактильной чувствительности, тогда как возвращение чувства давления происходило позднее. Почти одновременно с болевой чувствительностью восстанавливается функция потовых желез, при этом нередко в течение длительного времени наблюдается их гиперфункция. Возвращение секреции потовых желез после полного разрыва и ушивания нерва служит надежным доказательством прогрессирующей адекватной регенерации. Оно свидетельствует также о восстановлении чувствительности, прежде всего болевой. В этих случаях целесообразно проведение нингидриновой пробы. Если на фоне нормальной секреции потовых желез после ушивания нерва наблюдаются полная анестезия и аналгезия, можно заключить, что результаты обследования неверны. Это касается также и восстановления пилорических реакций.

Восстановление двигательной функции. Так же, как и чувствительность, движения всегда восстанавливаются прежде всего в проксимально расположенных мышцах. ЭМГ произвольных сокращений мышц и активности после электрического раздражения позволяет доказать наличие начальной стадии регенерации, даже если при клиническом обследовании ее наблюдать пока не удается.

Отклонения от нормального процесса регенерации

Введение

Нормальные периферические нервы относительно устойчивы к сдавлению или удару благодаря пучковой структуре, наличию эпиневрия и периневрия, а также благодаря способности к скольжению (устойчивости к изменению длины). Несмотря на это, при длительном сдавлении в нормальном нерве могут развиваться парестезии и дизестезии, которые в конечном счете приводят к анестезии и параличу, если сила, вызывающая сдавление, воздействует на нерв достаточно долго. Каждый человек когда-либо испытывал ощущение *онемения* конечности. При этом речь идет о неврапраксии, которая является быстро обратимым процессом. Кроме того, удар по нерву, который не может быть смягчен, как, например, удар по локтевому нерву, лежащему в локтевой борозде и расположенному на твердой основе, вызывает соответствующие неприятные ощущения (внутренний мыщелок плечевой кости).

Периферический нерв, находящийся в состоянии регенерации, разумеется, гораздо более чувствителен, чем интактный.

Если происходит нарушение целостности нерва и денервация зоны его распространения, это служит стимулом для соседних аксонов, для направления своих отростков в денервированную территорию. Это обстоятельство оказывает очень позитивное влияние на частично парализованные мышцы, например большую грудную мышцу при поражении одной или нескольких ветвей. Благодаря прорастанию из соседних областей функция может быть полностью восстановлена.

Анестезия, развившаяся в участках, иннервируемых пораженными нервами, также ведет к разрастанию аксонов из соседних областей, при этом зона анестезии уменьшается. С другой стороны, из-за прорастания аксонов из соседних областей в последних их остается меньше, что становится причиной повышения порога раздражения на тактильные стимулы в этих зонах. Процесс прорастания связан с появлением парестезий и дизестезий. При длительном персистировании, а также у пациентов с низким порогом раздражения это обстоятельство может представлять большую проблему.

Из проксимальной культи прорастают шванновские клетки, особенно при сильном повреждении культи на высоком уровне. При этом им необходимо преодолеть большое расстояние в проксимальной культе до достижения дистального отрезка для восстановления целостности нерва. Соответственно, желательно очистить край поврежденной культи, чтобы начало отростка аксона находилось ближе к месту коаптации. Если отростки аксонов достигают конца культи, они могут прорастать дальше вместе с пролиферирующими шванновскими клетками и фибробластами, а также капиллярами. Если прорастающие аксоны не встречают на своем пути других шванновских клеток, из периферической культи возникают мини-пучки, которые либо беспорядочно пролиферируют, либо растут вдоль какой-либо осевой структуры. Ткани, которые образуются из прорастающих аксонов и формируют мини-пучки, называют регенерационной невромой. Если мини-пучки не встречают на пути своего роста периферическую структуру, содержащую шванновские клетки, их прорастание рано или поздно прекращается. Экспериментально установлено, что при перемещении проксимальной культи в вену невротизация происходит на протяжении примерно 3 см. Хаотичное расположение мини-пучков наблюдается в тех случаях, когда на их пути не встречается периферическая структура, при этом можно говорить об ампутационной невроме.

Если после того как прорастающие аксоны покидают проксимальную культю, они встречаются со шванновской клеткой периферической культи, в которой представлены все нервные структуры за исключением аксона, образование мини-пучков прекращается и отростки аксонов продолжают свой путь вдоль шванновской клетки дистальной культи, располагающейся в ней в виде бюнгнеровых лент.

Недостаточная регенерация сенсорных волокон

Полное идеальное восстановление всех видов чувствительности после повреждения относительно крупных стволов нервов практически недостижимо. Сохраняются неправильная проекция и иррадиация сенсорных импульсов, одновременное тактильное ощущение в других точках по отношению к месту раздражения (синестезии), нарушение дискриминационной чувствительности и стереогноза. На кисти это может приводить к тому, что, несмотря на восстановление чувствительности, сохраняется симптом *«слепой руки»* и невозможность выполнять тонкую работу. Также и в зоне кожных трансплантатов происходит восстановление секреции потовых желез и защитной функции чувствительности, но не тактильной чувствительности.

Если после повреждения чувствительных нервов пальцев ушивания нервов не производится, спонтанного восстановления или заместительной иннервации с помощью соседних нервов не происходит. Нарушение чувствительности при этом в каждом отдельном случае соответствует распространенности первичного повреждения. Moberg (463) сообщал, что ему ни разу не удалось после ушивания нерва пальца достичь восстановления стереогноза.

В большой серии исследований стереогноз был восстановлен лишь в 9% случаев, все пациенты были детьми до 10 лет. У взрослых полного восстановления не наблюдалось никогда. Исходя из этих результатов, можно делать практические выводы.

Так, при частичном повреждении нерва следует резецировать лишь пораженную часть, а интактные участки тщательно сохранять. Замещение частичных дефектов может быть достигнуто с помощью трансплантата. При тяжелых повреждениях кисти с нарушением чувствительности в функционально важных кожных зонах каждый участок кожи с нормальной чувствительностью должен быть сохранен.

Атрофия кожи и подушечек пальцев остается неизменной (симптом Алфолди, см. рис. 2.**9**), чувствительные волокна в большинстве случаев постепенно дегенерируют. Они не образуются заново, и, если денервация сохраняется в течение длительного времени, это приводит к негативным последствиям. Регенерация концевых телец определяется с помощью биопсии. Клеточно-невральные комплексы Меркеля имеют больше шансов на восстановление, чем тельца Мейсснера или Фатера–Пачини, так как они иннервируются несколькими нервными волокнами. Нарушение реиннервации может происходить из-за неправильного роста аксонов. Сенсорные А-β-волокна попадают в периферический участок других А-β-волокон, что приводит к патологической локализации тактильного раздражения. Это явление может частично компенсироваться благодаря пластичности центральных структур. Если, например, отросток межреберного нерва попадает в срединный нерв, пациенты могут вначале локализовать прикосновение в области руки на передней грудной стенке. Если А-δ-волокна прорастают в периферическую часть А-β-волокон, тактильное раздражение воспринимается как боль (аллодиния).

Недостаточная двигательная реиннервация

Полное восстановление двигательной функции также практически невозможно, особенно после тотального разрыва больших нервных стволов. Они часто осуществляют антагонистические функции. Принцип этих процессов представлен на рисунке 2.**2**. Особенно выраженные нарушения наблюдаются в мелких мышцах кисти после разрыва и ушивания ствола локтевого нерва. Кроме того, в случае очень рано развившейся периферической денервации, например при родовой травме, возможно развитие патологического двигательного программирования, которое приводит к врожденной апраксии (87).

Нарушения вегетативной иннервации

В случае патологической регенерации происходит прорастание волокон вегетативной нервной системы в С-волокна (проводящие боль) или, наоборот, возникает болевое раздражение, которое приводит к стойким болевым синдромам.

При повреждении секреторных волокон происходит нарушение потоотделения, что приводит к высыханию кожи кончиков пальцев и создает функциональное препятствие при акте захвата предмета. При регенерации иногда наблюдается избыточная секреция потовых желез с неравномерным распределением в зоне иннервации. Поражение нервов, иннервирующих сосуды, вызывает нарушение адаптации сосудистой системы пораженной части тела к перемене положения тела и температуры. Развивается повышенная чувствительность к холоду, а при поднимании конечности вверх – цианоз, который исчезает лишь спустя длительное время. Приспособление вазомоторной системы к изменению положения не происходит или происходит очень медленно. Возможно также развитие отека.

Следует упомянуть, что все эти процессы наблюдаются лишь в немногочисленных случаях регенерации нервов, чаще же они компенсируются и поздних осложнений не возникает.

«Необъяснимые» феномены после повреждения нервов

Иногда чувствительные и двигательные нарушения после полного разрыва периферического нерва не соответствуют характерным клиническим признакам, или восстановление после ушивания нерва происходит значительно быстрее обычного. В основе подобных атипичных явлений могут лежать разные причины. Прежде всего, возможны анатомические варианты сенсорной иннервации. Возможно, в дальнейшем будет экспериментально доказано, что сенсорные нервные волокна из соседних областей могут прорастать в денервированную кожную зону. Наконец, выпадение отдельных периферических рецепторов может приводить к модификации возбудимости ганглиозных сенсорных клеток коры головного мозга таким образом, что импульсы из соседних по отношению к денервированному участков кожи сначала не регистрируются, а позднее вследствие реадаптации центральных нейронов вновь реализуются, способствуя реиннервации. Возможно, большую роль играет также разветвление сенсорных аксонов. Не исключено, что ветви одного аксона, относящиеся к определенной ганглиозной клетке, проходят на периферию в составе не одной, а нескольких ветвей нерва. Таким образом, если при нарушении целостности одной периферической ветви происходит разрыв части разветвлений аксона, это приводит в начальной фазе к нарушению функции соответствующей ганглиозной клетки. После того как клетка «отдохнет», она вновь становится восприимчивой к импульсам, приходящим по другим, неповрежденным ветвям того же самого аксона. После повреждения сенсорных нервов предплечья мы наблюдали тяжелую дистонию отдельных проксимальных мышц плеча с болезненным патологическим проецированием импульса и синестезиями. Мы объясняем это явление перепрограммированием центрального моторного шаблона частыми *патологическими импульсами* с периферии. Оперирующими хирургами описано быстрое восстановление чувствительности после невролиза, которое происходило на фоне улучшения кровоснабжения нерва после устранения его нарушения. Есть предположение, что в основе обратимого нарушения функции сенсорных волокон лежит локальная ишемия. Более вероятной причиной в этих случаях представляется повреждение относительно большого количества нервных волокон типа I-A или I-B.

После заболеваний периферических нервов, как при полинейропатиях, так и при мононейропатиях, описан *синдром triple cold*: холодовая гипералгезия одновременно с холодовой гипестезией и низкая местная температура кожи (524). Этот синдром имеет нейрофизиологическое значение.

Боль и симптомы раздражения

Введение

В данном разделе будут описаны болевые синдромы, которые могут развиваться после повреждения периферических нервов (673). Как уже было сказано в предыдущей главе, существует множество механизмов, лежащих в основе болевых ощущений в процессе регенерации нервов, и удивление вызывает то, что болевые синдромы не наблюдаются с еще большей частотой. Процесс регенерации регулируется нейротропными и нейротрофическими факторами настолько правильно, что нарушения, сопровождаемые тяжелыми последствиями, встречаются достаточно редко. Появлению подобных последствий, несомненно, способствует развивающийся в области поврежденного нерва фиброз, который нарушает правильный рост отростков аксона, вынуждая их к разветвлению и повышая, таким образом, опасность патологического прорастания аксона. Возможно, в основе болевых синдромов лежит причина, которая при определенных обстоятельствах может быть устранена. Однако боль имеет тенденцию к хронизации.

Терминология

Хотя мы в нашей книге и не придерживаемся терминологии Целевой группы по таксономии (*Task-Force on Taxonomy*) (452) в отношении хронической боли с абсолютной точностью, в таблице 2.**4** приведены важнейшие определения из этой классификации.

Болезненная неврома

В главе 1 были описаны процессы, происходящие в проксимальной культе после разрыва нерва, которые всегда приводят в образованию регенерационной невромы. Однако не всегда регенерационная неврома бывает болезненной. Если она располагается в неудобном месте и подвергается постоянному механическому раздражению, это вызывает боль. Это имеет место прежде всего в ампутационной культе. Нервные окончания при этом следует переместить в такое место, где они не будут испытывать постоянное раздражение. Обычно при этом исчезает и боль. Однако наблюдаются случаи, при которых неврома даже в отсутствие механического раздражения служит причиной болевого синдрома. Почему в одном случае регенерационная неврома остается практически безболезненной, а в другом

Таблица 2.**4** Термины, применяемые при диагностике болевых синдромов (по данным Целевой группы по таксономии [452])

Термин	Определение
Боль	Неприятное ощущение и эмоциональное раздражение, которое ассоциировано с актуальным или потенциальным повреждением тканей
Anaesthesia dolorosa	Диссоциация чувствительности: отсутствие тактильной чувствительности при сохранности болевой. Прикосновение воспринимается как боль
Аллодиния	Боль, вызванная раздражением, которое обычно не вызывает боли
Аналгезия	Отсутствие болевых ощущений при раздражении, которое обычно вызывает боль
Анестезия	Отсутствие восприятия любых раздражений
Болевой порог	Самое низкое болевое раздражение, воспринимаемое пациентом как боль
Боль, нейрогенная	Боль, вызванная первичным поражением или нарушением функции периферической или центральной нервной системы
Боль, нейропатическая	Боль, вызванная первичным поражением или нарушением функции нервной системы
Боль, центральная	Боль, вызванная первичным поражением или нарушением функции центральной нервной системы
Гипалгезия	Снижение уровня болевой чувствительности к любому болевому раздражению
Гипералгезия	Усиленная реакция на раздражение, которое обычно вызывает боль
Гиперестезия	Повышенная чувствительность к раздражению (за исключением органов чувств)
Гиперпатия	Патологическая болезненная реакция на раздражение (особенно на повторяющееся раздражение)
Гипестезия	Пониженная чувствительность к раздражению (за исключением органов чувств)
Дизестезия	Патологическое восприятие ощущений, спонтанное или спровоцированное
Каузалгия	Хроническая жгучая боль, аллодиния и гиперпатия после травматического повреждения нерва
Невралгия	Боль в зоне иннервации одного или нескольких периферических нервов
Неврит	Воспаление одного или нескольких периферических нервов
Нейропатия	Нарушение функции или патологические изменения одного или нескольких периферических нервов
Парестезии	Патологические ощущения, спонтанные или спровоцированные
Толерантность к боли	Наиболее высокий уровень порога болевого раздражения, которое может выдержать пациент

развивается болевой синдром, до сих пор не выяснено. То, что болезненные невромы наблюдаются в мембране не только паранодально расположенных аксонов, но и в верхушках аксонов, а также в интернодальных сегментах претерминальных миелинизированных аксонов, создавая предпосылки для эктопического раздражения, требует подтверждения.

В принципе подобное повреждение возможно в любом нерве. Однако наиболее часто болезненные невромы развиваются в подкожных чувствительных нервах, прежде всего поверхностной ветви лучевого нерва, наружном подкожном нерве предплечья, поднадколенной ветви подкожного нерва, подкожном нерве после операции по поводу варикозного расширения вен, икроножном нерве после операций на костях стопы. Болезненная неврома может формироваться также после изъятия трансплантата из кожного нерва (икроножного, внутреннего кожного нерва предплечья, наружного кожного нерва бедра и др.). В наших наблюдениях за большой группой пациентов ни в одном случае в месте изъятия трансплантата болезненной невромы не наблюдалось. Однако мы всегда обращали внимание на то, что разрез нерва-донора во всех случаях нужно проводить на достаточно проксимальном уровне в подфасциальном пространстве, даже если устанавливается относительно короткий трансплантат. Это наблюдение свидетельствует о том, что в области подкожной клетчатки на проксимальную культю разрезанного нерва постоянно будут действовать раздражители, способствуя образованию болезненной невромы. Часто развиваются болевые синдромы, трудно поддающиеся лечению, например, на пальцевых нервах после ампутации пальцев, в области пальцевых нервов после операций на стопе, например, по поводу метатарзалгии Мортона, в области большеберцового нерва и его ветвей (наружный и внутренний подошвенные нервы) и на срединном нерве.

Общепринятый метод лечения болезненной невромы представляет собой резекцию невромы, некротизацию культи на достаточном протяжении с помощью диатермии и пересаживание нервных окончаний в удаленное от области локализации невромы место, где исключено механическое раздражение. Кроме того, после резекции невромы рекомендуется переместить культю нерва в мышечную ткань или через просверленное отверстие в мозговую полость кости. Описаны также различные способы закрывания культи нерва «колпачком» (из микропоры, силикона и др.), чтобы предотвратить разрастание аксонов. Samii разработал технику сопоставления пучков культи с другими пучками той же культи, чтобы дать им возможность роста в проксимальном направлении. Затем на проксимальном уровне пучки разрезают и вновь во второй раз проводят сопоставление, чтобы замедлить дальнейший рост. Все эти методы в некотором проценте случаев приводят к успеху, но относительно часто вызывают рецидивы. Лучшим методом лечения болезненной невромы является восстановление целостности нерва с помощью трансплантата, так как это препятствует тенденции разрастания аксона и дает ему правильное направление для роста. Так как не всегда в качестве донора может быть использован отрезок нерва, для этой цели с успехом может служить и венозный трансплантат. Внутри подобного венозного трансплантата невротизация происходит только на протяжении 3 см, а затем прекращается, поэтому длинные венозные трансплантаты с успехом используют для лечения болезненной невромы: разрастанию невромы придают определенное направление в такую область, которая не подвергается механическому раздражению, и ожидают, пока рост волокон постепенно прекратится.

Гломусная опухоль

Гломусные опухоли, которые также иногда называют «не-хемодектомы», – доброкачественные опухоли, расположенные подкожно и часто остающиеся нераспознанными. Они развиваются из нейроангиоартериальных гломусных телец. Особенно часто они локализуются в дистальных отделах верхних конечностей, преимущественно на пальцах, просвечивая через кожу в виде голубоватых пятен. Однако они могут располагаться и в любых других отделах верхних и нижних конечностей, а также быть множественными. Подобный случай мы наблюдали на одной ноге пациента (см. рис. 6.**5.50**).

Ирритативные болевые синдромы

Это выражение было предложено Seddon (646) для обозначения описанного им в дальнейшем болевого синдрома. Foerster использовал обозначение «гиперпатия». Так как в основе, предположительно, лежат патологические изменения, поддающиеся хирургическому лечению, можно говорить и о хирургическом болевом синдроме. Примени́м также термин «невралгия». Это описательное обозначение используется в тех случаях, когда речь идет о такой форме боли в покое или при раздражении, которая ощущается преимущественно в зоне иннервации одного нерва. Вид боли или сопутствующие неврологические симптомы в данном случае несущественны для диагностики. Лишь очень редко симптомы распространяются, например, из зоны иннервации срединного нерва в зону локтевого нерва на ладонной поверхности кисти, задняя ветвь локтевого нерва не страдает практически никогда. Боль может ощущаться как глубинная или поверхностная (гиперпатия). Ее описывают как жгучую, простреливающую или тянущую. Она может быть хронической и провоцироваться прикосновением, движением и переменой положения, при этом само прикосновение не воспринимается как боль. Противоположный феномен представляет собой аллодиния, при которой безболезненное само по себе прикосновение ощущается как боль.

Часто наблюдаются парестезии и дизестезии. Кожа, как правило, сухая и холодная. Гипертермия и усиленное потоотделение отсутствуют. В этих случаях следует искать причины болевого синдрома, которые можно устранить с помощью хирургической операции, например, наружный или внутренний фиброз нерва, связанный со спаечным процессом или в особенно тяжелом случае – со стенозом оболочки. Если патогенетическое лечение невозможно или оказалось безуспешным, проводят соответствующую базисную терапию. В зависимости от вида боли рекомендуется применение трициклических антидепрессантов или противосудорожных средств, особенно карбамазепина или габапентина. Оправданно также применение чрескожной электростимуляции нерва и физиотерапевтических процедур.

Болевые синдромы, поддерживаемые симпатической нервной системой

К данной группе относятся рефлекторная симпатическая дистрофия (РСД, болезнь Зудека, атрофия Зудека, альгодистрофия) и каузалгия. Оба клинических синдрома были объединены Bennett под термином *комплексный регионарный болевой синдром* (КРБС, Complex regional pain syndrome, CRPS) (57). Клиническая картина развивается чаще всего после переломов верхних и нижних конечностей, после оперативных вмешательств на периферических нервах, например, по поводу синдрома запястного канала или контрактуры Дюпюитрена. КРБС развивается также и после легких травм. В редких случаях этот синдром встречается после воспалительно-ревматических заболеваний, поражений центральной нервной системы, а в отдельных случаях и после заболеваний сердца. В 5–10% случаев причина остается неизвестной. Появление подобного болевого синдрома не имеет связи с возможно неправильно проведенным оперативным или консервативным лечением.

В 90% случаев при РСД наблюдается боль в покое, которая в отличие от ирритативных болевых синдромов не ограничена зоной иннервации одного нерва. Пациенты описывают боль как тянущую или жгучую. Может также развиваться аллодиния. Боль нарастает при ортостатической нагрузке и уменьшается при возвышенном положении конечности.

В 80% случаев наблюдается вегетативное расстройство в виде повышения или понижения температуры кожных покровов. Нарушается также адаптация к изменениям температуры окружающей среды. Развивается гипергидроз, а также отек, зависящий от положения конечности. Нарушается кровоснабжение кожи. Покраснение и цианоз сменяют друг друга. Движения в суставах ограничены, имеется тенденция к скованности. При рентгенографии на поздних стадиях выявляют очаговые обызвествления.

В соответствии с теорией Bennett (57), при комплексном регионарном болевом синдроме (КРБС) различают *симпатически поддерживаемую боль* (sympathic maintained pain, SMP) и *симпатически независимую боль* (sympathic independent pain, SIP). Все ранее вышесказанное относится к первому типу боли. При симпатически независимой боли ее причину следует искать вне пределов симпатической нервной системы. Боль, поддерживаемая симпатической нервной системой, отличается тем, что она продолжается даже после блокады звездчатого узла и фентоламиновой блокады (боль, реагирующая на α-адренергические стимулы, при этом отсутствует). Для рефлекторной симпатической дистрофии характерно одновременное наличие двигательных, чувствительных и вегетативных нарушений, кроме того, имеется тенденция к генерализации симптомов, которые распространяются на всю конечность, пораженный квадрант туловища, а реже и на противоположную конечность (феномен зеркала). Характерно также болезненное ограничение движений в суставах и тенденция к скованности.

Первой целью лечения является обезболивание и устранение отека. Этого можно достичь с помощью иммобилизации, возвышенного положения конечности, охлаждения и назначения обезболивающих средств. Если это лечение быстро приводит к цели, можно начинать лечебную гимнастику и физиотерапию. В других случаях показаны симпатическая блокада или введение опиоидов в область пограничного ствола (ганглионарная местная анестезия опиоидами). В конечном итоге ставится вопрос о проведении хирургической симпатэктомии. Эффективным считают противосудорожное средство габапентин.

Во время Гражданской войны в США S.W.Mitchell (460; 461) описал болевой синдром, развившийся после огнестрельного ранения, который был обозначен термином «каузалгия». Заболевание развивается уже спустя несколько часов после ранения и характеризуется приступообразной интенсивной болью жгучего характера, охватывающей дистальные участки конечности и вызываемой внешними раздражениями. Это могут быть не только тактильные, но также акустические или эмоциональные стимулы. Больные при этом испытывают сильные страдания, они стараются укутать пораженную конечность во что-то прохладное и влажное и избегать любых раздражителей, которые, по их представлениям, вызывают приступ боли. Боль достигает своего максимума спустя несколько недель, а затем может в течение нескольких недель или месяцев держаться на одном уровне. Однако постепенно каузалгия сходит на нет. При этом всегда развиваются тяжелые нарушения со стороны симпатической нервной системы, в связи с чем этот клинический синдром рассматривают как особую форму КРБС. Droupe и соавт. считали причиной каузалгии «шунт» между симпатическими и чувствительными нервными волокнами (179). При этом импульсы из симпатических волокон могут эфаптически, т.е. через образование патологических контактов или синапсов, переходить в области поражения на болевые волокна группы С.

Другие периферические болевые синдромы

Боль в участке нерва появляется даже в том случае, если имеется перерыв всех сенсорных волокон в зоне иннервации. Наиболее сильно поражаются дистальные отделы конечностей и область лица, т.е. регионы, имеющие самое большое представительство в прецентральной извилине. Боль как минимум в первые месяцы бывает ограничена областью иннервации пораженного нерва или корешка.

Деафферентационная боль часто наблюдается после ятрогенного поражения нерва (удаление, термический невролиз или алкоголизация, инъекционное повреждение), а также развивается после потери конечности.

Фантомные ощущения часто бывают у пациентов после ампутации, т.е. они ощущают конечность, которой больше нет (221). Подобные ощущения наблюдаются также у пациентов после полного поражения сплетения, при этом они ощущают такое положение конечности, которое не соответствует фактическому. «Фантомная» конечность может быть меньше настоящей (эффект телескопа).

Фантомная боль в отличие от фантомных ощущений часто соответствует боли, которая предшествовала ампутации, например ишемической боли (болевая память). В основе патофизиологии фантомной боли, предположительно, лежит реорганизация корковых структур в зоне сенсорного представительства соответствующей части конечности, связанная с патологическими импульсами (209).

Вторичная фантомная боль представляет собой болезненные ощущения в ампутированной конечности, которые локализуются в нервной системе утраченного органа (простреливающая боль в ампутированной левой руке после инфаркта или корешковая боль в ампутированной конечности при наличии соответствующего корешкового синдрома).

Боль в ампутационной культе развивается в связи с местными причинами, в частности поражением сосудов, остеомиелитом или остеитом, и нередко становится хронической.

Боль при поражении плечевого сплетения. При поражении плечевого сплетения, особенно при множественных разрывах корешков, развивается тяжелый болевой синдром, для которого характерны все описанные выше признаки. Реже он представляет собой типичную каузалгию (по Narakas в 8 из 34 случаев [502]). Часть этих болевых синдромов можно классифицировать как ирритативные. Они регрессируют после оперативного лечения. В большинстве случаев речь идет о деафферентационной боли. В связи с этим следует учитывать то обстоятельство, что поражения плечевого сплетения локализуются на достаточно проксимальном уровне и при отрыве корешков может присоединяться поражение спинного мозга. Боль часто бывает для пациента очень мучительной. В большинстве случаев улучшение наблюдается постепенно, в течение нескольких лет, при этом боль, ослабевая, переходит в периферические отделы конечности и в результате достигает кисти и кончиков пальцев, становясь хронической. При тяжелых поражениях плечевого сплетения описаны также ощущения болезненных мышечных спазмов и подергивания пальцев, уменьшению которых способствует коагуляция зоны вхождения задних корешков. В особенно тяжелых случаях рассматривается возможность «выключения» болевых центров.

Влияние поражения периферических нервов на контралатеральные конечности. У некоторых пациентов после поражения периферических нервов развиваются нарушения функции противоположной конечности. По некоторым данным, после нарушения целостности большеберцового нерва на задней поверхности икры в зоне иннервации большеберцового нерва спустя 5 мес. у 50% пациентов выявляется нарушение чувствительности противоположной конечности (517).

2.2 Электрофизиологическая диагностика поражений периферических нервов

2.2.1 Показания

Многие поражения нервов и корешков можно диагностировать с помощью тщательного анализа и клинического обследования. Несмотря на это, во многих случаях целесообразно применение электрофизиологических методов диагностики, так как с их помощью можно получить важную дополнительную информацию (704).

Определение типа поражения. Клиническое обследование позволяет диагностировать, например, поражение локтевого нерва, однако остается неясным, идет ли речь о поражении типа невропраксии (блок проведения) или аксонотмезиса. При этом выявление денервационной активности (фибрилляции и вертикальные острые волны) на электромиограмме и снижение амплитуды моторных и/или сенсорных потенциалов ответа (при стимуляции дистальнее зоны поражения нерва) на нейрограмме указывает на дегенерацию аксона, тогда как отсутствие этих признаков подтверждает диагноз невропраксии.

Выявление и оценка сенсомоторного дефекта. У пациентов, сотрудничество с которыми невозможно (дети, больные в бессознательном состоянии, пациенты, в отношении которых проводится экспертиза, склонные к аггравации) или нарушено в связи с защитной анталгической реакцией, на основе клинического осмотра нельзя определить объем поражения и оценить тяжесть пареза и нарушений чувствительности. С помощью ЭМГ, а также сравнительного измерения сенсорных и двигательных ответов на раздражения с обеих сторон удается как идентифицировать денервированные мышцы, так и объективно оценить степень тяжести пареза и расстройств чувствительности (см. рис. 2.**19**).

Выявление клинически латентных парезов. Частичное поражение нерва может сопровождаться клинически латентными парезами отдельных или всех относящихся к зоне иннервации мышц. Так, легкое проксимальное поражение локтевого нерва часто приводит к парезам исключительно мышц, иннервируемых этим нервом. В подобном случае выявление при ЭМГ клинически латентного поражения иннервируемых локтевым нервом мышц предплечья позволяет определить локализацию поражения в области локтевого сустава и исключить дистальное поражение.

Исследование мышц, которые невозможно тестировать при клиническом осмотре. Определенные мышцы, например аутохтонные мышцы спины или отдельные мышцы стопы, не поддаются клиническому осмотру, но они доступны для ЭМГ. В случае с аутохтонными мышцами спины эта возможность позволяет диагностировать парезы корешкового или ядерного происхождения.

Определение локализации нарушений чувствительности. Нарушение чувствительности, например, в области локтевой поверхности кисти не является однозначным признаком и может указывать на поражение локтевого нерва, нижнего пучка плечевого сплетения или корешка C8. Измерение амплитуды сенсорного потенциала ответа локтевых нервов с обеих сторон в сравнении позволяет с уверенностью локализовать поражение в инфра- или супраганглионарном участке (см. рис. 2.**18**).

2.2.2 Электромиография

ЭМГ представляет собой вспомогательный инструментальный метод, который дополняет, но не заменяет клиническое обследование. Анализа деятельности одной или нескольких мышц часто бывает достаточно для получения желаемой информации. Например, при атрофическом парезе мышц кисти, иннервируемых локтевым нервом, достаточно исследовать глубокий сгибатель пальцев (в локтевой части). Выявление патологических признаков указывает на поражение проксимальных отделов локтевого нерва. Причина поражения мышц кисти в этом случае становится ясной, и трудоемкого электромиографического подтверждения их изменений не требуется.

Технические средства, необходимые для электромиографического исследования, описаны в соответствующих учебниках (422; 696; 704). При диагностике поражений периферических нервов и корешков большое значение имеет выявление их частичной или полной денервации. При этом следует учитывать, что от момента поражения нерва до появления признаков денервации на электромиограмме (фибрилляции и положительные острые волны, рис. 2.**10**) проходит 2–3 нед.

При этом как фибрилляции, так и положительные острые волны отличаются ритмичным характером разрядов и только при наличии этого критерия могут рассматриваться как отражение процесса денервации. Нерегулярные разряды потенциалов представляют собой форму спонтанной активности, которая может наблюдаться и в здоровых мышцах, поэтому не обязательно имеют

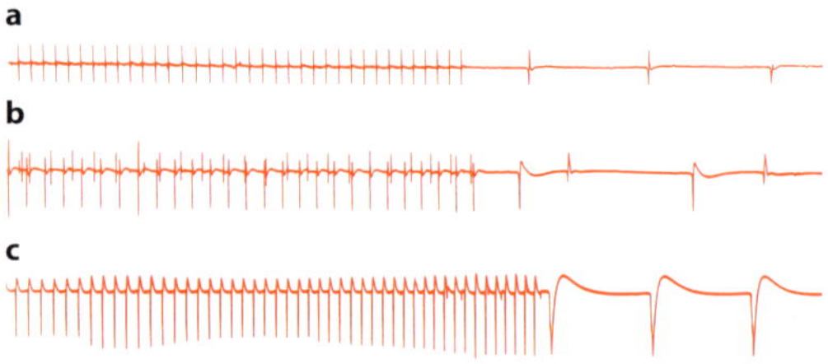

Рис. 2.**10** Фибрилляции и положительные острые волны.

- **a** Потенциалы фибрилляции с ритмичной последовательностью разрядов.
- **b** Потенциалы фибрилляции и положительные острые волны в месте отведения сигнала.
- **c** Положительные острые волны с ритмичной последовательностью разрядов.

(Рис. 2.**10**–2.**21**: цит. по: Stöhr M., Kohlhammer M., 2005.)

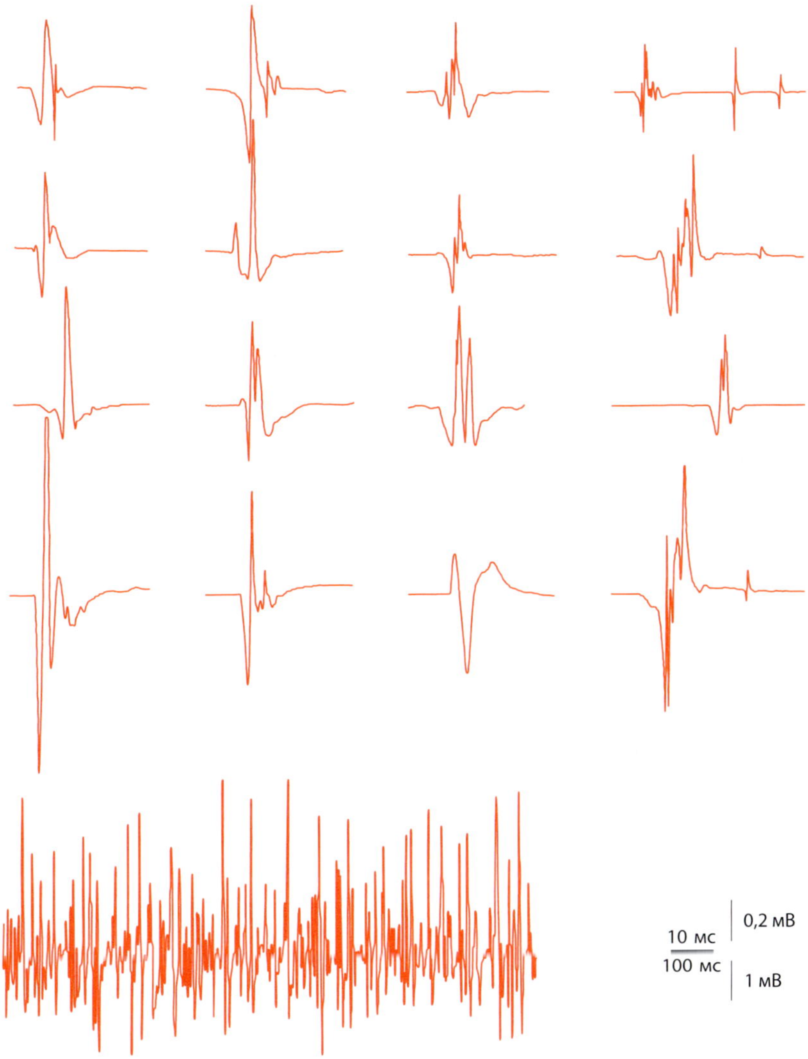

Рис. 2.**11** Денервация мышцы. В частично денервированных мышцах в связи с коллатеральным прорастанием волокон наблюдается включение денервированных мышечных волокон в оставшиеся интактными двигательные единицы с развитием большого количества полифазных потенциалов и потенциалов фибрилляции. При необходимости максимального произвольного сокращения появляется разреженная интерференционная кривая.

патологическое значение («доброкачественные» фибрилляции [707]).

Наряду с патологической спонтанной активностью в частично денервированных мышцах происходит нейрогенная перестройка, которая состоит в том, что денервированные волокна реиннервируются вследствие прорастания коллатералей из оставшихся интактными двигательных единиц. Об этом процессе говорят полифазные и удлиненные потенциалы мышечной активности (рис. 2.**11**, *вверху*).

Соразмерно выраженности денервации мышцы при максимальном напряжении наблюдается разреженная интерференционная кривая, полифазные потенциалы и потенциалы фибрилляции (рис. 2.**11**, *внизу*). Эти три упомянутых критерия позволяют объективизировать денервацию мышцы. Если клиническая задача поставлена та-

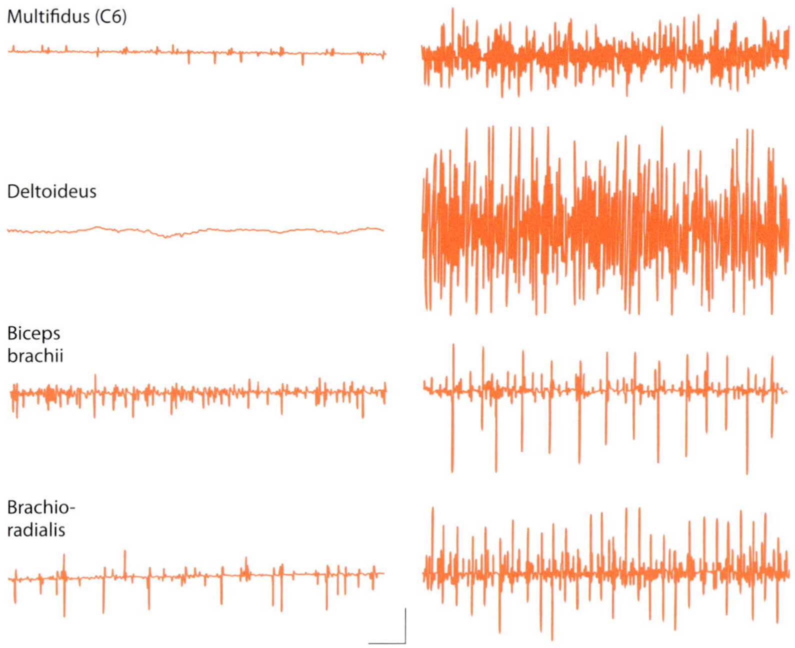

Рис. 2.**12** ЭМГ при повреждении корешка С6. В относящихся к миотому С6 мышцах (двуглавой мышце плеча, плечелучевой и многораздельной) выявляются денервационная активность и разреженная интерференционная кривая при максимальном сокращении, тогда как в относящейся к миотому С5 дельтовидной мышце регистрируется нормальная активность. Подобный результат ЭМГ позволяет сделать вывод о повреждении корешка С6.

ким образом, что необходимо исследовать не одну, а несколько мышц, выводы делают на основании сравнения графиков активности. В примере, приведенном на рисунке 2.**12**, признаки частичной денервации выявлены в двуглавой мышце плеча, плечелучевой и многораздельной мышце (С6), все они относятся к миотому С6, а в дельтовидной мышце (миотом С5) патологических изменений не регистрируется. Данный результат исследования указывает на поражение корешка С6 и требует дифференциальной диагностики с нарушением функции верхнего пучка плечевого сплетения.

При полном поражении нерва, которое особенно часто наблюдается после ранения, наблюдение за процессом реиннервации имеет большое значение, например, в связи с определением показаний к оперативному лечению. Начальные признаки реиннервации полностью парализованной мышцы при проведении ЭМГ определяются на 4 нед. раньше, чем при клиническом обследовании, при этом потенциалы активности только что реиннервированных двигательных единиц состоят лишь из нескольких отдельных пиков, а затем становятся все более сложными. На поздних стадиях реиннервации выявляются повышение средней амплитуды потенциалов и тенденция к нормализации всех остальных параметров (697).

Несмотря на количественно оцениваемую удовлетворительную иннервацию, конечный функциональный результат может быть недостаточным, если взаимодействие различных мышц, иннервируемых пораженным нервом, нарушено вследствие патологического прорастания нервных волокон. Выявление этого феномена возможно, например, после нарушения целостности локтевого нерва в дистальном отделе, с помощью одновременного измерения потенциалов различных иннервируемых локтевым нервом мышц кисти, при этом регистрируется одновременная активация мышц-антагонистов (рис. 2.**13**).

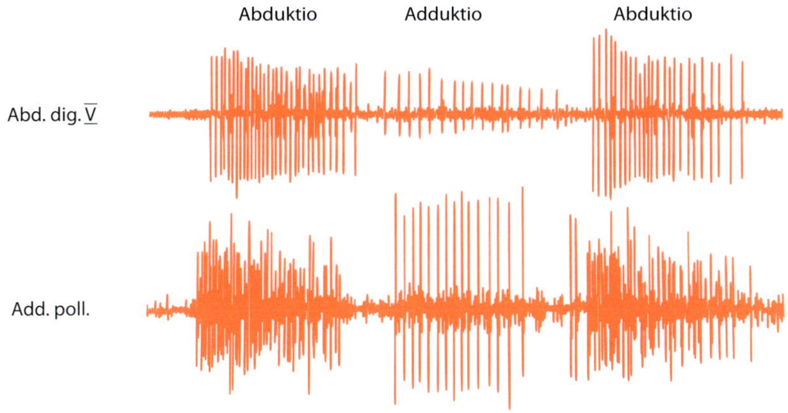

Рис. 2.**13** Патологическое прорастание волокон после нарушения целостности локтевого нерва в дистальном отделе с последующим ушиванием. Комбинированное отведение сигнала от мышцы, отводящей мизинец, и мышцы, приводящей большой палец, на фоне перемены отведения и приведения пальцев к кисти. Наблюдается симультанная активация обеих мышц, которая свидетельствует о развитии патологического прорастания нервных волокон.

2.2.3 Моторная и сенсорная нейрография

Измерение скорости проведения по двигательному нерву обычно проводят с помощью стимуляции двигательного или смешанного нерва в дистальном и проксимальном отделах, при этом скорость можно легко рассчитать исходя из разницы латентных периодов между дистальной и проксимальной стимуляцией и расстояния между двумя точками раздражения ($c = s : \Delta t$).

Для нервов, которые имеют на своем протяжении места, где они особенно уязвимы (например, локтевой нерв в одноименной борозде или малоберцовый нерв на уровне головки малоберцовой кости) рекомендуется выбрать две точки раздражения на проксимальном и дистальном участках по отношению к «критическому» отрезку (рис. 2.**14**).

Кроме скорости проведения по нерву измеряют также амплитуду, длительность и оценивают форму потенциала двигательного ответа, так как они несут важную информацию о виде поражения нерва. Так, на рисунке 2.**15** выявленное снижение амплитуды при стимуляции срединного нерва на плече указывает на блок проведения импульса в одной части двигательных нервных волокон, которое наблюдается при поражениях от экзогенного сдавления и при

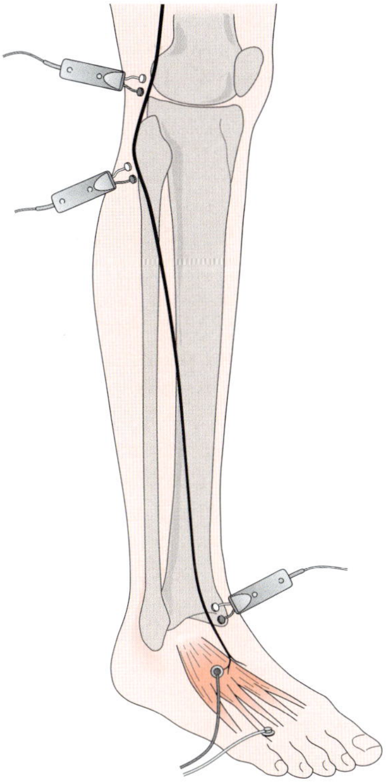

Рис. 2.**14** Моторная нейрография малоберцового нерва.

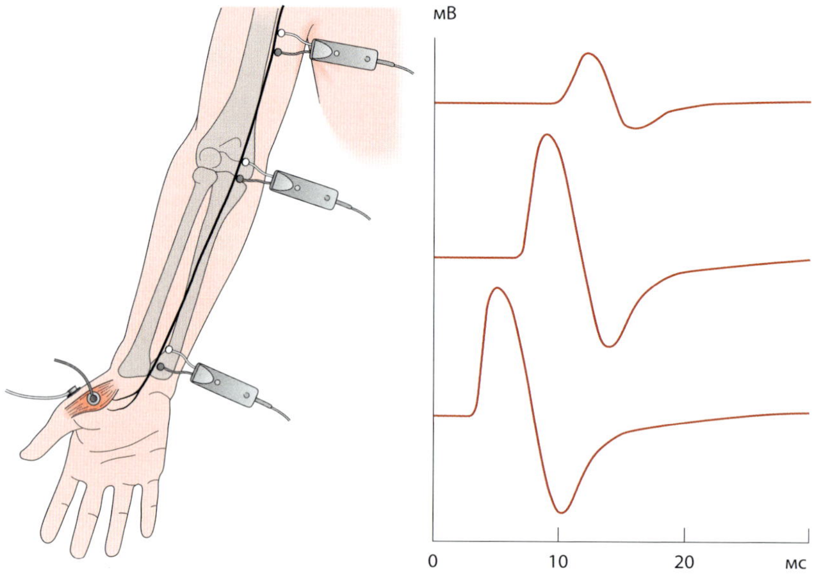

Рис. 2.**15** Моторная нейрография срединного нерва с выявлением частичного блока проведения в плечевом сегменте.

иммунных нейропатиях (частичный блок проведения).

На рисунке 2.**16** демонстрируются нейрографические признаки при остром и хроническом компрессионном поражении на примере локтевого нерва. При хроническом сдавлении проведение возбуждения в пораженном сегменте замедленно; так как замедление выражено в различных нервных волокнах по-разному, в результате выявляется расщепление и удлинение потенциала двигательного ответа (см. рис. 2.**16**, *средний столбец*). Острое сдавление локтевого нерва в локтевой борозде, например, вызванное определенным положением руки, приводит, напротив, исключительно к снижению амплитуды потенциала ответа после стимуляции рострально от зоны поражения (частичный или полный блок проведения, рис. 2.**16**, *правый столбец*). Если влияние сдавливающего фактора настолько интенсивно или продолжительно, что часть двигательных аксонов дегенерирует, то спустя 2 нед., т.е. после окончания процесса валлеровской дегенерации, регистрируется общее понижение амплитуды двигательного ответа на раздражение (в том числе после дистальной стимуляции).

На основе названных выше критериев различают хронические синдромы сдавления нервов, легкие острые компрессионные поражения с блоком проведения (неврапраксия) и тяжелые острые компрессионные синдромы с дегенерацией аксонов (аксонотмезис). Эта классификация помогает в определении тактики лечения и формировании прогноза.

Измерение скорости проведения импульса по сенсорному нерву проводят с помощью стимуляции сенсорного или смешанного нерва путем отведения потенциала действия сенсорного нерва (ПДСН) дистальнее или проксимальнее места раздражения (в зависимости от использования анти- или ортодромного метода измерения [704]) (рис. 2.**17**). Отведение ПДСН должно проводиться с помощью поверхностных, а не игольчатых электродов по трем следующим причинам:

- Пациент избавлен от необходимости нанесения болезненных уколов иглой.
- Процесс занимает меньше времени для исследователя.
- Измерения с помощью поверхностных электродов, установленных в идентичных пунктах на обеих сторонах, позволяют проводить важное для диагностики сравнение амплитуд ПДСН.

Как показано на рисунке 2.**18**, амплитуда сенсорного ответа имеет большое диагно-

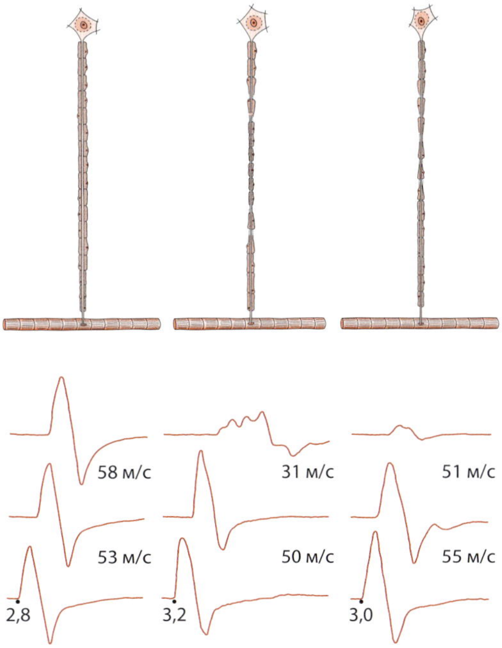

Рис. 2.**16** Нейрографические признаки хронической и острой компрессии нерва. Левый столбец: потенциал двигательного ответа после стимуляции локтевого нерва в области лучезапястного сустава, а также дистально и проксимально от локтевой борозды. Средний столбец: скорость проведения по нерву в области локтевого сустава снижена до 31 м/с, кроме того, наблюдается удлинение и расщепление потенциала ответа (темпоральная дисперсия). Оба признака указывают на хроническую компрессию нерва на уровне локтевого сустава. Правый столбец: единственным патологическим признаком является снижение амплитуды после стимуляции проксимальнее борозды локтевого нерва, в основе которого лежит частичный блок проведения на фоне острой компрессии нерва.

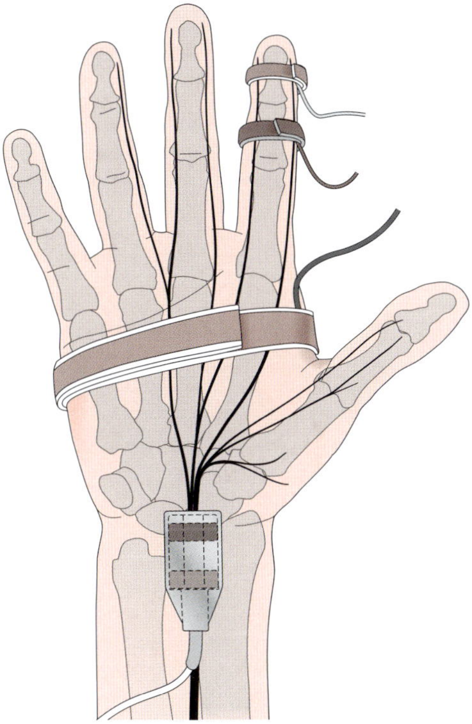

Рис. 2.**17** Сенсорная нейрография срединного нерва. Ортодромный метод исследования со стимуляцией сенсорных ветвей срединного нерва в области подушечки указательного пальца и отведение сенсорного потенциала активности от ствола нерва на уровне лучезапястного сустава.

стическое значение при оценке поражения нерва (см. рис. 2.**19**) и при проведении дифференциального диагноза между поражением периферического нерва, сплетения и корешка.

Например, при супраганглионарном корешковом поражении трофический центр периферического сенсорного неврота (клетка спинального ганглия) остается интактным, поэтому ПДСН не изменяется, несмотря на наличие гипо- или анестезии. Если поражение, наоборот, локализуется в спинальном ганглии или дистальнее его (нервы и сплетения), пораженные аксоны подвергаются дегенерации, и ПДСН в зависимости от тяжести поражения уменьшены или отсутствуют. Результаты исследования сенсорных и двигательных потенциалов позволяют дать объективную, независимую от сотрудничества с пациентом оценку нарушений моторики и чувствительности, сопровождающих поражение периферического нерва. Например, результаты, представленные на рисунке 2.**19**, выявленные у пациента после трансплантации локтевого нерва, свидетельствуют о глубоком остаточном парезе, а также выраженных нарушениях чувствительности. Это особенно важно при обследовании больных, не вступающих в вербальный контакт, а также при проведении экспертизы для получения объективной оценки степени тяжести поражения периферической нервной системы.

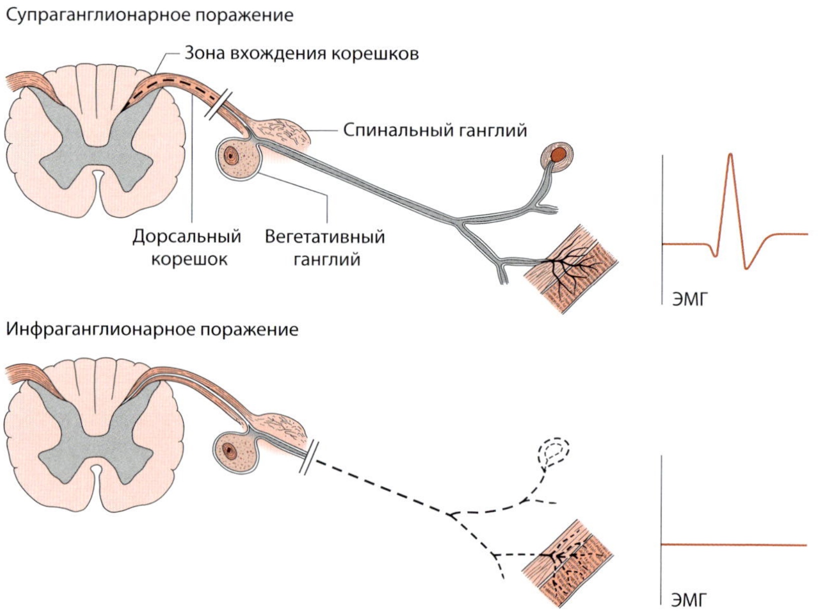

Рис. 2.**18** Различение супра- и инфраганглионарного поражения с помощью сенсорной нейрографии (подробности см. в тексте).

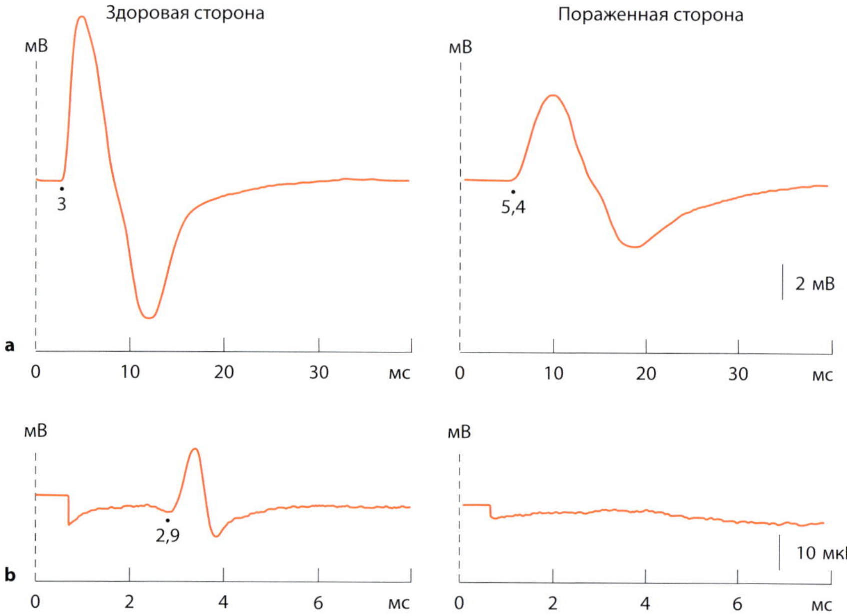

Рис. 2.**19** Объективная оценка проявлений сенсомоторного нарушения после поражения нерва. Моторный потенциал ответа (**a**) на пораженной стороне снижен по сравнению со здоровой на 50%, что свидетельствует о выраженном парезе. Сенсорный потенциал ответа (**b**) на пораженной стороне отсутствует, что обусловливает выраженную тактильную гипестезию или анестезию.

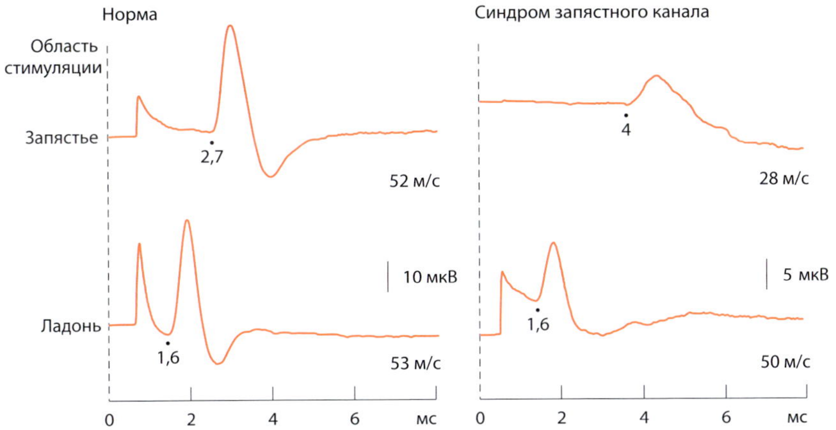

Рис. 2.**20** Фракционированное измерение скорости проведения возбуждения по нерву на примере запястного канала. Так как сенсорная нейрография (антидромный метод измерения) срединного нерва исследует раздельно участки от лучезапястного сустава до ладони и от ладони до подушечек пальцев, это позволяет более точно определить замедление скорости проведения возбуждения в области запястного канала. В указанном примере скорость проведения сенсорного возбуждения между ладонью и подушечкой пальца составляет 50 м/с (нормальный результат), тогда как на отрезке от лучезапястного сустава до ладони она снижена до 28 м/с.

Нейрографический метод (см. рис. 2.**21**) позволяет определить точную локализацию поражения при хронических компрессионных синдромах. Так, диагностическую ценность сенсорной нейрографии можно повысить, если отдельно исследовать участки от кончиков пальцев до ладони и от ладони до лучезапястного сустава и определять место замедления скорости проведения по проксимальному отрезку, проходящему в запястном канале (рис. 2.**20**).

При синдроме локтевого канала точную локализацию поражения можно определить, если передвигать стимулирующий электрод в проксимальном направлении с интервалами в 5–10 мм, и при прохождении места поражения зарегистрировать резкое увеличение проксимальной латенции частично в сочетании с повышением амплитуды (см. рис. 2.**21**, *вверху*).

2.2.4 Другие нейрофизиологические методы исследования

Обычных нейрографических методов нередко бывает недостаточно, особенно при диагностике проксимальных поражений периферической нервной системы (проксимальные участки нервов, сплетения, корешки, включая конский хвост). Ориентировочная оценка функции проксимальных участков нервов возможна при помощи регистрации собственных мышечных рефлексов, вызванных электрическими или механическими стимулами, а также при помощи отведения F-ответов. Последние появляются в связи с тем, что при дистальной стимуляции двигательного или смешанного нерва наблюдается также и импульсная волна, двигающаяся в ростральном направлении, которая после ретроградного раздражения двигательных клеток передних рогов вновь следует в дистальном направлении, проходя таким образом дважды по всему стволу нерва, включая проксимальные сегменты. Происходящие в проксимальном участке процессы обусловливают таким образом выпадение или замедление F-волны.

Более точную информацию можно получить с помощью отведения соматосенсорных вызванных потенциалов (ССВП) или двигательных вызванных потенциалов, получаемых с помощью магнитной или высоковольтной стимуляции.

На рисунке 2.**22** демонстрируются соматосенсорные ответы на стимуляцию срединного нерва, при этом наибольшее значение для диагностики заболеваний периферической

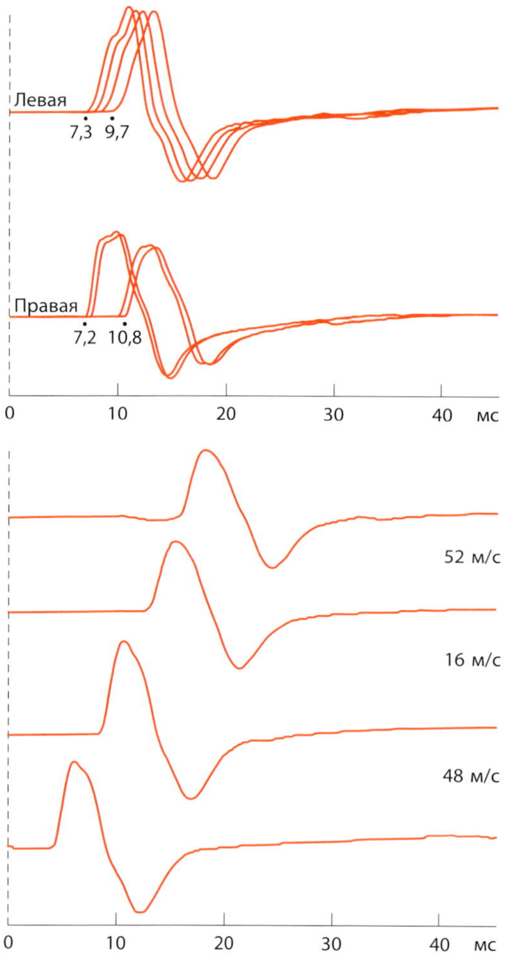

Рис. 2.**21** Электронейрография в области борозды локтевого нерва. Если продвигать раздражающий электрод в локтевом сегменте локтевого нерва с интервалами по 5 мм в проксимальном направлении, при переходе через место поражения регистрируется выраженное нарастание латентного периода (верхняя половина рисунка).

нервной системы имеют потенциалы из точки Эрба, которые берут свое начало в плечевом сплетении, и потенциалы из нижней части затылка, генерируемые в каудальном отделе спинного мозга. Результатом поражения плечевого сплетения или более дистально расположенных частей периферической нервной системы в зависимости от степени тяжести является снижение амплитуды или выпадение вызванного потенциала (ВП) (см. рис. 2.**23**, *вверху*). Если повреждены шейные корешки, вызванные потенциалы остаются неизмененными, тогда как компонент N13a снижен или отсутствует (698; 704) (см. рис. 2.**23**, *внизу*).

Моторные вызванные потенциалы регистрируют от проксимальных и дистальных мышц, при этом проводят магнитную стимуляцию головного или спинного мозга, чтобы можно было отдельно оценивать периферические и центральные двигательные пути. При этом следует учитывать, что при спинальной стимуляции проводят раздражение нервных корешков в области межпозвонковых отверстий, поэтому расположенные рострально от них части нервных корешков, такие как, например, весь конский хвост, оказываются в области так называемого центрального моторного времени проведения. Это может приводить к неправильной оценке результатов. Недостатком магнитной стимуляции является отсутствие возможности максимального раздражения корешков, поэтому с ее помощью нельзя получить достоверных доказательств блока проведения. Поэтому при возникновении подобных вопросов предпочтительнее применять высоковольтную стимуляцию, которая позволяет исследовать весь периферический путь проведения раздражения по отдельным отрезкам. Так, например, на рисунке 2.**24** показано сочетание замедления проведения в области бедра с частичным блоком проведения в области конского хвоста при одностороннем поражении мышц, сгибающих и разгибающих стопу, на фоне очаговой иммунной нейропатии (696).

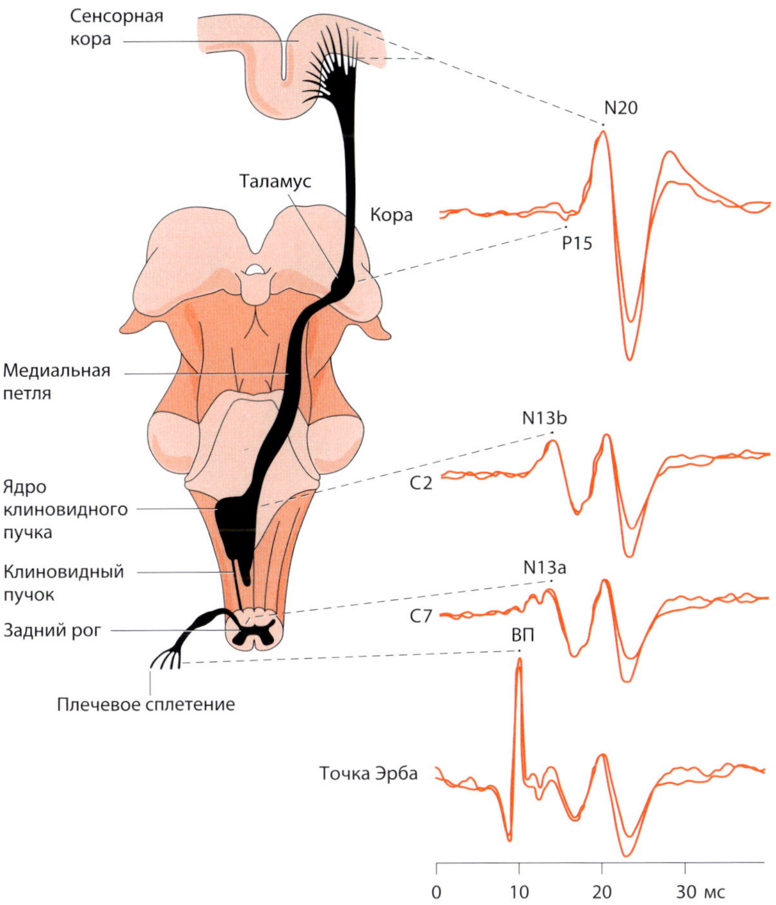

Рис. 2.**22** ССВП при стимуляции срединного нерва. После стимуляции срединного нерва на уровне лучезапястного сустава измеряют потенциал от точки Эрба, при этом речь идет о смешанном потенциале активности нерва. Над нижней затылочной областью регистрируется генерируемый в заднем роге соответствующего сегмента компонент N13a, над верхней затылочной областью – продуцируемый в области клиновидного ядра компонент N13b. Корковый ответ N20 возникает в первичной сенсорной коре (цит. по: Stöhr M. et al. Neurophysiologische Untersuchungsmethoden in der Intensivmedizin. Heidelberg: Springer; 1991).

2.3 Другие дополнительные методы обследования при поражении периферической нервной системы

2.3.1 Исследование секреции потовых желез

Чтобы избежать повторений, мы отсылаем читателя к разделу 7.3 данной книги, где изложена техника исследования секреции потовых желез и приведены 3 основных пробы на их секрецию.

2.3.2 Методы визуализации

Применение методов визуализации показано в тех случаях, когда установлен факт и локализация поражения нервов или нервных корешков, но остается неясной причина поражения. В подобной ситуации следует целенаправленно выявлять изменения нерва и окружающих его тканей в месте поражения. Однако существует большое количество механических,

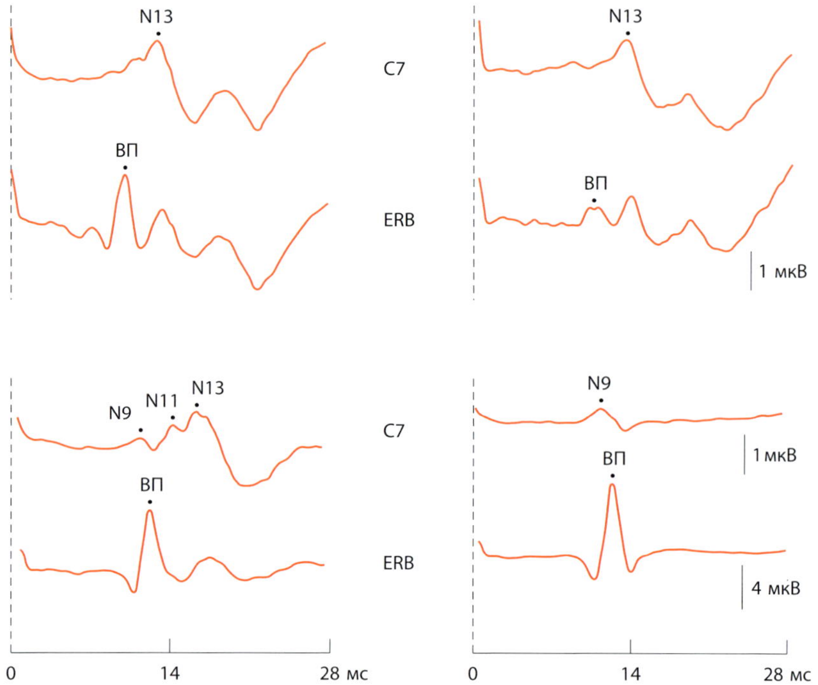

Рис. 2.**23** ССВП-диагностика при поражении плечевого сплетения и шейных корешков. Левая сторона: норма. При поражении плечевого сплетения наблюдается снижение амплитуды ВП (*верхняя половина рисунка, правая сторона*), тогда как при поражении шейных корешков происходит снижение или выпадение компонента N13a (*нижняя половина рисунка, правая сторона*).

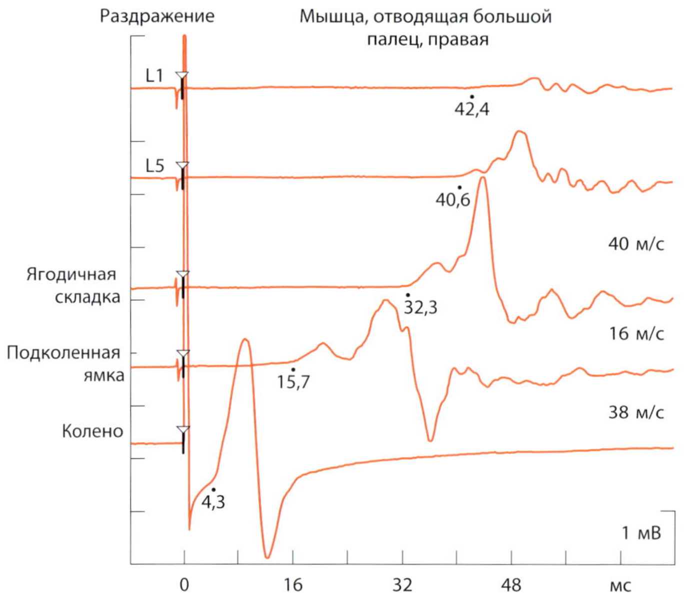

Рис. 2.**24** Высоковольтная стимуляция у пациента с очаговой иммунной нейропатией. В области бедра между ягодичной складкой и подколенной ямкой наблюдается снижение скорости проведения моторного возбуждения до 16 м/с, тогда как проксимальнее ягодичной складки – особенно в области конского хвоста на уровне L1 и L5 – регистрируется частичный блок проведения.

воспалительных, токсических и метаболических поражений нервов, при которых методы визуализации не помогают в установлении диагноза. Методы визуализации преимущественно направлены на выявление видимых изменений в непосредственной близости от нервов, таких, например, как опухоли, кровоизлияния, дегенеративные и травматические процессы в костях и позвонках. Эти многочисленные изменения представлены в главах о нервах верхних и нижних конечностей, а также поражениях сплетений и корешков, поэтому в данном разделе мы лишь упоминаем об основных методах исследования, общих принципах и показаниях к ним.

Применяя методы визуализации, следует помнить о том, что при выявлении любых изменений необходим тщательный анализ их причинно-следственной связи с клиническими проявлениями. Особенно это касается исследования позвонков, где нередко выявляются выраженные структурные изменения, которые никак не проявляются клинически (рис. 2.**25**).

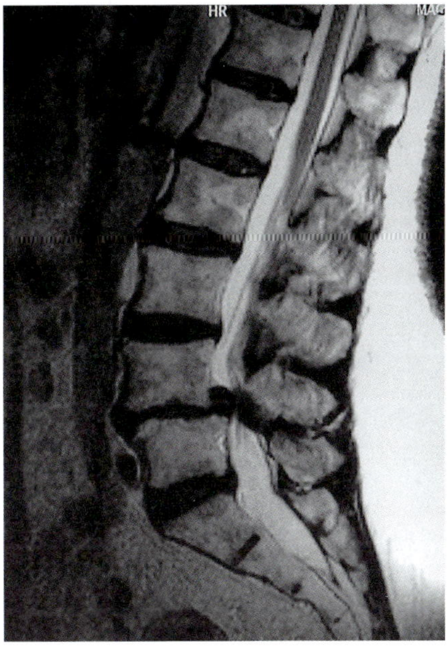

Рис. 2.**25** МРТ, стеноз спинального канала на поясничном уровне. Выраженное сужение спинального канала в сегментах L4–L5 из-за сочетания спондилолистеза и остеохондроза без раздражения корешков и корешковых симптомов. Несмотря на выраженность изменений на МРТ, клинических проявлений не наблюдается.

Сонография

Сонография (ультразвуковая диагностика), которая выполняется при помощи аппаратов с высокой разрешающей способностью, представляет собой быстрый и недорогой способ обследования отдельных участков нервов и окружающих их тканей. Так, с ее помощью можно выявлять гематомы и абсцессы, например, в ложе поясничной мышцы или в подмышечной области, приводящие к компрессии соседних с ними участков нервов. Как в конечностях, так и в области таза можно увидеть первичные и метастатические опухоли и ганглии (216; 546) (см. рис. 2.**26** и 2.**27**).

Более сложной, чем исследование окружающих тканей, является задача определения структурных изменений в самих периферических нервах. Поперечное сечение здорового нерва представляет собой круглую или овальную эхонегативную (темную) структуру (нервные волокна), тогда как окружающая соединительная ткань обладает высокой эхогенностью (13; 546). С некоторыми ограничениями можно сказать, что сонография особенно подходит при использовании ультразвукового датчика с частотой 13 МГц для исследования невром, псевдоневром, нарушений целостности нерва, уплощений, а при наличии благоприятных условий можно выявлять также и рубцовые изменения (см. рис. 2.**28**) (75).

В ряде УЗИ запястного канала было выявлено, что расширение срединного нерва в его проксимальной части может быть признаком синдрома запястного канала. Kele и соавт. (353) утверждают, что диаметр поперечного сечения >0,11 см на этом отрезке служит достоверным признаком компрессии срединного нерва в дистальном отделе. При сравнении результатов, опубликованных различными исследователями, определяется значительная вариабельность диагностических критериев и отклонения данных измерений у пациентов с синдромом запястного канала. Так, например, в результатах, представленных Nakamichi и Tachibana (497), средний диаметр поперечного сечения в группе обследуемых пациентов составил 0,144 см со стандартным отклонением 0,043 см. В контрольной группе средний

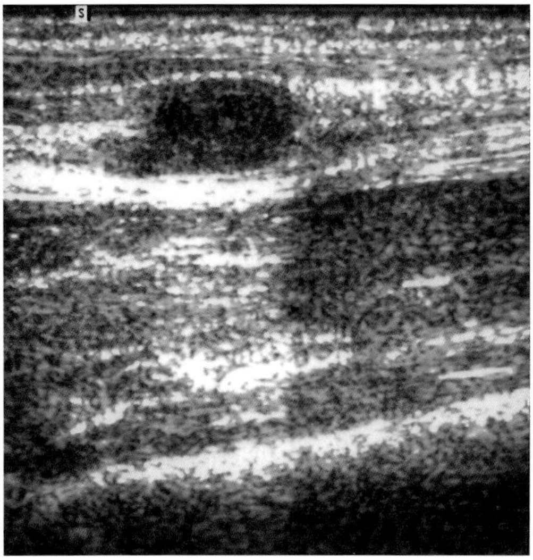

Рис. 2.**26** Неврома локтевого нерва при УЗИ. Ультразвуковое изображение эхонегативного четко ограниченного объемного образования (7,4×6,8 мм).

диаметр составил 0,096±0,024 см, а это означает, что большая часть этих результатов находилась выше установленной Kele и соавт. границы 0,11 см. Так что в настоящее время УЗИ не может служить надежной альтернативой давно существующей и достоверной электрофизиологической диагностике синдрома запястного канала, тем более что ультразвуковая диагностика не предоставляет никаких сведений о выраженности нарушений двигательной и чувствительной функций.

Значение ультразвуковой диагностики (сонографии) возрастает при ее применении с целью выяснения причины развития синдрома запястного канала. Так, Kele и соавт. (353) описывают у 35% обследуемых пациентов выявленные морфологические изменения, которые оказывали влияние на выбор лечения: синовит, участок мышцы внутри запястного канала, а также аномалии сосу-

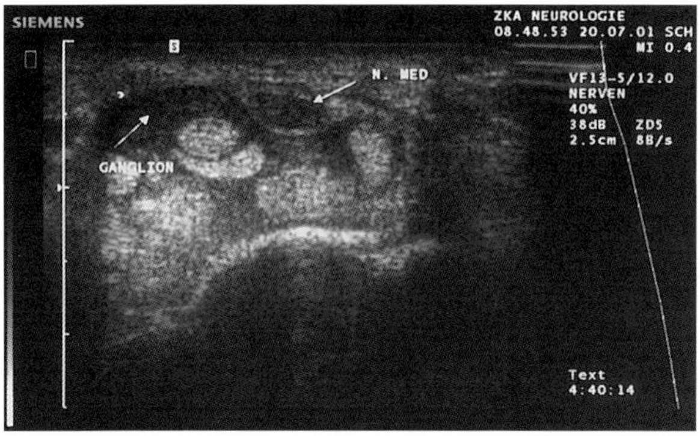

Рис. 2.**27** Компрессия срединного нерва, вызванная ганглием (рис. 2.**26** и 2.**27**: снимки предоставлены Dr. K.Scheglemann, Klinikum Augsburg).

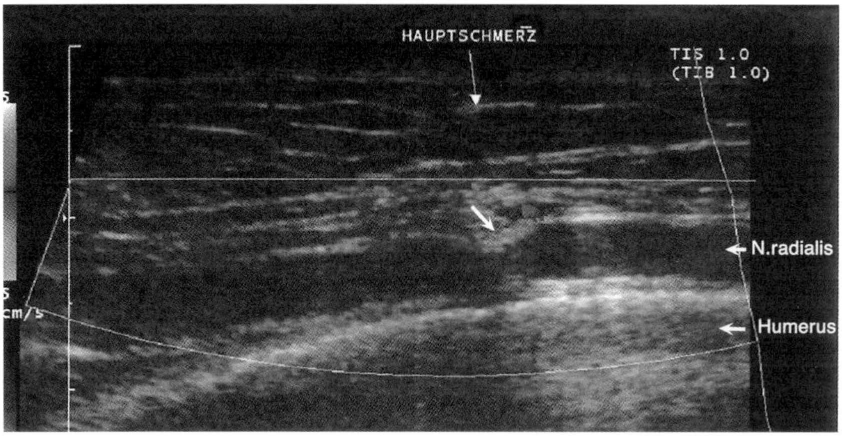

Рис. 2.**28** Рубцовое сужение лучевого нерва при УЗИ. Ультразвуковое изображение выявленного при операции рубцового сужения лучевого нерва в средней части плеча (снимок предоставлен Dr. T.Becker, Klinikum Augsburg).

дов. Однако наличие подобных изменений у трети пациентов может указывать лишь на особенности выборки больных, так как в крупных исследованиях, проводимых коллективами нейрохирургов и кистевых хирургов, доля морфологических изменений составляет около 5% (732).

Компьютерная томография

Предметом исследования КТ служат поражения нервов, связанные с изменениями костей, при этом в зоне конечностей, а также плечевого и тазового пояса основную роль играют травматические и посттравматические изменения. В позвоночнике с помощью КТ выявляют компрессию нервных корешков, связанную с пролабированием грыжи межпозвонкового диска, изменениями костей или метастазами в позвоночник (см. рис. 5.**26** и 5.**31**).

При недостаточном результате нативной диагностики бо́льшего эффекта можно добиться при помощи предварительного введения контрастного вещества в ликворное пространство (КТ-миелография). Это касается также радиологического обследования травматических повреждений плечевого сплетения: согласно исследованиям Carvalho и соавт. (105), достоверность этого метода при определении разрывов шейных корешков составляет 85%, тогда как при МРТ правильный диагноз был выставлен лишь в 52% случаев (по отношению к изменениям, выявленным при оперативном вмешательстве). Хотя, конечно, при исследовании более тонких срезов (1–3 мм) можно увидеть также и частичные разрывы.

Кроме того, КТ является очень надежным методом при исследовании процессов в малом тазу, таких как кровоизлияния (например, гематомы поясничной и подвздошной мышц, см. рис. 6.**5.16**), абсцессов, первичных и метастатических опухолей, изменений крупных сосудов.

Современная техника позволяет создать трехмерное изображение, дающее объемную и подробную картину костных структур (см. рис. 5.**30**).

Магнитно-резонансная томография

Применение МРТ при поражениях периферической нервной системы проблематично в связи с тем, что в большинстве случаев речь идет о небольших образованиях, которые располагаются по извилистой траектории, особенно в области сплетений, и часто находятся в непосредственной близости от сосудов, создающих на МРТ артефакты из-за кровотока.

На МРТ периферические нервы выглядят гиперинтенсивными по сравнению с костями, сухожилиями и спинномозговой жидкостью и, наоборот, гипоинтенсивными по отношению к жировой ткани, которая окружает нервы на большом протяжении. Несмотря на это, выделить нервную ткань из окружающих ее структур на МРТ бывает достаточно трудно. Поэтому в последнее время для диагностики поражений периферических нервов применяют специальные режимы и методики (например, Т2-взвешенное изображение, подавляющее сигнал от жировой ткани быстрое спин-эхо), а также позволяющую усовершенствовать визуализацию структур нервной системы МР-нейрографию (208).

Несмотря на упомянутые выше ограничения, в последние годы проводились многочисленные МРТ-исследования, в том числе при компрессии, ранениях, опухолях нервов, а также объемных процессах в непосредственной близости от структур периферической нервной системы (257). При этом наблюдалось – в качестве неспецифического феномена – локальное накопление контрастного вещества (после применения гадолиния) при местных воспалительных и механических поражениях (139; 195).

На рисунке 2.**29** отражено подобное контрастное усиление пояснично-крестцовых корешков у пациента с ВИЧ-ассоциированной полирадикулопатией. Несколько меньшее диагностическое значение имеют гипертрофические изменения, выявляемые с помощью МРТ при наследственной сенсомоторной нейропатии I и III типов и при лепре (см. рис. 2.**30**).

В области плечевого и тазового сплетения при помощи МРТ можно выявить первич-

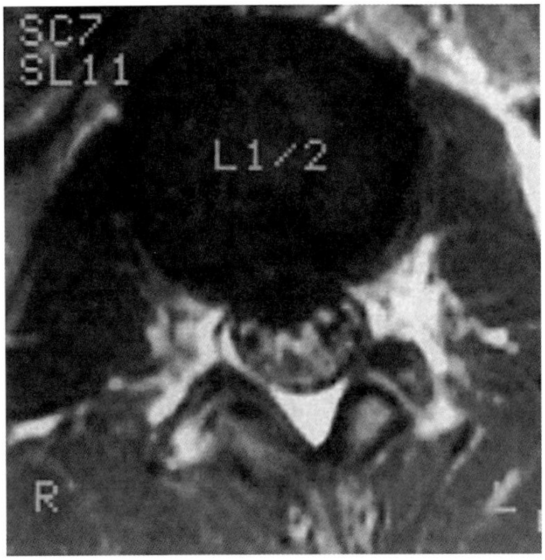

Рис. 2.**29** МРТ при ВИЧ-ассоциированном полирадикулите конского хвоста.
Поперечный срез через конский хвост – множественные, накапливающие контрастное вещество корешки. Т1-взвешенное изображение после введения контрастного вещества (рис. 2.**29**–2.**33**: снимки предоставлены Prof. Dr. Kretzschmar, Dr. Rösler, Klinikum Augsburg).

ные и метастатические опухоли; в трудных случаях при дифференциальной диагностике между инфильтрацией сплетения опухолью и отсроченным лучевым поражением МРТ обычно не позволяет четко различить опухолевую и фиброзную рубцовую ткань. Достоверная диагностика синдрома верхней апертуры грудной клетки и травматических повреждений сплетения (с отрывом корешков или без него) также не всегда возможна (70).

Jarvik и соавт. (334) исследовали диагностическую ценность МРТ при синдроме запястного канала и выявили у 91% обследуемых неспецифические изменения – гиперинтенсивность срединного нерва в запястном канале. Рутинное применение МРТ при этом часто встречающемся заболевании, разумеется, не показано из-за высокой стоимости и низкой специфичности результатов, особенно если нейрофизиологические методы позволяют точно установить диагноз. Однако в отдельных случаях, например, для выявления редких причин синдрома запястного канала, таких как объемные образования, воспаление и варианты анатомического

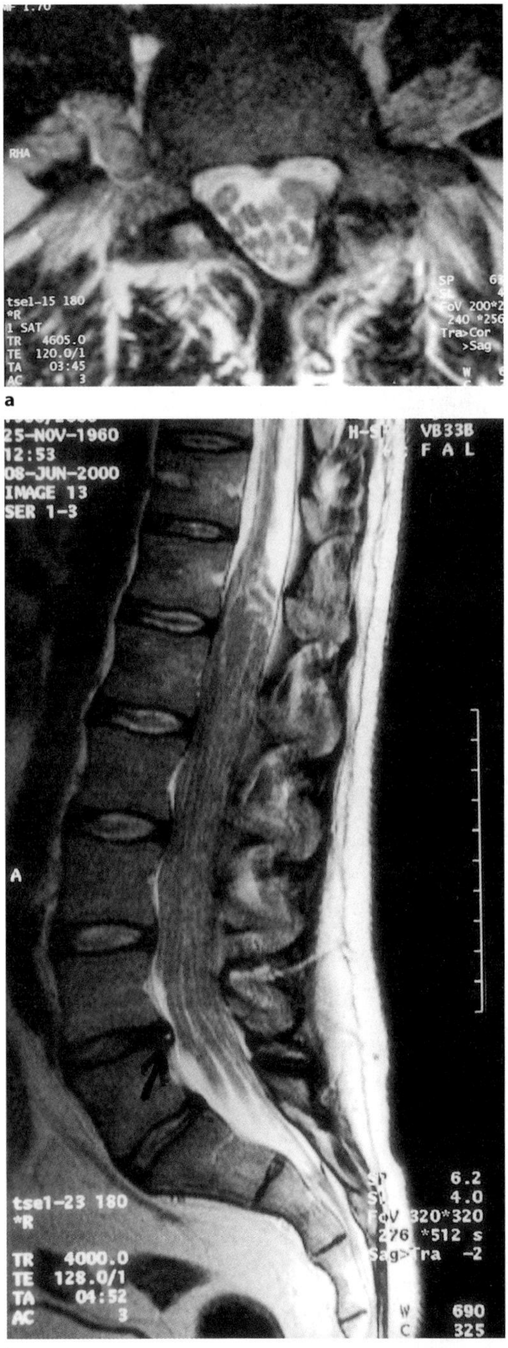

Рис. 2.**30** Гипертрофированные пояснично-крестцовые нервные корешки при наследственной сенсомоторной нейропатии III типа (гипертрофической нейропатии Дежерина–Сотта).
a Поперечный срез.
b Продольный срез.

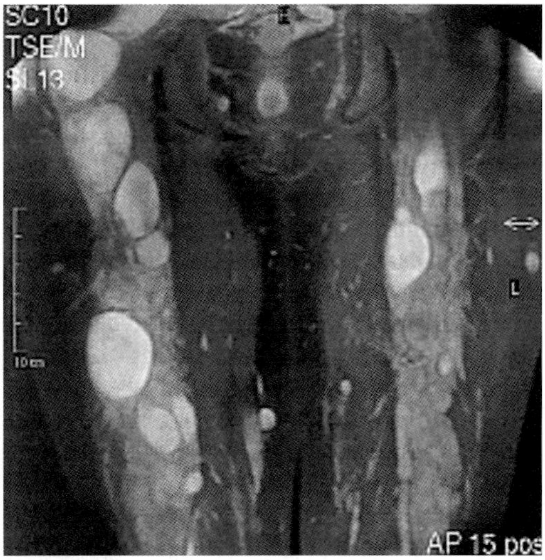

Рис. 2.**31** МРТ. Множественные нейрофибромы в области таза и бедра при нейрофиброматозе.

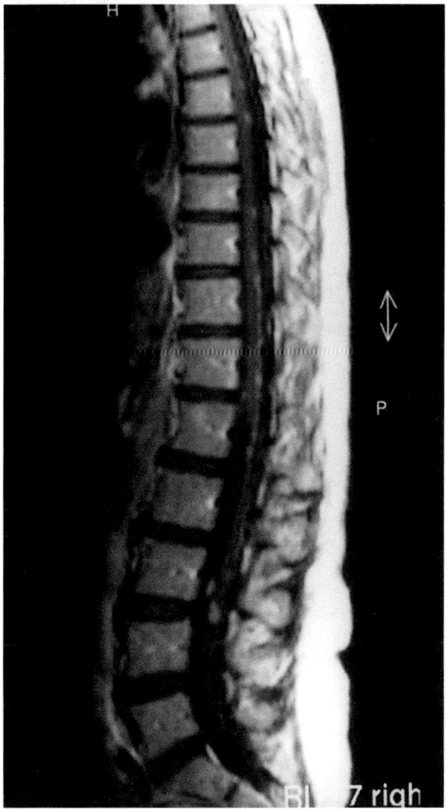

Рис. 2.**32** Спинальный карциноматозный менингит. Обсеменение опухолью всего спинального канала при метастазирующей карциноме молочной железы.

строения, если это не удается сделать с помощью УЗИ, применение МРТ в качестве дополнительного метода целесообразно. Это также относится и к другим туннельным синдромам – синдрому ложа Гийона, канала локтевого нерва, тарзального канала и метатарзалгии Мортона, если рентгенолог определяет наличие показаний к проведению МРТ.

Так как МРТ позволяет исследовать структуры на различном уровне и на большом протяжении, она показана при распространенных процессах, например множественных нейрофибромах (рис. 2.**31**), обсеменении опухолью (рис. 2.**32**) или воспалительных процессах в спинальном канале (рис. 2.**33**). При редко встречающейся радиационной амиотрофии (711), отсроченном лучевом поражении пояснично-крестцовых корешков Hsia и соавт. (312) было описано накопление контрастного вещества мягкой мозговой оболочкой, однако достоверная дифференциальная диагностика с рецидивом лимфомы (см. рис. 2.**34**) все же оказалась возможной только при наблюдении за течением процесса.

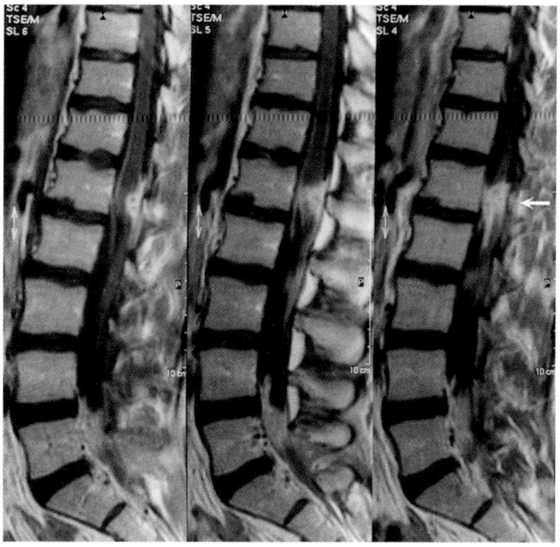

Рис. 2.**33** МРТ. Спинальный абсцесс. Спинальное абсцедирование на уровне L1 с рубцовой реакцией окружающих тканей и воспалительными изменениями арахноидальной оболочки в расположенной каудальнее области дурального мешка.

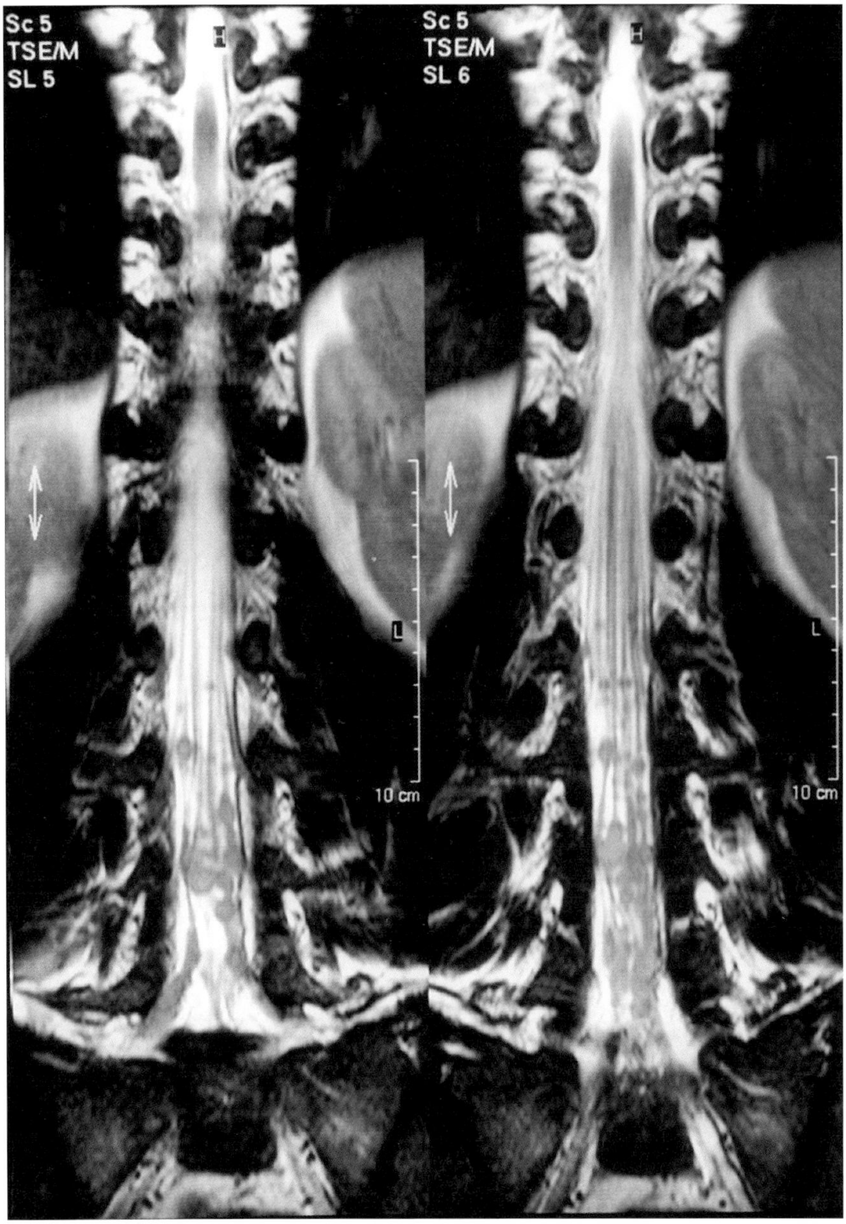

Рис. 2.**34** МРТ. Инфильтрация конского хвоста при лимфоме.

3 Патогенетические механизмы и этиология поражений периферических нервов

3.1 Общие принципы

Повреждение периферического нерва в определенном месте может быть обусловлено различными причинами (табл. 3.**1**). В большинстве случаев оно происходит вследствие механических факторов, влияющих либо снаружи, либо со стороны окружающих нерв структур. Несмотря на то что периферические нервы реагируют на различные повреждающие факторы похожим образом, мононейропатии различной этиологии во многом различаются по патофизиологическим механизмам, симптомам, течению и видам эффективного лечения, поэтому понимание этих процессов имеет большое клиническое значение. Хотя патогенез многих изолированных поражений периферических нервов достаточно изучен, остается небольшая их часть, которая, несмотря на все проводимые исследования, в настоящее время обозначается термином «*идиопатическое* поражение».

Таблица 3.**1** Патогенез мононейропатии

Механическое воздействие
Ишемия
Токсическое воздействие
Воспаление/инфекция
Иммунологически обусловленное повреждение нерва
Переохлаждение
Электротравма/электромагнитное излучение
Лучевая терапия

3.2 Механическое воздействие

3.2.1 Сдавление извне

Периферические нервы могут подвергаться острому или хроническому сдавлению. Выраженность поражения определяется как силой давления, так и его продолжительностью. К важным клиническим примерам такого поражения относятся длительное сдавление, причиной которого являются бессознательное состояние или отравление, ношение слишком тугой повязки или повреждение, вызванное давлением хирургического инструмента.

При сдавлении повреждение нервных волокон происходит вследствие как непосредственного механического воздействия, так и недостаточного кровоснабжения (96). Чем более остро и резко происходит сдавление нерва, тем более выраженным будет механическое повреждение, крайним примером которого может служить разрыв (разрез) нервного волокна. Хроническое тупое сдавление влияет на нервное волокно в первую очередь опосредованно, вызывая прежде всего нарушение кровоснабжения. Sunderland в 1990 г. (725) смоделировал течение подобного патогенетического процесса (см. рис. 3.**1**).

Некоторые нервы предрасположены к повреждению от сдавления вследствие их анатомического положения, так как они располагаются поверхностно на жесткой основе, как, например, локтевой нерв в области локтевой борозды. Нервы с крупными пучками и скудной эпиневральной оболочкой более восприимчивы к повреждению, чем нервы с мелкими пучками, окруженные большим слоем эпиневральной ткани (см. рис. 3.**2**).

Волокна, расположенные на поверхности нервного пучка, подвергаются большему по-

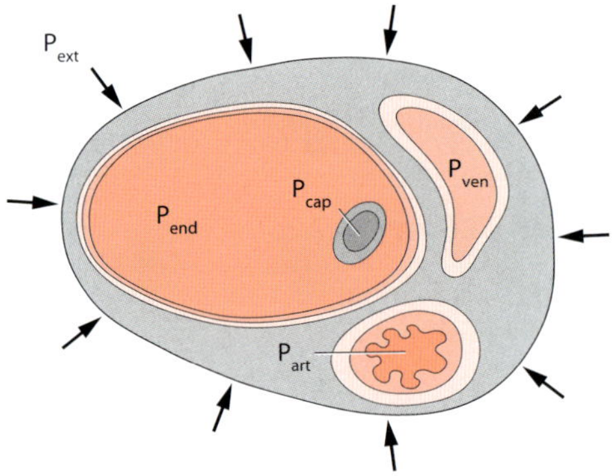

Рис. 3.**1** Патогенетическая модель компрессионного воздействия на периферический нерв (по Sunderland). Нерв упрощенно представлен в виде единственного пучка. P_{end} – эндоневральное давление, P_{cap} – давление в эндоневральном капилляре, P_{ven} – давление в дренирующей вене, P_{art} – давление в приводящей эпиневральной артерии, P_{ext} – внешнее давление, которое воздействует на все мышечное ложе. Если кровоснабжение нервных волокон обеспечивается адекватным кровотоком, градиент давления в системе должен быть следующим: $P_{art} > P_{cap} > P_{end} > P_{ven} > P_{ext}$. Увеличение внешнего давления P_{ext} выше венозного давления P_{ven} ведет к венозному застою, который, в свою очередь, может вызывать в области сдавления сначала функциональные, а затем структурные изменения нервных волокон вплоть до аксональной дегенерации.

вреждающему влиянию, чем находящиеся ближе к центру пучка. Миелинизированные волокна более чувствительны к повреждению от сдавления, чем безмякотные. У нервных корешков отсутствует периневрий, и они обладают очень скудной эпиневральной оболочкой. Это обусловливает их особую уязвимость к воздействию механических факторов.

Периферические нервы обладают довольно высокой сопротивляемостью к воздействию диффузного сдавления, например, при нырянии на глубину. И наоборот, они очень уязвимы к влиянию локального давления, приводящего к возникновению градиента давления, и срезывающего усилия, которые, в свою очередь, вызывают механическую деформацию нервных волокон и интраневральных сосудов преимущественно в краевой зоне воздействия компрессии. В экспериментах на животных воздействие давления уже 20–30 мм рт.ст. приводило

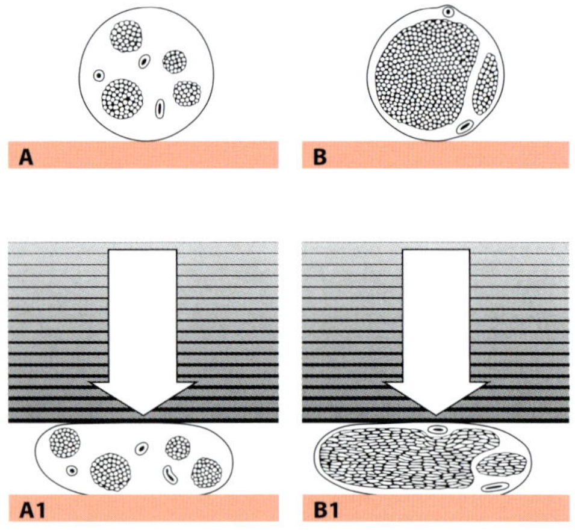

Рис. 3.**2** Поперечный срез двух нервов различной структуры.

A Нерв с тонкими пучками и обильной эпиневральной оболочкой.

B Нерв с крупными пучками и скудной эпиневральной тканью.

При сдавлении в случае A изменяется только положение пучков внутри деформированного поперечника, в случае B, напротив, изменяется также форма самих пучков с воздействием на нервные волокна и сосуды.

к замедлению кровотока в венулах, а также к значительному повреждению антероградного и ретроградного аксонального транспорта (598). Даже при воздействии небольшого давления вследствие повреждения эндотелия сосудов развивается отек, и давление тканей в эндоневральном пространстве возрастает. Так как эндоневрий дренируется лимфатическими сосудами, это приводит к хроническому нарушению кровообращения в эндоневральном пространстве (*«миниатюрный компартмент-синдром»* [426]). Под воздействием значительного давления и при возникновении срезывающего усилия по краям действия силы компрессии возникают характерные выраженные деформации миелиновой оболочки. Миелин в области перехватов Ранвье с одной стороны растягивается, с другой стороны вдавливается внутрь. Это приводит к паранодальной демиелинизации. Возможно, изменениям миелиновой оболочки предшествуют некрозы шванновских клеток. Интенсивная и длительная компрессия вызывает тяжелое повреждение аксона с развитием валлеровской дегенерации. Так как в целом основные структуры нервных волокон при этом остаются сохранными, прогноз в подобных случаях благоприятный.

3.2.2 Туннельные синдромы

В местах, где периферические нервы проходят через анатомически узкие пространства, ограниченные твердыми структурами, может развиваться компрессия нервов, которая по своему биохимическому механизму соответствует хроническому сдавлению. В подобных случаях присоединяются и другие патогенетические факторы: гормональные, метаболические или травматические, которые, в свою очередь, могут вызывать отек соединительнотканных структур, сужают и без того ограниченное пространство и таким образом компримируют нерв. Подобным образом воздействуют и скопления патологических веществ, таких как мукополисахариды или амилоид. Кроме того, движения соседних суставов или других структур (например, сухожилий сгибателей в запястном канале) приводят к дополнительному механическому повреждению.

Макроскопически нерв в месте сдавления истончен. В проксимальном и дистальном (менее выражено) отделах наблюдается набухание (так называемая псевдоневрома), которое обусловлено застоем аксонального транспорта и воспалительной реакцией, сопровождаемой повышением проницаемости сосудистой стенки и отеком.

Микроскопически на ранних стадиях выявляется характерная деформация многочисленных сегментов миелиновой оболочки (523). Миелин на стороне, обращенной к воздействию компрессии, истончен, на противоположной стороне утолщен. При продолжительном сдавлении начинается паранодальная демиелинизация, а по мере миграции фибробластов – фиброзирование, сначала тканей эпиневрия, а затем эндоневрия, утолщение периневрия и, в конце концов, распад аксонов с развитием валлеровской дегенерации.

Механическое повреждение нервных волокон при хроническом сдавлении происходит, прежде всего, по краям компримированных сегментов нервов, преимущественно на проксимальной границе компрессии, как было показано в «турникетном» эксперименте Ochoa и соавт. (521). Конечным результатом хронического сдавления высокой степени интенсивности является значительное уменьшение калибра нервных волокон, обусловленное как большей уязвимостью аксонов большого калибра, так и феноменом регенерации после аксонотмезиса. По данным клинических наблюдений, отдельные нервы отличаются восприимчивостью к воздействию жгута. На 20 добровольцах было показано, что время, которое они выдержали без применения седативных средств после наложения жгута на предплечье, было в среднем на 13 мин (45%) больше, чем при воздействии на плечо (322). В первую очередь появлялись парестезии в зоне иннервации локтевого нерва, однако полная анестезия развивалась преимущественно по ходу срединного нерва.

У пациентов с синдромом запястного канала (а также и другими туннельными синдромами) давление тканей внутри канала даже при нейтральном положении сустава было значительно повышено (около 30 мм рт.ст.), тогда как в контрольной группе у здоровых оно составляло 2,5 мм рт.ст. (236, 237). При сгибании и разгибании в лучезапястном суставе давление возрастает до 100 мм рт.ст. Экспериментальные исследования на добровольцах показали, что при подъеме давления до показателя ниже среднего артериального давления на 45 мм рт. ст. как сенсорные, так и моторные импульсы продолжают проходить по нерву лишь в течение 30 мин (237). При этом давлении происходит закупорка интраневральных кровеносных сосудов (см. также с. 376–377).

Клинические наблюдения свидетельствуют о предрасположенности пациентов с полинейропатиями к воздействию сдавления. Dahlin и соавт. (147) показали, что у пациентов с сахарным диабетом при компрессии наблюдается более существенное нарушение аксонального транспорта. Кроме того, у данных пациентов интраневральное давление генерализованно повышено уже на субклинических стадиях полинейропатии (430). Подобная предрасположенность наблюдается также при наследственной нейропатии со склонностью к сдавлениям (см. с. 139).

3.2.3 Множественные туннельные синдромы (двойной краш-синдром)

В некоторых случаях можно наблюдать несколько туннельных синдромов одновременно. Существуют различные варианты объяснения этого феномена (430). Боль, связанная с одним туннельным синдромом, приводит к ограничению движения конечности, а это, в свою очередь, вызывает снижение активности мышечного «насоса» и, следовательно, некоторую задержку жидкости. Кроме того, возможно, при этом имеет место субклиническая форма полинейропатического синдрома, при которой усиливается внутрифасциальное давление во всех нервах, проходящих в туннеле, и следовательно – наблюдается бóльшая восприимчивость к сдавлению извне*.

Upton и McComas в 1973 г. (768) выдвинули гипотезу о том, что при компрессионных синдромах увеличивается восприимчивость пораженного нерва к дальнейшей компрессии в его дистальных участках. Они основывали свою гипотезу на том, что при синдроме запястного канала или компрессии локтевого нерва у 70% пациентов одновременно наблюдались нейрофизиологические признаки поражения шейных корешков. Между тем в дальнейшем на эту концепцию ссылались авторы многих публикаций. Ей даже руководствовались для объяснения неудовлетворительных результатов хирургической декомпрессии нервов. Однако после тщательного анализа, проведенного Wibourn и Gilliat (824), гипотеза «двойного краш-синдрома» не выдержала критики. В более поздних нейрофизиологических исследованиях не было установлено причинно-следственной связи между поражением шейных корешков и синдромом запястного канала (397). Экспериментально удалось показать лишь дополнительный эффект множественных поражений одного нерва на различном уровне. У пациентов с поражением периферического двигательного нейрона вследствие бокового амиотрофического склероза электронейрографическое исследование не выявило повышенной восприимчивости локтевого нерва в области борозды (116).

3.2.4 Тракция периферического нерва

Периферические нервы конечностей при движениях ежедневно подвергаются воздействию силы натяжения. Они хорошо подготовлены к этому в силу своего анатомического строения (430). Между различными слоями тканей периферических нервов, а также в окружающих тканях имеется много возможностей для скольжения. Интраневральные сети анастомозов кровоснабжаются с помощью многочисленных извитых и подвижных сосудов.

Возможность компенсации тракционной нагрузки зависит от ее силы, продолжительности и резкости. Постепенное растяжение компенсируется легче, чем внезапный рывок. Значительное растяжение нерва может происходить без нарушения его функции, если воздействует небольшая сила натяжения или сила действует в течение длительного времени. Толерантность к тракции снижается, если нерв фиксирован к окружающим тканям вследствие предшествующего повреждения и его способность к скольжению нарушена.

Важным примером тракционного поражения периферического нерва служит «бросковое» движение плеча при несчастных случаях у мотоциклистов или растяжение плечевого сплетения при родовспоможении. Наиболее слабым местом является область вхождения нервных корешков в спинной мозг. Это объясняет частые разрывы корешков при травмах плеча. Тракционные повреждения могут быть также вызваны неудачным положением плеча во время наркоза. Оперативная репозиция отломков кости, а также применение эндопротезов могут приводить к перерастяжению нервов. Восприимчивость нервов к тракционному воздействию лежит в основе неудовлетворительных результатов ушива-

---

* При наличии у пациента признаков дистальной симметричной диабетической полинейропатии целесообразно проведение патогенетической терапии антиоксидантами: тиоктовой кислотой (Берлитионом) в дозе 600 мг, растворенной в 200 мл физраствора, внутривенно капельно (флакон с готовым раствором закрывать от света темной бумагой или фольгой; курс лечения – 15 флаконов) с последующим приемом в течение 1–3 мес. таблетированной формы Берлитиона внутрь в дозе 600 мг утром натощак за 30 мин до еды. – *Прим. ред.*

ния нервов, проведенного с их избыточным натяжением, или повреждения нервов при операциях по удлинению конечностей (513).

Если нерв оказывается натянутым, прежде всего выпрямляется ствол нерва и содержащиеся в нем пучки, которые обычно находятся в слегка извитом состоянии. Последующее растяжение приводит к нарастающему сужению интраневральных микрососудов. Уже при растяжении на 8% кровоток уменьшается примерно на 50% вследствие обструкции венул (429). При дальнейшем растяжении происходит также обструкция артериол и капилляров. Новые исследования показали, что прежде чем происходит нарушение микроциркуляции, значительно уменьшается скорость проведения возбуждения по нерву (807). Причиной снижения скорости служит, возможно, механическая деформация нервных волокон.

Значительное натяжение приводит к множественным мелким кровоизлияниям в эндоневрии и эпиневрии. В конечном итоге происходят разрывы эпиневрия и периневрия, одновременно на различных уровнях.

В зависимости от силы и интенсивности тракционного воздействия возможно повреждение нерва любой степени тяжести вплоть до разрыва. Прогноз при тяжелом тракционном повреждении даже при сохраненной целостности нерва менее благоприятный, чем при остром ранении, при котором оперативное лечение более эффективно.

3.2.5 Огнестрельные ранения

Пуля вызывает разрыв мягких тканей на протяжении всего пулевого канала. Вокруг него одновременно развивается повреждение тканей, связанное с воздействием взрывной волны; его выраженность зависит от массы и скорости полета пули. Одним из вариантов огнестрельного повреждения нерва является его полный разрыв. Однако в большинстве случаев возникает опосредованное повреждение от давления и растяжения вследствие воздействия взрывной волны с возможностью спонтанной ремиссии. При огнестрельных повреждениях нервов во время Второй мировой войны и войны во Вьетнаме в 2/3 случаев наблюдались спонтанные ремиссии (742). При повреждении нерва вследствие воздействия снаряда, летящего с низкой скоростью (дроби), возможность разрыва нерва, тем не менее, сравнительно велика, так как он возможен даже при воздействии небольшой взрывной волны.

3.2.6 Вибрационное повреждение

Примерно у половины лиц, работа которых в течение нескольких лет бывает связана с вибрирующими механизмами, например пневматическим молотом, развивается заболевание кистей рук (716). У части из них наблюдается поражение сосудов, подобное синдрому Рейно. Еще чаще пациенты жалуются на онемение или болезненные парестезии, неловкость или повышенную утомляемость в кистях. Для пациентов, в том числе при отсутствии синдрома Рейно, характерна повышенная чувствительность к холоду. Часто наблюдаются также признаки синдрома запястного канала.

Новые исследования позволяют сделать вывод, что в основе поражения сосудов и нервов лежат различные патогенетические механизмы и что поражение нервов представляет собой мультифокальную демиелинизацию. В экспериментах на животных регистрируется раннее прекращение аксонального транспорта (842). Структурные изменения первоначально проявляются в расщеплении миелиновой оболочки (444), наиболее четко выраженном в дистальных ветвях нерва. В экспериментах выявлено также повреждение мышечных клеток. У большинства пациентов с симптомами поражения запястного канала наблюдаются нейрофизиологические изменения дистальных ветвей нерва, поэтому нередко результаты операции по расширению запястного канала не дают желаемого эффекта.

3.2.7 Другие виды сдавления

Описаны редкие случаи сдавления отдельных периферических нервов извитыми артериями (343), варикозными узлами (53) или при спонтанном скручивании нерва (201). Дополнительные факторы могут способствовать клиническому воздействию локальной компрессии на периферический нерв, например, такие как нарушения обмена веществ или токсические факторы. Данное явление описано также при склеродермии (469); интенсивная механическая деятельность, например у музыкантов, может способствовать развитию компрессионных синдромов (406). Однако согласно нашему опыту (М.М.) часто за туннельные синдромы ошибочно принимают фокальные дистонии, которые у музыкантов наблюдаются довольно часто.

3.3 Поражения периферических нервов в результате пункции или инъекции

Из практических соображений рекомендуется все поражения нервов, связанные с пункцией или инъекцией («инъекционные параличи»), рассматривать вместе, хотя в их основе могут лежать различные патогенетические механизмы, представленные по отдельности или в сочетании (табл. 3.**2**) (711).

3.3.1 Поражение нервов при повреждении иглой

Укол нерва инъекционной иглой или пункционной канюлей может приводить к механическому повреждению нервных волокон, находящихся в пункционном канале иглы. Эта воз-

Таблица 3.**2** Обзор различных патогенетических форм инъекционного паралича (709)

Патологический механизм	Вид вмешательства	Поражение нервов
Колотая травма	• Венепункция	Поверхностная ветвь лучевого нерва Кожные нервы в области локтя Шейно-плечевое сплетение
	• Пункция артерии	Срединный нерв (в подмышечной или локтевой области) Бедренный нерв
	• Проводниковая блокада (в рамках местной анестезии)	Плечевое сплетение (или отходящие от него плечевые нервы) Нервные корешки Поражение ветвей тройничного и лицевого нервов
Гематома или псевдоаневризма	Пункция артерии при:	
	• ангиографии плечевой артерии	Срединный нерв
	• ангиографии подмышечной артерии	Плечевое сплетение, отходящие от него плечевые нервы
	• ангиографии бедренной артерии	Бедренный нерв, бедренно-половой нерв
	• пункции или инъекции при нарушении свертывания крови	Многообразные нервы и нервные корешки (включая конский хвост) в зависимости от места инъекции
Токсическое повреждение	• Внутримышечная инъекция в ягодичную мышцу	Седалищный нерв, ягодичные нервы, задний кожный нерв бедра Подвздошно-подчревный и подвздошно-паховый нервы
	• Другие внутримышечные и паравенозные инъекции	Многообразные нервы конечностей в зависимости от места инъекции
Отсроченное ишемическое поражение (после внутриартериальной инъекции)	• Инъекции в области лица (ветви наружной сонной артерии)	Амавроз, диплопия
	• Инъекции в плечевую артерию	Срединный, локтевой, лучевой нервы (рядом с некрозами кожи и мышц)
	• Инъекции в ягодичную артерию (у новорожденных – в пупочную артерию)	Тазовое сплетение Седалищный нерв

можность особенно велика, если нерв состоит преимущественно из отдельных крупных волокон и покрыт небольшим количеством эпиневральной соединительной ткани, тогда как отрезки нервов с тонкими волокнами и богато представленной соединительнотканной оболочкой более надежно защищены от данного вида повреждения. Значение подобных механических факторов в возникновении *инъекционного («шприцевого») паралича* в отдельных случаях бывает очевидным, если укол нерва в рамках пункции вены или артерии (без последующего введения лекарственного препарата) представляет собой единственную причину повреждения (310) (см. с. 505). Если же осуществляется инъекция, интраневральная аппликация сама по себе представляет угрозу для нерва, особенно при быстром введении большого объема жидкости. Это особенно касается интрафасцикулярной инъекции, тогда как при межфасцикулярном введении лекарственное средство быстрее распространяется в дистальном и проксимальном направлении. Если нерв находится в окружении твердых тканей – соседствует с фасцией или располагается в костном канале – это способствует дальнейшему наращиванию интраневрального давления и нарушению кровоснабжения нерва, особенно если к анестезирующему средству добавлен адреналин. Наиболее подвержены травмам и ишемии более мелкие нервы, а также нервы, фиксированные к окружающим тканям, которые не могут отклониться при приближении к ним иглы (709; 711). Чаще всего наблюдаются поражения нервов в области локтя, наиболее часто – срединного нерва (309). При повреждении интраневрального сосуда может образоваться гематома, которая способствует повышению давления внутри оболочки нерва и, вследствие этого – повреждению нерва.

Как правило, простреливающую боль пациенты отмечают уже во время инъекции в чувствительную зону иннервации пораженного нерва. Боль носит интенсивный жгучий характер. При инъекции в двигательный пучок могут развиваться фасцикуляции и миоклонии. После этих начальных признаков раздражения, как правило, развиваются нарушения чувствительной и двигательной функций, а нередко также и хроническая, иногда напоминающая каузалгию, боль. Применяемые в дальнейшем медикаментозные методы лечения, в частности назначение карбамазепина, часто бывают безуспешными (310), однако возможен спонтанный регресс заболевания.

3.3.2 Компрессия нерва гематомой или псевдоаневризмой

Сдавление нерва находящейся вблизи гематомой отличается от прямой колотой травмы наличием промежутка времени между повреждением и возникновением симптомов. В большинстве случаев до появления боли, сопровождаемой парестезиями и парезом, проходит несколько часов или дней. Важнейшей причиной служит пункция артерии, прежде всего в связи с проведением артериографии, с последующей недостаточной или слишком кратковременной компрессией места инъекции (354). Развивающаяся гематома, например при кровоизлиянии в сосудисто-нервную оболочку после пункции подмышечной артерии, не пальпируется и не видна невооруженным глазом. Поэтому при любом возникающем спустя некоторый промежуток времени «инъекционном параличе» показано диагностическое обследование и при необходимости – оперативная ревизия. Изредка вместо ожидаемой гематомы в качестве причины компрессии нерва выявляется псевдоаневризма.

3.3.3 Повреждение нерва при токсическом воздействии инъекционного раствора

Среди причин инъекционного паралича наибольшее практическое значение имеет токсическое повреждение нерва после интра- или периневральной инъекции. Некоторые вводимые парентерально лекарственные препараты оказывают токсический эффект в отношении периферических нервов. К этим препаратам в первую очередь относятся обезболивающие, противовоспалительные средства, антибиотики, психотропные вещества, а также высококонцентрированные растворы. Решающими для хемотоксического повреждения нервных волокон служат такие факторы, как концентрация, значение pH и совместимость с окружающими тканями лекарственного препарата или раствора. В связи с внутримышечным введением указанных лекарственных средств наиболее часто отмечаются поражения седалищного нерва, сопровождаемые также повреждением ягодичных нервов (482).

Если поражен чувствительный или смешанный нерв, пациенты ощущают острую боль, которая иррадиирует в зоне иннервации и характеризуется как «*укол*» или «*удар током*». Кроме того, появляются признаки нарушения чувствительности и движений, непосредственно связанные по времени с инъекцией. Они могут охватывать всю зону иннервации, но иногда бывают ограничены лишь ее частью. В дальнейшем часто присоединяются каузалгии.

3.3.4 Повреждение нерва при проводниковой анестезии

Проводниковая анестезия нередко применяется в отношении периферических нервов. Особенно это касается локтевого нерва в области борозды и малоберцового нерва на уровне головки малоберцовой кости. Именно в этих областях вследствие анестезии нередко возникают поздние осложнения (дизестезии, сенсорные и моторные нарушения), которые развиваются лишь спустя латентный период, длящийся несколько дней. Поэтому в тех случаях, когда необходима проводниковая анестезия (например, в качестве дополнения к недостаточно эффективной анестезии сплетения), рекомендуется выбрать локализацию, отличную от упомянутых точек.

3.3.5 Отсроченное ишемическое поражение периферических нервов после внутриартериальной инъекции

Ошибки при внутриартериальных инъекциях с использованием кристаллоидных или вазотоксических растворов приводят к спазму и/или тромбозу пораженной артерии, вследствие чего развивается нарушение кровообращения в кровоснабжаемых данной артерией нервах, например срединном, локтевом и лучевом нервах при инъекции в плечевую артерию или в седалищном нерве при введении раствора в нижнюю ягодичную артерию (синдром Николау) (см. рис. 6.**5.32**). В большинстве случаев кроме ишемического поражения нерва развивается также асептический некроз тканей различной протяженности (481; 709; 711). С этим связано характерное окрашивание кожи в начале развития некроза – мраморная окраска кожи (livedo racemosa). Очень редко наблюдаются ретроградные спазмы и тромбозы артерий, распространяющиеся навстречу кровотоку. Так, например, при инъекции в ягодичную артерию может быть поражен не только седалищный или ягодичный нерв, но и расположенное в полости таза бедренное сплетение. Характерным симптомом в большинстве случаев является инициальная локальная боль, к которой лишь спустя несколько часов могут присоединяться боль и сенсомоторные нарушения в зоне иннервации пораженного нерва.

3.3.6 Клиническая картина инъекционных поражений нервов

Для течения и прогноза имеют значение не только механизм повреждения, но также выраженность и распространение развившегося в результате поражения эндо- и периневрального фиброза. Как правило, образование рубца при выраженном повреждении нерва не ограничивается непосредственно областью повреждения, но распространяется в дистальном и особенно в проксимальном направлении. Возможно, в этом процессе имеют значение локальные нарушения кровообращения внутри нерва. Значительный интра- и перифуникулярный фиброз вызывает сужение нервных волокон и сосудов и может приводить к поражению невротов; кроме того, он оказывает отрицательное влияние на процессы регенерации, так как прорастание аксона через поврежденный рубцовыми изменениями сегмент нерва значительно затруднено.

Отсроченные параличи наблюдаются у пациентов с хронической болью и наркоманов, которые в течение многих лет осуществляют внутримышечное введение наркотических средств (454). Следствием токсической контрактуры мышц служит прогрессирующее сужение периферических нервов.

3.4 Ишемические поражения периферических нервов

3.4.1 Общие положения

Периферические нервы представляют собой структуры, богатые сосудами, с сепаратными, но широко связанными между собой микрососудистыми системами в эпиневрии, периневрии и эндоневрии. Поэтому они в принципе очень устойчивы к воздействию изолированной ишемии, вызванной поражением отдельных приводящих сосудов и выдерживают нарушение целостности этих сосудов на протяжении нескольких сантиметров (430). Однако при определенных обстоятельствах возможно развитие острой или хронической ишемической мононейропатии (110). Часто изолированные ишемические поражения нервов развиваются в рамках компартмент-синдрома (445). Иногда они наблюдаются после непреднамеренного внутриартериального введения токсических веществ как следствие повреждения vasa nervorum, либо в рамках синдрома Николау после внутримышечной инъекции. После наложения артериовенозного шунта для проведения диализа возможно поражение нервов в дистальных участках конечностей из-за длительно существующей недостаточной перфузии (110; 823). Часто это наблюдается у больных сахарным диабетом, у которых ранее наблюдались метаболические и сосудистые нарушения. Интермиттирующая ишемия нервных корешков, которая усиливается при нагрузке, служит причиной нейрогенной перемежающейся хромоты при стенозе спинального канала на поясничном уровне. Изредка встречается также хромота, связанная с нагрузкой при ишемии пояснично-крестцового сплетения на фоне выраженного стеноза общей или внутренней подвздошной артерии (834). При тяжелых формах периферической артериальной окклюзионной болезни наблюдаются диффузные, преимущественно аксональные поражения нервов нижних конечностей, сопровождающиеся сенсомоторными нарушениями, парестезиями и болью жгучего характера (812; 814). Неврологические симптомы при этом трудно четко дифференцировать с признаками ишемии других тканей.

Изолированное поражение нервов представляет собой один из ведущих симптомов при васкулитах. Наиболее частые причины нейроваскулитов (124) представлены в таблице 3.**3**.

При воспалении и окклюзии vasa nervorum развивается ишемическое поражение, которое в случайном порядке распределяется по ходу нерва. Гистологически на первом плане стоит аксональная дегенерация. Изредка наблюдается селективная демиелинизация. Вначале нейроваскулит представляет собой поражение отдельного нерва либо пояснично-крестцового сплетения, затем развивается классическая картина множественной мононейропатии, а при дальнейшем прогрессировании заболевания – полинейропатического синдрома, нередко с асимметричным распределением

Таблица 3.**3** Основные причины множественной мононейропатии

1. Васкулит • Системный (некротизирующий) васкулит: Узелковый периартериит Синдром Черджа–Стросс Гранулематоз Вегенера Ревматоидный артрит Синдром Шегрена Системная красная волчанка Криоглобулинемический васкулит • Изолированный васкулит периферической нервной системы
2. Инфекционные заболевания • Лепра • *Herpes zoster* • Боррелиоз • ВИЧ
3. Сахарный диабет
4. Саркоидоз
5. Опухоли • Опухоли нервов • Инфильтрации/компрессии злокачественной опухолью
6. Синдромы сдавления вследствие особой уязвимости к механическому воздействию • Полинейропатии • Наследственная нейропатия со склонностью к параличам от сдавления
7. Множественная мононейропатия с блоками проведения

сенсомоторных нарушений. Тщательное клиническое и нейрофизиологическое исследование часто выявляет поражение тех нервов, патологические изменения которых не видны невооруженным глазом. В большинстве случаев для диагностики требуется биопсия нерва или мышцы.

В экспериментах на животных при внутриартериальной инъекции токсического вещества или при частичной эмболизации развивались инфаркты периферических нервов (110). Инфаркт с дегенерацией аксона охватывает преимущественно центр пучка, тогда как субпериневрально расположенные нервные волокна остаются сохранными. Хроническая недостаточная перфузия периферических нервов может быть достигнута в эксперименте с помощью наложения артериовенозного шунта в проксимальном отделе конечности. Таким образом, у кроликов достигалось снижение эндоневрального кровотока на 50–75% (670). Скорость проведения моторного импульса в течение 2 нед. уменьшалась минимум на 1/3 от нормальных показателей. Гистологическое исследование выявляло лишь легкое уменьшение размеров аксонов в отсутствие дегенерации, а также незначительные изменения оболочки в паранодальных отрезках.

Таблица 3.**4** Патогенетические механизмы компартмент-синдрома (445)

I. Увеличение содержимого мышечного ложа

1. Кровоизлияние
   - повреждение сосуда
   - лечение антикоагулянтами
   - геморрагический диатез
2. Увеличение проницаемости капилляров
   - постишемический отек
   - травма
   – перегрузка мышц
   - ожог/отморожение
   - внутриартериальная инъекция
   - хирургическое вмешательство
3. Повышенное давление в капиллярах
   - перегрузка мышц
   - венозный застой
4. Снижение осмолярности плазмы (нефротический синдром)
5. Внутримышечная инфузия или инъекция

II. Сдавление извне

1. Сдавливающая повязка
2. Длительное сдавление вследствие неудобного положения конечности в бессознательном состоянии или в процессе операции

III. Уменьшение мышечного ложа

1. Окклюзия за счет дефекта фасции
2. Переразгибание при переломах костей

3.4.2 Компартмент-синдром

Термин «компартмент-синдром» (синдром мышечных лож, синдром повышенного внутрифасциального давления) охватывает все патологические состояния, при которых из-за повышения давления внутри мышечного ложа (фасциального футляра) развивается повреждение мышц и нервов. Твердые структуры оболочек, внутри которых расположены мышцы конечностей, могут выдерживать повышение давления лишь до определенного уровня. Значительное повышение давления в тканях приводит к нарушению микроциркуляции. Развитие синдрома мышечных лож представляет собой острое состояние, так как только быстрая диагностика и лечение могут предотвратить некроз мышц и нервов.

Опасное повышение давления внутри мышечного ложа может развиться по многим причинам: в связи с увеличением содержимого мышечного ложа, сдавлением извне или уменьшением самого мышечного ложа. В таблице 3.**4** приведены важнейшие причины возникновения синдрома мышечных лож, предложенные Matsen (445).

В большинстве случаев синдромы мышечных лож являются следствием механического повреждения, особенно если оно сопровождается объемным поражением мягких тканей (186; 445). Синдром мышечных лож, связанный со значительной перегрузкой мышц, например после длительных маршей у солдат, наблюдается достаточно редко. Они могут быть вызваны также локальным сдавлением при неудобном положении конечности у пациентов, находящихся в бессознательном состоянии, иногда при длительном оперативном вмешательстве (58).

Повышение давления внутри мышечного ложа приводит к повышению давления в венах и, таким образом, к снижению артериовенозного градиента давления с уменьшением перфузии тканей. Вследствие ишемии происходит повреждение эндотелия капилляров и выход интравазальной жидкости в экстравазальное пространство. Этот отек, в свою очередь, повышает тканевое давление и запускает порочный круг, в результате которого в конечном итоге прекращается кровообращение в мышцах и нервах. Время ишемии, после которого повреждение тканей становится необратимым, составляет от 8 до 12 ч. К отдаленным последствиям ишемии относится фиброз мышц, сопровождаемый поражением периферических нервов.

Сопротивляемость тканей к повышению давления снижается, если присоединяется локальная (повреждение артерии, высокое положение конечности) и общая (шок, отравление) артериальная гипотензия или гипоксемия.

К ведущим симптомам синдрома мышечных лож относятся боль и отек. Боль усиливается при пассивном растяжении пораженных мышц. Могут присоединяться прогрессирующие сенсорные и моторные нарушения со стороны периферических нервов, проходящих через мышечное ложе. Субфасциальное тканевое давление, которое у здоровых лиц в покое составляет 5 мм рт.ст. (0,7 кПа), значительно возрастает. Критическим обычно считается показатель 30–40 мм рт.ст. (5 кПа). Еще более точным показанием к проведению фасциотомии зарекомендовала себя «delta pressure», разница между диастолическим артериальным давлением и давлением внутри мышечного ложа. Критическое значение для этого показателя составляет 30 мм рт.ст. (186). Так как тканевое давление в большинстве случаев не достигает показателей давления в крупных артериях, периферическая пульсация остается сохранной. Следствием распада мышц являются значительное повышение уровня креатинкиназы, миоглобинурия и нарушение электролитного баланса, а в конечном итоге возможно развитие почечной недостаточности (краш-синдром).

Консервативное лечение направлено на устранение факторов, ставших причиной синдрома мышечных лож. Причины снижения локального и системного артериального давления требуют последовательного лечения. Сдавливающие повязки следует удалить. Если наблюдается полная клиническая картина синдрома мышечных лож, средством выбора является неотложная декомпрессия в виде хирургического рассечения фасции. В большинстве случаев показана также фасциотомия соседних мышечных лож, которые также подверглись воздействию повреждающих факторов. Обычно клинические проявления синдрома мышечных лож становятся явными в течение 24 ч с начала воздействия повреждающего фактора, однако иногда, в редких случаях, до развития характерных симптомов может пройти несколько дней.

3.4.3 Хронический компартмент-синдром (интермиттирующий обратимый)

Так называемый хронический компартмент-синдром описан прежде всего у профессиональных спортсменов («shin splint», или «расколотая голень»), а также у ремесленников и поражает мышечные ложа предплечья значительно чаще, чем плеча (77). После длительной работы мышц (например, кросс) появляются нарастающая боль и отек в области мышечных лож. Иногда присоединяются парестезии и нарушения чувствительности в зоне иннервации соответствующих нервов. В покое эти явления исчезают в течение нескольких минут. Исключением является переход в острый синдром мышечных лож с угрожающим ишемическим повреждением мышц (251).

Диагноз хронического синдрома мышечных лож подтверждается патологическим нарастанием субфасциального давления при пробах с нагрузкой. В качестве лечения иногда бывает достаточно соответствующим образом ограничить физическую нагрузку. Хирургическое лечение состоит в фасциотомии пораженного ложа.

3.5 Инфекционные поражения

Инфекционные локальные поражения периферических нервов могут быть вызваны бактериями, вирусами или паразитами. По частоте возникновения они значительно отстают от механических повреждений. В некоторых развивающихся странах, наоборот, инфекционные воспалительные заболевания нервов встречаются значительно чаще, прежде всего из-за распространенности лепры. Диагностика инфекционных поражений нервов имеет очень большое значение, так как они в большинстве случаев доступны этиологическому лечению.

Поражения нервов могут возникать непосредственно в связи с распространением возбудителя в нерве или вследствие действия токсинов, которые образуют некоторые бактерии (дифтерия, ботулизм). Иногда при общих инфекционных заболеваниях, например мононуклеозе, токсоплазмозе, запускаются иммунные механизмы, поражающие прежде всего плечевое, реже пояснично-крестцовое сплетение (см. ниже).

При инфекционных поражениях нервов часто наблюдается поражение корешков. Это связано, с одной стороны, с тем, что геном вируса герпеса (опоясывающего, простого, цитомегаловируса) после имевшего место инфекционного заболевания персистирует в состоянии покоя в спинальных ганглиях до того момента, когда он из-за ослабления иммунитета или в силу других невыясненных причин реактивируется. С другой стороны, нервные корешки на интраспинальном участке из-за отсутствия периневрия не обладают гематоэнцефалическим барьером. Это объясняет тот факт, что возбудители (например, боррелии) предпочитают «поселяться» в нервных корешках, попадая туда в том числе гематогенным путем. В спинномозговой жидкости выявляют при этом воспалительные изменения. Поражение нервных корешков может сопровождаться другими неврологическими заболеваниями (менингит, менингоэнцефалит, миелит, миозит). Так же как и нервные корешки, воспалительным заболеваниям подвержены некоторые черепные нервы, например, при боррелиозе поражается лицевой нерв, при опоясывающем герпесе часто поражается первая ветвь тройничного нерва. При лепре возбудители проникают через кожу в тонкие чувствительные нервы кожи и распространяются оттуда центрипетально.

Однако в целом периферические нервы достаточно устойчивы к распространению гнойных воспалений извне благодаря гематоэнцефалическому барьеру. Имеются наблюдения, когда периферические нервы проходили через абсцессы и функция их при этом не нарушалась (430). Как о большой редкости сообщается о туберкулеме периферического нерва (534), однако ее патогенез не выяснен.

3.5.1 Нейроборрелиоз

Поражение периферических нервов развивается спустя латентный период, длящийся в среднем 6 нед. после инфицирования при укусе клеща. Клиническая картина очень вариабельна и соответствует различным клиническим проявлениям множественной мононейропатии (276). Чаще всего развивается острое поражение корешков и черепных нервов, которое может сопровождаться признаками лимфоцитарного менингита. Иногда наблюдаются поражения плечевого или бедренного сплетения, полинейропатии или сочетания симптомов, напоминающие другие болезни двигательного нейрона. В типичных местах часто развиваются туннельные синдромы.

Патогенетические процессы, которые происходят после гематогенного обсеменения боррелиями периферических нервов, до конца не выяснены (575). Радикулит и невриты черепных нервов могут быть следствием прямого распространения инфекции на мягкую мозговую оболочку. В некоторых случаях при радикулоневрите отсутствует плеоцитоз в спинномозговой жидкости, а клиническая картина (множественная мононейропатия, асимметричный радикулоневрит) свидетельствует в пользу ангиопатии. При биопсии икроножной мышцы выявляются массивные мононуклеарные клеточные инфильтраты в интраневральных сосудах, в том числе с тромбозами vasa nervorum, которые содержат большое количество плазматических клеток (450). Спирохеты в периферических нервах не выявляются. Результаты нейрофизиологических исследований во многих случаях свидетельствуют о мультифокальном, преимущественно аксональном поражении с акцентом на дистальные отделы (276). На основании результатов нейрофизиологических исследований поражение периферических нервов при хроническом нейроборрелиозе относится к аксональным нейропатиям.

3.5.2 Лепра (болезнь Хансена)

Мы подробно описываем здесь данное заболевание, учитывая его большое распространение в странах Азии и Африки. Лепра представляет собой заболевание, вызываемое микобактерией лепры, которая напоминает возбудитель туберкулеза. Выделить возбудитель лепры удалось норвежскому врачу A.Hansen в 1873 г. Примерно у 30% всех пациентов с лепрой развивается поражение периферических нервов. Перенос возбудителя происходит в большинстве случаев через слизистую оболочку верхних дыхательных путей с последующим гематогенным обсеменением кожи и нервов (85; 531). Инкубационный период колеблется от нескольких месяцев до десятков лет.

Микобактерия лепры единственная из всех известных бактерий поражает шванновские клетки и вызывает, в зависимости от уровня сопротивляемости организма, относительно напряженную иммунную реакцию. Нейрогенные нарушения являются лишь вторичным последствием иммунного ответа на заражение микобактерией лепры и не имеют специфических повреждений миелиновой оболочки или аксонов нервов (85). В острой фазе миграция воспалительных клеток сопровождается отеком, в дальнейшем в процесс вовлекаются шванновские клетки и может развиться их деструкция. Однако заболевание прогрессирует очень медленно, в течение многих лет, и нарушения развиваются постепенно. В целом можно сказать, что при нормальном иммунном статусе (туберкулоидная лепра) развивается острая воспалительная реакция в шванновских клетках и окружающих тканях пораженного сегмента нерва, вследствие чего сенсорные и моторные нарушения происходят в течение 24 ч. При ослабленном иммунном статусе (лепроматозная лепра) возбудитель размножается беспрепятственно, и сравнительно небольшие изменения развиваются у пациента лишь спустя много лет. Чаще всего наблюдаются промежуточные формы, которые обозначаются как Borderline Tuberkuloid и Borderline Lepromatous. Фазы воспаления сменяются различными по продолжительности эпизодами ареактивности, а причины развивающихся при этих формах нейрогенных нарушений разнородны: внутри одного и того же нерва наблюдаются как массивные макроскопические утолщения, так и практически непораженные сегменты, в которых лишь после эпиневротомии выявляется фиброз эпи- и интерфасцикулярного эпиневрия, связанный с последствиями воспалительной реакции. В подобных случаях при электромиографии регистрируются одновременно признаки хронического поражения и острой/подострой денервации.

Клиническая картина

Лепрозный неврит сначала в течение многих лет может протекать в форме мононеврита или множественного неврита. Лишь позднее, в большинстве случаев в рамках так называемой лепроидной реакции (т.е. угрожающей жизни общей иммунной реакции), может развиваться клиническая картина полиневрита. Невритический процесс восходит из кожной оболочки в тонкие чувствительные нервы в центрипетальном направлении. Чем больше область кожной иннервации нерва, тем чаще и интенсивнее поражается основной ствол нерва. Чем дальше в дистальном направлении распространяются двигательные волокна нерва, тем более вероятны также и двигательные нарушения. Преимущественно поражаются локтевые, срединные, большеберцовые, малоберцовые и лицевые нервы (140). Двигательная порция лучевого нерва страдает лишь на поздних стадиях заболевания, так как область его кожной иннервации относительно невелика, а проходящие в составе поверхностной ветви сенсорные волокна достигают ствола нерва лишь пройдя область локтя. Частое вовлечение двигательного лицевого нерва объясняется тем, что мимические мышцы не проходят в глубине тканей от кости до кости, а располагаются близко к коже. Кроме того, к лицевому нерву во многих местах примыкают волокна тройничного нерва (так называемые анастомозы). В типичных местах (каналах) также возможно развитие компрессии нервов, измененных воспалительным отеком. Таким образом, могут развиваться характерные туннельные синдромы, которые успешно поддаются оперативному лечению.

Диагностика

Ведущим симптомом является нарушение кожной чувствительности в форме «пятен» и утолщение периферических нервов. При неврологическом осмотре у пациентов – как правило, речь идет о приезжих из эндемичных областей – сначала выявляются нарушения чувствительности на кистях и стопах (локтевые, срединные и большеберцовые нервы) со склонностью к нейротрофическим изъязвлениям (625). Стволы нервов утолщены и болезненны при пальпации (локтевой нерв в борозде). На туловище при тщательном осмотре можно выявить участки гипопигментации различного размера и неправильной формы (рис. 3.**3**), которые хорошо видны у темнокожих, а у пациентов со светлой кожей определяются лишь

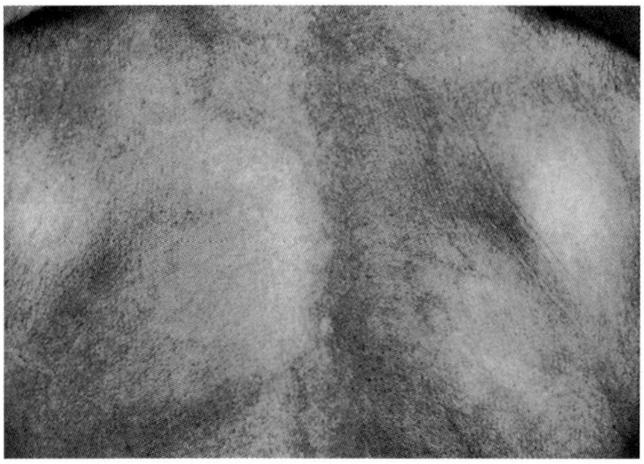

Рис. 3.**3** Асимметрично расположенные в виде гирлянды обширные депигментированные пятна на коже при лепре (цит. по: Schliack H, Thies W. Akt. Neurol. 1974; 1: 191.

при УФ-облучении (фотосенситивные пятна). Они окружены тонким ободком в виде ливедо. В области этих пятен наблюдаются аналгезия и отсутствие температурной чувствительности, ангидроз, а также отсутствие пилорических реакций.

Диагноз подтверждается выделением кислотоустойчивых палочек из носового секрета, при гистологическом исследовании слизистой оболочки носа или при помощи биопсии нерва. Серологические исследования и ПЦР имеют лишь второстепенное значение из-за своей низкой чувствительности.

Лечение

Успешно применяемое в течение многих лет лечение с использованием рифампицина, дапсона и клофацимина основано на рекомендациях ВОЗ (332).

Результаты хирургического лечения значительно варьируют. Подход некоторых хирургов предусматривает проведение невролиза вплоть до эпиневротомии. ВОЗ не рекомендует хирургическое лечение в отношении нервов, пораженных лепрой. Если все же планируется хирургическое лечение, область вмешательства должна быть точно определена с помощью интраоперационной электронной диагностики. Периферические нервы могут быть поражены при лепре даже в пределах макроскопически интактных сегментов.

3.5.3 Вирусы герпеса

Установлено, что вирус ветряной оспы – опоясывающего герпеса (*Varicella–zoster*) персистирует в клетках спинальных ганглиев. Заболевание развивается при реактивации вируса, в большинстве случаев спустя много лет. Особенная предрасположенность наблюдается у пациентов с иммунодефицитом на фоне лечения цитостатиками или иммуносупрессорами, а также у лиц с алкогольной или наркотической зависимостью. Так как опоясывающий герпес почти всегда остается ограниченным одним дерматомом, имеется предположение о локальном нарушении клеточного иммунитета в этой области. Иногда выявляется заболевание внутренних органов, соответствующее пораженному сегменту (например, холецистит).

Вирус опоясывающего герпеса распространяется вдоль сенсорного нервного волокна по направлению к поверхности кожи, в эпителиальных клетках которой вызывает образование характерных высыпаний (пузырьков) (см. с. 216). При гистологическом исследовании выявляют лимфоплазмоцитарные инфильтраты и геморрагические некрозы в спинальных ганглиях и в граничащих с ними отрезках задних корешков.

Патогенез радикулита, вызванного вирусом простого герпеса, менее изучен (822). Возможно, задействованы те же механизмы, что и при опоясывающем герпесе. В отличие от последнего процесс не является монорадикулярным, речь идет о преимущественно двустороннем поражении многочисленных крестцовых нервных корешков (синдром Элсберга) (184; 844). Мультифокальное поражение нервов, вызванное цитомегаловирусом, наблюдается прежде всего у пациентов со СПИДом (см. ниже).

3.5.4 ВИЧ-инфекция

После начала применения высокоактивной антиретровирусной терапии (ВААРТ) спектр различных неврологических осложнений ВИЧ-инфекции изменился, и поражение периферических нервов стало одним из самых частых осложнений (84; 205). Наряду с полинейропатиями могут наблюдаться и поражения отдельных нервов. Развивающиеся на ранней стадии моно- или мультифокальные нейропатии, при которых нейрофизиологическое исследование выявляет аксональное поражение, ограничиваются отдельными нервами и регрессируют спонтанно. Множественная мононейропатия на далеко зашедшей стадии иммуносупрессии, в основе которой также лежит аксональное повреждение, в большинстве случаев быстро прогрессирует. Почти всегда при этом наблюдается инфицирование цитомегаловирусом, с некротизирующими вирусными тельцами-включениями, определяемыми при биопсии нерва, реже выявляются вирусы опоясывающего герпеса или гепатита С. Очень редко встречаются нейропатии с некротизирующим васкулитом, которые реагируют на лечение стероидами. Поражения корешков на далеко зашедших стадиях заболевания чаще всего бывают вызваны оппортунистическими инфекциями, а именно: поражение отдельных корешков – вирусом опоясывающего герпеса, полирадикулярные поражения – цитомегаловирусом, реже другими возбудителями, такими как микобактерии туберкулеза или вирус простого герпеса. Поражение корешков также может быть следствием обсеменения менингеальных оболочек лимфомой. Уязвимость периферических нервов у ВИЧ-инфицированных пациентов усугубляется полинейропатией, возникающей вследствие токсического действия лекарственных препаратов, применяемых в рамках антиретровирусного лечения или лечения оппортунистических инфекций или опухолей.

3.5.5 Множественная мононейропатия

При множественной мононейропатии одновременно или в течение некоторого промежутка времени развивается поражение спинальных или черепных нервов в различных участках. Значение этого термина основано на том, что множественная мононейропатия бывает вызвана многими заболеваниями, и от ранней диагностики и лечения зависит течение самого заболевания. Частые причины ее возникновения представлены в таблице 3.**3**. Патогенетические механизмы, приводящие к фокальным нейропатиям, разнообразны. Нередко у отдельных пациентов на развитие нейропатии влияет сочетание различных механизмов.

Множественная мононейропатия представляет собой классическое проявление васкулита (262; 506; 589). Характерно острое поражение нервов, нередко сопровождаемое болью. Повреждение локализуется вне пределов известных узких каналов. Нервы нижних конечностей поражаются чаще, чем верхних, а черепные нервы поражаются крайне редко (605). У значительной части пациентов на момент развития множественной мононейропатии заболевание, ставшее ее причиной, бывает уже известно, например, коллагеноз. Однако поражение нервов может быть и первым проявлением васкулита. Неинвазивные методы исследования обычно не дают характерных для васкулита результатов, и диагноз может быть установлен только с помощью биопсии. Нередко васкулит развивается только в области vasa nervorum. Прогноз при подобном изолированном васкулите периферической нервной системы значительно более благоприятный, чем при системном васкулите (151).

Множественная мононейропатия может вследствие различных патогенетических механизмов развиваться при инфекционном воспалении. Наряду с непосредственным повреждением нервов возбудителем (как, например, при лепре) существенную роль играет вызванный инфекцией васкулит. В последнее время появились сообщения о нейроваскулитах, ассоциированных с гепатитом С, которые иногда сопровождаются криоглобулинемией (15; 98; 541).

Полинейропатии повышают восприимчивость нервов к механическим нагрузкам. Особенно она усиливается у пациентов с низкой массой тела, прикованных к постели вследствие основного заболевания. Повышенная восприимчивость периферических нервов со склонностью к параличам от сдавления служит признаком наследственной нейропатии, при которой обычные нагрузки приводят к повреждениям нервов (см. ниже).

В основе мононейропатии при сахарном диабете отчасти лежит предрасположенность к повреждению от сдавления вследствие диабетической полинейропатии. При фокальных нейропатиях, особенно стволовой радикулопатии и диабетической амиотрофии, выявляют воспалительные изменения vasa nervorum, причиной которых являются до конца не выясненные иммунологические механизмы (181).

При саркоидозе наряду с поражением черепных нервов и симметричной полинейропатией наблюдаются также разнообразные острые и подострые асимметричные поражения корешков и периферических нервов (97; 603).

При нейрофиброматозе 1-го типа большие или злокачественные нейрофибромы могут приводить к повреждению отдельных нервов, при нейрофиброматозе 2-го типа также имеются сообщения о множественной мононейропатии (178; 675). Одиночные злокачественные опухоли и метастазы могут инфильтрировать и сдавливать различные нервы, изредка наблюдается интраневральное метастазирование злокачественной опухоли (263).

При медленно прогрессирующем, не сопровождаемом болью поражении отдельных нервов рук вероятен диагноз мультифокальной моторной нейропатии с блоками проведения и другой иммунной нейропатии.

3.6 Иммунологические особенности поражений нервов

Острым, нетравматическим поражениям плечевого сплетения (так называемая невралгическая амиотрофия плеча) во многих случаях предшествуют такие эпизоды, как вирусные или бактериальные инфекции, прививки или травмы (771). В отдельных случаях подобные повреждения наблюдаются после лечения интерлейкином-2 или интерфероном (721). Значительно реже аналогичные клинические проявления развиваются в области пояснично-крестцового сплетения. По сведениям многих исследователей, в основе этих поражений лежит иммунная реакция против нервной ткани. Sierra и соавт. (664) показали, что селективные популяции лимфоцитов активируются против участков нервного сплетения. Vriesendorp и соавт. (804) выявили антитела против миелина периферических нервов и конечные продукты комплементарного каскада в плазме пациентов с невралгической амиотрофией плеча. Cusimano и соавт. (144) зарегистрировали в 2 случаях аутопсии, а Suarez и соавт. (721) у 4 пациентов при биопсии нервов свежие мультифокальные клеточные инфильтраты в сплетении. Имеются также сообщения об успешном лечении иммуносупрессивными средствами и иммуноглобулином. Однако эти результаты следует оценивать критически, так как прогноз заболевания в целом благоприятный.

В последнее время выявлены различные формы подострой и хронической аутоиммунной нейропатии, такие как мультифокальная моторная нейропатия и синдром Самнера–Льюиса, а также нейропатии, ассоциированные с гаммапатией (7; 408; 789; 790). Они могут вначале часто вызывать фокальные и позднее мультифокальные двигательные и сенсорные нарушения и требуют дифференциальной диагностики с туннельными синдромами и экзогенными повреждениями от сдавления. При всех упомянутых заболеваниях при нейрографии выявляются блоки проведения. Правильная диагностика этих иммунных форм нейропатии является первостепенной задачей, так как с ней связаны определение тактики лечения и возможность избежать ошибок при назначении терапии.

3.7 Термическое повреждение

Повреждение периферических нервов при воздействии высокой температуры происходит при несчастных случаях (возгорание, электротравма, удар молнии). Возможно ятрогенное повреждение при электрокоагуляции сосудов, реже – при применении лазера в хирургии. При обработке костной ткани буром или фрезой или полимеризации костного цемента выделяется тепло, которое может приводить к повреждению нервов.

Первичное повреждение при ожогах пламенем, горючими жидкостями или парами наблюдается редко, так как периферические нервы обычно защищены окружающими тканями. Чаще встречается вторичное повреждение от сдавления рубцом, если при ожоге повреждается значительный объем тканей конечности. Среди 800 пациентов специализированного ожогового центра у 19 было выявлено повреждение нервов (443), а у 11 из этих пациентов были повреждены несколько нервов. Так как частично поражение нервов наблюдалось в области конечностей, не затронутых ожогами, обсуждалась возможность высвобождения нейротоксинов вследствие ожога, а также окклюзия vasa nervorum.

В экспериментах показано, что немиелинизированные волокна более восприимчивы к воздействию высоких температур. Поражение проявляется сначала в обратимом блоке проведения, а при воздействии более высокой температуры – в селективной аксональной дегенерации (841). Так как vasa nervorum более восприимчивы к воздействию высокой температуры, чем нервные волокна, спустя некоторое время развиваются также и выраженные изменения миелинизированных волокон.

3.8 Переохлаждение/отморожение

Значительное охлаждение периферического нерва может приводить к хроническому поражению, если оно продолжается достаточно долго (486). Клинический опыт в отношении повреждения нервов холодом основан большей частью на наблюдениях за ранеными солдатами последних двух мировых войн, конечности которых длительное время находились в холодной воде или в болотной жиже, в траншее («*immersion foot*», или «*trench foot*», «траншейная стопа»). Поражение диафрагмального нерва при операциях на открытом сердце с охлаждением миокарда наблюдается с частотой от 5 до 50% (100). Изолированные повреждения нервов холодом встречаются также при лечении болевых синдромов с использованием блокады периферических нервов криохирургическим методом (755).

Так называемые trench foot и immersion foot развиваются вследствие повреждения холодом нервов и мягких тканей. Клиническая картина подразделяется на 4 стадии: при воздействии повреждающего фактора развиваются ощущение онемения и слабости, отек тканей и изменение цвета кожи. После окончания воздействия холода в так называемой прегиперемической стадии наблюдаются нарушение всех видов чувствительности в дистальных отделах вплоть до середины икры и дистальный парез. Стопа бледная или голубоватого цвета и отечная. Как правило, пульс на стопе отсутствует. Спустя 2–5 ч стопа становится горячей и красной, пульсация не определяется (гиперемическая стадия). Отек нарастает, появляются экхимозы, формируются пузыри. Жгучая разрывающая боль достигает максимума в течение 1–2 дней. Функция чувствительности частично восстанавливается. В постгиперемической стадии возможно полное восстановление функций. При более значительном повреждении наблюдаются эпизодические или хронические парестезии в виде ощущения тепла или холода, которые провоцируются незначительными температурными импульсами или физической нагрузкой. Нередко формируются сухожильные контрактуры. По краю зоны нарушений чувствительности может сохраняться гипергидроз.

В экспериментах показано, что при повреждении нерва переохлаждением сначала развивается поражение эндотелия vasa nervorum, которое приводит к эндоневральному отеку и повышению эндоневрального давления (495). Одновременно происходит и непосредственное повреждение нервных волокон с развитием валлеровской дегенерации; так как важнейшие структуры, отвечающие за регенерацию аксона остаются сохранными, прогноз благоприятный.

Патофизиология повреждения участков нервов выше границы переохлаждения неоднозначна. При нейрофизиологических исследованиях выявляется замедление проведения возбуждения. В икроножном нерве кошки оно составляет для миелинизированных волокон 3,16% на каждый 1°C (745). При сохраняющемся переохлаждении происходят структурные изменения нервных волокон. Наряду с непосредственным воздействием холода на нервные волокна в качестве важнейших патогенетических механизмов обсуждаются вазогенный или цитотоксический отек, а также прерывание аксонального транспорта. Экспериментальные исследования Jia и Pollock (339) показали, что при переохлаждении, так же как и при нагревании, прежде всего происходят изменения vasa nervorum. Этим объясняется преимущественное поражение интенсивно миелинизированных волокон, которые сравнительно более восприимчивы к ишемии.

3.9 Электротравма/удар молнии

Клиническая картина

Поражение периферических нервов происходит в основном при несчастных случаях, связанных с током высокого напряжения. У 24 из 64 пациентов, поступивших в клинику с электротравмой, было выявлено первичное поражение периферических нервов, при этом у 11 пациентов оно развилось спустя латентный период. Как правило, непосредственно контактировали с источником тока руки, поэтому чаще поражались срединный, лучевой и локтевой нервы (265). Повреждение нервов чаще всего связано с развитием тепловой реакции. Образующееся при воздействии электрического тока количество тепла пропорционально сопротивлению тканей, продолжительности воздействия тока и квадрату силы тока. Остается неясным, какое именно патогенетическое значение имеет непосредственное повреждение нервов током независимо от развития тепловой реакции и какое участие в этом принимает повреждение сосудов (824). Так как при несчастных случаях, связанных с воздействием тока высокого напряжения, развивается обширное поражение мягких тканей, приводящее к формированию компартмент-синдрома, повреждение нервов может быть связанно с этим процессом. Вторичное поражение нервов, скорее всего, является следствием сдавления периневральными рубцами и оссифицирующего миозита.

Прогноз при первичном поражении нервов вследствие электротравмы относительно благоприятный. В большинстве случаев на фоне консервативного лечения наблюдается полная или почти полная ремиссия. Некоторые авторы рекомендуют при дистальном поражении срединного и локтевого нервов раннюю оперативную декомпрессию этих нервов в запястном канале или ложе Гийона.

В отношении патогенеза поражения нервов вследствие удара молнии известно немного; вероятно, имеет место взаимодействие непосредственного влияния молнии и поражения сосудов (284). Кроме того, после удара молнии наблюдаются распространенные атрофические параличи, развивающиеся иногда спустя какой-то латентный период, длящийся в течение нескольких месяцев, в основе которых лежит повреждение двигательных клеток передних рогов спинного мозга (116).

3.10 Электромагнитное излучение

Тепловой эффект, получаемый из различных источников энергии, используется для терапевтических целей, в том числе при лечении заболеваний периферических нервов. Воздействие как ультразвука, так и радиоволн на нерв основано на эффекте нагревания тканей (745).

Лазерные лучи оказывают различный эффект на периферические нервы в зависимости от энергии воздействия. В экспериментах на животных было вызвано локальное поражение нервных волокон, близкое по механизму к эндоневральному отеку. Лазерные лучи применяются также в качестве альтернативы обычным швам при ушивании разорванных нервных окончаний.

3.11 Ионизирующее излучение

3.11.1 Общие сведения

В любом случае при лучевой терапии находящимся в зоне облучения здоровым органам и тканям наносится определенный вред. При этом может развиваться и поражение периферических нервов. Риск поражения периферических нервов тем выше, чем ближе нерв или сплетение располагается к зоне облучения, т.е. чем выше суммарная доза облучения данного нерва или сплетения. Таким образом, существуют типичные зоны радиационного поражения соседних с участками облучения нервов. Наиболее характерно поражение плечевого сплетения после лучевой терапии рака молочной железы или лимфомы, за ним следует поражение бедренного сплетения, конского хвоста и бедренного нерва, тогда как поражения других нервов конечностей наблюдаются редко (81; 486; 676; 709; 711; 745; 832). Среди радиационных поражений черепных нервов встречаются преимущественно поражения зрительных и каудальной группы нервов.

В большом количестве случаев речь идет об отсроченном поражении, которое проявляется спустя латентный период, длящийся от нескольких месяцев до нескольких лет (333). При этом латентный период тем короче, чем выше была доза облучения, полученная периферическим нервом или сплетением. Нарушение функции может сопровождаться болью, но может быть и абсолютно безболезненным. На первый план могут выступать как нарушения чувствительности, так и вялые парезы, протекающие в виде амиотрофии.

3.11.2 Патогенез

Относительная биологическая эффективность облучения зависит от его ионизационной активности. На клеточном уровне ДНК ядра максимально активно реагирует на облучение непосредственно перед началом фазы синтеза. В фазах клеточного деления, дифференциации и осуществления специализированных функций дифференцированной клетки ее устойчивость к ионизирующему излучению все больше возрастает.

Облучаемая ткань, даже если она при гистологическом и электронно-микроскопическом исследовании выглядит нормальной, находится в измененном состоянии; особенно важно при этом учитывать необратимые изменения ДНК. Митотическое деление клеток с полностью сохранными функциями, но несущих скрытые повреждения ионизирующими лучами приводит к появлению дочерних клеток с нарушенными функциями. Этот механизм имеет решающие значение для понимания патогенеза радиационного поражения периферических нервов. Изменения в хромосомах, вызванные облучением, остаются скрытыми вплоть до начала деления клеток. Если стимулировать облученные клетки к делению, латентные изменения начинают проявляться. Так, Cavanagh (107) наблюдал после экспериментального повреждения облученного до этого седалищного нерва крысы качественные и количественные изменения клеточных реакций, пропорциональные дозе облучения (уменьшение популяции клеток, хромосомные мостики, фрагментацию хромосом, полиплоидные ядра). Способность поврежденного нерва к восстановлению уменьшалась при увеличении дозы облучения.

Кроме радиационных изменений в самом периферическом нерве, последствия облучения играют важную роль в повреждении окружающих нерв тканей. В относительно устойчивых к облучению структурах к важным факторам, вызывающим лучевое поражение, относятся изменения сосудистой системы, особенно артериол и капилляров. При этом развивается субэндотелиальная пролиферация соединительной ткани с формированием стенозов или окклюзии сосудов, и подобная пролиферативная лучевая ангиопатия может прогрессировать в течение многих лет.

Наряду с изменениями в сосудах важную роль играют вызванные облучением фиброзы, располагающиеся вблизи нервов и сплетений. Облучение приводит к неконтролируемой активности фибробластов с прогрессирующим образованием коллагенной соединительной ткани. Этот процесс, распространяющийся также и на эпиневральную соединительную ткань, вызывает нарастающее сужение нервных пучков и сосудов, которые их кровоснабжают. При значительно выраженных изменениях наблюдается констрикция нервов и сосудов внутри иногда даже пальпируемого через кожу рубцового уплотнения, а возникающее при этом сдавление лимфатических сосудов может дополнительно способствовать образованию лимфатического отека.

Констриктивный фиброз и пролиферативная лучевая ангиопатия приводят к образованию беспорядочно расположенных по длине и ширине нерва участков демиелинизации или дегенерации аксона. Ремиелинизации при этом не происходит из-за лучевого повреждения процесса пролиферации шванновских клеток. На поздних стадиях большая часть нервных волокон подвергается валлеровской дегенерации.

3.11.3 Зависимость радиационного поражения нервов от применяемой техники лечения

Применение в последние 35 лет высоковольтной терапии привело, с одной стороны, к уменьшению поражения кожи, а с другой – к одновременному нарастанию изменений более глубоко расположенных тканей, так как с нарастанием энергии максимум потока лучей переместился в более глубокие участки. При возникновении лучевого поражения важнейшим фактором является суммарная доза облучения. Так как кроме нее имеют значение также фракционирование и время облучения, Ellis (187) была разработана концепция номинальной стандартной дозы, выражаемой в ret (**r**adiation **e**quivalent **t**herapy). Данное дополнение дозы облучения такими факторами, как фракционирование и время, позволяет точно определить дозу толерантности для здоровых тканей. Расчет номинальной стандартной дозы (НСД) проводится по формуле:

$$\text{НСД} = \text{СД} \times N^{-0,24} \times T^{0,11}$$

(ret), где СД обозначает суммарную дозу, N – количество сеансов облучения, а T – общее время облучения. В то же время, клинический опыт и эксперименты на животных показали, что риск повреждения нарастает при увеличении площади облучения, что не отражено в формуле Ellis.

Анализ наблюдения за нашими пациентами позволяет сделать вывод, что при использовании традиционной техники облучения основной патогенетический фактор представляет собой суммарная доза: чем выше примененная доза, тем короче латентный период, тем быстрее прогрессирует неврологический дефект и тем более тяжелы необратимые последствия облучения.

3.12 Генетические факторы

3.12.1 Наследственная нейропатия со склонностью к параличам от сдавления

Заболевание наследуется по аутосомно-доминантному типу и проявляется чаще всего к 20–30 годам в виде рецидивирующих безболезненных поражений периферических нервов, обычно без предшествующей травмы (828). Чаще всего поражаются локтевой и малоберцовый нервы. При электронейрографическом исследовании даже в клинически здоровых нервах, а также у родственников пациента, не предъявляющих жалоб, наблюдаются значительное замедление скорости проведения по двигательным и сенсорным волокнам и снижение амплитуды потенциалов ответа. При биопсии нерва наряду с признаками сегментарной демиелинизации и ремиелинизации выявляют ограниченные «томакулезные» (колбасовидные) утолщения миелиновой оболочки. Определен лежащий в основе генетический дефект, изменение на хромосоме 17, локус 17p11.2 (114; 542).

Решающим фактором профилактики для таких больных является предотвращение сдавления периферических нервов. При длительно сохраняющемся поражении нерва в типичном узком канале показана оперативная декомпрессия.

3.12.2 Наследственная невралгическая амиотрофия (наследственный неврит с преимущественным поражением плечевого сплетения)

Данное заболевание также наследуется по аутосомно-доминантному типу. В его основе лежит мутация гена Septin-9 (SEPT9) на хромосоме 17, в локусе 17q25 (114). Для него характерно начало в детском возрасте в виде рецидивирующего болезненного поражения плечевого сплетения с хорошим восстановлением, а также различные дисморфии (114; 771; см. с. 289).

4 Общие принципы лечения поражений периферических нервов

4.1 Консервативное лечение

Общие сведения. В основе поражений периферических нервов лежат различные причины. В соответствии с этим могут применяться различные методы лечения. Если об оперативном вмешательстве, невролизе или ушивании нерва вопрос не стоит, то консервативное лечение является методом выбора. В процессе длительного лечения врач обязан разъяснять пациенту принципы и процессы, лежащие в основе лечения, суметь завоевать его доверие. Уже в начале терапии лечащий врач должен иметь подробную информацию о поражении нерва и возможности восстановления функции в ходе лечения. В процессе лечения необходимы доверительный контакт пациента с врачом и тщательный контроль за качеством проводимого лечения. Это позволяет следить за процессом регенерации и своевременно заметить замедление или прекращение процесса восстановления.

Информирование пациента о реальном состоянии, прогнозе и угрозе, которую может нести повреждение нерва. К мероприятиям по информированию пациента относится обсуждение с ним возможных механизмов повреждения, прогноза, сути проводимых лечебных мероприятий и их воздействия, роли, которая отводится самому пациенту в процессе лечения, а также рекомендации по благоприятному для выздоровления, щадящему образу жизни. Цели лечения устанавливаются и определяются совместно с пациентом.

Предотвращение вторичного повреждения пораженных отделов конечностей. К подобным мерам относятся предотвращение формирования контрактур мышц, осуществляющих функции антагонистов, а также контрактур в суставах и развития трофических язв в участках с нарушенной чувствительностью. Особенно подвержены образованию язв пальцы и стопы. Наиболее опасны в этом отношении тесная обувь и пребывание в горячей воде, поэтому следует рекомендовать пациенту поддерживать температуру воды, с которой он имеет контакт при выполнении домашних дел, ниже 50°С. Контрактуры в суставах следует предотвращать с помощью специальных упражнений. Необходимо следить за тем, чтобы пораженные группы мышц, особенно при повреждении малоберцового и лучевого нервов, не находились постоянно в состоянии перерастяжения, чего можно избежать с помощью применения соответствующих шин.

Предотвращение или замедление образования мышечных атрофий. В течение нескольких последних десятилетий предпринимались попытки повлиять на процесс атрофии мышц, обусловленной денервацией, с помощью электротерапии. Существуют многочисленные эксперименты на животных, которые демонстрируют противоречивые результаты. В целом следует признать, что обычно применяемые в рамках физиотерапии методы стимуляции не оказывают влияния на процесс атрофии мышц.

Регулирование регенерации нервных волокон. Повреждение нерва в острой стадии всегда вызывает местный отек, который, в свою очередь, оказывает первичное тормозящее влияние на процесс регенерации.

Проведенный в первой фазе лимфодренаж позволяет быстрее устранить отек, что благотворно влияет на процесс регенерации. Эта мера особенно рекомендуется непосредственно после оперативного вмешательства на нерве, так как в большинстве подобных случаев наблюдается выраженный послеоперационный отек.

Кроме того, для ускорения процесса регенерации необходимы активные движения. Исследования Holler (301) показали, что при поражении групп мышц, центральная регуляция которых осуществляется в автономном режиме (диафрагмальный нерв), восстановление происходит быстрее, чем тех, которые регулируются произвольно. Так как стресс, обусловленный экзогенными факторами, отрицательно влияет на регенерацию нервных волокон, следует избегать интенсивных тренировок.

На сегодняшний день не существует доказательств, что с помощью электротерапии у человека можно оказывать положительное влияние на процесс регенерации, как это происходит у грызунов.

Функциональное замещение с помощью тренировки сохранных мышц, использование вспомогательных средств и «замещающие» операции. Спустя примерно 10 дней после травматического повреждения нерва, когда заканчивается фаза воспаления и образуется достаточное количество грануляционных тканей, можно начать тренировку с помощью специальных упражнений. Необходимо как можно раньше и как можно в большем объеме вернуть пациенту способность к самообслуживанию. Это следует проводить и в тех случаях, когда ожидается удовлетворительный результат в отношении восстановления функции. При отсутствии восстановления или недостаточном восстановлении функции показано применение ортезов или замещающих операций. Ортезы применяются наиболее часто для кисти с целью восстановления или улучшения функции захвата. Заместительные операции см. в разделе 4.7.3 этой главы.

Социальная реинтеграция. Планирование социальной реинтеграции в отношении качества жизни пациента в семье, ведения домашнего хозяйства и профессиональной деятельности должно проводиться уже на раннем этапе в рамках общего плана лечебных мероприятий. Данная часть лечения представляет собой процесс, который, как правило, продолжается наиболее долго. Чем лучше понимание процесса окружающими пациента лицами, тем больше у него шансов для социальной реабилитации. Для оценки профессиональной реинтеграции существует множество тестов, направленных на определение степени профессиональной пригодности.

4.2 Оценка восстановления функций в процессе физиотерапевтического лечения

Задача систем оценки – определить действительное состояние поврежденного органа в отношении структуры и функции, а также его влияние на социальную активность пациента с учетом факторов личности и окружения (ВОЗ). В дальнейшем следует оценить влияние лечебных мероприятий. Системы оценки позволяют регистрировать изменения за определенный промежуток времени. Выбор правильных «инструментов» для изменения не всегда бывает легким и зависит от опыта врача.

Определение силы. Для определения силы используется шкала Британского совета по медицинским исследованиям (см. с. 71). Для точного измерения больше подходит изометрическое измерение силы по Huber (315). Исходные положения точно определены, для этого существуют таблицы нормальных показателей для здоровых лиц различных возрастных групп.

Точное измерение силы и ее нарастания в кисти и пальцах требует, как правило, применения нескольких инструментов. Для простого измерения силы кисти применяют чаще всего динамометр Jamar. При проведении проб на силу в 5 заданных позициях следует тщательно следить за правильным исходным положением, чтобы не возникало искажений результатов вследствие непроизвольных движений. К другим способам относятся измерение с помощью вигориметра или intrinsic-meter. При проведении этих измерений применяют те же задания, что и при способе Jamar.

Функциональные пробы являются более результативными для измерения степени инвалидизации пациента, чем обычное измерение силы. Это связано с тем, что функциональные возможности повышаются, несмотря на отсутствие значимого увеличения мышечной силы. Адаптация к имеющемуся расстройству в виде «заместительных» движений, улучшения координации сохранившихся групп мышц, а также новых стратегий решения проблем приводят к улучшению функционального состояния. Для периферических нервов не существует стандартизированных тестов, они направлены скорее на индивидуальные цели, устанавливаемые для каждого пациента. «Изобретение» вместе с пациентом подобных актуальных тестов, которые соответствовали бы целям реабилитации и которые можно легко воспроизвести, относится к области врачебного искусства. Примерами подобных тестов служат: открывание двери ключом, наливание жидкости из бутылки в стакан и т.д. При этом оценивается затрачиваемое время и/или объем бутылки, удобный для пациента.

С помощью 29 стандартизированных функциональных нагрузочных проб по Isernhagen исследуют способность к наиболее часто встречающимся профессиональным нагрузкам (способность поднимать и носить предметы, имитация характерных профессиональных поз, координация работы кисти, пробы на ходьбу и др.). Целью этого исследования является оценка способности к нагрузкам в профессиональной и повседневной жизни. С его помощью проводят сравнение возможностей пациента с его способностью к предшествующей профессиональной деятельности либо обсуждение перспектив переквалификации («Job match»).

Ловкость. Ловкость кисти лучше всего оценивать с помощью пробы с 9 отверстиями и 9 дюбелями (805). Этот стандартизованный инструмент подходит для достоверной оценки и быстрого проведения пробы. Пациент сидя за столом втыкает в доску с 9 отверстиями 9 дюбелей. При этом измеряется время, которое ему потребуется для проведения этой пробы. Здоровые люди выполняют эту пробу менее чем за 18 с.

Боль. Выраженность боли оценивают с помощью градуированной визуально-аналоговой 10-балльной шкалы. 0 означает отсутствие боли, 10 – самую сильную боль, которую только можно себе представить. Рекомендуется применять этот тест для определения реального состояния пациента и для оценки боли за предыдущие 7 дней, для тех моментов, когда состояние пациента было наихудшим и наилучшим.

Другим методом измерения и топической диагностики болевых ощущений служит метод «рисования» боли. На схематическом рисунке пациент должен символически изобразить все области, где у него есть болевые ощущения, и их интенсивность на данный момент максимально точно с помощью крестиков или штрихов. Это исследование позволяет определить выраженность и распространенность боли.

Чувствительность. Исследование чувствительности в течение длительного промежутка времени может иметь большое клиническое значение, однако документирование результатов затруднено. Существует два метода: двухточечная дискриминационная проба и проба с монофиламентом по Semmes–Weinstein. Двухточечная дискриминационная проба может проводиться статическим или динамическим методом.

4.3 Регулирование регенерации

Активные движения. Как показал эксперимент, проведенный на крысах, ежедневная дозированная тренировка в виде плавания на 180 м не оказывает влияния на регенерацию нерва по сравнению с контрольной группой. В том же самом исследовании у крыс, которые 2 раза в день пробегали по беговой дорожке 30 мин со скоростью 10 м в минуту, наблюдалось замедление восстановления (777).

В другом исследовании на курицах проводили ушивание поврежденного седалищного нерва способом «конец-в-конец». В дальнейшем куриц разделили на три группы. Первую группу содержали в свободных условиях и дополнительно ежедневно стимулировали к двигательной активности, а куриц из второй и третьей групп держали в тесных клетках, дополнительно в отношении третьей группы применяли электротерапию. Восстановление по данным электромиографии у куриц, содержавшихся в свободных условиях, происходило почти на 1/3 раньше, чем в двух других группах. Последние две группы между собой не различались (306).

Экзогенный стресс может оказывать отрицательное влияние на восстановление двигательной функции периферических нервных волокон. Эксперимент на денервированных крысах показал, что у тех из них, которые ежедневно подвергались электрическому шоку, наблюдался достоверно более низкий уровень регенерации по сравнению с контрольной группой (777). Хотя эти результаты и не могут быть перенесены непосредственно на человека, следует, тем не менее, иметь в виду, что стресс может оказывать негативное воздействие на регенерацию нервов и поэтому его следует по возможности избегать. Интенсивные тренировки в определенной степени высвобождают в организме факторы стресса. В связи с этим подобные тренировки проводить не рекомендуется.

Электротерапия. Достоверные результаты исследования влияния электротерапии на регенерацию нервов существуют лишь в эксперименте на животных. В отношении человека подобных исследований не проводилось. Эксперимент *in vitro* показал, что дендрит растет параллельно электрическому полю в 3–8 раз быстрее в направлении катода, чем анода.

Nix и Kopf в экспериментах на кроликах установили, что электростимуляция способна ускорять регенерацию нервов и восстановление функции (511). Различные исследования на грызунах показали, что электрические поля могут регулировать регенерацию, если катод расположен дистально. Al-Majed регистрировал трехкратное ускорение регенерации при стимуляции током 20 Гц после ушивания нерва по сравнению с контрольной группой (8). Ежедневная однократная стимуляция в течение часа показала тот же результат, что и длительная стимуляция в течение 2 нед.

Хотя в различных экспериментах на млекопитающих было выявлено влияние электрических полей и стимуляции на регенерацию нервов, доказательных клинических исследований на человеке не существует. Остается также неясным, какая форма тока должна применяться для чрескожного проникновения. Окончательно не определена также точка применения электролечения. В настоящее время электротерапия, тем не менее, применяется достаточно широко.

Денервация мышцы во всех случаях сопровождается атрофией. В течение 2–3 мес. диаметр мышечного волокна уменьшается на ≥50%. Спустя примерно 4 мес. атрофический процесс замедляется. Через 2 года происходит распад мышечных волокон, на их месте образуются жировые клетки (2).

Оценка эффективности электрической миостимуляции основывается лишь на результатах экспериментов на животных. Денервированные мышцы кролика стимулировали с помощью поверхностных электродов 2 раза в день в течение 6 мин с помощью бифазной рамки в течение 20 мс с частотой 25 Гц в течение 110–117 дней. На поперечном срезе размер стимулируемых мышц уменьшился на 14–28%, тогда как размер нестимулируемых мышц в контрольной группе уменьшился на 51–71% (467). Эффективность стимуляции зависит от точки стимуляции, силы, длительности, частоты и пауз между процедурами. При исследовании, проведенном на 9 пациентах с полной денервацией передней большеберцовой мышцы, авторы пришли к выводу, что электростимуляция в течение 3 нед. прямоугольным током продолжительностью 20 мс 2 раза в день в течение 20 мин в день 5 раз в неделю замедляет атрофический процесс и усиливает дорсальное разгибание стопы во время стимуляции (769). Напротив, Boonstra и соавт. при исследовании 73 пациентов с тотальным поражением нервов не получили положительного результата при гальванической субмаксимальной электростимуляции в течение 35 нед. с продолжительностью импульса от 70 до 200 мс. В исследовании Boonstra применялся субмаксимальный гальванический ток, а в других исследованиях – фарадический ток с тетаническими сокращениями. Влияние электротерапии зависит от количества стимулируемых мышечных волокон, и его легче проводить в отношении мелких мышц в экспериментах на животных и с помощью имплантированных электродов.

Влияние длительной стимуляции мышц на реиннервацию с настоящее время дискутируется. Постоянно появляются указания на замедление прорастания терминальных нервных окончаний в мышечные волокна. Hennig показал в эксперименте на крысах, что подобному замедлению подвержены лишь 5–20% мышечных волокон и этот процесс, таким образом, не оказывает существенного влияния на регенерацию аксона или реиннервацию (290).

Можно считать доказанным, что электростимуляция при тетаническом сокращении способна затормозить атрофию мышц. Стимуляцию следует проводить только в тех случаях, когда ожидается реиннервация или если восстановления не происходит в течение нескольких недель. Рекомендуется использовать бифазный ток из-за его лучшей переносимости с максимальным уровнем стимуляции. У детей этот вид лечения проводить не рекомендуется.

4.4 Лечение боли

Болевые синдромы, которые появляются после повреждения периферических нервов, рекомендуется вначале лечить консервативными методами с применением лекарственных средств в сочетании с физиотерапевтическими методами. В острой фазе уменьшение отека приводит к снижению интенсивности боли, что достигается с помощью проводимого 1–2 раза в день лимфодренажа. К этому можно добавить такие дополнительные мероприятия, как воздействие холода или тепла.

В отношении хронической боли применяют чрескожную электронейростимуляцию (ЧЭНС). Этот метод наиболее эффективен в том случае, если стимулируемые нервные волокна расположены поверхностно и если между стимулируемой областью и ЦНС сохранена связь. Применяют также электроакупунктуру, которая оказывает наиболее выраженное влияние при дизестезиях и атипичной лицевой боли.

Стимуляция при чрескожной спинальной электроаналгезии (ЧСЭА) проводится с длительностью импульса 4 мкс, частотой 600 Гц и напряжением 120 В в течение 60 мин (808). Эта высокочастотная стимуляция имеет одно преимущество – она не маскирует острую боль.

4.5 Использование шин и вспомогательных средств

Вспомогательные средства или шины служат для иммобилизации, избегания длительного перерастяжения и предотвращения контрактур, а также замещения утерянных функций. Использование определенного типа шин зависит от тех индивидуальных целей, которые они должны преследовать. Выбор подходящей шины требует большого опыта. Нередко компенсаторные замещающие движения помогают пациенту лучше, чем вспомогательные средства.

Материал, из которого изготовлены шины, должен быть легким, достаточно прочным и способным к трансформации. «Опасные» места должны быть смоделированы так, чтобы избежать трофических повреждений кожи. Благодаря современным усовершенствованным материалам в настоящее время это больше не является необходимым. Шины всегда изготавливаются индивидуально, контролируются в процессе использования и, если необходимо, осуществляется их коррекция.

Шины. При выраженной боли или начинающейся симпатической рефлекторной дистрофии в области верхних конечностей применяют шины, сохраняющие определенное положение конечности. Для того чтобы при поражении лучевого нерва избежать длительного перерастяжения, можно использовать шину *Cock-up* с углом разгибания лучезапястного сустава 20–30°.

Вероятность перерастяжения при поражении локтевого нерва особенно велика при сгибании в локтевом суставе более чем на 60°. Особую опасность составляет длительное однообразное положение конечности во время сна, а также при работе на компьютере. Шина для локтевого сустава с углом сгибания 30° позволяет это предотвратить.

Вспомогательные средства. Противопоставляющая шина помогает пациентам с поражением срединного нерва в той или иной степени удовлетворительно осуществлять функцию захвата кистью.

При поражении верхней части плечевого сплетения, обусловливающем сегментарный распад миелиновой оболочки, всегда следует использовать манжету для лучезапястного сустава в целях его фиксации в положении дорсального разгибания.

Применение стелек-супинаторов представляет собой простое и недорогое средство лечения, которое может быть достаточным при метатарзалгии Мортона с незначительно выраженным болевым синдромом.

Чтобы избежать длительного перерастяжения при поражении малоберцового нерва и достичь физиологически оптимального типа походки, рекомендуется применять ортез для голени и стопы.

4.6 Устойчивость периферических нервов к изменению длины

Особенностью периферической нервной системы является ее устойчивость к изменениям длины. Периферические нервы приспосабливаются к выраженным изменениям положения тела с помощью скользящих движений нерва в ложе. Эта адаптация осуществляется вследствие высокоамплитудных, недифференцированных движений, во время которых нерв перемещается внутри ограниченного туннеля, производя экстраневральное движение. При интраневральных движениях отдельный пучок скользит относительно других в пределах нерва. Патологические процессы, такие как наличие крови в эпиневральном пространстве, отек ложа нерва или интраневрального пространства, а также фиброз могут нарушать работу этого механизма. Движения конечностей при этом обусловливают значительный рост напряжения проксимальнее и дистальнее области патологических изменений. Диаметр нерва уменьшается, и интраневральное давление возрастает. Если интраневральное давление превышает давление в эпиневральных артериолах, наступает преходящая ишемия нервных волокон. Это может приводить к формированию отека, усилению воспалительной реакции, нарастанию адгезии и к дальнейшему уменьшению объема скользящего движения нерва или росту напряжения.

4.7 Основные принципы оперативного лечения поражений периферических нервов

4.7.1 Показания к оперативному лечению и ревизия области поражения

Поиск места повреждения нерва

Тщательное клиническое исследование моторной и сенсорной функций нерва дистальнее области травмы имеет большое значение, так как незамеченное повреждение нерва и позднее начало лечения могут значительно ухудшать течение реиннервации. При этом нередко интенсивная боль или значительное повреждение других структур не дают возможность получить достоверную информацию о повреждении нерва, локализации и выраженности этого повреждения до проведения регионарной анестезии или общего наркоза. Тщательное предоперационное обследование необходимо также для дифференциальной диагностики между повреждением сухожилий, мышц, костей и повреждением нервов. Таким образом, оптимизация результатов восстановления функции зависит не только от нейрохирурга, но и от первого прибывшего на место травмы врача (врача «скорой помощи», травматолога, терапевта, невролога и т.д.).

При подозрении на повреждение нерва следует проводить ревизию после удаления крови, так как при этом уменьшается опасность пропустить повреждение, а найти обе культи или травмированные участки нерва становится значительно легче.

Если речь идет о закрытом повреждении, предоперационное УЗИ может дать ценную информацию в отношении первичных показаний для эксплоративного высвобождения и реконструкции нерва. К сожалению, во многих случаях преимущества первичного оперативного вмешательства по объективным причинам бывают упущены. При поражении I или II степени показанием к ревизии является то обстоятельство, что ожидаемая спонтанная регенерация не наступает. Классификация травматических повреждений нервов уже была представлена в главе 1. В расширенном виде она приведена в таблице 4.**1**.

Практические рекомендации при травматическом разрыве нерва

Свежие повреждения

Тщательное клиническое обследование моторных и сенсорных нарушений в зоне иннервации предположительно травмированного периферического нерва в предоперационном периоде особенно важно не только при любом открытом повреждении, но также и при любой закрытой травме.

Закрытое повреждение. В большинстве случаев тупая травма является причиной поражения I–IV степени тяжести. Перспективы спонтанной регенерации соответствуют тяжести травмы. Показания к экстренной операции возникают в тех случаях, когда УЗИ или МРТ области травмы регистрируют нарушение целостности поврежденного нерва либо сохраняется состояние компрессии и продолжается повреждение нерва, например, костным фрагментом, гематомой или массивным отеком в рамках компартмент-синдрома. При хроническом сдавлении возможно фиброзирование, и в конечном итоге – необратимое повреждение сегмента нерва.

Проведение оперативной декомпрессии необходимо не только в области типичных, предрасположенных к компрессионным синдромам зонах. Иногда она показана на значительно более обширных участках, располагающихся дистально: при компартмент-синдроме, требующей эвакуации гематоме, а также при закрытых переломах со смещением (см. с. 156 «Оперативное лечение при сохранной целостности нерва»).

Открытое повреждение. При открытой ране операция показана в любом случае.

Таблица 4.**1** Классификация поражений периферических нервов

Авторы			Определение	Спонтанное восстановление	Операция
Seddon	**Sunderland**	**Millesi**			
Неврапраксия			Блокада проведения импульса, валлеровской дегенерации не происходит	Да	Не показана
Неврапраксия	Степень I	IA	Фиброз эпифасцикулярного эпиневрия	Нет	Эпиневротомия
Неврапраксия	Степень I	IB	Фиброз интерфасцикулярного эпиневрия	Нет	Эпифасцикулярная эпиневрэктомия
Аксонотмезис	Степень II		Нарушение целостности аксона, валлеровская дегенерация	Да	Не показана
Аксонотмезис	Степень II	IIA	Фиброз эпифасцикулярного эпиневрия	Нет	Эпифасцикулярная эпиневротомия
Аксонотмезис	Степень II	IIB	Фиброз интерфасцикулярного эпиневрия	Нет	Эпифасцикулярная эпиневрэктомия
Невротмезис	Степень III		Поражение эндоневрия, периневрий и структуры нервного пучка интактны	Частично	
Невротмезис	Степень III	IIIA	Фиброз эпифасцикулярного эпиневрия	Частично	Эпифасцикулярная эпиневротомия
Невротмезис	Степень III	IIIB	Фиброз интерфасцикулярного эпиневрия	Частично	Эпифасцикулярная эпиневрэктомия
Невротмезис	Степень III	IIIC	Фиброз эндоневрия	Нет	Резекция и нейротрансплантация
Невротмезис	Степень IV		Нарушение целостности периневрия, структуры пучка, целостность сохраняется только за счет эпиневральной соединительной ткани		
Невротмезис	Степень IV	IVN	Соединительная ткань с невромой	Минимальное	Резекция и нейротрансплантация
Невротмезис	Степень IV	IVS	Только соединительная ткань	Нет	Резекция и нейротрансплантация
Невротмезис	Степень V		Полная потеря целостности	Нет	Обработка культи и восстановление целостности

Вероятность полного разрыва нерва в рамках повреждения V степени тяжести в этом случае особенно высока. Неврологические симптомы при наличии открытой раны не служат прямым признаком разрыва, так как нерв может быть поврежден и непрямым воздействием. Подобная ситуация может возникнуть также и при закрытой травме (см. выше), но чаще при огнестрельном ранении, когда наряду с прямым разрывом нерва возможно его повреждение взрывной волной от прошедшей вблизи пули.

Если имеется повреждение с сохранной целостностью нерва (степени I–IV), нельзя недооценивать перспективы спонтанной регенерации. Обусловленный травмой фиброз в этом периоде еще не развивается. При первичном макроскопическом осмотре может возникнуть подозрение на полное повреждение нерва. В этом случае значительные преимущества в отношении результата лечения имеет резекция поврежденного участка в пределах здоровых тканей с ранним закрытием дефекта трансплантатом нерва. Если признаки полного разрыва нерва отсутствуют, следует ожидать спонтанного восстановления, и только при отсутствии реиннервации проводить отсроченную операцию. Если имеется повреждение с полным нарушением целостности нерва (степень V), предпочтение отдают ранней реконструктивной операции. Предполагается, что каждая крупная больница должна быть обеспечена круглосуточной микрохирургической службой для лечения повреждений нервов, поэтому раннее оперативное лечение повреждений нервов в настоящее время входит в стандарты оказания помощи. Предпосылками к этому служат правильная диагностика повреждения нерва при первичном клиническом обследовании и проведение дальнейшего лечения в специализированном центре.

Под ранним оперативным лечением подразумевается восстановление целостности нерва при оказании первичной помощи, т.е. в день повреждения, а также, если операция проведена в рамках оказания неотложной помощи («*urgence differee*»), повторно, в течение нескольких дней после первой операции. Подобная «отсроченная неотложность» оправданна в тех случаях, когда общее состояние пациента, стратегия лечения множественных травм или объективные причины не позволяют прибегнуть к экстренному оперативному восстановлению целостности поврежденного нерва. Отложенная операция должна быть проведена как можно быстрее после диагностики пропущенного повреждения нерва, доказанной несостоятельности консервативных мероприятий или устранения препятствий к операции.

Преимущества и недостатки отдельных методов оперативного лечения

Выполненный в соответствии с принципом «*lege artis*» («по всем правилам искусства») первичный шов имеет ряд неоспоримых преимуществ. К таким преимуществам в первую очередь следует отнести: 1) лучшие результаты лечения, так как максимально быстро восстанавливается целостность нерва и удается избежать длительной, от недель до месяцев, реиннервации; 2) прямое соединение обеих культей нерва и таким образом устраняется проблема необходимости применения трансплантата нерва. Эти преимущества настолько существенны, что в настоящее время основными требованиями должны стать быстрая транспортировка в специализированные центры и раннее оперативное вмешательство. К другим преимуществам первичного лечения относятся предотвращение дальнейших операций в условиях образования рубца, укорочение сроков заболеваемости и нетрудоспособности и сокращение общих показателей заболеваемости, однако они не вносят такого неоценимого вклада в достижение конечного функционального результата, как первые два.

Вторичное вмешательство, вторичный шов на нерве, имеет свои особенности и дает сравнительно небольшие преимущества: не поддающееся локализации на всем протяжении в рамках первичного макроскопического обследования повреждение нерва может стать более доступным для исследования и резекции спустя некоторое время в связи с развившимся фиброзом. Эта проблема может возникать только при наличии большой зоны травматизации и в большинстве случаев решается путем нанесения более обширных разрезов тканей. Таким образом, это преимущество существует лишь в небольшом числе случаев при распространенных, сложных и протяженных травмах. Другое преимущество вторичного шва состоит в том, что пика метаболической активности нейронов в передних рогах спинного мозга или в ганглиях сенсорных нейронов можно ожидать примерно на 3-й неделе, так что именно в этот период следует рассчитывать на максимальный потенциал нерва к регенерации. Кроме того, неоднократно было показано, что более позднее по времени, вторичное нарушение целостности нерва, происходящее при хирургической обработке проксимальной культи, увеличивает возможности прорастания аксонов культи. Наибольшее практическое значение имеет преимущество вторичной реконструкции при наличии дефицита мягких тканей, который сначала должен быть возмещен с помощью лоскутной пластики, а также при повышенной опасности раневой инфекции, которая при необходимости применения трансплантата нерва дает хирургу повод предпочесть отсроченное оперативное вмешательство.

В большинстве ситуаций основной недостаток поздней операции – худшие результаты – перевешивает все ее преимущества. В настоящее время подобную тактику следует выбирать лишь в исключительных случаях. При раннем вмешательстве проводят свободное, хорошо ориентированное с помощью несущих структур соединение «конец-в-конец», при этом хирургическая подготовка культей нерва минимальна или вообще не требуется. При вторичной операции в большинстве случаев требуются восполнение дефекта трансплантатом нерва после резекции рубцовой ткани и удаление проросшей в обратном направлении культи нерва. Таким образом, достоверно установлено, что аргументов в пользу вторичного ушивания нервов не имеется.

Показания к операции после недостаточной регенерации нерва

Клинические показания к проведению реконструкции после травматического повреждения периферического нерва могут возникать при отсутствии прогрессирования признака Гофмана–Тинеля. В некоторых случаях признак Гофмана–Тинеля, который при осмотре уже вызывался на периферическом уровне, смещается вновь к месту поражения, если там, например из-за рубцового сужения, оказывается нарушенной регенерация.

Эту возможность следует учитывать также и при трансплантации нерва. Может случиться так, что из-за формирования рубца в области периферического соединения регенерирующие аксоны из трансплантата не могут попасть в периферическую культю либо аксоны, которые уже проросли в периферическую культю, разрушаются вследствие компрессии в месте ушивания.

В этом случае следует провести ревизию места ушивания, при необходимости вновь разъединить отрезки нерва и заменить соединением конец-в-конец. Показания к операции возникают и в том случае, если электрофизиологическое исследование, проведенное спустя соответствующий промежуток времени, не выявляет признаков регенерации. Можно считать, что ревизия должна быть проведена не позднее 6 мес. после повреждения.

4.7.2 Принципиальные возможности хирургического лечения поражений периферических нервов

Поражения периферических нервов по отношению к стратегии оперативного вмешательства разделяют на повреждения с потерей целостности нерва и с сохраненной целостностью нерва.

Оперативное лечение при нарушении целостности нерва (степень V)

Подобные поражения разделяют на поражения с наличием дефекта и без дефекта.

Повреждения с потерей целостности без дефекта

В подобных ситуациях нередко важную роль при диагностической оценке и подборе оперативной стратегии играет *интраоперационная нейрография*. При оперативной ревизии поврежденных нервов иногда возникает необходимость исследовать сохранность или утрату проведения импульса в поврежденном сегменте нерва. Так, например, при ранней ревизии травмированного сегмента нерва – с сохранной целостностью – может остаться неясным, проросли в этот отрезок новые волокна или нет, что имеет большое значение для выбора оперативной стратегии. Стимуляция нерва проксимальнее места повреждения с одновременным измерением потенциала дистальнее него позволяет прояснить этот вопрос, при этом амплитуда регистрируемого потенциала активности нерва (если он регистрируется вообще) позволяет приблизительно оценить выраженность реиннервации. При оперативном вмешательстве наряду с регистрацией сохранного, восстановленного или отсутствующего потенциала в отдельных пучках важную роль играет вопрос «отрыва корешков», при этом нервные волокна при сохранной целостности структур оболочки могут иметь разрывы. Для разрешения этого вопроса применяют стимуляцию в области первичных столбов или спинальных нервов; регистрируемые при этом спинальные или корковые ответы указывают на сохранную целостность на исследуемом участке.

При нарушении целостности без дефекта средством выбора для восстановления целостности является непосредственное ушивание нерва «конец-в-конец». Если раньше хирурги старались как можно более точно адаптировать друг к другу поперечные срезы разорванных групп пучков и эпиневрия, чтобы избежать потерь при прорастании аксонов, то в последние 10 лет имеет место другая точка зрения. В настоящее время известно, что регенерация нервов и прорастание аксонов поддерживаются и регулируются при участии других факторов, таких как нейротропные и нейротрофические. Механистические представления о прорастании аксонов через область разрыва нерва оказываются контрпродуктивными, так как небольшое расстояние, оставленное при операции между срезами нерва, может способствовать нейротропизму. К сожалению, известны немногие подобные факты. Однако имеются указания на то, что с помощью нейротропных факторов моторные волокна, возможно, прорастают в определенном направлении, а нейротрофические факторы, возможно, способствуют тому, чтобы моторные волокна проросли в определенный периферический ствол, а сенсорные волокна, попавшие в ствол двигательного нерва, дегенерировали, и наоборот. Так как каждый аксон может давать большое количество отростков, отростки одного аксона прорастают в разные периферические стволы, и наоборот – много отростков аксонов прорастают в один и тот же периферический ствол. С помощью нейротрофических факторов происходит соответствующая селекция. Brushart (92) в контролируемом исследовании показал, что в первые 2 недели происходит случайное прорастание аксонов и поэтому, например, отростки двигательных аксонов равномерно распределялись по поперечнику, а с 3-й недели наблюдалось значительное увеличение количества двигательных аксонов, которые попадали в периферическую культю. Результаты Brushart говорят о том, что по-прежнему следует выполнять как можно более точное соединение пучков или групп пучков, так как прорастание в первой фазе происходит по случайному принципу (см. рис. 4.**1**). Если следовать результатам других исследователей, которые придают большее значение нейротропным факторам, точное соединение является нежелательным. В этом случае следует оставлять небольшой промежуток между культями, создавая тем самым возможность отросткам аксонов подвергаться влиянию нейротропных факторов. Ярким представителем этого направления является Lundborg, который в течение многих лет отдает предпочтение восстановлению целостности нерва «конец-в-конец» с оставлением промежутка между отрезками нерва и достиг при этом хороших результатов, однако они не были лучше, чем таковые в контрольной группе, где проводилось плотное соединение (427).

Несмотря на различные варианты техник операции, которые дискутируются в последние десятилетия, плотное соединение проксимальной и дистальной культей нерва методом конец-в-конец без оставления зазора между ними при разрыве нерва остается методом выбора. На начальном этапе существования микрохирургии нервов основным

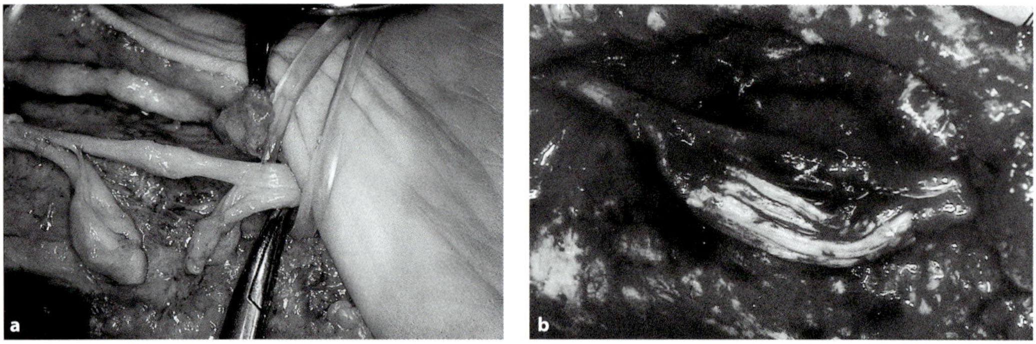

Рис. 4.**1** Нейрохирургическое лечение невромы. Целостность срединного нерва частично нарушена, и на проксимальной культе развивается неврома (**a**). После ее резекции целостность этого отрезка нерва с дистальной культей восстанавливается с помощью кабельного трансплантата (**b**). (Фотографии предоставлены Prof. Dr. med. Hanno Millesi, emerit. Leiter der klin. Abt. f. Plastische u. Rekonstruktive Chirurgie der Universität Wein.)

принципом было стремление к возможно более топографически точному ушиванию нервных волокон, вплоть до восстановления структуры отдельных пучков, избегание любой возможности оставления пространства между отрезками нерва. В настоящее время основное значение придается подготовке культей нерва, как для восстановления нерва из одной, нескольких или многих групп волокон, так и для более точного и легко осуществляемого соединения. Если срез нерва оказывается невозможно разделить на цельные группы волокон, следует прежде всего обратить внимание на то, чтобы культи не были ротированы по отношению друг к другу. Это можно сделать, например, ориентируясь на ход эпиневральных сосудов. В настоящее время все больше хирургов отдают предпочтение эпиневральному шву по сравнению с изолированным периневральным. Преимущество операций, проводимых с использованием микрохирургической техники, под микроскопом, несомненно. Избегание слишком тесного соединения аксонов, скорее, повышает возможности достижения цели.

В экстренном случае при нарушении целостности нерва без образования дефекта всегда следует прибегать к прямому ушиванию, однако следует учитывать, что повреждение культей аксонов требует их тщательной обработки. Проведенная в более поздние сроки операция осложняется не только необходимостью «растягивания» сократившихся культей аксона, но и потерей значительного отрезка нерва при резекции рубцовой ткани культей, поэтому очень важно как можно раньше провести ушивание нерва, чтобы избежать необходимости применения трансплантата. Это положение теряет свой смысл, если без трансплантата нерва все равно обойтись нельзя. В подобном случае реиннервация происходит в более поздние сроки и с меньшим успехом.

Как правило, после непосредственного ушивания нерва достаточно иммобилизации сустава в среднем положении в течение 10–14 дней. Иногда требуется легкая акцентуация положения сустава в направлении восстановленного нерва для его разгрузки.

Восстановление целостности при наличии дефекта

Дефект и расстояние

Если периферический нерв поврежден острым предметом, его культи отдаляются друг от друга, что обусловлено эластичностью нервной ткани. Это эластичное напряжение в месте ушивания нерва может быть компенсировано тонкими микрохирургическими швами на периневрии или эндоневрии, а также, в зависимости от уровня поражения, с помощью фиксированного «разгрузочного» положения соседних суставов. Однако это становится невозможным, если вследствие травмы или хирургических мероприятий образовалось не только определенное расстояние между культями, но и истинный дефект нерва. Он может быть следствием обширной резекции культей нерва, которая потребовалась для их предоперационной обработки. Так как уже было однозначно доказано, что ушивание нерва (нейроррафия) под натяжением дает плохие результаты, при наличии дефекта следует выбрать такую технику операции, которая позволит либо устранить натяжение нерва, либо «перекрыть» дефект с помощью вшивания направляющей структуры для растущих аксонов.

Возможности ликвидации дефекта

Более мелкие дефекты могут быть ликвидированы с помощью мобилизации обоих отрезков нерва, при этом, однако, необходимо избегать нарушения кровоснабжения нерва. Придание соседним суставам положений, при которых отрезки нерва сближаются и постепенно в послеоперационном периоде удлиняются, в настоящее время, в связи с широким использованием трансплантации нервов, не применяют, так как в этом случае достаточно сложно определить тот момент, когда такое напряжение нерва вызывает повреждение, отрицательно влияющее на результат лечения. Растяжение нерва проксимальнее или дистальнее дефекта для создания возможности прямого его ушивания в отсутствие натяжения также не оправдало себя. Nicholson и Seddon (508) показали, что при повреждении срединного нерва в области предплечья, если дефект ≤2,5 см, положительный результат лечения составляет 70% и снижается до 50%, если размер дефекта составляет >2,5 см. В нашей повседневной практике мы установили, что растяжение нерва имеет значение лишь в очень редких случаях, а при наличии сомнений следует предпочесть другие техники. Иногда дефект удается компенсировать с помощью перемещения нерва. Например, при перемещении локтевого нерва в области локтя под мышцы можно «выиграть» 2 см длины и еще больше – с помощью сгибания в локтевом суставе. Целесообразность этого перемещения при повреждении в области борозды локтевого нерва обусловлена также и тем, что оно позволяет предотвратить последующую компрессию рубцовой тканью и развитие синдрома канала локтевого нерва.

Так как эти наиболее простые мероприятия все же не позволяют полностью устранить натяжение нерва в месте соединения, в настоящее время наилучшим методом устранения дефекта служит трансплантация нерва. Внутри трансплантата нерва происходит лизис аксона и валлеровская дегенерация. Регенерирующие аксоны прорастают из проксимальной культи внутрь трансплантата нерва, а после прорастания дистального места соединения – в дистальную культю нерва. Преимущество витальных нервных трансплантатов состоит в том, что шванновские клетки при трансплантации остаются сохранными и создают оптимальные условия для растущих аксонов. Большим недостатком этого метода является появление двух точек соединения, которые должны преодолеть аксоны. Однако экспериментальный и клинический опыт показал, что через две оптимально подготовленные точки соединения аксоны прорастают лучше, чем через одно соединение, выполненное под натяжением, в котором сохраняется растяжение нерва в области шва и образуется большое количество рубцовой ткани.

Трансплантация нервов

В настоящее время, несмотря на активное развитие иммуносупрессивной терапии, аутотрансплантаты сохраняют преимущество перед аллотрансплантатами. Применение аллотрансплантатов оправданно только в тех случаях, когда пациенту по каким-либо другим причинам показано проведение иммуносупрессивной терапии. Периферический нерв подходит для трансплантации, с одной стороны – из-за своего небольшого диаметра, в результате чего быстро достигается достаточная реваскуляризация без образования фиброза в центре, а с другой стороны, из-за его хорошей жизнеспособности, сохраняющейся при пересадке. Стволы нервов из ампутированных конечностей или те, которые утратили свою функцию, например после полного разрыва плечевого сплетения, можно успешно использовать только либо с применением «сосудистой ножки», либо с немедленным микрохирургическим восстановлением циркуляции крови.

В многочисленных экспериментальных исследованиях нам удалось показать (227), что ограничений по длине трансплантата практически не существует, так как аксоны успешно прорастают через него. Периферический нерв может регенерировать даже сверх своей первоначальной длины, переходя через центральную линию на противоположную сторону.

Поэтому нецелесообразно стремиться к как можно большему сокращению длины трансплантата, которое создает риск образования натяжения в месте шва. Более того, оставление некоторого резерва длины позволяет сократить время иммобилизации, так как при этом места соединений не подвергаются риску разрыва при движении в суставах.

Кровоснабжение трансплантата. Чаще всего используемый и наиболее подходящий для трансплантации икроножный нерв достигает необходимого уровня кровоснабжения уже в течение 2 дней после пересадки. Капилляры, прорастающие из окружающих тканей, вступают в контакт с системой капилляров трансплантата. Подобная ранняя спонтанная реваскуляризация из нормально кровоснабжаемой окружающей ткани позволяет сохранить очень важные для правильной регенерации нерва структуры, в том числе шванновские клетки, и предотвращает фиброз как следствие недостаточного кровообращения, поэтому дополнительное образование микрососудистых анастомозов для такого тонкого трансплантата нерва не способно улучшить результаты реиннервации. При пересадке более крупного трансплантата или при трансплантации в плохо кровоснабжаемую область, например в состоящий из рубцовой ткани и подвергшийся облучению участок, использование «сосудистой ножки» или микрохирургическая реконструкция сосудов могут способствовать значительному улучшению регенерации нерва.

Альтернативы нейротрансплантации

В 1960–70-е годы были сделаны попытки сохранения сегментов нервов (консервирование с помощью облучения, замораживания, сухого холода). Однако при этом речь шла не о трансплантатах, а о пересадке авитальных тканевых структур, которые должны были прорастать из проксимальной культи через неврому (нейроматозная невротизация). Так как имплантаты не содержали шванновских клеток, из проксимальной культи в них прорастали аксоны, фибробласты, шванновские клетки и капилляры в форме мини-пучков. При небольших дефектах путем нейроматозной невротизации возможно достижение дистальной культи и восстановление функции. Однако при более протяженных дефектах прорастание прекращается, и невротизации дистальной культи не происходит. Lundborg и Hansson (425) показали, что в выстланной мезотелием тканевой камере отростки аксонов способны прорастать и достигать дистальной культи, поэтому для данной цели стали применять силиконовые, коллагеновые трубочки, трубочки с микропористыми мембранами, резорбируемые полигликолевые трубки, а также вены. Речь при этом идет о прорастании мини-пучков, т.е. о нейроматозной невротизации. Регенерация поддерживается также введением необходимых для этого процесса факторов.

Glasby и соавт. (249) использовали для подобной цели мышечную ткань с параллельными волокнами, при этом с помощью глубокого замораживания и последующего размораживания мышечная ткань удалялась и оставался обычно только соединительнотканный скелет, который служил направляющей для прорастания мини-пучков. Общим для всех этих методов являлось ограничение длины дефекта, который необходимо было ликвидировать, и недостаточное качество регенерации, значительно более низкое, чем при применении аутогенных трансплантатов. Улучшения функции подобных направляющих структур можно достичь с помощью пересаживания ткани, содержащей культивированные шванновские клетки. Этот метод в настоящее время пока не имеет существенного значения для клинической практики. Единственным методом пересадки с доказанной эффективностью для мелких дефектов протяженностью несколько миллиметров (например, в области нервов пальцев) является применение интерпоната из вены. Его преимущества: данная структура находится в области операционного поля, относительно невысокая стоимость метода, не требуется донорского нерва. При правильном применении метод показал хорошие результаты реиннервации.

Тактика лечения в отсутствие проксимальной культи

Если проксимальная культя нерва утрачена, например вследствие травмы или удаления опухоли, реконструкция нерва путем пересадки нейротансплантата становится невозможной. Утраченная иннервация органа-мишени может быть восстановлена с помощью перемещения другого нерва. При этом используемый нерв разделяют, и соединяют его проксимальную культю «конец-в-конец» с дистальной культей пораженного нерва. Таким образом, аксоны получают возможность прорастать из нового источника к «чужому» органу-мишени.

Другой способ предполагает в этой казалось бы безнадежной ситуации пришивание «конец-в-бок» дистального отрезка пораженного нерва к соседнему функционирующему нерву. Большое преимущество ушивания «конец-в-бок», которое было показано как в экспериментальных исследованиях (247), так и на клиническом опыте, представляет собой появление дополнительной реиннервации в зоне с утраченной иннервацией без функциональных потерь в зоне иннервации использованного при этом интактного нерва. Клиническая практика показала, что при этом могут быть достигнуты положительные результаты в отношении как моторной, так и сенсорной реиннервации (226).

В отношении обоих методов можно сказать, что оптимальные результаты достигаются при реконструкции, проведенной в более ранние сроки после повреждения и при большей предрасположенности используемого нерва к осуществлению дополнительной синергической функции.

Тактика лечения в отсутствие дистальной культи

Если при экстренной ревизии раны выясняется, что отсутствует дистальная культя нерва, идущая к определенной мышце, существует возможность пересадить проксимальную культю двигательного нерва в денервированную мышцу либо непосредственно, либо с применением нейротрансплантата (нервно-мышечная невротизация). Культя нерва или трансплантат разделяется при этом на отдельные пучки или группы пучков. Каждая из этих групп «встраивается» между отдельными мышечными волокнами на уровне вхождения нерва, где предположительно находится наибольшее количество моторных концевых пластинок. При этом во многих случаях можно достичь очень хороших результатов (228).

Невротизация представляет собой помещение отростков аксонов в денервированные до этого ткани. Различные возможности невротизации представлены в таблице 4.**2**. Перемещение отростков аксонов из иннервируемой мышцы в денервированную проводят с помощью нейротрансплантата.

Соединение “конец-в-бок”

Идея ушивания нервов «конец-в-бок» родилась еще 100 лет назад, однако лишь в 1994 г. Viterbo опубликовал положитель-

Таблица 4.**2** Возможности реиннервации

	Способ реиннервации	
Наименование	**«донор»**	**область применения («реципиент»)**
Нерв: реиннервация нерва	Проксимальная иннервируемая культя нерва	Дистальная денервированная культя нерва
Нерв: реиннервация мышцы	Проксимальная иннервируемая культя нерва	Денервированная мышца
Мышца: реиннервация мышцы	Иннервируемая мышца	Денервированная мышца
Нерв: реиннервация нерва и мышцы	Иннервируемая мышца	Денервированная мышца

ные результаты экспериментальных исследований этого метода. Это послужило толчком к широкому распространению данного метода. Мы также оценили данный метод, как на основании экспериментальных исследований, так и на основании результатов клинических наблюдений в клинике при различных показаниях (226): если отсутствует проксимальная культя, то шов дистальной культи методом «конец-в-бок» с соседним, синергическим нервом является методом выбора. Даже при поражениях на высоком проксимальном уровне с помощью шва нервов «конец-в-бок» в дистальном отделе можно добиться значительно более ранней и, соответственно, эффективной реиннервации пораженных мышц, до того как они полностью атрофируются. Одним из показаний к данному методу является также необходимость избежать применения слишком длинного нейротрансплантата. По нашим данным, особенно подходит ушивание «конец-в-бок» для реиннервации свежих трансплантатов мышц. В последнее время мы часто применяли этот метод для улучшения функции при частичном поражении лицевого нерва (225). При этом для улучшения функции регенерирующие аксоны пришиваются к частично функционирующим и поэтому сохранившим свою целостность нервам. В этих случаях результаты также внушают оптимизм, поэтому у концепции реконструкции нервов с помощью шва «конец-в-бок» имеется большое будущее.

Оперативное лечение при сохранной целостности нерва

Несмотря на отсутствие разрыва нерва функциональный дефект может сохраняться, если имеется хроническое воздействие на нерв, такое как, например, рубцовое сужение либо наружное сдавление или тракция. Клинически это характеризуется отсутствием признаков реиннервации в течение адекватного срока после поражения. Признак Гофмана–Тинеля не распространяется дистально. Так как повреждение охватывает в большинстве случаев не все волокна поперечного сечения нерва, подозрение могут подтвердить результаты нейрографического исследования, например уменьшение амплитуды потенциала на пораженном участке нерва. Особенно информативен этот метод при интраоперационном применении для определения локализации повреждения, если макроскопически нерв выглядит полностью интактным. В последние годы мы все чаще применяем ультразвуковой датчик с высокой разрешающей способностью для выявления морфологически измененных участков внутри нерва с образованием рубца или фиброзированием части поперечного среза нерва. Возможность определить таким образом распространенность изменений по длине нерва оказывает большую помощь в определении стратегии операции. Это позволяет без вмешательства на самом нерве установить объем необходимого невролиза или замены поврежденного участка нейротрансплантатом. Проведение в процессе операции нейрографии играет также важную роль при диагностике и определении локализации множественных повреждений.

Осуществляя невролиз, следует по возможности ограничиться внешним невролизом, чтобы избежать таких недостатков внутреннего невролиза, как деваскуляризация и вторичное рубцевание отрезка нерва. Широкое применение внутреннего невролиза с препарированием и резекцией фиброзированной ткани между пучками нерва (межфасцикулярного эпиневрия) в настоящее время утратило свою актуальность. Показания к его проведению сохраняются лишь в случае резко выраженного образования рубцовой ткани в межфасцикулярном пространстве, когда удаления компримированного эпиневрия (эпиневрэктомии) недостаточно для уменьшения сдавления пучка нерва.

При *внешнем невролизе* нерв извлекается из компримирующего его окружения или рубцовой ткани. Слои, содержащие кровеносные сосуды, при этом сохраняются вместе с нервом и рассекаются по длине только при необходимости эпиневротомии. Таким образом удается максимально сохранить хорошо видимые под операционным микроскопом сосуды, кровоснабжающие нерв и расположенные параллельно ему. Если этого недостаточно, измененный рубцом эпиневрий резецируют вокруг нерва, но при этом уже происходит значительное уменьшение кровоснабжения нерва. Данное обстоятельство имеет особенно большое значение при эпиневротомии, выполняемой на большом протяжении, так как при этом имеет место дополнительное нарушение эффективного кровоснабжения пучков нерва, пока, наконец, недостатки повреждения, связанного с деваскуляризацией, не начнут «перевешивать» преимущества декомпрессии. В некоторых случаях вследствие операции может развиться фиброз, в результате чего происходит еще большее повреждение нерва. В связи с вышеизложенным в настоящее время межфасцикулярный, *внутренний невролиз* больше не играет существенной роли в клинической практике. Таким образом, при наиболее частой операции на кисти, декомпрессии срединного нерва в запястном канале, внутренний невролиз больше не применяется.

Если имеется фиброзное изменение эндоневрия, необходимыми являются резекция соответствующего отрезка нерва и закрытие образовавшегося дефекта нейротрансплантатом.

4.7.3 Принципы лечения при необратимом повреждении периферического нерва

Принципиальные возможности лечения

Если моторный нейрон поврежден лишь на протяжении своего аксона, аксон вновь прорастает из своей проксимальной культи. Однако если при этом поражены также относящиеся к данному нейрону двигательные клетки передних рогов, моторный нейрон погибает, и регенерация в этом случае невозможна. Если целостность сохранена, происходит регенерация аксона в направлении вдоль дистального, подвергшегося валлеровской дегенерации отрезка нерва. Шансы, что он достигнет органа-мишени, конечно, значительно снижаются, если целостность нарушена, для восстановления возможно даже потребуется трансплантация нерва. Вторым решающим фактором служит время, прошедшее с момента разрыва, так как замедленная реиннервация может вызвать необратимую атрофию мышц, без малейшей возможности их реиннервации. Этот критический для успешной реиннервации промежуток времени может быть превышен при слишком большом расстоянии, через которое должны прорасти аксоны, когда область поражения располагается высоко на проксимальном уровне. В этом случае растущие в дистальном направлении нервные волокна достигают органа-мишени, но реиннервация его уже невозможна. Поэтому мы разработали свою концепцию реконструкции не только вокруг самого нерва, как это было широко распространено в последние годы, но и вокруг возможной замены не способного более к реиннервации органа-мишени.

Необратимо атрофированные мышцы могут быть для совершения определенных движений заменены с помощью хирургической пересадки других, функционирующих мышц. Утраченную функцию чувствительности также можно заместить. При этих так называемых заместительных операциях (вторичные, или паллиативные, реконструкции) используются нормальные мышцы, иннервируемые неповрежденными нервами, для того чтобы хотя бы частично возместить утраченную функцию определенных денервированных мышц. В рамках хирургии плечевого сплетения при его полном поражении возникает ситуация, когда важные, невосстанавливаемые функции компенсируют с помощью пересадки сначала пораженных, а затем реиннервированных мышц. Разумеется, до операции необходимо точно оценить, будет ли достаточной транспозиция этих реиннервированных мышц для того, чтобы они могли взять на себя выполнение определенной функции в достаточном объеме.

Если мышцы для транспозиции в распоряжении хирургов нет, но имеется группа мышц для реиннервации, методом выбора для восстановления наиболее важных видов движений является микрохирургическая пересадка нейроваскулярных мышечных лоскутов. Это касается и тех случаев, когда следствием транспозиции мышцы может стать значительная потеря общей функции.

При этом трансплантацию мышцы следует предпочесть транспозиции. Заместительные операции могут проводиться одновременно с восстановлением нерва, если необходимо поддержать функцию реиннервированной пораженной мышцы с помощью перемещения другой мышцы. Особенно это касается операций на малоберцовом нерве. Иногда благоприятное влияние, преимущественно у пожилых пациентов, оказывает восстановление наиболее важных видов движений, осуществляемое одновременно с восстановлением нерва, с целью «перекрыть» длительную фазу реиннервации. Особенно это касается случаев поражения лучевого (перемещение пронатора) и локтевого нерва (капсулодез по Zancolli).

Принципы заместительных операций

Для того чтобы компенсировать определенную функцию мышцы, больше всего подходит мышца-синергист, иннервируемая другим нервом. В качестве примера можно упомянуть использование разгибателей запястья для восстановления функции сгибания пальцев, так как разгибатели запястья в норме являются синергистами сгибателей, осуществляя стабилизацию лучезапястного сустава во время сгибания пальцев. И наоборот, для улучшения функции разгибания пальцев лучше всего использовать один из двух сгибателей запястья, так как эти мышцы являются синергистами. Сила мышцы, используемой для замены, должна быть нормальной, так как следует учитывать, что при перемещении мышцы ее сила уменьшается на 1 балл. Мышца, функционирующая с силой 3, после пересадки по всем прогнозам будет явно неспособной выполнять ожидаемую функцию. Кроме того, следует выбрать такую мышцу, изначальное направление движения которой соответствует заменяемой мышце, так как при изменении направления неизбежна и потеря силы.

Если подходящей мышцы-синергиста в распоряжении нет, у молодых пациентов, обладающих высокой пластичностью функции головного мозга, удается достичь эффективного восстановления функции с помощью перемещения мышцы-антагониста, однако при этом следует рассчитывать на более длительную фазу «обучения». При интенсивном процессе реиннервации мышца, изначально бывшая антагонистом, иногда начинает функционировать как синергист. Вследствие этого содружественные сокращения мышц противоположной стороны ослабевают или исчезают. В этом случае даже пересадка мышцы, ставшей синергистом, улучшает функцию, так как с помощью этой мышцы происходит не ограничение функционирования, а, наряду с исчезновением контрпродуктивных содружественных сокращений, наступает даже улучшение функции мышцы, бывшей ранее антагонистом.

Так как прежде всего следует использовать все возможности оперативной реконструкции нервов, показания к заместительной операции возникают лишь на втором этапе после достижения функционального плато и при отсутствии улучшения в течение нескольких месяцев. В зависимости от расстояния между областью поражения и органом-мишенью этот временной промежуток колеблется между одним и полутора годами. Результаты сухожильно-мышечной транспозиции у детей значительно лучше, чем у взрослых, так как дети легче преодолевают процесс переобучения.

Артродез

Артродез или тенодез следует планировать в тех случаях, когда в распоряжении имеется недостаточно мышц для выполнения необходимых видов движений и если мышцы следует максимально сохранить. Если, например, нужно использовать оба сгибателя запястья для других функций, артродез лучезапястного сустава становится функционально необходимым, так как в противном случае пациент утрачивает контроль над лучезапястным суставом. Операции с ограничением нормальной подвижности рекомендуются также при поражении локтевого нерва, чтобы устранить переразгибание в пястно-фаланговых суставах. Если с помощью капсулоррафии пястно-фаланговых суставов по Zancolli (851) переразгибание устраняется, сухожилия длинных сгибателей функционируют также и в отношении межфаланговых суставов, чего не происходит при сохраняющемся переразгибании.

Принципы лечения при нарушении чувствительности

Для функции захвата кистью решающее значение имеет хорошая тактильная чувствительность в области большого и указательного пальцев. Если реиннервации срединного нерва не происходит, но сохранена чувствительность в зоне иннервации локтевого нерва, показана пересадка кожного лоскута на нейроваскулярной ножке – в большинстве случаев из локтевой поверхности кончика безымянного пальца – в зону лучевой поверхности указательного пальца или локтевой поверхности большого пальца. В этом случае также существует проблема переобучения определению локализации тактильного раздражения, и польза операции для пациента не всегда очевидна. В любом случае, по возможности следует для ресенсибилизации выбирать реконструкцию нерва.

Ресенсибилизация особенно важных областей возможна с помощью транспозиции другого, «лишнего» сенсорного нерва к дистальной культе нерва, в случае если реиннервация дистальной культи из собственной проксимальной культи больше невозможна.

В подобных случаях ушивание «конец-в-бок» также играет возрастающую роль в клинической практике, так как он позволяет без каких-либо потерь присоединить дистальную культю пораженного нерва сбоку к соседнему нерву. Мы используем эту технику операции практически во всех случаях, если, например, нерв пальца поврежден с формированием значительного дефекта, при этом данный способ ушивания, позволяя избежать дополнительного повреждения периферического нерва для изъятия длинного трансплантата, дает очень хорошие результаты (226).

4.7.4 Принципы лечения болевого синдрома

Хроническая боль по ходу или в зоне иннервации определенного нерва является в большинстве случаев следствием его хронического раздражения или повреждения: так, например, к хронизации боли могут приводить длительное сдавление нерва (компрессионный синдром), травма или операция, с нарушением целостности нерва или без таковой (боль в области невромы), сдавление опухолью или инфильтратом, облучение и воспалительные изменения (нейропатическая боль). Если нейропатическая боль лишь изредка, в случае вторичной компрессии рубцовой тканью или фиброзирования, вызывает необходимость оперативного вмешательства, то все другие причины после неэффективного консервативного лечения и объективизации локального повреждения нерва требуют оперативного высвобождения нерва и устранения или уменьшения причины поражения. В этих случаях показано как можно более раннее оперативное вмешательство, позволяющее минимизировать объем участка нерва, поражение которого необратимо.

При компрессионных синдромах, как правило, проводят стандартные операции, устраняющие боль. Лишь у немногих пациентов сохраняется хронический, рецидивирующий болевой синдром. Целью повторной операции может быть либо перемещение подвергающегося хроническому раздражению нерва в более благоприятное место (с меньшим воздействием, вызывающим сдавление и натяжение, хорошим кровоснабжением и без склонности к образованию рубцов), либо покрытие пораженного отрезка нерва тонким лоскутом ткани с сосудами, что обеспечивает улучшение кровообращения, защиту и повышение устойчивости нерва к воздействию со стороны подвижных соседних тканей. В качестве подобных лоскутов могут быть использованы части окружающей мышечной, жировой ткани или сухожильных влагалищ либо, при их недостаточности в данной области, свободный лоскут ткани на сосудистой ножке, взятый, как правило, из боковой поверхности грудной клетки. Нередко увеличение объема ткани, возникающее при лоскутной пластике, приходится компенсировать с помощью кожного трансплантата, чтобы избежать послеоперационного компрессионного синдрома.

Если хроническая боль развивается в связи с ростом опухоли, проводятся оперативное вмешательство по удалению опухоли и наружный невролиз. Инфильтрация опухолью вызывает необходимость резекции нерва. В зависимости от функциональной значимости зоны иннервации пораженного нерва и прогноза онкологического заболевания проводят его замену нейротрансплантатом. Почти всегда первичной реконструкции нерва следует отдавать предпочтение перед вторичной, кроме тех случаев, когда радикальность удаления опухоли вызывает сомнения или если планируется послеоперационная лучевая терапия. Если опухоль неоперабельна, разрез пораженного нерва выше ее уровня может принести облегчение.

Причинами нейрогенной боли после лучевой терапии могут быть фиброзирование, уменьшение кровоснабжения и атрофия структур нерва. Изолированный невролиз при этом не вызывает улучшения, однако эффективен в сочетании с покрытием пострадавшего нерва лоскутом васкуляризированной, необлученной ткани с помощью лоскута на ножке (реже с помощью свободной пластики). Чаще всего подобная ситуация встречается после лучевой терапии рака молочной железы (над- и подключичная области с поражением плечевого сплетения). Значительно чаще поражение наблюдается у пациенток, перенесших лечение более 10 лет назад, реже – в последние годы, когда стали применяться улучшенные техники оперативного вмешательства. Для покрытия невролизированного нерва мы чаще всего используем мышечно-кожный лоскут на сосудистой ножке из широчайшей мышцы спины, который дополнительно способен улучшать двигательную функцию плеча, а иногда также уменьшать лимфатический отек плеча. Полное устранение боли в большинстве случаев невозможно, однако улучшение наблюдается часто. Очень сложную терапевтическую проблему представляет собой боль в области посттравматической или постоперационной невромы. До сих пор остается неясным, почему в области проксимальной культи с различной частотой образуется неврома и почему она независимо от своих размеров в одних случаях вызывает нестерпимую боль, а в других протекает бессимптомно. Частые рецидивы ставят вопрос о целесообразности любых методов хирургического лечения. Тем не менее, различные способы терапии значительно отличаются друг от друга по частоте рецидивов и продолжительности ремиссий.

В целом, как для профилактики, так и для лечения невромы следует принимать во внимание несколько основных положений. Болезненность невромы усиливается в следующих случаях: чем более поверхностно она располагается под кожей, чем больше механическая нагрузка в зоне ее местонахождения, чем большее давление извне испытывает расположенная под невромой кость, тем выше ее спаянность с окружающими тканями и, вследствие этого, сильнее воздействие тянущей силы на неврому при движении.

К методам адекватного оперативного лечения невромы относятся ее резекция, мероприятия по устранению или уменьшению дальнейшего образования невром, а также улучшение положения культи. Лучшим методом профилактики рецидива невромы является закрывание дефекта после удаления невромы нейротрансплантатом или, при небольшом дефекте, венозным трансплантатом. С его помощью формируется направление для правильного роста аксонов, способствующего регенерации, и удается избежать их беспорядочного разрастания.

В последнее время мы в экспериментальных исследованиях (27) и в клинической практике успешно применяли для профилактики невромы ушивание пораженного ею проксимального отрезка нерва к соседнему интактному нерву «конец-в-бок». Регенерирующие аксоны растут при этом в правильном порядке в дистальном направлении по ходу соседнего нерва. Если в зоне иннервации интактного соседнего нерва появляются парестезии, они полностью исчезают в течение нескольких недель.

Что касается лечения проксимальной культи при невозможности подобного восстановления целостности, то ни применявшееся ранее наложение лигатуры на культю, ни инфильтрация раствором спирта или местного анестетика себя не оправдали. Попытки предотвратить избыточную регенерацию нерва с помощью ушивания окончаний нерва «конец-в-конец» с вставлением между ними венозного трансплантата или без него также остаются безуспешными.

При оперативном вмешательстве следует тщательно расположить как реконструируемые участки нерва, так и свободную проксимальную культю нерва по возможности в глубине мягких тканей, как можно дальше от костных выступов и в малоподвижной зоне. Помещение культи нерва в борозду кости или в препарированный карман сокращающейся мышцы противопоказано. При движении нерв будет подвергаться раздражению со стороны костной борозды либо на окруженную рубцовой тканью культю при каждом сокращении мышцы будет воздействовать тянущая сила.

В любом случае, тщательному клиническому обследованию и предоперационной диагностике придается большое значение. Почти всегда целесообразна блокада пораженного нерва местно-анестезирующим средством, так как это позволяет конкретизировать цель и смысл оперативной ревизии. Если болевой синдром наблюдается в течение длительного времени, возможна централизация боли. В такой ситуации оперативные мероприятия на периферическом нерве вряд ли будут эффективными.

5 Клиническая картина поражений спинальных корешков

5.1 Анатомия и основные положения

Анатомия

Передние корешки спинальных нервов (рис. 5.**1**) покидают спинной мозг в виде 4–7 относительно плотно сгруппированных нитей (*Filae radiculariae*). Задние корешки, напротив, перед вхождением в спинной мозг разделяются в виде веера на 3–10 нитей, которые последовательно попадают в заднюю латеральную борозду. Недалеко от места объединения с передним корешком на заднем корешке находится спинальный ганглий. За исключением 1-го шейного нерва задние корешки превосходят передние по диаметру в 1,5–3 раза.

Большая часть корешков спинальных нервов и спинальный ганглий располагаются интрадурально. Их начальные отрезки покрыты мягкой мозговой оболочкой. Арахноидальная оболочка сопровождает

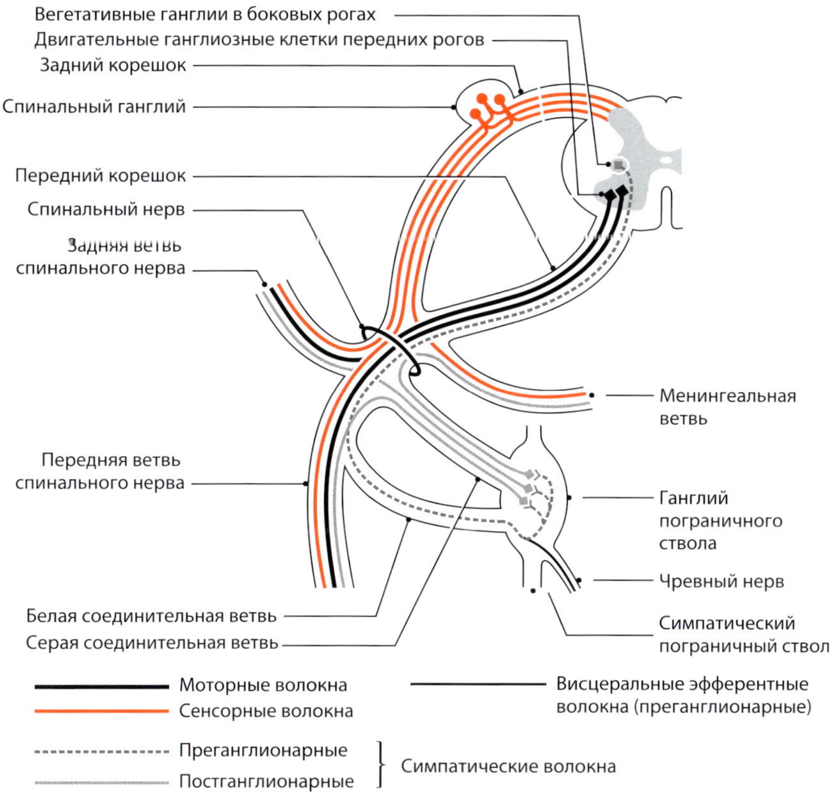

Рис. 5.**1** Схема спинальных нервов и их ветвей.

корешки вплоть до их вхождения в манжетки, образованные твердой мозговой оболочкой, которые продолжаются затем к периферии вдоль задних корешков и переходят позади спинальных ганглиев в эпиневральную ткань. Арахноидальная оболочка также «теряется» в эпиневральной ткани, при этом ликворное пространство соединяется с лимфатическими щелями в периневральной ткани. Таким образом, корешки еще до их соединения в спинальные нервы проходят в отверстиях твердой мозговой оболочки раздельно, место объединения расположено экстрадурально. Спинальные нервы и их корешки сопровождаются кровеносными сосудами. Спинальные ветви позвоночных, шейных, глубоких межреберных и поясничных артерий примыкают в межпозвонковых отверстиях к вентральной стороне спинальных нервов и отдают корешковые ветви, которые прободают твердую мозговую оболочку и достигают вдоль задних и передних корешков сосудистого сплетения на передней поверхности спинного мозга. В крестцовой области спинальные ветви отходят от латеральных крестцовых, подвздошно-поясничных и внутренних подвздошных артерий.

Венозная кровь от спинного мозга оттекает через передние и задние продольные срединные вены, передние и задние продольные латеральные вены. Корешковые вены проходят независимо от корешковых артерий и впадают во внутреннее позвоночное венозное сплетение, которое в виде тонкостенных бесклапанных вен простирается от основания черепа до копчика. Венозное сплетение располагается в жировой ткани эпидурального пространства.

Ход и длина корешков значительно изменяются вследствие нарастания их смещения между спинным мозгом и позвонками по направлению от краниального к каудальному концу. Терминальный конус спинного мозга располагается у взрослых на уровне середины или нижнего края тела 2-го поясничного позвонка. На шейном уровне сегменты спинного мозга по отношению к остистым отросткам находятся на один позвонок выше, т.е. остистому отростку C6 соответствует сегмент C7. Между 1-м и 6-м остистыми отростками грудных позвонков смещение составляет уже 2, а между 7-м и 10-м – даже 3 сегмента. На уровне остистых отростков 11-го и 12-го грудных позвонков проецируются сегменты спинного мозга L2–L5, остистый отросток 1-го поясничного позвонка располагается на уровне крестцовых сегментов спинного мозга. Из-за этого смещения корешки, приобретая все более каудальное направление, спускаются к месту их выхода из межпозвонковых отверстий. Одновременно длина корешков увеличивается от нескольких миллиметров до 25 см. 1-й шейный корешок еще проходит несколько вверх и латерально, 2-й и 3-й – в горизонтальном направлении. Поясничные и крестцовые корешки образуют книзу от 2-го поясничного позвонка конский хвост. Эти взаимоотношения представлены на рисунке 5.**2** (279).

В расположении спинальных ганглиев по отношению к твердой мозговой оболочке и межпозвонковым отверстиям также имеются краниокаудальные различия. Если шейные и грудные спинальные ганглии располагаются внутри межпозвонковых отверстий, то начиная от L2 они смещаются в медиальном направлении. Спинальный ганглий L5 лежит на уровне внутреннего входа межпозвонкового отверстия, а расположенные еще каудальнее ганглии – непосредственно в сакральном канале. Аномалии поясничных корешков наблюдаются редко. Так, например, два корешка из соседних сегментов могут проходить вместе через одно межпозвонковое отверстие или иметь общее влагалище из твердой мозговой оболочки либо наблюдается преганглионарный анастомоз между двумя соседними корешками либо корешок выходит из манжетки твердой мозговой оболочки под прямым углом.

Различные формы прохождения спинальных нервов через межпозвонковые отверстия могут иметь значимые для клинической практики последствия. В формировании границ этих отверстий участвуют помимо тел позвонков и суставных отростков также капсула межпозвонковых суставов и диски. Надкостница, капсула суставов и внешние пластинки фиброзного кольца образуют плотную соединительнотканную выстилку стенок отверстий. Спинальные нервы и артерии скользят вдоль стенок благодаря слою жировой ткани и венозным сплетениям. В области шеи нервы располагаются в центре межпозвонковых отверстий. В связи с относительным смещением спинного мозга (*Ascensus medullae*) в грудном отделе они смещаются в краниальные отделы отверстий, а в поясничном отделе в межпозвонковые отверстия входят корешки спинальных нервов, приобретая при этом поперечное направление. Из-за вентрального смещения поясничные спинальные нервы сдвигаются ближе к межпозвонковым дискам. Еще большие региональные различия наблюдаются в связи с особенностями строения двигательных сегментов на различных участках позвоночного столба.

В шейном отделе позвоночника диски не примыкают непосредственно к границам межпозвонковых отверстий. Однако из-за расположенных по сторонам от краниальных покровных пластинок позвонков крючковидных отростков шейные межпозвонковые диски подвержены ранним изменениям, сопровождающимся образованием поперечных трещин. Латеральные пластинки фиброзного кольца образуют трещины, уплощаются, распространяясь в направлении кнаружи, и преобразуются в волокнистую хрящевую ткань. Образуется определенный вид «полусуставов», так называемые унковертебральные суставы. Нарастающее разрыхление внутри дисков вызывает реактивное образование костной ткани по краям тел позвонков, следствием которого может стать усиленное выступание крючковидного отростка в сторону содержимого межпозвонкового отверстия.

Еще более изменчивы взаимоотношения межпозвонковых структур в поясничном отделе. Диаметр межпозвонковых отверстий постоянно уменьшается от L1 к L5, тогда как калибр спинальных корешков, наоборот, значительно возрастает. Поскольку спинальные корешки направляются резко вниз, это приводит к тому, что не только одноименные, но и соседние корешки могут вступать в контакт с межпозвонковыми дисками. В связи с этим становится понятно, почему дорсолатеральные грыжи L4/L5 угрожают преимущественно 5-му поясничному нерву, а грыжи последних позвонков поражают

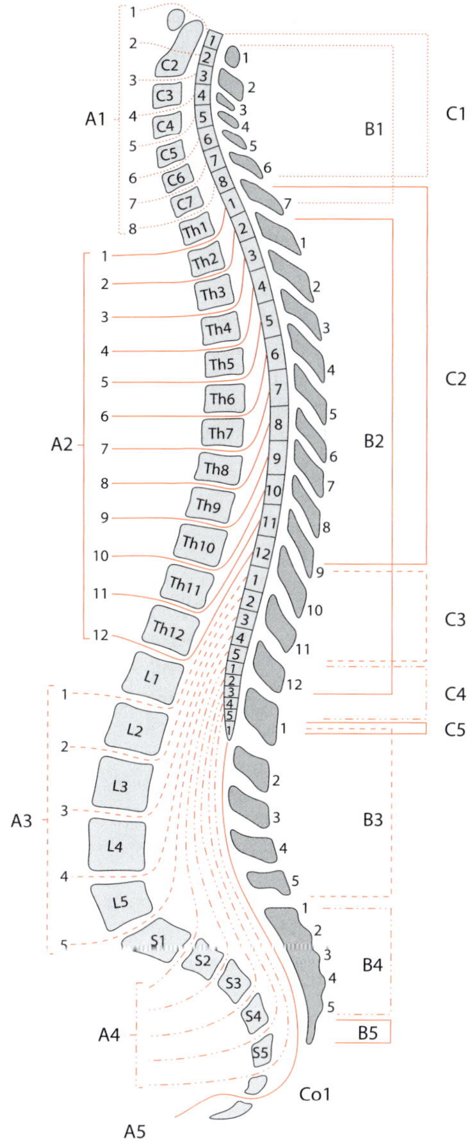

Рис. 5.**2** Отношение спинного мозга и спинальных нервов к телам позвонков и остистым отросткам у взрослых. Обращает на себя внимание нарастающее в каудальном направлении смещение (цит. по: Hintzsche).

A1–A5 – места выхода спинальных нервов из межпозвонковых отверстий

B1–B5 – локализация остистых отростков

C – локализация сегментов спинного мозга

C1 – шейные сегменты

C2 – грудные сегменты

C3 – поясничные сегменты

C4 – крестцовые сегменты

C5 – копчиковые сегменты

1-й крестцовый нерв, тогда как находящиеся в краниальных отделах межпозвонковых отверстий собственные сегментарные нервы могут оставаться вне зоны компрессии (см. рис. 5.**32**).

В поперечных отростках 1–4-го шейных позвонков имеются отверстия, образующие канал, в котором проходит позвоночная артерия. Ее сопровождают позвоночная вена и вегетативное (симпатическое) позвоночное сплетение. Позвоночная артерия располагается кпереди от спинальных нервов. В грудном отделе реберно-позвонковые суставы находятся впереди в нижней части межпозвонковых отверстий и оттесняют спинальные нервы в свободный верхний отдел.

Проксимальные отрезки спинальных корешков по сравнению с дистальными периферическими нервами имеют свои гистологические особенности. Аксоны в них сформированы в единственный пучок. Содержание коллагена в эндоневральном пространстве в 5 раз меньше, чем в периферических нервах. Периневрий отсутствует, а эпиневрий представлен скудно. Межкорешковые сосуды не образуют коллатералей с окружающими сосудами. Это делает спинальные корешки уязвимыми к различным эндогенным токсинам.

Метамеры

Филогенетически сегментарная иннервация кожи и мышц относится к старым образованиям. В отличие от нее развитие стволов периферических нервов является более новым и видоспецифичным. Сегментарная иннервация является особенностью позвоночных. Лежащее в ее основе строение мускулатуры брюшной стенки наблюдается уже у ланцетников. Мы обозначаем этот вид сегментации как метамерию.

Спинальные нервы сначала вторично следуют этому распорядку, затем в них сохраняются лишь отдельные элементы начальной сегментации. В своем происхождении они остаются неизменными, но сопровождают иннервируемые ими ткани на различных этапах их развития, по окончании которого первоначальную метамерию в этих тканях распознать уже невозможно (279).

Зона иннервации отдельного спинального нерва называется сегментом. К нему относятся зона иннервации сенсорных волокон спинального нерва – *дерматом*, моторных волокон в скелетных мышцах – *миотом*, а также зона иннервации висцеросенсорных волокон спинального нерва во внутренних органах, обозначаемая как *энтеротом*. Костные структуры также имеют сегментарную иннервацию (*склеротом*). Клиническое значение подобного сегментарного строения выяснено не полностью.

Как показывает опыт, корешковые синдромы и поражения периферических нервов часто путают друг с другом, прежде всего при частичных поражениях. Для дифференциальной диагностики необходимо точное знание областей иннервации отдельных корешков. Научные знания о сегментарной иннервации основаны прежде всего на большом количестве клинических наблюдений за пациентами с поражениями отдельных спинальных корешков, например при травмах или грыжах дисков. Существенный вклад в изучение дерматома внесли исследования о распределении поражения кожи при опоясывающем герпесе (279; 285). Foerster (210) определил области сенсорной иннервации отдельных спинальных корешков у пациентов, которым для лечения спастичности было проведено рассечение сенсорных корешков. Многие вопросы распределения дерматомов и миотомов были решены в процессе нейрофизиологических исследований, в частности, совсем недавно (411; 413; 555; 761). На основе этих исследований были определены правила сегментарной иннервации мышц и кожи. В таблицах 5.**1** и 5.**2** представлены результаты ЭМГ у пациентов с изолированными поражениями шейных и пояснично-крестцовых корешков (411; 761). Однако следует иметь в виду, что среди пациентов может наблюдаться и индивидуальная вариабельность, включая асимметричную иннервацию. Варианты иннервации особенно часто встречаются в тех случаях, когда есть аномалии других структур, например костей. Seyfert (658) выявил у пациентов с аномалиями тораколюмбального и люмбосакрального перехода смещение дерматомов на основании кремастерного рефлекса.

Таблица 5.**1** ЭМГ, проведенная у 50 пациентов с установленным при операции поражением одного шейного корешка (411)

		SUP	INF	DEL	BRAC	BIC	PT	FCR	TRIC	ANC	EDC	EIP	FPL	APB	ID1	ADM	PSM
C5	1	●	○	○	●	○	○		○			○	○		○		●
	2	●		●	●	●	○		○				○		○		●
	3	○	●	◙		○	○	○	○			○	○	○	○		○
	4		●	●	○	●	○		○			○	○		○		●
	5		●	●	●	●	○		○				○		○		●
	6		●	●	●	●	○						○	○	○		●
	7		●	●	●	●	○		○			○	○	○	○		○
C6	8	●	●	●	●	●	○	○	○	●	○	○	○	○	○		●
	9	●	●	○	●	○	●		●		○	○	○		○		●
	10		●	●	●	●	●		●		○		○		○		●
	11	○		●	●	●	●		○		○	○	○		○		○
	12		○	○	●	●	○		○			○	○		○		●
	13		○	○	○	○	●	●	○				○		○		
	14		○	○		○	●	●	●	●		○	○		○		●
	15		○	○	○	○	●	●	●	●		○	○	○	○		○
	16					○	●	●	●	●	●	○	○	○	○		○
C7	17			○	○	○	●	●	●		○	○	○		○		○
	18			○		○	●	●	●		○		○	○	○		○
	19			○	○	○	●	●	●			○	○	○	○		●
	20		○	○	○	○	●	●	●	○		○	○	○	○		○
	21	○	○	○		○	●	●	●		○	○	○	○	○	○	●
	22		○	○	○	○	●	●	●		○	○	○		○		○
	23			○	○	○	●	●	●				○	○	○		●
	24			○	○	○	●	●	●				○	○	○		○
	25			○		○	●	●	●	●	○	○	○	○	○	○	●
	26		○	○		○	●	●	◙	◙		○	○		○		○
	27			○	○	○	●	●	●	●		○	○	○	○		○
	28		○	○	○	○	●	●	●	●	○	○	○	○	○		○
	29			○		○	●	●	●	●		○	○	○	○		○
	30			○	○	○	●	●	●	●	○		○	○	○		○
	31			○		○	●	●	●	●	●	○		○	○		○
	32				○	○	●		●		●			○	○		●
	33			○		○	●	●	●	●		●	○		●		●
	34			○		○	○	●	●		○	○	○	○	○		●
	35			○		○	○	●	●				○		○		○
	36		○	○		○	○	●	●	●	○	○		○	○		○
	37					○	○	●	●	●	○		○	○	○		○
	38		○	○	○	○	○	●	●	●		○	○	○	○		●
	39		○	○	○	○	○	●	●	●		○	○	○	○	○	○
	40			○	○	○	○	●	●	●	○	○	○	○	○		○
	41		○	○	○	○	○	●	●	◙	○		○		○		○
	42			○		○	○	●	●	○	●	○	○	○	○		
	43			○	○	○	○	○	●	●	○	○	○		○		
	44			○		○	○	○	◙	●	○	○	○		○		○
C8	45			○	○	○	○		●			●	●	●	●	●	●
	46				○	○	○		○		●	●	○	○	◙	◙	●
	47			○		○	○		○			●	○	○	●	●	○
	48	○	○	○	○	○	○		○	○		●	●	○	●	●	●
	49			○		○	○		○			●	●	●	●	●	●
	50			○		○	○		○			●	●	●	●	●	

● – патологическая спонтанная активность, изолированная или в сочетании с нейрогенным распадом.
◙ – изменение рекрутирования.
○ – норма.
Исследуемые мышцы: SUP – надостная, INF – подостная, DEL – дельтовидная, BRAC – плечелучевая, BIC – двуглавая мышца плеча, PT – круглый пронатор, FCR – лучевой сгибатель кисти, TRIC – трехглавая мышца плеча, ANC – локтевая мышца, EDC – общий разгибатель пальцев, EIP – разгибатель указательного пальца, FPL – длинный разгибатель большого пальца, APB – короткая мышца, отводящая большой палец, ID1 – задняя межкостная мышца 1, ADM – мышца, отводящая мизинец, PSM – параспинальные мышцы.

Таблица 5.**2** Электромиографическое исследование у 45 пациентов с поражением одного поясничного корешка (761)

		AL	IL	VL	RF	VM	PT	TA	EDB	FL	EHL	GMED	ST	TFL	MG	LG	AD	BFSH	BFLH	GM	AH	PSP
L2	1	●	●	●	○	○	○	○	○			○			○					○	○	●
L3	2	●	●	○	○	●	○	○	○		○	○			○					○	○	●
L4	3	●	●	●	●		○	○	○			○			○					○	○	●
	4	●	●	●		●	○	○	○						○	○						●
	5	●	○	●	●		○	○			○	○			○					○	○	●
	6	●	○	●	●		○	○			○	○			○					○	○	●
	7	●	●	○			○	○	○			○			○	○				○	○	
L5	8			○			●	●	●	●	●	●	●		○			○				○
	9			○			●	●	●	●	●	○	○	●	○			○	○		○	○
	10			○			●	●	●	●	●	○			○			○			○	○
	11			○			●	●	●	●		●			○	○				○	○	●
	12			○			●	●	●	●		○			○	○		○	○			○
	13			○			●	●	●	●		○	○		○	○		○				●
	14			○			●	●	●	●		○			○	○		○	○			○
	15			○			●	●	●			●			○	○						●
	16						●	●	●		●	●			○	○				○	○	●
	17			○			●	●	●		○	○	○		○	○		○	○	○	●	●
	18			○			●	●	●		○	○			●	●						●
	19			○			●	●	●			●			○	○						●
	20			○			●	●		●		○	●		○	○		○	○	●	○	●
	21			○			●	●	○		○	●				○						●
	22			○			●	●		●	○	●			○	○						●
	23				○		●	●	○	○		○	○	●	○						○	○
	24			○			●	○	●	●		○			○	○					○	○
	25			○			●	○	●		○	●			○	○						●
	26			○			●	○	●			○			○	●				○		○
	27			○			●	○	●			●			○	○					○	○
	28			○			●	○	○		○	●	○					○			○	○
	29			○	○		●	○	●	●		●	●		○			○		○	○	○
	30	○				○		●	●	●		●			○			○			○	●
	31	○	○	○	○		○	●	○		●	●		●	○			○			○	○
	32						○	◙	●	●	○	○			○						○	○
	33			○			◙	◙	◙	◙	◙	○	◙	◙	○			○			○	○
S1	34			○			●		○		●		○		●	●	●	●	●	○	○	○
	35			○			○	○	○	○		●			●	●	●	●		●	○	○
	36			○			●	○					○		●	●	●	●		○	●	○
	37			○			○	○	○			○			●	●		●		●	○	○
	38			○				○	○			○	○		●	●	○	●	●		○	○
	39			○			○	○	○			○	○		●	●	○	●	●	○	○	○
	40			○			○	○				○			●	●			●	●	○	●
	41				○		○	○				○			●	●				●	○	●
	42			○			○	○	○		○				●	○	●		●	○	●	○
	43				○		○	○	○		○	○			●			●		●	●	○
	44			○			○	○	○	○		●	○		○	●	●	○		●	○	●
	45			○			○	○		○	○	●	○		○	●		●		●	○	○

● – патологическая спонтанная активность, изолированная или в сочетании с нейрогенным распадом; ◙ – изменение рекрутирования; ○ – норма.

Исследуемые мышцы: AL – длинная приводящая мышца, IL – подвздошная мышца, VL – латеральная широкая мышца бедра, RF – прямая мышца бедра, VM – медиальная широкая мышца бедра, PT – задняя большеберцовая мышца, TA – передняя большеберцовая мышца, FL – длинная малоберцовая мышца, EHL – длинный разгибатель большого пальца, GMED – средняя ягодичная мышца, ST – полусухожильная мышца, TFL – мышца, напрягающая широкую фасцию, MG – икроножная мышца, медиальная головка, LG – икроножная мышца, латеральная головка, AD – мышца, отводящая большой палец, BFSH – короткая головка бицепса, BFLH – длин- [illegible]

Топика миотомов и дерматомов значительно отклоняется друг от друга в различных местах. В этом можно легко убедиться, если сравнить схему распределения дерматомов и миотомов. На туловище каждый миотом располагается ниже одноименного ребра и всегда выше соответствующего дерматома. Это смещение нарастает в каудальном направлении (рис. 5.**3**). Особенно выражено смещение дерматомов относительно миото-

a

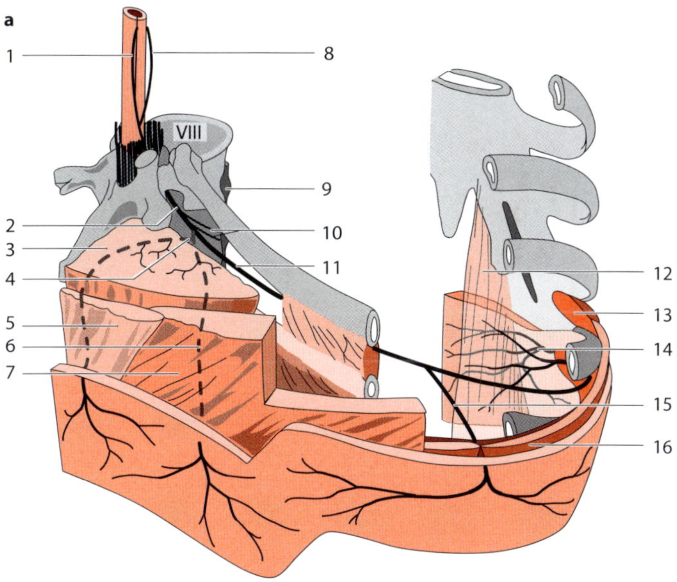

b

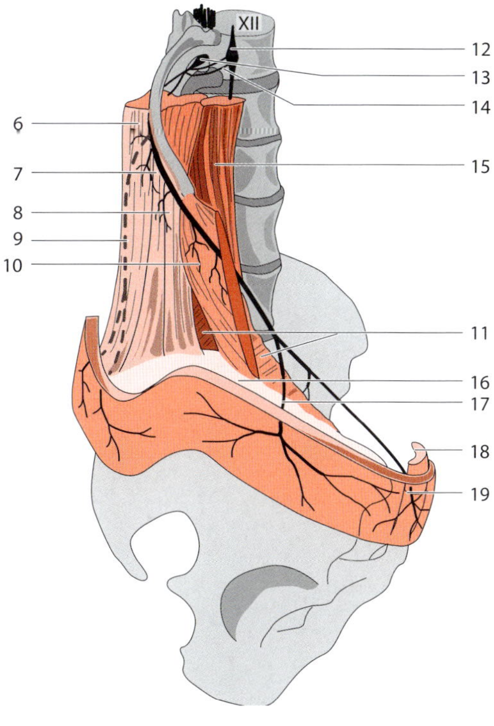

Рис. 5.**3** Выраженное топическое расхождение между сегментарными зонами иннервации кожи и мышц спинальными нервами 8-го (**a**) и 12-го (**b**) грудных нервов. В связи с этим чувствительные волокна нерва могут поражаться изолированно. Обращает на себя внимание ступенеобразное отклонение «лопаточной линии» между сенсорной зоной иннервации задней ветви и передней ветви («лопаточный подъем»).

a
1 Задний корешок
2 Спинальный нерв
3 Длинные мышцы спины
4 Медиальная кожная ветвь (задняя ветвь)
5 Трапециевидная мышца
6 Латеральная кожная ветвь (задняя ветвь)
7 Широчайшая мышца спины
8 Передний корешок
9 Симпатический ствол
10 Соединительные ветви
11 8-й межреберный нерв
12 Прямая мышца живота
13 Наружная косая мышца живота
14 Передняя грудная кожная ветвь
15 Латеральная грудная кожная ветвь
16 Передняя зубчатая мышца

b
6 Длинные мышцы спины
7 Подреберный нерв
8 Квадратная мышца поясницы
9 Латеральная кожная ветвь живота
10 Наружная косая мышца
11 Внутренняя косая мышца
12 Симпатический ствол
13 12-й грудной спинальный ганглий
14 Соединительные ветви
15 Поясничная мышца
16 Гребень подвздошной кости
17 Латеральная кожная ветвь (передняя ветвь)
18 Прямая мышца живота
19 Передняя кожная ветвь

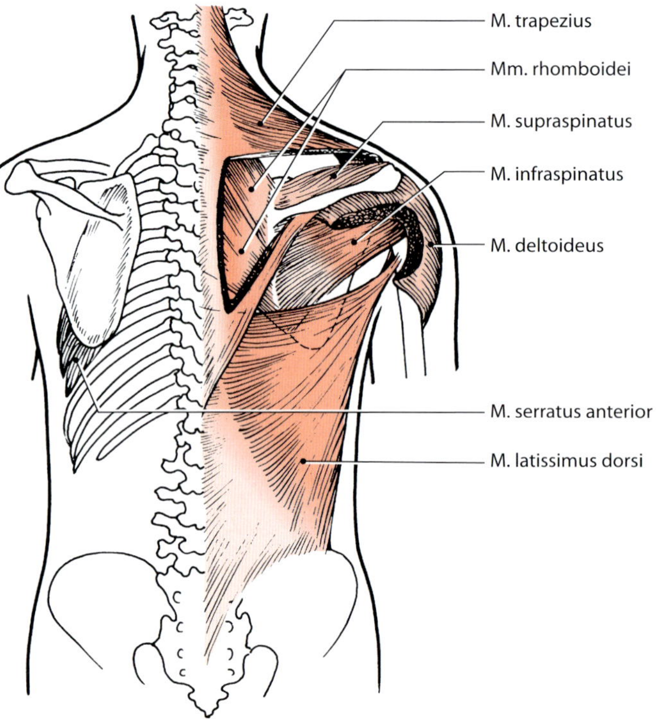

Рис. 5.**4** В иннервации туловища участвуют шейные корешки. Все обозначенные на рисунке мышцы относятся исключительно к шейным миотомам.

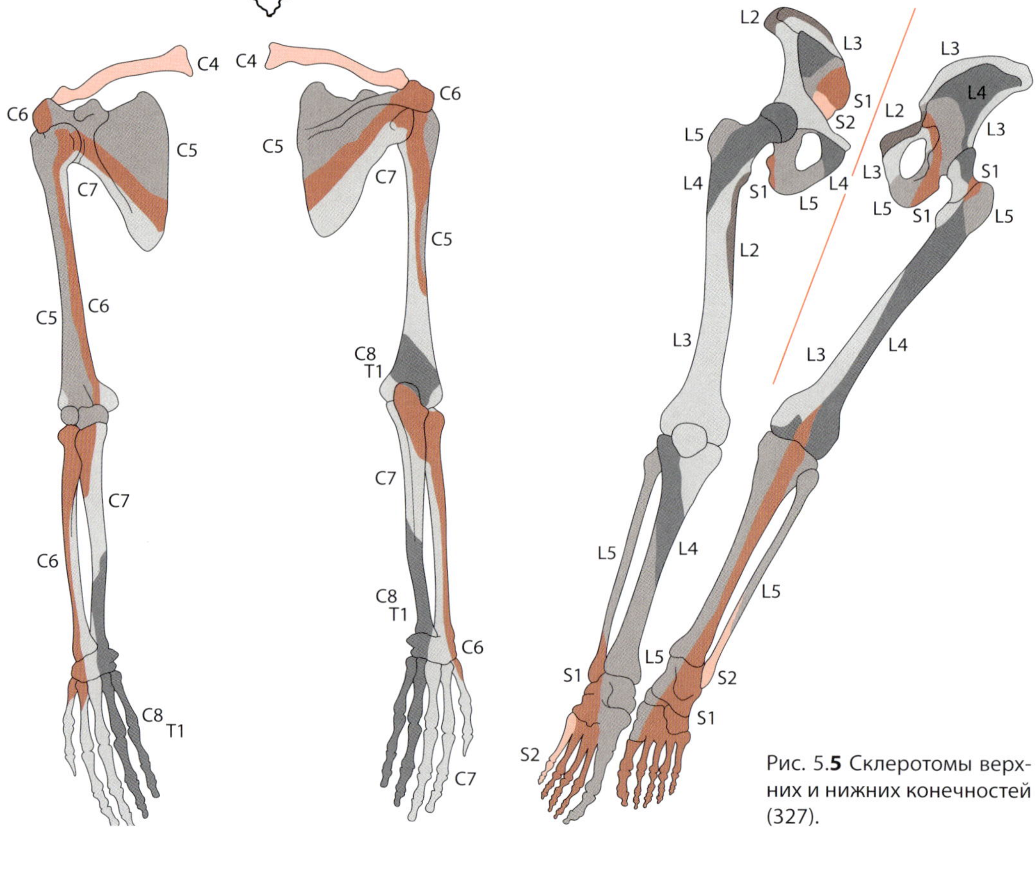

Рис. 5.**5** Склеротомы верхних и нижних конечностей (327).

мов в области плечевой мускулатуры. Так, иннервируемая из шейных сегментов широчайшая мышца спины смещена ниже самого нижнего грудного дерматома (рис. 5.**4**). Кроме того, идущие к коже эфферентные вегетативные нервные волокна, проходящие через пограничный симпатический ствол – судомоторные и вазоконстрикторные волокна, а также нервы, осуществляющие пилорические реакции, – не подпадают под принцип спинальной сегментарной иннервации известной нам схемы распределения дерматомов. Иным правилам – насколько это известно на данный момент – подчиняется и топическое распределение склеротомов, определенное Inman и Saunders в 1944 г. (рис. 5.**5**).

5.2 Общая характеристика корешковых синдромов

Прежде чем обсуждать симптоматологию поражений отдельных спинальных корешков, следует дать общую клиническую характеристику их поражений.

Крайне редко наблюдаются обусловленные поражением корешков расстройства движений или чувствительности, которые хотя бы вначале не сопровождаются цервикалгией или брахиалгией либо люмбаго или ишиалгией. Иррадиация боли происходит в соответствии с ходом дерматомов. Иногда наблюдается проекция боли в соответствующий миотом или склеротом, которая рассматривается как «*атипичная*», например, боль в паху при поражении L5- или (реже) S1-корешка (622; 847).

Нарушения чувствительности выражены исключительно или наиболее чаще (при множественных корешковых синдромах) в виде алгезии. Это связано с тем, что «перекрывание» дерматомов противоположных сторон тела для болевой чувствительности выражено в значительно меньшей степени, чем для других видов чувствительности, т.е. каждый сегмент имеет свою автономную зону иннервации исключительно для болевой чувствительности. Область аналгезии в виде полосы в рамках поражения одного корешка значительно уже, чем зона дизестезии, которая может наблюдаться при раздражении корешка (рис. 5.**6**).

Атрофии мышц при корешковых синдромах изолированные и не напоминают картину «многокорешкового» поражения при нарушении функции периферического нерва. При хроническом раздражении корешка, преимущественно S1, в качестве раритета описана гипертрофия мышц соответствующего миотома (134; 714). Среди ее причин обсуждаются прежде всего патологическая спонтанная мышечная активность, высвобождение нейротрофических факторов роста и очаговый миозит.

Выпадение рефлексов не соответствует картине поражения периферических нервов. Пример: выпадение рефлекса приводящих мышц при синдроме L3, при котором необходима дифференциальная диагностика с поражением бедренного нерва, или задний большеберцовый рефлекс, осуществляемый через большеберцовый нерв, при поражении корешка L5, напоминающий повреждение малоберцового нерва.

Клинически значимых нарушений вегетативной иннервации (секреция потовых желез, пилорические реакции и вазомоторные функции) при изолированном поражении корешков не наблюдается, так как эти корешки не проводят симпатических нервных волокон.

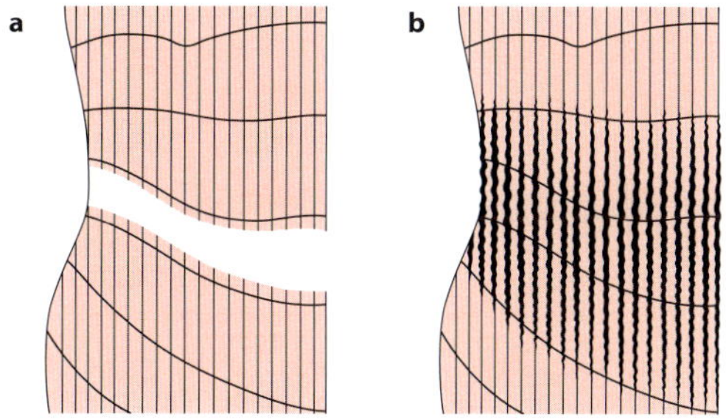

Рис. 5.**6** Если при синдроме выпадения одного корешка (**a**) выявляется узкая полоска аналгезии, то синдром раздражения корешка (**b**), как, например, в случае с зонами Захарьина–Геда, характеризуется широким участком дизестезии.

5.3 Специфические признаки отдельных корешковых синдромов

5.3.1 Корешки шейного отдела позвоночника

С1–С3. Определить признаки монорадикулярного поражения для корешков С1, С2 и С3 до сих пор удалось лишь частично. Совместно эти корешки посредством своих задних ветвей иннервируют глубокие затылочные мышцы и кожу задней поверхности головы, включая область ушной раковины и затылка; шейное сплетение образовано передними ветвями. Poletti определил у пациентов с компрессией корешка С3 сенсорный дерматом, ориентируясь на зону гипалгезии, которая исчезала после оперативной декомпрессии (560). Он охватывает кожу вверху и кзади от уха, на нижней челюсти и затылке (рис. 5.**7**). Пациенты жаловались на боль с иррадиацией в ухо, часто также в глазницу, которая провоцировалась движениями и локальным надавливанием. Кроме того, корешок С3 в вариабельном объеме принимает участие в иннервации диафрагмы (мышца-маркер). Согласно исследованиям, проведенным с участием пациентов с опоясывающим герпесом, дерматом С3 распространяется до верхнего края грудины. При поражении корешка С2 выявляют нарушения чувствительности в середине задней поверхности головы (165). Однако отличить их от более дистального поражения (большого затылочного нерва) невозможно. Нарушений чувствительности, характерных для поражения С1, не выявлено, т.е. корешок С1 является исключительно моторным.

Очень часто в литературе дискутируется вопрос о раздражении верхних шейных корешков как причине различных болевых синдромов в области затылка и задней части головы в отсутствие каких-либо нарушений чувствительной или двигательной функций. Имеется множество сообщений об успешном лечении этих состояний с помощью медикаментозных блокад, оперативной декомпрессии или пересечения корешков. Однако эти результаты разобщены и отчасти противоречивы (273). К тому же, дифференциальная диагностика с болевыми синдромами, вызванными другими причинами, например иррадиацией боли при заболеваниях межпозвонковых суставов, часто бывает невозможна.

С4 (рис. 5.**8**). Поражение этого корешка обусловливает боль в затылочно-плечевой области и двигательные нарушения в зоне

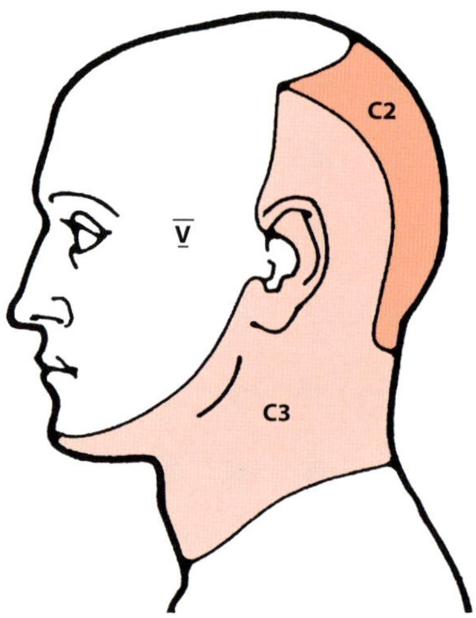

Рис. 5.**7** Синдром С2 и С3.

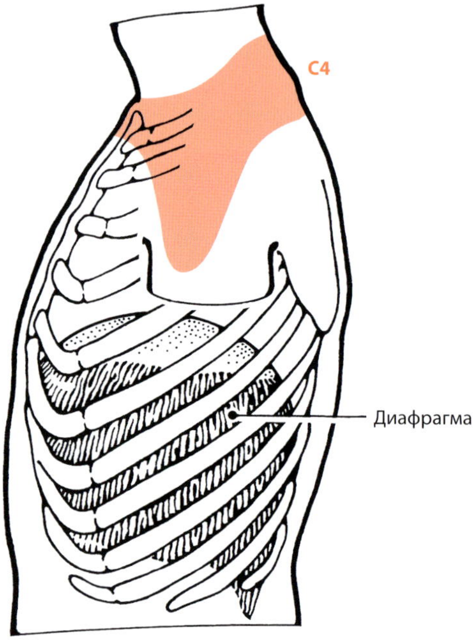

Рис. 5.**8** Синдром С4. Дерматом С4 обозначен *красным цветом*. Мышца-маркер: диафрагма.

диафрагмы. Локализация боли и обычно выявляемая при этом область гипалгезии соответствуют схеме расположения дерматома (см. рис. 2.**6**). Боль подобной локализации характерна также для синдрома «*referred pain*» (отраженной боли) или иррадиации боли при заболеваниях внутренних органов в соответствующих зонах Захарьина–Геда. Наиболее часто наблюдается иррадиация боли в область надплечья при патологических процессах вблизи диафрагмы, таких как острое заболевание желчного пузыря, перфорация желудка, абсцесс диафрагмы. Болевые импульсы переносятся сенсорными волокнами диафрагмального нерва к сегменту C4, возможно, также к C3. Нарушение иннервации диафрагмы может приводить к частичному ее параличу, что выявляется при рентгенологическом исследовании в виде так называемой парадоксальной подвижности при вдохе. Реже при монорадикулярном поражении развивается односторонний тотальный паралич диафрагмы. Если он возникает с левой стороны, то клинически это может проявиться в виде так называемого гастрокардиального синдрома Ремхельда.

Диафрагма в большинстве случаев иннервируется преимущественно из C4, реже – из C3. Если иннервация распределена между обоими корешками, то локальные параличи, обусловленные поражением C3, выявляются в передних отделах диафрагмы, а обусловленные поражением C4 – наоборот, в задних. При поражении C4 возможно, помимо этого, также нарушение подвижности плеча (поражение мышц лопатки и дельтовидной мышцы). Выпадение рефлексов, которое можно было бы выявить при клиническом осмотре, для этого синдрома не характерно.

C5 (рис. 5.**9**). В этом случае также наблюдается боль в области плеча, которая располагается кзади и в сторону от возвышения дельтовидной мышцы. Развивается парез дельтовидной мышцы (C5–C6), а также иногда – двуглавой мышцы плеча (C5/C6). При ЭМГ регистрируются признаки нейрогенного поражения подостной, плечелучевой, а также ромбовидных мышц (411). Рефлекс двуглавой мышцы плеча при синдроме C5 значительно ослаблен.

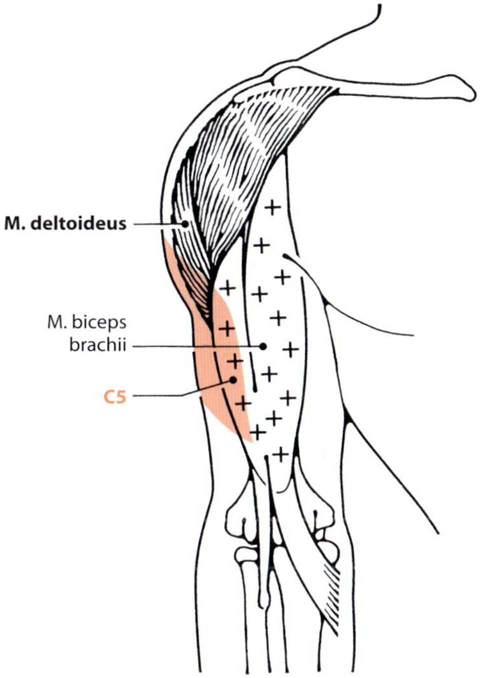

Рис. 5.**9** Синдром C5. Дерматом C5 отмечен *красным цветом*. Парез дельтовидной мышцы, иногда двуглавой мышцы плеча.

C6 (см. рис. 5.**10**). Боль при поражении C6 охватывает всю руку. Она начинается в области задней поверхности дельтовидной мышцы и распространяется через лучевой мыщелок и лучевую поверхность предплечья вниз вплоть до большого пальца. В этой же области, особенно в дистальных отделах, может выявляться зона гипалгезии. Выраженной атрофии мышц при этом синдроме не наблюдается. Тем не менее, возможно клинически значимое нарушение функции двуглавой мышцы плеча и плечелучевой мышцы. Рефлекс с двуглавой мышцы плеча, как правило, значительно ослаблен или отсутствует. Исследованный Levin и соавт. (411) спектр ЭМГ-признаков нейрогенного поражения неоднороден. У части больных были поражены те же мышцы, что и при синдроме C5, у других пациентов картина напоминала синдром C7. При поражении корешка C6 регулярно выявлялась денервация круглого пронатора, чего при поражении C5 не наблюдалось (см. табл. 5.**1**).

При дифференциальной диагностике следует исключать поражение мышечно-кож-

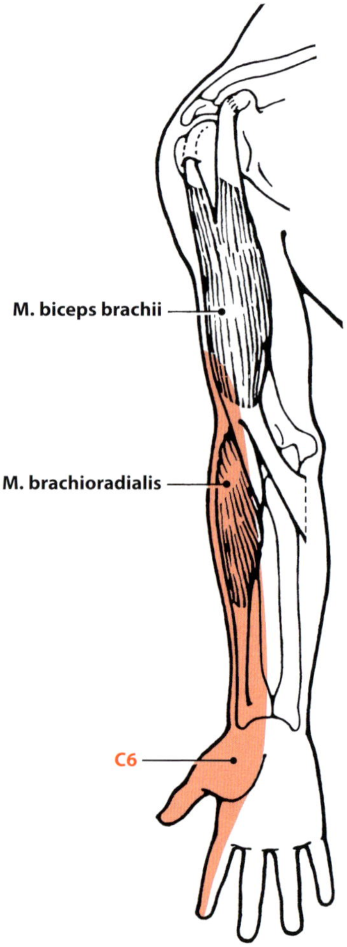

Рис. 5.**10** Синдром C6. Дерматом C6 отмечен *красным цветом*. Мышцы-маркеры: двуглавая мышца плеча и плечелучевая мышца.

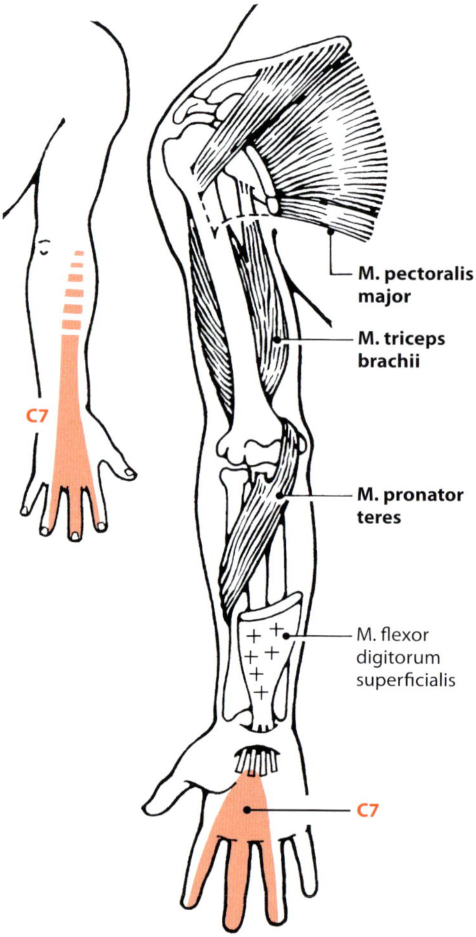

Рис. 5.**11** Синдром C7. Дерматом C7 отмечен *красным цветом*. Мышцы-маркеры: трехглавая мышца плеча, а также мышцы тенара. Нарушена иннервация круглого пронатора.

ного нерва, при котором никогда не наблюдается нарушения иннервации плечелучевой мышцы или круглого пронатора, а также расстройства чувствительности на большом пальце.

C7 (рис. 5.**11**). Поражение корешка C7 служит причиной боли, которая иррадиирует во II, III и IV пальцы. Выявляется также зона гипалгезии, которая охватывает как волярную, так и дорсальную поверхность II–IV пальцев, проходит в виде полосы через пястную область и поднимается в проксимальном направлении на предплечье и наружную поверхность плеча. Как правило, наблюдаются выраженная слабость трехглавой мышцы, парез большой грудной мышцы (средней порции) (рис. 5.**12**) и длинного сгибателя пальцев, а также круглого пронатора. Иногда вовлекается также передняя зубчатая мышца, особенно ее каудальная часть, с формированием крыловидной лопатки (437). Рефлекс трехглавой мышцы всегда ослаблен или отсутствует. Несмотря на выраженную в большинстве случаев гипотонию трицепса значительная атрофия этой мышцы наблюдается редко.

При проведении дифференциальной диагностики синдрома C7 и поражения срединного

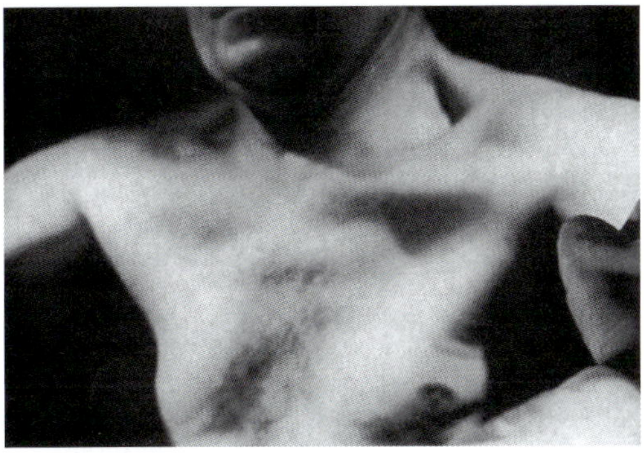

Рис. 5.**12** Атрофия средней части левой большой грудной мышцы при поражении корешка C7.

ного нерва обычно возникают трудности, так как обе зоны иннервации как кожи, так и мышц практически идентичны. Синдром запястного канала (см. с. 376) встречается значительно чаще, чем поражение корешка C7. Нарушение чувствительности, в том числе на дорсальной поверхности кисти, или расстройство функции трехглавой мышцы плеча свидетельствует в пользу поражения C7. Боль, иррадиирующую вверх по руке, нельзя рассматривать как доказательство поражения корешка, так как она в форме ночной парестетической брахиалгии (brachialgia paraesthetica nocturna) является характерным признаком синдрома запястного канала. Нингидриновая проба не помогает в дифференциальной диагностике, так как нарушение секреции потовых желез при синдроме запястного канала развивается лишь на поздних стадиях. Как при поражении корешка, так и при синдроме запястного канала нередко наблюдаются двусторонние симптомы. Как правило, достоверно установить диагноз бывает возможно лишь с помощью электрофизиологического исследования.

C8 (рис. 5.**13**). При редко встречающемся синдроме C8 наблюдаются парестезии в IV–V пальцах, а также нарушение иннервации мышц преимущественно в области гипотенара мизинца. Поэтому особенно часто этот синдром приходится отличать от поражения локтевого нерва. Чувствительность нарушена на локтевой поверхности предплечья и кисти, а также на IV и V пальцах. Характерная для нейропатии локтевого нерва четкая граница нарушений чувствительности на середине безымянного пальца при корешковом синдроме, как правило, не выявляется. Нарушение функции трехглавой

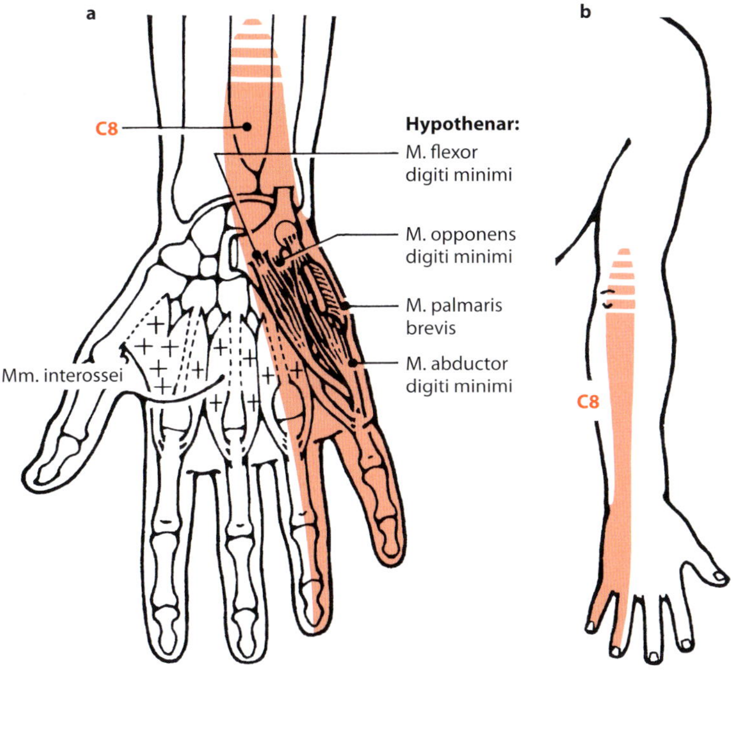

Рис. 5.**13** Синдром C8. Дерматом C8 отмечен *красным цветом*. Мышцы-маркеры: преимущественно мышцы гипотенара, в небольшой степени межкостные мышцы.

мышцы плеча наблюдается исключительно редко. При ЭМГ часто регистрируются признаки нейрогенного поражения собственной мышцы, разгибающей указательный палец, а также I дорсальной межкостной мышцы и мышцы, отводящей мизинец.

Атрофия и парез отдельных межкостных мышц, особенно мышц в области гипотенара мизинца, менее выражены, чем при поражении локтевого нерва. Нарушение иннервации зрачка при остром синдроме C8 иногда встречается в виде мидриаза. Однако синдром Горнера не развивается, так как при изолированном синдроме C8 остается сохранным достаточное количество симпатических волокон, которые достигают в составе корешков Th1 и Th2 пограничного ствола. Наряду с упомянутыми клиническими критериями отличить поражение корешка от нейропатии локтевого нерва позволяет также электрофизиологическое исследование.

Синдром C8 необходимо также отличать от начинающихся системных заболеваний, в том числе от прогрессирующей мышечной атрофии (тип Арана–Дюшенна) и бокового амиотрофического склероза, а также миопатий: миотонической дистрофии (болезнь Штейнерта), начинающейся с дистальных отделов, и более редкой поздней дистальной наследственной миопатии (болезнь Кугельберга–Веландер). Важным дифференциально-диагностическим признаком служит корешковая боль. ЭМГ и биопсия мышц оказывают большую помощь в дифференциальной диагностике. Сирингомиелия также сопровождается атрофией мышц кисти, и ее можно при поверхностном осмотре вначале принять за поражение шейных корешков.

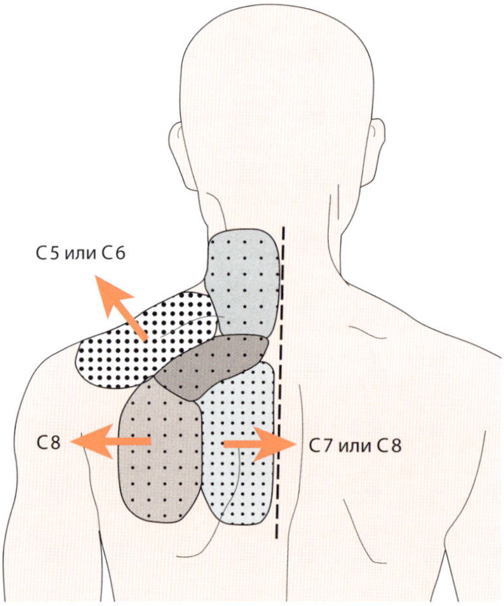

Рис. 5.**14** Локализация боли в области лопатки и нервные корешки (739).

Сопутствующая корешковым синдромам боль в области лопатки может способствовать определению уровня поражения (рис. 5.**14**) (739). Надлопаточная боль свидетельствует о поражении корешков C5 или C6, боль между лопатками – C7 или C8, а боль, проецируемая на лопатку, – о поражении корешка C8.

Неврологические признаки изолированного поражения корешка Th1 четко не определены. В соответствии со скудными данными, основанными на описании отдельных случаев, двигательные нарушения ограничены мышцами кисти, иногда лишь короткой мышцей, отводящей большой палец (223; 410).

На рисунке 5.**15** представлена характеристика всех шейных корешковых синдромов.

5.3.2 Синдромы поражения нескольких корешков в шейном отделе позвоночника

В области шеи корешки проходят от своего начала до межпозвонковых отверстий в почти горизонтальном или немного в восходящем направлении (см. рис. 5.**2**), поэтому при изменениях в одном диске поражается только один корешок и, соответственно, только один миотом. Однако при тяжелых распространенных спондилоартропатических изменениях шейных позвонков могут быть одновременно поражены несколько корешков. Подобные синдромы часто представляют собой нелегкую диагностическую задачу. Их можно спутать прежде всего с системными заболеваниями двигательного нейрона, сирингомиелией или плексопатией. И наоборот, дебют системных заболеваний нередко ошибочно интерпретируют как полирадикулярные синдромы. Это наиболее часто имеет место в том случае, если они, например боковой

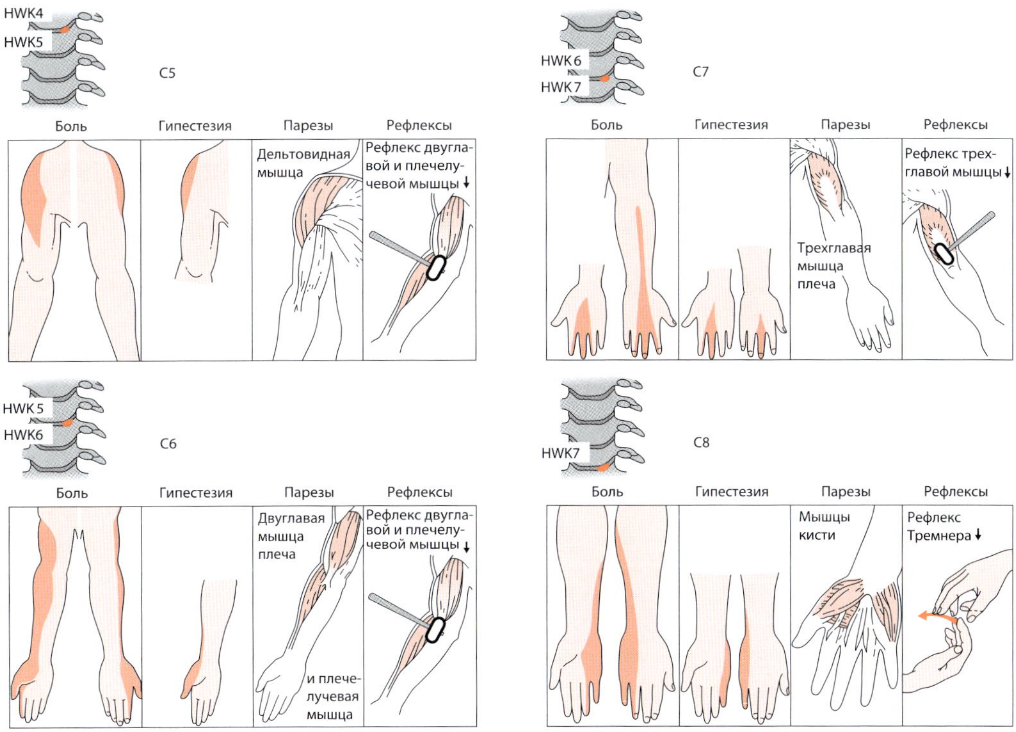

Рис. 5.**15** Области распространения боли, сенсомоторных нарушений и ослабления рефлексов при наиболее частых компрессионных синдромах шейных корешков (699). HWK – компрессия шейных корешков.

амиотрофический склероз, начинаются асимметрично, что бывает нередко. Нативные рентгеновские снимки шейных позвонков мало способствуют дифференциальной диагностике, поскольку у лиц старше 50 лет редко наблюдается нормальная рентгенологическая картина данной локализации. Результат рентгенографии или МРТ может иметь диагностическое значение только в том случае, если он соответствует клинической картине корешковых синдромов.

5.3.3 Корешки грудного отдела позвоночника

Симптоматология поражения грудных корешков ограничивается опоясывающей болью характерной локализации и иногда дискретными нарушениями болевой чувствительности, локализация которой соответствует схеме дерматомов. Граница Th4/5 проходит на уровне сосков, Th10 – на уровне пупка, L1 находится над паховой связкой. Дерматомы в своей дорсальной части значительно смещены в краниальном направлении. За исключением самых верхних грудных дерматомов, они никогда не достигают одноименного остистого отростка. Например, 11-й грудной дерматом граничит своим нижним краем с гребнем подвздошной кости и проходит на уровне остистого отростка 4-го поясничного позвонка.

Следует обратить внимание также на изгиб дорсальных дерматомов, так называемый лопаточный подъем. Переднебоковой отрезок каждого дерматома смещен здесь в краниальном направлении примерно на одну ширину дерматома. В этой области задняя ветвь каждого спинального нерва отделена от передней (см. рис. 5.**3**).

Исследование потовой секреции может дать информацию о том, находится ли очаг поражения в области корешка или дистальнее соединительных ветвей. Только в этом случае наблюдается изолированное нарушение потовой секреции. Иногда возникновение сегментарного гипергидроза может быть признаком повреждения соответствующего сегмента ганглия пограничного ствола.

5.3.4 Корешки пояснично-крестцового отдела позвоночника

Синдромы поражения двух первых поясничных корешков наблюдаются редко, и поэтому их симптомы определены недостаточно точно (761). В отличие от поражения грудных корешков, каких-либо особенностей в данном случае не наблюдается. Ослаблен кремастерный рефлекс. В случае поражения корешков L1–L2 при ЭМГ регистрируются нейрогенные изменения в подвздошно-поясничной мышце, а при поражении L2 возможны также изменения в медиальной широкой мышце бедра. Гораздо большее клиническое значение имеет поражение нижележащих корешков.

L3 (рис. 5.**16**). Боль и участки гипалгезии локализуются преимущественно на разгибательной поверхности бедра, от медиального мыщелка бедра до области большого вертела. Зона иннервации подкожного нерва остается интактной, что важно для дифференциальной диагностики с поражением бедренного нерва. Выявляется четкий парез четырехглавой мышцы бедра, который, однако, никогда не достигает степени плегии. Коленный рефлекс в большинстве случаев отсутствует или по меньшей мере ослаблен. Парез группы приводящих мышц выявляется только при углубленном исследовании. Аддукторный рефлекс может быть значительно ослаблен. Кроме того, полезной для диагностики иногда является ЭМГ приводящих мышц. Дифференциальную диагностику следует проводить с часто встречающейся парестетической мералгией, при которой, однако, никогда не бывает двигательных нарушений или выпадения рефлексов.

L4 (рис. 5.**17**). При поражении корешка L4 зона боли и нарушений чувствительности локализуется на бедре латеральнее

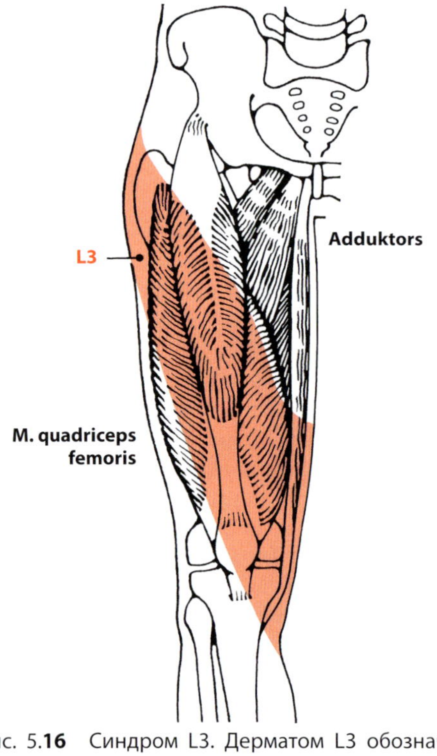

Рис. 5.**16** Синдром L3. Дерматом L3 обозначен *красным цветом*. Мышцы-маркеры: отводящие мышцы и четырехглавая мышца бедра.

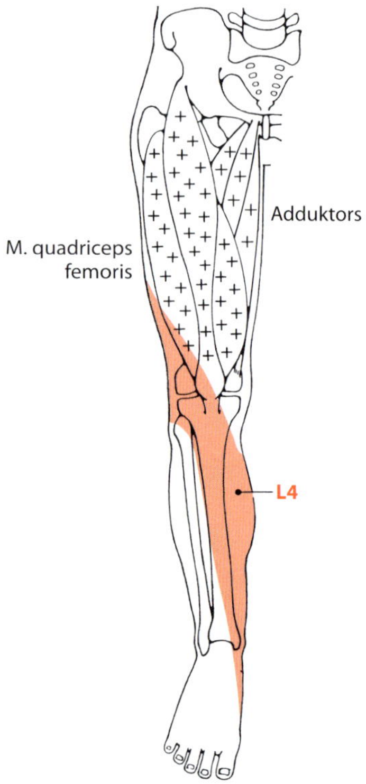

Рис. 5.**17** Синдром L4.

дерматома L3. Их выраженность достигает максимума в переднем внутреннем квадранте голени и затем распространяется по внутреннему краю стопы, т.е. в зоне большеберцового нерва. Двигательные нарушения в виде пареза четырехглавой мышцы бедра при изолированном поражении корешка L4 выражены в меньшей степени, чем при синдроме L3. В настоящее время существуют разные мнения о том, является ли большеберцовая мышца маркером корешка L4. Нередко при синдроме L4 выявляются ЭМГ-признаки нейрогенного поражения также и приводящих мышц, что позволяет провести дифференциальную диагностику с нарушением функции бедренного нерва (761).

L5 (рис. 5.**18**). Иррадиация боли при очень часто встречающемся синдроме L5 происходит от наружной поверхности коленного сустава вниз через вентролатеральную поверхность голени и тыл стопы к I пальцу. Зона нарушений на тыле стопы часто бывает узкой и располагается в зоне большеберцового нерва. Маркерами для синдрома L5 служат длинный разгибатель большого пальца, передняя большеберцовая мышца (петушиная походка!) и, кроме того, средний ягодичный нерв, вовлеченность которого (положительный симптом Тренделенбурга) позволяет провести дифференциальную диагностику с нарушением функции малоберцового нерва. Нередко, особенно при вовлечении 1-го крестцового позвонка, выявляются признаки нарушения иннервации короткого разгибателя пальцев (рис. 5.**19**). Коленный и ахиллов рефлексы при изолированном поражении корешка L5 остаются интактными, однако может наблюдаться выпадение рефлекса с задней большеберцовой мышцы (см. рис. 5.**20**). Этот рефлекс имеет важное диагностическое значение при анализе протрузий дисков на поясничном уровне. Сухожилие задней большеберцовой мышцы

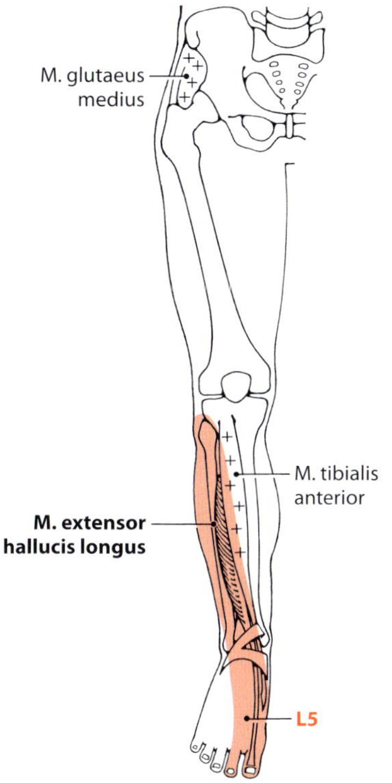

Рис. 5.**18** Синдром L5. Дерматом L5 обозначен *красным цветом*. Мышцы-маркеры: длинный разгибатель большого пальца, передняя большеберцовая мышца, средняя ягодичная мышца.

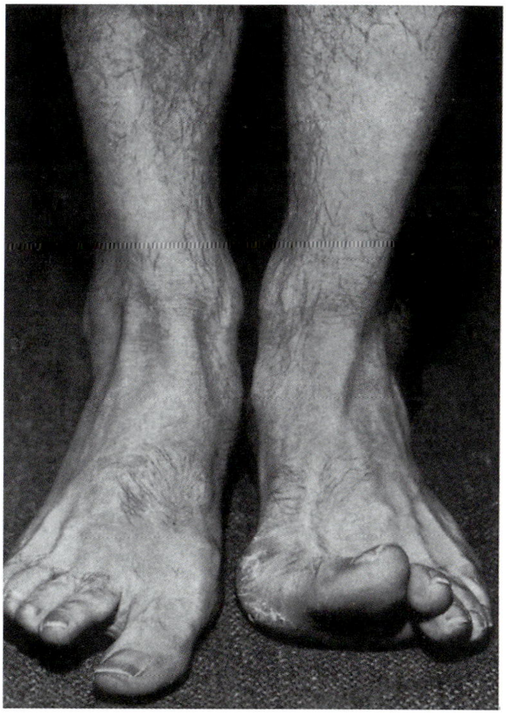

Рис. 5.**19** Грыжа диска на поясничном уровне с поражением корешков L5 и S1 слева. Парез длинного разгибателя большого пальца и короткого разгибателя пальцев (279).

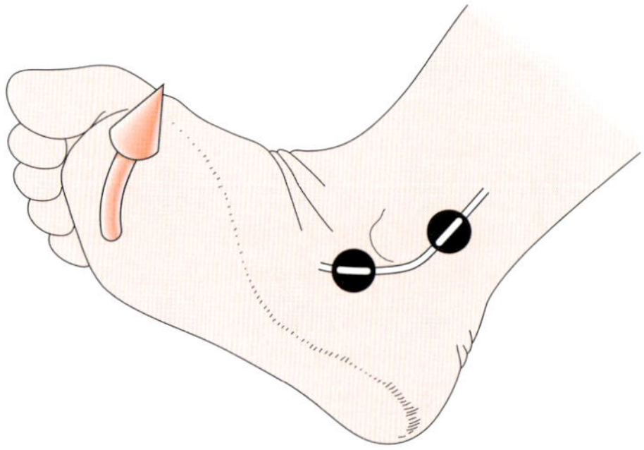

Рис. 5.**20** Рефлекс с задней большеберцовой мышцы. Вызывается поколачиванием по сухожилию мышцы. *Стрелкой* обозначено рефлекторное супинаторное движение пальцев.

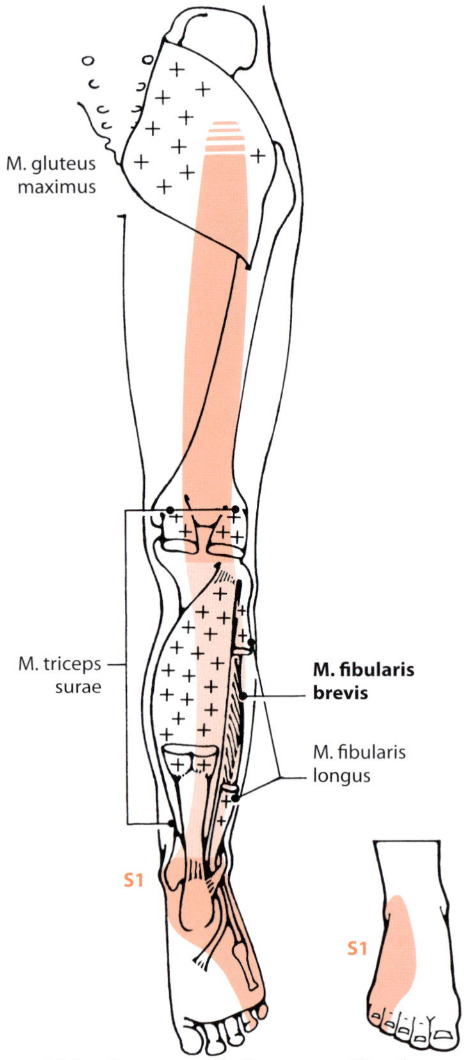

Рис. 5.**21** Синдром S1. Дерматом S1 обозначен *красным цветом*. Мышцы-маркеры: трехглавая мышца голени, большая ягодичная и малоберцовая мышцы.

проходит кзади и дистальнее внутренней лодыжки и прикрепляется к ладьевидной, клиновидным и плюсневым костям. Эта мышца осуществляет супинацию стопы и поворот ее кнутри. Рефлекс вызывается при постукивании молоточком в области сухожилия либо кзади и выше или кпереди и ниже от внутренней лодыжки. При этом происходит супинация стопы и поворот ее кнутри. Этот рефлекс можно вызвать только у лиц с относительно оживленными рефлексами, т.е. примерно в 3/4 случаев. Поэтому выпадение данного рефлекса можно расценивать как признак поражения корешка L5 лишь в тех случаях, когда на противоположной стороне этот рефлекс однозначно присутствует.

S1 (рис. 5.**21**). Данный дерматом локализуется дорсолатерально от дерматома L5. Он простирается значительно дальше в проксимальном направлении и достигает по задней поверхности бедра ягодичной складки. На голени он проходит дорсолатерально, сверху или сзади от наружной лодыжки к латеральному краю стопы до III–V пальцев. Самым важным признаком синдрома S1 служит ослабление ахиллова рефлекса, который при значительной компрессии корешка во всех без исключения случаях утрачивается на длительное время. Парез трехглавой мышцы голени часто проявляется только преждевременной утомляемостью или затруднением при стоянии на носках или при прыжках. При выраженном синдроме S1 в большинстве случаев выявляется также слабость малоберцовой мышцы. Для дифференциальной диагностики важна также большая ягодичная мышца, парез которой (слабость разгибателей бедра; асимметрия ягодичных складок) (рис. 5.**22**) позволяет отличить поражение корешка S1 от нарушения функции большеберцового нерва.

Проводя дифференциальную диагностику при односторонней слабости и атрофии икроножных мышц, следует помнить о редко встречающейся доброкачественной фокальной спинальной атрофии икроножных

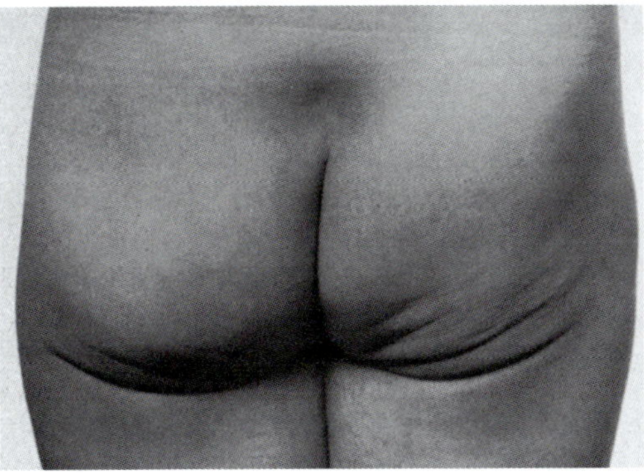

Рис. 5.**22** Парез ягодичной мышцы слева при поражении корешка S1 у 47-летней женщины. Ягодичная складка слева более глубокая. На левой ягодице меньше, чем справа, выражены контуры сильно напряженной большой ягодичной мышцы (487).

мышц. В то же время, при хроническом поражении корешка S1 в исключительных случаях может наблюдаться даже гипертрофия икроножной мышцы с соответствующей стороны (134).

На рисунке 5.**23** представлен обзор поясничных корешковых синдромов.

5.3.5 Синдромы поражения двух или нескольких корешков на пояснично-крестцовом уровне

Как показывает опыт, такие поражения нередко приводят к ошибочным диагнозам. Так, сочетание поражений корешков L4 и L5 часто ошибочно принимают за нарушение функции малоберцового нерва; правильной диагностике способствует выявление слабости четырехглавой мышцы бедра, ослабление рефлекса с этой мышцы, а также нарушение чувствительности на передневнутренней поверхности голени (см. рис. 5.**24**). Сочетанное поражение корешков L5 и S1 вызывает сенсомоторное расстройство, напоминающее нарушение функции седалищного нерва. Для верной диагностики необходимо тщательное клиническое и при необходимости ЭМГ ягодичных мышц, которые вовлекаются только при локализации поражения в корешках (или пояснично-крестцовом сплетении). Кроме того, установлению топического диагноза способствует ЭМГ-регистрация денервационной активности в паравертебральных мышцах.

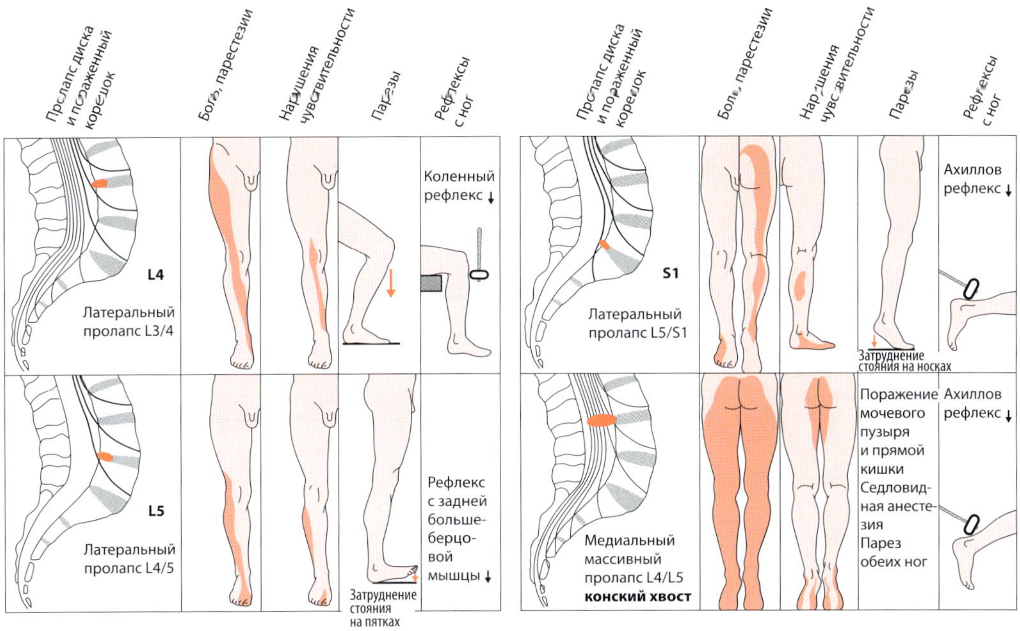

Рис. 5.**23** Обзорная схема важнейших пояснично-крестцовых корешковых синдромов (699).

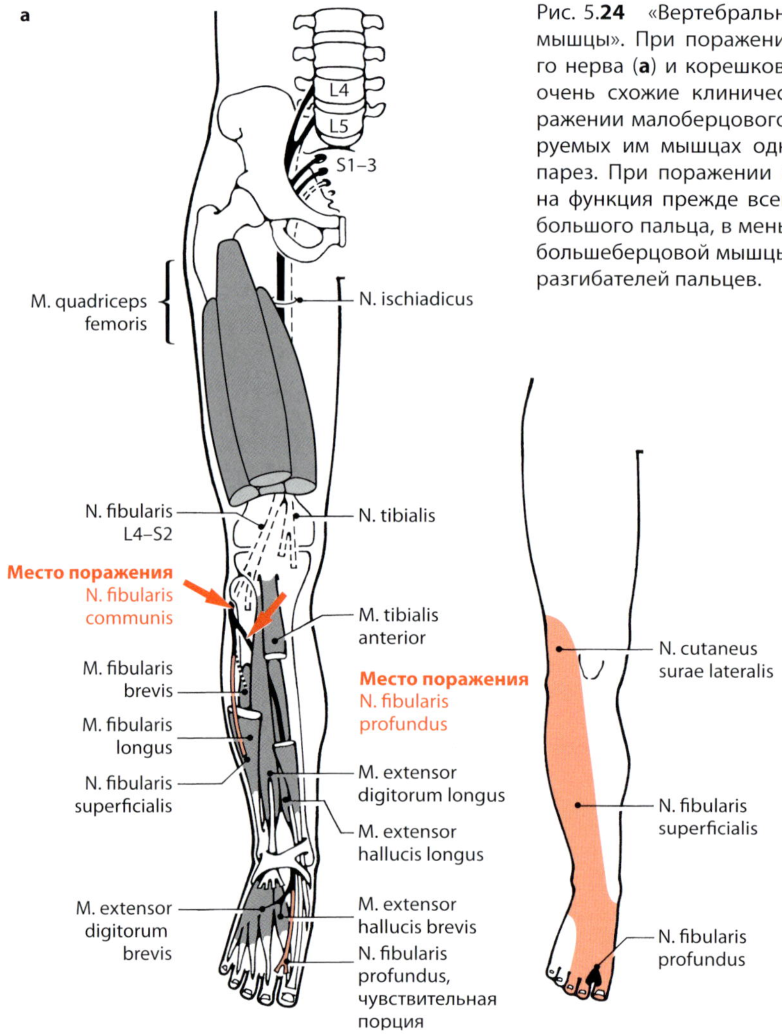

Рис. 5.**24** «Вертебральный парез малоберцовой мышцы». При поражении общего малоберцового нерва (**a**) и корешков L4 и L5 (**b**) развиваются очень схожие клинические симптомы. При поражении малоберцового нерва во всех иннервируемых им мышцах одновременно развивается парез. При поражении корешков L4/L5 нарушена функция прежде всего длинного разгибателя большого пальца, в меньшей степени – передней большеберцовой мышцы и длинного и короткого разгибателей пальцев.

Поражение конского хвоста

При классическом поражении конского хвоста – с четкой границей в аногенитальной зоне (седловидная анестезия), двусторонним парезом икроножных мышц, мелких мышц стопы и иногда также проксимальных групп мышц с нарушением функции мочевого пузыря и прямой кишки, а также соответствующим сегментарным выпадением рефлексов – вряд ли можно ошибиться в диагнозе. Лежащие в основе поражения конского хвоста медиальные протрузии межпозвонковых дисков представляют собой наиболее экстренную, неотложную нейрохирургическую ситуацию.

Значительно труднее бывает установить диагноз при медленно прогрессирующей компрессии конского хвоста, например, при эпендимомах, невромах, метастазах или возникающих реже хордомах крестца. Нарушение функции мочевого пузыря и прямой кишки в этих случаях может в течение долгого времени отсутствовать. При этом прежде всего важно тщательно наблюдать за прогрессирующим ослаблением сухожильных рефлексов. Если на фоне резистентности к лечению ишиалгии постепенно исчезают, еще до того как развиваются отчетливые параличи или нарушение функции сфинктеров, возникает подозрение на опухоль в области конского хвоста. При

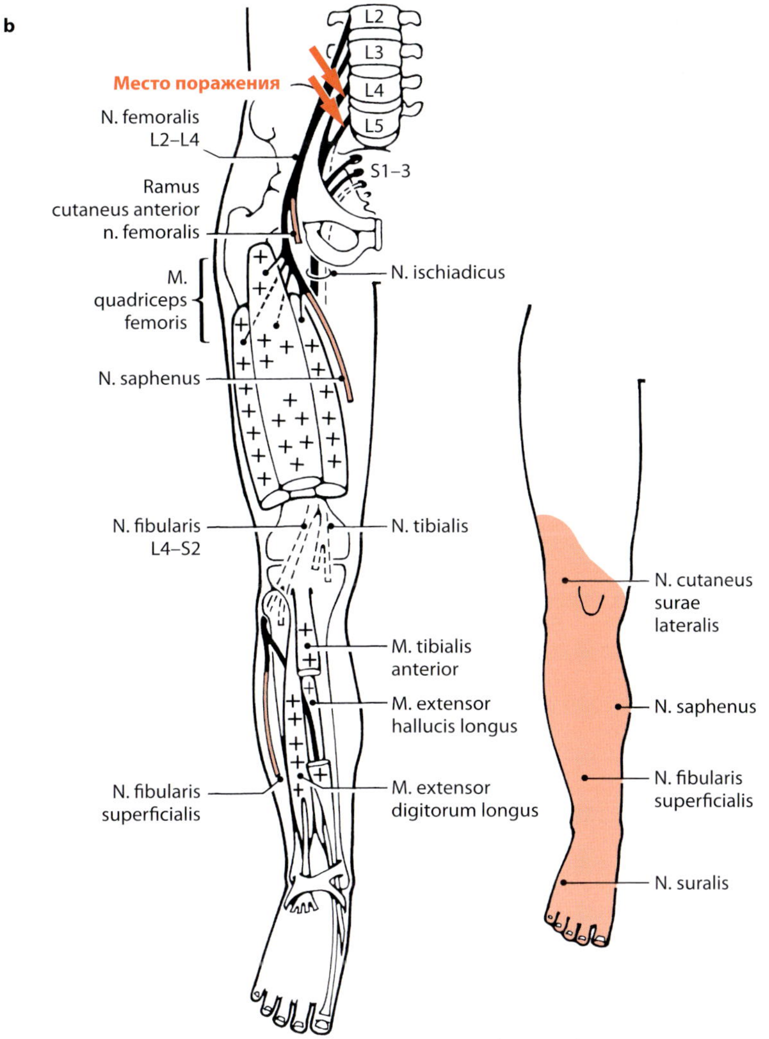

Рис. 5.**24b**

поражении конского хвоста секреция потовых желез на подошвах остается сохранной даже на фоне тотальной анестезии (624).

Дифференциальная диагностика между поражением конского хвоста и каудального участка спинного мозга, конуса, не всегда бывает легким. При поражении конского хвоста в клинической картине преобладает болевой синдром. Тщательное исследование нарушений чувствительности лишь оказывает помощь в диагностике, тогда как диссоциированное расстройство чувствительности служит прямым доказательством локализации поражения в спинном мозге. При проведении нейровизуализации (МРТ!) необходимо помнить о том, что позвоночный канал следует охватывать достаточно широко, включая конус.

Поражение нижних крестцовых корешков S4 и S5 вызывает характерное, четко ограниченное нарушение чувствительности с центром в области верхушки копчика, но не вокруг анального отверстия. При раздражении этих корешков может наблюдаться мучительная боль по типу кокцигодинии. Нарушение функции сфинктеров развивается только при двустороннем поражении крестцовых корешков.

В таблице 5.**3** представлен обзор корешковых синдромов. В таблице 2.**3** на с. 78 приведены важнейшие сухожильные рефлексы и способы их вызывания, их отношение к периферическим нервам, корешкам и сегментам спинного мозга.

Таблица 5.**3** Характеристика корешковых синдромов (279)

Сегмент	**Чувствительность** (ср. рис. 2.**6**)	**Мышцы-маркеры**	**Сухожильные рефлексы**	**Примечания**
C4	Боль или гипалгезия по медиальной поверхности плеча	Диафрагма		При поражении C3 – парез передних отделов диафрагмы, при поражении C4 – задних отделов диафрагмы
C5	Боль или гипалгезия по латеральной поверхности надплечья, над областью дельтовидной мышцы	Дельтовидная и двуглавая мышца плеча	Рефлекс двуглавой мышцы плеча	
C6	Дерматом располагается по радиальной поверхности плеча и предплечья, распространяется на большой палец спереди	Двуглавая мышца плеча и плечелучевая мышца	Рефлекс двуглавой мышцы плеча	
C7	Дерматом располагается в заднебоковом направлении по отношению к дерматому C6, распространяется на II–IV пальцы	Трехглавая мышца плеча, круглый пронатор, большая грудная мышца и иногда сгибатель пальцев или локтевой разгибатель пальцев	Рефлекс трехглавой мышцы плеча	Позволяет проводить дифференциальную диагностику с синдромом запястного канала: исследование рефлекса с трехглавой мышцы плеча
C8	Дерматом располагается кзади от C7, рапространяется на мизинец	Мышцы кисти, особенно области гипотенара	Рефлекс Тремнера	
L3	Дерматом идет от большого вертела через разгибательную поверхность к внутренней поверхности бедра, распространяется на колено	Четырехглавая мышца бедра, приводящие мышцы	Рефлекс четырехглавой мышцы бедра (аддукторный рефлекс)	Позволяет проводить дифференциальную диагностику с поражением бедренного нерва: сохранение чувствительности в зоне иннервации подкожного нерва, также может быть значительно ослаблен аддукторный рефлекс
L4	Дерматом от наружной стороны бедра через надколенник к переднему внутреннему квадранту голени и внутреннему краю стопы	Четырехглавая мышца бедра (приводящие мышцы)	Рефлекс четырехглавой мышцы бедра (аддукторный рефлекс)	
L5	Дерматом выше колена, начинается от наружного мыщелка, проходит спереди через передний наружный квадрант голени к большому пальцу	Разгибатель большого пальца, задняя большеберцовая мышца, средняя ягодичная мышца	Рефлекс задней большеберцовой мышцы	
S1	Дерматом от сгибательной поверхности бедра к заднему наружному квадранту голени через наружную лодыжку к мизинцу стопы	Трехглавая мышца голени, большая ягодичная, малоберцовые мышцы	Рефлекс трехглавой мышцы (ахиллов рефлекс)	

5.4 Клинические признаки поражения корешков

Поражение корешков служит причиной большого количества разнообразных патологических состояний (табл. 5.**4**). Подавляющее их большинство вызвано дегенеративными заболеваниями позвоночника, прежде всего межпозвонковых дисков. Это часто приводит к поспешному объяснению любого поражения корешка или вообще любой боли с иррадиацией в конечность заболеванием межпозвонкового диска и длительному игнорированию других возможных причин, требующих иногда безотлагательного лечения. При подобных поражениях корешков также в большинстве случаев возможно патогенетическое лечение. Ранняя диагностика и лечение особенно важны, потому что способность корешков к регенерации по сравнению с периферическими нервами хуже. Тяжелые нарушения, приводящие к валлеровской дегенерации, часто бывают необратимыми, так как связаны с ретроградной дегенерацией перикариона в передних рогах или спинального ганглия. В последующем описании отдельных клинических проявлений мы следуем классификации по этиологическому признаку. В пределах этой классификации мы выделяем синдромы в соответствии с локализацией в трех важнейших отделах позвоночника.

5.4.1 Дегенеративные заболевания позвоночника

Эпидемиология

Существует очень немного людей, которые хоть раз на протяжении жизни не испытывали боли, связанной с дегенеративными изменениями позвоночника, включая межпозвонковые диски. Социально-медицинское значение заболеваний межпозвонковых дисков трудно переоценить. Согласно статистике больничных касс и пенсионных страховых компаний Германии 20% всех случаев временной нетрудоспособности и 50% преждевременных выходов на пенсию происходят из-за заболеваний межпозвонковых дисков. Достоверной информации о том, какую часть из них составляет поражение корешков и как велики частота и преобладание грыж межпозвонковых дисков в репрезентативной популяции, не существует. Заболеваниями дисков, требующими лечения, страдают преимущественно лица среднего возраста. Ранее в качестве факторов риска рассматривались почти исключительно механические нагрузки в виде частого подъема тяжестей или длительной работы в положении стоя или сидя. В настоящее время все большее значение придается доминирующей роли наследственных факторов (44).

Патогенез

В течение жизни у каждого человека развиваются дегенеративные изменения позвоночника. Они наиболее выражены в нижних шейных и поясничных сегментах, что связано с их высокой подвижностью и статической нагрузкой на эти отделы позвоночника. Из-за уменьшения содержания воды диски

Таблица 5.**4** Причины поражения спинальных нервов

Дегенеративные заболевания
Пролапс межпозвонкового диска
Спондилез
Узкий спинальный канал
Спондилолистез
Травма
Опухоль
Первичная опухоль спинного мозга
Метастазы
Неопластический менингит
Инфекция
Опоясывающий герпес
Боррелиоз
Эпидуральный абсцесс
Сосудистые заболевания
Нарушения обмена веществ
Сахарный диабет
Воспалительные ревматологические заболевания
Болезнь Бехтерева
Ревматоидный артрит
Констриктивный арахноидит
Врожденная аномалия
Ятрогенное поражение
Инъекция/пункция
Операция
Лучевая терапия

теряют свою эластичность. Происходят небольшие разрывы их фиброзного кольца, через которые проходят части пульпозного ядра и выбухают в позвоночный канал (протрузии). Проходящие через разрыв части межпозвонкового диска могут перфорировать заднюю продольную связку (пролапс диска). Иногда они полностью отделяются от диска (секвестр). Корешковая боль является следствием не только механического воздействия на волокна корешка. Она вызвана также высвобождающимися из ткани диска цитокинами, особенно фактором некроза опухоли (479).

В поясничном отделе значительно чаще наблюдаются неврологические симптомы, связанные с протрузией диска, чем в шейном, так как здесь возможно пролабирование значительного объема ткани. Объем пульпозного ядра все больше увеличивается в каудальном направлении. Толщина задней продольной связки в поясничном отделе относительно невелика, что и объясняет тот факт, что грыжи дисков здесь развиваются чаще всего. Дегенерация дисков не является изолированным процессом, она оказывает влияние на окружающие структуры. Уменьшение размера дисков приводит к сужению межпозвонкового отверстия. В то же время уменьшение высоты диска связано с разрыхлением вещества межпозвонковых суставов и патологической нагрузкой на них. Выдвижение диска вперед индуцирует рост экзостозов по краям тел позвонков. На межпозвонковых суставах также разрастаются остеофиты, которые способствуют дальнейшему сужению межпозвонковых отверстий, а также боковых карманов.

В шейном отделе также часто наблюдаются спондилогенные поражения корешков. Это связано с относительно небольшим диаметром межпозвонковых отверстий на этом уровне, а также в большей степени с неблагоприятным положением по отношению к межпозвонковым суставам и плотным соединительнотканным содержимым отверстий. На грудном и поясничном уровне межпозвонковые отверстия относительно шире, а соотношение диаметра и содержимого более благоприятные.

Любая аномалия развития позвонка предрасполагает к патологическим изменениям диска, так как при этом изменяется статика позвоночника. При врожденном сращении позвонков наибольшим изменениям подвергается не пораженный сегмент, а соседние, так как они вынуждены компенсировать недостаточность движений в сросшихся позвонках и поэтому подвергаются большим нагрузкам, что делает их более уязвимыми. Наиболее выраженное патологическое воздействие дегенеративных изменений проявляется в тех случаях, когда имеется узкий позвоночный канал. Это наблюдается, например, при таких процессах, как шейная миелорадикулопатия и стеноз люмбального канала (см. ниже).

Диагностика

Определение вида, распространенности и уровня поражения происходит с помощью клинического исследования, дополняемого методами нейровизуализации, нейрофизиологическими исследованиями и анализом спинномозговой жидкости. «Отправным пунктом» диагностики служат характерная корешковая боль и корешковые неврологические симптомы. Основу нейрорадиологической диагностики составляют нативные рентгеновские снимки, которые регистрируют выраженность спондилогенных изменений (таких как сужение межпозвонковых отверстий) и позволяют отличить их от недегенеративных заболеваний (например, опухолей). Функциональные снимки указывают на изменение плотности ткани позвонков. Обычная миелография в настоящее время применяется реже в связи с широким применением КТ, КТ-миелографии и МРТ. В принципе, для шейных позвонков после проведения нативной рентгенографии методом выбора является МРТ. Она позволяет получить непосредственное изображение спинного мозга и субарахноидального пространства на протяжении нескольких сегментов в различных плоскостях. Для получения изображения мягких тканей этот метод наиболее информативен. Однако иногда, особенно при поражениях на шейном уровне, оценка межпозвонковых отверстий вызывает определенные затруднения, которые нередко позволяет преодолеть дополнительно назначенная КТ. Последняя, в частности усиленная интратекальным введением контрастного средства, предпочтительна для отображения сужений субарахноидального пространства, включая корешковые манжетки. Для ознакомления с отдельными особенностями данных методов нейровизуализации рекомендуется специальная литература (614).

Далеко не всегда при заболеваниях межпозвонковых дисков показаны методы нейровизуализации (33; 102). Они нецелесообразны в связи как с неоправданной нагрузкой на организм (прежде всего лучевой нагрузкой при КТ), так и с высокой стоимостью. При характерной клинической картине рекомендуется проведение консервативного лечения, которое в большинстве случаев оказывается эффективным. Детальная нейрорадиологическая диагностика показана в тех случаях, когда жалобы и симптомы атипичны, не характерны для поражения корешка. Она необходима также в тех случаях, когда решается вопрос об оперативном вмешательстве (признаки поражения спинного мозга, прогрессирующее повреждение корешка, резистентность к лечению).

Результаты нейрорадиологического исследования не следует переоценивать. У лиц, не предъявляющих никаких жалоб, часто можно обнаружить спондилогенные изменения, и не только на обзорных снимках. В зависимости от возраста у 20–40% взрослых людей при миелографии, КТ и МРТ случайно выявляются признаки протрузии дисков. Поэтому к впечатляющим результатам нейрорадиологических исследований стоит подходить критически, особенно при отсутствии четкой клинической корреляции, также настороженно следует их рассматривать при определении причины неясных неврологических симптомов и нарушений функций.

Поражение межпозвонковых дисков на уровне шейного отдела позвоночника

Острая грыжа диска на шейном уровне

Острые грыжи дисков на шейном уровне наблюдаются значительно реже, чем на поясничном. Наиболее часто поражаются межпозвонковые диски C5/C6 или C6/C7, т.е. сегменты с наибольшей подвижностью. Из-за почти горизонтального направления шейных корешков почти всегда страдает только один корешок, чаще всего C7 или C6. Очень редко встречается пролапс с повреждением корешка C8 (563), а поражение верхних шейных корешков вообще представляет собой большую редкость (165). Пролапс может быть спровоцирован легкой травмой, например при резком повороте головы. Пролапс шейного диска в медиальном направлении может (редко) приводить к поперечному поражению спинного мозга, это чаще происходит на верхнем шейном уровне, чем в области шейно-грудного перехода.

Клиническая картина

Почти во всех случаях наблюдаются головная боль с четкими границами и выраженное болезненное ограничение подвижности шейного отдела позвоночника. Наибольшее диагностическое значение имеют иррадиация боли, соответствующая дерматому, и парестезии в дистальных отделах дерматома. Иррадиация боли в область лопатки не позволяет установить точный топический диагноз (739) (см. рис. 5.**14**).

Поражение корешка в качестве причины боли подтверждается ее усилением во время проведения пробы на затылочную компрессию (симптом Спурлинга): осуществляется наклон и поворот головы пациента в пораженную сторону. При этом на фоне проводимой с осторожностью аксиальной компрессии появляется иррадиирующая в периферическом направлении корешковая боль (см. рис. 5.**25**). Клиническая оценка двигательной функции ориентирована на мышцы-маркеры отдельных шейных корешков (см. с. 252 и табл. 2.**3**). Во всех случаях необходимо целенаправленное обследование для исключения поражения спинного мозга.

Среди методов нейровизуализации при грыже шейных межпозвонковых дисков большое значение имеет МТР (рис. 5.**26**) (614). Иногда необходима КТ-миелография, чтобы отличить грыжу от дурального мешка (см. рис. 5.**27**).

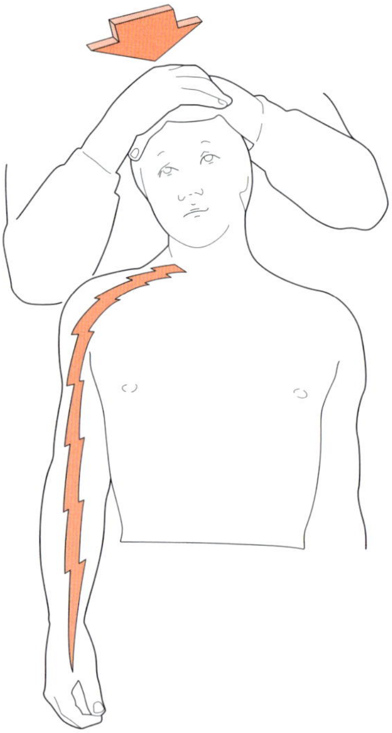

Рис. 5.**25** Проба на затылочную компрессию (симптом Спурлинга) для провокации корешковой боли при грыже шейного диска (цит. по: Mumenthaler M, Mattle H. Kurzlehrbuch Neurologie. Stuttgart: Thieme; 2006).

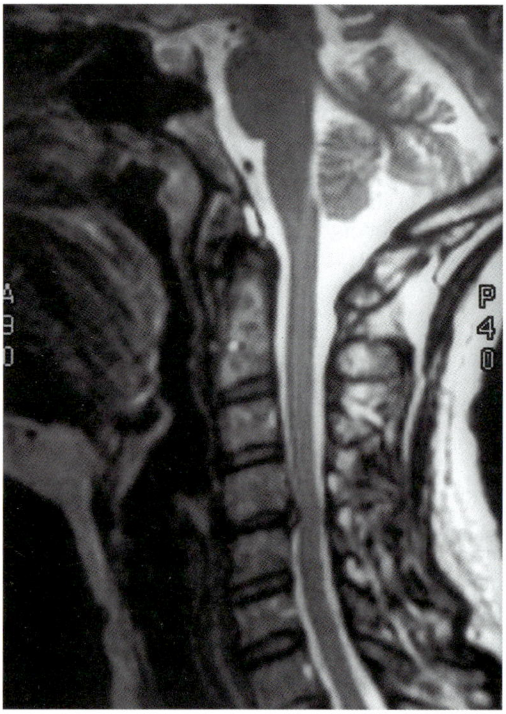

Рис. 5.**26** МРТ в Т2-взвешенном режиме. Пролапс межпозвонкового диска C4/C5 у 47-летней женщины. Клиническая картина соответствовала компрессии корешка C5 справа. (Фотография предоставлена Medizinischen Hochschule Hannover, Prof. H. Becker.)

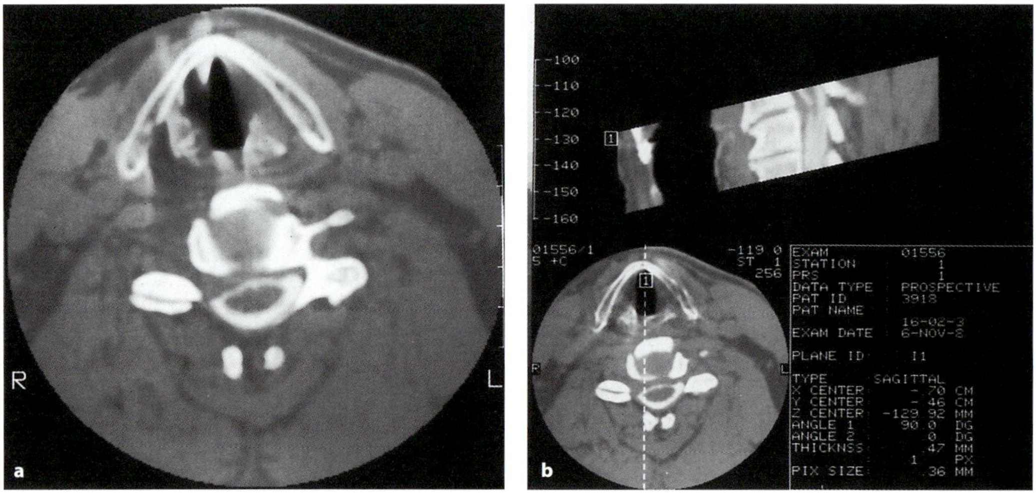

Рис. 5.**27** Правосторонняя грыжа диска C5/C6 на КТ.

a Компрессия корешка и облитерация корешковой манжетки.

b Сагиттальный срез, реконструкция.

Терапия и течение

Прогноз грыжи шейного межпозвонкового диска благоприятный, что в значительной степени связано с выявляемой при МРТ в динамике склонностью к спонтанной резорбции. В подавляющем большинстве случаев в течение нескольких недель наступает полное выздоровление или значительное улучшение. Лечение в первую очередь консервативное и предусматривает медикаментозное обезболивание, которое может сопровождаться кратковременной иммобилизацией с помощью мягкого шейного корсета, воздействием тепла или холода. К сожалению, не существует достоверных данных о том, какие именно из многообразных лечебных мероприятий и в каком объеме улучшают спонтанное благоприятное течение заболевания. В острой стадии иммобилизация (например, с помощью воротника Шанца) бывает иногда необходима. Однако она должна быть ограничена несколькими днями. Анальгетики (обычно применяются НПВС) и миорелаксанты следует назначать в достаточных дозах*. Применение тепла иногда оказывает более благоприятное влияние, чем криотерапия. С самого начала большую помощь оказывает лечебная физкультура (в острой стадии упражнения на расслабление, затем укрепление паравертебральных мышц). Физиотерапевтическое лечение при корешковых синдромах на шейном уровне практически такое же, как при поражении поясничных корешков (см. ниже). В этом случае также важно вернуть позвоночнику способность к разгибанию, с учетом феномена централизации. Методы мануальной терапии могут быть очень опасными, так как при этом небольшой пролапс может увеличиться и вызвать компрессию спинного мозга.

При хроническом или подостром патологическом процессе на шейном уровне, изолированном или с иррадиацией боли в голову или руки, показаны упражнения на тренировку силы, выносливости и подвижности затылочных мышц в сочетании с мобилизацией шейного отдела позвоночника, а также поддержание правильной осанки. Дополнительные методы из арсенала физиотерапии не приводят к улучшению результатов.

Существуют сведения о положительных результатах эпидурального введения кортикостероидов. Этот метод лечения чреват редкими, но серьезными осложнениями (573). Эффективность применяемого в различных формах метода экстензионной терапии (тракции) не доказана. Это касается и мануальной терапии, которая к тому же может приводить к увеличению объема пролапса и вызывать компрессию спинного мозга (см. выше).

Оперативное лечение показано при появлении признаков повреждения спинного мозга или при дополнительных корешковых симптомах. Относительным показанием к операции служит также резистентность к лечению при интенсивной боли. Выбор наиболее благоприятного метода оперативного вмешательства (центральный доступ по Cloward или задний доступ) стоит за хирургами. Было проведено проспективное рандомизированное исследование с участием 81 пациента, в котором сравнивались консервативное лечение (иммобилизация или физиотерапия) и оперативная декомпрессия корешка (548). Операция приводила к быстрому уменьшению боли и признаков нарушения чувствительности и движений. Однако при контрольном исследовании спустя 16 мес. достоверных различий между 3 группами пациентов обнаружено не было.

---

* Для лечения боли используют НПВС, обладающие способностью проникать через гематоэнцефалический барьер. Из неселективных ингибиторов ЦОГ наивысшая проницаемость в спинномозговую жидкость, помимо индометацина, отмечена у декскетопрофена (Дексалгина), у ЦОГ-2-специфических НПВС (коксибов) наивысшая проницаемость в спинномозговую жидкость показана у эторикоксиба (Аркоксии). Учитывая высокий риск развития побочных эффектов на фоне приема НПВС и опиоидных анальгетиков, особенно при их длительном применении, становится все более актуальным поиск эффективных средств для обезболивания, позволяющих снизить вероятность возникновения осложнений терапии. Одним из таких подходов можно считать более широкое применение уже известных препаратов на натуральной основе, в частности содержащих глюкозамин и хондроитина сульфат (например, Артра). Помимо предполагаемого структурно-модифицирующего воздействия на хрящ и межпозвонковый диск в настоящее время считается доказанным, что и глюкозамин, и хондроитин обладают собственным обезболивающим и противовоспалительным действием, но не за счет подавления синтеза простагландинов, а за счет подавления активности лизосомальных ферментов и ингибиции супероксидных радикалов. – *Прим. ред.*

Шейная спондилогенная радикулопатия

Спондилогенные изменения в виде костных разрастаний могут вызывать компрессию корешков в спинальном канале и межпозвонковых отверстиях. Они служат причиной 3/4 всех случаев поражений корешков на шейном уровне (102). В основном они наблюдаются у лиц пожилого возраста, у мужчин чаще, чем у женщин. Характер поражения тот же, что и при пролапсе межпозвонкового диска, однако начало и интенсивность боли менее драматичны. Боль начинается постепенно и нарастает в течение нескольких дней или недель. Болезненное ограничение подвижности шеи выражено меньше, чем при пролапсе диска. При движениях головы боль усиливается. Чаще всего также страдают корешки C6 и C7. Нарушения движений и чувствительности незначительны.

Консервативное лечение основано на тех же принципах, что и при пролапсе диска на шейном уровне. Однако в данном случае лечение, как правило, менее эффективно. На первом плане стоят кратковременная иммобилизация и медикаментозное лечение боли, позднее присоединяют лечебную физкультуру с активными и пассивными движениями. В качестве профилактики рекомендуется избегать быстрых, сильных и резких движений шеей. Современные исследования свидетельствуют о том, что оперативная декомпрессия не улучшает долговременный прогноз, поэтому назначается оперативное лечение сравнительно редко.

Шейная спондилогенная радикуломиелопатия

В рамках шейного спондилеза в небольшом количестве случаев, чаще у пожилых лиц, наряду с поражением спинальных корешков возможно нарастающее сдавление спинного мозга. Стенозу спинального канала способствуют: снижение высоты и выбухание межпозвонковых дисков, гиперостозные разрастания по краям тел позвонков, гипертрофия мелких суставов позвоночника и утолщение желтой связки. Гипертрофия фасеточных и унковертебральных суставов приводит к сужению межпозвонковых отверстий. Значительная компрессия спинного мозга возможна при сужении цервикального позвоночного канала до <13 мм в диаметре. Важным предрасполагающим фактором служит врожденное сужение спинального канала. Большую патогенетическую роль играют также биомеханические факторы (особенно частые сгибательно-разгибательные движения в шейном отделе позвоночника), а также компрессия мелких артериальных сосудов. У пациентов с двигательными нарушениями цервикальный спондилез и, как следствие, поражение спинного мозга могут развиваться уже в молодом возрасте (837).

Клиническая картина

Клиническая картина (743) складывается из вариабельного сочетания корешковых симптомов верхних конечностей и повреждения спинного мозга. Почти во всех случаях наблюдаются признаки повреждения волокон пирамидного пути, идущих к нижним конечностям, со спастическим повышением тонуса мышц и оживлением сухожильных рефлексов, а также пирамидными знаками. Наблюдаются парестезии в ногах, часто бывает положительным симптом Лермитта. Характерным и ведущим симптомом служит неуверенная походка с широко расставленными ногами. Примерно в половине случаев вследствие поражения шейных корешков или сегментарного повреждения спинного мозга на шейном уровне развиваются нарушения движений и чувствительности в руках, которые часто сопровождаются атрофией и парезами мышц кисти и неловкостью в руках (застегивание пуговиц!). Корешковая боль наблюдается лишь у 1/3 пациентов.

Диагностика

Нейрорадиологические методы исследования подтверждают клинический диагноз. Нативные снимки позволяют констатировать дегенеративные изменения шейных позвонков, но прежде всего оценить ширину цервикального отдела спинального канала. С помощью КТ, КТ-миелографии и МРТ определяют значение костных и не-

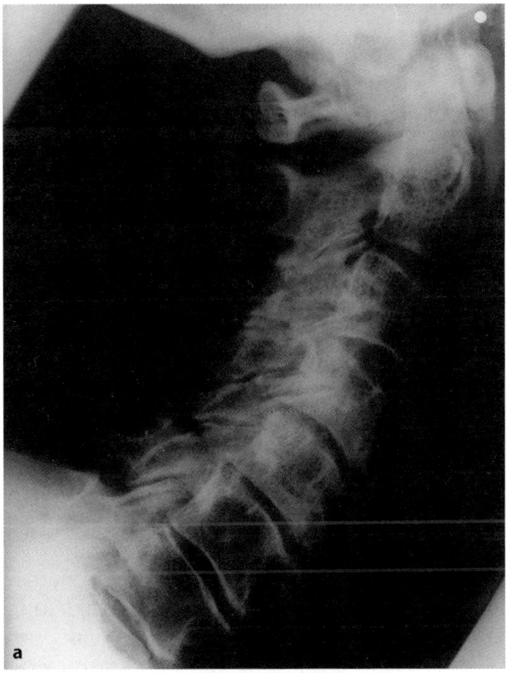

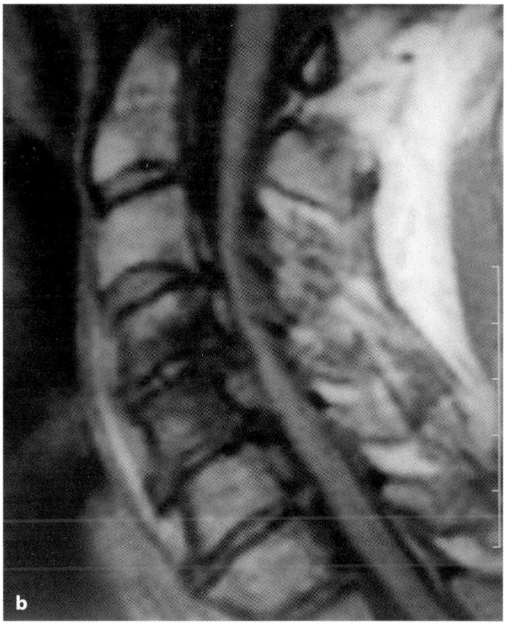

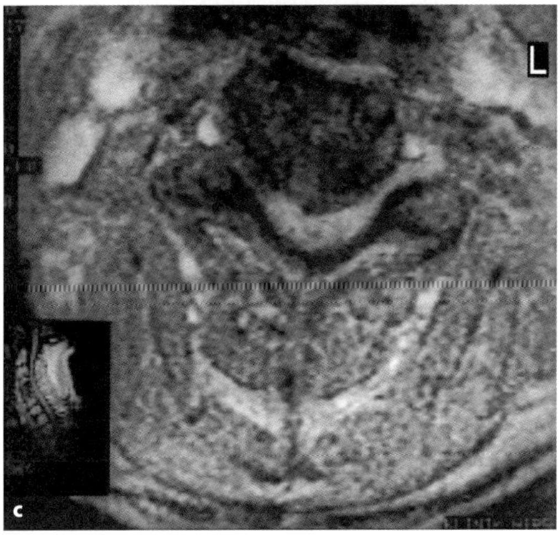

Рис. 5.**28** Пациент 71 года. Миелопатия при шейном спондилезе. На рисунке **a** особенно выражен остеохондроз в области межпозвонковых пространств C5/C6 и C6/C7.
b и **c** В сагиттальной плоскости (**b**) на T2-взвешенном МРТ-изображении четко определяется сужение дурального мешка на указанном уровне. На срезе на рисунке **c** выявляется значительная компрессия дурального мешка и спинного мозга (белые включения в центре рисунка). (Фотографии предоставлены Röntgeninstitut Klinik Hirslanden, Zürich, Chefarzt Dr. D. Huber.)

костных компонентов стеноза (см. рис. 5.**28** и 5.**29**). Они отражают также выраженность компрессии спинного мозга и интрамедуллярное повышение интенсивности сигнала («миелопатический сигнал»). Приоритет того или иного метода исследования зависит от уровня поражения. Для диагностики поражений шейного отдела предпочтительнее использовать трехмерную КТ-реконструкцию, в отдельных случаях – спиральную КТ (см. рис. 5.**30**).

Терапия и течение

Течение заболевания очень вариабельное. Чаще всего наблюдается эпизод ухудшения, за которым следует достаточно длительный период стабилизации. Реже наблюдается прогрессирование или даже быстрое нарастание нарушений функций. Отсутствие каких-либо предикторов течения заболевания в каждом отдельном случае, а также достоверных проспективных данных о ре-

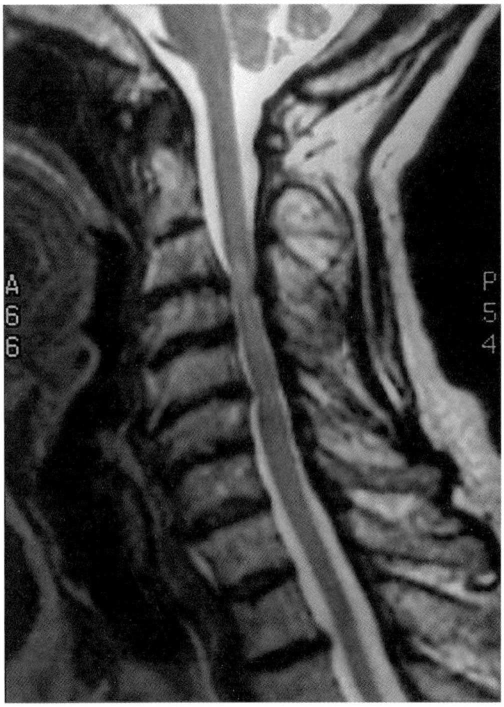

Рис. 5.**29** Шейная радикуломиелопатия. Позвоночный канал сужен преимущественно на уровне C3/C4 за счет передних и задних спондилогенных краевых разрастаний. Спинной мозг на шейном уровне не деформирован, но несколько сдавлен (гиперинтенсивный сигнал). (Фотография предоставлена Neuroradiologie der Medizinischen Hochschule Hannover, Prof. H. Becker.)

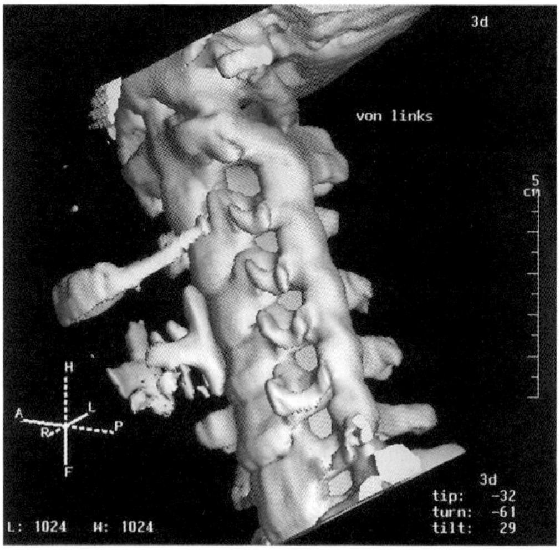

Рис. 5.**30** Изображение шейного отдела позвоночника: 3D-реконструкция с использованием спиральной КТ. (Фотография предоставлена Neuroradiologisches Institut Talstraße, Zürich, PD Dr. H.Spiess.)

зультатах консервативного и оперативного лечения (217) затрудняет выбор метода терапии. Консервативное лечение предусматривает временную, в течение около 2 нед., иммобилизацию шейного отдела позвоночника в положении легкого наклона с помощью мягкого шейного корсета. Его следует носить также и ночью. Сопутствующая лечебная физкультура, например активная и пассивная мобилизация позвоночника, а также укрепление и растяжение затылочных мышц, призваны вернуть позвоночнику способность к безболезненному разгибанию для поддержания правильной осанки. Одновременно проводят симптоматическое лечение обезболивающими средствами*.

При отсутствии эффекта консервативного лечения и прогрессировании неврологических симптомов показано оперативное лечение (185). При ограниченном участке стеноза для оперативной декомпрессии предпочтительно использовать передний доступ. Распространенные стенозы оперируют из заднего доступа. При длительно существующих неврологических симптомах, особенно слабости в ногах, оперативная декомпрессия неэффективна. Поэтому при наличии показаний к операции откладывать ее на длительный срок не стоит.

Дифференциальная диагностика поражения шейного отдела позвоночника

Ошибочные диагнозы при боли, напоминающей корешковую, встречаются часто. Так же как и при поражении поясничного отдела, при патологических процессах в межпозвонковых дисках шейного отдела позво-

* Показана эффективность ступенчатой терапии: декскетопрофен (Дексалгин) в зависимости от интенсивности болевого синдрома назначается не более 5 дней в дозе 25 мг 3 раза с дальнейшим переходом на нимесулид (Нимесил) 200 мг/сут. в течение 7–14 дней. При наличии у больного факторов риска со стороны ЖКТ применима ступенчатая терапия эторикоксибом (Аркоксией) в дозе 90 или 120 мг (в зависимости от массы тела больного и интенсивности боли) 1 раз в течение 1 нед. с переходом на дальнейший прием 60 мг 1 раз в сутки. – *Прим. ред.*

ночника дифференциальная диагностика охватывает широкий спектр описанных в данной главе острых, подострых и хронических поражений корешков, отличных от дегенеративного заболевания позвоночника. Эти заболевания в качестве причины поражения корешков следует предположить при таких симптомах, как лихорадка, потеря веса, преимущественно ночные боли, наличие онкологического заболевания, ослабление иммунитета или при наличии наркотической зависимости. Иногда необходимо исключать поражение плечевого сплетения, особенно при невралгической амиотрофии плеча (см. с. 289), а также нарушение функции периферических нервов (синдром запястного канала!), поражение добавочного нерва, которые сопровождаются интенсивной болью в плече, патологической установкой плечевого пояса и ограничением отведения в плечевом суставе и могут быть ошибочно расценены как поражение шейных корешков. Из-за нейрогенной амиотрофии при боковом амиотрофическом склерозе в начале заболевания его нередко ошибочно принимают за прогрессирующее поражение корешков и даже проводят оперативное вмешательство на позвоночнике (680). Дифференциальная диагностика также проводится с рассеянным склерозом, интраспинальной опухолью и сирингомиелией.

Шейный синдром

Термин «шейный синдром» применяется из практических соображений, для обозначения различных заболеваний. Авторы, занимающиеся ортопедическими проблемами, объединяют под этим термином все патологические симптомы, прямо или опосредованно связанные с дегенеративными поражениями шейных межпозвонковых дисков. К ним, помимо болезненного ограничения подвижности шейного отдела позвоночника, относятся также напряжение мышц шейно-воротниковой зоны, такие корешковые симптомы, как боль в руках, головная боль, признаки поражения спинного мозга, раздражения кохлеовестибулярного аппарата и различные нарушения функций внутренних органов. Однако границы применения термина «шейный синдром» часто выходят далеко за рамки корешкового синдрома, и он применяется для обозначения любых хронических заболеваний в области шеи. В зависимости от локализации различают верхний, средний и нижний шейный синдромы. Клинические проявления частично связаны с изменениями позвоночных артерий. Таким образом, шейный синдром представляет собой довольно расплывчатый термин и не имеет большого значения в неврологической практике.

Поражение межпозвонковых дисков на уровне грудного отдела позвоночника

Грыжа диска на грудном уровне

При МРТ примерно у 15–20% всех взрослых выявляются асимптомные грыжи межпозвонковых дисков. Грыжи дисков, сопровождающиеся клиническими проявлениями, на грудном уровне наблюдаются значительно реже, чем на шейном. Они преимущественно локализуются на уровне сегмента Th8 (691).

Клинические симптомы вариабельны, а диагностика значительно сложнее, чем при грыжах на шейном или поясничном уровне. Боль лишь в 20% случаев носит корешковый характер (691). Значительно чаще боль бывает локальной или иррадиирует вдоль позвоночника. Примерно у каждого четвертого пациента сколько-нибудь значимой боли нет. В отличие от грыжи в пояснично-крестцовом отделе боль нередко нарастает постепенно. Затем к ней присоединяются признаки поражения спинного мозга. При медиальных грыжах диска они могут быть первым симптомом. В подобных случаях течение бывает флуктуирующим, что приводит к ошибочной диагностике рассеянного склероза. Очень редкие пролапсы межпозвонковых дисков в области тораколюмбального перехода вызывают различные сочетания признаков поражения конуса и конского хвоста (750). Иногда они напоминают симптомы грыжи поясничного диска.

Рентгеновские нативные снимки примерно в 25% случаев выявляют кальцификаты пульпозного ядра. В диагностическом плане методами выбора являются МРТ (см. рис. 5.**31**) и КТ-миелография.

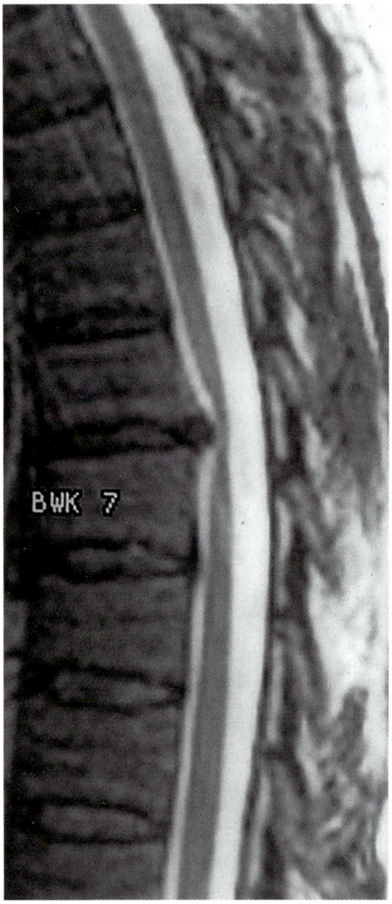

Рис. 5.**31** Медиолатеральная грыжа межпозвонкового диска на уровне Th6/Th7 справа у 48-летней женщины. Клинически имела место корешковая боль по ходу Th6. (Фотография предоставлена Neuroradiologie der Medizinischen Hochschule Hannover, Prof. H. Becker.)

Дифференциальную диагностику проводят прежде всего с опоясывающим герпесом, объемным интраспинальным процессом и referred pain (отраженной болью), т.е. болью в зоне Захарьина–Геда при заболевании внутренних органов.

Операция показана как при первых признаках поражения спинного мозга, так и при отсутствии эффекта от консервативного лечения при корешковой боли. Благодаря наличию МРТ и, в связи с этим, ранней диагностике поражения в настоящее время в большинстве случаев возможно проведение операции до появления выраженных признаков поперечного поражения спинного мозга.

Поражение межпозвонковых дисков на уровне пояснично-крестцового отдела позвоночника

Грыжа диска на поясничном уровне

Острые грыжи дисков наиболее часто развиваются на поясничном уровне, преимущественно в двух нижних сегментах. Примерно 95% всех грыж пояснично-крестцовых дисков локализуются в сегментах L4/L5 и L5/S1. Пролапс диска происходит в поясничный отдел позвоночного канала в зону идущих почти параллельно вниз волокон конского хвоста. Большинство пролапсов имеют медиолатеральное направление и приводят к поражению корешка, выходящего на один сегмент ниже, т.е. при пролапсе диска L4/L5 происходит компрессия 5-го поясничного корешка, выходящего между 5-м поясничным позвонком и крестцом (рис. 5.**32**).

Около 4–10% всех пролапсов поясничных дисков локализуются настолько латерально (интра- или даже экстрафораминально),

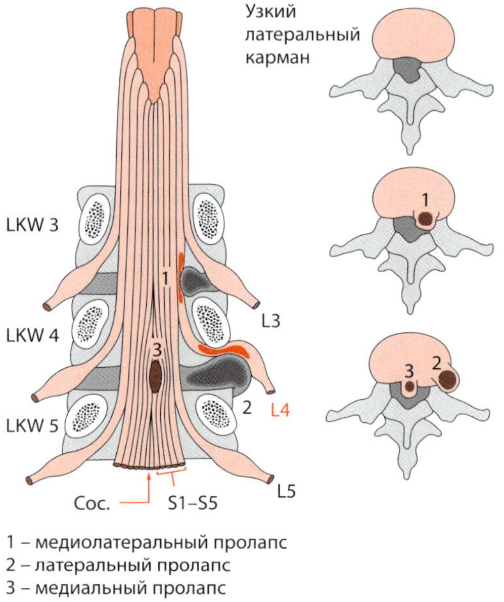

Рис. 5.**32** Отношение межпозвонковых грыж на поясничном уровне к выходящим корешкам (цит. по: Mumenthaler M, Mattle H. Neurologie. 11. Aufl. Stuttgart: Thieme; 2002).

что при этом поражается корешок, выходящий на одноименном уровне, чаще всего корешок L4 при пролапсе диска L4/L5. Большинство грыж дисков, пролабирующих в латеральном направлении, оказываются также направленными краниально. Компрессию корешка определяют не только направление и объем грыжи диска. Нередко решающую роль играют обусловленный конституциональными факторами и костными разрастаниями диаметр позвоночного канала (прежде всего латерального кармана), объем межпозвонкового пространства, смещение тела позвонка (спондилолистез) и рубцовые изменения оболочек спинного мозга у оперированных ранее пациентов.

Массивный пролапс с субтотальным выпадением всего дегенерировавшего и секвестрированного диска приводит к более или менее симметричной компрессии дурального мешка в целом и развитию классического каудального паралича. Медиальный пролапс, локализованный в верхних областях поясничного отдела позвоночника, может изолированно поражать крестцовые волокна, проходящие в центре конского хвоста, и оставлять сохранными расположенные латерально поясничные волокна. И наоборот, может наблюдаться двустороннее изолированное поражение отдельных пояснично-крестцовых корешков (рис. 5.**33**). В подобных случаях обычно имеет место узкий спинальный канал (прежде всего латеральный карман вследствие гипертрофированных суставных отростков). Эту возможность следует учитывать при высокой локализации поражения.

Грыжи поясничных дисков развиваются чаще всего у лиц среднего возраста. У детей и молодых людей они наблюдаются редко и обычно возникают вследствие травм, а также интенсивных занятий спортом, хотя дискуссии по этому вопросу продолжаются до настоящего времени. Часто они бывают также связаны с аномалиями позвонков, такими как люмбализация S1 или spina bifida.

Клиническая картина

Классический синдром острой грыжи поясничного диска вряд ли можно с чем-либо спутать. В анамнезе пролапсу диска

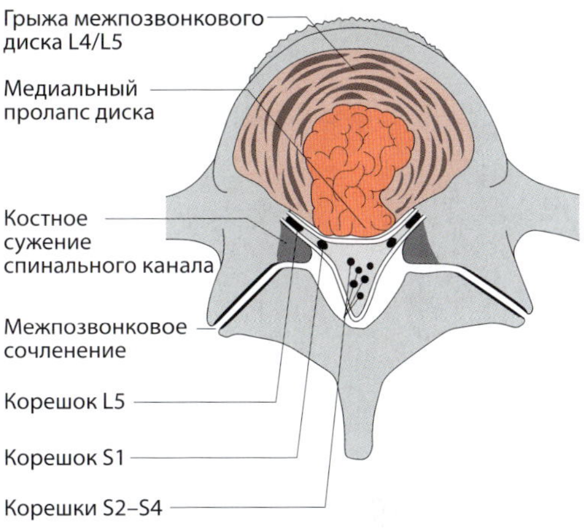

Рис. 5.**33** Патогенетические механизмы двустороннего поражения отдельных пояснично-крестцовых корешков при интактных каудальных крестцовых корешках (699).

с корешковыми симптомами почти всегда предшествуют несколько приступов острого люмбаго («прострел»). Неадекватная механическая нагрузка, например резкие наклоны или повороты туловища, провоцирует появление клинической симптоматики. Пациенты часто не могут передвигаться из-за боли. Уже по иррадиации боли можно судить о поражении того или иного корешка (иррадиация в большой палец стопы при поражении L5, по боковой поверхности стопы при поражении S1). Топическая диагностика может быть затруднена, если иррадиация не достигает дистальных отделов.

В большинстве случаев наблюдаются характерные изменения положения позвоночника в виде уплощения поясничного лордоза и сколиотической осанки (см. рис. 5.**34**), а также анталгическая поза. Позвонки над областью пролапса болезненны при поколачивании, паравертебральные мышцы иногда резко напряжены. При клиническом обследовании выявляют описанные выше (см. с. 185) симптомы поражения различных межпозвонковых дисков. Для раздражения корешков на пояснично-крестцовом уровне, обусловленного поражением межпозвонкового диска, характерен так называемый *симптом Ласега*. Он основан на том, что любое натяжение пораженного корешка вызывает корешковую боль. Натяжение происходит при обследовании, когда лежащему на спи-

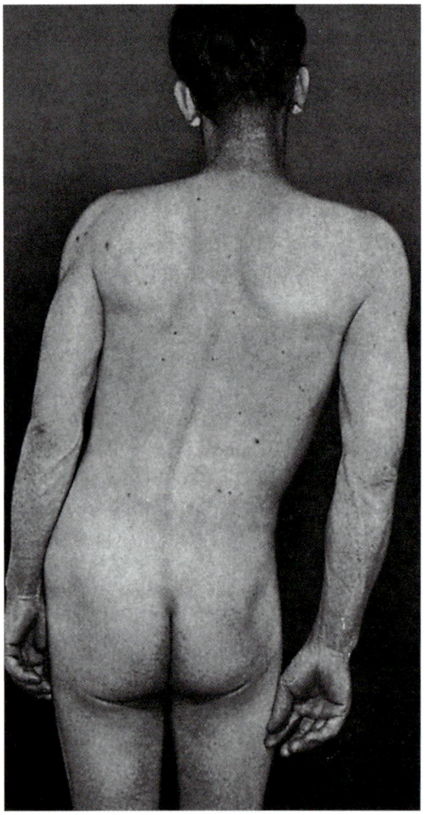

Рис. 5.**34** Вынужденная анталгическая поза с характерным сколиозом позвоночника при пролапсе межпозвонкового диска (279).

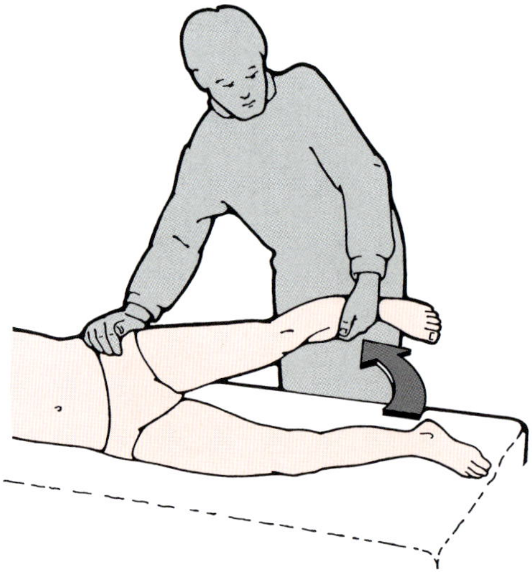

Рис. 5.**35** Обратный симптом Ласега вызывается с помощью переразгибания ноги в тазобедренном суставе.

не пациенту постепенно сгибают выпрямленную ногу в тазобедренном суставе. При обратном тесте (пациент находится в положении сидя на кушетке с выпрямленными ногами) также появляется боль. Если этого не происходит, необходимо исключать психогенную аггравацию симптомов. Так называемый обратный симптом Ласега положителен при раздражении корешков L3 и L4. Корешковая боль в этом случае провоцируется переразгибанием в тазобедренном суставе (рис. 5.**35**). Положительный симптом Ласега на противоположной стороне (перекрестный симптом Ласега) при наличии боли в пораженной ноге почти всегда свидетельствует в пользу массивного пролапса диска, при котором, в соответствии с клиническим опытом, консервативное лечение оказывается недостаточным.

Грыжи, расположенные латерально, в большинстве случаев не сопровождаются болью в спине и часто поражают пожилых. При очень редких высоких грыжах межпозвонковых дисков клиническая картина часто бывает нечеткой, поэтому их диагностика вызывает существенные затруднения.

Диагностика

На обзорных рентгеновских снимках позвоночника выявляются аномалии осанки, часто также сужение межпозвонкового пространства и спондилогенные изменения. Также при рентгенографии легко можно распознать аномалии позвонков в области пояснично-крестцового перехода. Методами выбора для диагностики являются МРТ и более доступная КТ (рис. 5.**36**). При неясном уровне поражения более целесообразно проведение МРТ, так как она позволяет увидеть все поясничные позвонки одновременно. С помощью МРТ и КТ можно выявить также грыжи, расположенные латерально (рис. 5.**37**).

КТ-миелография проводится прежде всего при подозрении на узкий спинальный канал. При сохранении боли после операции бывает сложно отличить рецидив грыжи от послеоперационного спаечного процесса. В этом случае установлению диагноза способствует проведение миелографии (рис. 5.**38**). Введение контрастного вещества

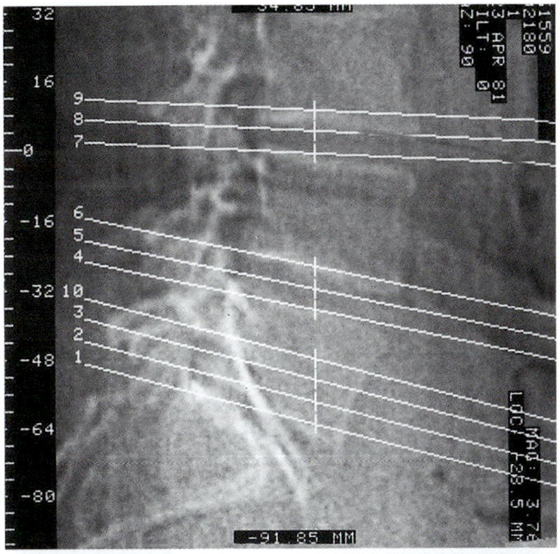

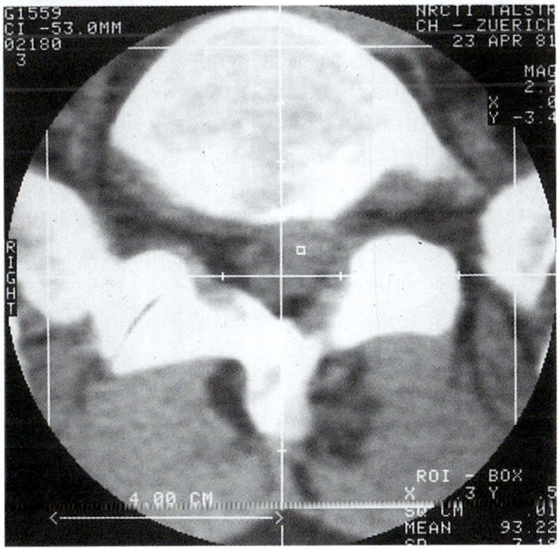

Рис. 5.**36** КТ. Большая левосторонняя грыжа межпозвонкового диска L5/S1 у 47-летнего мужчины. Грыжа в правом верхнем квадранте рисунка обозначена *квадратиком.* (Фотографии предоставлены neuroradiologischen Institut Talstraße, Zürich, PD Dr. H.Spieß.)

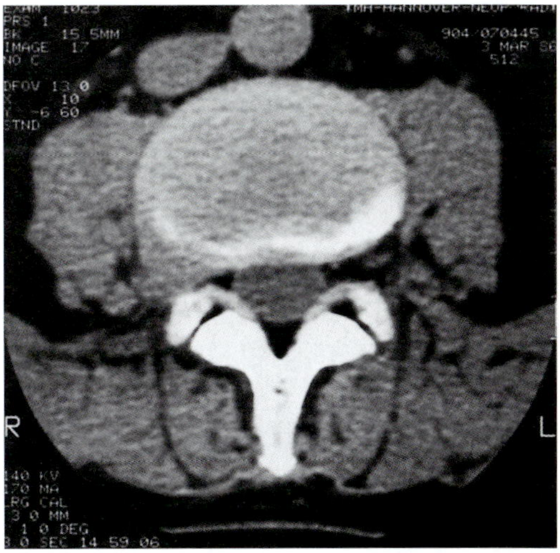

Рис. 5.**37** КТ. Расположенная латерально правосторонняя грыжа межпозвонкового диска L5/S1. Она компримирует корешки после своего выхода из межпозвонкового отверстия и не визуализировалась бы при контрастной миелографии. (Фотография предоставлена Neuroradiologie der Medizinischen Hochschule Hannover, Leiter Prof. Dr. H. Becker.)

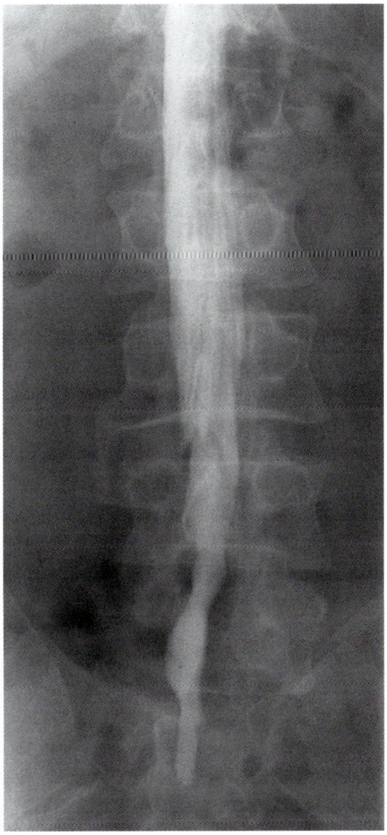

Рис. 5.**38** Миелограмма (радикулограмма) поясничного отдела позвоночника. Распространенные разрастания паутинной оболочки в пояснично-крестцовом дуральном мешке ниже межпозвонкового диска L3/L4. Исследование проведено у 37-летнего мужчины спустя 11 лет после гемиламинэктомии, выполненной с целью экстирпации грыжи пояснично-крестцового диска справа.

и последующее проведение МРТ позволяет надежно дифференцировать рецидив грыжи и наличие рубцовой ткани.

Консервативное лечение

Перед началом лечения всегда следует провести подробную беседу с пациентом о природе его заболевания и возможном спонтанном выздоровлении. Прогноз заболевания в отношении спонтанного выздоровления, как правило, благоприятный. В большинстве случаев на фоне консервативного лечения боль полностью исчезает или значительно уменьшается в течение нескольких дней или недель. Это улучшение отчасти связано с тем, что грыжи дисков, как правило, постепенно уменьшаются, и значительная их часть даже не выявляется при последующих нейрорадиологических исследованиях. Можно отметить, что при боли в спине рекомендуют большое количество различных консервативных лечебных мероприятий. Учитывая благоприятный прогноз в отношении спонтанного выздоровления, становится ясно, что вопрос об их эффективности всегда остается открытым.

Существует множество мнений о том, с помощью каких консервативных и оперативных мероприятий можно ускорить процесс выздоровления (33; 581).

Разумеется, прежде всего необходимо купировать болевой синдром. Распространенное мнение о том, что острую люмбоишиалгию следует лечить длительным пребыванием в постели, опровергнуто в различных работах (270). Если постельный режим и показан, то исключительно в течение нескольких дней. Пациенту рекомендуют по возможности сохранять активность и продолжать, при необходимости в ограниченной форме, трудовую деятельность. При этом важно назначить постоянное медикаментозное лечение нестероидными анальгетиками и миорелаксирующими средствами, дозу которых в зависимости от течения заболевания впоследствии следует уменьшить*. Чтобы разорвать порочный круг боль – мышечное напряжение – патологическая поза – боль, рекомендуются различные сегментарные инъекции местных анестетиков, прежде всего блокады корешков. При этом иногда могут возникать неврологические осложнения (709; 711). Результаты эпидурального введения кортикостероидов неоднозначны. Мануальная терапия не рекомендуется из-за опасности увеличения размера пролапса (что может приводить к поражению конского хвоста), к тому же ее долговременная эффективность не доказана (780). В последнее время исследуется эффективность веществ, которые «вмешиваются» в биохимические процессы, происходящие при корешковой боли, например антагонистов фактора некроза опухоли. Эффективность этого метода еще не доказана, и он находится на этапе исследований.

После острой фазы заболевания, когда стихает сильная боль, начинают физиотерапевтическое лечение с целью полного восстановления функциональной активности позвоночника с помощью мобилизации, укрепления мышц и консультирования пациента. Для профилактики рецидивов следует придерживаться различных рекомендаций, таких как предотвращение провоцирующей рецидив заболевания длительной статической нагрузки, изменение своего рабочего места, а также избегать интенсивной физической нагрузки и при необходимости снизить массу тела.

Эффективность проводимого лечения определяется возможностью пациента совершать те или иные движения, принимать положения, которые ранее вызывали боль.

* Комплексный подход к консервативному лечению болевого синдрома в спине предполагает использование препаратов с различными механизмами действия. Одним из компонентов такого мультимодального направления можно признать назначение так называемых хондропротекторов, в частности глюкозамина и хондроитина сульфата (например, Артра). Обоснованием для их применения служат как результаты их многолетнего безопасного и успешного использования при заболеваниях периферических суставов (уровень доказательности 1А), так и схожесть состава и общность воспалительно-дегенеративных процессов, происходящих в хрящевой ткани позвоночника и конечностей. И хотя изучение эффективности использования глюкозамина и хондроитина сульфата при болях в спине еще продолжается, их высокая безопасность и удобство приема, в том числе в сочетании с другими лекарственными средствами, позволяет уже сейчас включить указанную комбинацию в состав комплексной терапии поясничных болевых синдромов. – *Прим. ред.*

Появление возможности разгибания позвоночника является прогностически благоприятным фактором (380). Наименее болезненным при остром корешковом синдроме на поясничном уровне является положение лежа на животе, с коррекцией сколиотической осанки. Иногда в начале лечения это возможно только с подушкой под животом. Благоприятное воздействие на боль оказывает одновременное применение холода или тепла. Лечение направлено на то, чтобы постепенно сделать возможным разгибание позвоночника. *Централизация* боли, когда периферические симптомы уменьшаются или даже исчезают, также является прогностически благоприятным фактором (175).

Сидения или положения лежа на боку следует избегать в течение длительного времени. Восстановление сегментарной функции обусловливает хорошую подвижность, выносливость, силу и координацию. У пациентов, которым в течение 3 лет проводилась специальная тренировка мышц с одновременными упражнениями по сокращению поперечной мускулатуры живота, частота рецидивов была относительно меньше, чем у пациентов контрольной группы, которым проводилось только медикаментозное лечение при боли в спине (292). При боли в шее проводилась тренировка, направленная на укрепление коротких затылочных мышц, и уделялось внимание правильной осанке. В обзоре литературы Aker приходит к выводу, что при боли в затылочной области, связанной с механическими факторами, эффективность консервативных мероприятий недостаточно исследована и что с помощью мануальной терапии в сочетании с другими физиотерапевтическими мероприятиями можно достичь кратковременного уменьшения боли (5).

При неспецифической боли в спине возможно применение таких физиотерапевтических мероприятий, как аппликации холода или тепла продолжительностью до 30 мин через равные промежутки времени.

Переносные аппараты для чрескожной электронейростимуляции применяют при необходимости и в домашних условиях. На частотах между 4 и 10 Гц, длительности импульса 400–600 м/с происходит деполяризация тонких волокон и высвобождение эндорфинов. При частоте от 80 Гц и больше, длительности импульса 200 м/с происходит деполяризация толстых волокон (785). Мобилизация и мануальная терапия также обладают обезболивающим эффектом, однако они не превосходят эффект плацебо при острой боли в спине (321; 376). Постоянно дискутируется вопрос о лечении данных пациентов при помощи тракции. Нам представляется, что ее эффективность не доказана и соответствует эффективности плацебо (66; 120). То же самое касается и акупунктуры.

Важно, чтобы пациент с неспецифической болью в спине или шее сохранял свою повседневную активность. Длительная иммобилизация не рекомендуется, и пациент должен приложить усилия, чтобы оставаться активным и как можно быстрее возобновить трудовую деятельность. Перерыв в работе представляет собой исключительный случай, и если он произошел, то лишь на короткое, строго определенное время. В это время пациент должен проводить адекватные активные тренировки с упражнениями, направленными на мобилизацию и укрепление мышц, коррекцию осанки, и соблюдать нормы правильного двигательного поведения (785). Следует также избегать ненужных ограничений в отношении повседневных обязанностей и занятий спортом. Это приводит к появлению тревожного ограничительного поведения, которое становится привычным и создает условия для хронизации боли.

Оперативное лечение

Назначение оперативного лечения в настоящее время имеет более ограниченные показания, чем 10 или 20 лет назад. Лишь небольшой части пациентов с грыжами дисков требуется хирургическое лечение. Абсолютные показания к срочной операции возникают при любой массивной грыже диска на поясничном уровне, сопровождающейся признаками поражения конского хвоста, а также при прогрессирующем парезе. Показанием служит недостаточная эффективность консервативного лечения в отношении болевого синдрома. Вопрос о том, в какой момент лечение можно считать неэффективным, решается индивидуально. Рекомендуемым является период в несколько, обычно до восьми, недель. Относительные показания представляют собой также частые рецидивы корешковой боли. Легкий парез или нарушение чувствительности не являются достаточным основанием для оперативного вмешательства*. Все чаще в последние годы возникает вопрос, нужно ли проводить оперативную декомпрессию при значительном, но не прогрессирующем поражении отдельного корешка (581). Результаты нейрорадиологического исследования (например, объем и направление протрузии, диаметр спинального канала) не позволяют дать прогноз в отношении эффективности консервативной терапии.

В распоряжении хирургов имеются различные методы оперативного лечения. Наиболее широкое распространение получила открытая дискэктомия, которую предпочтительнее проводить с применением микрохирургической техники. При протрузии, значительно смещенной в латеральном направлении, показаны специальные техники операции. В качестве альтернативы существуют и некоторые другие методы хирургического вмешательства (чрескожная нуклеотомия, артроскопическая микродискэктомия, методы с использованием лазерной техники), которые применяют при подсвязочной протрузии в отсутствие значительного неврологического дефекта. Решающее значение при выборе метода имеет личный опыт и знание хирурга. Вероятнее всего, результат операции на межпозвонковом диске зависит в большей степени от правильно определенных показаний к операции, а не от специальной хирургической техники.

Хемонуклеолиз в последние годы в значительной мере утратил свое значение. Этот метод основан на том, что в пульпозное ядро чрескожно вводят протеолитический энзим (химопапаин), что приводит к разгрузке корешка. Имеются противоречивые сообщения о результатах этого метода, однако выявляется тенденция к получению худших по сравнению с микрохирургическими методами результатов лечения и нередко возникающих побочных эффектах (особенно анафилактической реакции).

Результаты оперативного лечения грыж поясничных дисков – при наличии четких показаний и безупречной квалификации хирургов – как правило, благоприятные. В большинстве исследований сообщается о полном или значительном устранении корешковой боли в 80–90% случаев. Основное преимущество операции по сравнению с консервативным лечением – быстрое избавление от боли. Успех операции на диске полностью зависит от правильного определения показаний. Несмотря на идентичные принципы, определяющие показания, частота проводимых операций на межпозвонковых дисках в разных странах различна. В регионах, где частота операций наиболее высока, одновременно повышается и количество неудовлетворительных результатов. Особенно тщательно следует определять показания к операции у пожилых пациентов, у которых ишиалгия может быть скорее связана с узостью латерального кармана, чем с истинной грыжей диска. Тем не менее, и у этой группы пациентов при наличии показаний к операции в большинстве случаев можно рассчитывать на ее успех. В проспективном рандомизированном исследовании принял участие 501 пациент, у которого в течение 6 нед. отсутствовал эффект от консервативного лечения в отношении корешковой боли; для дальнейшего ведения были сформированы 2 группы пациентов: одним выполнили операцию, у других продолжили консервативную терапию. Спустя 2 года были определены небольшие, статистически недостоверные преимущества оперативного лечения (815). Во всех случаях следует также учитывать возможность развития послеоперационных осложнений (642).

---

* Показана эффективность локальной инъекционной терапии в виде фораминальных блокад с анестетиком и дипроспаном для купирования болевого синдрома. Для восстановления функции компремированных нервных волокон нервного корешка применяется патогенетическая терапия витаминами группы В (цианокобаламин, тиамин и пиридоксин), антихолинэстеразными препаратами (Ипидакрин), ацетилкарнитином, а также антиоксидантное лечение тиоктовой кислотой (Берлитионом) в дозе 600 мг утром натощак за 30 мин до еды, запивая 1/2 стакана воды, в течение 1–3 мес. – *Прим. ред.*

Дифференциальная диагностика

Дифференциальную диагностику грыжи межпозвонкового диска на поясничном уровне следует проводить прежде всего с другими болезненными радикулопатиями. Сомнения должны возникать при диагностике особенно в тех случаях, когда отмечается поражение не характерных для возникновения грыж дисков сегментов, когда боль не зависит от движений позвоночника и не уменьшается в покое, а может даже усиливаться по ночам. Отсутствие четких изменений в позвоночнике также не характерно для поражения корешка, связанного с грыжей диска, однако это возможно при грыжах, значительно смещенных в латеральном направлении. Причиной ишиалгии может быть какая-либо аномалия, например патологический диаметр дурального мешка, а также кисты корешковой манжетки или длинной продольной связки. Предшествующие симптомы, напоминающие грипп, свидетельствуют в пользу опоясывающего герпеса или боррелиоза. Поражение корешка у пациента с известным ранее онкологическим заболеванием требует исключения метастатического поражения или неопластического менингита. Острая корешковая боль, сопровождаемая лихорадкой, прежде всего после вмешательства на позвоночном канале (длительная перидуральная анестезия), вызывает подозрение на эпидуральный абсцесс. Пояснично-крестцовая радикулопатия может быть и признаком ВИЧ-инфекции. При лечении антикоагулянтами необходимо исключить эпидуральную гематому (рис. 5.**39**). Радикулопатии при сахарном диабете часто сопровождаются интенсивной болью. Циклические ишиалгии у женщин перед менопаузой могут быть признаком эндометриоза. В редких случаях корешковая боль служит первым признаком рассеянного склероза с очагами в зоне выхода корешка.

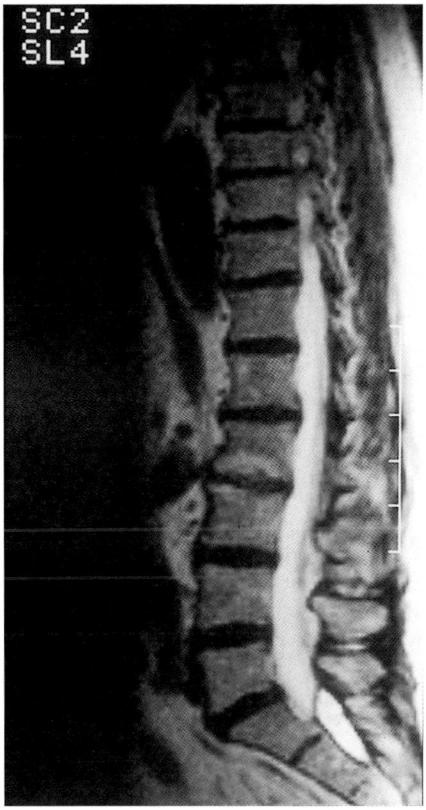

Рис. 5.**39** Острая спинальная эпидуральная гематома в позвоночном канале на крестцовом уровне с поражением конского хвоста.

Многие из этих вероятных диагнозов можно легко исключить с помощью методов нейровизуализации. Это касается и поражений корешков при других дегенеративных заболеваниях позвоночника, например при спондилолистезе.

Поражение нервного сплетения или седалищного нерва в отличие от поражения корешков сопровождается нарушением вегетативных функций (повышенная температура кожи, ангидроз и нарушение пилорических реакций), а также более значимым неврологическим дефектом. Локализация нарушений движений и чувствительности не соответствует зоне иннервации отдельного корешка. В данном случае дифференциальной диагностике способствуют нейрофизиологические методы исследования (72).

Наконец, боль, иррадиирующая в ноги, может быть вызвана заболеваниями, не имеющими отношения к поражению нервной системы. К ним относятся прежде всего болезни тазобедренного сустава или подвздошно-крестцового сочленения. При опухолях в области таза, особенно женских половых органов или прямой кишки, иррадиация боли также может напоминать признаки раздражения корешка.

Стеноз спинального канала на поясничном уровне

Патогенез

Конституционально обусловленное сужение позвоночного канала на поясничном уровне, как правило, протекает бессимптомно, до того времени, пока канал не сужается еще больше вследствие влияния таких патологических процессов, как гипертрофия суставов дужек позвонков, дегенеративный спондилолистез, остеофиты или гипертрофия желтой связки. Сужение может затрагивать центральный спинальный канал, боковые карманы, а также межпозвонковые отверстия. Размер поперечного среза спинального канала еще в большей степени коррелирует с появлением боли, чем его сагиттальный размер. Стеноз может приводить к хронической компрессии корешков, чаще всего наблюдаются характерная картина боли, связанной с физической нагрузкой, нейрогенная перемежающаяся хромота. До сих пор остается неясным, как влияет на возникновение симптомов взаимодействие механической компрессии и сосудистых факторов, таких как нарушение венозного кровообращения.

Клиническая картина

У некоторых пациентов, в большинстве случаев пожилого возраста, развиваются хроническая локальная или корешковая боль и парез (756). Часто наблюдается характерный синдром *нейрогенной перемежающейся хромоты*: после длительной ходьбы – а на более поздних стадиях и после длительного стояния в выпрямленном положении – начинают нарастать трудно локализуемые болезненные ощущения и парестезии в нижних конечностях, которые в конце концов вынуждают пациента останавливаться. Реже они представляют собой характерную корешковую боль, преимущественно в сегментах L5 и S1. Эта боль может быть одно- или двусторонней. При остановке боль не всегда исчезает. Более эффективно изменение положения поясничного отдела позвоночника, например наклон вперед (кифозирование). Уменьшение поясничного лордоза увеличивает диаметр позвоночного канала до 20%. В отличие от сосудистой перемежающейся хромоты боль возникает скорее при ходьбе вниз с горки или по лестнице (лордозирование), чем вверх. Иногда пациенты, которые из-за нарастающей боли не могут пройти и 100 метров, способны ездить на длительное расстояние на велосипеде.

Диагностика

В состоянии покоя у пациентов не всегда удается выявить какие-либо неврологические симптомы, или иногда наблюдается ослабление сухожильных рефлексов на ногах или дискретные признаки поражения корешков L5 и S1. Подвижность позвоночника может быть слегка ограничена, симптом Ласега отрицательный.

При рентгенологическом исследовании выявляют малый сагиттальный размер позвоночного канала на поясничном уровне. При двусторонней перемежающейся хромоте примерно в половине случаев наблюдается дегенеративный спондилолистез, при односторонней – сколиоз (562). С помощью МРТ или КТ-миелографии определяется сужение дурального мешка на протяжении нескольких сегментов (рис. 5.**40**). Однако при оценке этих результатов следует учитывать, что и у многих пожилых людей, не предъявляющих никаких жалоб, имеется, тем не менее, выраженный стеноз поясничного канала. При электронейрографии с помощью определения центрального моторного времени проведения или соматосенсорных вызванных потенциалов регистрируются как моторные, так и сенсорные патологические изменения. Они, как правило, обратимы и выявляются только в период обострения.

Симптомы перемежающейся хромоты могут быть следствием и недегенеративных спинальных заболеваний, таких как липоматоз или интраспинальные кисты. Дифференциальная диагностика с перемежающейся хромотой при окклюзии артерий, как правило, возможен на основании клинических критериев. Кроме того, следует иметь в виду возможность более редкой перемежающейся хромоты вследствие связанной с нагрузкой ишемии тазового сплетения (834).

Терапия и течение

Результаты немногих проведенных исследований свидетельствуют о том, что спонтанное течение заболевания очень вариабельно и непредсказуемо. В некоторых случаях боль и неврологический дефицит неуклонно нарастают, тогда как у других пациентов в течение нескольких месяцев наступает спонтанное улучшение. Отсутствие убедительных данных о влиянии различных методов консервативного и хирургического лечения делают решение о назначении терапии очень трудным. Только при наличии умеренно выраженных, субъективных жалоб консервативное лечение, предусматривающее кратковременные остановки при ходьбе, ограничение физической нагрузки, симптоматическую медикаментозную терапию* и лечебную физкультуру с тренировкой кифозирования позвоночника оказывает эффект. В соответствии с результатами нескольких исследований, улучшения с помощью консервативного лечения удается достичь в 15–45% случаев. Операция (декомпрессия, как правило без стабилизации) показана при интенсивной боли, а также при нарастании неврологического дефицита (30). В проспективном исследовании с участием 105 пациентов в течение 8–10 лет сравнивались результаты консервативного и хирургического лечения (31). Первоначально полученные результаты свидетельствовали в пользу оперативного лечения. Однако по мере наблюдения различия между двумя группами постепенно стирались. Односторонность поражения, более короткий анамнез, а также преобладание боли в ноге над болью в крестце были для обеих групп прогностически благоприятными признаками.

Спондилолистез и спондилолиз

Спондилолистез представляет собой «соскальзывание» тела позвонка, которое происходит всегда в вентральном направлении по отношению к телу нижележащего позвонка. Различают 5 типов спондилолистеза (651),

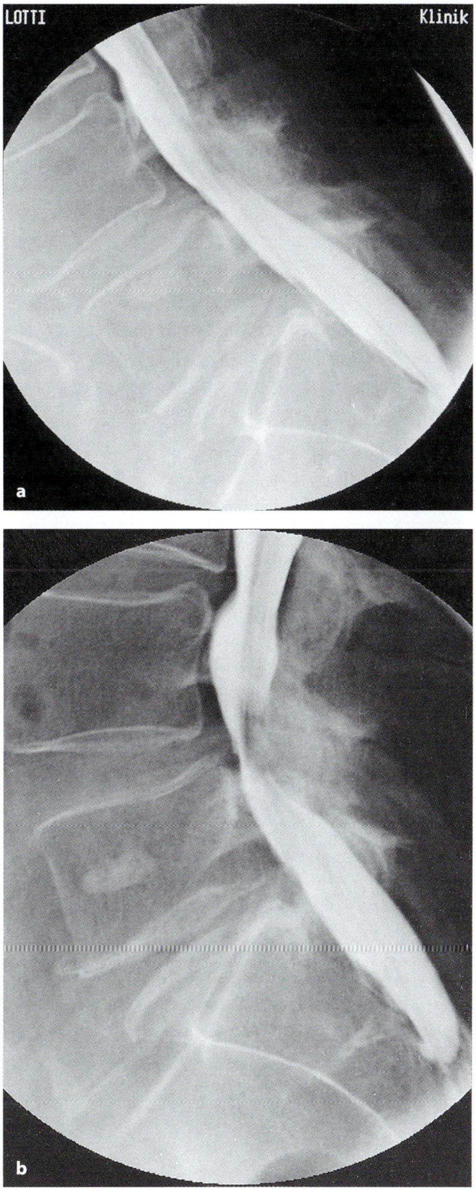

Рис. 5.**40** КТ-миелография при перемежающейся хромоте, связанной с поражением конского хвоста. На рисунке **a** на фоне нормального положения позвоночника определяется лишь незначительная компрессия наполненного сзади через желтую связку контрастным веществом дурального мешка на уровне L4/L5. При лордозировании (**b**) наблюдается практически полная остановка контрастного вещества на этом уровне, однако «перетяжка» образовывается на один сегмент выше. (Фотографии предоставлены Röntgeninstitut der Klinik Hirslanden, Zürich, Chefarzt Dr. D. Huber.)

* Показана эффективность венотонизирующих средств в лечении перемежающейся хромоты, связанной со спинальным стенозом. – *Прим. ред.*

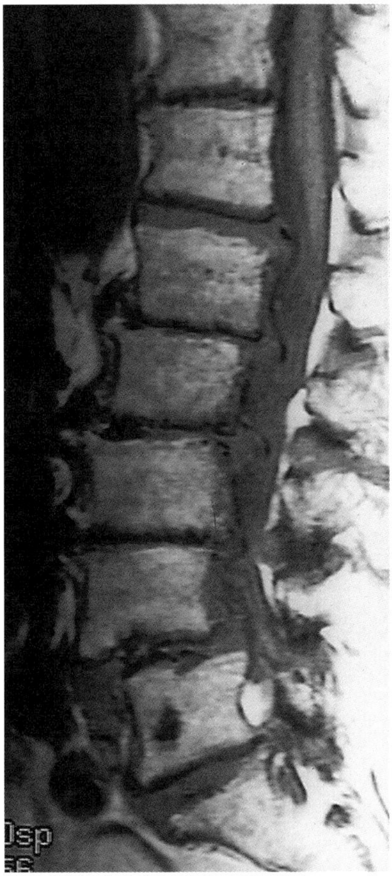

Рис. 5.**41** Дегенеративный спондилолистез L4/L5 у 79-летней женщины. Выраженные дегенеративные изменения во всем поясничном отделе и связанное с этим сужение спинального канала на поясничном уровне. (Фотография предоставлена Neuroradiologie der Medizinischen Hochschule Hannover, Prof. H. Becker.)

из которых только два имеют существенное значение: истмический спондилолистез (тип II) и дегенеративный спондилолистез (тип III, псевдоспондилолистез по Шморлю).

При истмическом спондилолистезе в большинстве случаев наблюдается спондилолиз, дефект в межсуставной части дужки позвонка, реже – лишь удлинение межсуставной части. Одно- или двусторонний спондилолиз выявляется у 5% европеоидов, частота связанного с ним спондилолистеза составляет около 3%. Более чем в 80% случаев поражается сегмент L5/S1. Патогенез до конца не выяснен. Чаще всего речь идет о трещине межсуставной части, связанной с физической нагрузкой и изнашиванием. В качестве причины рассматриваются также врожденные аномалии. «Скольжение» позвонков почти всегда имеет место в детском и подростковом возрасте и в большинстве случаев прекращается по мере завершения роста.

Дегенеративный спондилолистез развивается вследствие разрыхления структуры позвонка в рамках спондилоартритических изменений. Он выявляется преимущественно у женщин среднего и пожилого возраста и редко превышает 25% ширины тела позвонка (654). Почти всегда поражается сегмент L4/L5 (рис. 5.**41**). Смещение кпереди часто составляет лишь несколько миллиметров, однако этого может быть достаточно, чтобы вызвать критическое сужение спинального канала, особенно латерального кармана. В отличие от этого истмический спондилолистез не вызывает стеноза спинального люмбального канала.

Клиническая картина

Истмический (перешеечный) спондиолистез часто остается бессимптомным в течение всей жизни. Если появляются жалобы, то они ограничиваются болью в крестце, которая может иррадиировать в область таза или бедра, а также чувством слабости в позвоночнике. Частота корешковой боли составляет около 15%. Значительных нарушений движений и чувствительности практически не бывает. Грыжи диска на уровне «соскользнувшего» позвонка наблюдаются реже, чем в соседних сегментах. Чаще встречается компрессия корешка фиброзно-хрящевой тканью в месте спондилолиза, которая чаще поражает корешок L5, при соскальзывании более чем на 50% ширины тела позвонка может вовлекаться также корешок S1. Корешок L5 может быть также компримирован между поперечным отростком и крыльями крестца. Дегенеративный спондилолистез, приводящий к стенозу спинального канала, часто сопровождается классической нейрогенной перемежающейся хромотой (см. выше). Лишь в редких случаях он приводит к выраженному поражению корешков с нарушением функции сфинктеров.

При рентгенологическом исследовании спондилолистез, так же как и спондилолиз,

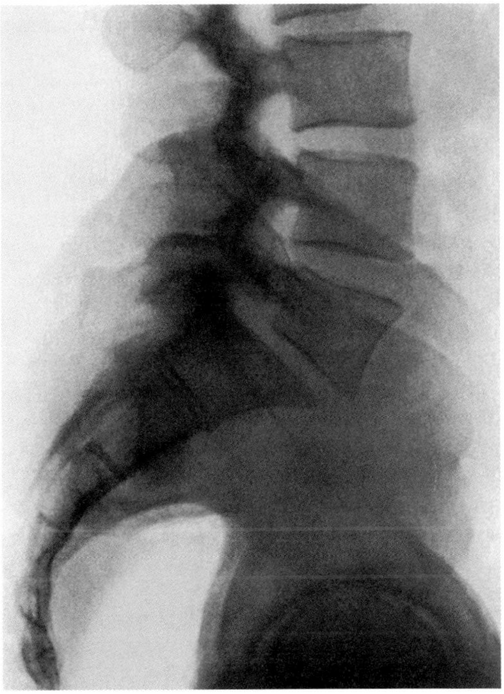

Рис. 5.**42** Мужчина 31 года. Рентгенография поясничного отдела позвоночника в сагиттальной плоскости. Спондилолиз L5 с «соскальзыванием» L5 по отношению к S1 на 32%. (Фотография предоставлена Röntgeninstituts Aarbergerhof, Prof. E.A. Zimmer, Bern.)

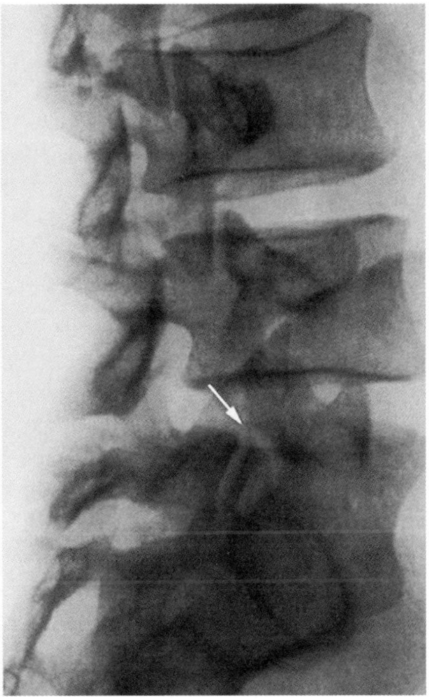

Рис. 5.**43** Тот же пациент, что и на рисунке 5.**41**. Рентгенография поясничного отдела позвоночника в косой проекции. Изображение межсуставной части S1 при истмическом спондилолистезе L5 (*стрелка*). (Фотография предоставлена Röntgeninstituts Aarbergerhof, Bern.)

выявляют на снимках в боковых (рис. 5.**42**) и косых проекциях (рис. 5.**43**), которые всегда следует проводить в положении стоя.

Лечение

Очень важно, особенно при истмическом спондилолистезе, в начале лечения, прежде всего если патологические изменения выявлены случайно, провести с пациентом подробную разъяснительную беседу, чтобы избежать необоснованной тревоги. Обычно для лечения бывает достаточно консервативных мероприятий, включающих ограничение физической нагрузки, лечебную физкультуру, а при более сильной боли возможно использование временного поддерживающего корсета. При недостаточной эффективности, а также при развитии корешковых симптомов или при соскальзывании позвонка более чем на 50% показано оперативное лечение. Дискуссии о том, какой метод хирургического вмешательства более целесообразен, еще продолжаются (791). Перед операцией необходимо проведение особенно тщательного нейрорадиологического обследования для решения вопроса о причине боли, которая часто заключается в сопутствующих патологических изменениях (например, образование кисты, см. ниже).

5.4.2 Травматические повреждения

Среди травм позвоночника в отношении последствий наиболее опасны повреждения спинного мозга, однако поражения корешков также имеют большое значение. Особенно подвержены повреждению два верхних шейных позвонка, нижние шейные позвонки и, прежде всего, область тораколюмбального перехода. Значительно больше половины всех переломов и вывихов локализуются в этих областях. Типичные повреждения корешков наблюдаются при переломах

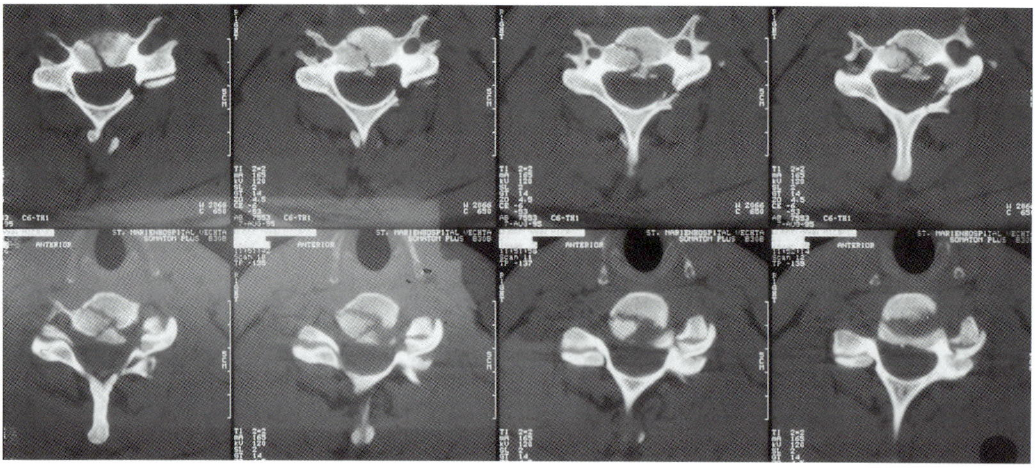

Рис. 5.**44** Вывих и перелом позвонка C5 с поражением корешка C5 слева. На КТ выявляются линия перелома в теле позвонка, перелом пластинки слева, переломы суставного отростка слева и смещение отломка фрагмента заднего края. (Фотографии предоставлены Neuroradiologie der Medizinischen Hochschule Hannover, Prof. H. Becker.)

крестца, которые в большинстве случаев сочетаются с обширным повреждением таза. Травмы корешков возможны и в отсутствие повреждений костей или суставов, например, разрывы шейных корешков у мотоциклистов (см. ниже). Аналогичные повреждения поясничных корешков наблюдаются редко и почти исключительно в сочетании с тяжелыми переломами костей таза (470). При травматических вывихах позвонков, а также и при их репозиции часто развиваются грыжи дисков (1). Травматические грыжи при стабильных травмах, наоборот, развиваются очень редко (845). Посттравматические гематомы играют в возникновении повреждений корешков незначительную роль.

Травма в области шеи

При переломах зубовидного отростка, сопровождающихся нестабильностью атлантоокципитального сочленения, возможно изолированное поражение корешка C2. При более частых переломах нижних шейных позвонков также наблюдаются изолированные поражения корешков. Они являются характерным последствием перелома суставного отростка (рис. 5.**44**). В клинической картине тяжелого повреждения шейных позвонков преобладают признаки поражения спинного мозга. На уровне поражения развивается периферический парез, прогноз которого относительно благоприятный. При нейрофизиологических исследованиях ниже уровня поражения, определенного на основании данных клинического и рентгенологического обследования, регистрируются, в том числе во многих сегментах, признаки повреждения периферических нервов, которые являются, возможно, с одной стороны, следствием разрыва корешков, а с другой – поражения передних рогов. Нередко с течением времени наблюдается значительное улучшение, затрагивающее область иннервации двух верхних сегментов из всей зоны поперечного поражения спинного мозга, что имеет большое функциональное значение для пациента. Имеются достоверные данные о том, что оперативное вмешательство в области повреждения способствует регрессу функционального дефекта в верхних сегментах.

Хлыстовая травма шейного отдела позвоночника

Очень часто поражение одного или нескольких шейных корешков расценивают как следствие так называемой хлыстовой травмы шейных позвонков. Ответить на возникающие в этой связи вопросы невозможно без общего обзора этой сложной формы повреждения, которая относится к наиболее обсуждаемым темам современной практической медицины. Существует огромное количество публикаций, в каждой из которых, разумеется, приводится собственная интерпретация механизмов и последствий хлыстовой травмы. В 1980–1993 гг. Квебекский совет экспертов по заболеваниям позвоночника (Quebec Task Force) подготовил и проанализировал более 10 000 публикаций на эту тему. Из них 1200 рассматривались как соответствующие и поддающиеся анализу, и лишь 294 публикации в конечном итоге были признаны действительно достойными внимания.

Термин «хлыстовая травма» (*англ.* whiplash injury) обозначает лишь механизм воздействия травмирующего фактора. Объединяющим признаком служит тупое повреждение шейных позвонков без удара головы и без повреждения костной ткани, вследствие быстрого или очень быстрого изменения скорости движения головы относительно туловища. Как показывают киносъемки, проводимые при научных испытаниях, шея жертвы при этой травме сначала сильно переразгибается в аксиальной плоскости. При воздействии силы сзади голова резко выпрямляется, а затем с меньшей энергией наклоняется вперед.

Несчастные случаи, сопровождающиеся тупым повреждением шейных позвонков, встречаются часто. В Канаде диагноз хлыстовой травмы ставится ежегодно 70 жителям страны на 100 000, женщинам в 2 раза чаще, чем мужчинам (исследование проводилось с целью подсчета компенсационных выплат) (677). Как правило, прогноз благоприятный, боль полностью регрессирует в течение от нескольких дней до нескольких недель. Из большого количества пациентов (2810 травмированных) 22,1% выздоровели в течение 1 нед. и 53% – в течение 4 нед. Лишь 2,9% не достигли в течение года привычного для них уровня повседневной активности, однако у значительной части пациентов – по некоторым данным, до 40% – сохраняется хроническая боль (*англ.* late whiplash injury). В основном речь идет о боли в затылке и задней части головы. К ней могут присоединяться другие жалобы, такие как утомляемость, чувство тревоги, нарушение сна, головокружение, нарушение зрения, шум в ушах, раздражительность и забывчивость. Иногда интенсивность жалоб заметно нарастает, к ним присоединяются новые жалобы. Спектр симптомов напоминает другие заболевания, причины которых до сих пор обсуждаются: фибромиалгия, синдром хронической усталости и синдром повышенной чувствительности к химическим веществам (Multiple chemical sensitivity syndrom) (337).

Основной темой научной дискуссии о хронической боли служит диссоциация между разнообразными и часто очень интенсивными жалобами с одной стороны и отсутствием объективных патологических изменений при клиническом неврологическом осмотре, нейрофизиологическом и нейрорадиологическом исследовании – с другой, которая до сих пор остается до конца не выясненной. Существуют различные гипотезы обоснования органического происхождения жалоб (40). Обсуждаемые в связи с этим результаты исследований ПЭТ и ОФЭКТ противоречивы. Сообщения о часто выявляемом при МРТ травматическом повреждении крыловидной связки также недостоверны. Кроме того, при этом возникает вопрос, какие вообще жалобы могут быть вызваны этим повреждением. Не доказано также, что нарушения, выявляемые в нейропсихологических тестах, вызваны травматическим поражением функции головного мозга (559).

В целом ряде исследований было показано, что психические факторы имеют существенное значение для хронизации жалоб (583) и что прогноз хлыстовой травмы во многом зависит от социальных и правовых факторов, включая ситуацию с компенсационными выплатами (106; 135). Эпидемиологические исследования показали большие географические различия частоты хронической боли, которые не могут быть объяснены органическими причинами (204). Особенно показательны два исследования, проведенных в Литве, где частные страховые компании практически отсутствуют и где нет достаточной информации о хронической хлыстовой травме (518; 630). В обоих исследованиях проводилось сравнение группы более чем 200 пострадавших в ДТП с аналогичной по возрастно-половому составу группой здоровых лиц. Обусловленные травмой боль в затылке и головная боль регрессировали в течение от нескольких дней до нескольких недель, а спустя год частота боли в двух сравниваемых группах была одинаковой. Ни у кого из пострадавших не было сколько-нибудь серьезного нарушения повседневной активности или хронического заболевания, связанного с ДТП.

В первую очередь возникает вопрос, какие обстоятельства при хлыстовой травме позволяют диагностировать повреждение корешков. При истинном повреждении нервов следует ожидать, что вначале будут наблюдаться выраженные симптомы выпадения, которые со временем в той или иной степени регрессируют. Повреждение нерва всегда можно объективно доказать с помощью выявления характерных жалоб и несомненных патологических изменений в процессе клинического, нейрофизиологического и при необходимости нейрорадиологического исследований. Мы не видим объективных причин подходить с другой меркой к оценке повреждения корешков после хлыстовой травмы.

Диагностика поражений средних и нижних шейных корешков не представляет проблемы. Их диагностируют только в том случае, если выявляются соответствующие сегментарные нарушения, включая изменение рефлексов и/или признаки раздражения или выпадения чувствительности, а также нейрофизиологические изменения (ЭМГ!). Сложнее объективизировать поражение корешков С2 и С3, так как двигательные нарушения в этом случае не развиваются, а нейрофизиологические методы неприменимы. Выявление боли при локальном надавливании (в точках выхода нервов), а также положительный эффект блокады корешка не являются достоверными диагностическими признаками (229; 689). Таким образом, можно диагностировать лишь вероятное повреждение этих корешков, если в четкой временной связи с травмой появились характерно локализованные парестезии или выпадение чувствительности. Вопрос о том, не является ли хроническая боль в затылке и задней части головы результатом повреждения межпозвонковых суставов, не должен решаться исключительно неврологом.

Прогноз и лечение

Прогноз хлыстовой травмы в целом можно назвать благоприятным. Инвалидизации можно легко избежать с помощью ранней правильной диагностики, соответствующего настроя пациента и адекватного лечения. Сразу же необходимо сделать попытку вернуться к привычной повседневной активности. Аутогенная тренировка помогает предотвратить хронизацию боли. Поддерживающий шейный корсет может понадобиться в исключительных случаях и лишь на очень короткий промежуток времени, от нескольких дней максимум до 2 нед. Пациент должен часто снимать корсет и активно двигаться несмотря на боль. Квебекским советом экспертов (677) предложены такие методы лечения, как коррекция осанки, тренировочные упражнения глубоких сгибателей шеи, мобилизационные упражнения и эргономическое консультирование пациента по оптимальной организации рабочего места и условий труда. В отличие от этого рабочая группа Кокрановского сотрудничества (Chochrane Collaboration) пришла к выводу, что в настоящее время не существует четких рекомендаций по лечению нарушений, связанных с последствиями хлыстовой травмы (786).

Длительный курс лечения может быть назначен только после консилиума врачей различных специальностей и должен быть мультимодальным. Лечебная физкультура, коррекция осанки и пассивная мобилизация в сочетании с психологическим консультированием показали у 60 пациентов достоверно лучшие результаты в отношении снижения боли и возвращения к трудовой деятельности по сравнению с контрольной группой, пациенты которой получали лечение в виде чрескожной нейростимуляции и ультразвука (566).

Травма в области грудного отдела позвоночника

При повреждениях верхних и средних грудных позвонков поражение корешков играет второстепенную роль. Иногда переломы грудных позвонков становятся причиной интенсивной опоясывающей боли.

Травма в области поясничного отдела позвоночника

При переломах и вывихах в области торако-люмбального перехода (рис. 5.**45**) развиваются разнообразные неврологические на-

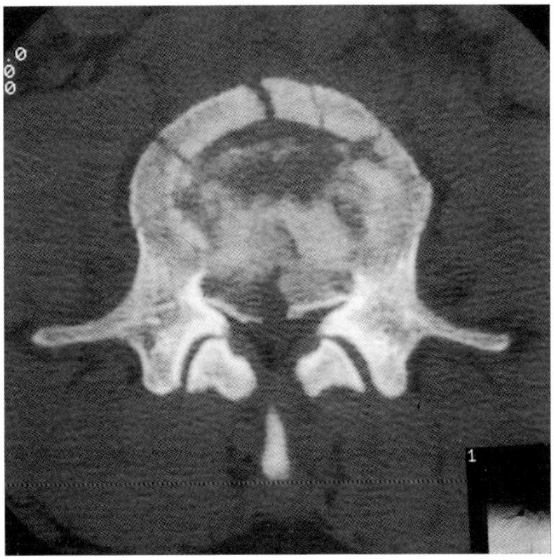

Рис. 5.**45** КТ. Оскольчатый перелом тела 2-го поясничного позвонка с почти полным поражением конского хвоста.

рушения. Параличи возникают при повреждении конуса и различных отделов конского хвоста. Существует лишь слабовыраженная корреляция между степенью сужения позвоночного канала, которая выявляется при первичном обследовании, и тяжестью неврологических симптомов. Прогноз при поражении корешков более благоприятный, чем при повреждении конуса.

Неврологические симптомы играют важную роль при определении показаний к хирургическому лечению (762). Эти показания возникают при нарастании неврологических нарушений после «светлого» промежутка, неполном синдроме поперечного поражения спинного мозга, включая тотальный паралич в сочетании с остаточной чувствительностью, а также при изолированном поражении корешков. Лечение при поражениях спинного мозга состоит, как правило, в вентральной или дорсальной декомпрессии и последующей стабилизации позвоночного столба. При изолированном поражении корешков проводят дорсальную декомпрессию с помощью удаления сдавливающих корешки костных отломков.

Травма крестца

Форма и частота поражения корешков зависит от вида перелома (см. рис. 6.**4.4**) (763). При переломах крыла крестцовой кости латеральнее отверстия лишь у 5% пациентов развиваются неврологические симптомы. Наиболее часто поражается корешок L5, особенно из-за сдавления между поперечным отростком L5 и сместившимся в краниальном направлении костным фрагментом. Если перелом распространяется на межпозвонковое отверстие, в 30–50% случаев наблюдается поражение нескольких крестцовых корешков. Функции мочевого пузыря и толстого кишечника при одностороннем поражении остаются сохранными. Вертикальные и поперечные переломы, переходящие на сакральный канал, в большинстве случаев сопровождаются тяжелыми поражениями конского хвоста, включая нарушения функции сфинктеров и сексуальной функции. Уровень дестабилизации костей таза, возможно, служит важным предиктором поражения нервной системы (рис. 5.**46**). При переломах со значительным смещением наряду с поражением корешков могут развиваться нарушения функции пояснично-крестцового сплетения вследствие перерастяжения.

Так как переломы крестца нередко встречаются при множественных травмах, вначале не всегда проводится исследование крестцовых сегментов, и поражение нервной системы остается незамеченным (449). В большинстве случаев поражение корешков регрессирует на фоне консервативной терапии. Тем не менее, в последние годы придается большое значение оперативному лечению (854). Оно по-

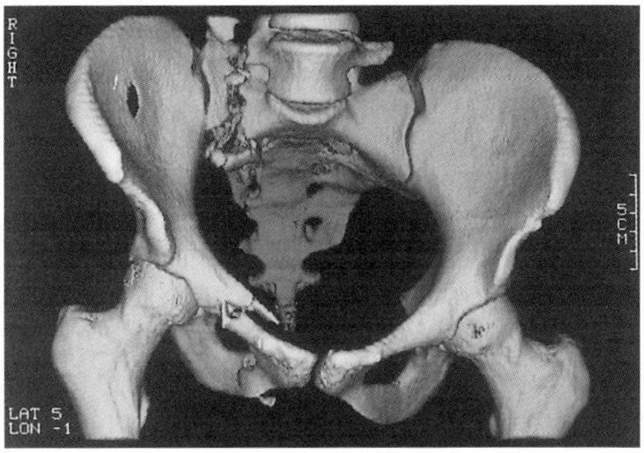

Рис. 5.**46** Спиральная КТ. Нестабильный перелом таза типа С с трансфораминальным переломом крестца, поперечным переломом L5 и нестабильностью симфиза. В неврологическом статусе: признаки поражения корешков L5–S2 справа.

казано при переломах крестца с дорсальной дестабилизацией, а также при всех глубоких поперечных переломах и должно быть проведено как можно раньше. Оперативная стабилизация и декомпрессия нервов приводят к значительному регрессу боли, позволяют провести раннюю мобилизацию и, возможно, способствуют регенерации нервов.

5.4.3 Опухоли

Общая информация

Доброкачественные или злокачественные опухоли, исходящие из нервных корешков или других граничащих с ними структур, часто служат причиной поражения корешков. Они могут быть расположены интрадурально (шваннома, нейрофиброма, менингиома, астроцитома и эпендимома) или экстрадурально (метастазы, первичные костные опухоли). Корешковая боль как первый симптом имеет наибольшее значение для ранней диагностики опухолей. Корешковая боль иногда «опережает» неврологические симптомы на несколько месяцев. Для корешковой боли, вызываемой опухолью, характерно, что она, в отличие от боли при дегенеративных заболеваниях позвоночника, не нарастает при физической активности, а скорее усиливается в покое, особенно ночью. Подозрение на опухоль должно возникать прежде всего при поражении сегментов, не характерных для дегенеративных заболеваний, однако возможна и типичная локализация для наиболее частых грыж дисков. Лишь при опухолях грудного отдела позвоночника параличи часто бывают начальным проявлением. Это касается также нарушения функции мочевого пузыря и толстого кишечника.

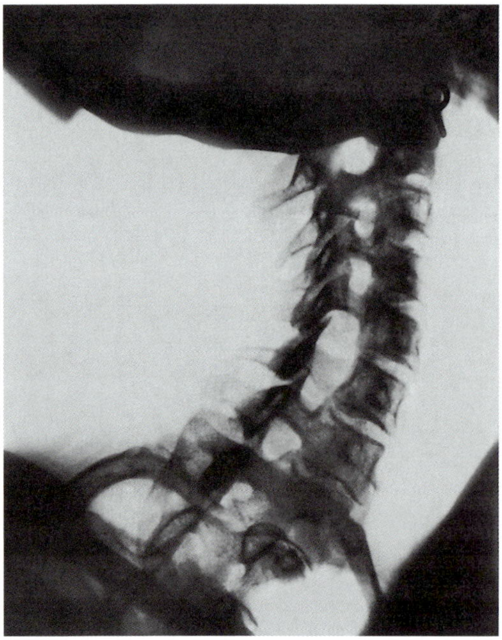

Рис. 5.**47** Неврома корешка С6 справа у 41-летней женщины. Межпозвонковое отверстие С5/С6 сливается с соседним отверстием С6/С7. (Фотография предоставлена Röntgeninstitut der Klinik Sonnenhof, Bern, Leiter Dr. E. Frey.)

Первичные спинальные опухоли

Большая часть первичных спинальных опухолей – доброкачественные. По частоте среди них преобладают шванномы (невромы), которые составляют примерно 1/3. Они, как правило, происходят из задних корешков и растут очень медленно, часто в форме так называемой опухоли в виде песочных часов, прорастая через межпозвонковое отверстие.

Корешковая боль, нередко нарастающая в положении лежа, в течение длительного времени может быть единственным симптомом. Лишь позднее с течением заболевания присоединяются асимметричные параличи и нарушения функции сфинктеров. При больших опухолях в форме песочных часов может отсутствовать стадия боли. Уровень пораженного корешка определяется при исследовании чувствительности на основании выявления монорадикулярной гипалгезии выше уровня, на котором выявляется поперечное поражение спинного мозга. Большие опухоли в виде песочных часов на шейном уровне иногда даже можно пальпировать.

При рентгенологическом исследовании при опухоли в виде песочных часов определяется расширение межпозвонкового отверстия (рис. 5.**47**), при наличии большого интраспинального участка опухоли может также выявляться эрозия задней поверхности тел позвонков. При прогрессирующем росте опухоли на рентгеновских снимках грудной клетки экстраспинальная часть опухоли определяется в виде округлого, распо-

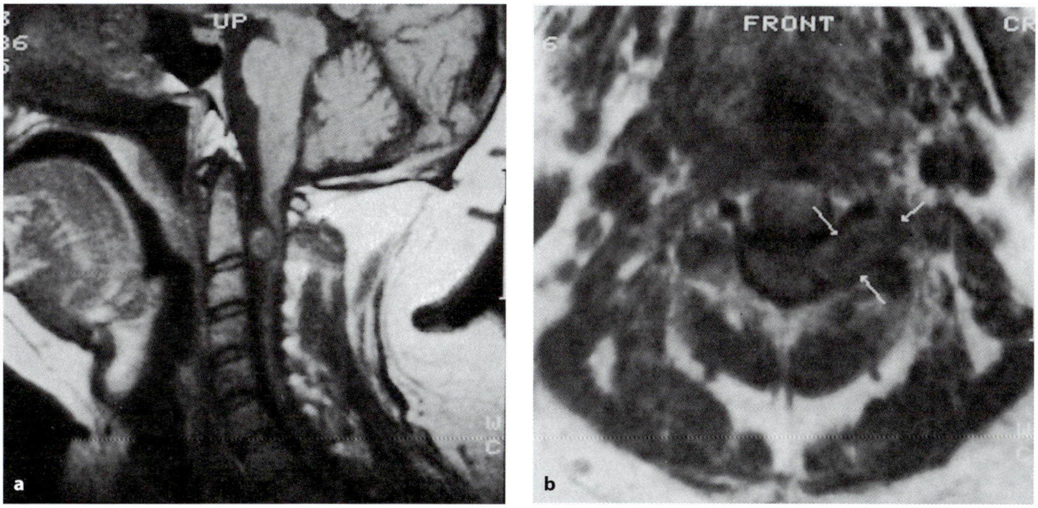

Рис. 5.**48** МРТ спинального канала на шейном уровне. Неврома корешка C2 слева. На боковом снимке (**a**) видна компрессия шейного отдела спинного мозга спереди. На горизонтальном срезе (**b**) дорсальнее от зуба эпистрофея виден деформированный спинной мозг. *Стрелками* обозначен расширенный вследствие опухоли корешок C2 слева. (Фотографии предоставлены Röntgeninstitut Dr. Kuhn, Dr. Steen und Dr. habil. Terwey in Oldenburg.)

ложенного паравертебрально образования. Цель выявления опухоли на ранней стадии лучше всего достигается с помощью МРТ (рис. 5.**48**). Шваннома или нейрофиброма могут располагаться на всем интраспинальном участке корешка. Корешковая боль L5 может быть вызвана опухолью корешка на уровне нижних грудных позвонков. В спинномозговой жидкости почти всегда появляется повышение уровня общего белка. При этом следует помнить, что при больших интраспинальных опухолях люмбальная пункция может усиливать симптомы поперечного поражения спинного мозга (302).

Множественные опухоли корешков развиваются при нейрофиброматозе. При нейрофиброматозе I типа они представляют собой нейрофибромы, при нейрофиброматозе II типа – шванномы (67). Нейрофибромы, исходящих из корешков, наблюдаются примерно у 40% пациентов с нейрофиброматозом II типа, однако клинические проявления развиваются лишь у 1/3 пациентов с этими опухолями (133). Преимущественной областью локализации является конский хвост. При любой ишиалгии при нейрофиброматозе необходимо исключать опухоль конского хвоста, и наоборот, при подозрении на спинальную опухоль всегда следует искать признаки нейрофиброматоза (например, пятна «кофе с молоком»).

Спинальные менингиомы встречаются преимущественно у женщин среднего возраста, их предпочтительной локализацией является грудной отдел позвоночника. Они вызывают локальную и корешковую боль и нередко уже на ранних стадиях отмечается выраженный парапарез, возможно, флуктуирующего течения (240).

Опухоли конского хвоста

Опухоли в области конуса спинного мозга, конского хвоста и терминальной нити составляют около 20% всех спинальных опухолей и представляют собой отдельную клиническую проблему. В большинстве случаев речь идет о доброкачественных опухолях, среди которых в первые годы жизни доминируют дермоид, эпидермоид, тератома и липома, у молодых взрослых эпендимома (см. рис. 5.**49**) или астроцитома, у пожилых лиц – шваннома и нейрофиброма (37). Основным клиническим признаком может быть боль, иррадиирующая в обе ноги. У других пациентов на первый план выходит прогрессирующая слабость мышц, иннервируемых из одного или нескольких корешков. Эпендимомы

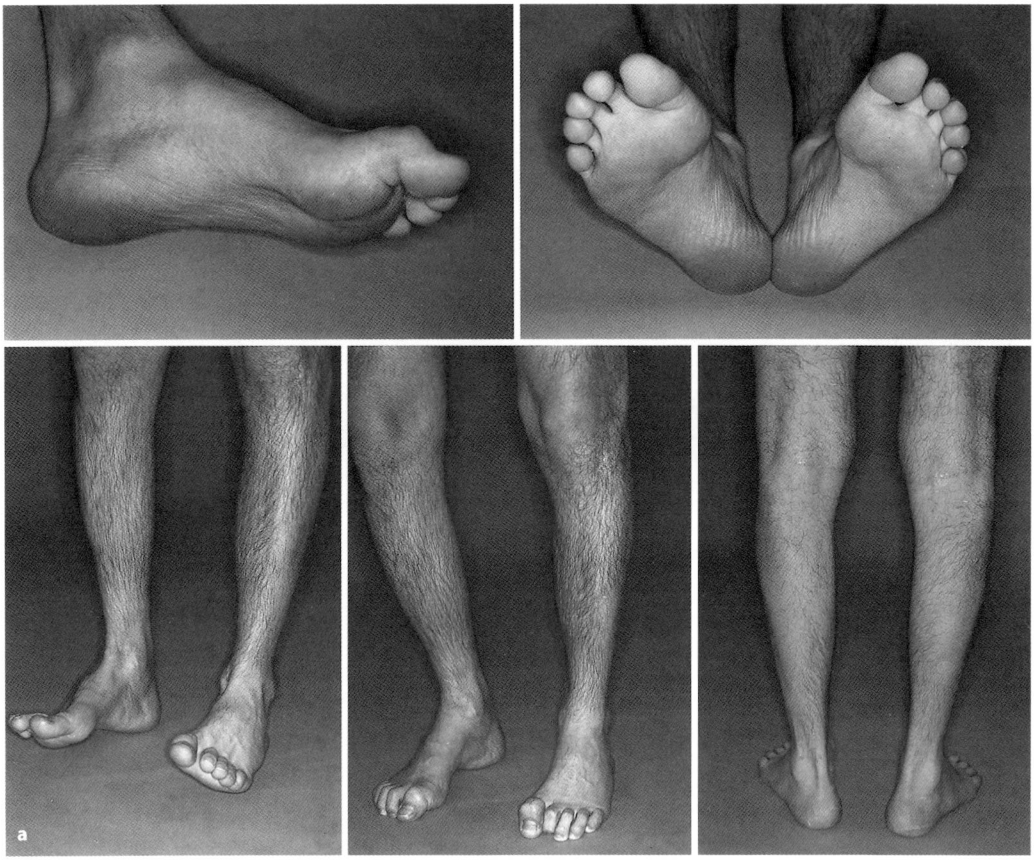

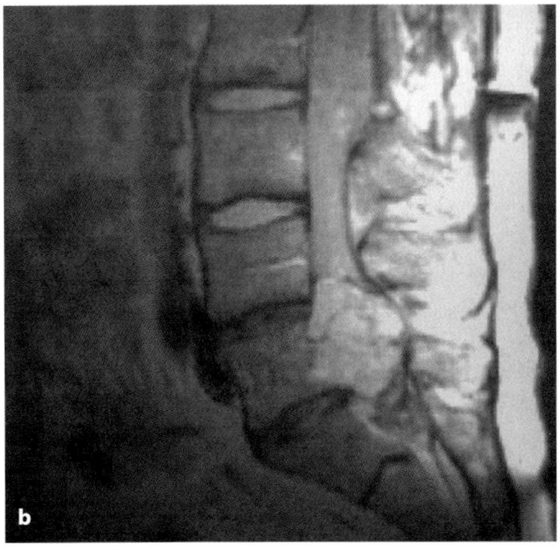

Рис. 5.**49** Прогрессирующий синдром конского хвоста у 30-летнего мужчины в связи с метастазами эпендимомы. Сначала был поставлен ошибочный диагноз пролапса межпозвонковых дисков на уровне L4/L5 и L5/S1 и проведена операция. На рисунке **a** видно «когтистое» положение пальцев ног с обеих сторон вследствие поражения корешка S1. Обратите внимание на атрофию икроножных мышц. На МРТ (**b**) представлен метастаз эпендимомы. (Фотографии предоставлены Neuroradiologische Abteilung des Klinikums Augsburg, Prof. Dr. Kretzschmar.)

могут в течение многих лет вызывать дизестезии в отсутствие признаков выпадения чувствительности. Они имеют склонность к кровоизлияниям в опухоль, которые приводят к остро развивающимся параличам (734). Примерно у половины пациентов при первом обследовании выявляются тазовые нарушения в виде расстройства опорожнения мочевого пузыря, однако они редко представляют собой ведущий симптом. Хордомы развиваются преимущественно в области крестца, вызывая стойкую боль в этом регионе, и нередко сопровождаются нарушениями стула (544). Большую опухоль часто можно пропальпировать при ректальном исследовании. В плане лечения следует стремиться к полной резекции опухоли. Выявление на предоперационном этапе нарушений функции сфинктеров представляет собой неблагоприятный прогностический признак.

Метастазы

Среди спинальных опухолей, сопровождающихся корешковыми симптомами, однозначно доминируют метастазы (564). Они могут быть диссеминированы в экстрадуральном пространстве, поражать костные структуры (нестабильность; патологические переломы), а также располагаться паравертебрально. К первичным опухолям относятся прежде всего карциномы бронхов, молочной, предстательной и щитовидной желез, а также гипернефрома. Кроме того, необходимо исключать злокачественную лимфому и плазмоцитому. Нередко даже при тщательном обследовании первичную опухоль найти не удается. Примерно в 20% случаев спинальные метастазы являются первым симптомом злокачественной опухоли (рис. 5.**50**).

Диагноз метастазов в случае уже известной первичной опухоли не представляет сложности. Диагностике эпидуральных метастазов способствует чрескожная тонкоигольная биопсия. Прогноз при спинальном метастазировании варьирует в зависимости от вида опухоли, но в целом неблагоприятный. Лечение состоит в лучевой терапии и дополнительном назначении кортизона. Доказано, что резекция метастазов перед началом лучевой терапии улучшает прогноз (543).

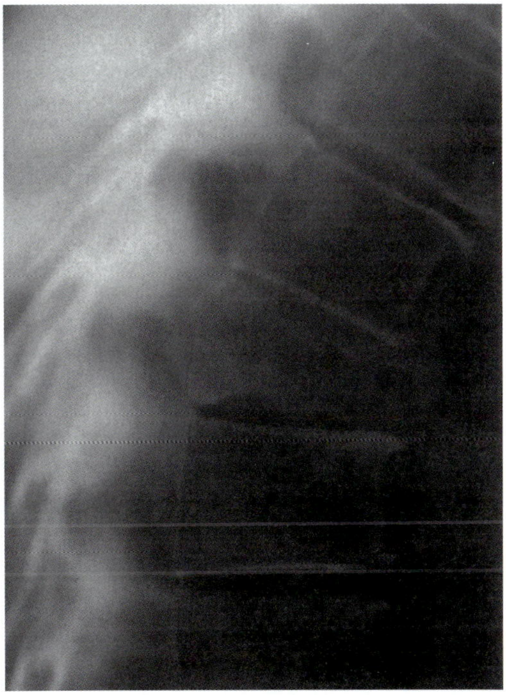

Рис. 5.**50** Клиновидная деформация тела позвонка Th6 у 58-летней женщины вследствие плазмоцитомы. В клинической картине наблюдалась устойчивая к лечению *межреберная невралгия*.

Неопластический менингит

Частота неопластического менингита с метастазированием по ликворным пространствам в последнее время увеличивается. Это связано с улучшением диагностических возможностей и удлинением времени выживаемости пациентов под воздействием интенсивного лечения. У одних пациентов развиваются преимущественно одиночные лептоменингеальные метастазы, у других происходит диффузное обсеменение субарахноидального пространства опухолевыми клетками. Чаще всего первичной опухолью являются карциномы молочной железы, легких, предстательной железы и почек, злокачественная меланома, а также злокачественная лимфома и лейкемия. Около 10% всех солидных злокачественных опухолей и злокачественных лимфом приводят – в большинстве случаев на поздних стадиях заболевания – к обсеменению мозговых оболочек (112). Интратекальные нисходящие метастазы приводят к менингеальному обсеменению прежде всего при медуллобластомах и эпендимомах. Наиболее часто неопластический менингит локализуется наряду с краниальными ликворными пространствами (сильвиев водопровод, базальные цистерны) в области конского хвоста.

Клинические проявления разнообразны и вариабельны и определяются не столько видом опухоли, сколько местом первичной локализации местастазов. В клинической картине в течение нескольких недель на первом месте может стоять боль, связанная с поражением отдельных или, чаще, нескольких

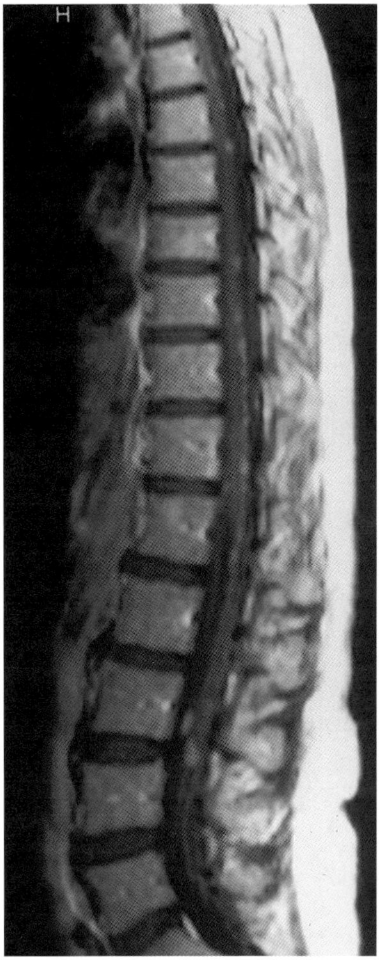

Рис. 5.**51** T1-взвешенное МРТ-изображение. Карциноматозный менингит с симптомами полирадикулопатии. Выявлены узловидные гиперденсивные очаги. (Фотография предоставлена Neuroradiologische Abteilung des Klinikums Augsburg, Prof. Dr. Kretzschmar.)

корешков, не обязательно расположенных рядом. Иногда развиваются неврологические симптомы. У других пациентов преобладают признаки поражения головного мозга, такие как внутричерепная гипертензия, поражение черепных нервов или эпилептические припадки, либо проявления менингита.

При клиническом обследовании обычно регистрируется больше патологических симптомов, чем можно было бы ожидать на основании жалоб пациента, например выпадение рефлексов (819). Решающим фактором для диагностики служит выявление клеток злокачественной опухоли в осадке спинномозговой жидкости. Характерны также легкий плеоцитоз, значительное повышение уровня молочной кислоты и выраженное повышение белка при слегка повышенном давлении ликвора. Обнаружить клетки злокачественной опухоли во время

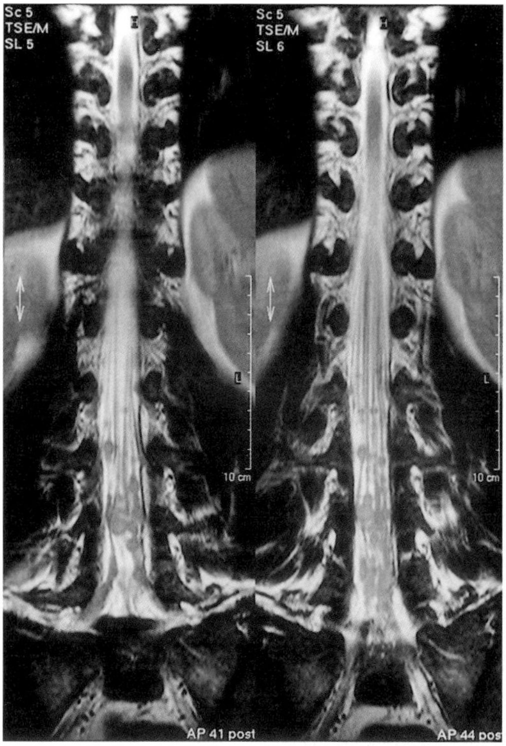

Рис. 5.**52** МРТ, фронтальная проекция. Поражение конского хвоста при лимфоматозном менингите. (Фотография предоставлена Dr. Wohlgemuth, Klinik f. diagnostische Radiologie und Neuroradiologie, Dir. Prof. Dr. Bohndorf und Prof. Dr. Kretzschmar, Augsburg.)

первой спинномозговой пункции удается лишь в 60% случаев. При повторных пункциях даже при достоверном (на основании биопсии) менингите в 10% случаев в пунктате спинномозговой жидкости клеток опухоли не выявляется (112). При злокачественных лимфомах и лейкемии в 1/3 случаев даже если определяются злокачественные клетки, общее число клеток не повышено. Иммуноцитохимические методы и определение биохимических маркеров менингита не привели к значительному улучшению диагностики (112). Из нейрорадиологических методов наиболее информативным является МРТ с контрастным усилением (патологический сигнал от оболочек мозга, множественные мелкие узелки метастазов), как в сагиттальной (рис. 5.**51**), так и во фронтальной плоскостях (рис. 5.**52**).

При выборе метода специфического лечения (лучевая терапия, интратекальная химиотерапия, системная химиотерапия) необходимо учитывать тип распространения метастазов, а также одновременное наличие метастазов в паренхиме головного мозга и экстрацеребральных проявлений опухоли. Это лечение может уменьшать боль и замедлять прогрессирование неврологических симптомов. Средняя выживаемость составляет (с некоторыми различиями в зависимости от вида опухоли): без лечения – 6–8 нед., а на фоне интенсивного лечения – лишь 2–8 мес.

5.4.4 Кистозные образования

Существует большое количество экстра- и интрадуральных кистозных объемных образований, которые могут приводить к поражению корешков. В ряде случаев речь идет об опухолях с кистозными участками (например, эпендимомы, дермоид или эпидермоид). Большинство из них относится

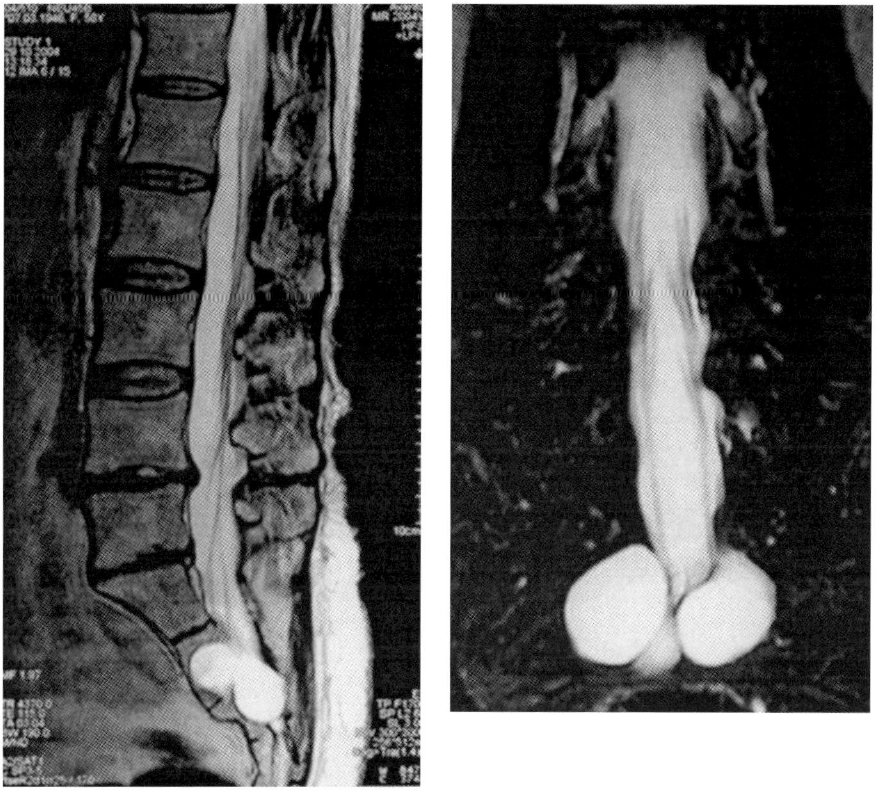

Рис. 5.**53** Изолированное нейрогенное поражение мочевого пузыря у 58-летней женщины. На МРТ выявляются две крупные кисты Тарлова на уровне S2/S3 с обеих сторон дурального мешка. (Фотографии предоставлены Neuroradiologie der Medizinischen Hochschule Hannover, Prof. Dr. H. Becker.)

к врожденным аномалиям развития. Это касается в том числе и патологически расширенного дурального мешка. Нередко эти кисты остаются бессимптомными в течение всей жизни, иногда неврологические симптомы развиваются в школьном возрасте или значительно позже. Кисты могут возникать вследствие травм (особенно оперативных вмешательств, изредка даже люмбальной пункции) или в рамках дегенеративных изменений позвонков. Единой классификации и терминологии относительно кист в настоящее время не существует. Здесь мы обсудим лишь периневральные и юкстафасеточные кисты.

Периневральные кисты (синонимы: кисты Тарлова, арахноидальные кисты, менингеальные кисты II типа) представляют собой аномалии развития в области расщепления паутинной оболочки вблизи спинального ганглия, в стенке или внутреннем пространстве которой проходят волокна корешка. Кисты локализуются преимущественно в области крестца, очень редко бывают множественными и двусторонними. В большинстве случаев они не вызывают симптомов. Однако иногда развиваются боль в крестце, корешковая боль и, редко, нарушения функции мочевого пузыря и толстого кишечника (395) (см. рис. 5.**53**). Патологических изменений позвонков обычно не наблюдается. От других кистозных образований их можно отличить с помощью МРТ или КТ-миелографии. Из-за близкого расположения к волокнам корешков от оперативного лечения лучше воздержаться. При интенсивной боли или нарастающих неврологических симптомах рекомендуется наружная дорсальная декомпрессия или частичная резекция стенки кисты для уменьшения ее размеров (803).

Вследствие дегенеративных изменений межпозвонковых суставов могут развиваться кисты, обозначаемые как периартикулярные. По своему происхождению и гистологическому строению они подразделяются на синовиальные, ганглионарные кисты и кисты желтой связки. Чаще всего они формируются в сегменте L4/L5 (356). Кисты, расположенные дорсально, как правило, бессимптомны; вентральные кисты могут приводить к компрессии одного или нескольких корешков. Диагноз может быть установлен с помощью как МРТ, так и КТ. Нередко кисту выявляют лишь во время оперативного вмешательства по поводу пролапса диска. Микрохирургическая резекция, которая показана при упорной боли, в большинстве случаев приводит к выздоровлению. Описаны кровоизлияния в кисту с последующим поражением конского хвоста (571).

5.4.5 Инфекции

Опоясывающий герпес

Опоясывающий герпес представляет собой частое спорадическое инфекционное заболевание (3–5 новых случаев на 1000 населения в год), которое развивается преимущественно у пожилых лиц. Особенно подвержены этому заболеванию пациенты с ослабленным иммунитетом, т.е. больные СПИДом или пациенты, получающие иммуносупрессивную терапию, а также со злокачественными опухолями. Так, при злокачественных лимфопролиферативных заболеваниях опоясывающий герпес развивается примерно в 30% случаев (250).

Клиническая картина

Так же как при полиомиелите, сначала могут наблюдаться неспецифические проявления, такие как разбитость, головная боль и боль в конечностях, иногда небольшая лихорадка. Изредка наблюдается четкая ригидность затылочных мышц или даже признаки энцефалитической реакции, такие как сонливость. Вскоре после этого развивается труднолокализуемая тупая боль. В большинстве случаев она односторонняя, в начале заболевания может быть распространенной и охватывать, например, всю половину грудной клетки. Вслед за этим на 3–5-й день появляются характерные кожные высыпания в зоне одного дерматома (рис. 5.**54**). Сначала они представляют собой расположенные группами узелки, из которых затем формируются пузырьки, содержащие вначале прозрачную, а затем мутную жидкость. Изредка развиваются глубокие некрозы кожи (гангренозный герпес) или присоединяется бактериальная инфекция. С появлением

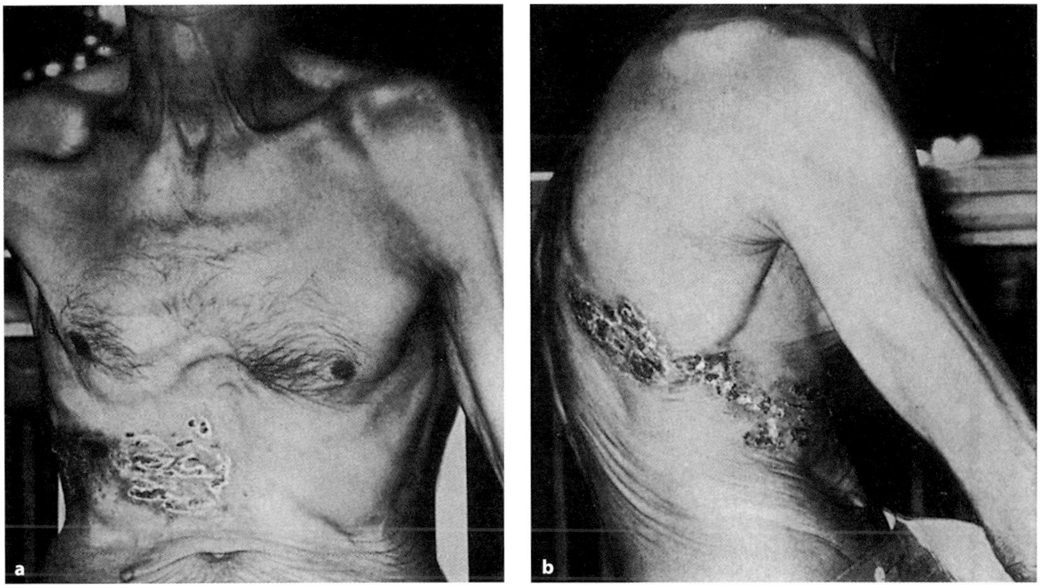

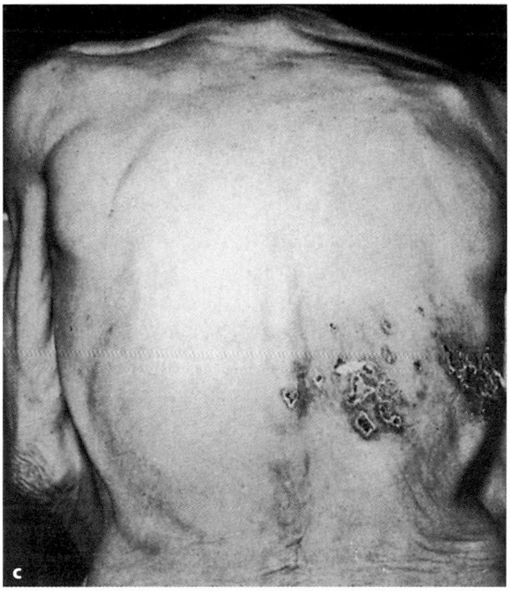

Рис. 5.**54** Опоясывающий герпес в дерматоме Th8. Выявляется «лопаточная элевация» в тех точках, где дорсальная кожная ветвь спинального нерва отходит от вентральной (279).

высыпаний болевые ощущения концентрируются преимущественно в одном сегменте. Герпетические пузырьки могут быть очень немногочисленными, скрытыми в складках кожи или под молочной железой. В исключительных случаях кожные проявления вообще отсутствуют («герпес без герпеса», *Herpes sine herpete*) (245).

Наряду с изменениями кожи при осмотре выявляется сегментарная гипералгезия, позднее гипалгезия. Более чем в половине случаев поражается грудной сегмент, в 20% случаев – ветви тройничного нерва, из них чаще первая ветвь (глазной герпес, *zoster ophthalmicus*). С уменьшающейся частотой поражаются герпесом отдельные шейные, поясничные или крестцовые сегменты, а также лицевой нерв (ушной герпес, *zoster oticus*).

Сегментарные парезы развиваются лишь спустя 2–3 нед. после появления пузырьков, почти постоянно в том же сегменте, что и высыпания. Выявить их удается лишь в 1–5% случаев. Это объясняется тем, что в верхних грудных сегментах они не имеют клинических проявлений, а в нижних четко определяются лишь в том случае, если одновременно страдают несколько корешков и развивается парез мышц брюшной стенки. При ЭМГ в 2/3 случаев регистрируются признаки нейрогенного поражения (259). Электрофизиологические исследования свидетельствуют о том, что область поражения может находиться на различном уровне моторного нейрона (корешок, сплетение, периферический нерв) (121).

Регионарные лимфатические узлы даже при легком течении заболевания почти всегда увеличены, при поражении грудных сегментов выше Th7 – в области подмышек, ниже – в области паховой складки.

При биопсии регистрируются признаки миозита, с которым связаны в том числе парезы глазодвигательных мышц при глазном герпесе. Известен также целый ряд других неврологических осложнений: менингит, энцефалит, церебральный васкулит, миелит и синдром Гийена–Барре. Они развиваются преимущественно у пациентов со значительно ослабленным иммунитетом (244; 490).

Диагностика

При наличии характерных, сегментарно расположенных изменений на коже клиническая диагностика, как правило, не представляет трудностей. При соответствующей локализации боли необходимо целенаправленно выявлять высыпания на коже (например, в области кожных складок или, при ушном герпесе, в наружном слуховом проходе). Диагностика двигательных нарушений в части случаев возможна только при целенаправленном обследовании (например, парез диафрагмы при герпесе в зоне дерматома C4). В спинномозговой жидкости примерно в половине случаев определяется выраженный лимфоцитарный плеоцитоз, а с помощью МРТ в клинически сомнительных случаях нередко удается выявить поражение ЦНС (269). Серологические исследования для выявления инфицирования вирусом опоясывающего герпеса в типичных случаях излишни. Отдельные случаи «герпеса без герпеса» диагностируют с помощью ПЦР.

При опоясывающем герпесе всегда необходимо проводить диагностику предрасполагающих к нему заболеваний. По крайней мере всем пациентам группы риска показан анализ крови на ВИЧ. Иногда выявляются заболевания внутренних органов, соответствующих пораженному сегменту (279). Принято считать, что опоясывающий герпес является признаком Locus minoris resistentiae в зоне Захарьина–Геда этого органа.

Терапия и течение

В острой стадии наряду с назначением обезболивающих средств и местными дерматологическими мероприятиями (болтушки, порошки) рекомендуется противовирусное лечение. Это лечение должно быть начато в течение 48 ч после появления высыпаний, в неосложненных случаях препарат назначают внутрь (по 800 мг ацикловира 5 раз в день в течение 7–10 дней). Парентеральное введение ацикловира показано прежде всего пациентам с супрессией иммунитета, при поражении нескольких сегментов, черепных нервов или при генерализованном герпесе (10–12 мг/кг массы тела каждые 8 часов в течение 7–14 дней). В связи с лучшей биодоступностью при приеме внутрь предпочтительнее другие виростатические средства (фамцикловир, валацикловир).

В стадии выздоровления в среднем в течение 2–3 нед. кожные проявления и боль полностью исчезают, а большая часть парезов мышц также полностью регрессирует. С частотой, зависящей от возраста пациента (до 40 лет – в 10–20% случаев, после 60 лет – более чем в 60%) развивается персистирующая интенсивная боль в области пораженного дерматома, очень интенсивная, приступообразно усиливающаяся, тянущая или жгучая, которая сопровождается нарушением чувствительности от гиперестезии до аллодинии (*постгерпетическая невралгия* [384]).

Лечение постгерпетической невралгии проводят в соответствии с общими принципами медикаментозного лечения нейропатической боли с применением антидепрессантов и/или противоэпилептических средств, при необходимости – опиоидов, или лидокаина, или капсаицина местно.

Лечение ацикловиром может сокращать время регрессирования кожных высыпаний, а также двигательных и сенсорных нарушений. Отношение к постгерпетической невралгии убедительно не доказано. Попытки предотвратить постгерпетическую невралгию ранним назначением кортизона оказались безуспешными. Интратекальное введение кортизона и лидокаина позволяет уменьшить болевые ощущения при постгерпетической невралгии (385).

Боррелиоз, менингорадикулит после укуса клеща

Боррелиоз представляет собой инфекционное заболевание, переносимое клещами, вариабельные клинические проявления которого известны в течение многих десятилетий. Возбудителем является спирохета, которая была открыта в 1880-е годы Burgdorf и названа его именем (*Borrelia burgdorferi*). В англоязычной литературе заболевание обозначается как болезнь Лайма, по названию местности, где в середине 1970-х годов наблюдался ряд случаев. Клинические симптомы в США и Европе различаются по ряду пунктов, что связано с различными подвидами возбудителей (683).

Клиническая картина

Течение заболевания разделяется на стадии, однако не на всех стадиях наблюдаются клинические симптомы. На первой стадии заболевания (локальная инфекция) спустя несколько дней или недель на месте укуса клеща может образовываться характерная экзантема, *хроническая мигрирующая эритема*. Она отличается покраснением и отеком с участком побледнения в центре и распространяется центрифугально. Одновременно могут наблюдаться гриппоподобные симптомы. Экзантема спонтанно регрессирует в течение нескольких недель.

В среднем через 4–6 нед. после инфицирования на 2-й стадии заболевания могут развиваться различные неврологические проявления, наиболее часто – лимфоцитарный менингополирадикулит, так называемый *синдром Бужадо–Баннварта*. Лишь у немногих пациентов удается выявить в анамнезе укус клеща или хроническую мигрирующую эритему. Синдром Бужадо–Баннварта характеризуется асимметричной радикулопатией, часто с очень интенсивной, преимущественно ночной корешковой болью, которая обычно локализуется в пояснично-крестцовой области. Наиболее часто симптомы наблюдаются на стороне укуса. Распределение парезов может быть различным, возможно поражение как корешков, сплетений, так и периферических нервов, а также мультифокальное поражение (276). Очень часто наблюдается одно- или двустороннее поражение лицевого нерва, изолированное или в сочетании с другими симптомами, может развиваться поражение и других черепных нервов. Сенсорные нарушения локализуются чаще всего в нижних грудных сегментах. Боль и парезы в отсутствие лечения могут сохраняться на протяжении нескольких месяцев. В европейских странах у пациентов общие симптомы в виде лихорадки, утомляемости, головной и лицевой боли наблюдаются реже, чем в США. Другие проявления, такие как артрит и миокардит, также могут сопровождать синдром Бужадо–Баннварта, но чаще развиваются независимо от него.

Спустя месяцы или даже несколько лет после инфицирования наряду с поражением ЦНС (энцефалит или энцефаломиелит) может развиться преимущественно хроническая сенсорная полинейропатия аксонального типа. На этой стадии (хронический нейроборрелиоз) возможно также поражение других органов и систем.

Диагностика

В спинномозговой жидкости определяются лимфоплазмацеллюлярный плеоцитоз (10–1000 клеток/мм^3) и значительное повышение содержания белка. Достоверная диагностика заболевания проводится с помощью выявления интратекальной продукции специфических антител (тест ELISA, Western blot). Вероятный диагноз устанавливается при выявлении нарастания титра антител в сочетании с соответствующими клиническими симптомами. Изолированное выявление увеличения титра антител к боррелиям (классов IgG и IgM) не доказывает причинно-следственную связь с заболеванием, так как возможный незамеченный контакт с возбудителем в анамнезе может оставлять «серологический рубец» на долгие годы.

Терапия и течение

При ранних проявлениях заболевания, включая синдром Бужадо–Баннварта, прогноз в большинстве случаев благоприятный. Тем не менее, показано антибактериальное лечение, так как оно быстро устраняет корешковую боль и препятствует развитию поздних проявлений заболевания. В качестве препарата первого ряда рекомендуется цефтриаксон (2 г/сут. в/в в течение 2–3 нед.), лечение которым во многих случаях может быть проведено амбулаторно.

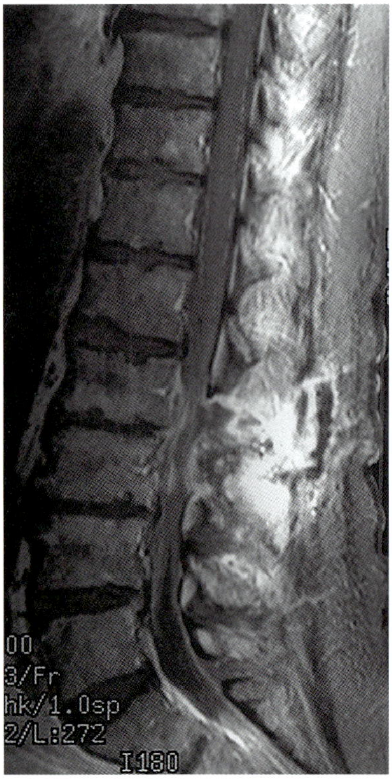

Рис. 5.**55** МРТ с контрастированием. Компрессия конского хвоста эпидуральным абсцессом, развившимся в качестве осложнения после операции удаления грыжи межпозвонкового диска L2/L3 у 77-летнего мужчины. (Фотография предоставлена Neuroradiologie der Medizinischen Hochschule Hannover, Prof. H. Becker.)

Альтернативой служит внутривенное введение пенициллина G (5 млн ЕД 4 раза в день) или прием доксициклина внутрь (100 мг 2 раза в день), однако в этом случае чаще наблюдается резистентность к терапии.

Спинальный эпидуральный абсцесс

Частота спинальных эпидуральных абсцессов в последнее время увеличилась, с одной стороны, из-за нарастания количества вмешательств на спинномозговом канале (операции, эпидуральная анестезия), с другой стороны – в связи с появлением новых предрасполагающих факторов (ослабление иммунитета, в том числе на фоне иммуносупрессивной терапии, наркотической зависимости, СПИДа). Заболевание начинается с интенсивной локальной боли, нередко с иррадиацией по корешковому типу (150; 574). Одновременно может наблюдаться лихорадка. Почти всегда повышена СОЭ и в большинстве случаев увеличено количество лейкоцитов и содержание С-реактивного белка в плазме. После различного по продолжительности латентного периода в течение нескольких дней, а иногда и в течение часов, развивается тетра- или парапарез. Самым частым возбудителем является золотистый стафилококк. При помощи быстрой диагностики (МРТ! – рис. 5.**55**) и последующего оперативного лечения, в сочетании с применением комбинированной целенаправленной антибактериальной терапии, тяжелое и опасное течение заболевания можно предотвратить. Если эпидуральный абсцесс располагается ниже конуса и четких неврологических симптомов не выявляется, может оказаться достаточной целенаправленная антибиотикотерапия в сочетании с постоянным динамическим наблюдением (574). Оперативное лечение не показано также в тех редких случаях, когда абсцесс распространяется на большую часть позвоночного столба (150).

Полирадикулопатия при ВИЧ-инфекции

Оппортунистические инфекции могут вызывать полирадикулопатию, которая в большинстве случаев сопровождается клиническими проявлениями синдрома конского хвоста, с интенсивной корешковой болью, быстро прогрессирующим парапарезом и нарушением функции сфинктеров (84; 205). Как правило, инфекция, которая в отсутствие лечения приводит к летальному исходу, регрессирует на фоне медикаментозной терапии. Среди возбудителей преобладает цитомегаловирус. К другим частым причинам относятся туберкулез, сифилис, вирус простого герпеса и криптококкоз. В спинномозговой жидкости выявляется полиморфно-ядерный плеоцитоз. Рекомендуется еще до выявления возбудителя начинать патогенетическое лечение на основании клинических проявлений (в том числе показатель CD4, системные оппортунистические инфекции). Дифференциальную диагностику проводят прежде всего с лимфоматозным менингитом и синдромом Гийена–Барре.

Другие спинальные инфекции

Участившиеся в последнее время случаи заболевания туберкулезом повысили актуальность диагностики туберкулезного радикуломиелита. Он может развиваться в рамках туберкулезного менингита, вследствие туберкулезного спондилита или в качестве первичного проявления туберкулеза. Клинические симптомы разнообразны и представляют собой вариабельное сочетание признаков поражения корешков и спинного мозга. Нередко заболевание начинается постепенно. Корешковая боль, связанная преимущественно с поражением поясничных корешков, часто сопровождает заболевание и может в течение длительного времени быть ведущим симптомом (68; 466).

В 1913 г. американский хирург Elsberg описал нескольких пациентов с быстро прогрессирующим поражением крестцовых корешков и воспалительными изменениями в ликворе, которых он оперировал по поводу опухоли конского хвоста. Термин «*синдром Элсберга*», объединяющий однородные клинические признаки, в настоящее время имеет лишь историческое значение. Крестцовый радикулит может быть вызван различными возбудителями, такими как вирус простого герпеса, ВИЧ или боррелии, а также бывает симптомом ангиита (184; 607).

5.4.6 Сосудистые заболевания

Кровоизлияния и аномалии развития сосудов крайне редко становятся причиной поражения корешков, однако они имеют большое практическое значение. Корешковая боль может быть предвестником тяжелых поражений спинного мозга и конского хвоста вследствие сосудистых заболеваний. Ранняя диагностика и лечение могут предотвратить это поражение.

Диагностические трудности возникают прежде всего при спонтанной *эпидуральной гематоме* (264; 390; 662). Она часто начинается с острой корешковой боли, которая заставляет заподозрить грыжу межпозвонкового диска. Наиболее частые области локализации – шейно-грудной или грудопоясничный переход. В зависимости от своего расположения корешковые симптомы могут быстро переходить в признаки поражения спинного мозга или конского хвоста. В основе нетравматических эпидуральных гематом лежат нарушения свертываемости (лечение антикоагулянтами, гемофилия), а также, очень редко, сосудистые мальформации. Кровоизлияния могут быть вызваны также спинномозговой анестезией или даже люмбальной пункцией. Однако часто причина кровоизлияния – как правило, венозного, – остается невыясненной. Методом выбора в диагностике является МРТ (см. рис. 5.**39**). Почти всегда кровоизлияние в позвоночный канал имеет заднелатеральную локализацию. Как правило, показано срочное хирургическое вмешательство, так как прогноз зависит от интервала времени между появлением неврологических симптомов и декомпрессией. Лишь в исключительных случаях можно воздержаться от операции – если неврологические симптомы выражены незначительно или к моменту установления диагноза уже регрессируют (264).

Клинические проявления очень редко встречающихся спинальных субдуральных гематом, а также необходимость их срочного оперативного лечения существенно не отличаются от таковых для эпидуральных кровоизлияний (340).

Мальформации спинальных сосудов, особенно дуральные артериовенозные фистулы, которые встречаются преимущественно у мужчин и в области грудопоясничного перехода, могут вначале проявляться корешковой болью или парестезиями (335; 747). Течение заболевания вариабельно. В большинстве случаев развиваются медленно прогрессирующее поражение конского хвоста и признаки поражения спинного мозга. К редким причинам радикулопатии относятся спинальные кавернозные ангиомы (613) и эпидуральный варикоз (672). При тромбозе нижней полой вены может происходить расширение вен спинального сплетения, сопровождаемое корешковыми симптомами вплоть до поражения конского хвоста (539). Расслоение позвоночной артерии иногда вызывает поражение корешков C5 и C6, связанное с компрессией или ишемией (141). Имеются сообщения об изолированном поражении шейных корешков вследствие патологической петли этой артерии (166). Циклически возникающая корешковая боль у женщин перед менопаузой может быть признаком эндометриоза (849).

Изолированное повреждение корешковой артерии, например вследствие операции, может приводить к сегментарному инфаркту передних рогов с клиническими проявлениями поражения двигательного корешка (700).

5.4.7 Нарушения обмена веществ

Причиной радикулопатии при диабете считают ишемическое поражение. Чаще всего развивается синдром диабетической амиотрофии с болью и атрофическим параличом в области поясничных сегментов, реже развивается поражение грудных сегментов (торакоабдоминальная нейропатия). Шейные корешки не страдают никогда. Одновременно развиваются патологические изменения дистальных отрезков периферических нервов*, поэтому осложнения диабета более подробно рассматриваются в разделе о поражении пояснично-крестцового сплетения (см. с. 437) или периферических нервов (см. с. 433).

5.4.8 Воспалительные ревматические заболевания

В зависимости от варианта вовлечения позвоночника в патологический процесс при воспалительных ревматических заболеваниях могут развиваться различные неврологические симптомы, проявляющиеся признаками поражения как спинного мозга, так и корешков. Патологические изменения при анкилозирующем спондилите (болезнь Бехтерева) локализуются преимущественно в поясничном отделе позвоночника или тазобедренном суставе. В активной фазе заболевания иногда наблюдается интермиттирующая корешковая боль, преимущественно в области грудных и поясничных корешков, которая в большинстве случаев не сопровождается моторными или сенсорными нарушениями. Ее происхождение не выяснено. Поражение отдельных корешков или, при соответствующей локализации процесса, структур конского хвоста может быть следствием перелома позвонков. Болезнь Бехтерева приводит к выраженным изменениям биомеханических свойств позвоночника, который при этом становится очень уязвимым к любым механическим воздействиям. Даже легкая травма – например не очень осторожно проведенная интубация – может приводить к переломам и смещению. Нередко переломы остаются незамеченными. Они происходят преимущественно в области нижних шейных позвонков и шейно-грудного перехода. Переломы позвонков у пациентов с болезнью Бехтерева чаще, чем у здоровых лиц, приводят к поражению корешков или спинного мозга (218).

Структурные нарушения шейных позвонков с подвывихом атланто-окципитального или субаксиального сустава наблюдаются при болезни Бехтерева гораздо реже, чем при ревматоидном артрите. При поражении поясничных позвонков может развиваться стеноз люмбального канала с нейрогенной перемежающейся хромотой, который требует проведения декомпрессии с помощью ламинэктомии.

---

* При наличии у пациента признаков дистальной симметричной диабетической полинейропатии целесообразно проведение патогенетической терапии антиоксидантами: тиоктовой кислотой (Берлитионом) в дозе 600 мг, растворенной в 200 мл физраствора, внутривенно капельно (флакон с готовым раствором закрывать от света темной бумагой или фольгой; курс лечения – 15 флаконов) с последующим приемом в течение 1–3 мес. таблетированной формы Берлитиона внутрь в дозе 600 мг утром натощак за 30 мин до еды. – *Прим. ред.*

В последние годы опубликован целый ряд отдельных наблюдений, касающихся синдрома конского хвоста как позднего осложнения болезни Бехтерева (4). Боль в области промежности и/или в ногах может быть как ведущим, так и сопутствующим признаком синдрома конского хвоста. Затем развиваются сенсорные, а у большинства пациентов и моторные нарушения, а также расстройство функции мочевого пузыря и толстого кишечника. При неврологическом обследовании выявляются атрофии мышц ягодиц и ног, двусторонние нарушения чувствительности от уровня сегмента L5 с вовлечением области промежности и анального отверстия, снижением тонуса анального сфинктера. При КТ и МРТ регистрируют ся характерные изменения (рис. 5.**56**): каудальный мешок расширен, наблюдаются дивертикулы арахноидальной оболочки (преимущественно дорсальные) и сообщающиеся эрозии на дужках позвонков и на остистых отростках. Межпозвонковые отверстия не сужены. Патофизиология этого поражения не выяснена. В большинстве случаев оно развивается спустя более 20 лет после начала заболевания, уже в неактивной стадии. Спинномозговая жидкость обычно не изменена или имеется незначительное повышение белка. При нейрофизиологическом, а также патофизиологическом и патологоанатомическом исследованиях выявляется демиелинизация нервных корешков в зоне конского хвоста. Contraveux и соавт. (126) выявили нарушения резорбции ликвора. Кроме того, обсуждается обусловленная заболеванием потеря эластичности каудального отдела дурального мешка, которая приводит к ликвородинамическим нарушениям и образованию вследствие этого кист. Эффективность лечения кортизоном в этом случае не доказана. До настоящего времени пока не выяснено, в каком объеме декомпримирующая ламинэктомия или наложение люмбоперитонеального шунта способны предотвратить дальнейшее прогрессирование заболевания или даже привести к его ремиссии.

При ревматоидном артрите происходит поражение преимущественно шейных позвонков. В рамках подвывиха атланто-аксиального или субаксиального сустава может возникать интенсивная корешковая боль (С2 и С3) в области затылка и шеи, до того

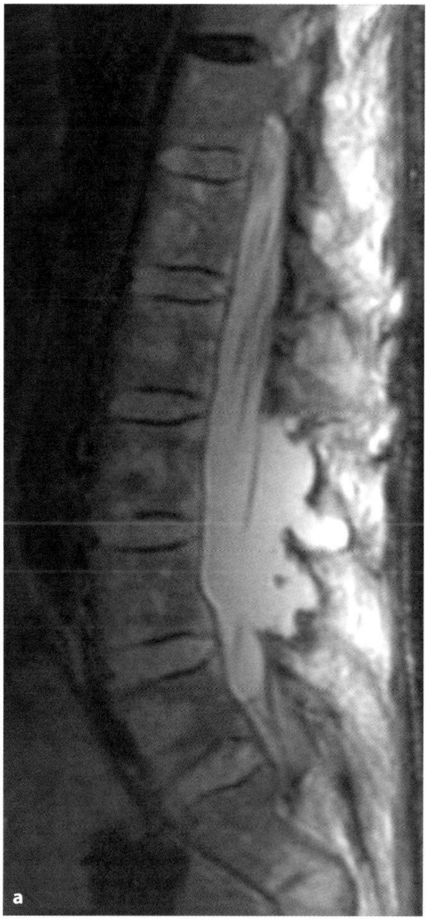

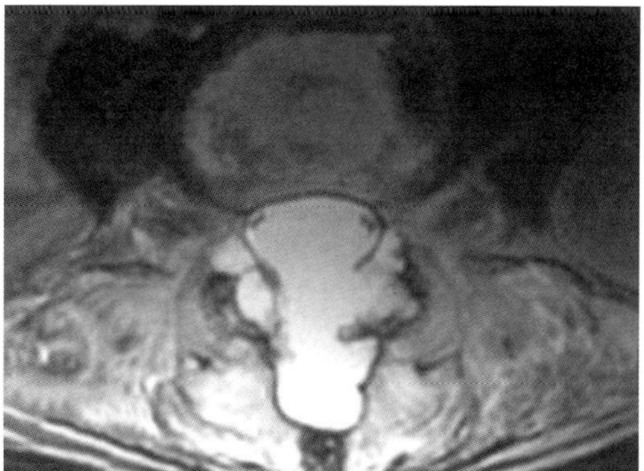

Рис. 5.**56** Поражение конского хвоста при болезни Бехтерева. Выявляется менингоцеле L3–L5 с направленным преимущественно кзади кистовидным расширением дурального мешка.

как разовьется тяжелое прогрессирующее поражение спинного мозга. Ревматоидный артрит очень редко приводит к сужению люмбального спинального канала с развитием спинальной перемежающейся хромоты или полной компрессии конского хвоста.

5.4.9 Саркоидоз

Значительную роль при возникновении в рамках саркоидоза фокальных и мультифокальных нейропатий играет поражение отдельных или нескольких корешков (97; 377). Ведущим симптомом вначале служат боль и парестезии, которые наблюдаются до появления моторных и сенсорных нарушений. Развивается также медленно прогрессирующее поражение конского хвоста (346). Диагностике в большинстве случаев способствует вовлечение других органов и систем. Интраспинальные гранулемы хорошо видны на МРТ, однако для установления достоверного диагноза необходима биопсия. При гистологическом исследовании выявляются эпиневральные и периневральные гранулемы, нередко также некротизирующий васкулит (603). Примерно в 2/3 случаев эффективен кортизон (377).

5.4.10 Арахнопатия (констриктивный арахноидит)

Констриктивный арахноидит (прогрессирующая арахнопатия) представляет собой заболевание с характерными клиническими проявлениями, которое сопровождается прогрессирующими воспалительными изменениями паутинной оболочки. При этом происходит ее утолщение, она покрывается рубцами, спаивается с мягкой и твердой мозговыми оболочками, нарастают изменения менингеальных сосудов. Чаще всего поражается каудальный дуральный мешок, развивается поражение одного или нескольких пояснично-крестцовых корешков вплоть до полного поражения конского хвоста.

Самой частой причиной арахноидита служит интратекальное введение химических субстанций, раньше среди них превалировали контрастные средства, применяемые при миелографии. После появления современных водорастворимых контрастных средств это осложнение возникает исключительно редко. Арахноидит может развиваться и при применении других веществ, например местноанестезирующих средств (спинальная или перидуральная анестезия!) или антибиотиков. Возникновение арахноидита вследствие воспалительных процессов в развитых странах наблюдается редко (в развивающихся странах – прежде всего в результате туберкулезной инфекции). Арахноидит может также развиваться после субарахноидального кровоизлияния, травмы или лучевой терапии. Иногда причину выявить не удается.

После окончания латентного периода, который может длиться от нескольких месяцев до нескольких лет, появляются боль в крестце и нарастающая двусторонняя корешковая боль, которая усиливается при физической нагрузке. Нарушение функции сфинктеров развивается преимущественно на поздних стадиях. В диагностике арахноидита ведущее значение принадлежит МРТ и КТ (717) (рис. 5.**57**).

Лечение этого очень мучительного для пациента заболевания представляет существенные трудности. Оперативное устранение спаек может приводить к улучшению, однако оно очень кратковременно, так как вскоре образуются новые рубцы. Поэтому лечение, как правило, ограничено лишь симптоматическими мероприятиями (медикаментозное облегчение боли, лечебная физкультура).

5.4.11 Врожденные аномалии

Врожденные аномалии позвоночника могут привести к изолированному радикулярному поражению, являющемуся лишь частью всеобъемлющей клинической картины с неврологическими нарушениями других органов и систем. Ниже приводятся только некоторые анатомические варианты со ссылкой на соответствующие источники литературы.

Врожденные аномалии шейного отдела позвоночника

Базилярная импрессия (базилярное вдавление) представляет собой самую частую врожденную аномалию верхних шейных позвонков. При этом нарушении развития

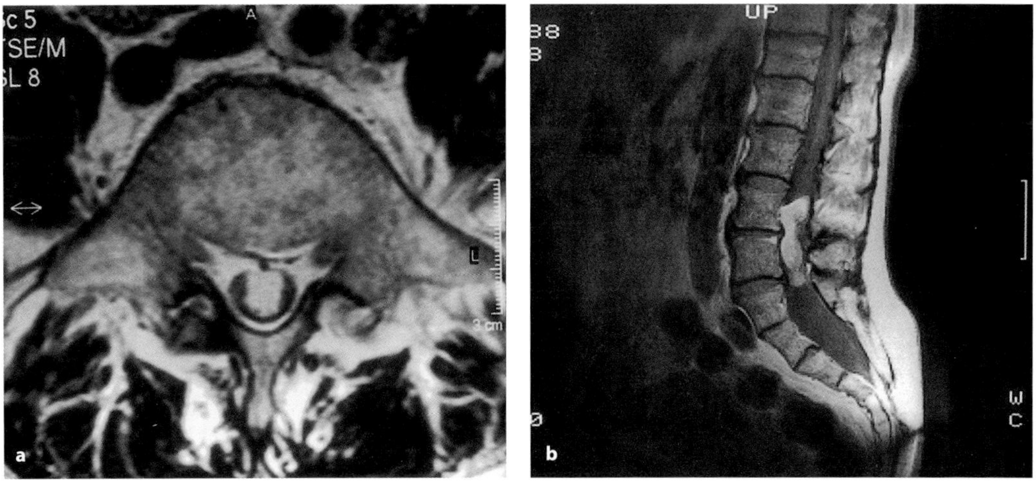

Рис. 5.**57** Арахнопатия на поясничном уровне после лучевой терапии. После лучевой терапии тазовых лимфатических узлов по поводу семиномы на МРТ выявляется арахнопатия на поясничном уровне с характерной деформацией дурального мешка. (Фотографии предоставлены Dr. Wohlgemuth, Klinik f. diagnostische Radiologie und Neuroradiologie, Dir. Prof. Dr. Bohndorf und Prof. Dr. Kretzschmar, Augsburg.)

содержимое большого затылочного отверстия пролабирует в заднюю черепную ямку. Как и при других аномалиях в этом регионе, в этом случае в течение длительного времени у большинства пациентов никаких патологических симптомов не возникает. Жалобы появляются на 2-м или 3-м десятилетии жизни, прежде всего вследствие нарастающей компрессии проводящих путей спинного мозга, нижних черепных нервов или мозжечка. Нередко также наблюдается боль в затылке, связанная с поражением 2-го шейного корешка или затылочного нерва.

Среди врожденных аномалий нижних шейных позвонков наибольшее значение имеет синдром Клиппеля–Фейля. Характерным признаком является сращение двух или нескольких шейных позвонков. Классическая триада симптомов – укороченная шея, ограничение подвижности в шейном отделе и низкая граница роста волос на шее – наблюдается примерно лишь у половины пациентов. Заболевание может сочетаться с большим количеством разнообразных скелетных аномалий и нарушений развития внутренних органов. В качестве причины рассматривают нарушение сегментации во время эмбрионального развития. Заболевание предрасполагает к дегенеративным изменениям шейных позвонков, включая стеноз спинального канала, прежде всего на уровне сегментов, прилегающих к месту сращения позвонков. В результате изменения биомеханики позвоночника этот участок часто является местом травматических повреждений, переломов и неврологических расстройств.

Синдром фиксированной концевой нити

Синдром фиксированной концевой (терминальной) нити представляет собой клинический симптомокомплекс из группы нарушений закрытия дорсальной трубки в пояснично-крестцовом отделе спинного мозга, который чаще наблюдается у детей, чем у взрослых (386). Общий патогенетический принцип представляет собой фиксирование каудального отдела спинного мозга окружающими тканями. Это происходит чаще всего при напряженной, утолщенной и отчасти также укороченной терминальной нити или при наличии интраспинальной липомы. В большинстве случаев конус фиксирован на патологически низком уровне, ниже L1 (см. рис. 5.**58**). Однако симптомы могут наблюдаться и при фиксировании конуса на нормальном уровне, например, при *диастематомиелии* (см. рис. 5.**59**). Фиксирование каудальных отделов спинного мозга приводит, по мере увеличения роста, при дополнительных заболеваниях

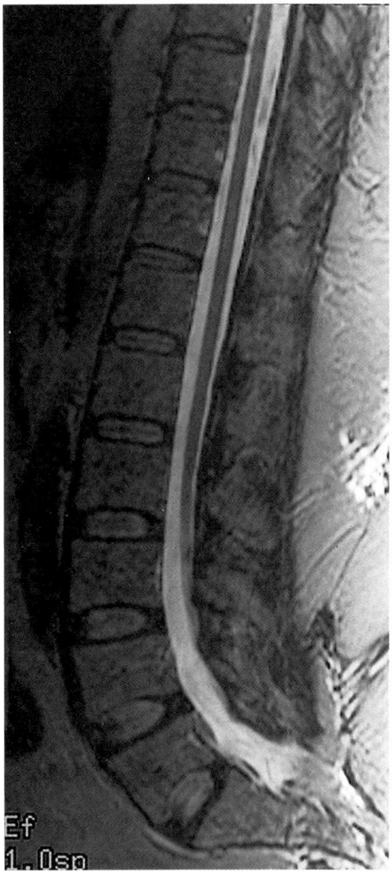

Рис. 5.**58** Синдром фиксированной терминальной нити с фиксацией конуса у 40-летней женщины. В клинической картине наблюдалось частичное поражение конуса и конского хвоста. Spina bifida и состояние после удаления пояснично-крестцового менингоцеле. (Фотография предоставлена Neuroradiologie der Medizinischen Hochschule Hannover, Prof. H. Becker.)

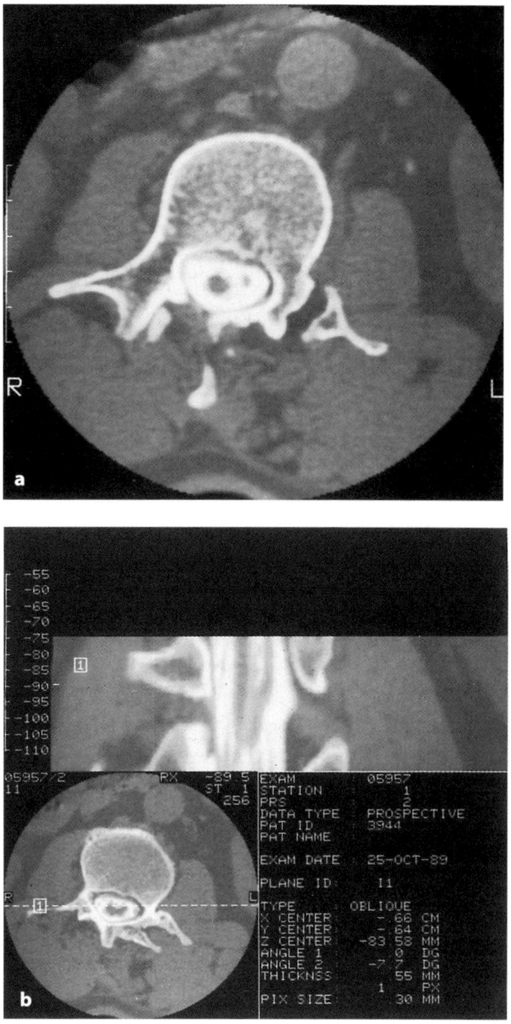

Рис. 5.**59** КТ-миелография 60-летнего мужчины, у которого в течение многих лет наблюдались гипертрофия мышц левой ноги и ослабление коленного и ахиллова рефлексов слева. Диастематомиелия с дупликацией дурального мешка на уровне L1–L3 справа и с расщеплением позвоночника (spina bifida). На поперечном срезе (**a**) определяется удвоение спинного мозга. На рисунке **b** оно видно на боковом срезе при реконструкции.

позвоночника (сколиоз), а также и при обычных движениях (наклон туловища!) к перерастяжению спинного мозга, которое происходит преимущественно на уровне конуса и вызывает локальную ишемию. Самыми восприимчивыми являются нейроны передних рогов (386). Одновременно может развиваться и поражение каудальных корешков.

Клиническая картина многообразна. В большинстве случаев развиваются медленно прогрессирующие, реже ремиттирующие атрофические парезы преимущественно в дистальных отделах и нарушения чувствительности в ногах и нижних крестцовых сегментах, а также расстройство функции мочевого пузыря и толстого кишечника. У детей чаще развиваются деформации стоп. У взрослых ведущим симптомом является боль в спине, которая нередко имеет жгучий характер, нарастает при длительном нахождении в положении сидя или лежа, поднятии тяжестей (323). Почти всегда наблюдается spina bifida. Примерно в половине случаев выявляются признаки дизрафии на пояснично-крестцовом уровне в виде подкожных липом, дермальных синусов или патологического оволосения.

Среди методов нейровизуализации в данном случае на первом месте стоит МРТ. Так как тенденция к регрессу при длительном существовании симптомов выражена слабо, следует стремиться к ранней диагностике и лечению. Проводят восстановление подвижности конуса с помощью микрохирургического рассечения концевой нити и других фиксирующих структур. Липому следует удалять в максимально безопасном объеме. С помощью хирургического лечения удается предотвратить дальнейшее ухудшение состояния. Локальная боль почти всегда значительно уменьшается. Ликвидация сенсомоторных и тазовых нарушений вряд ли возможна в том случае, если они существуют более 5 лет (323).

Сращение нервных корешков

Сращение корешков представляет собой совместный выход двух корешков через одно отверстие дурального мешка. В большинстве случаев оба корешка также проходят вместе через межпозвонковое отверстие, реже они разделяются вскоре после выхода из дурального мешка и идут каждый к своему межпозвонковому отверстию. Данные о частоте этой аномалии в литературе колеблются от 0,3 до 10% (80). Она чаще всего наблюдается на уровне поясничных позвонков и поражает корешки L4, L5 и S1. Крайне редко эта аномалия наблюдается и в шейном отделе.

В большинстве случаев в течение многих лет никаких симптомов не наблюдается, боль в пояснице и корешковая боль возникают лишь тогда, когда появляются дегенеративные изменения позвонков. Течение часто бывает волнообразным. При КТ сращение нервных корешков легко спутать с пролапсом диска. Это может создавать проблему, так как пораженные корешки вследствие ограниченной подвижности становятся особенно уязвимыми к повреждению во время операции. Точная дифференциальная диагностика возможна с помощью КТ-миелографии или МРТ. В большинстве случаев следует отдавать предпочтение консервативному лечению, так как результаты оперативной ревизии часто бывают неудовлетворительными (645).

Кистозные анатомические варианты были отражены в разделе, описывающем другие кистозные образования (см. с. 215).

5.4.12 Ятрогенные поражения нервных корешков

Поражение корешков вследствие пункции или инъекции

Инъекции в непосредственной близости от спинного мозга и выходящих из него корешков проводят в рамках паравертебральной, спинальной и перидуральной анестезии, а также при блокадах пограничного ствола и звездчатого узла. Паравертебральная анестезия в настоящее время не применяется в качестве одной из форм наркоза, но часто используется для регионарного лечения болевых синдромов, особенно при боли в шее и пояснице. При этом проводится периневральная инфильтрация спинального нерва (паравертебральная блокада корешка) в одном или нескольких сегментах с помощью местноанестезирующего средства, иногда в сочетании с другими лекарственными препаратами.

Паравертебральные инъекции на различных уровнях позвоночного столба могут приводить к повреждению одного или нескольких корешков, причиной которого служат в большинстве случаев механические факторы. Наиболее уязвимы корешки в точке фиксации в области межпозвонкового отверстия, так как они легко могут быть смещены иглой внутри субарахноидального пространства. При этом возникающая сразу после укола или введения лекарственного вещества острая боль иррадиирует в дерматом поврежденного корешка. Затем развивается желаемая, охватывающая иногда несколько дерматомов анестезия. После того как заканчивается время действия анестезирующего средства, сохраняется гипестезия или анестезия в зоне кожной иннервации поврежденных корешков. В это же время появляется жгучая или тупая либо напоминающая судороги боль, которая может быть очень интенсивной и сохраняться в течение нескольких месяцев или лет. Возникающие

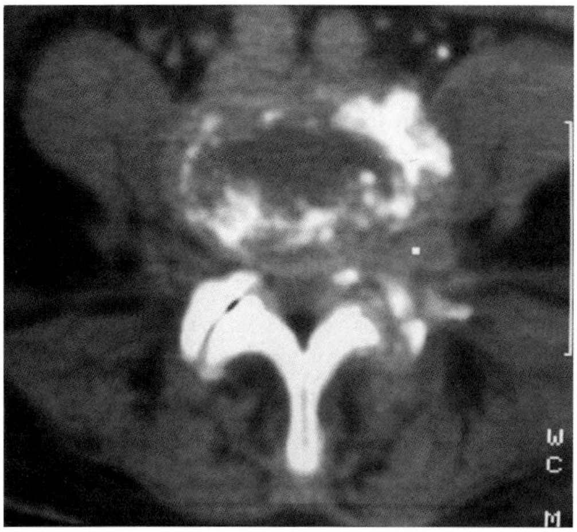

Рис. 5.**60** Спондилодисцит после паравертебральной инъекции местноанестезирующего средства. Эпидуральное абсцедирование с компрессией корешка L4 слева (*маленький белый квадратик*).

при этом параличи полностью не регрессируют (709; 711). Изредка в качестве осложнения паравертебральной инъекции может наблюдаться спондилодисцит (рис. 5.**60**).

При соблюдении правил техники проведения анестезии вблизи спинного мозга риск неврологических осложнений незначителен. В исследовании Auroy и соавт. (32) показано, что при поражении отдельных корешков после спинальной и перидуральной анестезии решающую роль играет их механическое повреждение. В 2/3 этих случаев во время пункции или инъекции появлялись корешковая боль и парестезии.

При спинальной анестезии с частотой до 30%, чаще всего при использовании гипербарического раствора лидокаина, реже других местноанестезирующих средств, наблюдается характерное осложнение, обозначаемое как *преходящее корешковое раздражение* (278; 852): в течение 24 ч появляется интенсивная жгучая двусторонняя боль в ягодицах с иррадиацией в бедра, которая исчезает в течение нескольких дней. Патологических изменений при клиническом исследовании неврологического статуса не выявляется. Однако при данной форме анестезии в отдельных случаях наблюдается тяжелое поражение конского хвоста (417). В основе этого осложнения лежит нейротоксическое воздействие местноанестезирующего средства на нервные корешки.

Чтобы не допустить обусловленного инъекцией поражения корешков, необходимо помнить, что спинальные нервы фиксированы в области межпозвонковых отверстий и не могут «уклониться» от иглы. Появление парестезий во время введения иглы свидетельствует о контакте с корешком и требует коррекции направления иглы до того, как начнется введение препарата.

Параличи в ногах, развивающиеся спустя некоторый промежуток времени, являются в большинстве случаев следствием эпидурального абсцесса или кровоизлияния (465). Пациенты с нарушением свертываемости, снижением иммунитета или сепсисом особенно склонны к подобным осложнениям, поэтому у них перидуральные инъекции проводят лишь при наличии строгих показаний. При появлении неврологических осложнений после анестезии вблизи спинного мозга всегда возникает вопрос о предшествующих недиагностированных заболеваниях (опухоль или сосудистая мальформация), которые «проявились» вследствие проведенной анестезии (781).

Причиной одностороннего паралича ноги может стать также слишком высоко проведенная спинальная анестезия с неосторожной инъекцией в конус (580). При инъекции возникает интенсивная, иррадиирующая в ногу боль. Лекарственный препарат распределяется по всей высоте конуса. После прекращения действия препарата выявляются выраженный вялый парез ноги и распространенные нарушения чувствительности.

Поражение корешков при оперативных вмешательствах

При оперативных вмешательствах на шейных позвонках (фузионная операция, ламинэктомия, корпорэктомия, фораминотомия) повреждения отдельных нервных корешков встречаются с частотой 1–3% (267). Кроме механического повреждения шейных корешков наблюдается также сегментарная ишемия, вероятно, вследствие нарушения целостности приводящих корешковых сосудов (700).

Данные о частоте поражения отдельных пояснично-крестцовых корешков при удалении позвоночных грыж колеблются между

0,25 и 8% (389; 709; 711). Вторичные кровотечения, по данным Grumme и Kolodziejczyk (267) наблюдаются с частотой 1,7%, при этом они распространяются на несколько сегментов и вызывают либо ухудшение предшествующих симптомов, либо появление новых моно- или полирадикулярных нарушений, вплоть до развития синдрома конского хвоста. По данным Henriques и соавт. (291), узкий спинальный канал является важным предрасполагающим фактором. Аналогичные осложнения возможны и при хемонуклеолизе и чрескожной нуклеотомии. Из-за большего объема оперативного вмешательства при лечении стеноза спинального канала на поясничном уровне еще чаще возникают вышеописанные поражения нервных корешков или конского хвоста, что становится более вероятным в связи с частым проведением пластики аутологичного жирового лоскута для предотвращения образования рубца. Наконец, оперативная коррекция спондилолистеза в области пояснично-крестцового перехода может приводить к повреждению одного или нескольких корешков. Если при этом развивается синдром конского хвоста, показана срочная оперативная декомпрессия (528).

Особого внимания заслуживает *постдискэктомический синдром*. Под этим термином понимают развивающийся вновь после успешно проведенной операции по поводу удаления грыжи диска корешковый синдром, который не обусловлен ни рецидивирующим пролапсом диска, ни вторичным кровотечением, ни послеоперационным спондилодисцитом. Повторное появление корешкового синдрома спустя некоторый промежуток времени (от нескольких недель до месяцев) после улучшения, имевшего место после операции, связано с образованием рубца, который можно отличить от рецидива пролапса диска при помощи КТ с контрастным усилением, так как рубцовая ткань лучше накапливает контрастное вещество. Вторая важная причина состоит в послеоперационной нестабильности внутри оперированного двигательного сегмента, для которой характерна поясничная, а также одно- или двусторонняя корешковая боль и для коррекции которой может потребоваться проведение спондилодеза.

Кроме того, и при других оперативных вмешательствах на позвоночнике – например, после травмы, миелографии или интратекального введения лекарственного средства – могут развиваться рубцы и обусловленная ими прогрессирующая арахнопатия. Симптоматика состоит из моно- или полирадикулярных симптомов выпадения и раздражения на ногах, вплоть до формирования синдрома конского хвоста.

В отношении повреждений корешков вследствие других оперативных вмешательств на позвоночнике мы рекомендуем обратиться к соответствующим источникам литературы (320; 709; 711). На рисунке 5.**61** показано повреждение конского хвоста после дорсального смещения в рамках пластики по Palacos, проведенной по поводу метастазирования рака прямой кишки в 4-й поясничный позвонок.

Амиотрофия вследствие радиационного воздействия (отсроченное лучевое поражение конского хвоста)

После лучевого лечения цепи парааортальных лимфатических узлов, которое проводится преимущественно пациентам со злокачественными опухолями яичек, лимфомой или гипернефромой, может спустя латентный период в несколько месяцев или даже вплоть до 15 лет развиваться медленно прогрессирующий безболезненный вялый нижний парапарез с мышечной атрофией, утратой рефлексов и фасцикуляциями (832). Возможно асимметричное распределение параличей, симптомы даже могут быть ограничены одной конечностью (400). Для клинической картины нарушения чувствительности нехарактерны, однако с помощью современных средств диагностики, в том числе с использованием метода вызванных потенциалов, они могут регистрироваться. Наиболее тяжелое поражение наблюдается в области стопы, голени и ягодичных мышц, однако оно может распространяться и на другие мышцы ног. Нарушения половой функции, а также деятельности мочевого пузыря и толстого кишечника, как правило, отсутствуют, но в легкой форме могут проявляться (81).

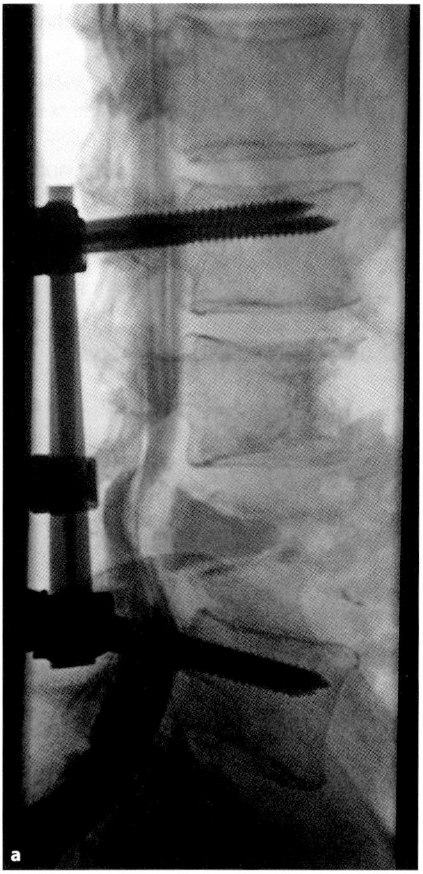

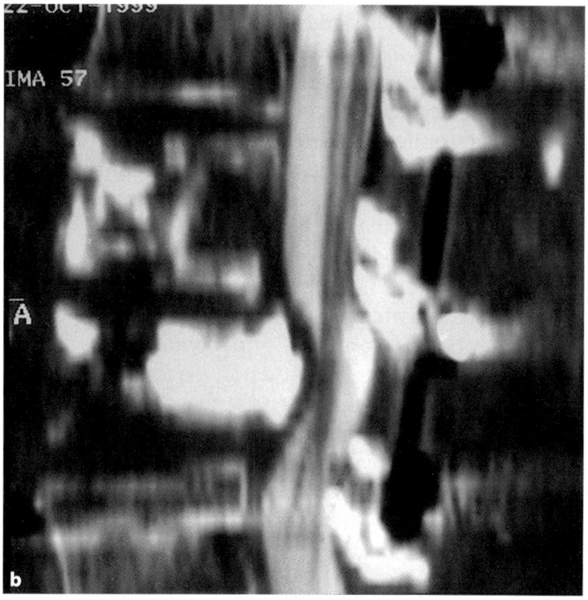

Рис. 5.**61** Поражение конского хвоста из-за смещения протеза. Пораженный метастазами рака прямой кишки позвонок был заменен пластиковым протезом Palakos. Произошло его смещение в дорсальном направлении. При традиционной миелографии (**a**) и КТ-миелографии (**b**) выявляется компрессия корешков конского хвоста. (Фотографии предоставлены Neuroradiologische Abteilung des Klinikums Augsburg, Prof. Dr. Kretzschmar.)

На основании клинических и электрофизиологических, а также двух секционных исследований выявлялось двустороннее поражение корешков в пояснично-крестцовом отделе. Это было подтверждено и изменениями, выявленными на МРТ, представляющие собой узловое усиление сигнала в области конского хвоста и частично конуса (312).

К редким последствиям лучевой терапии относится развитие злокачественной опухоли нервов (12).

5.5 Псевдокорешковые и некорешковые болевые синдромы

Определение

Под данным термином объединяют симптомокомплексы, для которых характерны:

- относительно интенсивная боль, преимущественно в одной конечности;
- нарушения функции мышц, связанные с болью;
- нарушения чувствительности (корешковые);
- патологические рефлексы;
- частое наличие в пораженных мышцах особенно болезненных (триггерных) точек (миалгия), также болезненными могут быть сухожилия и другие точки прикрепления к костям.

Терминология

Для этого известного с давних времен симптомокомплекса применялось множество разных обозначений, особенно со стороны ревматологов и мануальных терапевтов: тендомиалгия, тендомиоз, миофасциальный синдром (753), мышечный ревматизм, триггерные точки, фасцит и т.п. Несмотря на то что отдельные авторы придают описанным синдромам некие индивидуальные черты, всем им в той или иной степени присущи описанные выше признаки.

Патогенез

Для понимания подобных нарушений следует иметь представление о функциональных взаимоотношениях суставов и управляющих ими мышц. Координированное движение участка конечности требует тонко организованного, следующего друг за другом напряжения мышц одной группы и расслабления мышц-антагонистов, так как в противном случае это приводит к стрессовой нагрузке на суставы и тем самым к их морфологическим изменениям. Так, нарушение этого механизма движения при периферических парезах вызывает развитие артропатии. Повышенный мышечный тонус обусловлен импульсами от капсулы суставов, которая богато снабжена чувствительными элементами. Если происходит перенапряжение капсулы, одновременно развивается торможение движений, часто еще до того, как дальнейшее повреждающее капсулу напряжение начинает восприниматься как боль. Одновременно пациент ощущает слабость в пораженной конечности.

Болезненное замедление движений мышц наблюдается прежде всего в тех случаях, когда суставная капсула по тем или иным причинам становится болезненной. При этом происходит также изменение мышечного тонуса, который может быть как низким, так и спастическим, в виде судорог или напряжения. При остром воспалении сустава (например, при туберкулезном коксите) происходит блокировка или затруднение пассивных движений в суставе из-за спастического повышения тонуса мышц. Если, например, при раздражении плечевого сустава осуществлять в нем пассивные движения, можно ощутить то нарастающее, то уменьшающееся сопротивление, которое очень напоминает нарушение тонуса по экстрапирамидному типу. В таких мышцах с измененным тонусом нередко наблюдается дизестезия. В конечном итоге развиваются вторичные трофические изменения мышц, прежде всего в тех регионах, где пораженные суставы в течение длительного времени блокируют работу мышц.

В основе псевдокорешковых синдромов могут лежать:

- монотонная повторяющаяся перегрузка отдельных мышц;
- патологические изменения сустава, к функциональной зоне которого относятся болезненные мышцы;
- другие патологические процессы или нарушения, например, локальная травма.

Клиническая картина

Если вступает в действие один из названных выше факторов, развиваются тяжелые тонические и функциональные изменения мышц. На первый план при этом выступают болезненные ощущения в мышцах при любом движении. Однако боль никогда не бывает единственным симптомом (артрогенного) поражения мышц. Наблюдаемые иногда морфологические изменения и патологические результаты анализов крови непостоянны и не могут служить критерием постановки диагноза. В большей степени речь идет о функциональном изменении мышц, которое характеризуется следующими признаками:

- болезненные ощущения в мышце. Они могут обозначаться пациентом как сверлящие, разрывающие, жгучие или тупые. Они редко наблюдаются в покое и появляются прежде всего при активном напряжении мышцы, растяжении или давлении. Болезненность при надавливании на мышцу и ее сухожилия усиливается при одновременном ее сокращении. Определенные участки мышцы бывают особенно болезненными, например, сухожилия (тендинозы), места прикрепления сухожилий к надкостнице (тендопериостозы) и участки мышц живота;
- пораженная мышца утомляется быстрее, чем здоровая;
- в состоянии утомления наблюдаются фасцикуляции, которые могут приводить к появлению контрактур. Эти нередко очень болезненные контрактуры иногда могут выявляться при пальпации. Они обознача-

ются в литературе такими терминами, как *«миогелезы», «миалгические очаги»* или *«триггерные точки»* (см. ниже);
- в результате вся мышца может находиться в состоянии повышенного тонуса, ригидности. При пассивном растяжении мышцы определяется сопротивление, напоминающее *феномен зубчатого колеса* при экстрапирамидных заболеваниях;
- в болезненной мышце иногда можно выявить ограниченные и особенно чувствительные, уплотненные участки, которые и обозначаются как триггерные точки или миогелоз.

Все описанные выше симптомы могут наблюдаться в любой мышце. Однако их появление все же наиболее характерно для отдельных групп мышц, где они наблюдаются наиболее часто, например в мышцах конечностей. Отдельные симптомокомплексы будут описаны ниже в качестве особых форм заболевания.

Провоцирующие факторы

К развитию болезненных миалгий могут приводить различные причины. К ним относится локальная травма, и прежде всего функциональная перегрузка мышц, в том числе важная группа *брахиалгий от нагрузки*, которые наиболее часто развиваются у лиц, занимающихся ручным трудом, особенно у рабочих заводов и фабрик.

В дальнейшем прогрессирует псевдокорешковая отраженная боль с иррадиацией в периферическом направлении, которая служит рефлекторным проявлением *болезненных состояний связочного аппарата и капсулы суставов*. В основе подобного состояния раздражения суставов могут лежать различные причины, например, воспалительно-ревматические, травматические факторы или механическая нагрузка. Состояние раздражения сустава приводит к тендомиозу мышц, которые прямо или опосредованно производят движения в этом суставе. Эти феномены можно представить на примере *поднимания плеча вверх*. В первой фазе, до горизонтального уровня, этот процесс происходит преимущественно в большом плечевом суставе. Затем плечо фиксируется в суставной впадине плечевого сустава с помощью дельтовидной, надостной мышц, трехглавой мышцы плеча и других. Дальнейший подъем плеча происходит только с помощью ротации лопатки. Передняя зубчатая мышца тянет нижнюю половину лопатки вперед, тогда как трапециевидная мышца с помощью своей каудальной части, прикрепляющейся к ости лопатки, тянет ее верхнюю половину назад и вниз. Таким образом происходит ротация лопатки. Точку фиксации к кости образуют акромиально-ключичный сустав с одной стороны и грудино-ключичный сустав с другой стороны, поэтому любое значительное движение плеча в достаточной степени нагружает оба эти сустава. Если в одном из них появляется болезненность, что бывает очень часто, то возникает рефлекторный тендомиоз всех мышц, имеющих отношение к подъему плеча, а именно трапециевидной, передней зубчатой, а также других мышц, так или иначе связанных с движениями плеча, например грудных, дельтовидной, двуглавой мышцы плеча и многих других. Тендомиоз, в свою очередь, вызывает торможение вплоть до блокирования всех движений в ставших болезненными суставах.

В противном случае первичный парез одной из мышц в области плеча приводит к нарушению описанной выше динамической взаимосвязи мышц, отвечающих за движения плеча. Примером этому служит появление интенсивной брахиалгии спустя несколько недель после развития пареза верхней части трапециевидной или передней зубчатой мышцы.

Особые формы

Функциональное нарушение или поражение отдельных суставов приводит к различным клиническим проявлениям или последствиям. Знание функциональной анатомии двигательного аппарата позволяет оценивать синдромы поражения отдельных суставов. Более сложные взаимоотношения имеют место в тех случаях, когда одна двигательная группа вступает в связь с другой, чтобы осуществлять удержание сустава в положении покоя. Например, раздражение фасеточных суставов нижних поясничных позвонков вызывает рефлекторную мышечную боль не только в мышцах-разгибателях спины на поясничном уровне, но и в мышцах ягодиц и задней поверхности ноги (ишиокруральная группа, икроножная мышца). Это служит причиной люмбоишиалгии и обозначается также как *фасеточный синдром*. Решающим диагностическим признаком служит исчезновение боли в состоянии покоя при надетом корсете и/или при локальной инфильтрации мелких суставов позвоночника. Из сухожилий дегенеративно измененных межпозвонковых суставов могут образовываться кисты. Из периартикулярных тканей также могут развиваться ганглионарные кисты. Эти редко наблюдаемые околофасеточные кисты становятся на поясничном уровне причиной компрессии корешков, а на грудном уровне могут даже привести к компрессии спинного мозга. Лучше всего они выявляются с помощью МРТ, лечение состоит в удалении кист. Кроме того, положение пояснично-крестцового отдела позвоночника находится в определенной зависимости от положения таза. Оно, в свою очередь, находится в связи с состоянием прямых мышц живота, прикрепляющихся к симфизу. Таким образом, болезненность симфиза вызывает рефлекторную болезненность поясничной двигательной системы, которая состоит из межпозвонковых суставов и мускулатуры спины и ног. И наоборот, раздражение суставов поясничного отдела позвоночника приводит к *рефлекторной боли в области симфиза* и другим вытекающим из этого последствиям. Грыжа межпозвонкового диска на поясничном уровне, вызывающая растяжение связочного аппарата позвоночника, при определенных обстоятельствах влечет за собой механическую или рефлекторную боль в межпозвонковых суставах и вторично приводит к раздражению симфиза. В некоторых случаях удается установить главенствующие факторы, лежащие в основе клинических проявлений, в других случаях это достигается методом ex juvantibus, например, при помощи наблюдения за болевым синдромом на введение прокаина в область различных суставов. Термином *стернальный синдром* обозначается боль различной локализации, которая первично появляется в связи с патологическим положением тела (89). Грудина представляет собой центральный элемент в цепи разнообразных взаимоотношений отдельных механических факторов, отвечающих за статику туловища.

Эти сложные и противоречивые динамические взаимоотношения позволяют объяснять даже расположенные далеко от первичного источника поражения болевые синдромы, связанные с положением тела.

Нередко нераспознанным остается синдром *подвздошно-крестцового сочленения* (сакроилеит). Переплетенные друг с другом связки этого большого синдесмоза способствуют иррадиации боли и образованию триггерных точек, особенно в области ягодиц и задней поверхности ног. Характерны, например, локальная болезненность над пораженным подвздошно-крестцовым сочленением, нарастание боли в положении стоя на одной ноге на пораженной стороне, положительный результат теста Меннеля или исчезновение боли при ношении твердого пояса, охватывающего и фиксирующего оба сочленения.

Кокцигодиния также относится к подобным состояниям. Этим термином обозначается длительная, мучительная, часто воспринимаемая как жгучая боль в области верхушки копчика. Страдают в большинстве случаев женщины. У некоторых пациентов в анамнезе имеется травма, например, падение с растяжением, операция или хроническая микротравматизация (так называемая «кнопка телевизионного пульта»). Заболевание наблюдается также после родов, реже при воспалительных заболеваниях или опухолях копчика. Для большинства пациентов какой-либо причины выявить не удается.

Боль нарастает в положении сидя или при перемене положения и уменьшается в положении лежа. При этом целью клинической и рентгенологической диагностики является прежде всего исключение воспалительных изменений или опухолей близлежащих структур. Жалобы, аналогичные кокцигодинии, наблюдаются, например, при рецидиве рака прямой кишки (постпроктэктомический синдром). Для лечения идиопатической кокцигодинии предпочтение отдается консервативным методам (изменение привычной позы в положении сидя, применение противовоспалительных средств, инфильтрация местноанестезирующими средствами и/или кортикостероидами). При отсутствии эффекта показано оперативное лечение. Ранее хирурги применяли резекцию нижних крестцо-

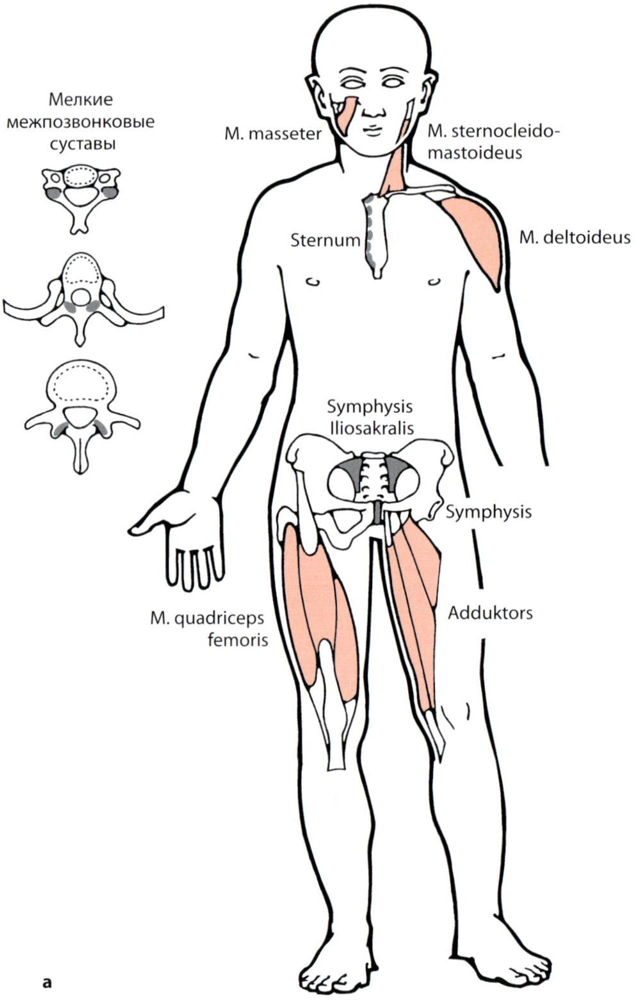

Рис. 5.**62** Частая локализация тендомиалгической боли. Спереди (**a**) наиболее часто поражаемые мышцы выделены *красным цветом*, сзади (**b**) наблюдается поражение мышц как спины, так и плечевого и тазового пояса и конечностей. В мелких суставах позвоночника, а также в грудине и тазобедренных суставах могут также наблюдаться болевые синдромы, иногда с псевдокорешковой иррадиацией (*черный цвет*).

вых чувствительных корешков, в настоящее время предпочитают кокцигэктомию*.

К другим частым клиническим формам относятся, например, брахиалгия перенапряжения, эпикондилиты, лучевой стилоидит и др. Локальную мышечную болезненность следует отличать от *иррадиации боли от капсулы сустава*. Каждый сустав представлен на периферии характерной областью, в которую иррадиирует боль и которая, таким образом, имеет в определенном смысле сегментарную принадлежность. Она не точно совпадает с корешковыми дерматомами, поэтому мы говорим в этом случае о *псевдокорешковой иррадиации боли* в узком смысле. В целом эта иррадиация не выходит за пределы области мышц, состоящих в функциональной взаимосвязи с пораженными суставами. Сами мышцы в этом случае безболезненны.

Особое место занимает так называемый *skynache syndrom* – синдром, характеризующийся хронической болью неясного происхождения, резкое обострение которой вызывает воздействие на кожные триггерные точки (43). На рисунке 5.**62** представлена схема наиболее частых болевых синдромов с псевдокорешковой иррадиацией, а также с преимущественно локальной тендомиалгией.

* Альтернативой хирургическому лечению при посттравматической кокцигодинии является трансректальная репозиция копчика. – *Прим. ред.*

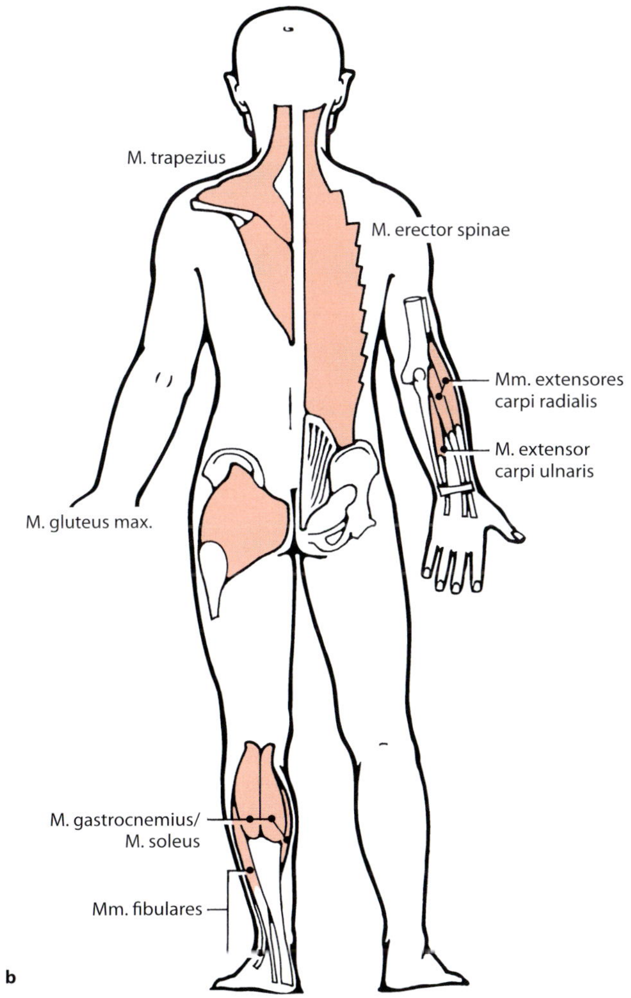

Рис. 5.**62b**

Лечение

С одной стороны, можно попытаться устранить первичную причину боли, например, с помощью уменьшения различия в длине ног и тем самым скорректировать тазовый наклон, вызывающий нагрузку на подвздошно-крестцовое сочленение и постуральные нарушения (сколиоз). Это касается также эргономической коррекции профессиональных нагрузок на отдельную мышцу или группу мышц (более подробно эта проблема рассматривается в соответствующей специальной литературе [89]). Локально в капсулу сустава и сам сустав вводят прокаин или гидрокортизон*. Упомянутый выше синдром болезненности кожи (*skinache syndrome*) поддается лечению при помощи инфильтрации кожи прокаином.

Неспецифическую боль в спине можно также лечить физиотерапевтическими методами, в том числе аппликациями тепла или холода на 30 мин через одинаковые промежутки времени. Чрескожная электрическая стимуляция нервов, выполняемая при помощи портативных аппаратов, может применяться и в домашних условиях. Деполяризация тонких фибрилл и высвобождение эндорфинов

* Наиболее продолжительный и мощный обезболивающий, противовоспалительный и противоотечный эффект достигается при локальной инъекционной терапии дипроспаном. – *Прим. ред.*

осуществляются при стимуляции с частотой 4–10 Гц, длительность импульса составляет 400–600 мс. При частоте ≥80 Гц и продолжительности импульса 200 мс происходит деполяризация волокон диска.

Причиной боли опорно-двигательного аппарата часто служит наличие активированных миофасциальных триггерных точек. При этом возникают разнообразные симптомы. Травмы, мышечные перегрузки вследствие повторяющихся движений, патологическое и вынужденное положение тела способствуют возникновению подобных триггерных точек (157; 753). Мышечные контрактуры, растяжение мышц и стресс усиливают симптомы. Клиническую диагностику миофасциальных триггерных точек проводят с помощью пальпации. Речь идет о четко локализованных, спонтанно болезненных или реагирующих на давление уплотнениях (миогелозе) в скелетных мышцах. Эти уплотнения располагаются по ходу пучка напряженных мышечных волокон, они также носят название *taut bands* (тугой тяж). При пальпации симптомы, которые наблюдались у пациента, частично или полностью воспроизводятся. Боль ощущается не только в области давления, но и в удаленных от нее регионах. Пальпация, которую проводят всегда поперек мышечных волокон, может наряду с болью вызывать также видимые и ощущаемые подергивания.

При исследовании мышц было выяснено, что в центре пальпируемого миогелоза (скопления сокращенных волокон) имеет место выраженная гипоксия (88). Биопсия мышц, выполненная у собак, позволила установить, что эти скопления представляют собой локальную контрактуру, которая локализуется только в части мышцы, расположенной непосредственно под концевой пластинкой (666).

Лечение триггерных точек проводят при помощи мануального компрессионного массажа в этой области с одновременной повторяющейся активацией мышцы. Эффект этой манипуляции пока неясен. Скорее всего, это приводит к локальному мини-растяжению. Растяжение пораженной мышцы представляет собой эффективную меру для устранения триггерных точек. Возможно, раздражение, связанное с растяжением, уменьшает площадь постоянно активированных филаментов актина и миозина, снижая таким образом потребление энергии. Эффект «холодового спрея» также остается неясным, при этом температура в мышце практически не снижается. При сухом иглоукалывании иглу вводят непосредственно в триггерную точку, что вызывает подергивание и провоцирует боль. При этом разрушаются филаменты актина и миозина, теряется способность к сокращению, что опять-таки позволяет уменьшить потребление энергии.

Лечение триггерных точек доказало свою эффективность в клинической практике. Как мануальный компрессионный массаж, так и сухое иглоукалывание представляют собой методы лечения, которые могут быть очень болезненными, поэтому пациенты должны быть хорошо подготовлены и знать о возможном усилении боли.

5.6 Дифференциальная диагностика корешковых синдромов

При целом ряде заболеваний следует проводить дифференциальную диагностику с поражением отдельных нервных корешков. В том числе к ним относятся не связанные с поражением нервной системы описанные в данной главе псевдокорешковые синдромы. Поражение моносегментарных ветвей периферических нервов в области туловища можно отличить от поражения корешков только с помощью дополнительных методов исследования. Некоторые поражения частей сплетений или ветвей периферических нервов можно отличить от поражения корешков лишь при тщательном клиническом анализе и с помощью электрофизиологических методов исследования. Это касается, например, дифференциальной диагностики поражения нижней части плечевого сплетения или локтевого нерва с поражением корешка C8. Редкое явление представляет собой изолированный очаг рассеянного склероза в шейном отделе спинного мозга, который вызывает шейную радикулопатию, иногда такой очаг может находиться в поясничном отделе спинного мозга и имитировать пояснично-крестцовую радикулопатию.

6 Клиническая картина поражений периферических нервов

6.1 Поражение шейного и плечевого сплетений

6.1.1 Анатомия шейного и плечевого сплетений

Шейное и плечевое сплетения часто подвергаются механическим и особенно травматическим повреждениям, что связано с их особым топографическим положением и близостью к очень подвижным структурам плечевого пояса. Определить точную локализацию повреждения не всегда бывает возможно из-за сложного строения плечевого сплетения. Разветвление и формирование новых нервных стволов из аксонов, исходящих от отдельных корешков C5–Th1 (C4–Th2), приводит к тому, что мышцы плечевого пояса и верхних конечностей, иннервируемые из нескольких сегментов, могут поражаться с различной степенью тяжести в зависимости от локализации очага повреждения. Поэтому при частичном поражении бывает нелегко даже при тщательном осмотре обнаружить патологический процесс. Функцию отдельных мышц следует по возможности исследовать изолированно с помощью специальных приемов, исключая при этом функционирование других мышц-синергистов. Применяемые при этом технические методы будут изложены при обсуждении поражений отдельных периферических нервов.

Разветвление спинальных нервов (см. рис. 5.1, 7.1а)

Спинальный нерв, формирующийся путем слияния заднего и переднего корешков, представляет собой нервный ствол протяженностью около 1 см. После выхода через межпозвонковые отверстия из межпозвонкового канала спинальный нерв делится на переднюю и заднюю ветви. Место разветвления располагается в наружном выходе межпозвонкового отверстия, лишь в крестцовом отделе оно находится внутри крестцовых отверстий.

Задние ветви направляются кзади, иннервируют собственные мышцы спины и отдают медиальные кожные ветви, иннервирующие кожу вдоль дорсальной средней линии. Присоединяющиеся к ним у нижнего края лопатки латеральные кожные ветви иннервируют бóльшую часть кожи спины. Дорсальные ветви значительно тоньше, чем вентральные, и, за исключением трех верхних шейных и крестцовых сегментов, практически не дают анастомозов. Кожные ветви отсутствуют в сегменте C1, а нередко и в сегментах C6, C7, C8, а также L4 и L5. В связи с этим образуется пробел чувствительной иннервации кожи паравертебральной области на верхней границе дерматомов Th2 и S1 (см. рис. 2.**6**). В поясничном регионе между точками выхода из позвоночного канала и подкожным разветвлением образуется смещение в каудальном направлении, которое может достигать высоты трех тел позвонков. Задние ветви спинальных нервов проходят в латеральном направлении, огибая мелкие суставы позвонков и осуществляя иннервацию как паравертебральных мышц, так и мест прикрепления их сухожилий, а также фасцию. Патологические процессы в суставах позвоночника, связанная с нарушением осанки механическая нагрузка на ветви нервов в упомянутых ранее точках выхода, а в поясничной области также давление грыжевых выпячиваний жировой ткани в точках прохождения через фасцию, могут приводить к интенсивной локальной болезненности и к тупой боли в пояснице (механическая нейропатия задних ветвей).

Передние ветви, иннервирующие стенки туловища и конечностей, значительно более мощные. На уровне разветвления спинальных нервов они отдают тонкую менингеальную ветвь, которая содержит также симпатические волокна, отходящие от серых соединительных ветвей. Менингеальная (возвратная) ветвь снова входит через межпозвонковое отверстие в позвоночный канал и отдает на уровне 2–4 сегментов восходящие и нисходящие ветви. Эти ветви образуют сеть в твердой мозговой оболочке, а также в продольной связке. Из этой сети иннервируются также надкостница и межпозвонковые диски. Менингеальные ветви верхних шейных нервов также достигают твердой мозговой оболочки в задней черепной ямке.

Соединительные ветви соединяют начальные отрезки передних ветвей C8–L2 с симпатическим пограничным стволом. Через белые соединительные ветви преганглионарные (миелинизированные) холинергические эфферентные волокна из интермедиолатерального ядра сквозь передний корешок проходят в пограничный ствол. Так как интермедиолатеральное ядро формируется исключительно между C8 и L2, белые соединительные ветви отсутствуют в сегментах C1–C7 и L3–Co2. В отличие от белых, серые соединительные ветви отходят от пограничного ствола ко всем спинальным и некоторым черепным нервам. Они содержат постганглионарные (миелинизированные), преимущественно норадренергические нервные окончания для реализации пилорических реакций и вазоконстрикции. Потовые железы и надкостница иннервируются постганглионарными холинергическими симпатическими волокнами.

Различить белые и серые соединительные ветви человека можно с помощью макроскопического исследования. Часто они объединяются в одну ветвь. Иногда ответвление соединительной ветви соединяется непосредственно с менингеальной ветвью. Шейные серые соединительные ветви несут постганглионарные волокна от верхнего шейного узла к C1–C5. Непостоянный средний шейный узел связан с C4, C5 и иногда C6, а серые соединительные ветви, идущие от нижнего шейного узла (звездчатого), проникают через переднюю лестничную мышцу и соединяются с вентральными ветвями C6–Th1. Соединение с Th1 находится в области купола плевры. Здесь же проходит глубокая ветвь пограничного симпатического ствола (позвоночный нерв), представляющая собой цепочку ганглиев и расположенная глубоко в борозде позвоночной артерии. Она сообщается с вентральными ветвями C6–C4, но входит в полость черепа вместе с позвоночной артерией.

Из четырех ганглиев симпатического ствола на поясничном уровне идут серые соединительные ветви к поясничному сплетению. Они проходят под сухожилиями поясничной мышцы и идут через саму мышцу к передним ветвям. Преганглионарные волокна содержатся только в сегментах L1 и L2. Крестцовые соединительные ветви объединяются в области тазовых крестцовых отверстий с корешками крестцового сплетения.

Шейное сплетение и его ветви

Анатомия

Передние ветви C1, C2, C3 и частично C4, проходящие вдоль точек прикрепления средней лестничной мышцы и мышцы, поднимающей лопатку, прикрытые превертебральной пластинкой шейной фасции, соединяются петлеобразными анастомозами, образуя шейное сплетение (рис. 6.**1.1**).

Кожные ветви сплетения прободают поверхностную пластинку шейной фасции в шейной области по заднему краю грудино-ключично-сосцевидной мышцы, в области перехода ее верхней трети в среднюю (*punctum nervosum*). Из той точки они распространяются на переднюю и боковую поверхность шеи. Большой ушной нерв (из C2, C3), проходя строго вверх, достигает в составе фасции грудино-ключично-сосцевидной мышцы кожной зоны позади (задняя ветвь)

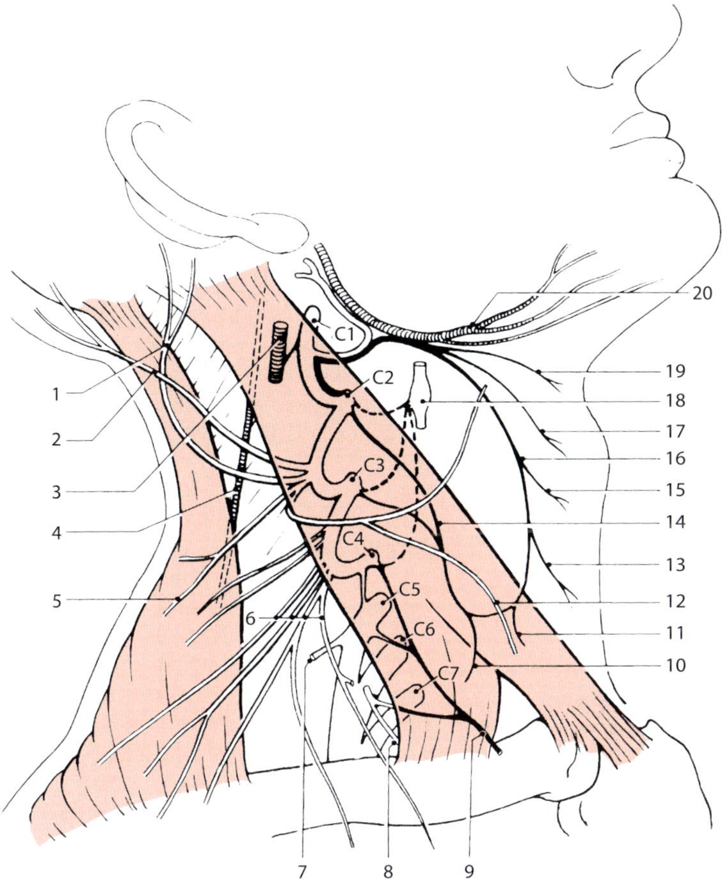

Рис. 6.**1.1** Шейное сплетение (по Chusid).
1 N. auricularis magnus
2 N. occipitalis minor
3 N. vagus
4 N. accessorius
5 Nn. supraclaviculares laterales
6 Nn. supraclaviculares
7 N. dorsalis scapulae
8 N. subclavius с анастомозом к N. phrenicus
9 N. phrenicus
10 и 11 ветвь к m. omohyoideus (между ними Ansa cervicalis)
12 N. transversus colli
13 Ветвь к m. sternothyreoideus
14 Radix inferior ansae cervicalis
15 Ветвь к m. sternohyoideus
16 Radix superior ansae cervicalis
17 Ветвь к m. thyreohyoideus
18 Ganglion cervicale superius
19 Ветвь к m. geniohyoideus
20 N. hypoglossus

и спереди (передняя ветвь) от наружного слухового прохода. Поперечный нерв шеи (C2, C3) поворачивает над грудино-ключично-сосцевидной мышцей кпереди и, проходя под подкожной мышцей шеи, достигает передней поверхности шеи. На некоторых участках своего пути он является несущей структурой для двигательной шейной ветви лицевого нерва, которая иннервирует подкожную мышцу шеи. Надключичные нервы (C3, C4) расходятся веерообразно в боковом треугольнике шеи под поверхностной фасцией и прободают ее на различном уровне. Медиальные надключичные нервы иннервируют кожу шеи и грудной клетки до угла грудины, а также грудино-ключичное сочленение. Промежуточные надключичные нервы идут под подкожной мышцей шеи над средней третью ключицы и иннервируют кожу до IV ребра. Задняя группа, латеральные (задние) надключичные нервы, иннервируют кожу над акромиальным отростком и дельтовидной мышцей, а также участвуют в иннервации акромиально-ключичного сочленения.

Для траектории малого затылочного нерва (C2, C3) характерна высокая вариабельность; он проходит вверх от заднего края грудино-ключично-сосцевидной мышцы в затылочную область. Зона его иннервации находится латеральнее зоны большого затылочного нерва. Однако нередко он обнаруживается в боковом треугольнике шеи или прободает передний край трапециевидной мышцы еще до перехода в подкожный слой.

Глубокие двигательные ветви располагаются под превертебральной пластинкой. Они иннервируют межпоперечные мышцы шеи (C2–C7), головы (C1, C2), наружную прямую мышцу головы (C1), длинную мышцу головы (C1–C3), длинную мышцу шеи (C2–C6) и лестничные мышцы (C4–C8).

Ветви из С2–С4 вместе с наружной ветвью добавочного нерва участвуют в иннервации трапециевидной и грудино-ключично-сосцевидной мышцы. С помощью петли подъязычного нерва шейное сплетение иннервирует нижние подподъязычные мышцы. В образовании петли участвует нисходящая ветвь подъязычного нерва (верхний корешок, который проходит вдоль общей сонной артерии) и ветви, отходящие от шейного сплетения (С2–С3) (нижний корешок). Петля подъязычного нерва иннервирует подподъязычные мышцы за исключением щитовидно-подъязычной. Щитовидно-подъязычная мышца получает иннервацию из собственной ветви, исходящей из шейного сплетения (С1, С2). Эта ветвь покидает влагалище подъязычного нерва лишь после отхождения верхнего корешка петли подъязычного нерва.

Особое положение среди нервов шейного сплетения занимает диафрагмальный нерв. К исходящей из С4 основной порции примыкают также волокна из С3 и/или С5. Соединение с С3 осуществляется с помощью ветви петли подъязычного нерва (нижний корешок), а с С5 – с помощью подключичного нерва. Эти корешки диафрагмального нерва иногда уже в области шеи объединяются с основным стволом нерва. Диафрагмальный нерв проходит вниз спереди от передней лестничной мышцы, которую он пересекает от латерального до медиального края. При этом он сначала проходит латерально, а потом кзади от внутренней яремной вены. В области прохождения нерва вдоль передней лестничной мышцы его пересекают поверхностная шейная и надлопаточная артерии. Затем он примыкает к куполу плевры, пересекает внутреннюю грудную артерию и проходит в сопровождении перикардодиафрагмальных артерии и вены через переднее средостение. На правой стороне диафрагмальный нерв с сопровождающими его сосудами прилежит к верхней полой вене и перикарду над правым предсердием. Он проходит через диафрагму латерально от отверстия нижней полой вены. На левой стороне диафрагмальный нерв, после того как он пересекает дугу аорты, располагается более вентрально, чем на правой, но дорсальнее выбухания перикарда, образованного верхушкой сердца. Левый диафрагмальный нерв проходит через диафрагму между ее сухожильной и мышечной частями. На своем протяжении диафрагмальный нерв отдает чувствительные перикардиальные ветви к сердечной сумке, а также плевральные ветви к медиастинальной и диафрагмальной частям париетальной плевры. После прохождения через диафрагму от нерва отходят чувствительные диафрагмально-брюшные ветви, иннервирующие брюшину, покрывающую диафрагму, печень, желчный пузырь и поджелудочную железу. Конечные ветви нерва подходят к чревному сплетению.

Плечевое сплетение

Анатомия

В образовании плечевого сплетения участвуют передние ветви С5–С8, а также Th1 (рис. 6.**1.2**). Нередко к ним присоединяется ветвь из С4 или Th2. Их участие в большинстве случаев связано с краниальным или каудальным смещением плечевого сплетения, что соответствует префиксированному или постфиксированному типу. Вентральные ветви упомянутых спинальных нервов объединяются сначала в три первичных ствола. Верхний ствол состоит из объединения С5 и С6, иногда с участием С4. С7 образует средний ствол, а нижний ствол происходит из соединения С8 и Th1. Каждый первичный ствол разделяется выше ключицы на дорсальную ветвь (*divisio posterior*) для иннервации разгибательных мышц и вентральную ветвь (*divisio anterior*) для иннервации сгибательных мышц. Это разделение соответствует происходящему во время эмбрионального развития членению зачатков мышц на дорсальную сгибательную и вентральную разгибательную группы. Из дорсальных и вентральных ветвей первичных стволов образуются 3 вторичных ствола, или пучка, которые располагаются в определенном порядке вокруг подмышечной артерии. Задний пучок объединяет все дорсальные ветви первичных стволов, т.е. нервные волокна из сегментов С5–Th1. Вентральные ветви верхнего и среднего стволов (т.е. С5–С7) образуют латеральный

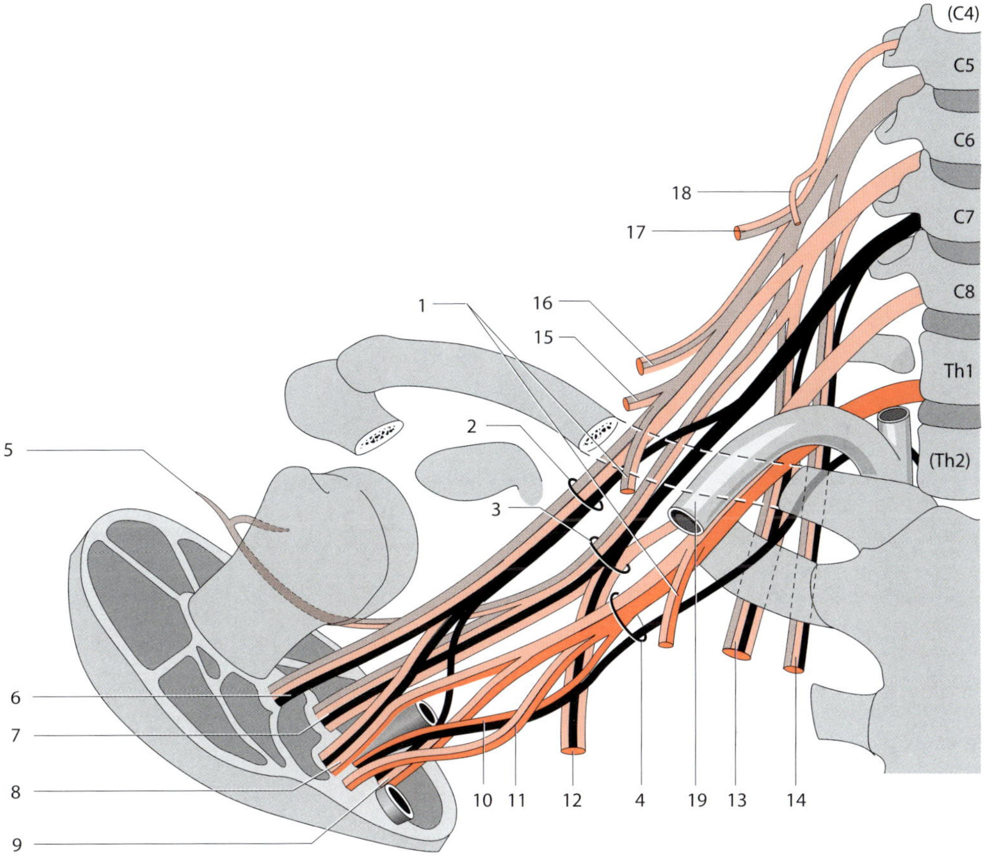

Рис. 6.**1.2** Плечевое сплетение и его анатомические взаимоотношения с костным скелетом.

1 Nn. pectorales (med./lat.) C5–Th1
Mm. pect. major+minor
2 Fasciculus lateralis
3 Fasciculus posterior
4 Fasciculus medialis
5 N. axillaris C5, 6
M. deltoideus C5, 6
M. teres minor C5, 6
6 N. musculocutaneus C5–7
M. biceps brachii C5, 6
M. coracobrachialis C6, 7
M. brachialis C5, 6
7 N. radialis C5–Th1
M. triceps brachii, C7–Th1
M. anconeus C7, 8
M. brachioradialis C5, 6
Mm. ext. carpi rad. long./brev. C6–8
M. ext. digit. C7, 8
M. ext. indicis C7, 8
M. ext. digiti minimi C7, 8
Mm. ext. poll, long./brev. C7, 8
M. abd. poll. long. C7, 8
8 N. medianus C5–Th1
M. pronator teres C6, 7
M. flexor carpi rad. C6–8
M. palmaris long. C7, 8
M. flex. digit. superf. C7–Th1
M. flex. digit. prof. (лучевой стороны, II/III) C7–Th1
M. pronator quadratus C7–Th1
M. opponens poll. C7, 8
M. abductor poll. brev. C7, 8
Caput superfic. m. flex. poll. brev. C6–8
Mm. lumbricales I + II C8–Th1
9 N. ulnaris (C7) C8–Th1
M. flexor carpi uln. C8–Th1
M. flexor digit. prof. (локтевой стороны, IV/V) C8–Th1
Mm. interossei palm. + dors. C8–Th1
Mm. lumbric. III + IV C8–Th1
M. add. poll. C8–Th1
Caput prof. m. fl. poll. brev. C8–Th1
M. palmaris brevis C8–Th1
10 N. cutaneus brachii medialis C8–Th1
11 N. cutaneus antebrachii medialis C8–Th1
12 N. thoracodorsalis C6–8
M. latissimus dorsi
13 Nn. subscapulares C5–8
M. subscapularis C5–7
M. teres major C5–6
14 N. thoracicus longus C5–7
M. serratus anterior
15 M. subclavius C5, 6
M. subclavius
16 N. suprascapularis C4–6
M. supraspinatus C4–6
M. infraspinatus C4–6
17 N. dorsalis scapulae C3–5
M. levator scapulae C4–6
Mm. rhomboidei C4–6
18 N. phrenicus C3, 4
19 A. axillaris

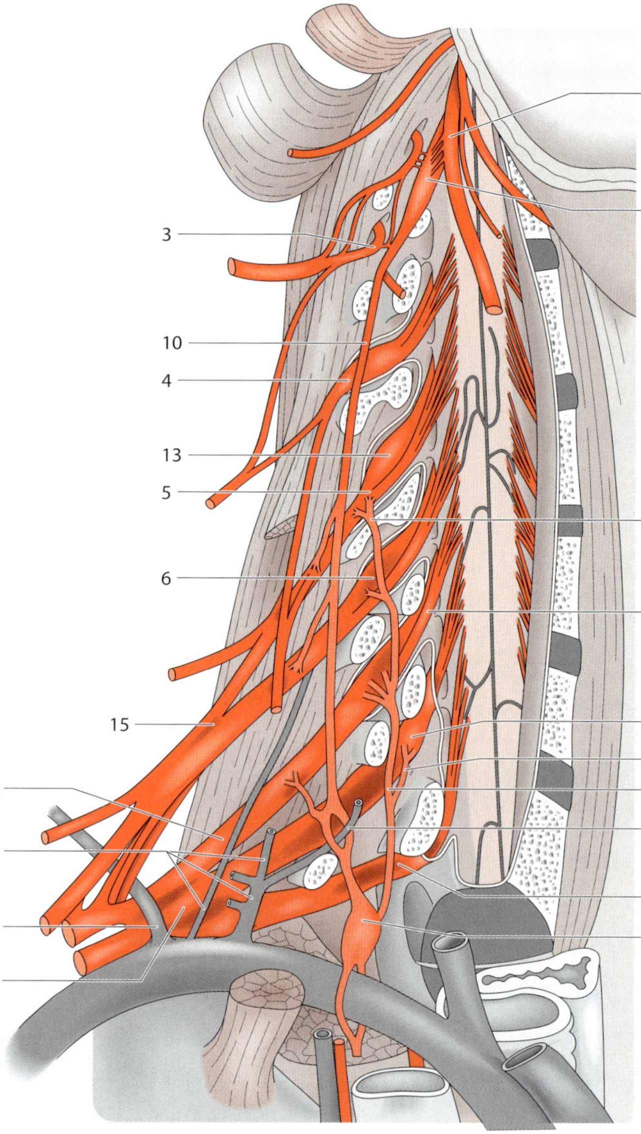

Рис. 6.**1.3** Шейное, плечевое сплетения и шейный симпатический ствол.

1 N. vagus
2 Ganglion cervicale superius
3 C3
4 C4
5 C5
6 C6
7 C7
8 C8
9 Th1
10 Truncus sympathicus
11 Ganglion stellatum
12 N. vertebralis
13 Ganglion spinale
14 Ramus communicans griseus
15 Truncus superior
16 Truncus medius
17 Truncus inferior
18 A. transversa colli
19 A. cervicalis ascendens meist vereinheitlicht
20 A. thyroidea inferior

пучок, а вентральные ветви нижнего ствола (C8–Th1) – медиальный пучок.

Пучки содержат постганглионарные симпатические волокна, идущие в составе серых соединительных ветвей, а именно идущие вниз от волокна C4 из верхнего шейного ганглия. Симпатические волокна для C5–Th1 происходят из шейно-грудного (звездчатого) ганглия (рис. 6.**1.3**). При этом волокна для C8 и Th1 идут непосредственно из ганглия, а волокна для C5–C7 нередко проходят в составе позвоночного нерва. Часто C7 также содержит толстую серую соединительную ветвь, идущую непосредственно из звездчатого ганглия. Этот ганглий располагается вблизи C8 и Th1, рядом с местом их объединения с нижним стволом. Для хирургов имеет большое значение тот факт, что латерально от симпатического ствола (и звездчатого ганглия) между нижним стволом и подключичной артерией часто располагается плотная поперечно-плевральная связка.

Топографически плечевое сплетение разделяют на надключичную и подключичную части. От надключичной части отходят короткие ветви к лестничным мышцам (C5–C8) и длинной мышце шеи (C5–C8). Дорсальный нерв лопатки (C3–C5) прободает среднюю лестничную мышцу и проходит по медиальному краю мышцы, поднимающей лопатку, которую он тоже иннервирует, к ромбовидной мышце. Нерв идет от ромбовидной мышцы дальше вниз параллельно медиальному краю лопатки, где он сопровождается дорсальной артерией лопатки (глубокая ветвь поперечной артерии шеи). Длинный грудной нерв (C5–C7) также прободает среднюю лестничную мышцу, пересекает при этом I ребро, проходит кзади от подмышечной артерии и входит в фасцию передней зубчатой мышцы. Надлопаточный нерв (C5–C6) отходит от верхнего ствола, располагаясь под точкой прикрепления лопаточно-подъязычной мышцы, достигает через вырезку лопатки над- и подостной мышц. Самые тонкие ветви идут к акромиально-ключичному и плечевому суставам. От верхнего ствола отделяется тонкий подключичный нерв (C5–C6), который иннервирует одноименную мышцу. Часто нерв отдает в медиальном направлении подключично-околодиафрагмальную ветвь. Она проходит кпереди от подключичной вены и возвращается обратно над первым ребром через верхнюю апертуру грудной клетки, объединяясь в конце концов на различных уровнях с основным стволом диафрагмального нерва.

Под ключицей идут отходящие от медиального и латерального пучков латеральный и медиальный грудные нервы. Они прободают ключично-грудную фасцию и иннервируют большую и малую грудные мышцы. Подключичный нерв (C5–C6) проходит под ключицей из заднего пучка. Он сопровождается подключичной артерией и иннервирует подлопаточную и большую круглую мышцы. Его конечная ветвь представляет собой грудоспинной нерв, который сопровождается одноименными сосудами и иннервирует широчайшую мышцу спины.

Из пучков в следующем порядке формируются длинные нервы руки:

- *Задний пучок* (из C5–Th1):
  - подмышечный нерв (C5, C6);
  - лучевой нерв (C5–Th1).
- *Латеральный пучок* (из C5–C7):
  - мышечно-кожный нерв (C5–C7);
  - срединный нерв (латеральный корешок) (C5–C7).
- *Медиальный пучок* (из C8 и Th1):
  - срединный нерв (медиальный корешок) (C8–Th1);
  - локтевой нерв (C8–Th1);
  - медиальный кожный нерв плеча (C8–Th1);
  - медиальный кожный нерв предплечья (C8–Th1).

Эти взаимоотношения представлены в виде схемы на рисунке 6.**1.4**.

Анатомические варианты

Что касается плечевого сплетения в целом, оно может в соответствии с филогенетическим и онтогенетическим каудальным смещением верхней конечности быть смещено в краниальном (префиксация) или каудальном (постфиксация) направлении. Префиксация наблюдается примерно в 0,9% случаев. При этом из C4 отходит большое количество волокон в верхний ствол. В слу-

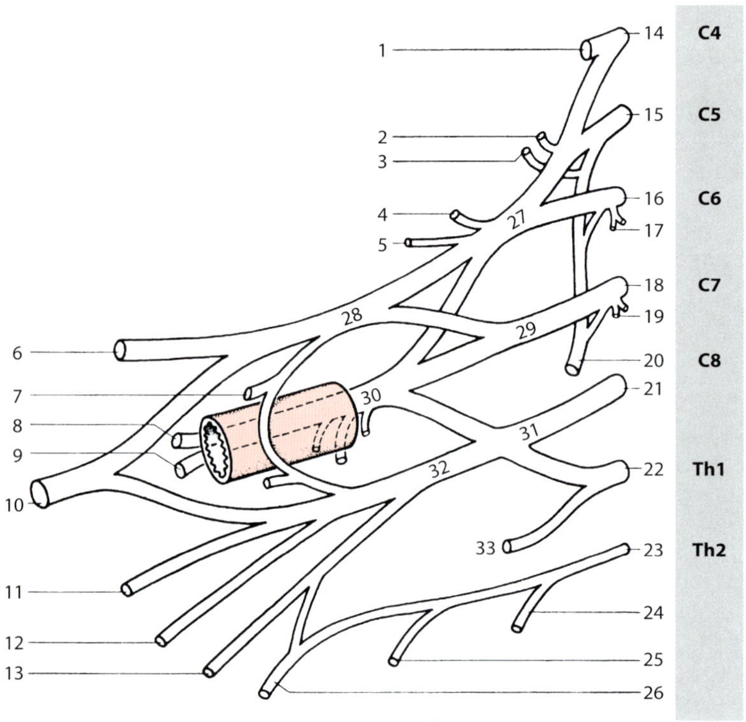

Рис. 6.**1.4** Плечевое сплетение, схема.
1 К шейному сплетению
2 К n. phrenicus
3 N. dorsalis scapulae (C3–C5)
4 N. subclavius (C5–C6)
5 N. suprascapularis (C4–C6)
6 N. musculocutaneus (C5–C7)
7 N. pectoralis lateralis
8 N. axillaris (C5–C6)
9 N. radialis (C5–Th1)
10 N. medianus (C5–Th1)
11 N. ulnaris (C8–Th1)
12 N. cutaneus antebrachii medialis (C8–Th1)
13 N. cutaneus brachii medialis (C8–Th1)
14 C4
15 C5
16 C6
17 и 19 К mm. scaleni и m. longus colli
18 C7
20 N. thoracicus longus (C5–C7)
21 C8
22 Th1
23 Th2
24 2-й межреберный нерв
25 и 26 Межреберно-плечевые нервы
27 Верхний первичный ствол
28 Латеральный вторичный ствол
29 Средний первичный ствол
30 Задний вторичный ствол
31 Нижний первичный ствол
32 Медиальный вторичный ствол
33 1-й межреберный нерв

чае постфиксации волокна из Th2 принимают участие в формировании нижнего ствола. Постфиксация наблюдается значительно реже, чем префиксация. В зависимости от смещения изменяются сегментарные взаимоотношения мышечных и кожных зон. В большинстве случаев эти изменения сопровождаются также вариациями строения шейного отдела позвоночника и сегментарных артерий.

Большинство вариантов строения плечевого сплетения основано на том, что разделение пучков на конечные ветви не соответствует типичной схеме. Волокна при этом сначала идут в составе соседнего нерва, но затем в дистальных отделах благодаря анастомозам вновь возвращаются в свой нервный ствол.

В составе латерального пучка подобный обмен волокнами часто наблюдается между мышечно-кожным и срединным нервами. В наиболее выраженных случаях мышечно-кожный нерв может быть сокращен до маленькой, идущей от латерального пучка к клювовидно-плечевой мышце мышечной ветви. Латеральный корешок срединного нерва при этом бывает патологически увеличен, а срединный нерв отдает в области плеча крупную ветвь к двуглавой мышце плеча и плечевой мышце, заканчивающуюся затем в виде обычного латерального кожного нерва предплечья. Иногда может быть уменьшен или даже полностью отсутствовать латеральный корешок срединного нерва. В этом случае от мышечно-кожного нерва сверху от локтевого сгиба идет анастомоз к срединному нерву. Это явление описано как смещение петли срединного нерва на плече.

В медиальном пучке также встречается аналогичное неодинаковое распределение волокон между медиальным корешком срединного нерва и локтевым нервом. Компенсирующий анастомоз располагается дистально от локтевого сгиба (*анастомоз Мартина–Грубера*). Подобные вариации наблюдаются при секционном исследовании в 39,2% случаев (407).

Обмен волокон происходит также между задним и латеральным пучками. Так, на плече нередко можно обнаружить ветви, идущие от лучевого нерва к плечевой мышце, которые образуются в связи с переходом волокон из мышечно-кожного нерва в задний пучок.

Варианты топографического расположения плечевого сплетения связаны также с ходом плечевой артерии. В процессе эмбрионального развития закладываются две артерии, поверхностная и глубокая. В 75% случаев в качестве плечевой артерии сохраняется глубокая артерия, в 15% поверхностная ветвь превращается в ствол артерии, а в 10% могут сохраняться оба сосуда. Поверхностная плечевая артерия всегда начинается проксимально и вентрально от петли срединного нерва и прободает клювовидно-плечевую мышцу. Она продолжается в случае высокого разветвления, т.е. при существовании обеих артерий, в лучевую артерию.

Топографическая анатомия

От шейного отдела позвоночника до надплечья. В этой области плечевое сплетение имеет форму песочных часов, самое узкое место которых располагается между ключицей и I ребром. Ключица одновременно обозначает границу между лежащей в боковом треугольнике шеи надключичной частью и переходящей в подмышечную ямку подключичной частью плечевого сплетения. Корешки, первичные стволы и отходящие от них нервы относятся к надключичной части, а пучки и переход в конечные ветви – к подключичной. Пучки располагаются в подмышечной области в том месте, где малая грудная мышца пересекается с сосудисто-нервным пучком. Надключичная часть «встроена» в межлестничное пространство, поэтому при движениях ее положение мало изменяется. Подключичная часть, напротив, может в значительной степени перемещаться при движениях руки и плечевого пояса. Это может приводить в крайних положениях верхней конечности к компрессии сплетения в реберно-ключичном канале.

Межлестничное пространство (между передней и средней лестничными мышцами). Участвующие в образовании плечевого сплетения передние ветви шейных нервов проходят сначала между мелкими межпоперечными передними и задними шейными мышцами, затем позади от позвоночных артерии, вены и нерва и попадают в межлестничное пространство, ограниченное передней и средней лестничными мышцами и I ребром. Передняя ветвь Th1 располагается сначала кзади от звездчатого ганглия и достигает межлестничного пространства вдоль задней поверхности купола плевры, усиленного реберно-плевральной и поперечно-плевральной связками. Подключичная артерия занимает внутри межлестничного пространства наиболее вентральное положение в борозде подключичной артерии I ребра (см. рис. 6.**1.14**). Латерально от межлестничного пространства от нее отходит поперечная артерия шеи, которая достигает области плеча, проходя между стволами плечевого сплетения, и разделяется на поверхностную и глубокую (дорсальная артерия лопатки) ветви. Латерально от межлестничного пространства плечевое сплетение пересекают поверхностная артерия шеи и надлопаточная артерия. Мощная превертебральная пластинка шейной фасции, которая покрывает превертебральные мышцы шеи и лестничные мышцы, также располагается на плечевом сплетении и сопровождает его и в подмышечной области.

В межлестничном пространстве могут наблюдаться характерные анатомические вариации. Иногда ствол подключичной артерии проходит между верхним и средним стволами сплетения. Относительно редко (0,5–1% случаев) выявляются шейные ребра. Короткие шейные ребра лишь являются продолжением передней ветви С7, длинные шейные ребра сдавливают сзади межлестничное пространство. Подключичная артерия и плечевое сплетение в этих случаях всегда перегибаются через шейное ребро. Малая лестничная мышца, которая проходит между стволами сплетения, может иногда разделять межлестничное пространство. Она соединяет поперечный отросток 7-го шейного позвонка с I ребром и проникает к куполу плевры.

Реберно-ключичное пространство (см. рис. 6.**1.14**) ограничено спереди ключицей и подключичной мышцей, медиально реберно-ключичной связкой, снизу I ребром и верхними зубцами верхней зубчатой мышцы, а сзади лопаткой с подлопаточной мышцей. Плечевое сплетение занимает наиболее латеральное положение в сосудисто-нервном пучке. Реберно-ключичное пространство сужается при наклоне и отведении плеч назад. При поднятии руки подключичная часть отклоняется по отношению к надключичной и сжимается между подключичной мышцей с одной стороны и местом прикрепления малой грудной мышцы с другой стороны (см. рис. 6.**1.14**).

Подключичная часть спереди прикрыта большой и малой грудными мышцами, а также передней подмышечной складкой. При прохождении в подмышечную область некоторые нервы покидают плечевое сплетение и идут вдоль стенок подмышечной ямки: грудные нервы (медиальный и латеральный), которые проходят к малой грудной мышце и внутренней поверхности большой грудной мышцы, длинный грудной нерв, который следует вдоль медиальной стенки, располагаясь непосредственно на передней зубчатой мышце, и грудоспинной нерв для иннервации располагающейся в задних отделах подмышечной складки широчайшей мышцы спины. Сосудисто-нервный пучок проходит в середине через жировую ткань подмышечной ямки. Его обычно разделяют на три отрезка. Верхний отрезок идет от ключицы до медиального края большой грудной мышцы. Он прикрыт плотной ключично-грудной фасцией, которая образует оболочку вокруг подключичной и малой грудной мышц. Фасцию прободают грудные нервы, V. cephalica (латеральная вена руки), поднимающаяся из ямки Моренгейма, и торакоакромиальная артерия. Средний отрезок располагается позади малой грудной мышцы, а нижний – между латеральными краями малой и большой грудных мышц. Заслуживает внимания средний отрезок, прикрытый малой грудной мышцей, в котором происходит перегруппировка пучков в периферические нервы. В дальнейшем сосудисто-нервный пучок проходит вместе с клювовидно-плечевой мышцей в медиальную борозду двуглавой мышцы плеча.

Кровоснабжение

Кровоснабжение плечевого сплетения в области шеи и подмышечной ямки различно. Надключичная часть кровоснабжается тонкими ветвями восходящей артерии шеи, поверхностной артерии шеи, глубокой и поперечной артерий шеи. Ветви первых двух сосудов идут к краниальным частям, глубокой и поперечной артерий шеи – к каудальным отрезкам сплетения. Артериальное кровоснабжение подключичной части более скудное и осуществляется из 3–4 мелких артерий, отходящих непосредственно от подмышечной артерии.

Хирургическая анатомия

Для оценки клинических симптомов при травматическом поражении плечевого сплетения важное значение имеют некоторые анатомические особенности: состоящие из эпиневрия веретенообразные связки фиксируют корешки С5 и С6 к наружному краю отверстий. Это частично касается и корешка C7, тогда как на уровне C8 и Th1 эти связки полностью отсутствуют.

При прохождении в межпозвонковых отверстиях спинальные нервы питаются из корешковых артерий. Они могут быть повреждены при разрывах корешков, что становится причиной преходящей ишемии одновременно поврежденных спинальных ганглиев. После происходящего в подмышечной ямке деления пучков на конечные ветви основной ствол каждого нерва «получает» свой сосудистый пучок. Особенно это касается локтевого нерва, который кровоснабжается в верхней и нижней трети плеча из нескольких мощных сосудов. Это позволяет использовать нерв в качестве свободного трансплантата или трансплантата на ножке с применением микрохирургического ушивания сосудов, для соединения отрезков при экстрафораминальных разрывах.

6.1.2 Типы поражения плечевого сплетения

Тип поражения и его клинические проявления

Клинические признаки, которые наблюдаются при поражении плечевого сплетения, отчасти зависят от его этиологии. Однако в основном они определяются локализацией и объемом поражения. В каждом отдельном случае необходимо стремиться установить точный топический диагноз с помощью тщательного анализа нарушений движений и чувствительности и с учетом анатомических особенностей.

При этом различают 2 вида топического диагноза: по признаку отношения повреждения плечевого сплетения к ключице (надключичные, заключичные и подключичные плексопатии), по признаку повреждения определенной популяции волокон (верхние, средние и нижние плексопатии, при которых поражаются преимущественно волокна, исходящие из C5 и C5, либо C7, либо C8–Th1). Таким образом, термин «нижняя плечевая плексопатия» подразумевает не поражение, расположенное в каудальной (т.е. подключичной) области, а клинические проявления, связанные с дефектом волокон, исходящих из сегментов C8 и Th1.

В повседневной клинической практике наиболее часто встречается надключичное поражение сплетения, при этом в случае травмы оно нередко сопровождается разрывом корешков, диагностика которых представлена в разделе 6.1.3. Так как диафрагмальный нерв, задний нерв лопатки и длинный грудной нерв проходят вблизи корешков (см. рис. 6.**1.4**), их поражение указывает на локализацию процесса вблизи позвонков.

Таблица 6.**1.1**, а также рисунок 6.**1.2** способствуют определению локализации места повреждения. Наряду с упоминанием о необходимости детальной топической диагностики следует сказать, что на практике большинство случаев относится к одному из двух наиболее часто встречающихся типов – верхней или нижней плексопатии.

Поражение верхней части плечевого сплетения

Паралич Дюшенна–Эрба. Данное заболевание характеризуется поражением аксонов, исходящих из корешков C5 и C6. К клиническим симптомам относится парез мышц, отводящих и ротирующих плечо кнаружи, сгибателей предплечья, включая плечелучевую мышцу, мышцы-супинаторы, и иногда также частичное поражение трехглавой мышцы плеча, дорсальных разгибателей кисти и некоторых мышц лопатки. В соответствии с парезом этих мышц рука свисает и повернута внутрь таким образом, что ладонь обращена назад (см. рис. 6.**1.5**).

Иногда наблюдается нарушение чувствительности над дельтовидной мышцей, по наружной поверхности плеча и по лучевому краю предплечья, однако это нарушение наблюдается непостоянно и может полностью отсутствовать. Среди пациентов травматологических отделений несколько чаще встречается вовлечение 7-го шейного корешка, т.е. расширенное поражение верхней части плечевого сплетения (см. табл. 6.**1.2** и 6.**1.3**). К описанным выше парезам в этом случае присоединяется полный или частичный парез трехглавой мышцы плеча; функция длинной головки может оставаться

Таблица 6.**1.1** Схема пути, по которому аксоны попадают от спинного мозга к отдельным мышцам верхней конечности. На основании анализа пораженных мышц с помощью таблицы можно сделать вывод о локализации патологического процесса

	N. dorsalis scapulae	N. suprascapularis	N. subclavius	N. thoracicus longus	Nn. thoracici anteriores	N. subscapularis	N. thoracodorsalis	N. axillaris	N. musculocutaneus	N. medianus	N. radialis	N. ulnaris	Fasciculus lateralis	Fasciculus dorsalis	Fasciculus medialis	*Передняя ветвь из верхнего первичного ствола*	*Передняя ветвь из среднего первичного ствола*	*Задняя ветвь из верхнего первичного ствола*	*Задняя ветвь из среднего первичного ствола*	*Задняя ветвь из нижнего первичного ствола*	*Передняя ветвь из нижнего первичного ствола*	Верхний первичный ствол (C4–C5–C6) передних ветвей спинальных нервов	Средний первичный ствол (C7) передних ветвей спинальных нервов	Нижний первичный ствол (C8–Th1) передних ветвей спинальных нервов	*(C4)*	*C5*	*C6*	*C7*	*C8*	*Th1*
M. flexor carpi ulnaris												■			■						■			■					■	■
M. flexor digitorum profundus (uln. Portion)												■			■						■			■					■	■
Mm. interossei palmares et dorsales												■			■						■			■					■	■
Mm. lumbricales III–IV												■			■						■			■					■	■
M. adductor pollicis												■			■						■			■					■	■
M. flexor pollicis brevis, Caput prof.												■			■						■			■					■	■
M. palmaris brevis												■			■						■			■					■	■
M. triceps brachii											■			■					■	■			■	■				■	■	■
M. anconaeus											■			■					■	■			■	■				■	■	
M. brachioradialis											■			■				■				■				■	■			
Mm. extensores carpi rad. longus et brevis											■			■				■	■	■		■	■	■			■	■	■	
M. extensor digitorum											■			■					■	■			■	■				■	■	
M. extensor indicis											■			■					■	■			■	■				■	■	
M. extensor digiti minimi											■			■					■	■			■	■				■	■	
M. supinator											■			■					■	■			■	■		■	■			

M. extensor pollicis longus											■			■					■	■			■	■				■	■	
M. extensor pollicis brevis											■			■					■	■			■	■				■	■	
M. abductor pollicis longus											■			■					■	■			■	■				■	■	
M. pronator teres										■			■			■	■					■	■				■	■		
M. flexor carpi radialis										■			■		■	■	■				■	■	■	■			■	■	■	
M. palmaris longus										■			■		■		■				■		■	■				■	■	
M. flexor digitorum superficialis										■			■		■		■				■		■	■				■	■	
M. flexor pollicis longus										■			■		■		■				■		■	■				■	■	■
M. flexor digitorum profundus (rad. Port.)										■			■		■		■				■		■	■				■	■	■
M. pronator quadratus										■			■		■		■				■		■	■				■	■	■
M. opponens pollicis										■					■						■			■				■	■	
M. abductor pollicis brevis										■					■						■			■				■	■	
M. flexor pollicis brevis (Caput superf.)										■			■		■	■	■				■	■	■	■			■	■	■	
Mm. lumbricales I–II										■					■						■			■					■	■
M. biceps brachii									■				■			■						■				■	■			
M. coracobrachialis									■				■			■	■					■	■				■	■		
M. brachialis									■				■			■						■				■	■			
M. deltoideus								■						■				■				■				■	■			
M. teres minor								■						■				■				■				■	■			
M. latissimus dorsi							■							■				■	■	■		■	■	■			■	■	■	
M. subscapularis						■								■				■	■			■	■			■	■	■		
M. teres major						■								■				■				■				■	■			
M. pectoralis major					■								■		■	■	■				■	■	■	■		■	■	■	■	■
M. pectoralis minor					■								■		■	■	■				■	■	■	■		■	■	■	■	■
M. serratus anterior				■																						■	■	■		
M. subclavius			■																			■				■	■			
M. supraspinatus		■																				■			■	■	■			
M. infraspinatus		■																				■			■	■	■			
M. levator scapulae	■																								■	■	■			
Mm. rhomboidei	■																								■	■	■			

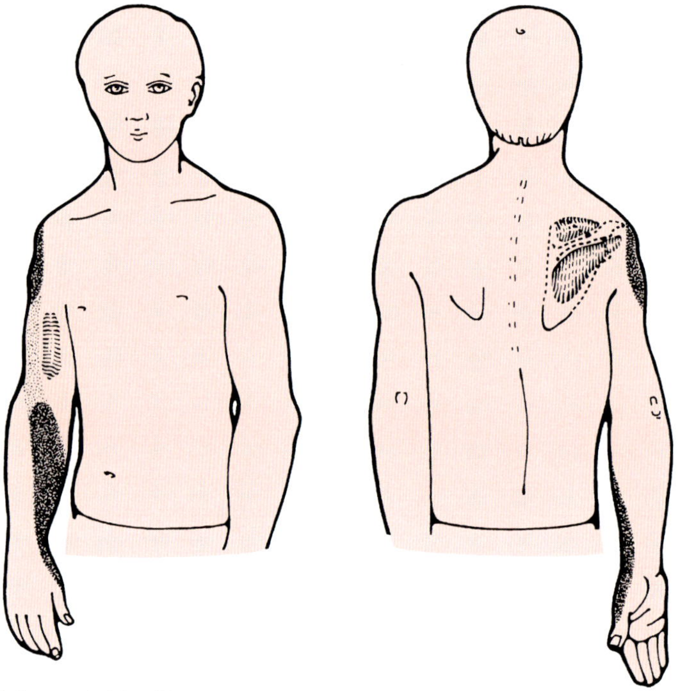

Рис. 6.**1.5** Поражение верхней части плечевого сплетения справа. Атрофия дельтовидной мышцы и двуглавой мышцы плеча, а также надостных и подостных мышц. Плечо ротировано кнутри таким образом, что поверхность ладони видна сзади.

Таблица 6.**1.2** Первоначальная клинико-топическая локализация 780 травматических повреждений плечевого сплетения (натяжение или контузия), из которых 400 были подтверждены при операции

Надключичная локализация	Полный парез	Частичный парез	Всего	%
C5–C6	61	27	88	11,3
C5–C6–C7	85	44	129	16,5
C7	2	2	4	0,5
C7–C8–Th1	17	3	20	2,6
C8–Th1	8	3	11	1,4
C5–Th1	287	128	415	53,2
Подключичная или дистальная локализация	24	89	113	14,5
			780	100,0

сохранной. Парез круглого пронатора и лучевого сгибателя кисти приводит к нарушению функции лучевого сустава и сгибания пальцев. Очень часто бывает полностью или частично нарушено сгибание большого и указательного пальцев. Нарушения чувствительности охватывают также лучевую половину кисти.

Поражение нижней части плечевого сплетения

Паралич Дежерин-Клюмпке. Данное заболевание характеризуется поражением аксонов, исходящих из корешков C8 и Th1. Оно проявляется парезом мелких мышц кисти, длинного сгибателя пальцев (могут частично оставаться сохранными), реже также сгибателей кисти. Трехглавая мышца плеча и длинные разгибатели кисти и пальцев, как правило, остаются в значительной степени интактными, что приводит к формированию характерного положения пальцев в виде «когтистой лапы» с переразгибанием в пястно-фаланговом суставе и сгибанием в межфаланговых суставах (рис. 6.**1.6**). Чувствительность при поражении нижней части плечевого сплетения всегда бывает

Таблица 6.**1.3** Топическая диагностика корешковых двигательных нарушений на верхней конечности. Схема для регистрации результатов измерения силы мышц (данные см. ниже)

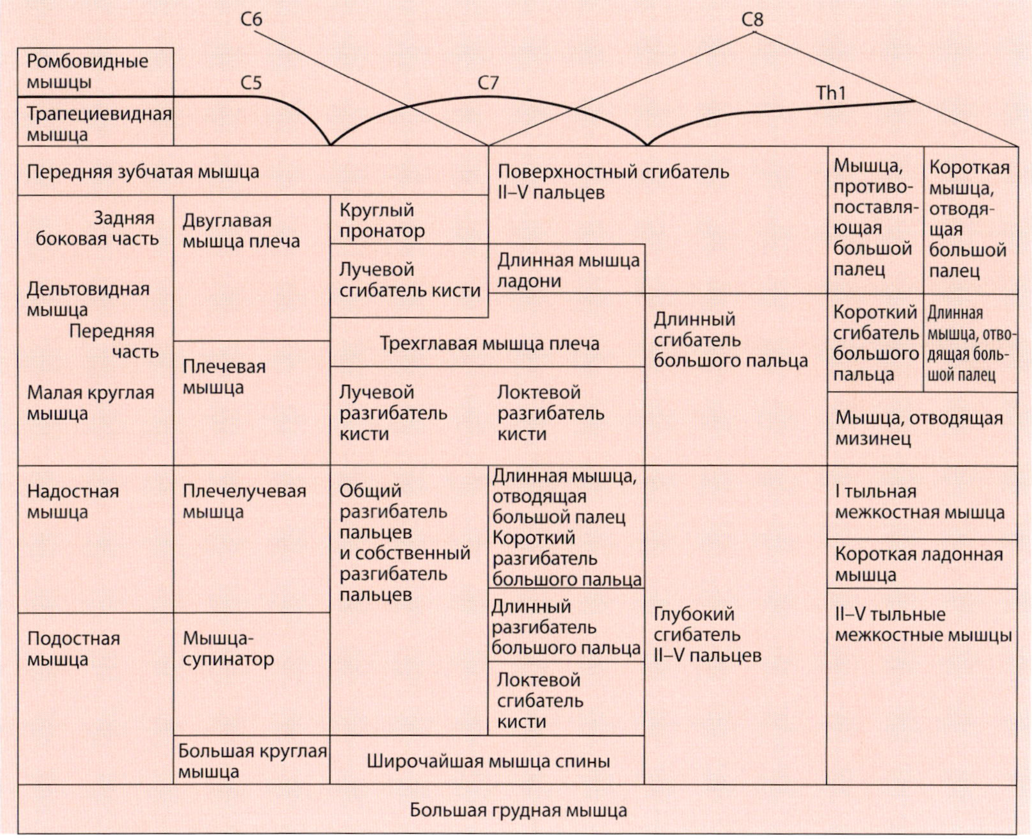

Классификация выраженности пареза (в соответствии с Рекомендациями Британского совета по медицинским исследованиям, 1942):

0 – мышечная активность отсутствует
1 – видимые сокращения без эффекта движения
2 – возможность движения при исключении воздействия силы тяжести
3 – возможность движения с преодолением силы тяжести
4 – возможность движения с преодолением значительного сопротивления
5 – нормальная сила

нарушена, прежде всего по локтевой поверхности кисти и локтевому краю предплечья. Очень часто нарушение чувствительности наблюдается также на среднем пальце и ладони. Во многих случаях выявляется синдром Горнера как признак прямого травматического повреждения шейного симпатического ствола перед отхождением белой соединительной ветви. «Чистый» паралич Дежерин-Клюмпке встречается среди пациентов травматологического отделения очень редко, он выявляется лишь у 1,4% пациентов (см. табл. 6.**1.2**).

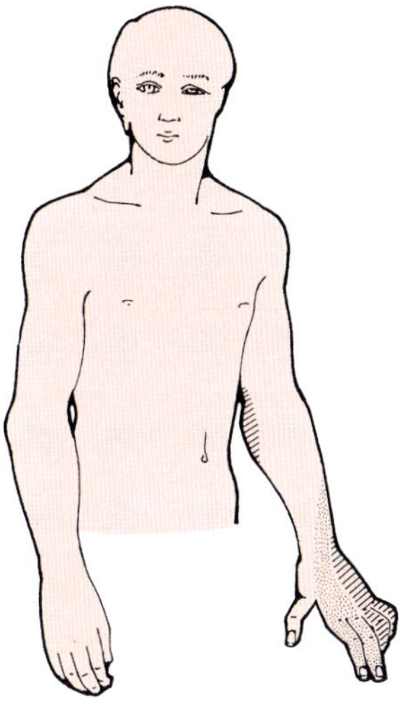

Рис. 6.**1.6** Поражение нижней (и средней) части плечевого сплетения слева. Атрофия сгибателей предплечья, парез кисти, синдром Горнера.

Изолированное поражение C7

Наблюдается более редко. Поражение охватывает прежде всего проксимальную зону иннервации лучевого нерва, при сохранной функции плечелучевой мышцы, которая в значительной степени иннервируется при участии C5 и C6.

Типы поражения пучков

Существует три типа поражения: *задний*, с нарушением функции подмышечного и лучевого нервов, часто также с вовлечением грудоспинного нерва; *латеральный*, с поражением мышечно-кожного нерва и латерального корешка срединного нерва; *медиальный*, с выпадением локтевого, медиального кожного нерва предплечья и медиального корешка срединного нерва. Поражения латерального и заднего пучков часто сочетаются. Поражение медиального пучка очень редко бывает изолированным после травмы и, напротив, часто встречается при лучевом повреждении и при компрессии в реберно-ключичном пространстве.

Поражение отдельных периферических нервов плечевого сплетения

Наблюдается особенно часто вследствие травмы. Наиболее характерно поражение надлопаточного, подмышечного, мышечно-кожного нервов и латеральной части срединного нерва, иногда также всего срединного нерва и локтевого нерва. Если присоединяется нарушение функции передних грудных нервов, клиническая картина очень напоминает поражение плечевого сплетения, хотя повреждение локализуется дистально от него. Так, например, при позднем лучевом поражении или после аксиллярной анестезии плечевого сплетения наблюдается клиническая картина *поражения нижней части плечевого сплетения*, в основе которого на самом деле лежит сочетанное повреждение срединного и локтевого нервов. Двигательные нарушения напоминают при этом картину поражения нижней части плечевого сплетения, однако нарушения чувствительности не только на локтевой поверхности кисти, но и на поверхности I–III пальцев позволяют провести дифференциальную диагностику.

Первичное тотальное поражение плечевого сплетения

В случае свежей травмы топическая диагностика различных типов поражения затруднена тем, что более чем в половине случаев поражение сначала бывает в той или иной степени тотальным и, казалось бы, охватывает всю область иннервации плечевого сплетения (см. табл. 6.**1.2**). При регрессе начальных острых проявлений сохраняется картина одного из описанных выше типов поражения, при этом преобладает поражение верхней части сплетения и латерального пучка. Однако более чем у трети пациентов спустя месяцы после травмы выявляется тотальное поражение C5–Th1 (см. рис. 6.**1.9**). Примерно у 10% жертв несчастного случая переломы плеча и предплечья дополнительно приводят к повреждению нервных стволов на различном уровне, как выше, так и ниже ключицы, а также более дистально на плече вплоть до локтя.

6.1.3 Клинико-топическая диагностика поражений плечевого сплетения и отрыва шейных корешков

Поражения плечевого сплетения и отрыв корешков шейных спинальных нервов от спинного мозга играют важную роль в современной травматологии. Около 75% подобных повреждений возникает в результате ДТП. Определить, в какой области плечевого сплетения локализуется повреждение, какая его часть затронута и имеет ли место поражение корешка, во многих случаях бывает трудно. Растяжения, не сопровождаемые нарушением анатомической целостности, т.е. повреждения I–III степени по Sunderland (см. с. 47), имеют значительно более благоприятный прогноз, чем разрывы и отрывы корешков. Так, следствием переднего вывиха плеча, как правило, является лишь невропраксия с хорошим прогнозом. Даже при тяжелых повреждениях с помощью оперативной репозиции можно достичь положительного результата, как, например, при нарушении целостности латерального и заднего пучков или при отрыве подмышечного или мышечно-кожного нервов.

Для топической диагностики, особенно при подозрении на отрыв корешка, а также для оценки степени тяжести повреждения плечевого сплетения необходимо прежде всего тщательное клиническое обследование. Парез ромбовидной и передней зубчатой мышц свидетельствует в пользу поражения, расположенного вблизи спинного мозга и охватывающего три верхних корешка C5, C6 и C7. Они могут быть оторваны. Если поражен диафрагмальный нерв (рентгеноскопия или рентгенография на фоне максимально глубокого вдоха), область повреждения охватывает либо C4, при этом в большинстве случаев нарушение чувствительности должно локализоваться сверху от ключицы, либо переднюю лестничную мышцу, по которой проходит диафрагмальный нерв. В этих случаях обычно не выявляется костно-деструктивных изменений в шейном отделе позвоночника. Если функция надлопаточного нерва сохранена, значит поражение располагается ниже его отхождения от верхнего ствола, т.е. в большинстве случаев дистально от отверстия лестничных мышц ниже ключицы. В этих случаях пациент может отводить руку до горизонтальной поверхности, несмотря на тотальный паралич дельтовидной мышцы. Мышцы, ротирующие плечо кнаружи, при этом остаются интактными. Большая грудная мышца также занимает ключевую позицию в топической диагностике. При поражении верхней части плечевого сплетения (C5–C6) ее ключичная часть оказывается паретичной, а нижняя стернальная часть сохранной. При поражении нижней части плечевого сплетения она, напротив, вовлекается в патологический процесс. Если нарушено отведение и ротация плеча кнаружи (поражение надостной, подостной и дельтовидной мышц), а вся большая грудная мышца интактна, возникает подозрение, что повреждение локализуется дистальнее плечевого сплетения, особенно если поражен также мышечно-кожный нерв, а плечелучевая мышца, напротив, сохранна. Если выявляется нейрогенное поражение (доказанное с помощью электромиографии) мышц, ротирующих плечо кнаружи, речь почти всегда идет о нарушении функции надлопаточного, подмышечного и мышечно-кожного нервов после их отхождения от сплетения. Нередко к этому приводит вертикальный перелом лопатки. Если же повреждение ротирующих и отводящих мышц не носит нейрогенного характера, то следует заподозрить разрыв ротаторной манжеты, и часто при этом оказывается, что повреждению предшествовало резкое движение плеча, которое вызвало растяжение или даже разрыв подмышечного и мышечно-кожного нервов. Соответствующие изменения чувствительности позволяют установить точный диагноз и определить показания к оперативному вмешательству. Как мы упоминали при описании вариантов строения плечевого сплетения, одновременно с волокнами мышечно-кожного нерва могут быть повреждены и волокна срединного нерва, что легко спутать с истинным поражением плечевого сплетения. С другой стороны, и исследователь, и пациент могут иногда «не заметить» полного паралича двуглавой мышцы: плечелучевая мышца, часть иннервируемой лучевым нервом плечевой мышцы и прикрепляющиеся к медиальному надмыщелку (сгибатели запястья и пальцев) или латеральному надмыщелку (разгибатели запястья, отчасти разгибатели пальцев) мышцы достаточно хорошо сгибают руку в локтевом суставе. Подробное исследование 100 пациентов с травматическим поражением плечевого сплетения показало в 13 случаях тяжелое, в 7 случаях – более легкое поражение ипсилатерального диафрагмального нерва. Во всех случаях тяжелого поражения во время операции выявлялось преганглионарное повреждение корешка C5. Однако учитывая тот факт, что у 24 пациентов с нормальной нейрографией диафрагмального нерва также определялось поражение корешка C5, можно сделать вывод, что этот корешок лишь у части индивидуумов представлен функционально достаточным количеством волокон в диафрагмальном нерве.

Отрыв корешков

Частота и патогенез

Отрыв корешков особенно часто наблюдается при тяжелом повреждении плечевого сплетения. Среди 267 пациентов, оперированных по поводу надключичного повреждения плечевого сплетения, отрыв корешков был выявлен у 200, т.е. у 74,9%. Растяжение руки в продольном направлении или плеча книзу (особенно в сочетании с наклоном или поворотом головы в сторону) в значительной степени передается на корешки C5–C7 и исходящие из них первичные стволы, которые даже при нормальном положении свисающей вниз руки оказываются растянутыми. Выраженность тракционного повреждения варьирует от быстрого регресса блока проведения при аксонотмезисе (при сохранении структур оболочки нерва) вплоть до разрыва верхнего первичного ствола или корешков C5 и C6. При сильной тракции чаще наблюдается вовлечение среднего первичного ствола или разрыв корешка C7, а при значительной растягивающей нагрузке могут, кроме того, страдать корешки C8 и Th1, что приводит, таким образом, к глобальному поражению плечевого сплетения. *Изолированное повреждение нижней части плечевого сплетения* в качестве последствия травмы встречается редко, но возможно при горизонтальном направлении повреждающей растягивающей силы.

Механизм разрыва корешков остается неясным в том случае, если происходит в месте выхода корешка из спинного мозга, до того как он (корешок) покидает межпозвонковое отверстие. Этот вид повреждения (между спинным мозгом и спинальным нервом) может иметь место при проведении ламинэктомии. Вероятно, это повреждение возникает при одностороннем патологическом движении спинного мозга в продольном направлении по отношению к цервикальному каналу.

Локализация

Точное определение поврежденных и сохранных участков иннервации на коже и в мышцах в любом случае является важной предпосылкой для топической диагностики. В соответствии с таблицей 6.**1.3**, после установления степени тяжести поражения различных зон иннервации можно делать вывод о том, какие именно корешки повреждены.

В нашем собственном исследовании был клинически установлен и в процессе операции подтвержден диагноз травматического отрыва шейных корешков у 200 пациентов. При этом верхние корешки C5, C6 и C7 были повреждены у 45 пациентов, нижние – у 91 пациента, а у 64 больных были выявлены сочетанные отрывы верхних и нижних корешков. Наблюдались также и поражения одного корешка. В одном случае это был C5, в нескольких случаях C6, C7, C8 и Th1. При монорадикулярном отрыве обычно оказываются поврежденными и соседние спинальные нервы. В этом случае топическая диагностика отрыва корешка затруднена, так как функциональные нарушения распространяются как на зоны иннервации поврежденных корешков, так и лишь растянутых нервов.

Признаки отрыва корешка

Признаки представлены в таблице 6.**1.4**.

Кровь в ликворе. В острой стадии этот признак имеет диагностическую ценность лишь том случае, если отсутствует сочетанное сотрясение головного мозга, т.е. если в первую очередь имеется травма плеча и руки.

Симптомы поражения спинного мозга свидетельствуют о том, что речь идет не только о периферическом повреждении плечевого сплетения. Отрыв корешка может, но не обязательно должен приводить к кровоизлиянию в спинной мозг (гематомиелии). Могут наблюдаться преходящие признаки поражения спинного мозга при его ушибе. В случае любого тяжелого травматического повреждения плечевого сплетения необходимо тщательно выявлять нарушения чувствительности в зоне каудальных сегментов, пирамидные знаки, а также нарушения функции сфинктеров. Развитие острой компрессии спинного мозга непосредственно интраспинальной гематомой в связи с травматическим повреждением плечевого сплетения представляет собой большую редкость.

В собственном клиническом исследовании, проведенном среди 780 пациентов травматологического отделения, у 7 (т.е. около 1%) был выявлен выраженный в той или иной степени синдром Броун-Секара. Его причиной во всех случаях были массивные отрывы корешков (3–5 корешков). Так как речь шла о больных в тяжелом состоянии, у 4 пациентов первоначально диагноз установлен не был. При дальнейшем наблюдении данное поражение было диагностировано при помощи КТ в сочетании с миелографией.

Синдром Горнера указывает на повреждение корешков C8 и Th1 проксимальнее отхождения белых соединительных ветвей к пограничному стволу. Таким образом, при отрыве этих корешков можно ожидать развития синдрома Горнера. Иногда его появление в рамках травматического повреждения плечевого сплетения связано с сочетанным прямым поражением пограничного ствола. Гематома, связанная с надрывом подключичной артерии, которая наблюдается примерно у 17% пациентов с тяжелым травматическим поражением плечевого сплетения, также может быть причиной преходящего синдрома Горнера, в отсутствие отрыва корешков C8–Th1 или прямого повреждения пограничного ствола. Кроме того, повреждения корешков могут приводить к нарушению терморегуляции и секреции потовых желез в области головы и шеи, но не на руке, на фоне сохраненной реакции на пилокарпин (см. с. 548).

«Фантомная конечность». Раннее появление так называемой «фантомной конечности» (в большинстве случаев кисти или предплечья) на фоне денервации руки служит положительным симптомом поражения на высоком уровне, т.е. отрыва корешка.

Миелография. С помощью введенного контрастного вещества можно наблюдать не только дефект наполнения корешковой манжетки (рис. 6.**1.7**), но и отсутствие изображения самого корешка, т.е. его отрыв. Однако этот признак не всегда является абсолютно достоверным, так как корешковые манжетки могут быть заполнены дистальной культей корешка или вторичными разрастаниями арахноидальной оболочки.

Таблица 6.**1.4** Признаки отрыва корешка при травматическом повреждении плечевого сплетения

Кровь в ликворе
Признаки поражения спинного мозга
• в остром периоде
• отсроченные
Синдром Горнера
Сохраненная секреция потовых желез в зоне аналгезии
Раннее появление «фантомной конечности»
На миелограмме:
• дефект наполнения корешковой манжетки
• отсутствие отображения корешков
• арахноидальные кисты
На КТ может быть гематома
Сохранный аксон-рефлекс
Сохранные сенсорные потенциалы

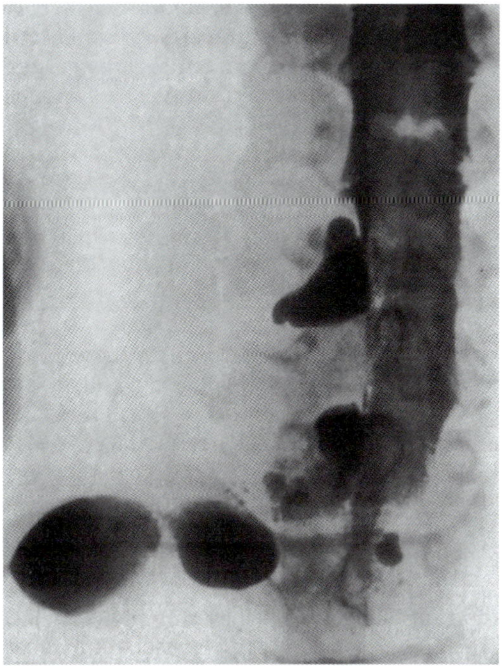

Рис. 6.**1.7** Миелография с применением этиотраста (Pantopaque) при травматическом отрыве корешков C4–Th2. Отчетливо выражен дефект наполнения корешковых манжеток C6 и Th1.

Поэтому при качественно выполненной миелографии следует обращать внимание на здоровые корешки противоположной стороны. Если на пораженной стороне не определяется аналогичное изображение, можно с большой долей вероятности даже в отсутствие псевдоменингоцеле установить отрыв корешка.

Иногда выявляются арахноидальные кисты, которые выступают через межпозвонковое отверстие из спинального канала параллельно корешкам. Иногда результаты миелографии могут вводить в заблуждение: особенно при проведении исследования в первые дни после травмы, когда контрастное вещество может проникать через мелкие разрывы твердой мозговой оболочки в области корешковых манжеток, в отсутствие отрывов корешков. Нередко встречаются частичные разрывы корешков, которые трудно распознать.

КТ. Данное исследование предпочтительнее сочетать с миелографией, это позволяет получить ценную дополнительную информацию. Оно должно проводиться во всех случаях при подозрении на отрыв корешка. Хотя разрешающая способность КТ не позволяет различить отдельные волокна корешков, она дает четкое отображение смещения спинного мозга, гематомы, поражения самого спинного мозга, изменения корешковых манжеток или затека контрастного вещества в окружающие ткани (рис. 6.**1.8**).

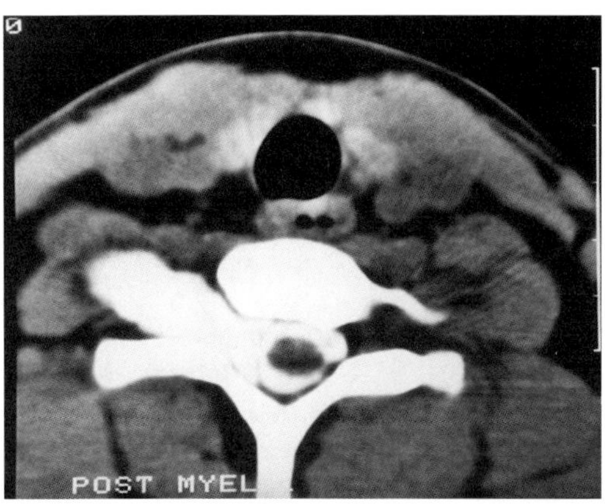

Рис. 6.**1.8** КТ-миелография при травматическом поражении плечевого сплетения. Псевдоменингоцеле в сегменте C7/Th1 справа, что указывает на отрыв 8-го шейного корешка. Дополнительно наблюдается смещение шейного отдела спинного мозга к противоположной стороне. (Фотография предоставлена Prof. Kretzschmar, Neuroradiologie des Klinikums Augsburg.)

МРТ позволяет очень хорошо выявлять любые травматические повреждения спинного мозга, однако она малоинформативна в отношении отрыва корешков. Так, Carvalho и соавт. (105) в проспективном исследовании, проведенном среди 135 пациентов с повреждениями шейных корешков, сравнивали результаты МРТ и КТ-миелографии с результатами интраоперационной диагностики, при этом исследовались не только экстраспинальные, но и интрадуральные участки корешков. Достоверные результаты при КТ-миелографии наблюдались в 85% случаев, а при МРТ – лишь в 52%. G.A.Brunelli и G.R.Brunelli (91) определили КТ с применением контрастного средства как наиболее информативный метод диагностики отрыва корешков.

Nakamura и соавт. (498), напротив, установили, что новейшие методы, такие как МР-миелография, дают хорошие результаты и к тому же имеют преимущество в отношении неинвазивности и экономии времени, а также позволяют рассматривать изображения в различных проекциях. С применением МР-нейрографии, кроме того, возможно в ряде случаев выявлять невромы, нарушения целостности и смещения пучков сплетения.

Отсроченное появление признаков поражения спинного мозга. В подобных случаях следует заподозрить вторичное повреждение шейного отдела спинного мозга на уровне отрыва корешка вследствие образования рубца. При выраженных клинических проявлениях и нарастании симптоматики показана ламинэктомия с резекцией фиброзной ткани.

Вегетативные симптомы. При их появлении следует учитывать анатомические особенности строения вегетативной нервной системы: вегетативные эфферентные волокна, проходящие через пограничный ствол, не входят в состав корешков C1–C7, а волокна, выходящие ниже, переключаются на последний периферический нейрон лишь в ганглиях пограничного ствола. Вегетативные эфферентные волокна, участвующие в иннервации руки, выходят на уровне Th4 и ниже (см. с. 545). Следовательно, при изолированном поражении корешков C4–Th2 эти волокна остаются интактными, так как они входят в состав плечевого сплетения еще более дистально после своего прохождения через ганглии пограничного ствола. Поэтому в подобных случаях изолированного поражения корешков секреция потовых желез на руке остается сохранной даже в тех случаях, когда, например, при разрывах C4–Th1 наблюдается тотальное нарушение движений и чувствительности. Если же, напротив, выявлено нарушение секреции потовых желез, причем в ответ как на терморегуляторные, так и на фармакологические раздражители, которое примерно соответствует зоне нарушений чувствительности, это дает повод диагностировать изолированное или дополнительное нарушение проводимости по плечевому сплетению на более дистальном уровне. Это касается также и нарушения или сохранности пилорических рефлексов.

Другие симптомы позволяют предположить аксон-рефлекс или нарушение рефлекторной дуги в области спинальных ганглиев. Эмпирически во всех случаях установлено, что при периферическом, т.е. постганглионарном тотальном поражении вазомоторный ответ на локальную внутрикожную инъекцию гистамина или на температурное раздражение в пораженном дерматоме отсутствует, а при преганглионарном повреждении, т.е. локализованном между спинальным ганглием и спинным мозгом, всегда сохранен.

Для исследования проводится *гистаминовая проба*. Пациенту вводят внутрикожно с помощью туберкулинового шприца 0,1 мл 0,1% раствора гистамина так, чтобы образовался волдырь. Вокруг волдыря на расстоянии 2–3 см появляется зона гиперемии (в виде красного ободка), которая возникает даже в тех случаях, когда с помощью предшествующей местной анестезии связь со спинным мозгом была нарушена. Речь при этом не идет о собственном рефлексе. Этот ободок появляется также и в том случае, если целостность задних корешков проксимальнее спинального ганглия нарушена, но исчезает при дистальном нарушении, если тест проводится после развития дегенеративных изменений периферического аксона. Предполагают, что гистамин посылает в интактные афферентные волокна импульсы, которые проводятся не только центрипетально, но при последующем разветвлении аксона вновь поворачивают в обратном направлении (центрифугально) с воздействием на соседние артериолы, вызывая их расширение. Сохранность этой реакции в тотально анестезированном дерматоме можно объяснить разрывом заднего корешка, поскольку в основе анестезии при этом лежит не только неврапраксия. Чтобы получить достоверный результат, пробу следует проводить не раньше чем через 6 нед. после повреждения. Если красный ободок не появляется, скорее всего, в основе клинических проявлений лежит повреждение нерва, находящееся ниже спинального ганглия, однако это не исключает и сочетанного отрыва корешка.

Исследование расширения сосудов в ответ на охлаждение проводят с помощью измерения количества тепла, исходящего от подушечек пальцев, с применением термоэлектрического метода. С помощью этого метода, погружая один палец в холодную воду, можно установить изолированно для каждого пальца, поврежден ли иннервирующий кожу сегмент на преганглионарном уровне. Покраснение кожи следует интерпретировать так же, как и при гистаминовой пробе.

6.1.4 Электрофизиологическая диагностика

ЭМГ. Игольчатая ЭМГ представляет собой дополнительный метод исследования для определения функции движения и позволяет сделать выводы о локализации поражения, например, о повреждении верхнего первичного ствола или латерального вторичного пучка при признаках денервации двуглавой мышцы плеча. Преимуществом по сравнению с клиническим обследованием является возможность определения субклинических изменений, а также получение информации даже при отсутствии сотрудничества со стороны пациента из-за неподвижности конечности при боли, бессознательного состояния или негативного настроя. Кроме того, с помощью ЭМГ можно исследовать мышцы, недоступные при клиническом осмотре, например глубокие паравертебральные мышцы, иннервируемые из одного сегмента, которые вовлекаются в патологический процесс при повреждении (например, отрыве) корешка, что регистрируется при ЭМГ в виде фибрилляций (704). При клинически полном парезе мышцы выявление при ЭМГ отдельных потенциалов активности мышцы служит доказательством сохранной целостности нерва, а на поздней стадии – начавшейся реиннервации.

Чтобы определить локализацию повреждения плечевого сплетения, нужно сделать попытку применения минимального количества игольчатых отведений, при этом наибольшее значение для диагностики повреждения определенных частей плечевого сплетения имеют признаки денервации следующих мышц:

- дельтовидная и двуглавая мышца плеча: верхний первичный ствол;
- трехглавая мышца плеча (латеральная головка) и лучевой сгибатель кисти: средний первичный ствол;
- короткая мышца, отводящая большой палец, и мышца, отводящая мизинец: нижний первичный ствол или медиальный вторичный пучок;
- двуглавая мышца плеча и лучевой сгибатель кисти: латеральный вторичный пучок;
- дельтовидная и плечелучевая мышцы: задний вторичный пучок.

Стимуляционная электронейромиография двигательных нервов. Скорость проведения по двигательным волокнам не играет большой роли в электрофизиологической диагностике поражений плечевого сплетения, однако амплитуда вызванных потенциалов мышечной активности позволяет сделать количественную, независимую от уровня сотрудничества пациента оценку степени тяжести пареза, при этом сравнение проводят с противоположной конечностью.

Стимуляционная электронейромиография чувствительных нервов. Скорость проведения по чувствительным волокнам не играет большой роли, однако потенциалы действия чувствительных нервов (ПДЧН) имеют большое диагностическое значение (203). Нормальная амплитуда ПДЧН в соответствующем участке кожи, несмотря на клинически выявленное снижение чувствительности, свидетельствует либо о повреждении типа неврапраксии (блок проведения), либо повреждении на преганглионарном уровне. И наоборот, снижение амплитуды указывает на дегенерацию аксона на постганглионарном уровне, на основании чего можно делать выводы о локализации и прогнозе поражения.

Снижение или отсутствие ПДЧН на том или ином уровне информативно в отношении локализации повреждения, что может быть представлено следующим образом:

- латеральный кожный нерв предплечья (C6): латеральный вторичный пучок или верхний первичный ствол;
- срединный нерв при стимуляции большого пальца (C6): латеральный вторичный пучок или верхний первичный ствол;
- срединный нерв при стимуляции среднего пальца (C7): латеральный вторичный пучок или средний первичный ствол;
- поверхностная ветвь лучевого нерва (C6/C7): дорсальный вторичный пучок или средний либо верхний первичный ствол;
- локтевой нерв при стимуляции области мизинца (C8): медиальный вторичный пучок или нижний первичный ствол.

Так как при поражении нижней части плечевого сплетения наблюдаются такие же двигательные нарушения, как при сочетанном поражении срединного и локтевого нервов, особенно важно подчеркнуть, что при поражении нижней части плечевого сплетения снижен или отсутствует только ПДЧН локтевого нерва, так как сенсорные волокна срединного нерва проходят в составе латерального вторичного пучка.

Соматосенсорные вызванные потенциалы (ССВП) представляют собой наиболее дорогостоящий метод исследования сенсорных волокон плечевого сплетения (704). В этом случае снижение потенциала сплетения (ВП) при стимуляции различных нервов руки указывает на постганглионарное поражение соответствующих частей сплетения, тогда как при преганглионарном поражении эти компоненты потенциала остаются сохраненными и выявляется только снижение или отсутствие ответа на раздражение со стороны шейных корешков. Сравнительная оценка потенциалов сплетения и шейных корешков позволяет провести дифференциальную диагностику преганглионарного, постганглионарного и сочетанного типов поражения. При интраоперационном исследовании с помощью стимуляции отдельных спинальных нервов с эпидуральным измерением ответов шейных корешков на раздражение можно определить сохраненную или нарушенную целостность волокон между точкой ответа и шейным отделом спинного мозга.

6.1.5 Этиология поражений плечевого сплетения, диагностика и лечение

Травматические повреждения плечевого сплетения

Частота, причины и общая характеристика

Поражения плечевого сплетения чаще всего возникают вследствие травмы. Мужчины страдают значительно чаще, составляя 91% всех пациентов, женщины 9% (соотношение 10:1). Следует также упомянуть, что наиболее часто жертвами несчастных случаев, сопровождающихся повреждением плечевого сплетения, являются молодые мужчины в возрасте 20–25 лет.

Типичный пациент с травматическим повреждением плечевого сплетения – молодой мужчина в возрасте от 18 до 25 лет, пострадавший в ДТП. Правая и левая сторона поражаются с одинаковой частотой, в 82% случаев в основе лежит дорожная авария, в 6% – спортивная травма, к оставшимся 12% относятся другие различные причины. Среди пострадавших в ДТП 70% составляют мотоциклисты и скутеристы, 19% – водители автомобилей и 11% – другие участники дорожного движения (велосипедисты, пешеходы). Это соотношение практически не меняется в течение многих лет, однако повреждения стали более тяжелыми из-за увеличения мощности транспортных средств и, возможно, также вследствие того, что из-за применения защитного шлема больше мотоциклистов выживает при тяжелых травмах. Если 20 лет назад повреждения, сопровождаемые отрывом четырех или пяти корешков, выявлялись у 4% пациентов, в настоящее время этот показатель составляет 20%. Повреждение плечевого сплетения возникает, как правило, вследствие воздействия тупого предмета на плечевой сустав. Под влиянием этой силы происходит сдавление сплетения между ключицей и I ребром. При вывихе или переломе плеча растяжение оказывает тракционное воздействие. Оба механизма могут сочетаться, если вследствие воздействия силы на плечо сплетение фиксируется между ключицей и I ребром и голова под воздействием кинетической энергии производит движение в противоположную сторону. При этом происходит растяжение первичных стволов и передних ветвей спинальных нервов или корешков. Сила растяжения действует особенно интенсивно на верхние корешки, если рука в момент столкновения одновременно опускается вниз, или концентрируется на нижних корешках, если в момент столкновения рука была отдернута вверх. Колотые и резаные ранения встречаются редко, они приводят в основном к ровным разрезам верхней части сплетения. Огнестрельные ранения наблюдаются еще реже, вызывая прямое повреждение и разрывы различных частей плечевого сплетения или, чаще, непрямое повреждение под воздействием ударной волны, при этом анатомическая целостность остается сохранной. David Kline было проведено крупное исследование с участием 141 пациента, который получил пулевые ранения в мирной жизни (371). Из его результатов следует, что лишь 90 пациентам была показана операция, в остальных случаях наступила спонтанная регенерация.

6.1.6 Степень тяжести и виды поражения периферических нервов

Интенсивность и анатомическая локализация повреждения определяют клиническую картину и прогноз травматического поражения плечевого сплетения. Различают 5 степеней тяжести поражения периферических нервов по Sunderland, которые были описаны раньше (см. с. 47).

В отношении травматического повреждения плечевого сплетения необходимо упомянуть о следующих особенностях:

- I степень: исключительно функциональное поражение (неврапраксия), регрессирует в течение 2 мес. В отдельных случаях выздоровление может занять 6 мес.
- II степень: целостность аксонов нарушена (аксонотмезис). Большое практическое значение имеет при этом вопрос, осталась ли сохранной внутренняя структура нерва, чтобы регенерирующие аксоны могли «найти» свою прежнюю «дорогу». Если она сохранилась, то можно рассчитывать на восстановление, длящееся от нескольких месяцев до 3 лет. Однако опыт показывает, что оно лишь в определенной степени распространяется на мелкие мышцы кисти, так как эти мышцы не всегда подвержены реиннервации (если только речь не идет о легкой неврапраксии). Мы наблюдали вскоре после травмы и в течение 3 лет после нее 240 пациентов, у которых сохранялся частичный или полный парез мелких мышц кисти. У 19 из них была установлена II степень повреждения по Sunderland, связанная с поражением срединного и локтевого нервов, при этом нередко наблюдалось сочетание парезов I и III степени. У 9 пациентов наблюдалось полное восстановление, у 10 сохранился незначительный дефект. У всех пациентов даже спустя 10 лет после травмы выявлялась повышенная чувствительность к холоду, утомляемость при тяжелой работе и судороги, например, при письме или игре на фортепиано.
- III степень: если внутренняя соединительнотканная структура нерва повреждена вследствие ишемии или кровоизлияния и происходит образование интраневральных рубцов, то прогноз более неблагоприятный, так как отсутствует направляющая, указывающая путь регенерирующим аксонам. Подобные поражения возникают преимущественно при травмах, связанных с растяжением. Интраневральный рубец может при этом занимать большие участки нервных стволов. При интраоперационном исследовании макроскопическая оценка распространенности интраневрального рубца бывает затруднена, поэтому резекция и заместительная трансплантация практически невозможны и прогноз при этой травме даже более неблагоприятный, чем при поражении IV степени.
- IV степень: части сплетения полностью отделены друг от друга под воздействием острого предмета (резаное или огнестрельное ранения). При этом шансы на успех при их ушивании относительно высоки, так как внутренняя структура нервов в большинстве случаев значительно не повреждена. Однако если нерв разорван, что часто бывает при травматических повреждениях плечевого сплетения, его концы бывают разволокнены, при этом образуется распространенный интраневральный рубец, который препятствует успешному ушиванию нерва.
- V степень: наиболее тяжелое повреждение сплетения, которое встречается только при тракционной травме, представляет собой отрыв передних и/или задних корешков. В подобном случае невозможны ни ушивание, ни регенерация. Об отрыве корешка свидетельствуют появление синдрома Горнера и тотальный паралич, в том числе мышц, иннервируемых из наиболее проксимальных ветвей нервов (ромбовидных, передней зубчатой, грудных, широчайшей мышцы спины), возможны также признаки поражения длинных проводящих путей спинного мозга и кровь в спинномозговой жидкости. Специальные пробы, применяемые для точной диагностики разрывов корешков, описаны выше.

При одном и том же повреждении плечевого сплетения возможно сочетание упомянутых выше 5 степеней тяжести.

Виды травмирующих воздействий

Травматические плексопатии можно разделить на:

- колотые, резаные и огнестрельные,
- закрытые травмы с ушибами и размозжениями, *или*
- закрытые тракционные травмы с разрывами и отрывом корешков.

Колотые и резаные раны. Чем более острым было орудие, тем более ограниченным будет участок поврежденного нерва и тем более высоки шансы на успех при ушивании нерва. Поэтому при колотых и резаных ранениях, сразу после тщательной первичной обработки раны, проводят операционную ревизию с целью возможного ушивания нерва.

Огнестрельные ранения. С одной стороны, при огнестрельной травме повреждение ткани носит локальный характер, но, с другой стороны, под воздействием вибрации нарушается также функция тканей, окружающих пулевой канал. При этом происходит повреждение типа неполного аксонотмезиса или даже невrapраксии, поэтому оно нередко бывает по крайней мере частично обратимым. Операционную ревизию проводят спустя 4–5 мес., когда можно будет определить, какие элементы нервов действительно утратили целостность. Анализ, проведенный в результате наблюдения за 141 пациентом с огнестрельными ранениями, полученными в мирной жизни, из которых 90 были прооперированы по поводу самых различных повреждений нервов, показал, что наилучшие результаты были достигнуты при повреждениях верхней части плечевого сплетения либо верхнего ствола, а также латерального и заднего пучков (371).

Закрытые повреждения плечевого сплетения. При данном виде повреждений важно оценить, насколько они обусловлены механизмом тракции и насколько – контузией нерва, например, о поперечные отростки шейных позвонков. Наиболее простыми являются растяжения верхней части плечевого сплетения или корешков C5 либо C6, например, у спортсменов, прежде всего у регбистов. Они вызывают преходящую боль и слабость и обозначаются на спортивном жаргоне как *burner* («конфорка») (394). Среди 115 пациентов с 162 переломами в области шейных позвонков всего у 3 (2,6%) наблюдалось сопутствующее повреждение плечевого сплетения. С другой стороны, из 500 пациентов с травматической плечевой плексопатией у 55 (11%) были выявлены переломы шейных позвонков (501). В большинстве случаев поражения плечевого сплетения, т.е. у мотоциклистов, происходит ушиб плеча. Механизм воздействия бывает различным, в зависимости от положения руки перед аварией. Если рука в момент аварии была направлена вниз, а голова повернута в противоположную сторону, в большинстве случаев происходит повреждение верхних волокон корешков C5 и C6. Если рука была отведена вверх и назад, то это приводит преимущественно к отрыву нижних корешков C8 и Th1. Однако часто бывает, что ход аварии невозможно восстановить. При этом особенно важно выявить отрывы корешков с помощью описанных выше методов.

Наиболее тяжелые травмы происходят при торсионном воздействии, например, когда рука попадает в какую-либо вращающуюся часть механизма. В случае перелома плеча чаще всего происходит повреждение подмышечного нерва, при этом бывает трудно определить, какой механизм сыграл более важную роль в поражении нерва – контузия или растяжение. У альпинистов поражение плечевого сплетения может быть вызвано падением, при котором рука фиксирована на канате.

Обсуждение

Оценка повреждений при травматической плексопатии представляет собой сложную задачу и не может быть сделана на основании однократного осмотра на ранней стадии, а должна проводиться путем длительного наблюдения за течением заболевания.

Первоначальный осмотр сразу после несчастного случая может дать сведе-

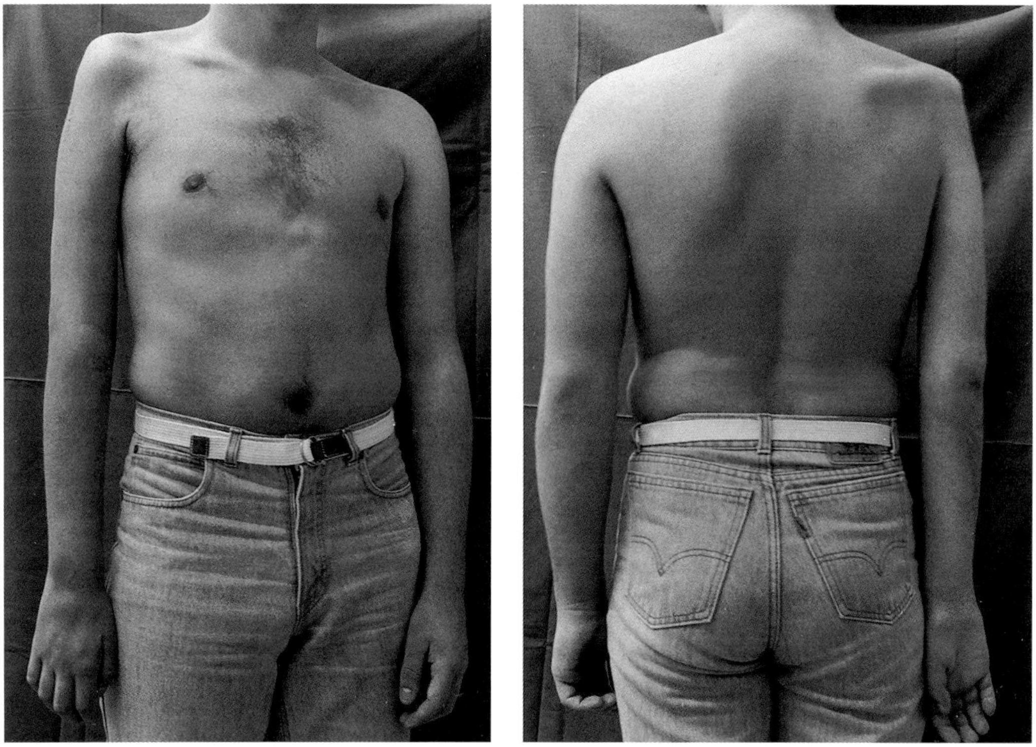

a

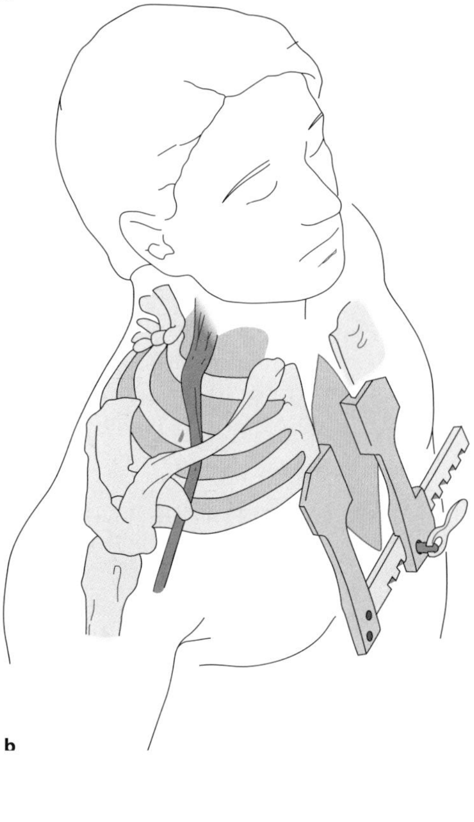

b

Рис. 6.**1.9**

a Полное травматическое поражение плечевого сплетения справа у молодого мужчины. Рука свисает в положении пронации. Патологическое положение лопатки и наблюдающаяся атрофия указывают на вовлечение надостной и подостной, ромбовидной и передней зубчатой мышц. Это свидетельствует о надключичной локализации повреждения.

b Механизм повреждения плечевого сплетения при операциях на сердце. После расширения грудины грудная клетка с помощью механических ретракторов смещается в латеральном направлении. Это приводит к сдавлению нижней части плечевого сплетения первым ребром.

ния о распространенности повреждения. Однако вряд ли сразу удастся определить, насколько оно обратимо. Если выявляется синдром Горнера, а также признаки поражения нескольких корешков и особенно наиболее проксимально иннервируемых мышц (ромбовидных, грудных, широчайшей мышцы спины, передней лестничной), прогноз, скорее всего, не будет благоприятным (рис. 6.**1.9**). В случае полной сохранности чувствительности, напротив, можно ожидать хорошего восстановления. Необходимо также обращать внимание на состояние кровообращения руки, так как при тяжелой травме нередко наблюдается сочетанное повреждение сосудисто-нервного пучка. В соответствии с собственным опытом, основанном на 400 случаях операций, т.е. тяжелых повреждений, у 68 пациентов был выявлен разрыв подключичной или подмышечной артерии (27%). Лишь в единичных случаях наблюдался разрыв основной вены.

Если спустя 14 дней при проведении электромиографического исследования регистрируются потенциалы денервации в паравертебральных мышцах, то это подтверждает факт повреждения корешков проксимально от выхода дорсальных ветвей, т.е. как минимум поражение корешков в области межпозвонковых отверстий. Если после резаных или огнестрельных ранений появляются новые симптомы, необходимо выявлять сосудистый шум или пульсирующее образование по ходу подключичной или подмышечной артерии. Нередко наблюдаются травматические аневризмы, которые должны быть выявлены как можно раньше и прооперированы.

Спустя 6 нед. можно с помощью описанных выше методов установить, имеет ли место отрыв задних, а возможно, и передних корешков или речь идет о более периферическом поражении. При отрыве корешков ушивание невозможно, поэтому следует учитывать неизбежность остаточного дефекта. Если имеется отрыв двух и более корешков, то прогноз в отношении других корешков также неблагоприятный.

Спустя 3 мес. остаточный функциональный дефект для мелких мышц кисти и разгибателей пальцев, как правило, уже определен. Однако при подключичном посттравматическом поражении возможно улучшение функции самых дистальных мышц даже спустя 1–3 года.

Прогноз

Прогноз спонтанного восстановления изолированных травматических повреждений подмышечного нерва в целом неблагоприятный. Напротив, в случае хирургического лечения, в соответствии с нашим собственным опытом, можно достичь хороших результатов: из 60 оперированных пациентов с катамнезом минимум в 1 год (40 аутологичных трансплантатов нервов, 20 невролизов) у 38 (63%) результат лечения был от хорошего до очень хорошего (M4–M5), и еще у 10 пациентов (16,6%) результат был удовлетворительным (M3–M3+). По результатам собственных исследований мы можем сделать вывод, что для достижения успеха в восстановлении функции конечности оперативное лечение должно быть проведено не позднее 6 мес. после травмы, при этом результаты применения трансплантата и невролиза одинаковы. Некоторые из оперированных молодых пациентов даже смогли закончить военные училища и школы офицеров. По-видимому, задняя часть дельтовидной мышцы восстанавливается хуже, чем ее латеральная и вентральная части. Прогноз поражений нижней части плечевого сплетения в целом хуже, чем верхней. Прогноз повреждения верхней части плечевого сплетения, возникшего вследствие тракционного воздействия на плечо вниз, хуже в том случае, если имеются также признаки вовлечения нижней части плечевого сплетения. И наоборот, наличие признаков повреждения верхней части плечевого сплетения при поражении преимущественно нижней также утяжеляет прогноз. В этих случаях парезы, связанные с повреждением верхней части сплетения, восстанавливаются обычно лучше. При оценке преимущественно проксимальных парезов следует учитывать вид повреждения. При колотых и резаных ранениях проводят первичную обработку, обеспечивая эффективное обеззараживание раны. При огнестрельных ранениях исследования, проведенные в условиях боевых действий, показали следующие результаты (211): первые признаки реиннервации в дельтовидной мышце должны выявляться в течение 4 мес., в двуглавой мышце плеча – в течение 5 мес., только в этом случае они могут привести к удовлетворительному результату. Если в течение 4–5 мес. спонтанной регенерации не происходит, показана оперативная ревизия сплетения с целью ушивания нервов. Огнестрельные ранения в мирное время в Европе встречаются достаточно редко, в Северной Америке чаще. В своей практике мы оперировали всего 4 из 12 наблюдаемых пациентов, двух из них – в первые дни после несчастного случая. Поврежденные ткани были идентифицированы и удалены, затем был наложен трансплантат. Ткань, на которой располагался трансплантат, была интактной и хорошо кровоснабжалась. При свежих ранениях, особенно из оружия с высокой скоростью полета пули, окружающие ткани бывают слишком сильно повреждены взрывной волной, чтобы можно было проводить раннее оперативное лечение. При тракционном повреждении спонтанное восстановление возможно в течение нескольких лет после травмы, особенно если отсутствует тотальное повреждение плечевого сплетения. Если имеет место аксонотмезис верхних (и средних) частей плечевого сплетения, первые признаки реиннервации появляются спустя 5–10 мес.; через 2 года процесс реиннервации подходит к завершению. При повреждении нижних отделов плечевого сплетения прогноз в целом менее благоприятный из-за более длинного «пути», который должны пройти регенерирующие волокна, особенно это касается сенсомоторных нарушений на кистях. В этих случаях до появления первых признаков реиннервации проходит минимум 1 год, а последующее улучшение может продолжаться еще 2 года. Эти тенденции спонтанной регенерации следует всегда учитывать при оценке показаний к оперативному лечению.

Лечение

Консервативное лечение

В первую очередь рука должна быть помещена на отводящую шину под углом 60° и повернута кпереди. Кроме того, голова должна быть повернута в сторону поражения и зафиксирована, что особенно важно после ушивания нервов. При этом достигается значительное укорочение плечевого сплетения. Таким образом создаются благоприятные условия для регенерации и уменьшения или предотвращения боли, которая обычно усиливается из-за растяжения. С помощью этого положения уменьшается также образование отека в области кисти и пальцев, способствующего появлению контрактур суставов. Кисть и суставы пальцев следует несколько раз в день разрабатывать, как с помощью физиотерапевта (массажиста), так и самостоятельно. Мобилизацию плеча начинают минимум через 6–8 нед.

При свежих повреждениях плечевого сплетения руку следует зафиксировать в положении отведения и смещения вверх, у ходячих пациентов – поместить на отводящую шину. Гипсовые повязки мы не применяем ни после травмы, ни после реконструктивной операции. Спустя 2 нед. после травмы или операции иммобилизацию заменяют пассивными упражнениями, сначала щадящими для плеча, а через 6 нед. – с полной нагрузкой на плечо, но только в том случае, если травма не сопровождалась переломами костей.

Развитие атрофии денервированных мышц можно задержать, применяя токи с пороговым уровнем стимуляции. Однако достоверное уменьшение атрофии достигается только при частой и интенсивной стимуляции, т.е. при ежедневных достаточно продолжительных процедурах с применением аппаратов для домашнего использования. Наряду с уменьшением денервационной атрофии электростимуляция приводит к улучшению кровообращения в парализованной конечности. Этот очень желательный эффект может быть усилен с помощью локальных мероприятий, направленных на стимуляцию кровообращения, например таких, как легкий штриховой массаж и пассивные движения. Последние должны проводиться по возможности с достижением наибольшего объема движения в суставе, для того чтобы достигнутый уровень функционирования мышцы не стал впоследствии бесполезным из-за развития контрактуры сустава. При этом необходимо поддерживать у пациента постоянную мотивацию к проводимой в течение многих месяцев лечебной физкультуре, дополняемой физиотерапевтическими мероприятиями, интенсивно обучать пациента самостоятельным ежедневным упражнениям.

Показания к первичному и вторичному оперативному лечению

Непосредственно после травматического повреждения плечевого сплетения большое значение наряду с выяснением механизма травмы, большое значение имеет оценка сопутствующих повреждений. К ним относятся перелом ключицы, вывих плеча, другие переломы плечевого пояса или костей руки, но прежде всего сопутствующие повреждения сосудов. Нередко поражение плечевого сплетения является лишь частью политравмы, в рамках которой приоритет имеет коррекция угрожающих жизни повреждений. Иногда оценке функции сплетения препятствует бессознательное состояние пострадавшего. Лечение свежих повреждений плечевого сплетения различно при открытых и закрытых травмах.

При открытом повреждении, несмотря на остроту ситуации, в случае, если пациент в сознании и способен к общению с врачом, сразу же необходимо провести клиническое исследование повреждений чувствительной и двигательной сферы. В зависимости от их поражения проводят целенаправленное исследование как минимум доступных частей плечевого сплетения. Если острота ситуации позволяет, проводят первичную реконструкцию путем непосредственного ушивания нервов или наложения трансплантата. Эта операция имеет преимущество, так как позволяет в значительной степени предотвратить задержку реиннервации в денервированных мышцах. Разумеется, предпосылками к проведению операции служат хорошее общее состояние пациента и низкий риск локальной инфекции (низкая степень загрязнения раны и короткое время, прошедшее после травмы). Если эти условия отсутствуют, то от первичного вмешательства следует отказаться и провести отсроченное восстановление диагностированной ранее нарушенной целостности нервных волокон в короткий срок (через 6 нед.). За это время, с одной стороны, происходит заживление раны и образование окончательного рубца, с другой стороны, период денервации еще не слишком растянут по времени.

Примерно такие же временны́е рамки касаются и закрытого повреждения. Отсроченное оперативное вмешательство имеет то преимущество, что при этом можно достоверно оценить объем и выраженность поражения, в том числе и с помощью наблюдения в динамике. Однако в отличие от открытого повреждения, при закрытом повреждении для хирурга отсутствует возможность предварительной, изначальной оценки нарушения целостности нервов. Следовательно, имеются трудности в определении объема повреждений и показаний к операции. Наряду с электронейрографической диагностикой большое значение имеют УЗИ и МРТ. В последние годы интраоперационная нейрография и УЗИ поврежденных участков нервов легли в основу развития индивидуальных концепций реконструктивной нейрохирургии.

Оперативные вмешательства и восстановительные операции

Оценка тяжести повреждения с позиции хирурга. Проводится с помощью той же классификации по Sunderland (I–V степени тяжести), обычно применяемой при поражениях других периферических нервов. Существует одно различие: полное нарушение целостности сплетения при остром или тупом повреждении (как и для периферического нерва) происходит с образованием проксимальной и дистальной культи (повреждение V–R; «R» – Ruptur – разрыв). Однако при повреждении сплетения при отрыве корешка проксимальная культя может не образоваться (повреждение V–A; «A» – Avulsion – отрыв). При сохранной целостности важна также степень фиброза, и для сплетения применяется классификация степени фиброза Millesi (456).

По распространенности повреждение плечевого сплетения разделяют на полное (затронуты все 5 корешков: 5, 6, 7, 8, 1-й) или частичное (верхнее – 5-й, 6-й, расширенное верхнее – 5-й, 6-й, 7-й, среднее – 7-й или нижнее – 8-й, 1-й).

В зависимости от локализации существует 4 уровня повреждения:

- 1-й уровень соответствует отрыву корешков, т.е. преганглионарному повреждению.
- 2-й уровень соответствует постганглионарному повреждению того или иного спинального нерва.

Локализация повреждения обозначается дополнительно «A» для 1-го уровня или «R» – для 2-го уровня к символу «V» – утрата функции. Так, для «A» дополнительно к отрыву корешка может быть затронут и периферический отрезок спинального нерва, различают также повреждение на 1–2 сегмента выше.

- 3-й уровень относится к первичным стволам (truncus), верхнему (superior), среднему (medius) и нижнему (inferior), которые обозначаются как TM, TS и TI.
- 4-й уровень представляет локализацию в области пучков (fasciculus medialis, lateralis, dorsalis) (FM, FL, FD).

Нередко периферические поражения распространены по протяженности, поэтому различают также повреждение на 3–4 сегмента выше.

С помощью этой системы поражение сплетения можно представить в виде формулы: отрыв всех корешков обозначается формулой VA (5, 6, 7, 8, 1-й). Периферическое поражение спинальных нервов C5, C6, C7 с нарушением целостности, при отрыве корешков C8 и Th1 обозначается как VR (5-й, 6-й, 7-й); VA (8-й, 1-й). Периферическое поражение с сохранной целостностью III степени тяжести с фиброзом степени B, которое затрагивает только латеральный пучок, обозначается III B.

При отрыве всех 5 корешков отсутствует признак Гофмана–Тинеля. Если спустя несколько недель после повреждения выявляется признак Гофмана–Тинеля, это может свидетельствовать о сохранности как минимум одной культи корешка, т.е. наличия одной культи спинального нерва. В пользу отрыва корешка свидетельствует положительный синдром Горнера, поражение глубоких мышц шеи, так как повреждена также дорсальная ветвь, и сохранность, несмотря на анестезию, к проведению импульса по сенсорным волокнам, так как сенсорные волокна не оторваны от своих нейронов. В идеальном случае пациент с поражением плечевого сплетения сразу после установления диагноза должен быть осмотрен нейрохирургом, и дальнейшее наблюдение должно проводиться совместно с целью определения оптимального времени для оперативной ревизии или восстановительной операции. Следующую оценку состояния лучше всего проводить спустя 6 нед. после травмы, третью, с определением сроков операции – не позднее 3 мес. после травмы. Одна из самых больших проблем хирургии сплетения – слишком поздний осмотр пациента нейрохирургом, с чем связано значительное ухудшение прогноза оперативного лечения.

Выраженный признак Гофмана–Тинеля, смещающийся к периферии, служит доказательством поражения нерва с сохранной непрерывностью. Однако всегда следует помнить, что это может касаться лишь части сплетения, тогда как на других его участках может не наблюдаться признаков регенерации. Поэтому при появлении признаков регенерации в процессе динамического наблюдения необходимо вновь и вновь ставить вопрос об оперативной ревизии.

Даже при самых тяжелых повреждениях плечевого сплетения раннему оперативному вмешательству придается большое значение, так как денервированная в течение длительного времени мышца даже после пересадки трансплантата и реиннервации уже не сможет в достаточной степени восстановить свою функцию. Поэтому результат реконструктивной операции во многом зависит от быстрой и точной диагностики, а также своевременного определения показаний к операции.

Концепции оперативного лечения

Первая операция на поврежденном плечевом сплетении предусматривает проведение полной ревизии, с целью подтвердить или скорректировать предоперационный диагноз. При этом интраоперационная нейродиагностика и УЗИ оказывают неоценимую помощь. В соответствии с опытом последних десятилетий, целью оперативного вмешательства является не полное восстановление анатомической целостности всех поврежденных структур, а в большей степени избирательная реиннервация приоритетных моторных и сенсорных зон.

Имеющиеся в распоряжении проксимальные культи и нервы для трансплантации должны быть использованы по возможности как синергетически настроенные доноры аксонов для реиннервации важнейших органов-мишеней с учетом их удаленности от начальной точки регенерации нерва. Дополнительно при этом следует обращать внимание на селективную концентрацию моторных или сенсорных аксонов.

Участок регенерации для реиннервации области предплечья и кисти при ранней операции оказался слишком продолжительным для того, чтобы достичь каких-либо функционально значимых результатов. Поэтому мы используем более новые методы операции, такие как ушивание дистальной культи «конец-в-бок» с соседним интактным или хорошо регенерирующим нервом.

Этот поиск легкодоступного, но адекватного источника реиннервации путем ушивания «конец-в-бок» показал хорошие клинические результаты при функциональной трансплантации мышц с целью улучшения или восстановления функции при поражении плечевого сплетения (247; 226). Нерв с удовлетворительной регенерацией, который не может заставить сокращаться иннервируемые им мышцы, находящиеся в состоянии длительной атрофии, сшивается без нарушения целостности методом «конец-в-бок».

К приоритетным направлениям в восстановлении функции верхней конечности при тотальном поражении плечевого сплетения относятся: стабилизация в плечевом суставе, некоторая ротация кнаружи, сгибание в локтевом суставе с преодолением силы тяжести и небольшого сопротивления, стабилизация в лучезапястном суставе, восстановление элементарного уровня кистевого захвата и защитной чувствительности кисти со стабилизацией запястья. В качестве доноров аксонов наряду с проксимальными культями могут применяться и трансплантаты, например, межреберные или грудные нервы (29) для реиннервации двуглавой мышцы плеча; при сохранном локтевом нерве возможна пересадка его части в качестве ветви мышечно-кожного нерва для двуглавой мышцы. Дистальная часть добавочного нерва может быть использована как источник реиннервации надлопаточного нерва. Ушивание «конец-в-бок» делает возможным использование диафрагмального нерва в качестве донора моторных волокон. Существуют также многочисленные возможности комбинаций различных доноров волокон.

Если спустя 1,5–2 года после реконструкции нервов имеется хотя бы минимальное улучшение, это чаще всего указывает на возможность достижения практического функционального результата. Этого результата можно добиться при помощи перемещения сухожилий, которое становится необходимым в связи с функциональными изменениями мышц, или ушивания сухожилий с целью стабилизации суставов. Особую форму представляет собой связанное с синергией смещение сокращающихся антагонистов (например, трехглавая мышца покидает локтевой сгиб и наслаивается на двуглавую мышцу). В последние годы было установлено, что при реконструктивных операциях в случае поражения плечевого сплетения следует стремиться не только к восстановлению нервных структур, но одновременно и к замене неиннервируемых больше мышечных органов-мишеней, например, с помощью функциональной трансплантации мышц с микронейрососудистыми анастомозами. Теория концентрации не только на иннервирующем нерве, но и на органе-мишени значительно повлияла на формирование комплексной концепции восстановительных операций при поражении плечевого сплетения.

Если в распоряжении хирурга имеются мышцы предплечья, то артродез лучезапястного сустава и целенаправленный артродез первых межфаланговых и пястно-фаланговых суставов позволяет восстановить функцию кистевого захвата. Если есть несколько сухожилий, артродез лучезапястного сустава можно не применять и, несмотря на это, достичь восстановления функции захвата.

Заместительные операции играют также важную роль при частичных поражениях плечевого сплетения. Из них наиболее известной является операция Steindler, при которой в случае повреждения верхней части плечевого сплетения (C5, C6) производилось перемещение медиального надмыщелка плеча с прикрепляющимися к нему неповрежденными сгибателями предплечья более проксимально, на диафиз плечевой кости.

Сгибания в локтевом суставе при частичном поражении плечевого сплетения можно достичь также с помощью перемещения латеральной части большой грудной мышцы или широчайшей мышцы спины (689).

При распространенном поражении верхней части плечевого сплетения (C5, C6, C7) и нарушении функции лучевого нерва ее можно восстановить при помощи соответствующей пересадки сухожилия (см. 6.2, Лучевой нерв).

Отсутствующую функцию плеча при поражении верхней части сплетения (C5, C6) при интактной передней зубчатой мышце можно восполнить, выполнив артродез плечевого сустава. Если функция передней зубчатой мышцы нарушена, артродез плечевого сустава противопоказан, так как в этом случае лопатка теряет возможность активных движений.

Результаты

Функциональные результаты, достигаемые при восстановительных или заместительных операциях при тотальном поражении плечевого сплетения, весьма ограничены. Целью операций может быть лишь достижение вспомогательной функции пораженной руки, которая иногда оказывается способной к сгибанию в локтевом суставе до горизонтального уровня и некоторым движениям в кисти. Перспективы для восстановления значительно выше при частичных поражениях, в случае которых после реконструктивных операций можно ожидать получения удовлетворительных результатов. В связи с быстрым развитием современных методов оперативного лечения даже при тяжелых повреждениях плечевого сплетения необходимость в оперативном лечении не вызывает сомнений.

Повреждение плечевого сплетения вследствие родовой травмы

Условия возникновения

Повреждение плечевого сплетения во время родов может развиться даже при спонтанных родах и нормальном предлежании плода из-за несоответствия размеров плечевого пояса плода и ширины таза роженицы. В случае наложения щипцов возможно непосредственное повреждение сплетения в результате сдавления сплетения. Извлечение головки плода вслед за плечевым поясом при ягодичном предлежании с помощью ручного захвата (прием Файта–Смелли) может привести к тяжелому поражению плечевого сплетения из-за его сдавления между II и III пальцами врача или растяжения, так что вместо этого метода родовспоможения рекомендуется наложение щипцов. В большинстве опубликованных случаев причинами повреждения называют патологическое положение плода или трудности при родовспоможении (500). Частота осложнений в различных странах варьирует от 0,5 до 0,9 на 1000 и по последним данным соответствует 0,12% (776). В развивающихся странах этот показатель значительно выше и достигает 1,89 на 1000 родов (253). Спонтанное повреждение плечевого сплетения вследствие атипичного положения плода внутри матки очень сомнительно. В нашем собственном исследовании, проведенном среди гомогенных групп пациентов в городе Йеддах Саудовской Аравии, удалось четко определить, что многие матери детей с акушерским поражением плечевого сплетения страдают сахарным диабетом и что вес большинства детей при рождении составлял более 4 кг.

Экспериментальные исследования

Экспериментальные исследования среди мертворожденных детей были проведены независимо друг от друга Gilbert (243) и von Métaizeau (453). Они показали, что вытягивание головы плода при «застревании» плечевого пояса приводит прежде всего к растяжению спинальных нервов C5 и C6. Дальнейшее растяжение вызывает разрыв соответствующих нервных пучков и оказывает влияние на корешок C7. Хотя целостность пучков при этом нарушается, эпиневрий остается сохранным. Описанные выше явления возникают при воздействии силы натяжения в 35–40 кг. При более значительной нагрузке возможен полный разрыв с вовлечением эпиневрия. Целостность пучка C7 при этом также может нарушаться, либо вследствие его отрыва от спинного мозга, либо в месте выхода из межпозвонкового отверстия. Если C7 оказывается поврежден, в процесс вовлекаются также и оба каудальных корешка C8 и Th1. Для их повреждения достаточно силы натяжения в 20–25 кг, при этом в большинстве случаев происходит их отрыв от спинного мозга.

Как показали экспериментальные исследования, повреждение шейных корешков сразу после рождения инициирует процесс распада мотонейронов в спинном мозге. Это в свою очередь оказывает влияние на возможные дальнейшие процессы регенерации (23; 381).

Клинические проявления

Различные типы травматических перинатальных повреждений плечевого сплетения. Повреждения плечевого сплетения во время родов варьируют по степени тяжести от невrапраксии до невротмезиса (т.е. отрыва корешков) и по распространенности – от малозаметных клинических проявлений до тотального поражения сплетения. У большинства детей развивается полное или частичное восстановление, в 20–25% случаев сохраняются функционально значимые парезы.

Различные варианты повреждения плечевого сплетения вследствие родовой травмы в принципе соответствуют результатам экспериментальных исследований, при нормальном положении головы различают следующие типы поражения:

- поражение верхней части плечевого сплетения с вовлечением корешков C5/C6, признаком которого служит ротация плеча внутрь при сгибании локтя;
- поражение корешков C5, C6 и C7, с парезом разгибателей лучезапястного сустава и пальцев, а также трехглавой мышцы плеча; в результате остается возможным лишь сгибание кисти;
- парез, возникающий при поражении C5–C8, при котором остается сохранной лишь функция сгибания III–V пальцев;
- и, наконец, тотальное поражение с вовлечением корешков C5–Th1, которое в большинстве случаев также сопровождается синдромом Горнера.

Частота отдельных типов поражения. В соответствии со статистикой, приведенной Kehrer (352) и основанной примерно на 750 случаях повреждения плечевого сплетения во время родов, в 80% случаев развивается паралич Дюшенна–Эрба, в 10% – Дежерин-Клюмпке, в 1% – тотальное поражение плечевого сплетения и в 9% – атипичное сочетание парезов отдельных мышц. По другим статистическим данным, в 13 из 57 случаев повреждение плечевого сплетения было двусторонним, 9 из них развились вследствие применения приема Файта–Смелли при ягодичном предлежании. Наиболее тяжелые поражения также возникали при применении упомянутой техники вследствие приложения большой силы вытяжения, при этом чаще всего это происходило в экстренной ситуации, угрожающей жизни плода. При повреждении C5 и C6 нарушены наружная ротация плеча и отведение плеча, рука висит вдоль туловища. Сгибатели плеча повреждены в различной степени. Если затронут также корешок C7, нарушена функция трехглавой мышцы плеча и дорсальных разгибателей кисти. Примерно в 2/3 случаев повреждение верхней части плечевого сплетения у новорожденных сопровождается нарушением функции диафрагмального нерва и парезом диафрагмы. Оно может также наблюдаться изолированно или сохраняться после восстановления и требует дифференциальной диагностики с другими причинами пареза диафрагмы (233). Парез диафрагмы может приводить к тяжелым нарушениям дыхания вплоть до летального исхода.

У одного новорожденного, наблюдаемого нами в Вене, наряду с акушерским поражением плечевого сплетения развился двусторонний парез диафрагмы, ребенок был переведен на искусственное дыхание. Во время первой операции через 3 мес. с одной стороны была проведена ревизия плечевого сплетения. При этом были выявлены изменения диафрагмального нерва на протяжении 2 см в виде повреждения ветви 4-го шейного нерва. Этот сегмент был резецирован и заменен трансплантатом. Спустя два месяца на этой стороне началось восстановление функции купола диафрагмы. Контралатерально диафрагмальный нерв был изменен на протяжении 1 см. Этот участок также был резецирован и перекрыт трансплантатом. Это привело к удовлетворительной регенерации диафрагмы. Однако для восстановления дыхательной деятельности, во время третьей операции пришлось провести ушивание диафрагмы из-за значительного ее перерастяжения.

Следует уточнить, что данные, полученные при оперативных вмешательствах (6; 500), не всегда соответствуют упомянутым выше результатам экспериментальных исследований. Нередко при оперативной ревизии выявляется разрыв верхних первичных стволов C5/C6, который сопровождается отрывом корешка C7 или C8 при неполном разрыве спинального нерва Th1. Если растяжение происходит при поднятой руке, вступает в действие обратный механизм, и в первую очередь повреждаются нижние корешки.

Развитие парезов вследствие родовой травмы плеча. Спонтанное восстановление в большинстве случаев благоприятное, и у 70–95% младенцев в течение 3–4 мес. оно происходит в полном объеме (512). По данным различных авторов, у 3–16% детей сохраняется выраженное нарушение функции, затрудняющее в дальнейшем владение пораженной рукой. При подобном неблагоприятном течении следует рассмотреть возможность раннего оперативного вмешательства, тем более что в дальнейшем не исключено нарушение роста пораженной руки. Кости и мягкие ткани растут медленнее по сравнению со здоровой рукой. Так, например, у младенца 6–8 мес. рука на пораженной стороне бывает короче на 10%, а к пубертатному периоду разница в длине между здоровой и пораженной конечностью может составить 6–7 см. Нарушение роста легко выявить с помощью рентгенологического исследования. В наибольшей степени оказываются пораженными мышцы, прикрепляющиеся к лопатке, ключице и головке плеча, а именно над- и подостная, большая круглая мышца и двуглавая мышца плеча. В капсуле плечевого сустава также выявляются значительные изменения. Наблюдается ограничение наружной ротации и приведение плеча, а также нарушение разгибания в локтевом суставе, особенно в том случае, если в течение длительного времени трехглавая мышца плеча была паретична. С другой стороны, длина рычагов сокращается и вес атрофичной конечности уменьшается, поэтому атрофичным мышцам требуется меньше усилия для осуществления движения.

При тяжелых поражениях, особенно в случае отрыва корешков, в течение нескольких месяцев сохраняется нарушение чувствительности. Это происходит в том возрасте, когда процесс созревания центральной нервной системы не завершен и схема тела не сформирована. Недостаток нормальных афферентных импульсов, нарушение кинестезии и тактильной чувствительности вместе с нарушением роста и парезом приводит к тому, что у ребенка развивается тяжелое нарушение функции конечности.

Исследования Brown и соавт. (87) показали, что нарушение функции связано не только с сенсомоторными нарушениями, но и с последующим укорочением конечности с развитием контрактур. Вероятнее всего, обусловленное парезом нарушение контролируемых зрением целенаправленных действий в критический период созревания приводит к формированию дефектных программ движения в моторных зонах коры, вследствие чего развивается особый вид апраксии – апраксия развития.

Лечение

Консервативные мероприятия

Сразу после рождения, в первые несколько недель, применяют сначала шинирование конечности, лучше всего с помощью хорошо отмоделированной шины Крамера. Лишь после этого можно наложить гипсовую шину. При этом плечо должно быть отведена на 90° и ротировано кнаружи, а предплечье находиться в среднем положении между пронацией и супинацией. Позднее следует применить более мягкую фиксацию, так как в противном случае возможно формирование подвывихов плеча в вентральном направлении. Во время купания ребенка следует использовать возможность пассивных движений во всех суставах в полном объеме. При появлении признаков реиннервации двигательных волокон шину можно накладывать только на ночь. Ее рекомендуется носить при достаточном восстановлении функции руки до 1 года, чтобы избежать остаточных контрактур. При тяжелых повреждениях, сопровождаемых синдромом Горнера – признаком вовлечения симпатической нервной системы, – речь почти всегда идет об отрыве корешков, при котором теоретически реиннервации не происходит. Тем не менее, имеются поразительные сообщения о 12 новорожденных с отрывами корешков в соответствующих сегментах, при этом у 70% наблюдалось достаточное восстановление чувствительности, а у 33% – двигательной функции (733).

У некоторых детей, несмотря на хорошую регенерацию, сохраняется значительный функциональный дефект, в основе которого лежит содружественное сокращение мышц-антагонистов. Например, вследствие поражения верхней части плечевого сплетения при поднесении руки к губам поднимается также плечо, этот феномен французские специалисты обозначают как *signe du clairon*, а англичане – *trumpet sign* (симптом трубочиста). При подъеме плеча происходит сгибание в локтевом и лучезапястном суставах, таким образом, что рука оказывается над головой, напоминая зонтик (*umbrella sign*). При содружественном сокращении трехглавой и двуглавой мышц применяют инъекции ботулинического токсина в трехглавую мышцу, которые вызывают значительное улучшение сгибания предплечья со средним увеличением силы мышцы от 1,7 до 3,7 (585).

Особенно важное значение имеет тот факт, что 5 из 6 детей по окончании 8–12-месячного периода лечения были в состоянии подносить руку ко рту и что за период последующего однолетнего наблюдения не происходило содружественного сокращения трехглавой мышцы при сгибании предплечья.

В соответствии с мнением van Dijk и соавт. (776), в настоящее время не существует достоверных критериев, по которым можно определить, у каких именно детей оперативное лечение будет эффективным. По данным Hierner и соавт. (293), из всех детей с перинатальным поражением плечевого сплетения оперативному лечению подлежат 5–20% с наиболее тяжелыми повреждениями, причем в период от 4 до 6 мес., т.е. у данного контингента необходимо проводить раннее оперативное вмешательство, не допуская длительного периода ожидания. В качестве критериев отбора к оперативному вмешательству можно определить полную плегию всей руки (C5–Th1), вовлечение мышц лопаточно-грудной области и диафрагмального нерва, а также наличие синдрома Горнера. Waters (808) считает, что у детей с отсутствием реиннервации двуглавой мышцы плеча в течение первых 6 месяцев прогноз неблагоприятный и им показана операция. Noetzel и Wolpaw (512) подчеркивают, что при этом в лучшем случае происходит улучшение функции дельтовидной и двуглавой мышц плеча, но не нормализация функции руки в целом. Stroembeck и соавт. (715) утверждают, что оперативное лечение имеет преимущество только при поражении верхней части плечевого сплетения и, кроме того, его результаты не зависят от того, проведена операция до 6 мес. или после. Таким образом, остается до конца не выясненным, следует ли проводить операцию вообще, и если да, то в каком возрасте.

Хирургическое лечение

Оперативное лечение. Большинство хирургов, оперирующих на плечевом сплетении, следуют рекомендациям Gilbert и Tassin (242) и проводят оперативную ревизию тогда, когда признаки регенерации в двуглавой мышце плеча отсутствуют в течение 3 мес. При операции могут быть выявлены, как и при травматических повреждениях у взрослых, отрывы корешков, разрывы спинальных нервов, первичных стволов, а также повреждения с сохранной целостностью. Повреждения могут развиваться вследствие тракции или компрессии между ключицей и I ребром. Методы оперативного вмешательства также соответствуют таковым у взрослых. Соответственно, если целостность волокон сохранна, проводят невролиз; при потере целостности для ее восстановления предпринимают трансплантацию нервов. При отрывах корешков проводят пересадку нервных волокон из тех же точек, что и у взрослых. При повреждениях с сохранной целостностью прогноз благоприятный. Разумеется, при нарушении целостности или при отрывах корешков можно рассчитывать лишь на частичную регенерацию. Однако, как уже было упомянуто выше, эта частичная регенерация в значительно большей степени способствует улучшению функции, чем если это происходит при тех же обстоятельствах в случае спонтанного течения. При оперативном вмешательстве существует возможность пересадки сухожилий и мышц. Среди пациентов, у которых из-за тяжелого повреждения вообще не происходит регенерации, желательно достичь хотя бы частичного восстановления функции, чтобы сделать возможным выполнение более поздней заместительной операции.

Реконструктивные вмешательства (заместительные операции) при полном отсутствии регенерации. Процент таких случаев очень невелик. Однако именно они требуют особого внимания хирургов. Подобные случаи возникают, если подходящий момент для нейрохирургического вмешательства был упущен. Так как не во всех случаях имеются мышцы для заместительных операций на руке, проводят свободную мышечную трансплантацию. При этом можно следовать рекомендациям Doi, который предложил пересадку обеих тонких мышц в 2 этапа с невротизацией их добавочным нервом или 2, 3 и 4-м межреберными нервами (171). Эту операцию проводят для обеспечения сгибания в локтевом суставе и разгибания пальцев или для разгибания в локтевом суставе и сгибания пальцев. Дополнительно можно осуществить перемещение трапециевидной мышцы (горизонтальной части) для стабилизации плечевого сустава.

Реконструктивные вмешательства при частичном поражении (на плечевом суставе). Свободные движения руки зависят от движений лопатки, которая поднимает руку вверх, а также от подвижности самого плечевого сустава, т.е. отведения, приведения, ротации кнаружи и внутрь. За подвижность лопатки отвечают мышца, поднимающая лопатку, трапециевидная и передняя зубчатая мышцы. Только если лопатка способна двигаться, ребенок может поднять руку, несмотря на контрактуру плечевого сустава. Поэтому вопрос о том, можно ли, например, после отрыва корешков C5, C6, C7 с помощью операции на сплетении обеспечить реиннервацию длинного грудного нерва и вернуть функцию зубчатой мышцы, является решающим. При парезе надостной и дельтовидной мышц отсутствует отведение. Оно нарушается и в том случае, если развивается частичная дегенерация только дельтовидной мышцы, так как ключичная и спинальная части дельтовидной мышцы, скорее, осуществляют приведение и лишь на последней стадии движения вверх отводят руку. В процессе регенерации может нарушаться взаимодействие различных частей дельтовидной мышцы. В этом случае можно переместить спинальную и ключичную части к акромиальному отростку и «заставить» их осуществлять, таким образом, функцию отведения. Функция надостной мышцы в некоторых случаях бывает нарушена из-за адгезии ее сухожилий; при этом применяют тенолиз. Показания к этой операции должны быть подтверждены с помощью УЗИ в динамике. Сила трапециевидной мышцы может быть увеличена с помощью перемещения ее горизонтальной части на сухожилие. Если функция отведения и подъема относительно сохранна, но желательно ее дальнейшее улучшение, этого можно достичь путем перемещения ключичной части большой грудной мышцы в направлении акромиального отростка.

Если имеются контрактуры приводящих мышц (большой грудной, широчайшей мышцы спины, большой круглой, спинальной и ключичной частей дельтовидной мышцы, подостной мышцы, малой круглой и надлопаточной) с соответствующей контрактурой капсулы сустава, формируется приводящая контрактура. Улучшению может способствовать артролиз плечевого сустава с удлинением мышц. Приводящая контрактура может развиваться также при контрактурах в области ротаторной манжеты и дельтовидной мышцы. В этом случае плечо отводится лишь до уровня, когда тело плечевой кости располагается параллельно латеральному краю лопатки. Приведение к туловищу в этой ситуации возможно только за счет подъема лопатки кзади. При подобном состоянии показан артролиз плечевого сустава. Мышцы, осуществляющие ротацию плеча кнутри (большая грудная, широчайшая мышца спины, большая круглая и надлопаточная), значительно сильнее, чем мышцы, отвечающие за ротацию плеча кнаружи (подостная и малая круглая). Поэтому постепенно развивается внутренняя ротационная контрактура. Даже при достаточном сгибании в локтевом суставе с помощью работающих двуглавой и плечевой мышц функциональный эффект очень невелик, так как сгибание в локте производится непосредственно вблизи от туловища и движения руки в пространстве не происходит. Наиболее простой метод для улучшения состояния при внутренней ротационной контрактуре представляет собой разрезание места прикрепления большой грудной мышцы. Однако проведение этой операции в настоящее время не считается оправданным. Значительно лучше переместить точку прикрепления большой грудной мышцы и «заставить» саму мышцу осуществлять функцию ротации кнаружи. Важным шагом к улучшению ротации плеча кнутри является также «высвобождение» надлопаточной мышцы. Этого можно достичь либо удлинением сухожилия в области прикрепления надлопаточной мышцы, либо с помощью отделения всей надлопаточной мышцы от ее точки прикрепления на лопатке и тем самым устранения укорочения сухожилия. Наиболее простым методом достижения активной ротации кнаружи служит перемещение широчайшей мышцы спины или большой круглой мышцы от места ее прикрепления к гребню малого бугорка на наружную сторону диафиза плечевой кости, чтобы придать ей функцию наружной ротации. Этот метод эффективен в том случае, если еще нет контрактуры. При этом необходим постоянный контроль, чтобы восстановление активной ротации кнаружи протекало постепенно и не привело к контрактуре в плечевом суставе.

Ротация кнаружи важна для функции руки в связи с тем, что полное отведение возможно только в положении ротации кнаружи.

Причиной развития контрактур в области плеча часто является слишком консервативная тактика в отношении заместительных операций. Опасность образования контрактур уже в первые недели после рождения настолько значительна, что мы рекомендуем придавать пораженной руке положение 60° отведения и 90° ротации кнаружи спустя 14 дней после рождения.

Реконструктивные вмешательства при частичных поражениях (на локтевом суставе и предплечье). Сгибание в локтевом суставе представляет собой важнейшую функцию руки. Оно отсутствует в случае пареза двуглавой и плечевой мышц при поражении корешка C6. С помощью операции на плечевом сплетении в 85% случаев удается восстановить функцию двуглавой мышцы плеча (242). Если функция не восстанавливается, применяют одну из нескольких заместительных операций, а именно пересадку латерального участка большой грудной мышцы по Clark (119), пересадку широчайшей мышцы спины по Zancolli и Mitre (850) или, при хорошо функционирующих сгибателях предплечья, перемещение точки их прикрепления на плече по Steindler (685). При задержке восстановления функции трехглавой мышцы может развиться замедление разгибания в локтевом суставе, которое влияет на функцию руки лишь при очень большой силе тяжести. При незначительной выраженности нарушение разгибания не имеет функционального значения. В большинстве случаев оно имеет значение лишь для родителей ребенка.

При поражении нижней части плечевого сплетения (C8, Th1) функция двуглавой мышцы плеча и супинатора сохранна, тогда как круглый и квадратный пронаторы паретичны. Поэтому рука находится в положении супинации («проситель милостыни»). Это положение следует по возможности быстрее скорректировать, так как в противном случае формируется супинационная контрактура. Если при положении супинации кисть можно пассивно привести в положение пронации, то при супинационной контрактуре это уже невозможно. Устранение положения супинации достигается с помощью расщепления сухожилия бицепса в продольном направлении, при этом оно разделяется на две части: одна часть располагается в зоне прикрепления к кости, другая – в области сухожильно-мышечного перехода. Затем отрезок, оставшийся прикрепленным к кости, обвивают вокруг лучевой кости и вновь сшивают с отрезком, соединенным с мышцей, при этом бицепс получает возможность осуществлять пронацию (851). Возможно также полное отделение всего сухожилия бицепса, включая бугристость лучевой кости, от лучевой кости и прикрепление его к диафизу луча в таком месте, откуда становится возможным осуществление пронации. Значительно сложнее устранить уже существующую супинационную контрактуру. По мере роста из-за давления мышцы-супинатора лучевая кость постепенно приближается к локтевой. Из-за отсутствия вытягивающего действия круглого пронатора радиус на этом отрезке приобретает форму дуги. В норме межкостная мембрана максимально натянута в среднем положении и расслабляется в положении пронации и супинации. При пронационном и супинационном движениях лучевая кость должна иметь возможность вращения вокруг своей оси. Однако если межкостная мембрана максимально натянута уже в положении супинации, пассивная пронация становится невозможной. Поэтому необходимо отделить мембрану по всей длине от лучевой или локтевой кости. Из-за слишком близкого расстояния между лучевой и локтевой костями становится невозможным продвинуть бугристость лучевой кости мимо локтевой кости, чтобы привести луч в положение пронации. Поэтому для осуществления пассивной пронации необходимо удалить бугристость лучевой кости. После этого бугристость лучевой кости вместе с сухожилием двуглавой мышцы плеча пересаживают в другое место, что делает возможным приводить предплечье в нейтральное положение или положение пронации. Можно также удалить бугристость луча, сохранив при этом место прикрепления сухожилия бицепса и объединить это вмешательство с операцией по Zancolli (см. выше). Наконец, в редких случаях деформация может быть настолько выраженной, что для осуществления пронации необходима остеотомия.

При подобных поражениях может развиваться также и пронационная контрактура. Кисть и плечо находятся в положении пронации и, несмотря на функционирующее сухожилие бицепса, не могут быть приведены в положение супинации. Пронационная контрактура также обусловлена сморщиванием межкостной мембраны, так что отдаление лучевой кости от локтевой, для того чтобы привести предплечье в среднее положение, в этом случае невозможно. Вращение луча вокруг своей оси также нарушено. Кроме того, в этих случаях бугристость лучевой кости нередко отсутствует, и сухожилие бицепса не имеет силового рычага. Из-за длительного нахождения в положении пронации в этой области образуются спайки сухожилия бицепса. Лечение состоит в разделении межкостной мембраны и тенолизе сухожилия бицепса с его укорочением.

Распространенное перинатальное поражение верхней части плечевого сплетения

При распространенном поражении верхней части плечевого сплетения, т.е. C5, C6, C7, нарушается также функция лучевого нерва. При полном поражении этой части сплетения и при интактных мышцах, иннервируемых из C8 и Th1, возможно проведение заместительной операции на лучевом нерве. Если же в процесс вовлечены и мышцы, иннервируемые из двух нижних корешков плечевого сплетения, ситуация значительно осложняется. Если мышцы, иннервируемые из лучевого нерва, не полностью паретичны, возможно проведение тенодеза лучезапястного сустава с сухожилием короткой лучевой мышцы, разгибающей кисть, при этом может быть нарушено тыльное сгибание кисти. Сухожилие длинной лучевой мышцы, разгибающей кисть, также при этом захватывается и пришивается дистальнее тенодеза к сухожилию короткой лучевой мышцы, разгибающей кисть, чтобы достичь эффективного дорсального разгибания. Разгибание пальцев может осуществляться в помощью перемещения локтевого сгибателя кисти.

Перинатальное поражение нижней части плечевого сплетения

При поражении нижней части плечевого сплетения, когда нарушено сгибание пальцев и кисти в лучезапястном суставе, для осуществления хотя бы примитивных функций кисти возможна пересадка сухожилий с использованием разгибательных мышц, иннервируемых из лучевого нерва. В этом случае используются те же методы, которые были описаны и для необратимых поражений другой этиологии. Многообразие клинических проявлений и нередко отсутствие закономерности в нарушении функций руки делают необходимым разработку индивидуального плана лечения для каждого отдельного пациента.

Компрессионные синдромы в области плеча

Анатомические туннели

В соответствии с анатомическим строением плечевого пояса, плечевое сплетение на своем пути от межпозвонковых отверстий до разделения на нервы руки проходит через несколько туннелей. При определенных обстоятельствах оно может в этих местах подвергаться механическим повреждениям.

Межлестничное пространство. Здесь плечевое сплетение, проходя дорсально от подключичной артерии, попадает в треугольник между передней, средней лестничной мышцами и I ребром (см. рис. 6.**1.10**).

Пространство между I ребром и ключицей. Волокна, образующие 3-й пучок, проходят вместе с подключичной артерией и веной в подмышечную область (см. рис. 6.**1.11**).

Плечевое сплетение и подмышечные сосуды проходят позади малой грудной мышцы, вблизи ее прикрепления к клювовидному отростку лопатки в дистальном направлении. При интенсивном отведении плеча они не могут отклониться вверх и оказываются прижатыми к месту прикрепления малой грудной мышцы, к так называемой точке опоры (*hypomochlion*).

Близость верхушек легких может приводить к поражению плечевого сплетения при опухолях верхушки легкого, а также при давлении на плечи, когда оно оказывается прижатым к I ребру. Таким образом, ключевую роль в двух упомянутых выше анатомических туннелях играет I ребро.

С учетом этих анатомических особенностей ниже будут описаны основные этиологические формы непрямых травматических поражений плечевого сплетения.

Повреждение плечевого сплетения при сдавлении извне

Ношение тяжелого груза на плечах может привести к прямому сдавлению плечевого сплетения сверху. Это происходит, например, при ношении тяжелых бревен или оружия у солдат. Подобные поражения раньше были описаны у строителей в виде так называемых параличей каменщиков. Им подвержены прежде всего лица с покатыми плечами, как правило, высокие астеники. Возникающие при этом повреждения затрагивают в большинстве случаев верхнюю часть плечевого сплетения и имеют благоприятный прогноз, регрессируя самостоятельно после прекращения воздействия повреждающего фактора, не требуя специального лечения.

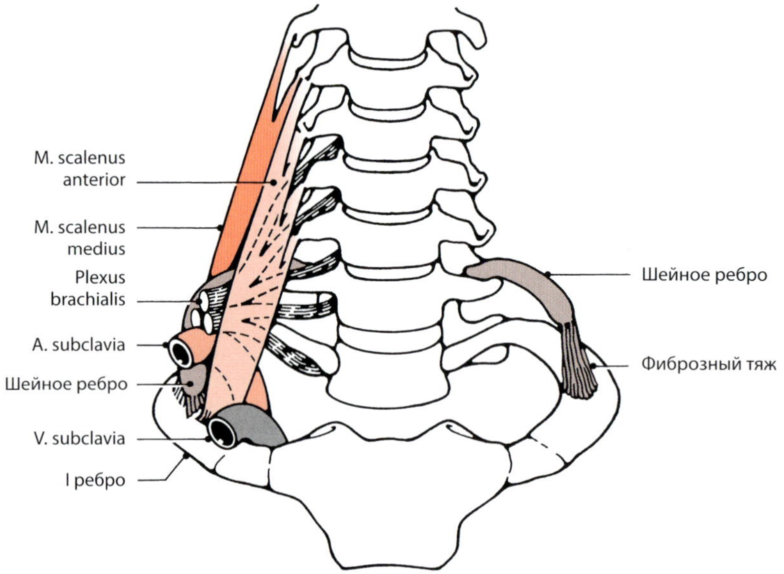

Рис. 6.**1.10** Схема межлестничного пространства при наличии шейного ребра. Ребро сужает отверстие с каудальной стороны и воздействует на подключичную артерию и плечевое сплетение.

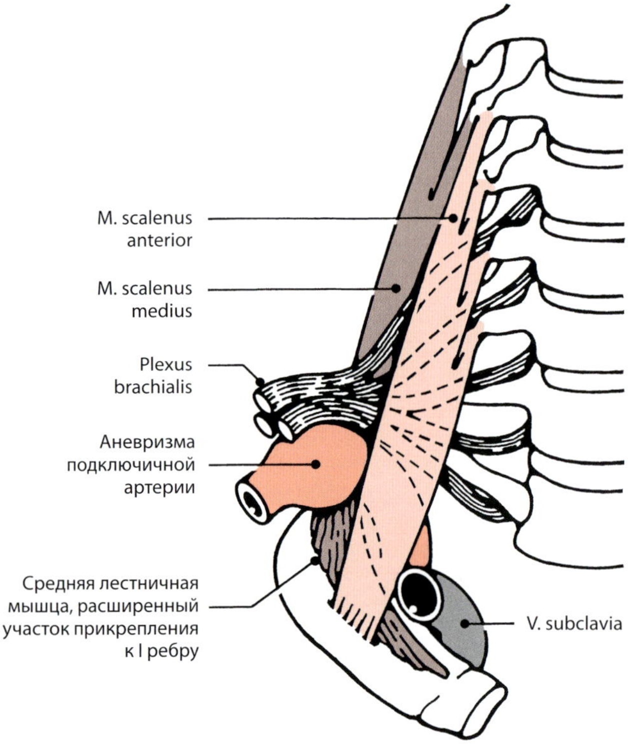

Рис. 6.**1.11** Схема межлестничного пространства, суженного за счет широкого участка прикрепления задней лестничной мышцы. В постстенотическом отделе наблюдается аневризма подключичной артерии.

Сдавление фиксирующими ремнями. Повреждение верхней части плечевого сплетения описано у пациентов с двигательным возбуждением или находящихся без сознания, которых фиксируют ремнями на кровати с руками, поднятыми над головой. В подобных случаях прогноз также благоприятный, но для восстановления может потребоваться несколько месяцев.

«Рюкзачный паралич» развивается у солдат на марше (*paralysie du paquetage*). При этом наряду с непосредственным сдавлением сверху лямками рюкзака определенную роль играет также сдавление между ребром и ключицей. Поражается обычно недоминантная сторона, так как на ней меньше развиты мышцы. Хотя длительно сохраняющиеся симптомы соответствуют поражению верхней части плечевого сплетения, в начальной фазе имеются признаки повреждения всего сплетения, а также подмышечной артерии. Выявляется также нарушение функции длинного грудного нерва, которое может приводить к параличу зубчатых мышц и формированию крыловидной лопатки. В проведенном нами катамнестическом исследовании был проанализирован 81 случай на базе Швейцарского военного госпиталя (451). У 71 пациента симптомы развились во время нагрузки, у 10 – спустя несколько часов. У 72 пациентов параличи были односторонними (у 20 справа и у 52 слева), у 9 – двусторонними. У 13 поражение достигало степени плегии. В целом благоприятный прогноз подтвердился. Из рассмотренных 48 случаев лишь в 7 случаях симптомы сохранялись более 6 мес. В качестве предрасполагающих факторов в 5 случаях были выявлены шейные ребра и в 10 – астеническое телосложение. Катамнестическое исследование 11 случаев с особенно длительным персистированием симптомов выявило в 2 случаях подтвержденную с помощью электронейрографии и биопсии нерва наследственную нейропатию со склонностью к параличам от сдавления (томакулезную нейропатию). Лишь в 21 случае из 81 пациенты были не годными к дальнейшей службе вследствие перенесенного «рюкзачного паралича».

Ключично-черепной дизостоз наблюдается редко. В этих случаях прежде всего играет роль отсутствие или недоразвитие ключицы. Плечевое сплетение при этом легко может быть повреждено сдавлением сверху или компрессией сохранной латеральной части ключицы.

Другие причины. У альпинистов возможно повреждение плечевого сплетения страховочным тросом, находящимся над плечами. Также у представителей других видов спорта, например американского футбола, нередко встречаются повреждения верхней части плечевого сплетения. Курьезная причина поражения была выявлена у 3 детей: они сидели в течение нескольких часов перед экраном телевизора, при этом рука была отведена назад и свисала за спинкой стула. Поражения плечевого сплетения, связанные со сдавлением, наблюдаются также после комы, развившейся вследствие отравления снотворными препаратами, и имеют благоприятный прогноз. Изредка наблюдается поражение сплетения при травматической аневризме подмышечной артерии, а также компрессия добавочной частью трапециевидной мышцы.

Синдром верхней апертуры грудной клетки

В области верхней апертуры грудной клетки может возникать компрессия сосудистого нервного пучка, образованного нижним стволом плечевого сплетения и подключичной артерией, связанная с различными структурными особенностями и аномалиями; в зависимости от вызвавшей его причины это поражение обозначается как *синдром лестничной мышцы, синдром шейного ребра* и т.д. Так как в каждом отдельном случае несколько анатомических особенностей могут вызывать компрессию, а клиническая картина не позволяет поставить точный дифференциальный диагноз этих подвидов, в дальнейшем мы будем употреблять общий термин – синдром верхней апертуры грудной клетки (СВАГК). Лишь поражение сплетения, связанное со сдавлением между ключицей и I ребром (реберно-ключичный синдром), будет представлено отдельно, так как в этом случае речь чаще всего идет о позднем осложнении травмы.

Если брать за основу определение точных диагностических критериев и критическую оценку результатов оперативного вмешательства, диагноз СВАГК вряд ли можно считать обоснованным. Мы считаем, что этот синдром в настоящее время диагностируется слишком часто. Gilliat оценивает ежегодное количество пациентов с данным синдромом в Англии как 1 на 1 000 000 жителей, причем женщины болеют значительно чаще. В американском штате Колорадо из оперированных в течение 1 года 174 пациентов 132 были женщинами. К сожалению, в настоящее время не существует каких-либо клинических или инструментальных методов исследования, позволяющих поставить достоверный диагноз. Лишь совокупность тщательно проведенных ревизий, подробного неврологического исследования, а также результатов нейрофизиологических, радиологических и при необходимости ангиологических исследований позволяет провести достаточно надежную диагностику.

Клиническая картина

При компрессионных СВАГК могут поражаться нервы, артерии и вены, как изолированно, так и в сочетании, поэтому различают нейрогенный, артериальный, венозный и нейроваскулярный СВАГК. В основе *нейрогенного* СВАГК лежит компрессия нижнего первичного ствола плечевого сплетения снизу, потому в типичных случаях на ранней стадии (а затем – наиболее сильно) оказываются вовлеченными волокна, исходящие из корешка Th1. Это объясняет начальные проявления в виде парестезии и боли по медиальной поверхности предплечья и атрофический парез, охватывающий преимущественно возвышенность большого пальца, так как эти мышцы относятся в основном к миотому Th1. Лишь позднее, как правило, развивается поражение волокон, исходящих из корешка C8, при этом парестезии и боль распространяются на ладонную поверхность кисти, и атрофический парез поражает и другие мышцы кисти. В небольшой степени парез может охватывать сгибатели кисти и пальцев; при этом рефлекс Тремнера оказывается ослабленным, тогда как другие сухожильные рефлексы руки не изменяются. Кроме упомянутых выше нарушений чувствительности и движений, связанных с симптомами раздражения и выпадения, нередко наблюдается также тупая боль в руке, преимущественно при работе с поднятой рукой или длительном ношении предметов в опущенной руке. Наиболее часто синдром проявляется болью и неврологическими симптомами (215).

Небольшое диагностическое значение имеют также сопутствующие симптомы со стороны компримированной подключичной артерии, которые выявляются лишь у 1–10% пациентов с компрессией плечевого сплетения (однако чаще эти признаки бывают изолированными, в отсутствие симптомов со стороны плечевого сплетения). Сдавление анатомической структурой приводит иногда к локальному стенозированию подключичной артерии, частично – в сочетании с постстенотическим расширением. Кроме того, тромб может вызывать дальнейшее сужение просвета сосуда и служить источником рецидивирующих эмболий пальцевых артерий. К другим возможным последствиям относится односторонний синдром Рейно, сосудистый шум в надключичной ямке и исчезновение пульса на лучевой артерии при вытягивании плеча вниз или при отведении руки. В случае значительного сужения просвета сосуда при нагрузке наблюдается тупая диффузная боль в руке, парестезии и слабость, в сочетании с побледнением или цианозом пораженной кисти, которые являются признаками глобальной недостаточности кровоснабжения.

Результаты большого количества проводимых провокационных проб (рис. 6.**1.12**) не могут считаться диагностически достоверными, так как у многих здоровых лиц при этих пробах также пропадает пульс на лучевой артерии. Это касается как приема Адсона (поворот головы в сторону поражения со слегка приподнятым подбородком при глубоком вдохе), так и пассивного вытягивания руки назад. Roos (588) не считал диагностически значимыми ни исчезновение пульса на лучевой артерии при поднятии руки или отведении плеча кзади, ни сосудистый шум в надключичной ямке. Его мнение основано на собственном наблюдении, проведенном среди 250 пациентов, у которых при этих пробах пульс на здоровой стороне был ослаблен так же часто, как и на пораженной. Следует также критически относиться и к результатам допплеросонографического и ангиографического исследований, так как, например, отсутствие контрастного вещества в подключичной артерии при отведенной руке достоверно не указывает на диагноз СВАГК. Наиболее важным диагностическим критерием служит появление боли и парестезии по локтевой поверхности предплечья и кисти при пассивном вытяжении руки.

Причины

Структуры, сдавливающие плечевое сплетение, наиболее часто представляют собой (частичное) шейное ребро, или удлинен-

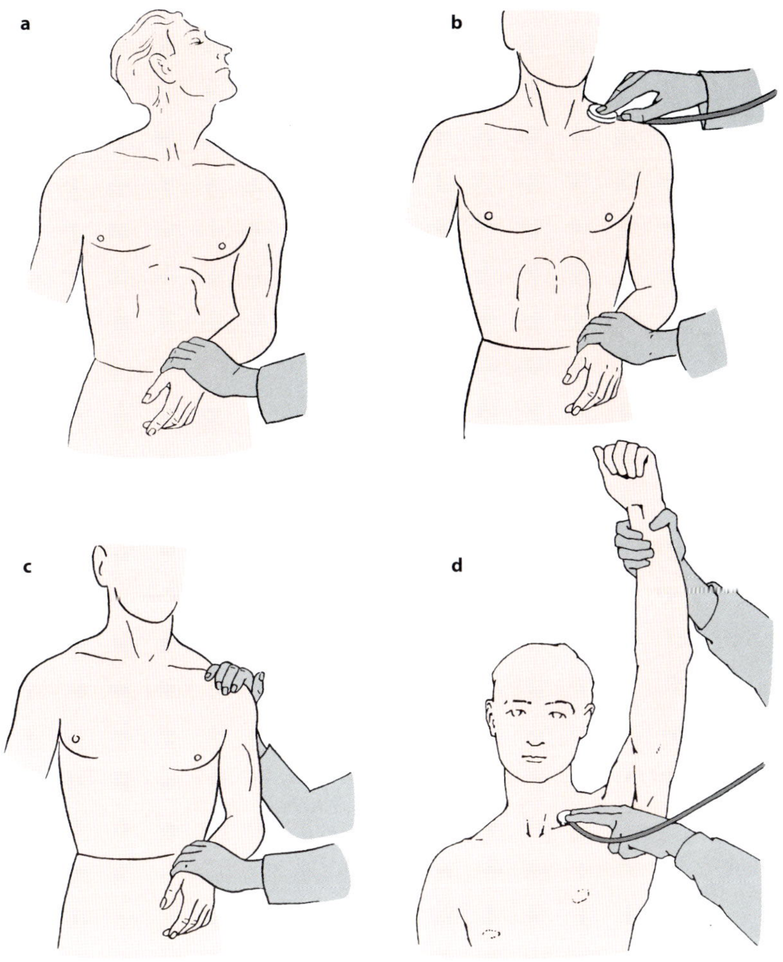

Рис. 6.**1.12** Диагностические пробы при компрессионном СВАГК.
a Прием Адсона при синдроме лестничной мышцы. Поворот головы и поднимание подбородка в сторону компрессии с одновременным глубоким вдохом.
b Исследование стенотического шума и исчезновения пульса на лучевой артерии при различных положениях головы и руки.
c Пассивный поворот плеча вперед при исследовании.
d Исследование при гиперабдукционном синдроме.

ный поперечный отросток 7-го шейного позвонка с проходящим от него до I ребра фиброзным тяжем, или другие фиброзно-мышечные структуры (152). При этом следует иметь в виду, что, с одной стороны, названные фиброзные структуры могут быть выявлены при рентгенологическом исследовании, а с другой стороны, видимые на рентгеновских снимках костные аномалии в области шейно-грудного перехода наблюдаются у 0,5% населения и, таким образом, встречаются несравнимо чаще, чем СВАГК. В большинстве случаев полное или частичное шейное ребро должно рассматриваться как вариант нормы, поэтому выявлению этой аномалии при рентгенологическом исследовании можно придавать патогенетическое значение только в связи с характерным симптомокомплексом.

Нижний ствол плечевого сплетения покидает верхнюю апертуру грудной клетки между передней и средней лестничными мышцами, при этом он расположен позади подключичной артерии и лежит на I ребре. При наличии шейного ребра, фиброзного тяжа или малой лестничной мышцы нижний ствол приподнимается сзади и компримируется с той или иной силой (см. рис. 6.**1.10**). Кроме того, нижний первичный ствол может быть прижат задним краем передней лестничной мышцы и дополнительно поврежден в том случае, если этот край острый. Наконец, возможно повреждение сухожилием средней лестничной мышцы. Риск компрессии сплетения острыми краями мышц в отверстии, образованном лестничными мышцами, особенно велик, если это отверстие сужено близко расположенными широкими основаниями передней и средней лестничных мышц или в связи с гипертрофией мышц. Дистальнее места компрессии может развиваться аневризматическое расширение подключичной артерии (см. рис. 6.**1.11**), при этом можно услышать сосудистый шум при аускультации и выявить аневризму при допплерографическом или ангиографическом исследовании. В этой области могут образовываться тромбы, служащие источниками микроэмболии артерий пальцев.

Наконец, компрессию могут вызывать патологические волокнистые тяжи и сухожилие малой грудной мышцы, что следует учитывать при возможной оперативной ревизии.

Так как покатые плечи являются предрасполагающим фактором, неудивительно, что иногда и поражение добавочного нерва вызывает СВАГК. В очень редких случаях, в которых, возможно, играют роль конституциональные факторы, СВАГК бывает двусторонним.

Иногда может быть затронут или даже преимущественно поражен средний первичный ствол, что мы однократно наблюдали при оперативном вмешательстве.

Диагностика

Электрофизиологические методы диагностики

ЭМГ представляет собой дополнительный метод исследования моторной функции, позволяющий выявить изменения, не видимые при клиническом осмотре. Диагноз СВАГК подтверждается выявлением патологических изменений в мышцах, иннервируемых нижним стволом при отсутствии изменений в паравертебральных мышцах, относящихся к сегментам C8 и Th1. Измерение скорости проведения по нервам играет роль разве что в дифференциальной диагностике с другими поражениями нервов (например, при синдроме локтевого канала). Напротив, сенсорная нейрография локтевого нерва представляет собой важный дополнительный метод исследования; достоверное снижение потенциала активности сенсорных волокон указывает на инфраганглионарную локализацию поражения и помогает провести дифференциальную диагностику с корешковыми синдромами. У части пациентов со СВАГК наблюдается замедление F-ответа в мышцах кисти или увеличение ширины латенции F-волны (хронодисперсия). Для раннего распознавания СВАГК этот метод мало информативен, так как удлинение латенции F-волны характерно как для поражения нервов руки, так и шейных корешков (704).

Моторные вызванные потенциалы с мышц кисти, измеренные после магнитной или высоковольтной стимуляции, выявляют в части случаев достоверное нарастание латенции на пораженной стороне, которое может служить подтверждением клинического диагноза. Рекомендованная Felice и соавт. (200) стимуляция корешка

C8 через помещенные паравертебрально монополярные раздражающие электроды является инвазивным методом и представляется нам неоправданной.

Чувствительным электрофизиологическим методом для выявления нарушения проведения возбуждения в нижнем первичном стволе служит измерение соматосенсорных вызванных потенциалов после стимуляции локтевого нерва. В части случаев латенция вызванных потенциалов, регистрируемых при этом в точке Эрба, бывает замедлена, что может свидетельствовать о преимущественной дегенерации быстропроводящих сенсорных аксонов; об этом же говорит и зачастую значительное снижение амплитуды вызванных потенциалов. Наиболее характерно для СВАГК изолированное или преимущественное снижение амплитуды и замедление латенции генерируемого в нижних отделах спинного мозга компонента N13a в качестве признака компрессии между точкой Эрба и спинным мозгом, при этом определять увеличение латенции N13a лучше всего путем сравнения интервала латенции вызванных потенциалов N13a с обеих сторон (694).

В целом выявлению СВАГК могут помочь следующие электрофизиологические признаки (694; 704):

- При игольчатой ЭМГ выявляются признаки частичной денервации, преимущественно короткой мышцы, отводящей большой палец, и мышц кисти (менее выраженные), иннервируемых локтевым нервом, но не глубоких параспинальных мышц.
- Вызванные потенциалы действия короткой мышцы, отводящей большой палец, более значительно снижены, чем мышцы, отводящей мизинец.
- Сенсорные потенциалы медиального кожного нерва предплечья и, позднее, локтевого нерва снижены, а срединного нерва в норме.
- Сенсорные вызванные потенциалы в качестве неспецифического феномена выявляют снижение амплитуды ответа на стимуляцию от точки Эрба; в части случаев определяется характерное увеличение латенции и выраженное уменьшение амплитуды (вплоть до отсутствия) потенциала ответа.
- Потенциал ответа короткой мышцы, отводящей большой палец, после магнитной или коротковолновой стимуляции шейного отдела позвоночника замедлен по крайней мере при наличии выраженных симптомов.

Рентгенологическая диагностика

Наиболее важно сделать снимки шейного отдела позвоночника в переднезадней проекции, при необходимости дополнив их изображениями верхней апертуры грудной клетки в костном режиме. При этом следует обращать внимание на наличие шейного ребра с одной или с обеих сторон или удлиненные поперечные отростки 7-го шейного позвонка либо другие патологические структуры. Артериография дуги аорты показана при клинических и/или допплерографических признаках значительного уменьшения просвета подключичной артерии, прежде всего при наличии эмболий пальцевых артерий. «Стенозирование» подключичной артерии, возникающее только при отведении руки, следует расценивать с большой осторожностью, так как при этом положении руки даже у здоровых лиц может происходить перегиб артерии. Это касается также результатов допплеросонографического исследования при отведении и приведении плеча, при котором к тому же могут возникать технические проблемы, связанные с перемещением датчика при изменении положения руки, поэтому для оценки кровотока при различных положениях головы и руки лучше использовать лучевую артерию. Sällström и Thulesius показали с помощью этого метода достоверную корреляцию компрессии артерии и плечевого сплетения, однако по своей информативности метод ненамного превосходит клинико-ангиологическое обследование. КТ, благодаря трехмерной реконструкции, в некоторых случаях выявляет, например, дислокацию реберно-поперечного сустава.

Дифференциальная диагностика

Если результаты неврологического осмотра и нейрофизиологического исследования подтверждают поражение нижней части плечевого сплетения, следует рассматривать различные причины, которые могут лежать в его основе. В случае постепенного начала и медленного прогрессирования в первую очередь можно предполагать шванному (неврому) или инфильтрирующий плечевое сплетение метастатический процесс. Последний чаще всего сопровождается интенсивной болью, не изменяющейся при нагрузке, и синдромом Горнера. Для отсроченного радиологического поражения характерны соответствующий анамнез, вовлечение нижней части сплетения в форме невралгической амиотрофии плеча, острое начало. Компрессионные синдромы нервов руки, которые значительно чаще служат причиной брахиалгии, распознать, как правило, несложно; чаще всего речь идет о дифференциальной диагностике хронической компрессии локтевого нерва в одноименном канале со СВАГК. В сомнительных случаях применяют измерение скорости проведения по различным участкам локтевого нерва.

Среди корешковых синдромов наибольшие трудности при дифференциальной диагностике со СВАГК представляет синдром корешка C8. При этом важно обращать внимание на характерное для СВАГК начало парестезии и нарушений чувствительности по медиальному краю предплечья (т.е. в зоне дерматома Th1), а также описанные выше результаты сенсорной нейрографии медиального кожного нерва предплечья и сенсорных ВП.

В качестве исключительного случая следует упомянуть о наблюдавшейся нами параспинальной хордоме, которая вызывала компрессию корешков Th1 и C8 без вовлечения длинных проводящих путей спинного мозга и имитировала симптоматику СВАГК.

Лечение

Консервативное лечение

Лечение, как правило, консервативное. Показано кратковременное назначение анальгетиков и, при необходимости, миорелаксантов, особенно в тех случаях, когда симптомы появились при физической перегрузке или после травмы затылочно-плечевой области (514).

При данном виде компрессионной нейропатии необходимо прежде всего обратить внимание на предрасполагающие функциональные факторы в области затылка и верхней апертуры грудной клетки (415). К наиболее частым из них относятся: положение головы со смещением кпереди, малоподвижность позвоночника, выдвинутые вперед и опущенные плечи, укорочение мышц и повышение их тонуса, снижение силы мышц, поддерживающих осанку, и неправильное дыхание. Пациентов следует вначале предупредить о необходимости избегать положения и видов деятельности, провоцирующих появление неблагоприятных симптомов. К ним относятся работа с положением рук над головой, а также ношение грузов на высоко поднятой руке. Следует укреплять мышцы плечевого пояса и фиксирующие лопатку, мобилизировать шейный и грудной отделы позвоночника и особенно I ребро. Часто в области лестничных мышц выявляются миофасциальные триггерные точки, которые, согласно клиническим наблюдениям, могут вызывать туннельные синдромы. Проводимое с помощью иглы для акупунктуры «разрушение» миотических спазмированных узелков вызывает расслабление участков мышц и может приводить к «драматическому» улучшению*. Приемы мобилизации нервов поддерживают успешное лечение СВАГК, так как подвижность нервных стволов при этом симптомокомплексе всегда ограничена (415). К лечению привлекаются инструкторы лечебной физкультуры, владеющие приемами расслабления, проводятся консультации по правильному положению во время сна и подбору подушки, а также по вопросам эргономики, в том числе на рабочем месте. Эффективность лечения, в основе которого лежит лечебная физкультура, очень высока. Ожидаемая частота полного избавления от симптомов достигает 70% (415).

Jordan и соавт. (342) сообщают о хороших результатах при применении ботулинического токсина в области лестничных мышц, длительность эффекта составляла около 3 мес. У 2/3 пациентов наблюдалось уменьшение выраженности симптомов более чем на 50%.

---

* Наиболее продолжительный и мощный обезболивающий, противовоспалительный и противоотечный эффект достигается при локальной инъекционной терапии дипроспаном. – *Прим. ред.*

Побочное действие было отмечено у 2 пациентов и представляло собой легкую дисфагию.

Оперативное лечение

СВАГК развивается практически всегда во взрослом возрасте на основе анатомических предпосылок, способствующих сдавлению плечевого сплетения или подмышечных артерии и вены. Клинические проявления, естественно, зависят от влияния дополнительных факторов. Так, возможно, более слабый мышечный аппарат у женщин является причиной того, что у них СВАГК встречается в 4 раза чаще. Думать об оперативном лечении следует лишь тогда, когда исчерпаны все возможности консервативного лечения.

В основе истинного нейрогенного СВАГК лежат фибромышечные или костные аномалии шейного отдела позвоночника, но не I ребра, поэтому его оперативное удаление нецелесообразно и, кроме того, чревато осложнениями. Интересующий нас регион между шейным отделом позвоночника и отверстием лестничных мышц, содержащий нервные корешки Th1 и C8, а также нижний ствол плечевого сплетения, лучше виден из надключичного доступа, чем из подмышечной ямки, поэтому предпочтительнее выбирать этот доступ. При применении этого метода из надключичной области открывается обзор сосудисто-нервного пучка на большом протяжении, и проводится тщательный поиск отдельных вариантов компрессии (изменения лестничных мышц, наличие короткого или длинного шейного ребра с соответствующим фиброзным тяжем, уплотненные волокна надплевральной мембраны (фасции Сибсона) или реберно-поперечной связки). Следует учитывать также возможность компрессии малой грудной мышцей (при гиперабдукционном синдроме). Если возможно удаление образований, сдавливающих нижний ствол (в большинстве случаев сзади и снизу), то это позволяет достичь эффективной разгрузки, и удаление I ребра становится излишним. Иногда дополнительно показано удаление передней или средней лестничной мышцы. В отличие от этого метода, резекцию I ребра проводят из подмышечной ямки (198). При этом речь идет об операции в глубине ямки. Проксимальная часть плечевого сплетения видна недостаточно хорошо, удаление шейного ребра представляет определенные трудности, в связи с чем подвергается опасности спинальный нерв Th1. При этом подходе бывают повреждения плечевого сплетения. Количество критических оценок резекции I ребра все время увеличивается, а результаты операции все чаще рассматриваются как неудовлетворительные (222).

При истинном реберно-ключичном синдроме резекция I ребра является методом выбора.

Болевые синдромы после оперативного лечения синдрома верхней апертуры грудной клетки. О появлении тяжелых болевых синдромов после оперативного лечения сообщается редко.

На основании катамнестического исследования оперированных пациентов становится ясным, что показания к операции должны быть очень строгими (709; 711). Так, из 158 оперированных пациентов трудоспособного возраста спустя 1 год после вмешательства 60% все еще были нетрудоспособны, а через 4 года 73% были расценены как утратившие трудоспособность в значительной степени (222). Неблагоприятными факторами оказались более длительный анамнез заболевания и более длительная утрата трудоспособности до оперативного вмешательства, а также пожилой возраст. По сравнению с группой неоперированных пациентов с диагнозом СВАГК для содержания пациентов первой группы потребовалось на 50% больше средств, и у них в 3 раза чаще было выявлено нарушение трудоспособности.

Реберно-ключичный синдром

Патогенез

Термином «реберно-ключичный синдром» обозначается компрессия плечевого сплетения, а также подмышечных артерии и вены в промежутке между I ребром и ключицей (рис. 6.**1.13**). В норме здесь достаточно места для сосудисто-нервного пучка. Но иногда, в большинстве случаев у лиц с опущенными плечами или при деформации I ребра (например, при грудном сколиозе) появляются признаки компрессии. Эти симптомы в некоторых случаях играют свою роль при «рюкзачных параличах». У отдельных индивидуумов, чаще всего женщин, наблюдаются конституционально опущенные плечи, длинная тонкая шея, а на рентгеновских снимках шейного отдела позвоночника в боковой проекции у них визуализируется 2-й грудной позвонок. Они часто страдают болью в шее, и это обозначается как синдром опущенных плеч (*droopy shoulder syndrome*). Опускание плеч с возрастом и расширение апертуры грудной клетки при хронической эмфиземе создают предпосылки для данного состояния. Опасность развития реберно-ключичной компрессии повышается и после перенесенных параличей в области плечевого пояса. Эти явления часто возникают и вследствие деформации ключицы, например, при неправильной репозиции или образовании выраженной костной мозоли после перелома. При этом лишь в исключительных случаях неврологические симптомы развиваются спустя несколько дней или недель после травмы. Чаще хронический компрессионный синдром развивается спустя месяцы или годы вследствие образования избыточной костной мозоли, вторичной аневризмы или рубца, сдавливающего сосудисто-нервный пучок. Лечение в большинстве случаев оперативное, в зависимости от патогенеза заключается в уменьшении костной мозоли, коррекции сосудистых нарушений или декомпрессии сосудисто-нервных структур путем удаления окружающей рубцовой ткани. Причиной развития реберно-ключичного синдрома может также стать гипертрофия подключичной мышцы. При переломах ключицы латеральный фрагмент может смещаться книзу и дорсально и приводить к компрессии расположенных здесь частей плечевого сплетения и сосудов (158).

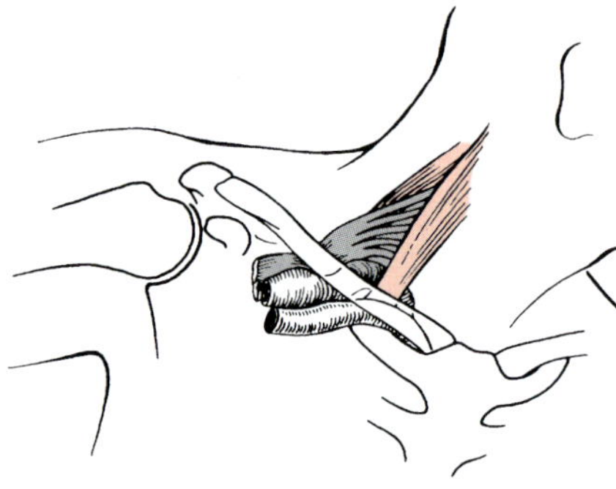

Рис. 6.**1.13** Реберно-ключичная компрессия сосудисто-нервного пучка.

В основе быстро развившегося поражения плечевого сплетения после перелома ключицы может лежать гематома, что требует быстрой диагностики и при необходимости оперативной декомпрессии. Подостро развившиеся симптомы чаще всего обусловлены псевдоаневризмой или смещением латерального фрагмента ключицы.

Клиническая картина

Субъективные признаки. Пациенты предъявляют при нагрузке на руку, опущенную вниз, те же самые жалобы, что были описаны при СВАГК. Кроме того, могут присоединяться признаки венозного застоя при нарушении оттока через подключичную вену.

Объективные симптомы. В случаях, связанных с переломом ключицы с дислокацией и/или избыточным образованием костной мозоли, уже в течение нескольких недель могут появляться сенсомоторные симптомы раздражения и выпадения, которые поражают, как правило, область иннервации нижней части плечевого сплетения (нижнего ствола). Однако встречаются и случаи, при которых оказываются затронутыми также средняя и верхняя части плечевого сплетения, England и Tiel (190) описывали даже случай с вовлечением отходящего выше верхнего первичного ствола надлопаточного нерва. Компрессия подключичной артерии вызывает симптомы, уже описанные выше. Ее можно выявить следующим образом: пациент сильно распрямляет плечи, отводя их книзу и кзади, как бы демонстрируя «военную выправку», а исследователь пальпирует пульс на лучевой артерии и выслушивает его в надключичной ямке (см. рис. 6.**1.12c**). Реберно-ключичное пространство сужается, когда выпрямленная рука пациента пассивно отводится в горизонтальной плоскости кзади и если исследователь оказывает значительное давление кзади и книзу на удерживаемое пациентом плечо (в положении стоя). Необходимо подчеркнуть, что при подобных пробах пульс может исчезать и у полностью здоровых лиц.

Telford и Mottershead наблюдали изменение пульса на лучевой артерии в 64% случаев при этих пробах у здоровых лиц, примерно у 1/4 из них пульс исчезал полностью. В некоторых случаях можно предположить, что окклюзия подключичной вены в реберно-ключичном пространстве обусловлена компрессией подключичной мышцей.

Лечение

Лечение, в свою очередь, зависит от вида и выраженности симптомов и может представлять собой как обычную иммобилизацию и гимнастику для плечевого пояса, так и оперативное уменьшение костной мозоли на ключице. При истинном реберно-ключичном синдроме резекция I ребра является методом выбора. В одном случае мы вынуждены были спустя несколько лет в связи с рецидивом провести резекцию II ребра, чтобы достичь эффекта. Falconer и Lie (198) достигли в 11 случаях полного устранения жалоб с помощью резекции I ребра. В некоторых случаях при выраженной слабости мышц рекомендуется резецировать латеральную часть ключицы, оставляя мениск (суставной диск) и надкостницу. Утрата поддерживающей функции ключицы, связанная с резекцией части ключицы, имеет свои недостатки, поэтому мы в своей практике этот метод не применяем. В подобных случаях можно рассмотреть вопрос об удлинении ключицы с помощью костного трансплантата*.

Гиперабдукционный синдром (синдром Райта)

Патогенез

Гиперабдукционный синдром представляет собой редкий компрессионный синдром в области плечевого пояса. Дистальный отдел плечевого сплетения вместе с подключичными артерией и веной проходит под малой грудной мышцей и местом ее прикрепления к клювовидному отростку и попадает в подмышечную ямку. Если выпрямленную и поднятую вверх руку одновременно сильно тянуть вниз, сосудисто-нервный пучок натягивается и сдавливается между точкой опоры прикрепления грудной мышцы и клювовидным отростком (см. рис. 6.**1.14**).

Клиническая картина

Субъективные жалобы представляют собой парестезии, онемение кистей и проявления синдрома Рейно в области пальцев, возникающие прежде всего во время сна, если рука находится под головой. При некоторых видах профессиональной деятельности также возможно подобное частое и длительное патологическое положение руки, создающее предпосылки к развитию таких явлений.

Объективные проявления, как правило, отсутствуют, так как появляющиеся жалобы вскоре сами устраняются путем самостоятельной коррекции патологической позы во время сна. В рамках клинического обследования при проведении пробы на гиперабдукцию (см. рис. 6.**1.12d**) следует обращать внимание на исчезновение пульса на лучевой артерии, а также появление шума при стенозе. Однако результат лишь тогда бывает положительным, когда пациент сам активно участвует в проведении пробы и мышцы плечевого пояса напрягаются. При этом не следует забывать, что упомянутый прием вызывает также сужение ключично-реберного пространства. Это можно выявить, например, с помощью исследования сосудов (см. рис. 6.**1.15**). В подобных случаях резекция I ребра приводит к устранению жалоб. Обычно снижение амплитуды пульса на лучевой артерии выявляется у 68% здоровых лиц, поэтому результаты пробы должны оцениваться критично и только в сочетании с другими результатами обследования и жалобами. Название этого синдрома должно звучать, скорее, как гиперэлевационный синдром.

---

* При вторичном реберно-ключичном синдроме тактика лечения консервативная: функциональная разгрузка плечевого пояса, лечебная физкультура, постизометрическая релаксация, локальная инъекционная терапия. Наиболее продолжительный и мощный обезболивающий, противовоспалительный и противоотечный эффект достигается при локальной инъекционной терапии дипроспаном. – *Прим. ред.*

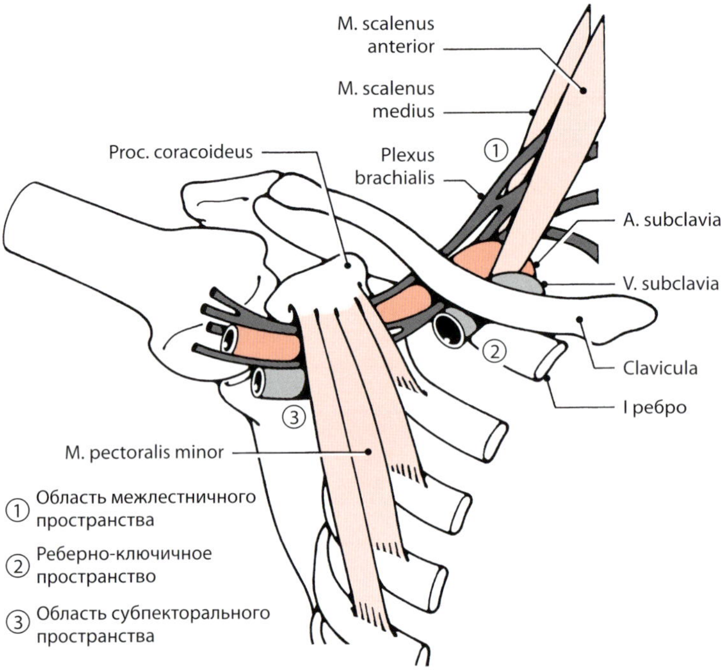

Рис. 6.**1.14** Туннели в области плеча, в которых возможна компрессия сосудисто-нервного пучка.

Если под термином «гиперабдукционный синдром» понимается компрессия плечевого сплетения, этот диагноз представляет собой большую редкость. У большинства пациентов с подобным диагнозом выявляются исключительно нарушения кровообращения в руке, а парестезии при этом не соответствуют зоне иннервации периферических нервов, а распространяются диффузно в виде *онемения*.

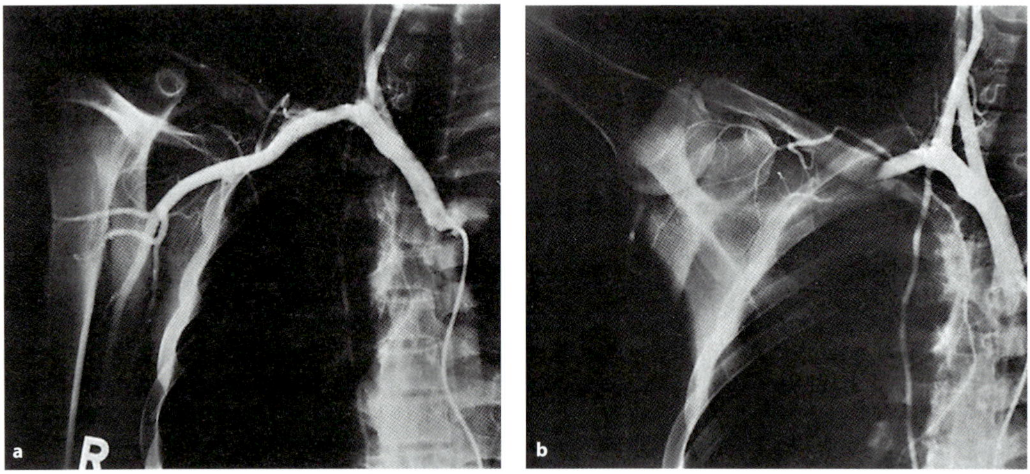

Рис. 6.**1.15** Ангиограмма 24-летнего пациента с признаками поражения плечевого сплетения справа на фоне реберно-ключичного синдрома.

a Артериограмма плечевой артерии в нормальном положении плеча со свободным прохождением контрастного вещества.

b При поднятой руке подключичная артерия компримируется между ключицей и I ребром.

Лечение

Как правило, не требуется. Пациенту рекомендуют избегать патологической позы во время сна, например, при фиксации руки к ноге или к кровати. В тяжелых случаях гиперабдукционного (гиперэлевационного) синдрома облегчение приносит иссечение малой грудной мышцы.

Опухоли плечевого сплетения

Первичные опухоли

Первичные опухоли плечевого сплетения редки и в большинстве случаев являются доброкачественными. Чаще всего встречаются шванномы (невромы), а также интраневральные нейрофибромы, которые обычно развиваются в рамках нейрофиброматоза. В качестве редких случаев описаны менингеомы, дермоиды, гломусная опухоль и липомы (71).

К первым симптомам относятся локальная припухлость в сочетании с парестезией или болью, стреляющей в руку, которая во многих случаях возникает при определенных движениях или при пальпации опухоли. Лишь на поздних стадиях развиваются прогрессирующие сенсомоторные симптомы в зоне иннервации пораженного нервного пучка.

Опухоли выявляются, как правило, с помощью КТ или МРТ надключичной области с применением контрастного вещества. При локализации в нижнем первичном стволе их можно принять за опухоль легкого. Правильный диагноз невромы часто бывает возможен только в результате операции.

Если оперативное удаление невромы происходит на ранней стадии и с использованием микрохирургической техники, это, как правило, позволяет избежать послеоперационных осложнений в виде сенсомоторных нарушений.

Злокачественные первичные опухоли плечевого сплетения встречаются редко. Можно упомянуть, с одной стороны, о злокачественной шванноме, с другой – о вызванных лучевым лечением новообразованиях, таких как нейросаркома и гистиоцитома, которые могут появляться спустя много лет после терапии.

Метастатические опухоли плечевого сплетения (синдром Панкоста)

Инфильтрация плечевого сплетения метастазами злокачественной опухоли из соседних органов чаще всего наблюдается при опухоли Панкоста, а развивающийся при этом симптомокомплекс обозначается как синдром Панкоста. Опухоль Панкоста растет обычно из верхушки легкого и представляет собой полиморфно-клеточную карциному, которая прорастает в виде инфильтрата в окружающие ткани (рис. 6.**1.16**). К другим частым причинам инфильтрации плечевого сплетения относятся рак молочной железы и бронхов; реже наблюдается частично прямое, частично распространяющееся через метастазы в легких обсеменение при опухолях щитовидной железы, пищевода, гортани, поджелудочной железы, толстого кишечника, мочевого пузыря, яичек, а также при лимфомах и меланомах. Относительно часто опухоли, прорастающие в плечевое сплетение, сочетаются с паравертебральными и эпидуральными метастазами, с поражением отдельных или многих шейных и грудных корешков. Интраневральные метастазы развиваются редко благодаря существованию гематоэнцефалического барьера, но особенно трудны для диагностики (333).

Чаще всего первым симптомом бывает боль в области плеча или подмышечной области, с последующим распространением

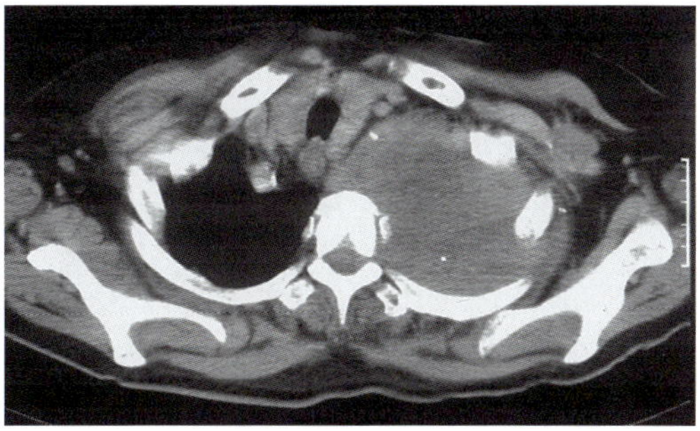

Рис. 6.**1.16** Опухоль Панкоста верхушки левого легкого на КТ.

на руку, при этом симптомы раздражения или выпадения наблюдаются в зоне дерматома Th1. Если вовлечены дорсальные ветви отдельных спинальных нервов, наряду с описанными выше симптомами отмечается боль в подлопаточной области.

Из-за частого вовлечения шейного пограничного ствола в течение нескольких месяцев может наблюдаться ангидроз кисти, а также синдром Горнера. В дальнейшем течении заболевания присоединяются быстро прогрессирующие параличи, которые опять-таки охватывают область иннервации нижнего первичного ствола, т.е. мышцы кисти и предплечья (рис. 6.**1.17**). Экспериментальные исследования с плечевым сплетением крысы, в которое была имплантирована опухоль щитовидной железы, показали, что опухолевые клетки не прорастают в периневрий. В значительно большей степени они затрагивают нервные стволы и нарушают их функционирование путем сдавления. Наиболее чувствительным методом для исследования метастатических опухолей плечевого сплетения является МРТ, которая в 4/5 случаев позволяет выявить опухолевую ткань. При эпидуральной инфильтрации опухолью развиваются эрозии тел позвонков, которые лучше всего видны при КТ.

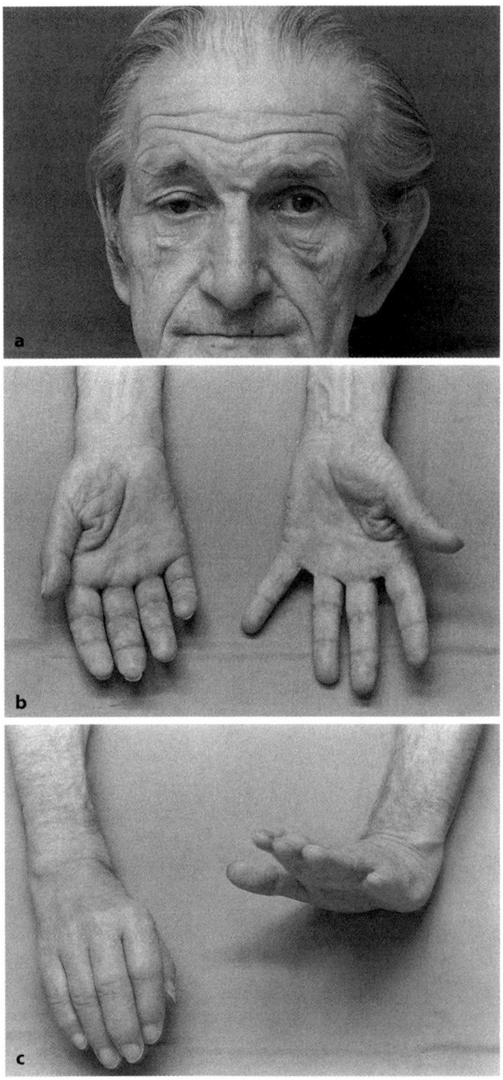

Рис. 6.**1.17** 68-летний пациент с правосторонней опухолью Панкоста.
a Синдром Горнера справа.
b Атрофия мышц кисти справа, особенно тенара.
c Парез разгибателей кисти и пальцев справа.

К необычным причинам *синдрома Панкоста* относятся воспалительные процессы в верхушке легких, а также лимфоматоидный гранулематоз (173). Поэтому прежде чем поставить диагноз инкурабельной злокачественной опухоли, необходимо исключить эти редкие возможные причины.

Лечение метастатических инфильтраций плечевого сплетения паллиативное и состоит в зависимости от вида первичной опухоли в лучевой и/или химиотерапии. В любом случае показано купирование мучительной боли, для чего, как правило, назначают опиаты (например, 10–60 мг морфина – табл. 10–60 мг, пролонгированная форма, с интервалом через 6–8 ч, или пластырь с опиатом).

Шейное сплетение реже, чем плечевое, поражается регионарными или отдаленными метастазами. При этом, как правило, происходит инфильтрация шейного сплетения опухолью, растущей из соседних органов головы и шеи, реже – путем метастазирования из бронхов или молочной железы. Первым симптомом чаще всего является «сверлящая» боль в области шеи, плеча или горла, а также пальпируемые лимфатические узлы или части опухоли. Поражение кожных чувствительных ветвей вызывает нарушение чувствительности в виде пятен, поражение добавочного нерва приводит к парезу трапециевидной и иногда грудино-ключично-сосцевидной мышцы, а диафрагмального нерва – к ипсилатеральному парезу диафрагмы (333).

Воспалительно-аллергические поражения плечевого сплетения

Невралгическая амиотрофия

Патогенез

Заболевание связано с воспалительно-аллергической реакцией периферической нервной системы на введение сыворотки или вакцины, может возникнуть в результате инфекционного заболевания. Для него характерна локализация процесса в плечевом сплетении или в отдельных нервах плечевого пояса. В этих случаях диагностируется серогенетическая, поствакцинальная или постинфекционная плечевая плексопатия. Но чаще всего наблюдается криптогенная плексопатия, при которой причину заболевания установить не удается. Лимфоциты пациентов, культивированные с экстрактом ткани плечевого сплетения, демонстрировали бластогенную активность, а в другом исследовании в плазме трех пациентов были обнаружены комплемент-связывающие антитела к миелину. Наиболее часто употребляемое название этого симптомокомплекса – невралгическая амиотрофия плеча – объединяет описание обоих важнейших отдельных симптомов, а именно боли и атрофических парезов, но из этого не следует, что оба симптома являются облигатными. Нередко употребляемый термин «неврит плечевого сплетения» также не очень удачен, так как воспалительные изменения часто вовлекают не только само плечевое сплетение, но и один или несколько отходящих от него нервов. Слишком обстоятельным, но достаточно корректным было бы диагностическое обозначение: *неврит с поражением преимущественно ... нерва (или нервов)*. В международной литературе в последние годы чаще употребляется термин (*спорадическая*) невралгическая амиотрофия, с дальнейшим описанием проявлений за пределами плечевого пояса. Частота в Рочестере (шт. Миннесота) составляет 1,64 случая на 100 000 населения в год.

Наряду со спорадическими случаями изредка встречается *наследственная невралгическая амиотрофия*, передаваемая по аутосомно-доминантному типу, которая в большинстве случаев сопровождается изменениями в локусе 17q25 и сочетается со многими другими признаками дисморфии, например низким ростом, гипотелоризмом, готическим нёбом, образованием патологической складки на затылке и синдактилией.

Наконец, *наследственная нейропатия со склонностью к параличам от сдавления* иногда, в отдельных семьях, может проявляться исключительно в форме рецидивирующих поражений плечевого сплетения. В основе этого заболевания, наследуемого по аутосомно-доминантному типу, лежат изменения хромосомы 17p11.2 (которые оказывают влияние на миелинизацию нервов), связанные с недостаточностью PMP-22. Правильной диагностике способствует, наряду с изучением семейного анамнеза, измерение скорости проведения по нервам в зонах, часто подвергающихся эндо- или экзогенному сдавлению, а именно в области срединного или малоберцового нерва.

Клиническая картина

Начальным симптомом невралгической амиотрофии является в большинстве случаев боль, для которой характерна локализация в области надплечья и наружной поверхности плеча и которая становится особенно мучительной по ночам. В очень редких случаях, когда изолированно или преимущественно поражается нижняя часть плечевого сплетения или отходящие от нее нервы, пациента беспокоит боль в кисти и предплечье. В некоторых случаях в начальной фазе боль отсутствует, если поражены преимущественно двигательные нервы, например длинный грудной или надлопаточный. Интенсивная боль продолжается от нескольких дней до нескольких недель, а затем постепенно затухает. Более длительная, хроническая боль, так же как и боль после безболезненного начала является вторичной и в большинстве случаев обусловлена патологическим положением плечевого сустава, связанным с парезами мышц плечевого пояса.

Спустя несколько часов или дней после появления боли, а иногда и в качестве первого симптома, развиваются парезы, выраженность которых часто бывает возможно оценить лишь после уменьшения боли, так как исследование силы мышц вначале затруднено из-за того, что пациент щадит больную конечность. Выраженность и распределение параличей очень вариабельны и могут представлять собой как легкую слабость отдельных мышц, например передней зубчатой, с образованием крыловидной лопатки, так и выраженное генерализованное поражение плечевого сплетения. В редких случаях отдельно или дополнительно может быть поражено шейное сплетение (например, поражение добавочного или диафрагмального нерва). При этом быстро нарастает диспноэ, особенно выраженное в положении лежа, связанное с одно- или двусторонним парезом диафрагмы, которое может быть как изолированным, так и сочетаться с другими парезами. Для обоснования диагноза и оценки прогноза рекомендовано проведение нейрографии диафрагмального нерва, а также ЭМГ диафрагмы спустя 2–3 нед. после появления симптомов (704).

У некоторых пациентов выявляются исключительно парезы мышц кисти и предплечья, что может быть связано с поражением как нижней части плечевого сплетения, так и с сочетанным поражением нескольких нервов руки (782). Напротив, изолированные поражения отдельных нервов или даже ветвей нервов, например передних или задних межкостных нервов, свидетельствуют о периферической локализации поражения. Иногда выявляют мелкие очаги в отдельных пучках сплетения, которые вызывают очень ограниченные периферические парезы. Нарушения чувствительности наблюдаются лишь у 1/4 пациентов; чаще всего они локализуются в зоне иннервации подмышечного нерва, реже – мышечно-кожного нерва.

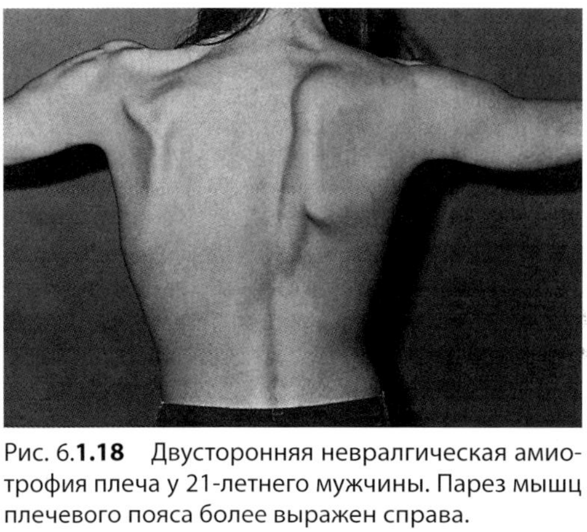

Рис. 6.**1.18** Двусторонняя невралгическая амиотрофия плеча у 21-летнего мужчины. Парез мышц плечевого пояса более выражен справа.

Неврологические проявления в большинстве случаев односторонние и наблюдаются на правой верхней конечности. У 1/4 пациентов поражение двустороннее с выраженной асимметрией, с акцентом на правой руке (рис. 6.**1.18**) (488).

Болеют преимущественно лица молодого или среднего возраста, мужского пола, однако могут заболевать и дети. Редкий случай представляет собой заболевание матери и сына, у которых развился парез зубчатой мышцы на одной и той же (правой) стороне (рис. 6.**1.19**).

Отдельные авторы сообщают о выявленных у половины пациентов предшествующих заболеванию событиях, таких как инфекции, перенапряжение, роды, несчастные случаи или оперативные вмешательства.

Дополнительные методы обследования

Состав ликвора, как правило, не изменен, поэтому от спинномозговой пункции в типичных случаях можно отказаться. ЭМГ выявляет спустя 2–3 нед. после появления парезов в пораженных мышцах признаки денервационной активности (потенциалы фибрилляций и положительные острые волны). Паравертебральные мышцы, как правило, сохранны, что может оказать помощь при дифференциальной диагностике с корешковым поражением. Скорость проведения по моторным волокнам нервов руки и время проведения от точки Эрба к отдельным мышцам плечевого пояса, как правило, также остаются в норме. В зависимости от тяжести дегенерации аксонов регистрируется снижение моторного по-

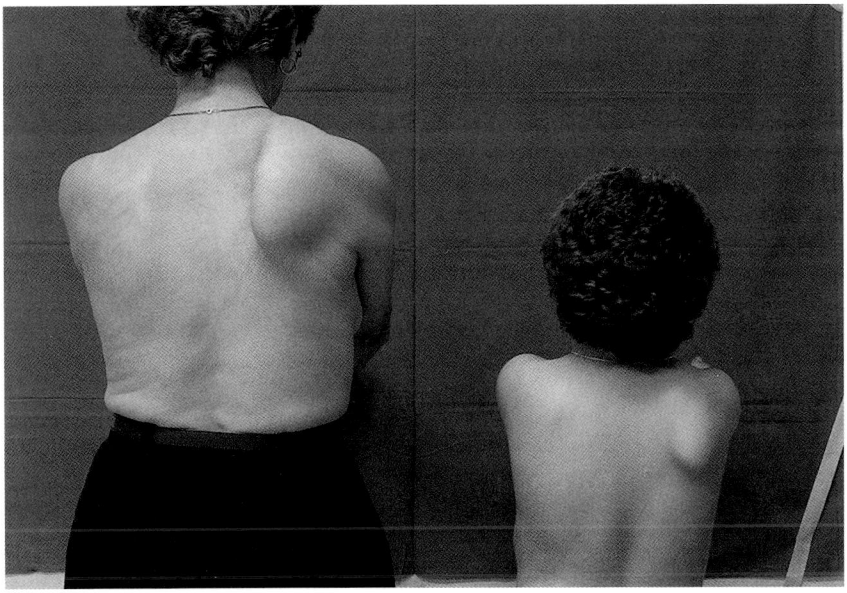

Рис. 6.**1.19** Парез зубчатых мышц справа у матери и сына при невралгической амиотрофии плеча. Во время вытягивания рук вперед у обоих справа наблюдается крыловидная лопатка.

тенциала ответа вплоть до его выпадения, поэтому степень снижения амплитуды может служить прогностическим критерием. Описанные результаты ЭМГ свидетельствуют о том, что невралгическая амиотрофия в большинстве случаев сопровождается дегенерацией аксонов в пораженных нервах. В отдельных случаях, которые характеризуются быстрым и полным регрессом симптомов, в основе лежит демиелинизация. Доказательством этому служат отдельные исследования, проведенные с помощью высоковольтной стимуляции, которые выявили частичный блок проведения между шейными корешками и плечевым сплетением (точкой Эрба) (416).

Течение

В большинстве случаев заболевание протекает благоприятно, уменьшение боли происходит в течение нескольких недель, а постепенный регресс параличей – в течение месяца. Спустя 2 года у 3/4 пациентов нарушения полностью регрессируют, у остальных пациентов наблюдается частичный регресс. Остаточные явления сохраняются обычно в тех случаях, когда вовлечена нижняя часть плечевого сплетения и диафрагмальный нерв. В то же время мы наблюдали выраженные остаточные явления в виде параличей отдельных мышц плечевого пояса с соответствующим ограничением функции, в сочетании с персистирующей болью в плечевом поясе, возникающей при нагрузке. Иногда возможны рецидивы заболевания, при этом клиническая симптоматика может наблюдаться как на той же стороне, так и на противоположной, и проявления ее могут быть как идентичными, так и другими. Картина параличей при рецидиве в большинстве случаев менее выражена, чем при дебюте.

Лечение

В начальной фазе рекомендуется иммобилизация больной руки, локальные аппликации холода или тепла и достаточное количество обезболивающих средств. Необходимо проводить профилактику контрактур в плечевом суставе с помощью ежедневных пассивных упражнений и перемены положения руки. После уменьшения боли начинают лечебную физкультуру и упражнения в воде.

Особые формы воспалительных поражений плечевого сплетения

Параинфекционные, поствакцинальные и серогенетические невриты

После введения сыворотки, вакцины и в связи с острыми инфекционными заболеваниями могут возникать симптомы, идентичные таковым при невралгической амиотрофии плеча, что позволяет предположить их общее иммунологическое происхождение.

Случаи серогенетического неврита встречаются преимущественно после введения гетерогенных антисывороток (прежде всего столбнячной и дифтерийной), поствакцинальные – после прививок против тифа, паратифов, бешенства и оспы; в основе патогенеза лежит иммунокомплексный васкулит. Аналогичные поражения описаны после переливаний крови и терапии свежими клетками.

Среди инфекционных заболеваний следует упомянуть сальмонеллезы, цитомегалию, инфекционный мононуклеоз, токсоплазмоз и шистосоматоз, однако симптомы могут возникать и в связи с неспецифическими катаральными или желудочно-кишечными инфекциями. Первые признаки появляются спустя 1–3 нед. после применения вакцины или после инфекции, наиболее часто – на 8–10-й день, после того как общие проявления, такие как лихорадка, плохое самочувствие и боли в суставах, уже в значительной степени регрессировали.

При поражении эпидемического генеза (эпидемическая плечевая плексопатия), возникшем в связи с вирусной инфекцией (гриппом), на первом плане в клинической картине стоят обычно боль и вазомоторные нарушения, а параличи развиваются лишь примерно у 10% пациентов.

Плексопатия при героиновой зависимости

После внутривенного введения героина, а в исключительно редких случаях также после интраназального применения, могут развиваться острые поражения плечевого и тазового сплетения, при этом остается неясным, лежит в их основе токсическое или аллергическое поражение. Возможно, кроме самого героина играет роль также загрязнение. Электрофизиологические исследования на ранней стадии, регистрирующие блок проведения, позволяют предположить возможность ишемического процесса. Не исключено и участие иммунологических механизмов. В качестве сопутствующих симптомов присоединяются лихорадка, лейкоцитоз и иногда выраженное повышение уровня креатинфосфокиназы. Прогноз в случае прекращения употребления героина обычно благоприятный. Необходимо проводить дифференциальную диагностику с поражением периферических нервов, связанным с патологическим положением руки, в том числе в сочетании с некрозами мягких тканей и рабдомиолизом. Те же явления описаны при употреблении метадона.

Радиационное поражение плечевого сплетения

Причины

Плечевое сплетение может поражаться при лучевом лечении нижней части шеи, области надключичной ямки и подмышечной впадины. Чаще всего радиационное поражение плечевого сплетения наблюдается после лечебного или профилактического облучения регионарных лимфоузлов при раке молочной железы, болезни Ходжкина, меланоме, герминобластоме, хондроме, а также абсцессе слюнной железы (709; 711).

Частота

Частота радиационных поражений плечевого сплетения зависит от общей дозы, фракционирования, времени, площади и вида облучения. О критических дозах и патогенезе уже было сказано выше (см. с. 137–138). В качестве дополнения следует упомянуть, что риск лучевого поражения увеличивается, если кроме лучевой проводится еще и химиотерапия.

Толерантная доза для плечевого сплетения оценивается в 1500–1700 ret. На практике следует исходить из того, что суммарная доза 50 Гр (3–5 фракций в течение

30–35 дней) в проекции очага в плечевом сплетении не представляет большой опасности. Однако мы наблюдали достоверные плечевые плексопатии на фоне номинальной стандартной дозы <1500 ret. Возможно, эти случаи связаны с дублированием полей облучения и негативным влиянием рассеянных лучей. Кроме того, при расчете дозы облучения для очага в плечевом сплетении всегда исходят из того, что он располагается в 4–5 см от поверхности кожи, тогда как наши собственные наблюдения показали значительную вариабельность, с минимальными показателями 1,7 см в надключичной области, что увеличивает радиационную нагрузку на плечевое сплетение на 15%.

Катамнестические исследования выявили, что пациентки с раком молочной железы, которым проводилось лучевое лечение в дозе 45–50 Гр, страдали радиационной плексопатией через 5 лет лишь в 2% случаев. В то же время известно, что у 17% пациенток, получивших дозу 57 Гр, через 34 года после облучения выявлялись соответствующие симптомы, из чего видна зависимость, с одной стороны, от общей суммарной дозы, и с другой – длительности интервала до появления признаков лучевого поражения (709; 711; 333).

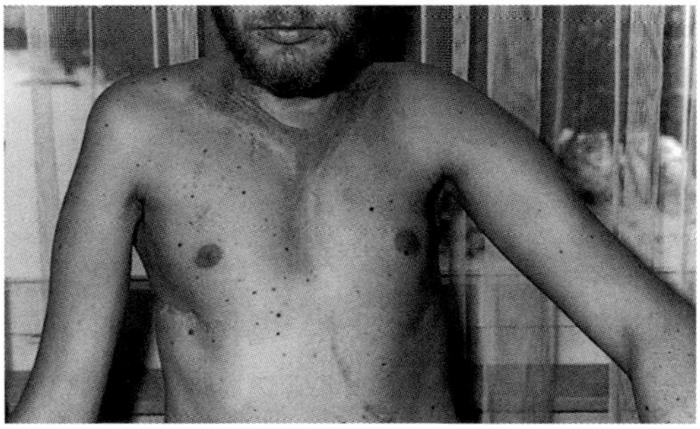

Рис. 6.**1.20** Двусторонняя радиационная плечевая плексопатия. Двустороннее субтотальное поражение плечевого сплетения в сочетании с выраженными изменениями мягких тканей после лучевой терапии при болезни Ходжкина.

Клиническая картина

Вначале развиваются парестезии, затем примерно в половине случаев – боль. Интенсивность боли обычно нарастает постепенно до уровня значительной, а затем уменьшается на фоне прогрессирования неврологических симптомов. Достаточно часто наблюдаются признаки раздражения двигательной системы в форме фасцикуляций или мелких миоклоний. В дальнейшем течении заболевания постепенно прогрессируют парезы, которые начинаются либо в области кисти, либо плечевого пояса и плеча (рис. 6.**1.20**). Параллельно развиваются сенсорные и часто также вегетативно-трофические нарушения. В далеко зашедших случаях функция руки значительно ограничена из-за парезов, стереоанестезии и вторичных контрактур. Редкий вариант представляет собой изолированное двигательное поражение, которое развивается с обеих сторон симметрично спустя латентный промежуток 6–24 года. С помощью нейровизуализации и электрофизиологических методов исследования установлено, что в его основе лежит лучевое поражение двигательных корешков.

Парезы могут распределяться по-разному, и если вначале с относительно одинаковой частотой поражаются верхние и нижние отделы плечевого сплетения, то по окончании периода наблюдения чаще всего вовлекаются все его части (709; 711).

Диагностика

Для диагноза немаловажен факт выявления радиационных изменений соседних структур. После воздействия обычных рентгеновских лучей в зоне облучения выявляются изменения кожи, тогда как после высоковольтной терапии изменения представлены преимущественно подкожными уплотнениями. Примерно у 2/3 пациентов выявляется лимфатический отек, который маскирует атрофию мышц. Радиационные некрозы костной ткани выявляются на ключице, головке плечевой кости и верхних ребрах; их часто принимают за метастазы в кости. Наконец, нередко выявляется лучевой фиброз легких и средостения, разрастания плевры, фиброзные пери- и миокардиты, а также изменения эпителия пищевода и трахеи. Последствиями лучевого поражения крупных артерий могут быть окклюзии артерий шеи и коронарных артерий.

Диагноз радиационной плечевой плексопатии может быть установлен в том случае, если зона облучения и поражения совпадают, латентный период составляет более 4–6 мес. и при дальнейшем наблюдении не выявляется признаков рецидива опухоли. Диагноз подтверждается электромиографической регистрацией повторных серийных разрядов (*myokymic discharges*) и выявлением последствий радиационного поражения кожи, легких, костей и сосудов. Превышение дозы облучения для плечевого сплетения по упомянутым выше причинам не является обязательным условием.

Латентный период между облучением и появлением симптомов варьирует между 4 месяцами и 26 годами, при этом в 2/3 случаев заболевание начинается в первые 3–4 года после окончания лучевого лечения. В нашем собственном наблюдении у 14% пациентов в течение первых двух лет прогрессирующие до этого неврологические проявления стабилизировались. Регресс симптомов не наблюдался ни в одном случае. У большинства пациентов симптомы неуклонно прогрессируют, примерно у половины это происходит достаточно быстро, у остальных медленно или относительно быстро. При этом выявляется следующая закономерность: чем выше общая доза, больше зона и короче период облучения, тем быстрее происходит прогрессирование и тем более тяжелыми оказываются окончательные последствия (709; 711; см. также раздел 3.11, с. 137).

Дифференциальная диагностика

Наиболее часто трудности вызывает дифференциальная диагностика с плексопатией, связанной с инфильтрацией опухолью. Особенно сложно установить правильный диагноз, если начало неврологических симптомов не совпадает с пиком радиационного поражения, т.е. раньше чем через 6 мес. или позднее чем через 3 года после окончания лучевого лечения. В пользу инфильтрации опухолью свидетельствует интенсивная боль, быстрое прогрессирование, несмотря на позднее начало, сопутствующий синдром Горнера, а также появление лимфатического отека позднее чем 3 года после окончания лучевого лечения. При опухоли чаще в большинстве случаев вначале развивается изолированное поражение нижней части плечевого сплетения. По данным МРТ, при радиационной плексопатии выявляются лишь неспецифические изменения, которые возможны и при изолированном фиброзе без признаков плексопатии (297). В пользу рецидива опухоли свидетельствует гиперинтенсивность невральных структур на послойных T2-взвешенных изображениях (333).

Лечение

Лечение радиационного поражения плечевого сплетения ограничено лечебной гимнастикой, при необходимости ручным лимфодренажем и применением обезболивающих средств. Эффективность применения антикоагулянтов внутрь для воздействия на лучевую ангиопатию пока не доказана. Показания к оперативному лечению обсуждаются лишь в тех далеко зашедших случаях, когда стенозирующий фиброз вызывает прогрессирующую непереносимую боль.

Повреждение периферических нервов ионизирующими лучами приводит к нарушению функции конечности и появлению болевого синдрома. Способность периферических нервов к регенерации значительно нарушается (676). Подобные изменения, происходящие после лучевого лечения болезни Ходжкина или рака молочной железы, были известны уже много лет назад. Современные методы лучевой терапии значительно чаще позволяют предотвратить эти тяжелые последствия.

При изменениях, связанных с облучением надключичной или подмышечной области, сенсорные или двигательные проявления не служат показанием к операции, так как улучшение ситуации, связанной с повреждением мягких тканей, не приводит к регрессу неврологических симптомов. Таким образом, целью операции может быть лишь уменьшение болевого синдрома, связанного с компрессией нервных стволов окружающей фиброзной ткани, с помощью невролиза и поддержание этого эффекта путем образования оболочки из неповрежденной, не подвергшейся облучению и хорошо васкуляризованной ткани. В отсутствие подобной оболочки, состоящей из пропитанной сосудами жировой или соединительной ткани, или, в некоторых случаях, даже замены поврежденной кожи в подмышечной или надключичной ямке мышечно-кожным лоскутом на ножке, взятым из области широчайшей мышцы спины, следует учитывать возможность возврата такой же или даже более интенсивной боли спустя короткое время.

С помощью МРТ этой области можно до операции определить, не вызван ли болевой синдром инфильтрацией или сдавлением рецидивирующей опухолью. Резекция опухоли носит, как правило, лишь паллиативный характер и должна быть проведена для уменьшения болевого синдрома.

Другие причины поражения плечевого сплетения

Оперативные вмешательства

При хирургических операциях в области верхней апертуры грудной клетки возможно прямое повреждение плечевого сплетения. Наиболее часто наблюдаются случаи при срединной стернотомии в рамках операций на сердце, частота которых составляет, по данным различных исследований, от 1,39 до 5,5%. В исследовании Vahl и соавт., проведенном среди 1000 пациентов, частота составила 10,6% в том случае, если проводилась препарация внутренней артерии молочной железы, и менее 1%, если она не проводилась, что указывает на патогенетическое значение объема вмешательства на грудине (316).

В исследованиях Lederman и соавт., а также Hanson и соавт. было показано, что среди случаев плечевой плексопатии, развившейся у пациентов после аортокоронарного шунтирования, 17 из 23 либо 17 из 26 наблюдались на стороне, ипсилатеральной пункции яремной вены; таким образом, эти авторы указывают на инъекционную травму или гематому в качестве частой причины поражения плечевого сплетения. Stangl и соавт., напротив, не выявили никаких соотношений между плексопатией и катетеризацией яремной вены, а также длительностью операции и полом пациента. В качестве других возможных патогенетических факторов обсуждается обусловленный раздвиганием ребер перелом I ребра, отломки которого могут задевать или сдавливать нижний первичный ствол сплетения. Одновременное наличие плечевой плексопатии и заднего перелома I ребра не имеет причинно-следственной связи: значительно чаще само раздвигание грудной стенки вызывает, с одной стороны, переломы ребер, с другой стороны – тракционное поражение плечевого сплетения. Против подобной причинно-следственной связи свидетельствуют также результаты исследования Suzuki и соавт. (729), проведенного среди 192 пациентов, у которых были выявлены 4 плексопатии и 7 переломов I ребра, причем сочетание этих двух повреждений наблюдалось лишь в одном случае. Среди 22 пациентов (Benecke и соавт. [55]) с поражением плечевого сплетения ни у одного не было сопутствующего перелома ребра, т.е. в основе плексопатии лежало тракционное и/или компрессионное повреждение (см. рис. 6.**1.9b**). Против повреждения или массивной компрессии, связанных с переломом I ребра, свидетельствует также благоприятный в большинстве случаев прогноз – полное или значительное восстановление сенсомоторных нарушений в течение 4–6 мес. Таким образом, возможной причиной плечевой плексопатии в рамках срединной стернотомии служит обусловленное ретракцией смещение ключицы и I ребра с последующим разрывом или ушибом невральных структур.

Наиболее часто при этом повреждается нижний первичный ствол или – в случае отсутствия нарушений чувствительности на внутренней стороне предплечья – спинальный нерв C8. Его передняя ветвь проводит исключительно сенсорные волокна для локтевого нерва, а двигательные волокна, кроме того, идут еще и к срединному и лучевому нервам, таким образом, развившийся в результате парез не затрагивает зону иннервации локтевого нерва, что позволяет провести дифференциальную диагностику с изолированным поражением локтевого нерва. В сомнительных случаях показано проведение ЭМГ – длинного сгибателя большого пальца и короткого разгибателя большого пальца; обе эти мышцы иннервируются волокнами спинального нерва C8 (203). При наблюдаемых иногда двусторонних поражениях степень их тяжести чаще всего асимметрична.

Нередко поражение плечевого сплетения сочетается с синдромом Горнера, развившимся вследствие сопутствующего повреждения симпатического пограничного ствола; так, например, это сочетание наблюдалось у 12 из 22 пациентов в исследовании Benecke и соавт. (55). Несмотря на значительный регресс симптомов плексопатии, синдром Горнера в 8 случаях сохранялся; его прогноз значительно менее благоприятный.

Для профилактики поражения сплетения важно, чтобы стернальный ретрактор не был расположен слишком высоко (краниально) и чтобы его бранши были как можно меньше разведены.

Второй частой причиной поражения плечевого сплетения при хирургическом вмешательстве является фактический или мнимый СВАГК, который развивается преимущественно в случае подмышечного доступа при резекции I ребра. Наблюдаемое при этом повреждение нижней части плечевого сплетения часто сопровождается сильной болью в пораженной руке, которая может носить характер каузалгии. Прогноз при этом значительно менее благоприятный, чем при срединной стернотомии, и даже после оперативной ревизии возможны остаточные явления (203).

К редким причинам хирургического повреждения плечевого сплетения относятся торакоскопическая симпатэктомия, тепловое повреждение светом операционного микроскопа, компрессионное повреждение после модифицированной радикальной мастэктомии с применением тканевого трансплантата, а также интрамедуллярной фиксации при переломе ключицы.

Повреждения, обусловленные положением тела

Повреждения плечевого сплетения относятся к нейропатиям, которые могут развиваться вследствие неудобного положения тела, и часто становятся причиной жалоб пациентов. При операциях, проводимых в положении Тренделенбурга, возвышенное положение тела и головы по отношению к фиксированным плечам или рукам может приводить к повреждению из-за растяжения плечевого сплетения, фиксированного соединительнотканными структурами между шейными позвонками и подмышечной областью. При фиксировании руки над головой, например при торакотомии, также возможно тракционное повреждение, если расслабленная рука отведена слишком далеко вверх. Однако наиболее часто возникают повреждения в положении лежа на спине на горизонтальной поверхности операционного стола с отведенной в сторону рукой. При этом критический угол отведения составляет 90°, но повреждения плечевого сплетения могут развиваться и при меньшем угле, особенно в случае одновременного наклона или поворота головы в противоположную сторону, а также при одновременном отведении контралатеральной руки, которое исключает компенсаторный наклон туловища в противоположную сторону. Отрицательное влияние одновременного отведения обеих рук, например при двусторонних вмешательствах в подмышечной области или пластических операциях на молочных железах, доказано нередко возникающими при этом двусторонними поражениями плечевого сплетения. Преимущественное вовлечение верхней части плечевого сплетения и отходящих от него нервов связано, вероятнее всего, с его меньшей протяженностью и более прямым ходом, что снижает устойчивость к растяжению (709; 711).

К местным предрасполагающим факторам относятся анатомические варианты строения верхней апертуры грудной клетки, например шейные ребра или другие аномалии, которые обусловливают прежде всего более редкие повреждения нижней части плечевого сплетения. Например, Müller-Vahl наблюдал среди 46 повреждений плечевого сплетения, обусловленного неудобным положением тела, 9 случаев поражения нижней части плечевого сплетения, в 7 из которых было выявлено шейное ребро (личное сообщение).

В большинстве же случаев наблюдается поражение верхней части со слабостью дельтовидной мышцы, мышц, ротирующих плечо кнаружи, и группы сгибателей предплечья. Нарушения чувствительности чаще всего ограничены наружной поверхностью плеча, но могут распространяться и на лучевую сторону предплечья и кисти либо вовсе отсутствовать. Поскольку одновременно поражаются средние и нижние участки плечевого сплетения, парезы мышц кисти и предплечья, как правило, менее выражены и быстро регрессируют. Остаточные явления поражения нижней части плечевого сплетения, такие как слабость сгибателей кисти и пальцев, мышц кисти, а также нарушения чувствительности на локтевой стороне кисти, наблюдаются редко.

Прогноз при поражениях плечевого сплетения, вызванных неправильным положением руки, примерно в 3/4 случаев благоприятный, с тенденцией к регрессу в течение нескольких недель или месяцев; в 1/4 случаев сохраняются остаточные явления в виде парезов, нарушающих функцию руки. При профилактике плечевой плексопатии данного типа необходимо учитывать следующие основные принципы: избегать положения Тренделенбурга; если это невозможно, фиксировать не область плеч, а область таза пациента. Фиксация руки над головой крайне нежелательна, и ее следует избегать. Если это невозможно при применении какой-либо операционной техники, при длительной операции следует периодически менять положение руки. При обычном положении руки во время наркоза угол отведения не должен превышать 70–80°. Одновременно предплечье должно находиться в положении легкого сгибания и пронации, а также необходимо следить за тем, чтобы голова не была наклонена в противоположную сторону, так как это увеличивает силу растяжения плечевого сплетения. Следует также избегать одновременного отведения обеих рук. Если по техническим причинам это абсолютно невозможно, угол отведения должен быть минимальным, а пациент должен быть предупрежден о высоком риске одно- или двустороннего поражения плечевого сплетения.

Пункция и инъекция

Частой причиной инъекционного поражения плечевого сплетения служит анестезия сплетения, при этом в большинстве случаев решающим патогенетическим фактором является механическое повреждение нервных структур иглой. Частоту возникающих при этом поражений невральных структур демонстрирует исследование, проведенное среди 200 пациентов, перенесших аксиллярную анестезию плечевого сплетения, 12,5% которых после манипуляции предъявляли жалобы на дизестезию. Точный диагноз устанавливается, как правило, лишь при стойкой боли или признаках раздражения или выпадения сенсомоторных функций, при этом в нашем собственном исследовании преобладали нарушения в зоне иннервации срединного нерва. При надключичном подходе, а также при межлестничной блокаде поражаются отдельные части плечевого сплетения. При более часто применяемой аксиллярной технике речь идет, строго говоря, о повреждениях отдельных или нескольких нервов руки непосредственно после их выхода из плечевого сплетения. В большинстве случаев клинические проявления четко ограничены сенсомоторными нарушениями. При многократных пункциях возможны более распространенные поражения (709; 711) (рис. 6.**1.21**). Tsao и Wilbourn (759) исследовали частоту поражения отдельных нервов в рамках аксиллярной анестезии плечевого сплетения и выявили также наиболее

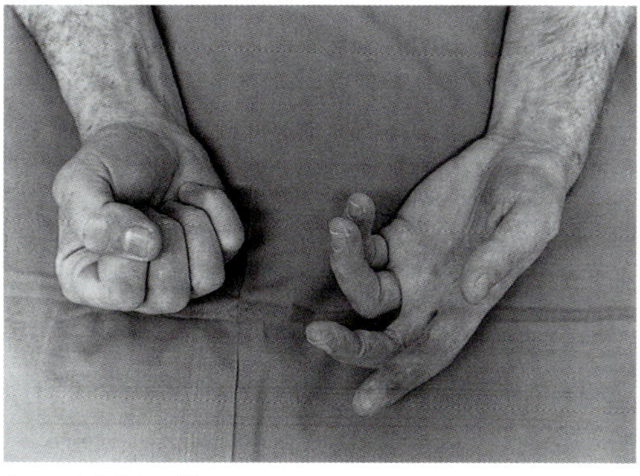

Рис. 6.**1.21** Инъекционная плечевая плексопатия слева. Поражение плечевого сплетения с выраженным парезом после аксиллярной блокады плечевого сплетения.

частое поражение срединного нерва, вторым по частоте было сочетанное поражение срединного и локтевого нервов, более редко в процесс вовлекались мышечно-кожный, лучевой, срединный и локтевой нерв в различных сочетаниях.

Решающим фактором для профилактики инъекционного поражения плечевого сплетения является избегание интраневральных инъекций. Стреляющая электризующая боль при введении иглы и быстрое появление анестезии сразу после начала инъекции свидетельствуют о том, что игла находится внутри нервного ствола и требуется немедленная коррекция ее положения. Следует избегать применения техники блокад, имеющих своей целью вызвать парестезии, так как и при аксиллярном, и при надключичном подходе для надежной анестезии достаточно учитывать анатомическое расположение нервных структур. При блокаде звездчатого узла боль и ранняя анестезия руки указывают на неправильное положение иглы. В случае редко наблюдаемого поражения плечевого сплетения обычно вовлекается средний первичный ствол.

После трансаксиллярной артериографии возможны, с одной стороны, механические повреждения нервов при введении иглы и манипуляциях с катетером, которые сопровождаются быстрым развитием симптомов выпадения. Кроме того, спустя несколько часов возможно появление одностороннего паралича, который может быть признаком образования гематомы либо аневризмы. Гематомы появляются внутри оболочки сосудисто-нервного пучка, образованной фасцией, особенно часто это наблюдается после неоднократных пункций артерии и недостаточной последующей компрессии. Для трансаксиллярной артериографии должны применяться короткие и тонкие катетеры. После вмешательства необходима сильная компрессия места пункции продолжительностью до 30 мин, проводимая медицинским персоналом, так как эффективную сдавливающую повязку на эту область наложить невозможно. Кроме того, требуется тщательное наблюдение за пациентом после вмешательства. Если спустя «светлый» промежуток продолжительностью 0,5–4 ч в ипсилатеральной руке появляется боль, парестезия и/или паралич, следует немедленно провести ультразвуковое или другое визуализирующее обследование, чтобы не пропустить благоприятное время для оперативной декомпрессии. Видимая снаружи гематома развивается постепенно и не относится к облигатным симптомам, поэтому на нее также следует обращать особое внимание.

Быстро проведенная диагностика чрезвычайно важна, так как при ее задержке, т.е. спустя более 4 ч после появления симптомов, оперативная декомпрессия дает значительно худший прогноз. Это связано с тем, что растущая гематома вызывает прогрессирующее повышение давления внутри оболочки сосудисто-нервного пучка (*medial brachial fascial compartment*), которое в конечном итоге приводит к необратимой дегенерации аксонов, обусловленной компрессией и ишемией. Причем тенденция к регенерации значительно уменьшается под влиянием как локальных изменений, так и большого расстояния между местом поражения и органом-мишенью.

Паралич, появившийся спустя несколько недель, может быть связан с ложной аневризмой, которая также выявляется с помощью УЗИ или МРТ. Спонтанно возникшая гематома в отсутствие лечения антикоагулянтами или нарушения свертываемости крови встречается редко.

Поражение плечевого сплетения может развиваться и после пункции или катетеризации подмышечной, подключичной или внутренней яремной вены. Если неврологические симптомы развиваются непосредственно после введения центрального венозного катетера, в их основе лежит механическое повреждение. Если же боль и сенсомоторные нарушения появляются спустя «светлый» промежуток или нарастают с течением времени, это вызывает подозрение на гематому и требует незамедлительной диагностики и при необходимости оперативной декомпрессии. Это касается также гематомы, развивающейся после травмы плеча без сопутствующего перелома, которая вызывает прогрессирующее поражение плечевого сплетения. В этом случае также необходимо устранить сдавление сплетения.

Редкие причины

Среди редких причин острой плечевой плексопатии следует упомянуть сосудистые нарушения, например тромбоз подмышечной артерии, который мы наблюдали после рентгеновского облучения. К этой группе причин относится также эмболическая окклюзия подключичной артерии. Аневризма после перелома ключицы может приводить к отсроченному поражению плечевого сплетения (280). Изредка в рамках аутоиммунного заболевания в течение длительного времени наблюдается изолированная плечевая плексопатия, при этом правильный диагноз в большинстве случаев удается поставить лишь после того, как появляются другие симптомы заболевания.

Очень важно правильно оценить локальные проявления хронической воспалительной демиелинизирующей полинейропатии в области плечевого сплетения, так как они быстро регрессируют при внутривенном введении иммуноглобулинов (772).

По нашим наблюдениям, в основе сообщений о плечевой плексопатии в рамках алкогольного или героинового отравления с сопутствующим радбомиолизом лежит множественное поражение нервов руки вследствие длительного лежания на ней. Это касается также и описанных случаев отравления барбитуратами (313). Сдавление извне, так же как и при компартмент-синдроме, приводит к нарушению кровоснабжения мышц, сопровождаемому отеком, повышением внутритканевого давления и, в конце концов, некрозом, что вызывает значительное повышение креатинфосфокиназы.

Аневризмы подключичной артерии бывают преимущественно посттравматическими, связанными с переломом ключицы; в одном случае мы наблюдали нетравматическую аневризму на фоне болезни Бехчета. В любом случае показана как можно более ранняя диагностика и оперативное лечение, чтобы предотвратить, с одной стороны, опасность кровотечения, с другой стороны, прогрессирующее компрессионное повреждение близко расположенного плечевого сплетения.

Santillan и Katirji (612) описали остро развившуюся двустороннюю асимметричную плечевую плексопатию в связи с диабетическим кетоацидозом. Электрофизиологические методы диагностики выявили признаки значительного повреждения аксонов. Вовлечение плечевого сплетения в рамках диабетической амиотрофии или полирадикулопатии было исключено, так как парезы в нижних конечностях отсутствовали. Довольно редкий случай мы наблюдали у молодого мужчины с остеитом I ребра в рамках синдрома SAPHO (синовит, акне, пустулез, гиперостоз и остеит).

6.1.7 Дифференциальная диагностика поражений плечевого сплетения и болевых синдромов в области плеча и руки

Нейро- и радикулопатии. Для дифференциальной диагностики с поражением плечевого сплетения наиболее важны сочетанные поражения нервов руки, которые могут наблюдаться после ранений и оперативных вмешательств на руке. Менее известны «турникетные» парезы (после наложения жгута) при хирургических вмешательствах (см. рис. 6.**1.22**), спонтанно возникающие компартмент-синдромы, например, при кровоизлиянии в мягкие ткани, а также ишемическом поражении нерва при длительном положении лежа на руке, когда пациент находится в коматозном состоянии, или в случае отравления (см. рис. 6.**1.23**).

Кроме того, существуют иммунные нейропатии, такие как хроническая воспалительная демиелинизирующая полинейропатия или множественная моторная нейропатия, а также васкулиты, которые часто на раннем этапе могут носить локализованный характер и во многих случаях распознаются лишь тогда, когда патологический процесс распространяется на другие органы и части тела.

Поражение корешков вследствие остеохондроза шейного отдела позвоночника ограничено в большинстве случаев одним корешком и не дает серьезного повода для сомнений в диагнозе. В отличие от него, поражение двух и более корешков – например, при опухоли или воспалительном процессе в соседних тканях – может при-

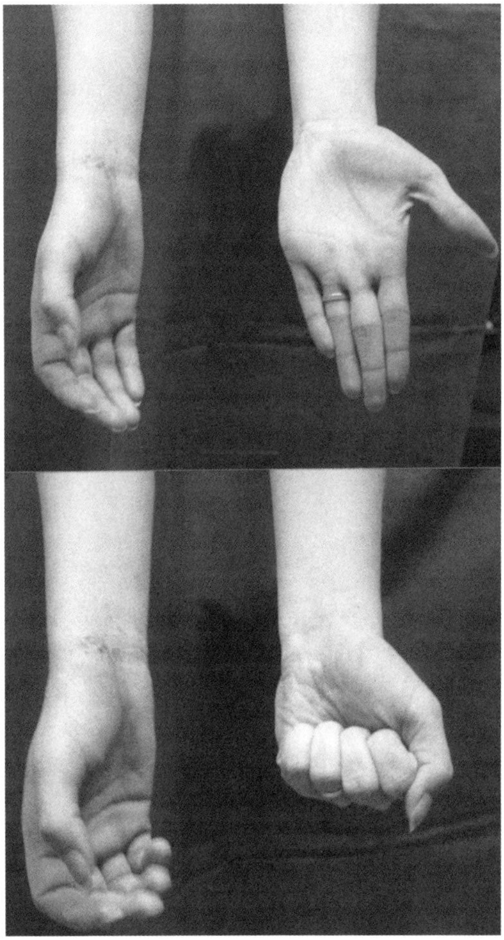

Рис. 6.**1.22** «Турникетный» парез справа. Субтотальный парез разгибателей пальцев (*вверху*) и сгибателей пальцев (*внизу*) после операции удаления ганглия в области лучезапястного сустава. Кроме субтотального пареза мышц кисти и предплечья, иннервируемых из срединного, лучевого и локтевого нервов с сопутствующими нарушениями чувствительности кожи в зонах иннервации трех названных нервов, наблюдаются выраженные сенсомоторные нарушения в зоне иннервации мышечно-кожного нерва.

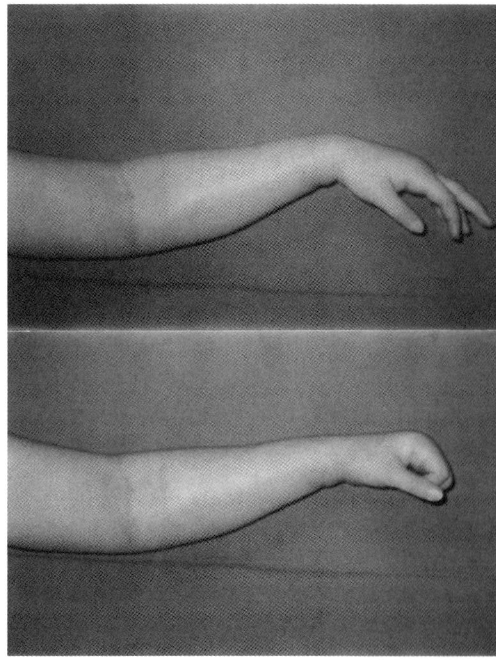

Рис. 6.**1.23** Субтотальный паралич и выраженный диффузный отек левой руки после комы, вызванной передозировкой барбитуратов.

водить к трудностям в дифференциальной диагностике и потребовать расширенного применения электрофизиологических и, при необходимости, визуализирующих методов обследования.

Ядерные процессы. Ограниченные поражения передних рогов спинного мозга при сирингомиелии, опухолях или травмах шейного отдела спинного мозга, шейной миелопатии, очаговых нарушениях кровообращения, при полиомиелите или постполиомиелитическом синдроме могут по своим клиническим проявлениям напоминать и плечевую плексопатию. После операций по поводу грыж шейных межпозвонковых дисков (а также и спонтанно) мы нередко наблюдали выраженные парезы, а в последующем и атрофии мышц плеча и кисти, которые интерпретировали как ишемию в зоне кровоснабжения сулько-комиссуральной артерии с инфарктом переднего рога и описали как «шейную амиотрофию» (700). Боковой амиотрофический склероз тоже нередко начинается с односторонних атрофических парезов верхней конечности.

Миопатии. Мышечные заболевания из-за своего симметричного поражения редко требуют дифференциальной диагностики с плечевой плексопатией. Тем не менее, следует упомянуть миозит с включениями, наблюдаемый в большинстве случаев в пожилом возрасте, который может поражать преимущественно отдельные области, например кисть.

Брахиалгии – большая группа болезненных состояний верхней конечности, при которых всегда требуется проведение дифференциальной диагностики с поражением плечевого сплетения. Однако значительно чаще в основе брахиалгии лежит другая причина, чаще всего синдром запястного канала. На втором месте находится корешковая боль при раздражении отдельного шейного корешка. Возможна также боль, связанная с патологической нагрузкой плечевого пояса, например, в рамках определенной профессиональной деятельности, при которой возможна патологическая нагрузка или подвывих акромиально-ключичного сочленения и псевдокорешковая иррадиация боли.

Болезненные состояния, которые в большинстве случаев не сопровождаются грубыми органическими изменениями и характеризуются болью при надавливании на подлопаточные мышцы, а также иррадиацией боли от лопатки в руку, объединяются термином «лопаточно-реберный синдром». Нередко удается локализовать болезненную точку на грудной стенке и инфильтрировать ее местноанестезирующим средством. С помощью повторных блокад и применения анестетика-депо порочный круг боли может быть разорван. Компрессия надключичного нерва при прохождении через шейную фасцию вызывает локальную боль.

Множественные нейропатии при инфицировании *Borrelia burgdorferi* также могут поражать верхние конечности и проявляться острой, очень интенсивной брахиалгией, признаками воспаления и наличием антител к *Borrelia burgdorferi* в спинномозговой жидкости. Следует упомянуть также такой синдром, как болезненные фасцикуляции мышц неясной этиологии. При этом наблюдаются болезненные фасцикуляции не только в верхних конечностях, но и диффузно в различных мышечных группах, не сопровождаясь при этом парезами. При электрофизиологическом исследовании могут выявляться признаки аксональной нейропатии.

Плечелопаточная периартропатия характеризуется сильной болью в области головки плечевой кости с выраженным ограничением подвижности плеча. Боль появляется спонтанно или после небольшой травмы и быстро нарастает. При рентгенологическом исследовании примерно в половине случаев выявляется накопление кальция в области прикрепления мышц ротаторной манжеты, особенно сухожилия надлопаточной мышцы.

В основе клинических проявлений лежат дегенеративные изменения сухожилий мышц данной манжеты.

Речь идет об асептическом воспалении суставной жидкости. Если имеются отложения кальция, проникающие в субакромиальную сумку, боль быстро стихает и симптомы регрессируют. Чтобы избежать контрактуры в плечевом суставе, иммобилизацию плеча и холодовые аппликации следует применять лишь на ранней стадии в течение короткого промежутка времени.

Локальная инфильтрация местноанестезирующим средством с гидрокортизоном* в большинстве случаев способствует уменьшению боли. Иногда происходит быстрое выздоровление после введения анестетика толстой иглой в область накопления кальция в нескольких местах, что способствует быстрому всасыванию. Рекомендуется также лучевое лечение. В случае упорной боли целесообразно применение лечебной физкультуры.

Исследование, проведенное среди 180 пациентов с применением интерференционной электротерапии и пульсирующего ультразвука, показало, что эти методы лечения не влияют на течение плечелопаточной периартропатии. Однако в целом физиотерапевтические мероприятия оказывают положительное влияние при проблемах в области плеча.

При патологии ротаторной манжеты рекомендуется ручная мобилизация в сочетании с лечебной физкультурой.

Лечение лазером показано при «замороженном плече», но не при патологии ротаторной манжеты. Ультразвук не оказывает влияния на комплексные проблемы, связанные с плечом, «замороженное плечо» и пато-

* Наиболее продолжительный и мощный обезболивающий, противовоспалительный и противоотечный эффект достигается при локальной инъекционной терапии дипроспаном. – *Прим. ред.*

логию ротаторной манжеты. Исследование с участием 109 пациентов с болезненным неподвижным плечом показало, что инъекции кортикостероидов достоверно более эффективны, чем лечение, направленное на мобилизацию сустава, специальные упражнения, термо- и электротерапия (773). Так как патологическая поза особенно отрицательно влияет на биомеханику плечевого пояса, коррекция осанки создает предпосылки для закрепления эффекта. Стабилизация плечевого сустава требует длительного времени, в течение которого выполняются силовые и стабилизирующие упражнения. За более короткий срок патологическая осанка и функциональная нестабильность могут быть изменены с помощью специальных корректоров осанки.

Ригидность плеча, или «*замороженное плечо*», – синдром пока неясного происхождения, который поражает преимущественно лиц старше 50 лет. Женщины болеют чаще, чем мужчины. Клинические проявления развиваются в большинстве случаев после фиксации или иммобилизации плеча вследствие травмы верхней конечности. Сама по себе травма может быть незначительной, ее вид и тяжесть не играют роли. При прогрессировании заболевания формируются контрактуры и выраженные атрофии плечелопаточных мышц с нарастающим ограничением движений во всех суставах верхней конечности. Трофические нарушения, отек кисти дополняют клиническую картину синдрома «плечо-кисть». Вегетативные проявления всегда бывают достаточно выраженными. В большинстве случаев выявляются дегенеративные изменения в плечевом суставе, такие как тендинозы и дегенерация сухожилий ротаторных мышц, перитендиниты длинного сухожилия двуглавой мышцы плеча и др. Лечение обычно затруднено. На первом месте стоит предупреждение длительной иммобилизации плеча. При уже существующих контрактурах решающее значение имеет лечебная физкультура, при этом следует избегать пассивных упражнений, усиливающих боль. Возможно поддерживающее лечение с помощью ганглиоблокирующих средств и анестезии звездчатого узла. Изредка становится необходимым хирургическое вмешательство. Оно состоит в мобилизации плеча в состоянии наркоза или высвобождении его при наличии дегенеративных изменений. В случае преимущественного вовлечения сухожилий ротаторов восстановить функцию помогает удаление склерозированных участков акромиального отростка, при упомянутой ранее дегенерации сухожилия двуглавой мышцы уменьшение боли и, соответственно, ригидности достигается путем пересадки сухожилия на клювовидный отросток и резекции его внутрисуставной части. Однако показания к операции должны быть очень взвешенными.

Болезненная пронация – расстройство, обозначаемое в англоязычной литературе как *pulled elbow* (подвывих головки лучевой кости) и возникающее вследствие подвывиха головки лучевой кости, при котором она выступает из кольцевой связки и попадает в пространство между головочкой плечевой кости и олекраноном. Это заболевание встречается у 3% детей младше 8 лет, преимущественно у мальчиков; чаще поражается правая сторона. Характерный механизм повреждения: взрослый, ведущий ребенка за руку, поднимает его вверх при внезапном падении ребенка. Рука свисает, локтевой сустав слегка согнут, предплечье в положении средней ротации. Любое движение очень болезненно, и ребенок старается избегать движений рукой. После установления диагноза проводят репозицию, которая представляет собой несложную процедуру, проводимую без анестезии, путем вытягивания предплечья, медленной супинации и разгибания с одновременным надавливанием на головку лучевой кости большим пальцем.

Тромбоз при перенапряжении. Внезапно развившаяся слабость в руке, сопровождающаяся болью и отеком, всегда должна вызывать подозрение на синдром Педжета–Шреттера, который представляет собой тромбоз подмышечной вены. Он нередко развивается вскоре после травмы или сильного перенапряжения руки, например вследствие непривычной нагрузки на военной службе, и требует проведения дифференциальной диагностики с травматической плексопатией. Однако часто в начале заболевания наблюдается отек руки, и во многих случаях выявляется нарушение венозного оттока в верхней конечности. Важным для диагностики является измерение венозного давления и сравнение его с давлением на противоположной стороне, но оно при определенных обстоятельствах может повышаться лишь после активной нагрузки руки. Информативным является УЗИ с применением компрессионных проб. Обычное дуплексное сканирование менее чувствительно. Решающим методом исследования для достоверной диагностики служит венография. Однако в проведенном исследовании 58 случаев подозрения на тромбоз последний был подтвержден лишь у 27 пациентов. Фибринолитическая терапия не всегда дает желаемый результат, имеются даже сообщения о повторных тромбозах, так как сохраняется фактор, лежащий в основе заболевания – реберно-ключичная компрессия вены. Наиболее эффективное лечение – резекция I ребра.

Гломусная опухоль. Из гломусных органов кожи могут развиваться небольшие гломусные опухоли. Они представляют собой артериовенозные анастомозы, богатые вегетативными нервными волокнами, которые локализуются преимущественно в дистальных отделах конечностей. Их клинические проявления очень характерны. Вначале появляется локальная болезненность при надавливании на опухоль, которая просвечивает в виде голубоватого узелка под кожей или под ногтем. Затем развивается спонтанная боль той или иной продолжительности, которая исчезает, если пораженная конечность опущена вниз, или при ходьбе. Иногда тупая боль охватывает всю конечность. Могут присоединяться локальные вегетативные симптомы. Лечение заключается в хирургическом удалении опухоли.

Ортопедические и ревматологические заболевания также должны учитываться в рамках дифференциальной диагностики поражения плечевого сплетения. Аплазия большой и малой грудных мышц в целом представляет собой наиболее частый врожденный дефект мышечной системы. При этом может отсутствовать как вся мышца, так и ее часть. Оставшиеся волокна гипертрофируются и хорошо просматриваются в виде пучков. Часто одновременно наблюдается гипоплазия или отсутствие молочной железы у женщин и недостаточное оволосение соответствующей подмышечной области. Этот дефект часто сочетается с другими дефектами мышц верхних конечностей и может сопровождаться скелетными аномалиями. Отсутствие одной грудной мышцы не имеет функционального значения и не требует хирургической замены мышцы. Двустороннее отсутствие трапециевидной мышцы может быть изолированным, но часто сочетается с аплазией мелких мышц кисти. Врожденный дефект передней зубчатой мышцы нередко сопровождается аномалиями развития ребер. Лечение при функционально значимых дефектах мышц при необратимых параличах заключается в пересадке мышц.

При врожденном множественном артрогрипозе с вовлечением верхних конечностей рука фиксирована в положении ротации внутрь и приведения, в большинстве случаев с неполным разгибанием в локтевом суставе, пронацией предплечья и характерным для косорукости положением кисти. Так как при этом поражаются не только суставы, но и мышцы, хирургическая коррекция очень сложна. Следует попытаться достичь оптимального положения руки с помощью коррекции ее установки под наркозом или путем применения артролиза локтевого сустава либо пересадки сухожилий или остеотомии. Так как в большинстве случаев активное сгибание в локтевых суставах отсутствует с обеих сторон, с помощью различных мероприятий нужно создать возможность подносить руку ко рту. Движения пальцев также обычно бывают затруднены. Возможность улучшения движения состоит в свободной микрохирургической пересадке тонкой мышцы в качестве замены двуглавой мышцы плеча. Однако этот вариант не является окончательным решением проблемы. Трудность состоит не столько в самой пересадке мышцы, сколько в обеспечении ее иннервации для совершения произвольных движений. В связи с этим было предложено использовать межреберные нервы. При подобном дефекте рассматривается также возможность пересадки широчайшей мышцы спины, однако она недостаточно развита, чтобы можно было достичь полноценных результатов трансплантации по Zancolli.

При всех других врожденных дисплазиях плечевого сустава возможно формирование различных вариантов патологии: от тяжелейших дефектов до легкого несоответствия между величиной суставной впадины и размером головки плечевой кости. Вывих наблюдается при этом очень редко. В зависимости от тяжести дисплазии движения в руке могут быть значительно ограничены и затруднены. При редко встречающемся синдроме варусной деформации плечевой кости (*humerus varus*) наблюдается состояние, аналогичное эпифизеолизу головки бедра. В соответствии с патологическим положением головки плечевой кости функция плеча ограничена. В запущенных случаях, когда образовались контрактуры мышц, подвижность следует восстанавливать с помощью тенотомии. Удовлетворительные результаты могут быть достигнуты с помощью высокой деротационной остеотомии плечевой кости, как в случаях с головкой бедра.

При нерепонированном, давнем вывихе плеча подвижность в плечевом суставе бывает почти полностью утрачена, а движения руки происходят за счет компенсаторных движений лопатки. При отсутствии боли, а также неврологических и сосудистых нарушений от вторичной репозиции лучше воздержаться. Однако чаще это состояние сопровождается болезненной ригидностью плечевого сустава, изолированной или с вовлечением плечевого сплетения и синдромом Зудека.

Спонтанные разрывы сухожилий в области плеча в большинстве случаев происходят в сухожилиях ротаторов и поражают их дегенерировавшие участки. Функциональный дефект представляет собой ограничение отведения руки в сторону до 80°, значительное нарушение ротации кнаружи. Приводящая к этому травма может быть очень незначительной. Развившийся дефект также не является тяжелым и, как правило, не требует коррекции, если только на первом плане не стоит болевой синдром. Для подобных разрывов сухожилий характерны селективная и быстро развивающаяся атрофия лопаточных мышц, отсутствие контрактур в плечевом суставе и локальная болезненность при надавливании на большой бугорок. У худых пациентов можно прощупать образовавшееся углубление. С помощью соответствующей иммобилизации и лечебной физкультуры более чем в половине случаев можно достичь уменьшения выраженности симптомов и незначительного ограничения функции плеча. При выраженном функциональном дефекте следует в короткие сроки проводить хирургическое лечение, так как впоследствии оно бывает затруднено из-за образования рубцов и сращений. Оторванный отрезок сухожилия после хирургической обработки участка кости прикрепляют к большому бугорку. Разрыв длинного сухожилия бицепса обычно является следствием дегенеративных изменений внутрисуставного отрезка этого сухожилия. Он происходит либо спонтанно, либо после легкой травмы. При этом может развиться выраженная слабость сгибания в локтевом суставе, а брюшко мышцы при попытке сгибания хорошо просматривается ниже места прикрепления большой грудной мышцы в виде шаровидного образования. Хирургическое лечение возможно и состоит в перемещении сухожилия в борозду между большим и малым бугорками или на клювовидный отросток. Однако оно должно проводиться только пациентам моложе 40 лет. Так как речь идет о пациентах с дегенеративными изменениями в области плечевого сустава, после вмешательства нередко развивается ригидность плеча вследствие необходимой 6-недельной иммобилизации. Если проводить менее длительную иммобилизацию, достаточный эффект от перемещения сухожилия не обеспечивается. К тому же часто присоединяется боль в области вновь образованного сращения разорванного сухожилия. Однако в большинстве случаев лечение не требуется, так как функциональный дефект незначителен.

Иногда пациентов беспокоит так называемый хруст или щелчок в плечевом суставе («щелкающая» лопатка, *snapping scapula*). Это состояние, часто сопровождаемое болью в задней части плеча, представляет собой характерный хруст, ощущаемый как при пальпации, так и на слух, при любом движении лопатки. Причиной служат локальные изменения в подлопаточном пространстве, например в подлопаточной сумке, наклон верхнего угла лопатки кпереди, остеохондрома вентральной части лопатки и др. Лечение в зависимости от обстоятельств состоит в удалении этого образования.

Воспалительные и остеолитические процессы в области плеча иногда могут требовать дифференциальной диагностики с параличами. Клинические симптомы и рентгенологические изменения позволяют в этом случае с уверенностью поставить правильный диагноз, поэтому в дальнейшем мы не будем на этом подробно останавливаться.

6.2 Поражения отдельных нервов в области плеча и руки

6.2.1 Изолированные поражения отдельных нервов верхней конечности

Добавочный нерв

Несмотря на то что добавочный нерв является ветвью XI черепного нерва, а не плечевого сплетения, мы обсуждаем его в данной главе, так как его поражение приводит к парезу мышц в области плечевого пояса.

Анатомия

Добавочный нерв. В добавочном нерве различают краниальную и спинальную части (рис. 6.**2.1**). Его краниальные корешки относятся к структуре блуждающего нерва, проходят в составе ствола добавочного нерва до яремного отверстия и примыкают в пределах этого отверстия в виде промежуточной ветви к блуждающему нерву. Спинальные корешки отходят в заднелатеральной борозде от бокового столба спинного мозга между передними и задними корешками шейных нервов C1–C5, иногда также C6. Позади зубчатой связки они поднимаются к большому затылочному отверстию и входят в заднюю черепную ямку. Здесь они соединяются с краниальными корешками, образуя ствол добавочного нерва, и покидают его в составе наружной ветви непосредственно перед выходом через яремное отверстие. Для дальнейшего хода нерва характерно его близкое расположение к внутренней яремной вене, которую он пересекает с латеральной стороны, чтобы примкнуть изнутри к грудино-ключично-сосцевидной мышце. Он прободает эту мышцу, отдавая при этом иннервирующие ее ветви. Внутри мышцы разделяющийся на ветви нерв соединяется с ветвями из шейного сплетения (C3, C4, C5) и несколькими волокнами языкоглоточного нерва. Проходя вдоль внутренней поверхности мышцы, нерв попадает в наружный треугольник шеи. В окружении рыхлой соединительной и жировой ткани он спускается строго вниз между поверхностной пластинкой шейной фасции и превертебральной (претрахеальной) пластинкой к внутренней поверхности трапециевидной мышцы. Основной мышцей, иннервируемой добавочным нервом, является мышца, поднимающая лопатку. Он нередко объединяется с ветвями шейного сплетения, получая при этом наряду с двигательными также проприоцептивные волокна. Ветви шейных нервов независимо от добавочного нерва также могут иннервировать трапециевидную мышцу. В наружном треугольнике шеи нерв находится в близком контакте с вена-

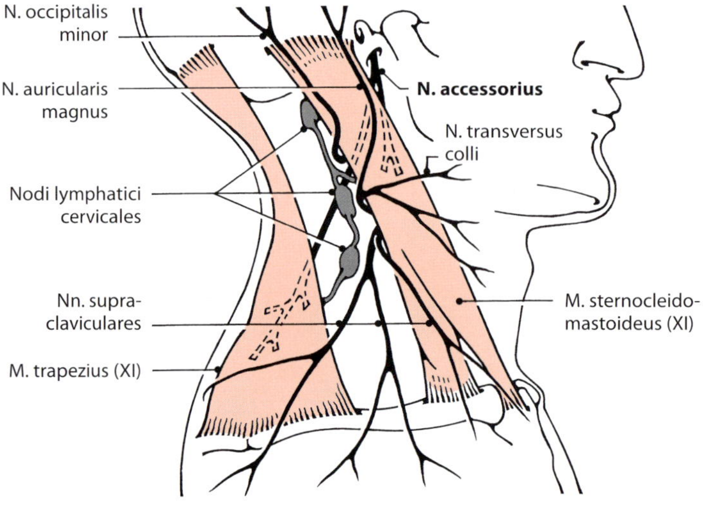

Рис. 6.**2.1** Добавочный нерв. Обратите внимание на лимфоузлы, расположенные за грудино-ключично-сосцевидной мышцей.

ми, ветвями поверхностной шейной артерии и лимфатическими узлами.

Грудино-ключично-сосцевидная мышца. Участвует в функционировании атланто-окципитального и атланто-аксиального суставов, шейных позвонков и при фиксировании головы участвует в поднятии грудной клетки, осуществляя вспомогательную функцию при вдохе. В атланто-окципитальном суставе мышца проводит реклинацию (разгибание) и поворот головы в гомолатеральную сторону, в атланто-аксиальном суставе – поворот в контралатеральную сторону. При сокращении обеих мышц (инклинации) происходит сгибание в шейном отделе позвоночника, а при сокращении одной мышцы голова наклоняется в гомолатеральную сторону и поворачивается в противоположную.

Трапециевидная мышца оказывает комплексное действие благодаря веерообразному расположению мышечных волокон. Верхняя (нисходящая) часть поднимает плечи или разгибает шейный отдел позвоночника, сгибает голову в одноименную сторону и поворачивает с противоположную. Нижняя (восходящая) часть опускает плечи. При совместном действии верхней и нижней частей нижний угол лопатки (и сама лопатка) поворачивается в латеральном направлении (отводится). Все эти движения происходят при участии других мышц плечевого пояса. Трапециевидная мышца иннервируется не только добавочным нервом, но и волокнами из шейных корешков C3–C4. Доля участия этих источников иннервации оценивается различными авторами по-разному. При раздражении наружной ветви добавочного нерва происходит сокращение мышечных волокон во всех участках трапециевидной мышцы. С другой стороны, при нарушении целостности добавочного нерва полного исчезновения потенциалов действия в мышце не регистрируется (197). Электронейрографическое исследование показало наличие волокон добавочного нерва во всех трех порциях трапециевидной мышцы. При нарушении целостности нерва клинические проявления поражения преимущественно заметны в краниальной порции трапециевидной мышцы (верхняя часть).

Признаки поражения

Клиническая картина

Клиническая картина поражения добавочного нерва (305; 485) характеризуется парезом грудино-ключично-сосцевидной и преимущественно верхней части трапециевидной мышцы. Нарушений чувствительности не наблюдается. Если поражена грудино-ключично-сосцевидная мышца, ее контур становится менее заметным в месте ее прикрепления к рукоятке грудины и медиальной трети ключицы (см. рис. 6.**2.7**).

Техника исследования определяется данным выше описанием функции нерва и представлена на рисунке 6.**2.2**. Парез грудино-ключично-сосцевидной мышцы не имеет большого практического значения, так как вращение и наклоны головы могут осуществляться в достаточной степени и за счет глубоких мышц шеи.

Наибольшее клиническое значение имеет парез верхней порции трапециевидной мышцы. Так как ее волокна прикрепляются к латеральному краю ключицы, акромиону и частично также ости лопатки, ее парез приводит к патологической установке лопатки. Плавно идущая вниз в норме линия перехода от затылка к плечу заменяется резким переходом от латерального контура шеи к горизонтальной линии плеча. Лопатка находится в положении «качелей», т.е. ее латеральный угол слишком отклонен в сторону и вниз, а остальная часть отстоит дальше от средней линии, чем на здоровой стороне

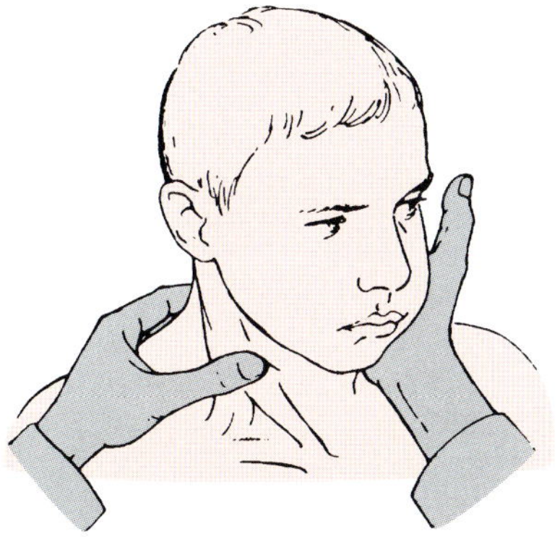

Рис. 6.**2.2** Исследование функции грудино-ключично-сосцевидной мышцы (добавочный нерв).

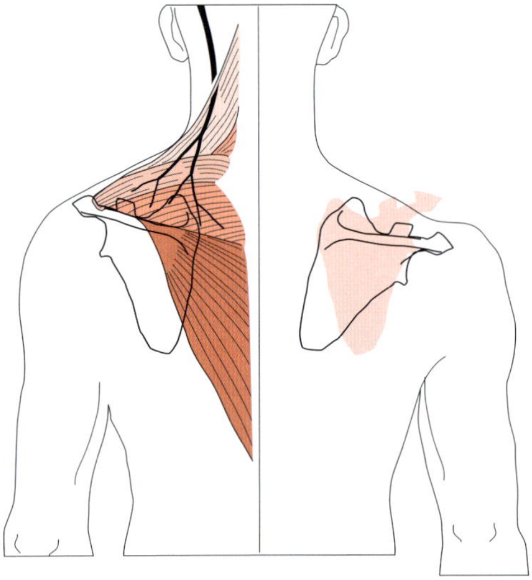

Рис. 6.**2.3** Атрофия и парез иннервируемой преимущественно из добавочного нерва верхней порции правой трапециевидной мышцы. «Качающееся» положение лопатки (нормальное положение обозначено *розовым цветом*). Слева представлены отдельные порции нормальной трапециевидной мышцы (цит. по: Mumenthaler M. Der Schulter-Arm-Schmerz. 2. Aufl. Bern: Huber; 1982).

(рис. 6.**2.3**). В том случае, если в патологический процесс вовлекается и прямая иннервация трапециевидной мышцы ветвями шейного сплетения (C3–C4), наблюдается полный паралич и других частей мышцы, при этом медиальный угол лопатки отстоит от грудной клетки и иногда видна ромбовидная мышца. Нарушено поднимание плеч, и из-за недостаточной фиксации лопатки рука также недостаточно отводится в сторону (рис. 6.**2.4**).

Характерный внешний вид пациентов с парезом верхней порции трапециевидной мышцы представлен на рисунке 6.**2.5**. По нашим наблюдениям, даже тотальный парез верхней части трапециевидной мышцы пациент может не замечать в течение долгого времени. Значительная нагрузка на руку вызывает, иногда спустя несколько недель, субъективные жалобы. Объективное двигательное расстройство может быть очень выраженным, так как трапециевидная мышца принимает активное участие в фиксации лопатки. Ее парез в большей степени отражается на отведении руки, чем парез зубчатых мышц. Однако поднятие руки вперед в некоторых случаях возможно даже при полном параличе трапециевидной мышцы (рис. 6.**2.6**).

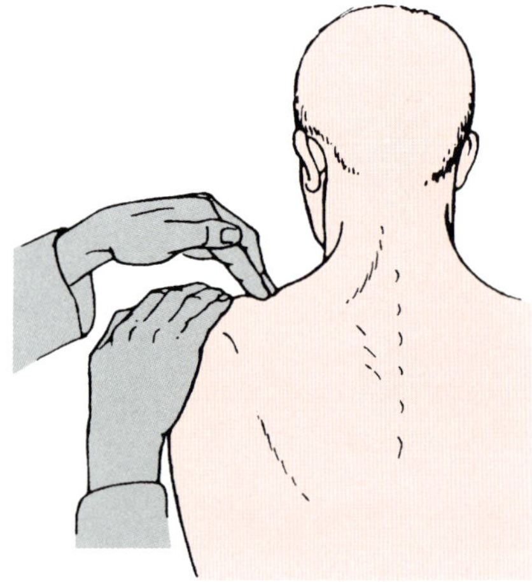

Рис. 6.**2.4** Исследование функции верхней порции трапециевидной мышцы (добавочный нерв) слева.

При проксимальном поражении добавочного нерва наряду с парезом верхней порции трапециевидной мышцы развивается также парез грудино-ключично-сосцевидной мышцы. В этом случае наблюдаются характерные клинические признаки (см. рис. 6.**2.7**).

Электрофизиологические исследования

ЭМГ может выявлять признаки нейрогенного повреждения грудино-ключично-сосцевидной и/или трапециевидной мышц и тем самым указывать на локализацию поражения. Наличие потенциалов произвольной активности в трапециевидной мышце не доказывает, что целостность добавочного нерва сохранна, так как данная мышца может также получать иннервацию от шейных корешков. Это касается также и суммарного потенциала в трапециевидной мышце при раздражении нерва ниже грудино-ключично-сосцевидной мышцы.

Обзор

Признаки поражения добавочного нерва представлены в таблице 6.**2.1**.

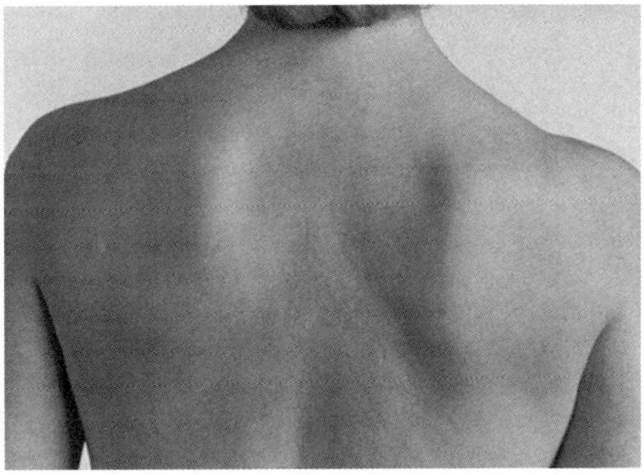

a

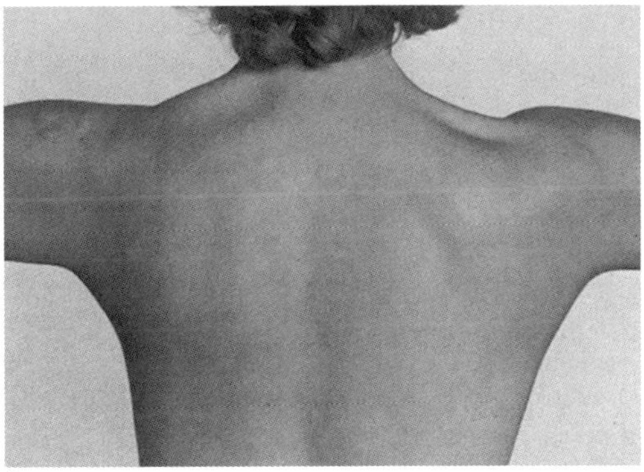

b

Рис. 6.**2.5** Поражение добавочного нерва у 25-летней пациентки в связи с биопсией лимфатической железы на шее. В покое (**a**) наблюдается только легкое опущение правого плеча и правой лопатки. При вытягивании рук в стороны видно, что выпуклость по верхнему краю трапециевидной мышцы справа значительно меньше, чем слева (**b**) (487).

Причины

Проксимальное поражение является причиной сочетанного пареза как верхней порции трапециевидной, так грудино-ключично-сосцевидной мышц. В основе поражения могут лежать опухоли основания черепа, опухоли области большого затылочного отверстия, аномалии краниовертебрального перехода, переломы основания черепа с вклинением в яремное отверстие (с поражением языкоглоточного, блуждающего и добавочного нервов, синдром Зибенмана), переломы затылочного мыщелка, неврома добавочного нерва и хирургические вмешательства, например, эндартерэктомия сонной артерии. После применявшихся ранее

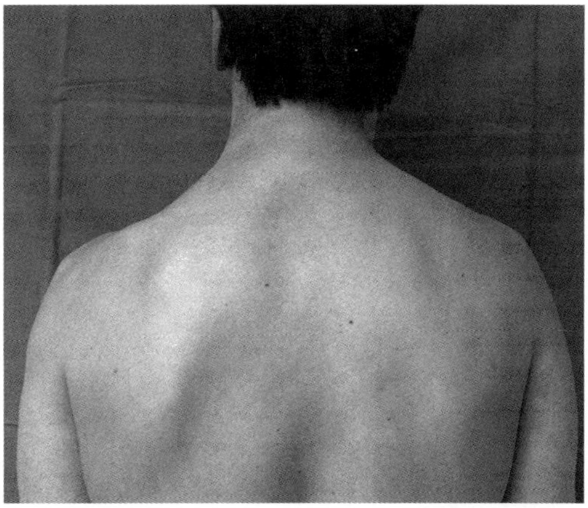

a

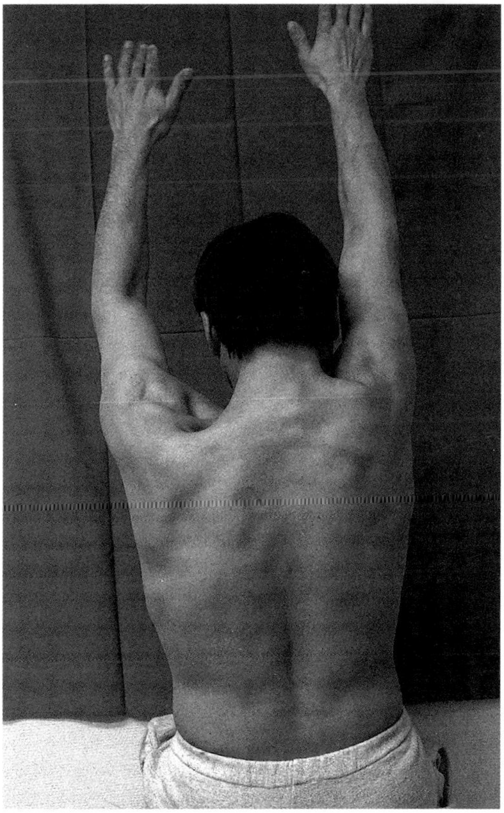

b

Рис. 6.**2.6** Полное поражение добавочного нерва слева после операции удаления кисты латеральных отделов шеи у 42-летнего пациента.

a Левое плечо расположено несколько ниже, чем правое, лопатка слева отдалена от средней линии.

b Поднятие руки вперед не представляет для пациента существенных трудностей.

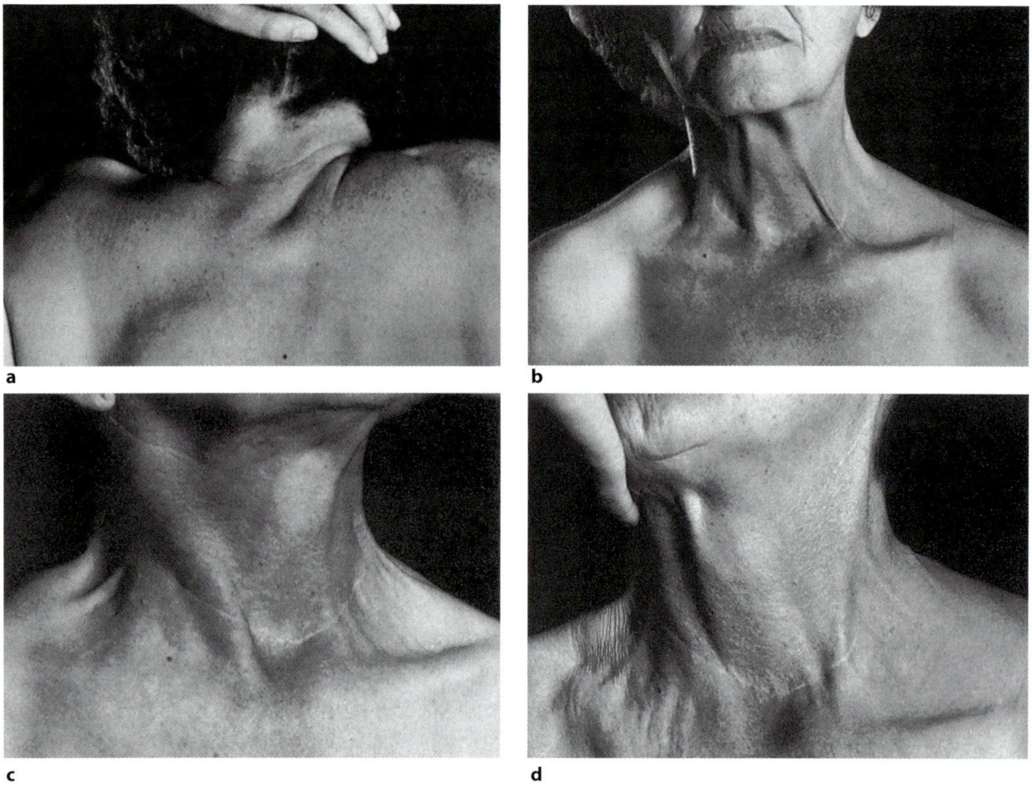

Рис. 6.**2.7** Прогрессирующее поражение языкоглоточного, блуждающего и добавочного нервов (синдром Зибенмана) у 66-летннй пациентки. При визуализирующем исследовании изменений не выявлено (487).

a Значительно меньшее сокращение левого верхнего края трапециевидной мышцы при поднятии плеч.

b Спереди виден меньший объем мышцы в области левого затылочно-плечевого контура. На левой стороне также не видно место прикрепления грудино-ключично-сосцевидной мышцы к ключице.

c При повороте головы влево правая грудино-ключично-сосцевидная мышца хорошо контурируется, а при повороте вправо практически не видна (**d**).

операций рассечения спинальной части добавочного нерва и верхних шейных корешков (для лечения спастической кривошеи) в грудино-ключично-сосцевидной мышце иногда все же сохранялась остаточная мышечная активность, из чего можно заключить, что ее иннервация более сложная, чем принято считать. После помещения пациентов в бессознательном состоянии на рентгеновский стол с устройством для поддержания плеч, в положении с головой ниже туловища развивалось двустороннее пора-

Таблица 6.**2.1** Характеристика поражения добавочного нерва

Локализация поражения	Признаки	Нарушение функции
Проксимальное (основание черепа)	Парез грудино-ключично-сосцевидной мышцы и верхней порции трапециевидной	Поворот головы в сторону, противоположную пораженному нерву, ослаблен, поднимание плеч ограничено
Дистальное (латеральный треугольник шеи)	Парез только верхней порции трапециевидной мышцы	Поднимание плеч ослаблено, вытягивание руки в сторону ослаблено, лопатка в «качающемся» положении, чувствительность сохранна

жение добавочного нерва, которое спонтанно регрессировало. Мы наблюдали также преходящее левостороннее поражение порции добавочного нерва, иннервирующего трапециевидную мышцу, у альпиниста, которого длительное время спускали на тросе, перетянутом вокруг левого плеча. Описаны отдельные случаи спонтанного поражения добавочного нерва, иногда без тенденции к спонтанному регрессу, при которых появление боли и вовлечение других частей плечевого сплетения заставляли заподозрить невралгическую амиотрофию плеча (см. с. 289). В других случаях был необходима дифференциальная диагностика с изолированной краниальной нейропатией.

Дистальное поражение добавочного нерва на шее встречается значительно чаще и является самой частой причиной изолированного поражения верхней порции трапециевидной мышцы. Среди этиологических факторов на первом плане стоит биопсия или экстирпация лимфоузла в боковом треугольнике шеи по заднему краю грудино-ключично-сосцевидной мышцы.

Раньше повреждение добавочного нерва наблюдалось прежде всего после экстирпации лимфатических узлов шеи, пораженных туберкулезом. То же касается и «посттуберкулезной эры»: в 1976–1979 гг. в университетской неврологической клинике все без исключения 18 случаев поражений добавочного нерва развились после операций на шее (484). Из 245 поражений периферических нервов после оперативных вмешательств не менее 33 пришлось на добавочный нерв (483). Среди большой группы пациентов нейрохирургического профиля у 93% поражение добавочного нерва было ятрогенным, в 80% оно развилось после биопсии лимфоузлов на шее (361). По нашему мнению, должен существовать определенный вид страхования возможных ошибок при операции на тот случай, если оперирующий хирург имеет слабое представление об опасности повреждения нервов и не может предотвратить этого частого осложнения (480; 484). Нерв может быть оттянут лигатурой, дальнейшее устранение которой приводит к быстрому улучшению. При радикальном удалении всех лимфатических путей и узлов в области шеи добавочный нерв в большинстве случаев приходится приносить в жертву. Однако это полностью оправдано, так как исследования показывают, что нерв уже в проксимальном отделе, а не в среднем треугольнике шеи вовлекается в процесс с регионарными лимфатическими узлами (640). Каждый хирург должен перед операцией предупредить пациента о возможности подобного осложнения. Также при проведении вмешательства он должен четко представлять себе ход нерва, чтобы иметь возможность сохранить его. Там, где трудно отличить ствол добавочного нерва и сенсорные шейные ветви, может помощь электрическое раздражение.

Поскольку при изолированном поражении верхней порции трапециевидной мышцы отсутствуют нарушения чувствительности, так как атрофия развивается лишь спустя несколько недель, а жалобы возникают лишь при интенсивной нагрузке на руку, при контрольном исследовании поражение нерва хирургом остается незамеченным. Катамнестическое исследование показало, что даже спустя много лет может наблюдаться интенсивный болевой синдром.

В отличие от ятрогенного поражения добавочного нерва, случаи повреждения нерва при военной травме значительно более редки и сопровождаются нарушениями чувствительности, связанными с повреждением других ветвей шейного сплетения. Также большую редкость представляют случаи поражения добавочного нерва после катетеризации внутренней яремной вены или в связи с отеком железы в боковом треугольнике шеи при ВИЧ-инфекции.

Наряду с упомянутыми вариантами к редким случаям относятся: невралгическая амиотрофия плеча, укус насекомого или человека. После типичного ДТП, сопровождаемого хлыстовой травмой, описан парез трапециевидной мышце на стороне, противоположной той, на которой был пристегнут ремень безопасности. В другом случае ДТП у пострадавшего, который не был пристегнут ремнем, развился парез средней и нижней порции трапециевидной мышцы, что вызвало подозрение на разрыв шейного сплетения (751). Подобные поражения добавочного нерва, связанные с разрывом сплетения, наблюдаются также при занятиях спортом или при значительной профессиональной нагрузке (и эффективно лечатся с помощью хирургического вмешательства), а также при хроническом сдавлении или вытяжении наложенной на руку повязкой. Возникающее после уже упоминавшейся каротидной эндартерэктомии обратимое поражение добавочного нерва объясняется воздействием значительной тракционной силы на ствол нерва. Наряду с этим выявляются даже рецидивы поражения нерва без видимой причины (109), в этом случае прогноз в отношении спонтанного восстановления, как правило, благоприятный.

Прогноз: шансы на спонтанное восстановление при поражении добавочного нерва обычно очень невелики.

Лечение

Консервативное лечение

Консервативные методы лечения применяются лишь в редких случаях краниальной полинейропатии или спонтанного поражения добавочного нерва. При нарушении целостности в большинстве случаев только срочная микрохирургическая реконструкция может гарантировать удовлетворительный результат в отношении функции конечности.

Хирургическое лечение

Повреждение добавочного нерва в большинстве случаев бывает ятрогенным, например в рамках диагностической пункции лимфатического узла на шее, или травматическим, чаще всего вследствие резаной раны, так как нерв располагается относительно поверхностно и одновременно вблизи лимфатических сосудов, биопсию которых делают очень часто. Во всех случаях имеются абсолютные показания к операции, которая должна быть проведена в течение 6 нед. после повреждения. Если разрез нерва был замечен во время операции или ревизии раны, необходимо стремиться к немедленной реконструкции с привлечением нейрохирургов, владеющих микрохирургической техникой. Если же речь идет о вторичной реконструкции, то при доказанном разрыве нерва или выявленном при нейрографии нарушении целостности оперативное высвобождение и реконструкция нерва должны быть проведены как можно быстрее, чтобы избежать необратимой атрофии мышц. Если нельзя исключить частичное повреждение в рамках нейрапраксии или аксонотмезиса, диагностике может помочь проведение ЭМГ трапециевидной мышцы. Длительное выжидание нецелесообразно, так как путь регенерации от места повреждения до мышцы достаточно короткий. Во многих случаях препятствие представляет рубцовая ткань, либо нерв может быть сжат лигатурой, при этом невролиз быстро восстанавливает функцию нерва. Если имеется нарушение целостности нерва, соединение «конец-в-конец» в этих случаях обычно неэффективно и необходима трансплантация нерва. Добавочный нерв не всегда легко с уверенностью идентифицировать, особенно если имеется обширная рубцовая ткань вследствие первичного поражения. Проксимальную культю сначала следует искать в здоровой ткани по заднему краю грудино-ключично-сосцевидной мышцы книзу от Punctum nervosum. Если здесь нерв найти не удается, переходят на медиальный край грудино-ключично-сосцевидной мышцы и исследуют здоровую ткань выше места, где нерв отдает ветвь к этой мышце. Дистальную культю легче всего обнаружить, препарируя вдоль трапециевидной мышцы в том месте, где нерв входит в эту мышцу. Если дистальную культю найти не удается, мышцу можно реиннервировать с помощью имплантации проксимальной культи нерва непосредственно в мышцу. В этом случае также может быть необходима пересадка трансплантата между культей нерва и мышцей. При достаточно ранней реконструкции нерва можно рассчитывать на хороший функциональный результат.

Заместительные операции

Заместительные операции практически не играют клинической роли. Coessens (123) рекомендует в редких случаях, когда имеются показания к этой операции, либо статическую коррекцию с помощью пересадки полос фасции между остистыми отростками нижних шейных позвонков и шейкой лопатки, либо динамическую с помощью латерального смещения мышцы, поднимающей лопатку, на ость лопатки.

Диафрагмальный нерв

Анатомия

Корешки. Диафрагмальный нерв получает волокна преимущественно из 4-го шейного корешка, но в его составе имеются и волокна C3. Реже преобладают последние. Иногда в состав нерва входит незначительное количество волокон из C5. Если диафрагма иннервируется из единственного корешка, обычно это C4, реже C3. При наиболее частой иннервации из двух корешков в вентральную часть диафрагмы поступают волокна из C3, а в дорсальную из C4. Диафрагмальный нерв покидает плечевое сплетение уже на самом проксимальном уровне, до объединения корешков C4–C6 в верхний первичный ствол (см. рис. 6.**1.4**). Он проходит позади каудальной части передней лестничной мышцы, где всегда располагается латерально от восходящей шейной артерии. Под внутренней яремной веной и местом ее слияния с подключичной веной диафрагмальный нерв проходит над медиальным краем передней лестничной мышцы в верхние отделы средостения, находясь при этом в тесном контакте с куполом плевры. Левый диафрагмальный нерв часто при этом бывает прикрыт боковой долей вилочковой железы. Затем диафрагмальные нервы, сопровождаемые перикардиодиафрагмальными сосудами, проходят кпереди от корней легких к диафрагме.

Моторная функция. Моторные волокна диафрагмального нерва иннервируют диафрагму. Таким образом, он несет ответственность за важнейшую дыхательную функцию. Двустороннее поражение нервов вызывает тяжелые нарушения вентиляции легких. Одностороннее поражение относительно легко функционально компенсируется. Оно часто вызывает трудности при дифференциальной диагностике, например, в связи с незначительными ателектазами. Так как диафрагмальный нерв чаще всего происходит из корешка C3, при их двусторонней резекции требуется большая осторожность.

Афферентные волокна. Диафрагмальный нерв содержит также афферентные (сенсорные) волокна, которые проводят раздражение от купола плевры и от средостенных участков плевры и перикарда. Кроме того, диафрагмальный нерв осуществляет сенсорную иннервацию брюшины, покрывающей диафрагму, печень, желчный пузырь и поджелудочную железу. Этим объясняется существование зон Геда в области плеча (C3 и C4) при заболеваниях печени, желчного пузыря и поджелудочной железы (см. рис. 5.**8**).

Признаки поражения

Клиническая картина

На первом плане в клинической картине стоит паралич диафрагмы. При одностороннем поражении в покое недостаточности дыхания не наблюдается, но она может возникать при напряжении. Парез диафрагмы можно объективизировать с помощью перкуссии или при рентгенологическом исследовании (при глубоком вдохе, рис. 6.**2.8**). Особое внимание следует при этом обращать на ис-

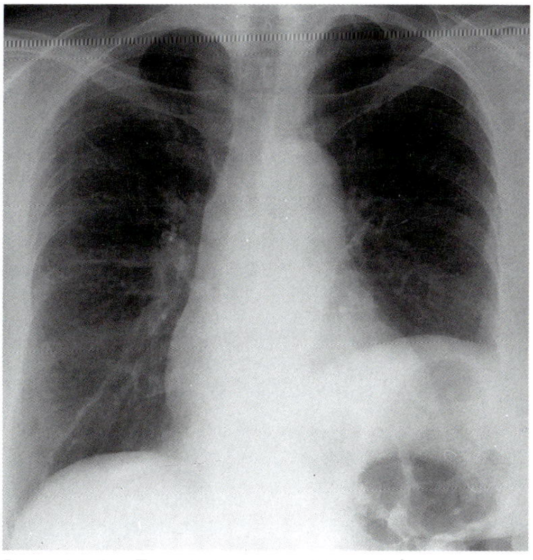

Рис. 6.**2.8** Поражение левого диафрагмального нерва с высоким стоянием купола диафрагмы в рамках невралгической амиотрофии плеча.

следование функции при глубоком вдохе (парадоксальная подвижность диафрагмы). Частичный (т.е. обусловленный поражением корешка) парез диафрагмы можно выявить только при данном исследовании, а при определенных обстоятельствах – только с использованием косой проекции. При параличах, вызванных поражением корешков, следует обращать внимание на облигатные сопутствующие симптомы: атрофию затылочных мышц (438), нарушение иннервации мышц лопатки и нарушение чувствительности в сегментах C3 и/или C4.

Электрофизиологические исследования

ЭМГ диафрагмы с помощью игольчатых электродов (пункцию проводят по передней аксиллярной линии в 8-м или 9-м межреберном промежутке) мы проводить не рекомендуем из-за опасности развития пневмоторакса. Измерение с помощью поверхностных электродов часто бывает ненадежным и искажается большим количеством артефактов. Электронейрографическое исследование с раздражением нерва под грудино-ключично-сосцевидной мышцей также в связи с этим значительно затруднено. Верхняя граница нормального латентного периода составляет 10,0 мс.

Обзор

Признаки поражения диафрагмального нерва представлены в таблице 6.**2.2**.

Причины

Причин центрального, т.е. церебрального паралича диафрагмы, по-видимому, не существует. При инсультах он не встречается. Надежных сведений о корковом представительстве диафрагмы нет. Если оно существует, каждая половина диафрагмы имеет двустороннее представительство. Произвольное сокращение половины диафрагмы невозможно. Вероятно, имеются бульбарный и надбульбарный центры. Соответствующие клетки передних рогов через проводящие пути в боковых столбах достигают обеих сторон диафрагмы. При поперечном поражении спинного мозга на уровне C4 или выше возникающий двусторонний парез диафрагмы представляет собой состояние, угрожающее жизни.

Причиной большей части нарушений функции диафрагмы служит поражение корешков C3/C4 или шейного сплетения. Парез диафрагмы описан после мануальной терапии в области шейного отдела позвоночника (409). Он также может быть следствием невралгической амиотрофии плеча. Так, при анализе 33 случаев изолированного пареза диафрагмы было установлено, что в 17 из них в основе лежала невралгическая амиотрофия плеча (759), причем в 5 случаях она была двусторонней (см. с. 289). Парез диафрагмы после травмы шейного сплетения представляет собой частый симптом, который сохраняется длительно, тогда как, например, часто сопровождающий его парез трапециевидной мышцы в большинстве случаев регрессирует. У младенцев и маленьких детей парез диафрагмы может сопровождать перинатальную травматическую плечевую верхнюю плексопатию (см. с. 275) (439), но может иметь и другие причины, прежде всего прямую травму диафрагмального нерва во время родов или нарушение развития. Поражение диафрагмального нерва у маленьких детей развивается также вследствие оперативного вмешательства по поводу атрезии пищевода и трахеопищеводной

Таблица 6.**2.2** Характеристика поражения диафрагмального нерва

Локализация поражения	Признаки	Нарушение функции
Корешки C3/C4	Атрофия затылочных мышц, парез мышц лопатки, парез диафрагмы	Нарушение запрокидывания головы назад, слабость некоторых движений в плечевом суставе, нарушение чувствительности на одной стороне шеи и плеча, недостаточность дыхания
Ствол диафрагмального нерва	Только парез диафрагмы	Недостаточность дыхания при напряжении. Чувствительность сохранена

фистулы. Оно также может быть осложнением межреберного дренажа. Если тщательно исследовать подвижность диафрагмы после надключичной анестезии плечевого сплетения, в 2/3 случаев выявляется поражение диафрагмального нерва. При этом иногда может даже развиваться выраженная недостаточность дыхания. Необходимо также помнить о близком соседстве диафрагмального нерва с вилочковой железой, так как травматическое повреждение диафрагмального нерва при тимэктомии по поводу миастении представляет собой при этом заболевании особенно тяжелое осложнение.

Более дистальное поражение диафрагмального нерва чаще всего является следствием злокачественных опухолей: рака бронхов, лимфогенных опухолей, тимомы. Причиной может быть также лучевая терапия локальных опухолей (см. ниже). Статистические данные клиник сильно различаются: контингент неврологической клиники значительно отличается от такового пульмонологической клиники.

Частота различных причин паралича диафрагмы во многом зависит от выбора контингента пациентов.

При обследовании 13 пациентов с поражением диафрагмального нерва Неврологической клиники Берна у 5 была выявлена невралгическая амиотрофия плеча, три случая были расценены как идиопатические, в двух было диагностировано поражение корешка, в одном случае парез был связан со струмой и силикотуберкулезом. Malin (439) наряду с пациентами неврологической клиники обследовал также больных крупной городской пульмонологической больницы, а также детской университетской клиники. Среди 46 случаев поражения диафрагмального нерва у 26 пациентов была выявлена карцинома бронхов, у 2 – другие опухоли (нейрофиброматоз, опухоль верхушки легких неясного генеза), в 4 случаях парезы диафрагмы были обусловлены травматическими отрывами корешков. К ним относится, вероятно, также паралич Эрба с поражением диафрагмального нерва, связанный с родовой травмой. Три случая были расценены как корешковые синдромы, в двух случаях паралич развился после допущенной ошибки при операции (тимэктомия, удаление кисты). По одному пациенту страдали невралгической амиотрофией плеча, спинальным арахноидитом и саркоидозом. В оставшихся четырех случаях причина заболевания была до конца не установлена. В одном случае возникло подозрение на радиационное поражение, так как уже во время лучевой терапии по поводу рака молочной железы у больной развилась стойкая икота, которая сохранялась в течение нескольких месяцев. Спустя год при рентгенологическом исследовании был выявлен парез диафрагмы, при этом метастазов опухоли не было. В другом исследовании было описано поражение диафрагмального нерва в рамках синдрома POEMS, а также у ВИЧ-положительного пациента.

Лечение

Хирургическое лечение

Диафрагмальный нерв проходит кпереди от передней лестничной мышцы. Его функция может быть нарушена при поражении шейного или плечевого сплетения, прежде всего при родовой травме. Одностороннее поражение диафрагмального нерва, как правило, хорошо компенсируется, если у пациента нет каких-либо других респираторных заболеваний, а двустороннее периферическое поражение требует восстановления целостности нерва, для того чтобы избавить пациента от необходимости использования респиратора. В течение последних лет некоторые нейрохирурги используют диафрагмальный нерв в качестве донора аксонов для реконструкции при полном поражении плечевого сплетения. Мы не пересаживаем этот нерв либо используем исключительно в качестве оптимального донора двигательных аксонов путем ушивания «конец-в-бок», не ограничивая при этом его основную функцию.

Дорсальный нерв лопатки (C3–C5)

Анатомия

Дорсальный нерв лопатки (см. рис. 6.**2.9**) представляет собой дорсальную ветвь плечевого сплетения и состоит из волокон ко-

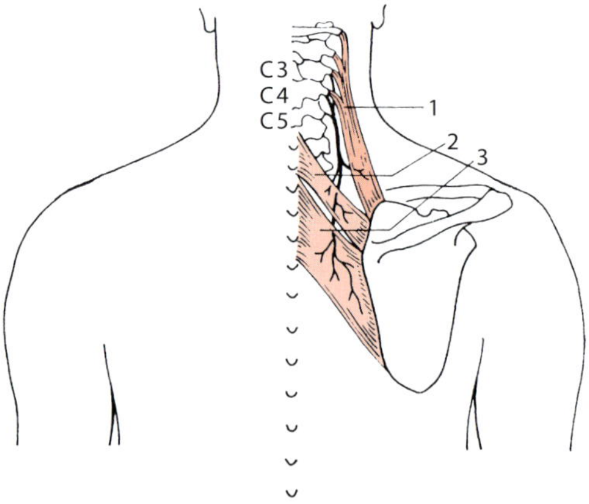

Рис. 6.**2.9** Дорсальный нерв лопатки (C3–C5).
1 Мышца, поднимающая лопатку
2 Малая ромбовидная мышца
3 Большая ромбовидная мышца

решков C3, C4 и C5. Он прободает среднюю лестничную мышцу и проходит по медиальному краю мышцы, поднимающей лопатку, к верхнему углу лопатки. Далее нерв идет параллельно медиальному краю лопатки по внутренней поверхности ромбовидной мышцы. Дорсальный нерв лопатки содержит только двигательные волокна. Иннервируемые им мышцы – мышца, поднимающая лопатку (которая нередко получает волокна непосредственно из корешков C3 и C4), и ромбовидные мышцы поднимают и приводят медиальный край лопатки, поворачивая при этом лопатку кнутри. Обе мышцы совместно с передней лестничной образуют «вожжи», управляющие медиальным краем лопатки.

Признаки поражения

Клиническая картина

Иннервируемые дорсальным нервом лопатки мышцы (поднимающая лопатку, большая и малая ромбовидные) (см. рис. 6.**2.9**) на всем протяжении покрыты другими мышцами, поэтому их изолированную атрофию вначале выявить невозможно. У худых пациентов при поражении дорсального нерва лопатки определяется слабо выраженная патологическая установка лопатки, нижний угол которой при этом слегка ротирован наружи, а внутренний край отдален от средней линии и слегка отстоит от грудной клетки. В отличие от патологического положения лопатки при параличах зубчатых и трапециевидной мышц, которое усугубляется при поднятии руки, при парезе ромбовидных мышц лопатка в этой ситуации «выравнивается».

Функциональный дефект при парезе ромбовидных мышц представляет собой ухудшение фиксации лопатки, которое может ограничивать функцию руки при движениях, связанных с приложением особенно большой силы. Функция мышцы, поднимающей лопатку, как правило, полностью компенсируется трапециевидной мышцей.

Клинические пробы

Атрофия и парез становятся заметными лишь в ситуации, когда пациент сильно отводит плечи кзади и одновременно пытается скрестить за спиной выпрямленные руки. Особенно большого приложения силы и полного напряжения упомянутых мышц это движение требует при положении пациента лежа на животе (рис. 6.**2.10**). Можно также упереться руками о бедра и максимально отводить локти кзади (рис. 6.**2.11**).

Электрофизиологические исследования

Из электрофизиологических методов обследования следует упомянуть лишь игольчатую миографию соответствующих мышц.

Обзор

Признаки поражения дорсального нерва лопатки представлены в таблице 6.**2.3**.

Причины

Изолированное поражение дорсального нерва лопатки встречается очень редко, что связано с его «защищенной» позицией между глубокими затылочными мышцами с одной стороны и мышцей, поднимающей лопатку, и ромбовидными мышцами с другой стороны. Травматических повреждений этого нерва в наших наблюдениях не отмечалось. Возможны ятрогенные по-

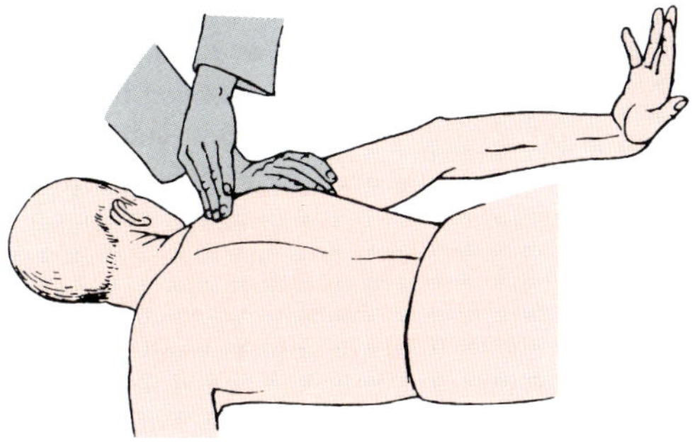

Рис. 6.**2.10** Исследование функции ромбовидной мышцы (дорсальный нерв лопатки) у пациента в положении лежа. Поднимание плеча от опоры в положении лежа на животе.

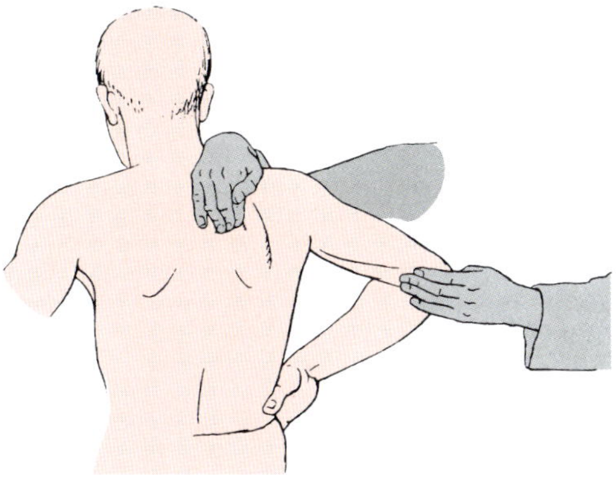

Рис. 6.**2.11** Исследование функции ромбовидной мышцы (дорсальный нерв лопатки) у пациента в положении стоя. Пациент отводит назад локоть, уперев руку на пояс.

вреждения при операциях на шее, а также поражение при огнестрельных и колотых ранениях. В случае травматической плечевой плексопатии вовлечение заднего нерва лопатки свидетельствует о том, что повреждение верхней части плечевого сплетения затрагивает наиболее проксимальные участки сплетения, так как этот нерв образуется из корешков C4 и C5 еще до объединения (4-го), 5-го и 6-го корешков в верхний первичный ствол.

Лечение

Консервативное лечение

Консервативное лечение малоэффективно, так как нарушение функции нерва в большинстве случаев является частью распространенного поражения плечевого сплетения.

Хирургическое лечение

В зависимости от степени повреждения для восстановления функции нерва при поражении плечевого сплетения с вовлечением шейного сплетения применяют как невролиз, так и трансплантацию нерва. Однако обычно задний нерв лопатки не вовлекается при поражении плечевого сплетения и может быть использован в качестве донора аксонов. В этих случаях рекомендуется использовать принцип ушивания «конец-в-бок», и реципиентом чаще всего является длинный грудной нерв, дистальная культя которого пришивается к дорсальному нерву лопатки для реиннервации передней зубчатой мышцы. Заместительные операции, связанные с необратимыми повреждениями, практически никогда не применяются.

Надлопаточный нерв (C4–C6)

Анатомия

Надлопаточный нерв (см. рис. 6.**2.12**) проводит волокна из сегментов C4–C6. Он отходит на уровне межлестничного пространства от латерального края верхнего ствола и идет позади ключицы вдоль нижнего брюшка лопаточно-подъязычной мышцы и латерально от длинного грудного нерва. Под местом прикрепления трапециевидной мышцы нерв направляется к вырезке лопатки, через которую он проходит сначала под верхней поперечной связкой лопатки, а чуть дистальнее – под нижней поперечной

Таблица 6.**2.3** Характеристика поражения дорсального нерва лопатки

Локализация поражения	Признаки	Нарушение функции
Ствол нерва	Малозаметная атрофия между средней линией и медиальным краем лопатки. Нижний угол лопатки слегка ротирован кнаружи	Отставание лопатки в положении упора лежа

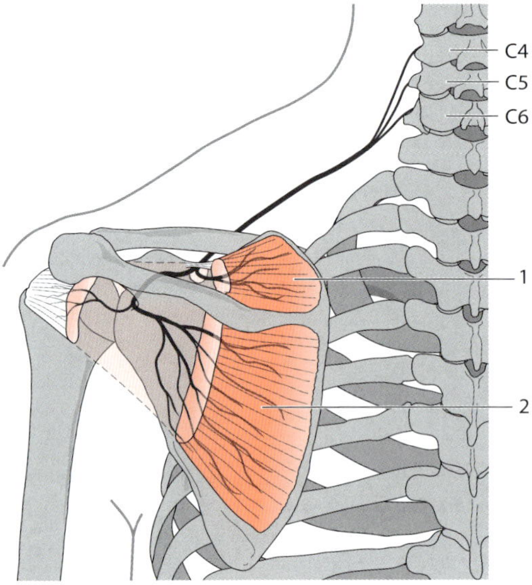

Рис. 6.**2.12** Надлопаточный нерв (С4–С6).
1 Надостная мышца
2 Подостная мышца

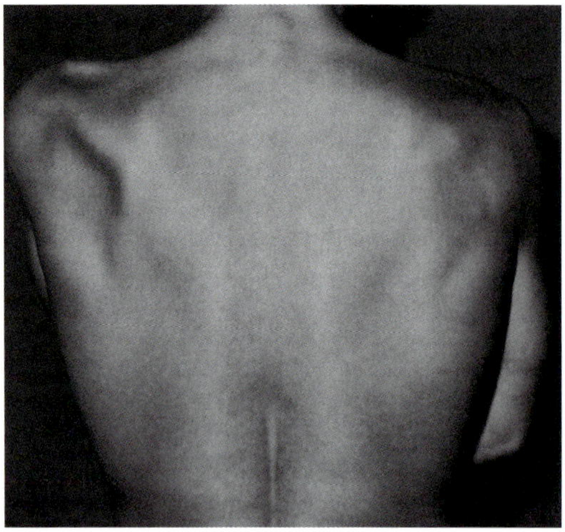

Рис. 6.**2.13** Поражение надлопаточного нерва слева у 25-летнего мужчины. Этиология поражения осталась неясной. Атрофия над- и подостной мышц.

связкой лопатки. Изредка вырезка лопатки бывает перекрыта костной перемычкой. Из надостной ямки нерв попадает, проходя латерально от основания ости лопатки, в подостную ямку. Эта область также может сужаться и становиться туннелем, что приводит к компрессии нерва и изолированному поражению подостной мышцы. Он иннервирует над- и подостную мышцы, кроме того, отдает чувствительные волокна к дорсальной части капсулы плечевого сустава. Над- и подостная мышцы вращают сустав кнаружи, а надостная, кроме того, еще и осуществляет отведение в плечевом суставе. В качестве составляющей глубокого мышечного корсета они также участвуют в мышечной стабилизации плечевого сустава. По динамическому эффекту их превосходят более сильные отводящие мышцы (дельтовидная) и мышцы, ротирующие плечо кнаружи (задняя часть дельтовидной и малая круглая).

Признаки поражения

Клиническая картина

При поражении надлопаточного нерва в большинстве случаев нетрудно бывает выявить атрофию иннервируемых им мышц, особенно подостной мышцы, несмотря на то что над этой областью располагается еще и трапециевидная мышца (рис. 6.**2.13**). Нарушение функции надостной мышцы проявляется слабостью при поднятии руки, особенно при начальном (на 15°) отведении в плечевом суставе (рис. 6.**2.14**). Интактная дельтовидная мышца не всегда может справиться с отведением плеча без начального стимула, «подталкивания». С помощью маятникообразного движения пациент «выбрасывает» руку в сторону, до того момента когда к движению подключается дельтовидная мышца. Медленное отведение руки из исходного положения, когда рука свободно свисает параллельно грудной клетке, при полном параличе надостной мышцы невозможно. В этих случаях отведение происходит в лучшем случае лишь до уровня 70°. С другой стороны, выявлено, что при этом поражении (а также при разрывах ротаторной манжеты) во многих случаях дальнейшее отведение руки от 70 до 120° значительно затруднено, так как незатронутая дельтовидная мышца не в состоянии поднять выпрямленную руку в этом направлении движения, когда вес руки оказывает максимальное противодействие. Поражение подостной мышцы приводит к выраженной слабости ротации плеча кнаружи (рис. 6.**2.15**), при этом свободно свисающая рука находится в положении пронации. Однако полного выпадения этого движения не бывает, так как задняя порция дельтовидной мышцы и малая круглая мышца действуют в том же направлении. Но крайнее положение пронации становится невозможным. Пациенты с поражением надлопаточного нерва не в состоянии почесать затылок, а если они при правостороннем поражении пишут длинную фразу, им приходится левой рукой все время перемещать листок влево. С другой стороны, как ни странно, парез этих двух мышц не имеет большого функционального значения. Некоторые пациенты не замечают пареза в течение многих лет. В отдельных случаях ограничение функции может существенно различаться в зависимости от индивидуальных анатомических, функциональных и профессиональных особенностей. В литературных источниках, исходя из больших серий исследований, отмечается, что наиболее постоянным симптомом является тупая боль позади плеча и над ним. У большинства пациентов определяется болезненность при надавливании в области вырезки лопатки, у половины – атрофия мышц лопатки. Она позволяет отличить поражение верхней (проксимальной) части нерва в области вырезки лопатки (атрофия над- и подостной мышц) от поражения нижней (дистальной) – в спиногленоидальной вырезке (в области нижней поперечной связки лопатки), которая приводит к изолированной гипотрофии подостной мышцы (206).

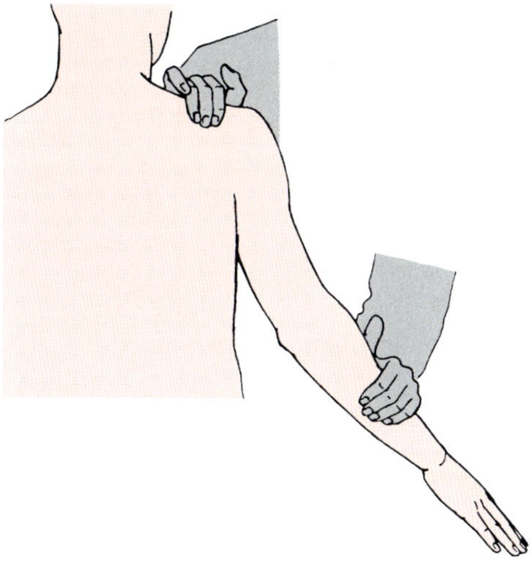

Рис. 6.**2.14** Исследование функции надостной мышцы (надлопаточный нерв). Она преимущественно участвует в поднимании руки в сторону на первые 15°. Иногда мышцу можно пропальпировать.

Клинические пробы

Функция надлопаточного нерва исследуется таким образом: пациент должен отводить в сторону руку, свободно свисающую вдоль тела, с преодолением сопротивления исследователя (см. рис. 6.**2.14**). Подостную мышцу тестируют с помощью отведения в сторону предплечья, согнутого под прямым углом в локтевом суставе, при этом плечо свободно свисает вдоль тела (см. рис. 6.**2.15**). Если нерв механически поврежден в области вырезки лопатки, это можно выявить следующим образом: пациент кладет кисть пораженной руки на другое плечо, поднимает локоть до горизонтального уровня, а исследователь при этом тянет его локоть в сторону здоровой руки. Это перекрестное приведение (*cross body action*)

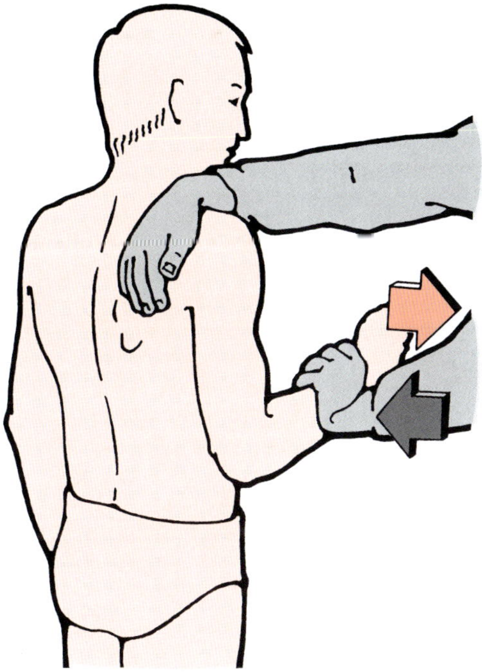

Рис. 6.**2.15** Исследование функции подостной мышцы.

Таблица 6.**2.4** Характеристика поражения надлопаточного нерва

Локализация поражения	Признаки	Нарушение функции
Основной ствол нерва	Атрофия и парез над- и подостной мышц. Иногда бывает боль в области плеча	Слабость при отведении плеча на первые 15°, а также ротации кнаружи в плечелопаточном сочленении. Нарушений чувствительности нет

вызывает боль более чем у половины пациентов с синдромом вырезки лопатки.

Электрофизиологические исследования

При проксимальном поражении на электромиограмме могут регистрироваться признаки нейрогенного поражения в над- и подостной мышцах. Если область поражения локализована в подостной ямке, патологические изменения выявляются только в подостной мышце. Можно также определить латентные периоды для обеих мышц при раздражении в точке Эрба. Верхняя граница нормы составляет: для надостной мышцы – 3,4 мс, для подостной – 4,4 мс.

Обзор

Признаки поражения надлопаточного нерва представлены в таблице 6.**2.4**.

Причины

Причинами изолированного повреждения надлопаточного нерва могут быть резаные или огнестрельные ранения. Во время Первой мировой войны из 2907 огнестрельных ранений повреждение надлопаточного нерва было выявлено лишь в 16 случаях (211). Изолированные повреждения этого нерва наблюдаются также и при воздействии тупого предмета (травме плеча).

Мы наблюдали изолированное повреждение надлопаточного нерва при переломе шейки лопатки, причем иногда парез развивался спустя некоторое время. Надлопаточный нерв нередко вовлекается в процесс при травматической верхней плечевой плексопатии, а также при отрывах корешков. Это позволяет заключить, что имеется повреждение верхнего первичного ствола и возможна еще более проксимальная локализация повреждения. У одного пациента к поражению нерва привело слишком длительное и частое использование мобильного телефона, зажатого между головой и плечом (307). Оно наблюдалось также у художественных гимнастов и каменщиков в отсутствие какой-либо травмы.

Мы наблюдали обратимое изолированное поражение нерва в связи с общим наркозом, при этом никаких особенностей положения пациента во время наркоза не было выявлено. Надлопаточный нерв может быть также поражен в случае невралгической амиотрофии плеча.

Мы наблюдали молодого мужчину, у которого с промежутком в два года развилась невралгическая амиотрофия плеча сначала на одной стороне, а затем на другой; в обоих случаях единственным проявлением была нейропатия надлопаточного нерва, полное восстановление наступило в течение менее одного года.

Хроническая компрессия нерва в вырезке лопатки или в спиногленоидальной вырезке (в области нижней поперечной связки лопатки) может быть вызвана ганглием (196). Это можно определить с помощью МРТ (374), а также при оперативной ревизии (рис. 6.**2.16** и 6.**2.17**). С другой стороны, компрессия возможна и при повторяющемся вытяжении плеча вперед. Это движение можно использовать в качестве теста. Мы дважды наблюдали поражение нерва при значительной профессиональной нагрузке на плечо, однажды даже с обеих сторон у почтальона, который вынужден был постоянно снимать мешки со стеллажей и ставить их обратно. У двух других наших пациентов синдром развился остро после игры в теннис или после длительной и интенсивной игры на ударных инструментах. Примерно у половины пациентов поражение обусловлено травмой или интенсивной нагрузкой на плечо. При исследовании 36 волейболистов у 28% была выявлена практически исключительно дистальная форма по-

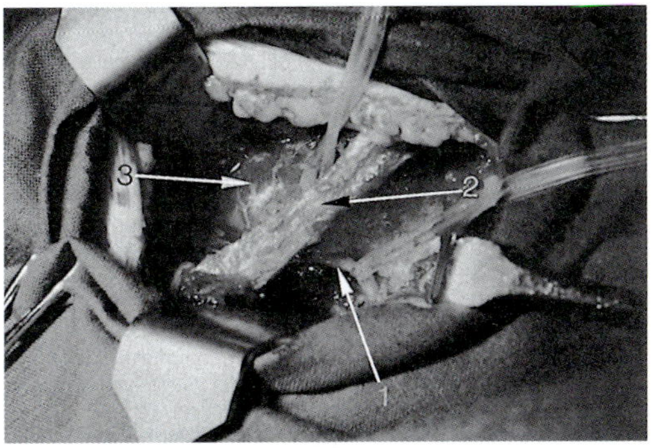

Рис. 6.**2.16** В операционном поле виден закрепленный лигатурой надлопаточный нерв (*1*), который проходит под поперечной связкой лопатки (*2*). Слева на изображении нерв компримирован выступающим вперед ганглием (*3*). (Фотография предоставлена Prof. M.Samii, Neurologische Universitätsklinik Mainz.)

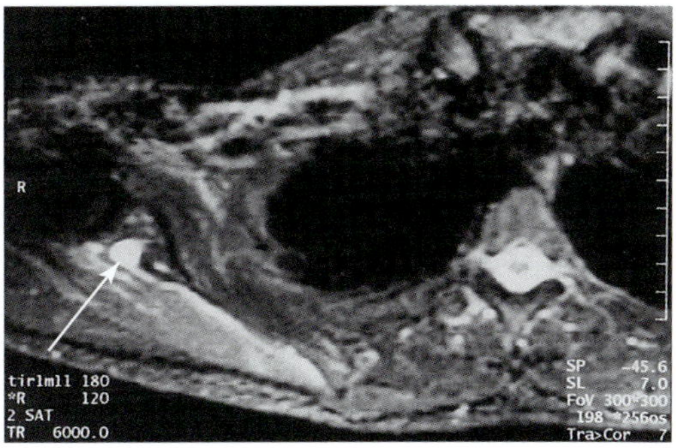

Рис. 6.**2.17** 62-летняя пациентка. По данным МРТ выявлено: ганглий, сдавливающий надлопаточный нерв после отхождения ветви к надостной мышце. Субтотальный парез подостной мышцы. Латентный период проведения импульса к надостной мышце в дистальном отделе составляет 3,6 мс. (Фотография предоставлена PD Dr. Just и Prof. Dr. Krott, Ravensburg.)

ражения (303). При другом исследовании в 16 случаях у 12 пациентов была выявлена проксимальная, а у 4 – дистальная форма. Поражение надлопаточного нерва нередко описывают у спортсменов, особенно у волейболистов, а также у бейсболистов (142), гребцов на каноэ (374). Удивительно, что у некоторых пациентов в нашем исследовании наблюдалась простреливающая боль кожной локализации, связанная с воздействием холода, хотя теоретически надлопаточный нерв не имеет зоны иннервации кожи. Однако японские авторы описывают кожные ветви нерва (492).

Наряду с компрессией нерва в области вырезки лопатки, при которой развивается парез над- и подостной мышц, нередко наблюдается и дистальное повреждение нерва (289). При этом поражается только подостная мышца, что регистрируется при электрическом раздражении в области надключичной ямки с помощью игольчатых электродов от обеих мышц (289).

Возможно также развитие двустороннего компрессионного синдрома надлопаточного нерва.

Лечение

Консервативное лечение

Консервативное лечение целесообразно в том случае, если имеется только внешнее сдавление или перегрузка нерва, без нарушения его целостности. Зоной, предрасполагающей к компрессии, является вырезка лопатки в рамках одноименного компрессионного синдрома, однако даже при этом синдроме, в случае, если спонтанное восстановление отсутствует, либо при первичном травматическом повреждении необходима оперативная ревизия.

Хирургическое лечение

Надлопаточный нерв нередко вовлекается в процесс при поражении плечевого сплетения, а именно в тех случаях, когда повреждение локализовано в зоне верхнего ствола или проксимальнее его. Сохранность функции надлопаточного нерва свидетельствует о поражении в области пучка. Наряду с повреждением волокон надлопаточного нерва в области плечевого сплетения возможно и его периферическое поражение в области вырезки лопатки, либо отрыв от надлопаточной мышцы. В этих случаях необходимо исследовать надлопаточный нерв вплоть до вырезки лопатки.

Относительно часто надлопаточный нерв поражается при тупой травме плеча в случае ДТП. В большом проценте случаев это сопровождается одновременным поражением подмышечного нерва, в более редких случаях – мышечно-кожного нерва.

При других, более легких травмах, связанных с вывихом плеча, переломом плеча или лопатки, также может наблюдаться повреждение надлопаточного нерва, но оно регрессирует спонтанно. Если это восстановление не укладывается в разумные временны́е рамки, проводят оперативную ревизию. При этом можно предположить, что нарушена целостность нерва либо что ожидаемая при сохранной целостности нерва спонтанная регенерация затруднена из-за образования рубцов в области вырезки лопатки. Исследование дистального участка нерва предполагает дорсальный оперативный доступ в положении пациента лежа на боку, а проксимальный отрезок предпочтительнее оперировать из центрального доступа в положении лежа на спине. Если при подозрении на повреждение на нескольких уровнях необходимо исследование всего нерва, может потребоваться сочетание обоих доступов.

Прогноз после изолированного восстановления целостности надлопаточного нерва при изолированном повреждении или с вовлечением подмышечного нерва в целом благоприятный. Невротизация надлопаточного нерва в плане лечения плексопатии в большом проценте случаев приводит к восстановлению функции надостной мышцы, реже – подостной мышцы. Обеспечение возможности ротации плеча кнаружи при поражении плечевого сплетения является одной из основных целей реконструктивного оперативного лечения. Поэтому целенаправленной реиннервации мышц, иннервируемых из надлопаточного нерва, придается большое значение при разработке комплексной концепции реконструктивного лечения.

Заместительные операции

Если нарушена функция надостной мышцы, она может быть восстановлена с помощью перемещения горизонтальной части трапециевидной мышцы. При выпадении функции подостной мышцы отсутствует наружная ротация плеча, что часто наблюдается в случае посттравматической или перинатальной плечевой плексопатии. При этом применяют заместительные операции, направленные на восстановление наружной ротации, которые описаны в главе 6.1.

Дифференциальная диагностика

Дифференциальную диагностику следует проводить прежде всего с разрывами сухожилий ротаторной манжеты, которые вначале сопровождаются болью, а затем приводят к выраженной атрофии над- и подостной мышц. Надостная мышца играет очень важную роль при первоначальном отведении плеча до 30–40°. При полном разрыве ее сухожилия дельтовидная мышца обычно бывает не в состоянии начать проводить эту инициальную фазу отведения. При свисающей вниз руке результирующая силы дельтовидной мышцы направлена вверх, т.е. она тянет плечо вертикально вверх, и таким образом головка плеча через область разрыва сухожилия упирается в акромиальный отросток. Это явление обозначают как *impingement* (импичмент-синдром). Однако при частичных разрывах, если отведение возможно хотя бы на 30°, дельтовидная мышца подключается к процессу и продолжает отведение примерно до 50°. Так как головка плечевой кости и при частичном разрыве смещается вверх, в этих случаях отведение также нарушено.

Подлопаточные нервы (C5–C6)

Анатомия

Подлопаточный нерв проходит, как правило, в виде двух отдельных чисто двигательных ветвей от верхнего первичного ствола и от заднего пучка к подлопаточной мышце (медиальная ветвь) и к большой круглой мышце (латеральная ветвь) (рис. 6.**2.18**), изредка в образовании нерва участвуют волокна C7. Они идут к подлопаточной мышце. Эти мышцы обеспечивают стабильность плечевого сустава и, кроме того, ротируют плечо кнутри (рис. 6.**2.19**). Мелкие суставные ветви подлопаточного нерва иннервируют дорсальную часть капсулы плечевого сустава.

Признаки поражения

Клиническая картина

Иннервируемые подлопаточным нервом подлопаточная мышца и большая круглая мышца ротируют плечо кнутри. При парезе обеих мышц внутренняя ротация тем не менее осуществляется с помощью большой грудной мышцы, широчайшей мышцы спины и передней порции дельтовидной мышцы. Атрофия пораженных мышц остается незаметной из-за особенностей их расположения, но в норме глубоко в подмышечной впадине можно пропальпировать сокращение подлопаточной мышцы и выявить различие при сравнении с пораженной стороной.

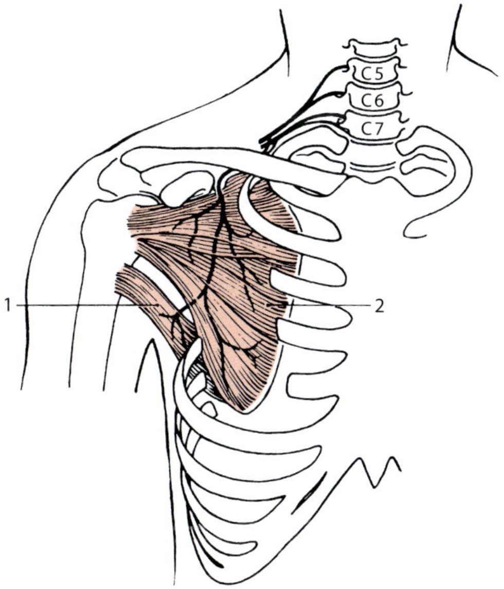

Рис. 6.**2.18** Подлопаточный нерв (C5–C6).
1 Большая круглая мышца
2 Подлопаточная мышца

Клинические пробы

Ротацию плеча кнутри исследуют в положении, когда плечо свисает параллельно грудной клетке и рука согнута под прямым углом в локте (рис. 6.**2.19**). Кроме того, пациенты не в состоянии почесать нижнюю часть спины или завести кисть за область поясницы.

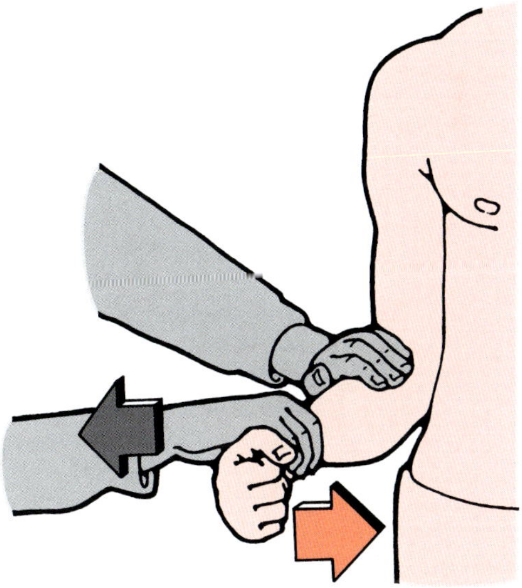

Рис. 6.**2.19** Исследование функции подлопаточной и большой круглой мышц (подлопаточный нерв) при внутренней ротации плеча.

Электрофизиологические исследования

Из дополнительных методов исследования применяют лишь игольчатую миографию соответствующих мышц.

Обзор

Признаки поражения подлопаточного нерва представлены в таблице 6.**2.5**.

Причины

Изолированное поражение подлопаточного нерва практически никогда не встречает-

Таблица 6.**2.5** Характеристика поражения подлопаточного нерва

Локализация поражения	Признаки	Нарушение функции
Ствол нерва	Иногда нарушено сокращение подлопаточной мышцы при глубокой пальпации в подмышечной области	Кисть свисающей вниз руки слегка ротирована кнаружи

ся. Этот нерв может быть вовлечен в патологический процесс при травматической плексопатии в том случае, если повреждение охватывает проксимальную часть заднего пучка или его корешки либо заднюю ветвь верхнего первичного ствола (C5–C6). Однако и в этом случае в рамках хирургического лечения при поражении плечевого сплетения операция специально на этом нерве не проводится.

Лечение

Реконструкция подлопаточного нерва практически не имеет клинического значения. С одной стороны, потому, что оперативный доступ к этому нерву значительно ограничен из-за его глубокой локализации, а с другой, и прежде всего потому, что нарушение функции иннервируемых им мышц, ротирующих плечо кнутри, компенсируется другими мышцами. Кроме того, внутренне-ротационная контрактура в сочетании с плохой регенерацией или реконструкцией ротации плеча кнаружи представляет собой относительно небольшую проблему в рамках

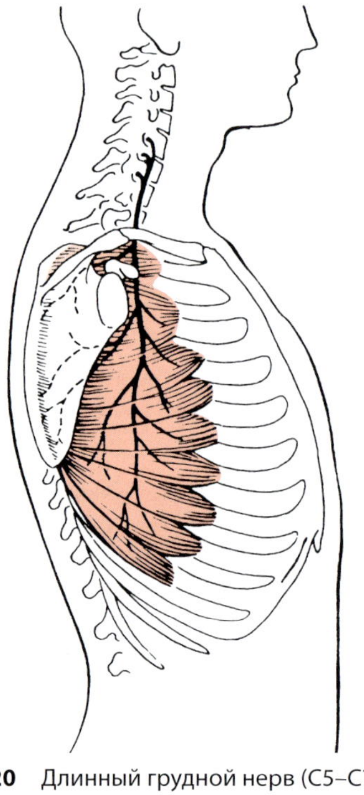

Рис. 6.**2.20** Длинный грудной нерв (C5–C7).

имеющегося в этих случаях комплексного повреждения.

Длинный грудной нерв (C5–C7)

Анатомия

Нерв (рис. 6.**2.20**) располагается дорсально от сплетения и подмышечной артерии, в большинстве случаев прободает среднюю лестничную мышцу и достигает самого верхнего зубца передней зубчатой мышцы. Вдоль этой мышцы, которая составляет медиальную стенку подмышечной ямки, он проходит дорсально от латеральных грудных артерии и вены по направлению вниз и отдает при этом тоненькие веточки к каждому зубцу передней зубчатой мышцы. В большинстве случаев он покрыт медиальным краем широчайшей мышцы спины. Передняя зубчатая мышца является составной частью мощной мышечной петли, фиксирующей медиальный край лопатки к грудной клетке (ромбовидно-зубчатая петля). При ее парезе медиальный край лопатки отходит от грудной клетки (крыловидная лопатка, рис. 6.**2.22**). Верхняя часть мышцы тянет лопатку вперед, нижние зубцы – вперед и вниз. При упоре лежа это действие направлено против силы тяжести. Кроме того, нижние зубцы могут тянуть нижний угол в латеральном и вентральном направлении. Таким образом они расширяют объем движения при поднятии руки вперед и в сторону. При фиксированном плечевом поясе мышца может также участвовать в акте вдоха.

Признаки поражения

Клиническая картина

Из субъективных признаков наблюдается тупая боль в области плеча, которая может быть признаком патологической нагрузки на другие мышцы плечевого пояса. Объективно при поражении длинного грудного нерва в покое заметно, что позвоночный край лопатки несколько отстоит от грудной клетки и слишком приближен к средней линии. Лопатка легко вращается, при этом нижний угол поворачивается

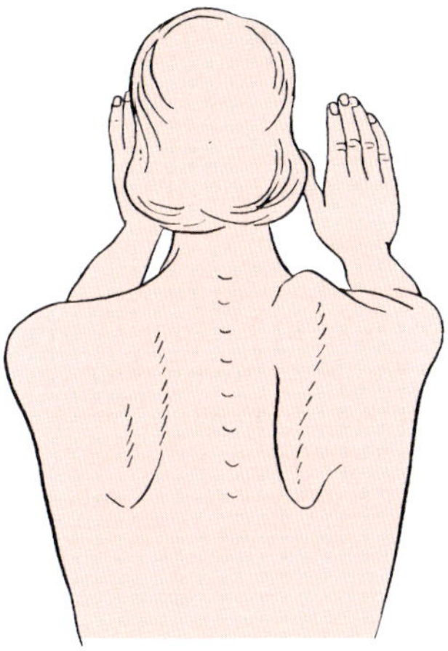

Рис. 6.**2.21** Патологическое положение лопатки при парезе зубчатых мышц справа. Лопатка слегка отстоит от грудной клетки, располагается слишком близко к позвоночному столбу и слегка повернута в сторону средней линии.

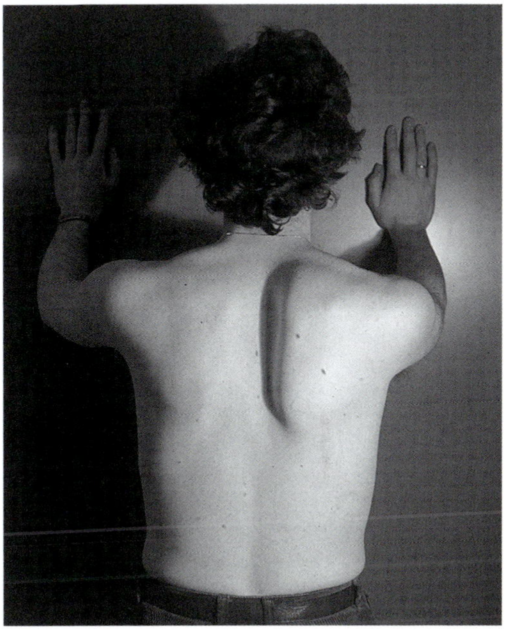

Рис. 6.**2.22** Крыловидная лопатка при поражении длинного грудного нерва.

к средней линии, а акромиальный отросток в каудальном направлении. Это схематически представлено на рисунке 6.**2.21**. Пациент с парезом зубчатой мышцы показан на рисунках 6.**2.22** и 6.**2.23**. Парез зубчатой мышцы у матери и сына в рамках невралгической амиотрофии плеча был представлен на рисунке 6.**1.19**. Подъем плеча вперед, в том числе с преодолением сопротивления, и надавливание руками на стену усиливают отведение лопатки, создавая картину крыловидной лопатки, *scapula alata* (см. ниже).

Клинические пробы

Крыловидная лопатка выявляется при подъеме руки вперед до горизонтальной пло-

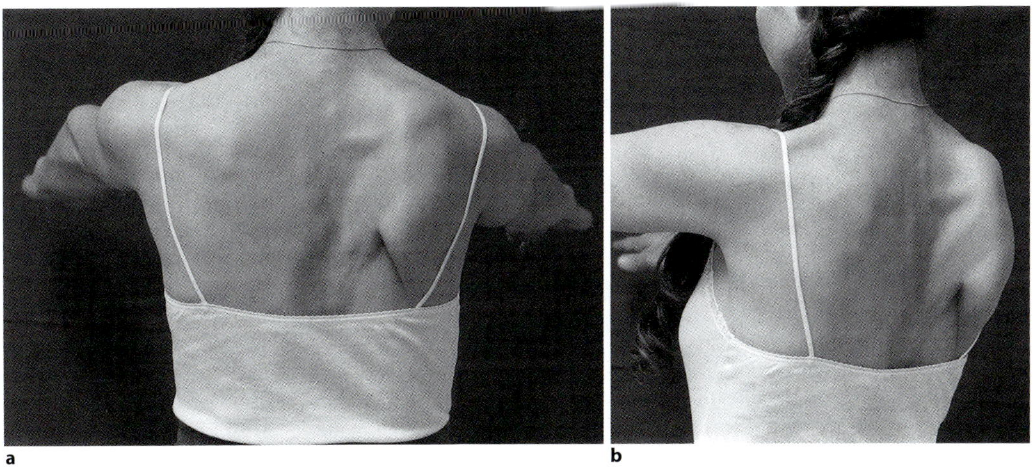

Рис. 6.**2.23** Парез зубчатых мышц справа у 32-летней женщины на фоне невралгической амиотрофии плеча.

a Крыловидная лопатка при вытягивании рук вперед.

b Крыловидная лопатка особенно четко видна со стороны спины в косой проекции.

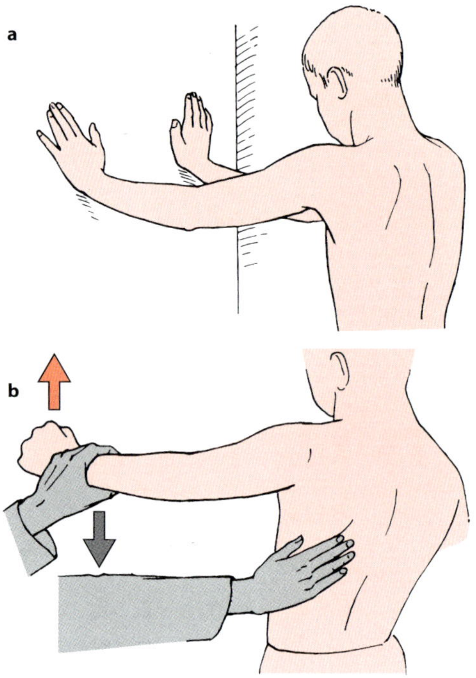

Рис. 6.**2.24** Исследование функции передней зубчатой мышцы (длинный грудной нерв). При надавливании вытянутыми руками на стену лопатка отстоит от грудной клетки: симптом крыловидной лопатки (**a**). Исследование при движении руки назад (**b**).

скости. Выраженность проявлений усиливается, если пациент упирается прямыми руками в стену или если исследователь пытается опустить его руку вниз (рис. 6.**2.24**). У худых пациентов даже можно иногда видеть и пальпировать нижние зубцы передней зубчатой мышцы у V–IX ребер. Недостаточность функции именно этих каудальных зубцов, иннервируемых из корешка C7, особенно хорошо видна при опускании выпрямленных вперед рук вниз до уровня поясницы.

Электрофизиологические исследования

Переднюю зубчатую мышцу исследуют в области ее первичных зубцов на уровне V–IX ребер. ЭМГ передней зубчатой мышцы, которая может выявить нейрогенные изменения, должен проводить опытный специалист, так как она связана с опасностью развития пневмоторакса. Возможно также измерение скорости проведения по длинному грудному нерву; она составляет в норме 67 м/с. Эти исследования позволяют сделать вывод о том, является ли поражение необратимым или же происходит процесс регенерации.

Обзор

Признаки поражения длинного грудного нерва представлены в таблице 6.**2.6**.

Причины

Механическое повреждение нередко бывает изолированным. Большая протяженность длинного грудного нерва от места его начала из корешков C5–C7, вдоль грудной клетки, до входа в переднюю зубчатую мышцу предрасполагает к механическим повреждениям. Особенно часто наблюдается парез передней зубчатой мышцы при ношении грузов, например, у транспортных рабочих (грузчиков) и в рамках «рюкзачного (ранцевого) паралича». Мы наблюдали также парезы этой мышцы при наложении слишком тугой повязки для прекращения грудного вскармливания. Они встречаются также после ношения гипсовой повязки и абдукционной шины. Они возникают и после удара по плечу, но нередко развиваются у лиц, занимающихся тяжелым физическим трудом, в том числе в отсутствие какой-либо заметной травмы или необычной нагрузки.

Таблица 6.**2.6** Характеристика поражения длинного грудного нерва

Локализация поражения	Признаки	Нарушение функции
Ствол нерва	Крыловидная лопатка. Отставание от грудной клетки усиливается при вытягивании рук вперед и надавливании ими на опору впереди	Слабость при поднимании рук вперед из-за недостаточного фиксирования лопатки к грудной стенке. Нарушения чувствительности нет

Очень интенсивные движения плеча, такие как при работе с топором или кувалдой, могут также стать причиной разрыва и паралича передней зубчатой мышцы. Такое же действие может оказывать и электротравма. Если поражение длинного грудного нерва наблюдается в рамках плечевой плексопатии, это служит прогностически неблагоприятным признаком, свидетельствующим о проксимальном повреждении сплетения, вовлекающем корешки C5–C7. Подобным механическим повреждениям чаще бывают подвержены мужчины, и парезы наблюдаются чаще справа, чем слева.

Ятрогенное повреждение длинного грудного нерва возможно при удалении пакетов лимфоузлов из подмышечной области при проведении тотальной мастэктомии, трансаксиллярной резекции I ребра или торакотомии. При подозрении на повреждение нерва после операции следует также учитывать возможность невралгической амиотрофии (см. ниже). В этом случае решающим аргументом в пользу последней является возникающая уже на начальной стадии боль.

В рамках невралгической амиотрофии наиболее часто встречается воспалительно-аллергическое поражение нерва. Если клиническая картина характеризуется изолированным парезом передней зубчатой мышцы, а при ЭМГ выявляется легкое поражение и других мышц плечевого пояса, подобное поражение можно отнести к группе невралгической амиотрофии (см. с. 289). Поражение длинного грудного нерва описано также после инфекционных заболеваний, таких как сыпной тиф, дифтерия и брюшной тиф, в послеродовом периоде, а также после введения сыворотки. В некоторых из этих случаев необходимо иметь в виду возможность компрессионного механизма повреждения (положение пациента в постели, наркоз). Возможно также поражение нерва в качестве изолированного проявления семейной плечевой плексопатии (554). Изолированное поражение длинного грудного нерва описано при боррелиозе (471).

Прогноз при изолированных поражениях, за исключением редко наблюдаемого полного травматического разрыва нерва, благоприятный. Для восстановления функции может потребоваться до 2 лет.

Лечение

Консервативное лечение

При спонтанном поражении длинного грудного нерва, изолированно или в сочетании с другими нервами, придерживаться выжидательной тактики консервативного лечения следует лишь после тщательного диагностического поиска причин пареза. Нередко спустя несколько лет удается установить, что в основе поражения нерва лежит, например, синдром лестничной мышцы. Если повреждение локализуется в периферическом отрезке нерва, в любом случае показана оперативная ревизия и, при необходимости, невролиз или реконструктивная операция.

Хирургическое лечение

Так как функция передней лестничной мышцы исключительно важна и является составной частью функции поднятия руки, необходимо стремиться к восстановлению длинного грудного нерва при его изолированном повреждении. Прямой шов нерва, как правило, актуален только при свежем – травматическом или ятрогенном – повреждении. Длинный грудной нерв хорошо поддается реконструкции. Если проксимальная культя в качестве донора аксонов отсутствует, методом выбора является перемещение дорсального нерва лопатки, ушивание «конец-в-бок». Парез передней зубчатой мышцы в рамках плечевой плексопатии свидетельствует об отрыве корешков C5, C6, C7, так как волокна для длинного грудного нерва отходят от соответствующих спинальных нервов очень рано и при постганглионарном поражении остаются интактными. При этом следует упомянуть, что проведение артродеза плечевого сустава при соответствующем поражении целесообразно только в том случае, если передняя лестничная мышца вместе с трапециевидной мышцей и мышцей, поднимающей лопатку, обеспечивает активные движения лопатки. В этих случаях также главное значение имеет восстановление функции передней зубчатой мышцы.

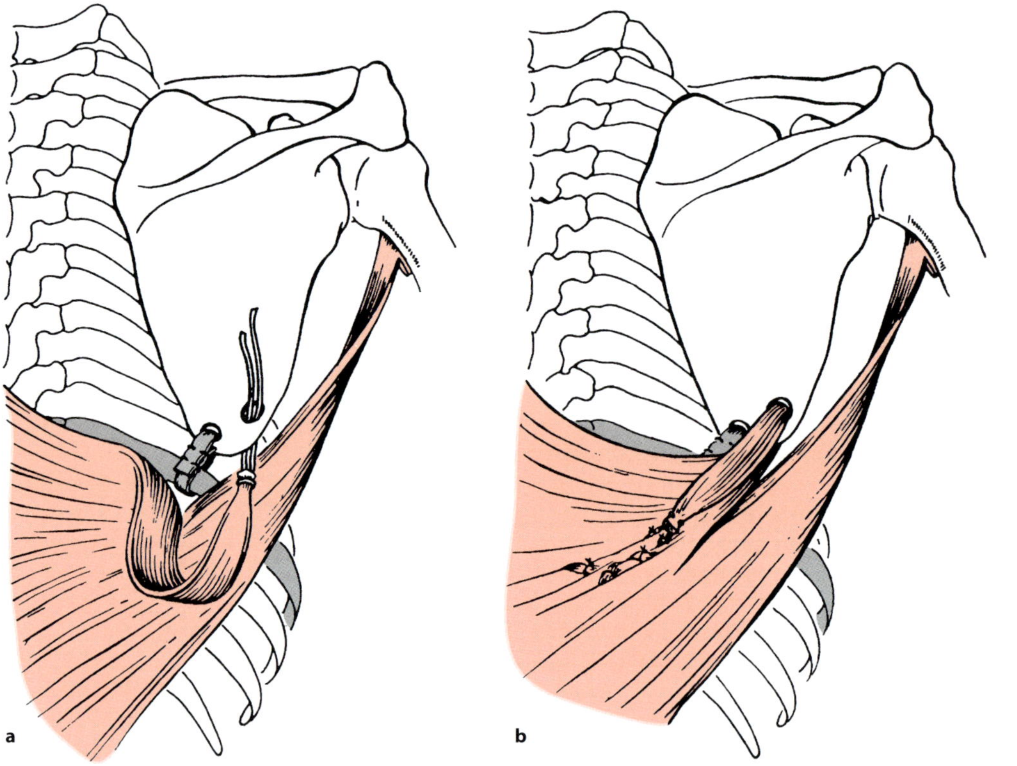

Рис. 6.**2.25** Заместительные операции при парезе зубчатых мышц. Фиксация лопатки с помощью лоскута фасции к IX ребру и активная фиксация с помощью пучка волокон из широчайшей мышцы спины.

Если реиннервация этой столь функционально значимой мышцы невозможна, проводят заместительные операции. Они состоят в стабилизации положения лопатки, например, прикреплении пораженной лопатки к лопатке противоположной стороны с помощью фасциального тяжа. Лопатка также может быть фиксирована с помощью полоски фасции к IX ребру, при этом можно дополнительно соединить лопатку с широчайшей мышцей спины (рис. 6.**2.25**).

Дифференциальная диагностика

Парез преимущественно каудальных зубцов передней зубчатой мышцы и, как следствие, крыловидная лопатка могут возникать наряду с другими корешковыми симптомами в результате изолированного поражения корешка C7. Двусторонние крыловидные лопатки могут быть признаком шейной сирингомиелии на уровне 7-го и 8-го сегментов (509). Иногда необходимо проводить дифференциальную диагностику между нейрогенной крыловидной лопаткой и очень часто наблюдаемым аналогичным симптомом при прогрессирующей мышечной дистрофии или других первичных миопатиях. В этих случаях аномалия положения лопатки практически всегда наблюдается с обеих сторон и сопровождается парезами других мышц плечевого пояса. Синдром Шпренгеля (врожденное высокое положение лопатки) обычно наблюдается на одной стороне, но при этом выявляется фиксация высоко расположенной лопатки к позвоночнику костной или соединительной тканью. У лиц молодого возраста с болезнью Шейерманна верхушка лопатки из-за кифоза часто значительно выступает. У детей с перинатальным параличом и хорошим восстановлением может наблюдаться псевдокрыловидная лопатка: нижний угол лопатки отходит от грудной клетки не при поднятии рук, а когда они вертикально опущены вдоль грудной клетки. Этот феномен связан со скованностью при наружной ротации в плечелопаточном суставе. У младенцев в течение нескольких месяцев применяют абдукционные шины, при этом конечность находится в положении наружной ротации. При этом врач может не уделять особого внимания мобилизации этого сустава, постоянно пытаясь лишь достичь ротации кнаружи. Эти дети фактически имеют возможность осуществлять внутреннюю ротацию плеча только на 10–20° из положения наружной ротации. Если рука свисает в положении ротации кнутри вдоль туловища, в плечелопаточном суставе возможна лишь частичная подвижность. Бо́льшая часть движений между грудной клеткой и лопаткой невозможны. Так, при свисающей свободно руке лопатка находится в косом положении с выступающим нижним углом. То же самое наблюдается и при артродезах при попытке максимальной ротации плеча кнутри. Дифференциальную диагностику в этих случаях можно провести при помощи ЭМГ, путем выявления денервации латеральной зубчатой мышцы или увеличения латентного времени ответа в дистальной точке длинного грудного нерва.

Грудоспинной нерв (C6–C8)

Анатомия

Этот нерв покидает плечевое сплетение в составе заднего пучка, иногда – в виде ветви подмышечного или лучевого нервов. Он свободно проходит над латеральным краем лопатки в сопровождении грудоспинных сосудов через соединительную ткань подмышечной впадины и примыкает к находящейся в задней подмышечной складке широчайшей мышце спины. При этом он также иногда иннервирует большую круглую мышцу, если она не иннервируется подлопаточным нервом. Нерв проходит в каудальном направлении вдоль внутренней поверхности переднего края широчайшей мышцы спины (рис. 6.**2.26**). Широчайшая мышца спины и большая круглая мышца приводят плечо, вращают плечевой сустав кнутри и опускают поднятое плечо. Как и большая грудная мышца, они участвуют в актах удара, броска, лазания, передвижения на руках в висячем положении и др. Широчайшая мышца спины – это поверхностная мышца, которая занимает всю нижнюю часть спины, она берет свое начало от позвоночника, таза и грудной клетки и имеет особенно большое функциональное значение для поддержания тела в висячем положении на руках.

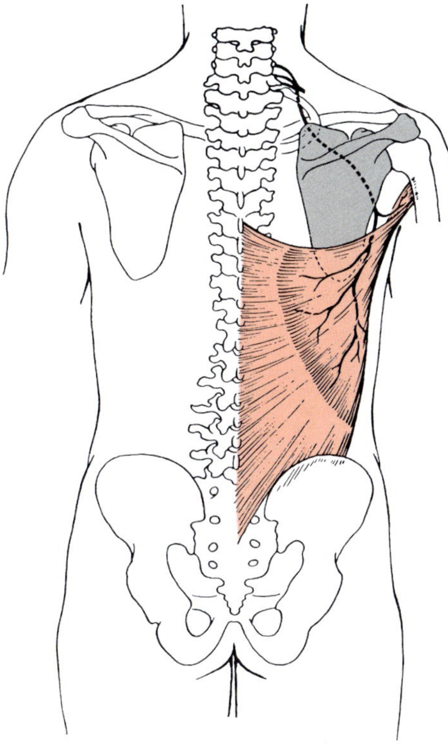

Рис. 6.**2.26** Грудоспинной нерв (C6–C8).

Признаки поражения

Клиническая картина

Наиболее ярким проявлением пареза служит отсутствие рельефа мускулатуры по задней аксиллярной линии. Иногда нижний угол лопатки несколько выступает вперед, так как покрывающий его участок широчайшей мышцы спины ослаблен (см. рис. 6.**2.27**). В целом выпадение функции широчайшей мышцы спины не имеет большого значения, так как приведение руки при этом осуществляют неповрежденные большая грудная и большая круглая мышцы.

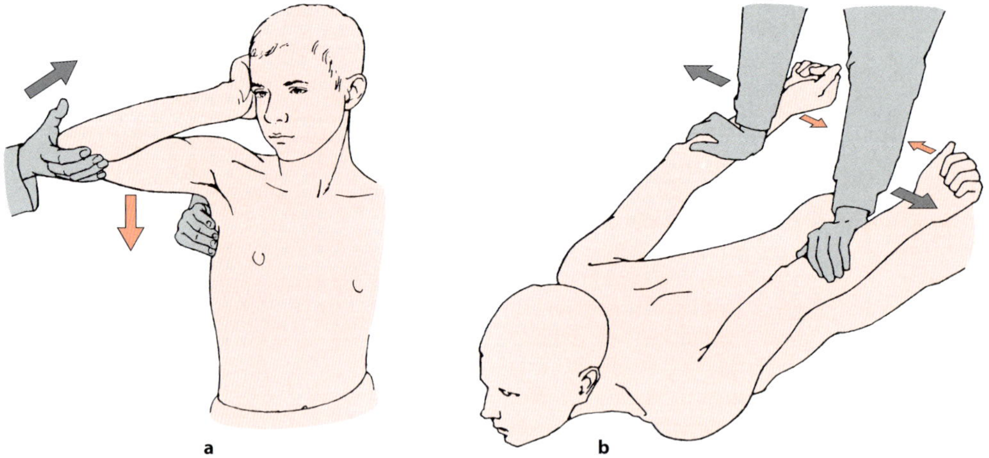

a b

Рис. 6.**2.27** Исследование функции широчайшей мышцы спины (грудоспинной нерв). Пациент активно двигает плечо вперед и вниз. Брюшко мышцы пальпируется в задней подмышечной складке (**a**). Сравнительное исследование с обеих сторон в положении лежа на животе (**b**).

Клинические пробы

При парезе широчайшей мышцы спины пациент, например, не в состоянии в положении лежа на животе отвести кзади (с преодолением сопротивления) выпрямленные и ротированные кнутри руки, а также привести их друг к другу так, чтобы соприкоснулись ладони (рис. 6.**2.27**). При сильном надавливании на стену выпрямленными руками (см. рис. 6.**2.24**) плечо на пораженной стороне имеет тенденцию к более высокому стоянию.

Электрофизиологические исследования

Из дополнительных методов исследования применяют лишь игольчатую миографию соответствующих мышц.

Обзор

Признаки поражения грудоспинного нерва представлены в таблице 6.**2.7**.

Причины

Изолированное поражение грудоспинного нерва наблюдается редко. Он может быть вовлечен в патологический процесс при нарушении функции плечевого сплетения с поражением заднего пучка или его (более каудальных) приводящих волокон. Нерв также может быть поражен в рамках невралгической амиотрофии плеча.

Лечение

Хирургическое лечение

Тот факт, что широчайшая мышца спины наиболее часто используется в пластической хирургии в качестве мышечного трансплантата или мышечно-кожного лоскута, свидетельствует о том, что выпадение ее функции не имеет большого значения. Шов грудоспинного нерва актуален в случаях ятрогенного повреждения при операциях в подмышечной области, прежде всего при удалении подмышечных лимфатических уз-

Таблица 6.**2.7** Характеристика поражения грудоспинного нерва

Локализация поражения	Признаки	Нарушение функции
Ствол нерва	Дряблость задней подмышечной складки. Нижний угол лопатки слегка выделяется	Слабость при движении руки вниз и вперед с преодолением сопротивления. Чувствительность не нарушена

лов при карциноме молочной железы, так как травматические разрывы этого нерва практически не встречаются. Вторичная реконструкция или заместительные операции при изолированном поражении не проводятся.

По той же причине «излишняя» функция мышцы может быть использована для заместительных операций. Чаще всего осуществляют пересадку широчайшей мышцы спины с ее сосудисто-нервным пучком для замещения двуглавой мышцы плеча. Место сухожильного прикрепления мышцы совместно с прикреплением большой круглой мышцы может быть использовано для пересадки на заднебоковую сторону плечевой кости в целях восстановления ротации плеча кнаружи. В связи с теми же вышеупомянутыми причинами роль донора аксонов может также исполнять и сам грудоспинной нерв. При этом чаще всего проводят перемещение и ушивание 2-го или 3-го межреберных нервов к дистальной культе грудоспинного нерва.

Грудные нервы, медиальный и латеральный (C5–Th1)

Анатомия

Чисто двигательные грудные нервы (рис. 6.**2.28**) происходят из латерального или медиального пучка. Они проходят в вентральной части дельтовидно-грудного треугольника над аксиллярными артерией и веной либо между этими сосудами к передней стенке подмышечной впадины. Ветви для большой и малой грудных мышц прободают совместно с грудоакромиальными артерией и веной ключично-грудную фасцию и иннервируют малую грудную мышцу (медиальная ветвь, C8–Th1) и большую грудную мышцу (латеральный грудной нерв, C5–C7). От обоих нервов отходят суставные ветви, как к верхней части плечевого сустава, так и к акромиально-ключичному сочленению. Нервы играют также роль при реконструктивных операциях на плечевом сплетении (29).

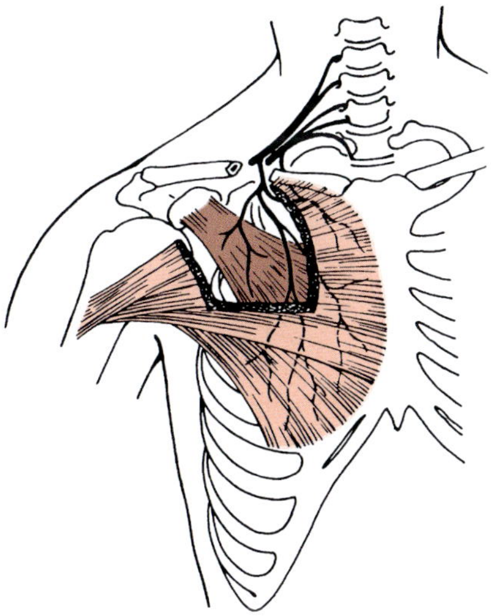

Рис. 6.**2.28** Грудные нервы, медиальный и латеральный (C5–Th1).

Признаки поражения

Клиническая картина

Обе грудные мышцы тянут лопатку кпереди и вниз, малая грудная мышца – с помощью прикрепления к клювовидному отростку, большая грудная мышца – с помощью прикрепления к плечевой кости (гребень большого бугорка). Большая грудная мышца приводит и вращает внутрь руку в плечевом суставе. Ее действие особенно ярко выражено при нанесении удара из положения руки вверху или при бросании с замахом (например, при метании копья). Эта мышца действует против силы тяжести при висении, лазании, а также при упоре тела на руки на перекладине или брусьях. При фиксированном плечевом поясе обе грудные мышцы выполняют вспомогательную функцию при вдохе. При поражении грудного нерва или его основных корешков наблюдается прежде всего атрофия большой грудной мышцы (см. рис. 5.**12**).

В соответствии с основной функцией обеих мышц при их парезе нарушается приведение руки. Однако в повседневной жизни это не имеет большого значения.

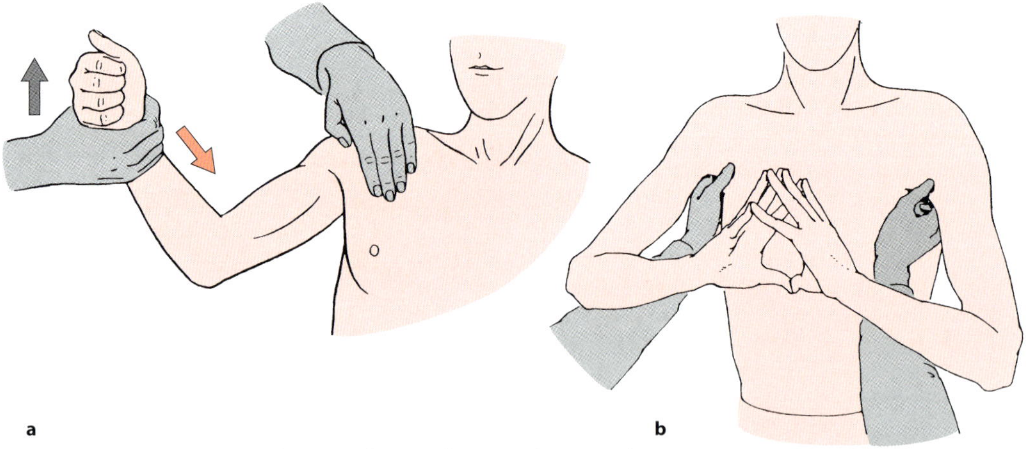

Рис. 6.**2.29** Исследование функции большой грудной мышцы (медиальный и латеральный грудные нервы) (**a**). При одновременном исследовании с обеих сторон с помощью надавливания подушечек пальцев друг на друга перед грудью (**b**) можно выявить легкую слабость с одной стороны.

Клинические пробы

В соответствии с основной функцией грудных мышц в качестве приводящих мышц проводят пробы:

- либо на приведение поднятой руки с преодолением сопротивления со стороны исследователя с одновременной пальпацией грудной мышцы (рис. 6.**2.29a**);
- либо пациента просят поместить руки перед собой и надавливать кистью одной руки на другую. При этом исследуют края грудных мышц с обеих сторон и проводят сравнительную оценку сократительной функции и объема мышц (рис. 6.**2.29b**).

Электрофизиологические исследования

Из дополнительных методов исследования применяют лишь игольчатую миографию соответствующих мышц.

Обзор

Признаки поражения грудных нервов представлены в таблице 6.**2.8**.

Причины

Изолированное травматическое повреждение грудных нервов, которые в различных вариантах отходят из латерального или медиального пучков, практически не встречается. Однако эти нервы нередко вовлекаются в патологический процесс при распространенных поражениях плечевого сплетения.

Лечение

При изолированном поражении нарушение функции грудных мышц не имеет клинического значения, поэтому реконструкции нервов или заместительной операции не требуется. Так как медиальный и латеральный грудные нервы содержат волокна из всех 5 корешков, при частичном поражении плечевого сплетения функция большой и малой грудных мышц, как правило, остается сохранной. При достаточном, клинически значимом функционировании эти мышцы могут быть использованы для заместительных операций. Перемещение малой грудной мышцы после отделения от кости ее проксимальной и дистальной точек прикрепления

Таблица 6.**2.8** Характеристика поражения грудного нерва

Локализация поражения	Признаки	Нарушение функции
Ствол или ветви нерва	Атрофия грудных мышц	Слабость приведения плеча, особенно из горизонтального положения руки. Чувствительность не нарушена

и поворота вокруг ее сосудисто-нервного пучка в определенных случаях с успехом применяется для восстановления функции ротации кнаружи. При этом проксимальную область прикрепляют ко II ребру, а дистальную – к заднебоковой поверхности тела плечевой кости.

Реберная часть большой грудной мышцы может быть изолированно перемещена по Clark (119) для замещения функции бицепса или одной из частей дельтовидной мышцы. Особенно хорошо зарекомендовало себя в этих случаях при тотальном поражении плечевого сплетения использование остаточной функции большой грудной мышцы для восстановления ротации кнаружи. При этой операции одновременно проводят остеотомию плечевой кости для деротации. После остеотомии появляется возможность исследовать область дистального прикрепления мышцы по всей длине, отделить мышцу и пересадить ее к заднебоковой стороне плечевой кости. Обе культи плечевой кости затем после поворота кнаружи на 60° соединяют с помощью пластинки. По этой причине при тяжелом повреждении плечевого сплетения с нарушением функции обоих грудных нервов необходимо стремиться к невротизации хотя бы одного из них.

Дифференциальная диагностика

При атрофии и парезе грудных мышц дифференциальную диагностику проводят в том числе с нередко наблюдаемой врожденной аплазией этих мышц или их отдельных порций (рис. 6.**2.30**), а также с поражением в рамках конечностно-поясной формы прогрессирующей мышечной дистрофии. При поражении 7-го шейного корешка нередко наблюдается частичный парез большой грудной мышцы (см. рис. 5.**12**).

Подмышечный нерв (C5–C6)

Анатомия

Волокна, происходящие из корешков C5 и C6, попадают в задний пучок в составе задних ветвей верхнего первичного ствола. Задний пучок разделяется позади от

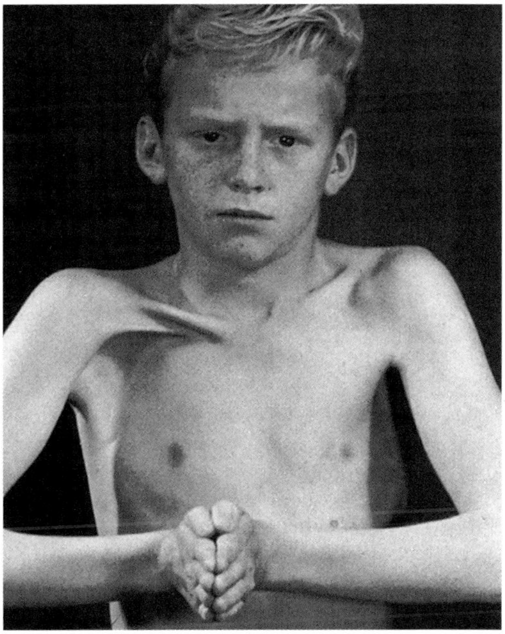

Рис. 6.**2.30** 14-летний мальчик с агенезией грудной мышцы справа. Это особенно заметно при выполнении приведения руки с преодолением сопротивления. Поэтому спереди в области подмышки виден контур широчайшей мышцы спины. Мальчик был направлен на обследование с подозрением на мышечную дистрофию (487).

подмышечной артерии на подмышечный и лучевой нервы. Подмышечный нерв (см. рис. 6.**2.31**) поворачивает назад и покидает подмышечную впадину через латеральное подмышечное (четырехстороннее) отверстие вместе с задней артерией, огибающей плечевую кость. Это отверстие ограничено сверху подлопаточной мышцей (вентрально) и малой круглой мышцей (дорсально), медиально длинной головкой трехглавой мышцы плеча и каудально большой круглой мышцей. С латеральной стороны оно примыкает к хирургической шейке плеча, вокруг которой в вентролатеральном направлении и проходит подмышечный нерв, располагаясь вдоль внутренней поверхности дельтовидной мышцы. При прохождении через латеральное подмышечное отверстие подмышечный нерв плотно примыкает к подмышечному завороту капсулы плечевого сустава и отдает многочисленные сенсорные и вегетативные ветви к внутренней части капсулы сустава. Маленькая

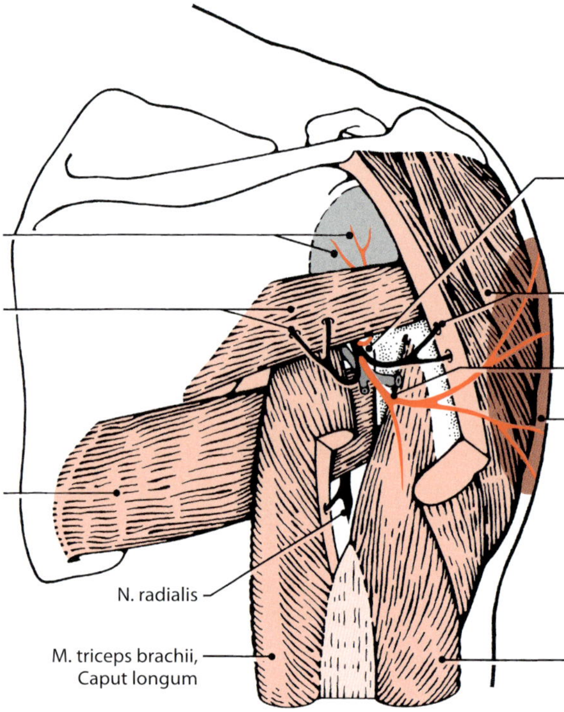

Рис. 6.**2.31** Подмышечный нерв (C5–C6). Зона сенсорной иннервации (верхний латеральный кожный нерв плеча. Ветвь нерва выделена красным цветом). Розовым цветом выделена автономная зона иннервации.

мышечная веточка идет из латерального подмышечного отверстия к малой круглой мышце. Верхний латеральный кожный нерв плеча идет к дорсальному краю дельтовидной мышцы и через дельтовидную фасцию к коже над дельтовидной мышцей и к коже задней и латеральной поверхности плеча. Конечные ветви нерва проникают с внутренней поверхности в саму дельтовидную мышцу. Контакт нерва с хирургической шейкой плеча объясняет возможность повреждения при переломах, вывихах и тупой травме плеча.

Зона чувствительной иннервации (см. рис. 6.**2.31**) соответствует наружной поверхности выпуклости плеча, автономная зона иннервации ограничена небольшой областью дистально от акромиального отростка.

Внутренняя топография нерва, т.е. положение и размещение групп моторных и сенсорных пучков, имеет особое значение при нейрохирургических реконструктивных вмешательствах. В области четырехстороннего пространства (*spatium quadrangulare*) пучок двигательных волокон расположен наиболее краниально (24).

Признаки поражения

Клиническая картина

Атрофия дельтовидной мышцы при поражении подмышечного нерва всегда бывает очень значительной. Плечо резко выпирает в виде угла, видны контуры акромиального отростка и головки плечевой кости (рис. 6.**2.32**). Если паретичны также надостная и другие мышцы, поддерживающие плечевой сустав, развивается диастаз сустава.

При этом становится видимым углубление между головкой плечевой кости и акромиальным отростком. Дельтовидная мышца с помощью трех своих частей (ключичной, акромиальной и спинальной) воздействует на плечевой сустав во всех трех плоскостях. Ключичная часть вместе с клювовидно-плечевой мышцей обеспечивает подъем вперед до 90°, средняя порция вместе с надостной

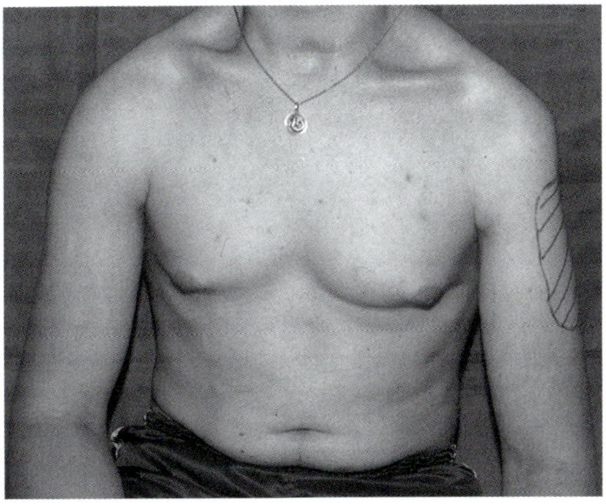

Рис. 6.**2.32** 26-летний пациент с поражением левого подмышечного нерва. Парез и атрофия левой дельтовидной мышцы. Контур левого плеча менее округлый, чем правого. Выделена зона нарушений чувствительности в области иннервации верхнего латерального кожного нерва плеча, сенсорной ветви подмышечного нерва.

мышцей выполняет отведение в плечевом суставе (см. рис. 6.**2.34**), а задняя порция тянет поднятую в горизонтальной плоскости руку вниз. Если наблюдается изолированное поражение подмышечного нерва без участия других мышц плеча, функциональные нарушения могут быть при определенных обстоятельствах относительно незначимыми (рис. 6.**2.33**). Рука при этом может подниматься с помощью надостной, двуглавой (с одновременной пронацией) мышц и мышц, вращающих лопатку. Малая круглая мышца поддерживает подостную мышцу при ротации плечевого сустава кнаружи (см. рис. 6.**2.15**). Чувствительность не бывает нарушена ни в каком случае, так как сенсорная конечная ветвь подмышечного нерва, верхний латеральный кожный нерв плеча, независимо от других ветвей отходит от конечного отрезка двигательной части подмышечного нерва и идет между дельтовидной мышцей и длинной головкой трицепса, иннервируя кожу над плечевым суставом и по наружной поверхности плеча. Таким образом, он может оставаться сохранным при травматических повреждениях подмышечного нерва.

Клинические пробы

Дельтовидная мышца осуществляет свое основное действие при подъеме руки в сторону на угол более 15°. Поэтому функцию ее средней порции оценивают следующим образом: поднятую на 30° в сторону руку пациент пытается отводить дальше, пре-

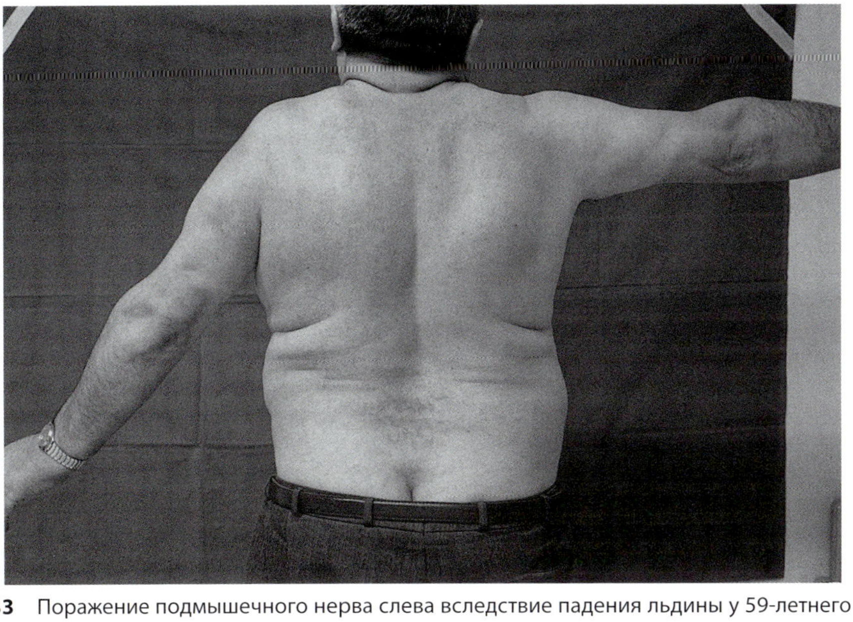

Рис. 6.**2.33** Поражение подмышечного нерва слева вследствие падения льдины у 59-летнего пациента, вид сзади.

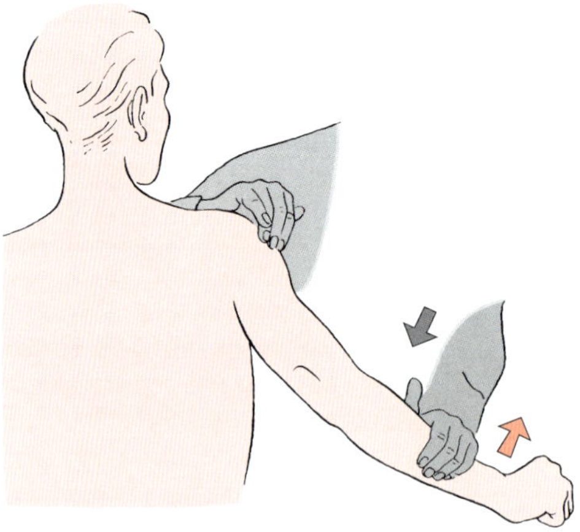

Рис. 6.**2.34** Нарушение функции дельтовидной мышцы, средняя порция (подмышечный нерв).

одолевая сопротивление исследователя (рис. 6.**2.34**).

Электрофизиологические исследования

Наиболее надежным электрофизиологическим признаком поражения подмышечного нерва служит выявление нейрогенных изменений в дельтовидной мышце. Верхняя граница нормы латентного периода для этой мышцы составляет при раздражении в точке Эрба 5,3 мс.

Обзор

Признаки поражения подмышечного нерва представлены в таблице 6.**2.9**.

Причины

Нередко наблюдаемая изолированная нейропатия подмышечного нерва является, как правило, следствием передненижнего вывиха плеча, иногда – перелома хирургической шейки плеча, реже – перелома лопатки. Нерв, который проходит вместе с задней артерией, огибающей плечевую кость, через латеральное подмышечное отверстие, состоит здесь в очень тесном контакте с головкой плечевой кости. Первично возникающий при вывихе плеча паралич часто не диагностируется, так как до репозиции рука вообще не может активно двигаться. Поэтому важно перед каждой репозицией тщательно обследовать плечо, тем более что почти всегда к двигательному нарушению присоединяется расстройство чувствительности, и нарушение легко можно выявить. Диагностика этого поражения важна в том числе из соображений осторожности, так как сам по себе маневр репозиции может привести к поражению подмышечного нерва. Частота повреждений подмышечного нерва вследствие вывиха плеча составляет около 10–15% среди стационарных больных.

Тупая травма без вывиха плечевого сустава редко приводит к повреждению подмышечного нерва, чаще она вызывает поражение плечевого сплетения, особенно его верхней части. Описаны компрессионные повреждения нерва во сне, в положении лежа на животе с закинутой за голову рукой, и перинатальные изолированные поражения подмышечного нерва, а также повреждения при сдавлении неправильно наложенной гипсовой повязки. При длительном наркозе, во время которого правое плечо повернуто вертикально вверх, а предплечье располагается горизонтально, развивается изолированное тотальное поражение подмышечного нерва. В случае артроскопического вмешательства в области плеча в исследовании Segmueller и соавт. (648), которое проводилось среди 304 пациентов, в 7% случаев наблюдались нарушения чувствительности

Таблица 6.**2.9** Характеристика поражения подмышечного нерва

Локализация поражения	Признаки	Нарушение функции
Ствол нерва	Атрофия дельтовидной мышцы	Слабость при подъеме плеча в сторону, прежде всего при подъеме более чем на 15°. Также слабость поднимания руки вперед и назад. Зона нарушения чувствительности в области закругления плеча размером примерно с блюдце

преимущественно в зоне иннервации подмышечного нерва; при последующем осмотре спустя 8 мес. гипестезия сохранялась у 3,3%. Подмышечный нерв также нередко поражается в рамках невралгической амиотрофии плеча (см. с. 289). В большинстве случаев в течение нескольких недель происходит спонтанное восстановление.

Синдром четырехстороннего пространства представляет собой отдельный туннельный синдром, который характеризуется болью. Он обычно не сопровождается значительным поражением подмышечного нерва. Нерв проходит вместе с задней артерией, огибающей головку плечевой кости, через четырехстороннее отверстие, ограниченное большой и малой круглыми мышцами, длинной головкой трицепса и головкой плечевой кости. В этом месте в отсутствие травмы, особенно часто у молодых мужчин, может развиться туннельный синдром (99). Для него характерны тупая боль по вентральной поверхности плеча и диффузная боль и парестезии во всей руке. Боль усиливается при сгибании и отведении, а также ротации плеча кнаружи. Всегда наблюдается болезненность при надавливании позади области четырехстороннего пространства. Решающим фактором для диагностики служит выявление окклюзии задней артерии, огибающей головку плечевой кости, при проведении артериографии при отведенном и ротированном кнаружи плече. При оперативной ревизии рассекают заполняющую четырехстороннее пространство соединительную ткань, что приводит к устранению боли (99). Этот синдром может также вызывать паралабральная киста. Изолированное поражение подмышечного нерва в четырехстороннем пространстве с объективными двигательными и сенсорными нарушениями описано у спортсменов, особенно у волейболистов, а также у игроков в сквош.

Лечение

Консервативное лечение

При поражении подмышечного нерва, которое имеет тенденцию к спонтанному регрессу, рекомендуется проводить пассивные упражнения и электротерапию, чтобы предотвратить выраженную атрофию дельтовидной мышцы. Так как мышца постоянно подвержена статической нагрузке, связанной с весом руки, необходимо избегать ее перерастяжения с помощью принятия соответствующего щадящего положения.

Хирургическое лечение

Подмышечный нерв поражается в рамках полного или частичного (верхнего) повреждения плечевого сплетения или периферического поражения заднего пучка. Прогноз в отношении полного восстановления функции дельтовидной мышцы при этом неблагоприятный. Это связано с тем, что при своей небольшой длине и не слишком благоприятном плече приложения силы эта мышца призвана производить значительный объем движения. Отведение осуществляет при этом только акромиальная часть мышцы, тогда как ключичная и спинальная часть отвечают за приведение плеча. Поэтому при отведении они должны получать очень незначительную иннервацию, которой достаточно для того, чтобы лишь осуществлять функцию опоры для плечевой кости. Только когда при подъеме плеча выше горизонтального уровня эти части мышцы находятся над осью вращения плечевого сустава, можно осуществить отведение. Это сложное взаимодействие отдельных частей утрачивается при беспорядочном прорастании регенерирующих нервных волокон. Вследствие этого, несмотря на сохранное сокращение мышцы, отведение плеча нарушается из-за содружественных сокращений либо происходит регенерация только спинальной или только ключичной части, и тогда мышца начинает выполнять функцию приведения. Решением этой проблемы является хирургическая операция по перемещению функциональной ключичной или спинальной части на акромиальную часть мышцы. Так как отведение представляет собой основную функцию плеча, реконструкция этой функции имеет в любом случае большое значение.

Совсем иная ситуация складывается при изолированном поражении подмышечного нерва или при его сочетанном поражении с надлопаточным нервом. В случае тяжелой травмы, нанесенной тупым предметом, например при ДТП, может наблюдаться разрыв нерва, при котором рекомендуется его восстановление с применением трансплантации. При травмах, нанесенных с меньшей кинетической энергией, как, например, при вывихе в плечевом суставе или переломе плеча, чаще всего развивается повреждение нерва I или II степени тяжести, и функция впоследствии полностью восстанавливается. При более значительном повреждении (III степень) показано хирургическое лечение, несмотря на сохранную целостность нерва. Прогноз, в том числе и при сочетанном поражении с надлопаточным нервом, благоприятный. Показания к операции должны быть определены как можно раньше, так как по истечении 6 мес. прогноз становится значительно хуже. При отсутствии видимой реиннервации в течение адекватного периода (примерно 3 мес.) рекомендуется оперативная ревизия. Катамнестическое исследование, проведенное среди 57 оперированных пациентов (122), показало большую значимость раннего вмешательства: среди случаев, когда операция была проведена не позднее 6 мес. после травмы, у 71% были достигнуты хорошие результаты. При операции, проведенной в течение года, этот показатель составил 59%, а в 6 случаях более позднего хирургического лечения успешным был лишь один.

Заместительные операции

При необратимом и тотальном параличе дельтовидной мышцы предложены многочисленные варианты пересадки мышц. Из-за неблагоприятных функционально-анатомических условий пересадка соседних мышц в большинстве случаев не приносит удовлетворительных результатов. Поэтому в практической хирургии наилучшая функциональная реконструкция достигается с помощью артродеза плечевого сустава с использованием специальных винтов для внутренней фиксации и установки плеча в благоприятном положении. Описанное выше перемещение проксимального сухожилия иннервируемой или успешно реиннервированной части мышцы в более благоприятное место прикрепления может иметь функциональное значение только при частичном параличе дельтовидной мышцы.

Дифференциальная диагностика

Дельтовидная мышца может быть поражена в случае двусторонней прогрессирующей мышечной дистрофии. Односторонняя атрофия дельтовидной мышцы может быть одним из клинических проявлений спинальной мышечной атрофии, особенно в рамках бокового амиотрофического склероза. Если процесс двусторонний, это обозначается как синдром «свисающих рук» (*flail arm syndrome*). Наличие фасцикуляций и повышенные сухожильные рефлексы позволяют установить правильный диагноз. Атрофия дельтовидной мышцы может развиваться и при артрогенной мышечной атрофии (и в качестве иммобилизационной атрофии) при хронических заболеваниях плечевого сустава. Болезненная периартропатия плеча может имитировать слабость средней порции дельтовидной мышцы (см. с. 301). Разрыв ротаторной манжеты после травмы плеча также может быть причиной нарушения ротации, подъема и отведения руки. Только тщательное клиническое, электромиографическое и артрографическое исследования позволяют дифференцировать артрогенную и нейрогенную составляющую патогенеза при этих поражениях. Среди 13 наших собственных наблюдений в 5 случаях выявлялось поражение подмышечного нерва и в 3 – частичное поражение плечевого сплетения. Разрыв самой дельтовидной мышцы наблюдается редко, при этом видно выраженное углубление под кожей, которое может быть принято за атрофию. Этот феномен может также наблюдаться вследствие многократных инфильтраций кортизона.

Мышечно-кожный нерв (C5–C7)

Анатомия

Мышечно-кожный нерв (рис. 6.**2.35**) покидает латеральный пучок в виде смешанного нерва на уровне латерального края малой грудной мышцы. Спустя короткое расстояние в подмышечной ямке он прободает клювовидно-плечевую мышцу и проходит

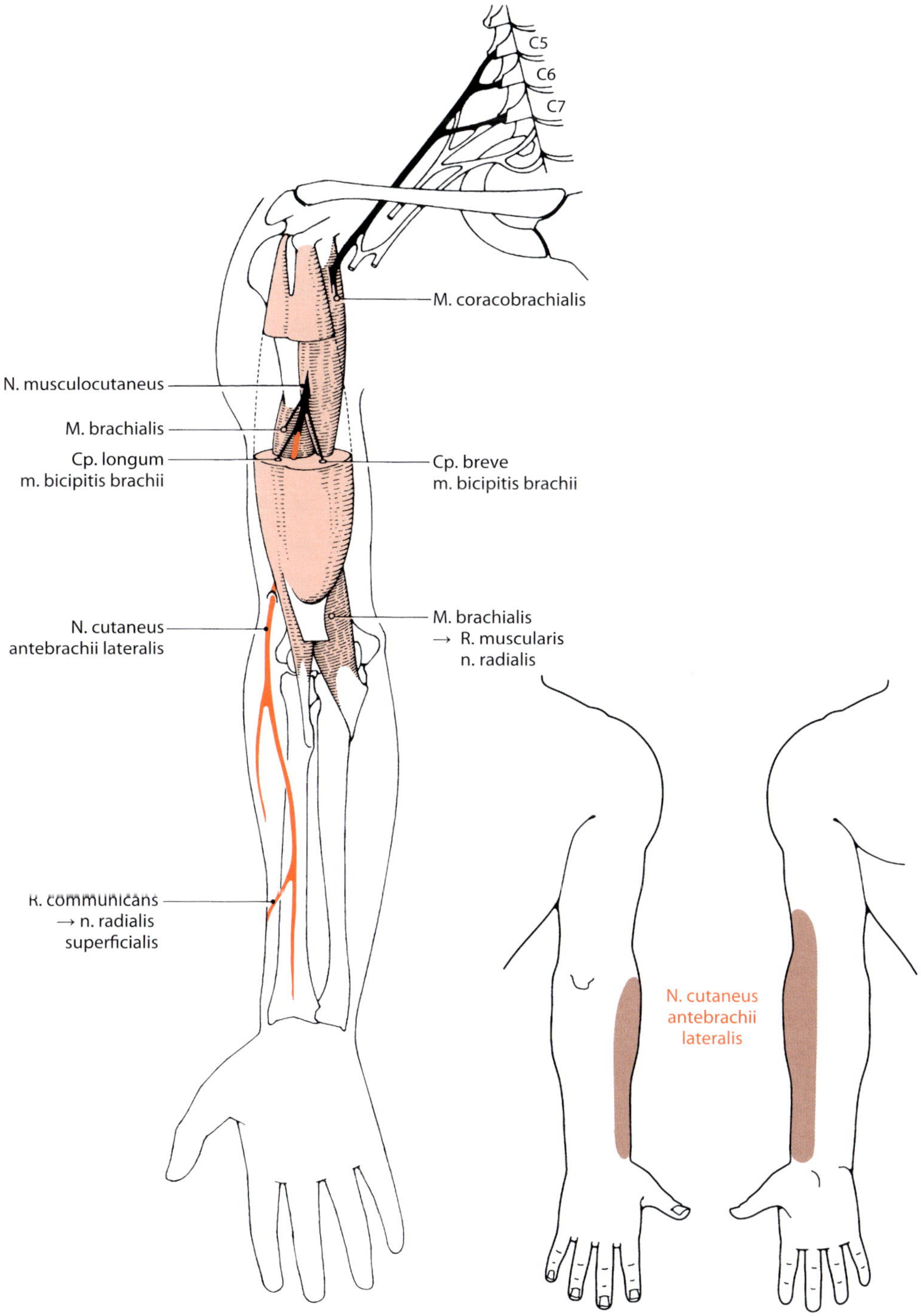

Рис. 6.**2.35** Анатомия мышечно-кожного нерва.

в дистальном направлении между двуглавой мышцей плеча и плечевой мышцей. Его кожная ветвь, латеральный кожный нерв предплечья, проходит между плечевой и двуглавой мышцей через фасцию плеча. Перед входом и непосредственно внутри брюшка клювовидно-плечевой мышцы мышечно-кожный нерв отдает две ветви для ее иннервации. Каждая из мышечных ветвей иннервирует, соответственно, длинную и короткую головки двуглавой мышцы плеча, а 3–4 ствола проходят в плечевую мышцу. Артерия, питающая плечевую кость, также имеет сопровождающий нерв, кроме того, мышечно-кожный нерв иннервирует сгибательную поверхность локтевого сустава. Латеральный кожный нерв предплечья иннервирует кожу над лучевой поверхностью предплечья, особенно сгибательную поверхность вплоть до основания тенара. Нерв проходит в соединительнотканном пространстве локтевой ямки латерально рядом с сухожилием двуглавой мышцы плеча. Он прободает в этой области фасцию плеча медиально от латеральной подкожной вены, которая сопровождает его до запястья. Автономная зона иннервации представляет собой лишь узкую полоску над дистальной половиной плечелучевой мышцы (или ее сухожилия). Регулярно выявляются анастомозы латерального кожного нерва предплечья с поверхностной ветвью лучевого нерва, а в дистальной трети предплечья – с срединным нервом.

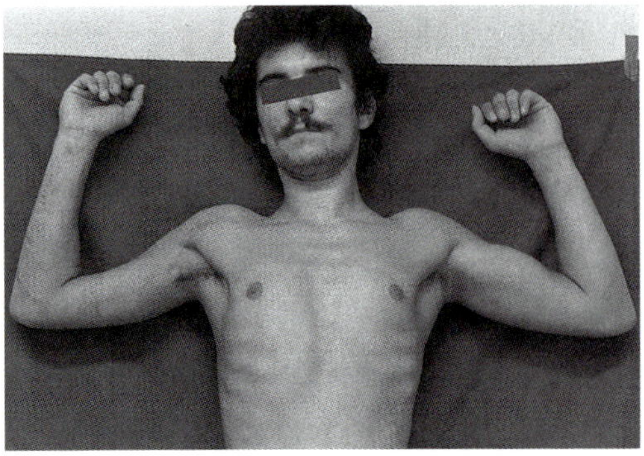

Рис. 6.**2.36** Поражение правого мышечно-кожного нерва у 26-летнего пациента. Обращает на себя внимание отсутствие контура двуглавой мышцы плеча на правой стороне.

Признаки поражения

Клиническая картина

Двигательные нарушения развиваются в области предплечья. Плечевая мышца является сгибателем в локтевом суставе, а двуглавая мышца дополнительно к этому оказывает выраженное супинаторное воздействие с максимальным вращающим моментом в положении сгибания руки под прямым углом. Функция обеих мышц при сгибании поддерживается влиянием плечелучевой мышцы (лучевой нерв) и круглого пронатора (срединный нерв). Таким образом, при редко развивающемся поражении мышечно-кожного нерва на первом плане стоит слабость супинации, даже при сохранной мышце-супинаторе (лучевой нерв). Впоследствии развивается прежде всего выраженная атрофия двуглавой мышцы, а предплечье находится в состоянии легкой пронации (рис. 6.**2.36**).

При проксимальном поражении нерва до его прохождения через клювовидно-плечевую мышцу парез развивается во всех трех иннервируемых им мышцах. Соответственно, наблюдается определенной степени слабость при подъеме руки вперед, но прежде всего – выраженное нарушение сгибания в локтевом суставе и супинирования предплечья. Среди пациентов имеется тенденция устанавливать предплечья в среднем положении между пронацией и супинацией при попытке сгибания в локтевом суставе для компенсации нарушенной функции плечелучевой мышцы (рис. 6.**2.37**). Так как двуглавая мышца особенно легко супинирует предплечье вместе с иннервируемой из лучевого нерва мышцей-супинатором в положении сгибания в локтевом суставе под прямым углом, эта функция тоже нарушается.

Мышечно-кожный нерв, как правило, имеет анастомозы с поверхностной ветвью лучевого нерва. Благодаря этим анастомозам нарушения чувствительности при поражении мышечно-кожного нерва всегда оказываются менее выраженными, чем можно было бы ожидать, исходя из анатомической зоны его иннервации, и иногда, несмотря на доказанное полное нарушение целостности мышечно-кожного нерва, рас-

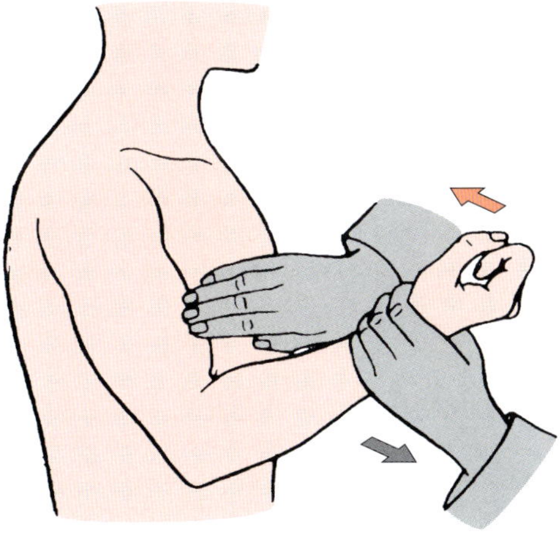

Рис. 6.**2.37** Исследование функции двуглавой мышцы плеча (мышечно-кожный нерв). Предплечье должно быть в положении супинации.

Таблица 6.**2.10** Последовательность, в которой отдельные ветви отходят от ствола мышечно-кожного нерва, и расстояния от начала выхода нерва из латерального пучка до места вхождения ветвей нерва в мышцы (см). При скорости прорастания аксона 3 см/мес. приведенные здесь данные позволяют представить наиболее ранние сроки реиннервации соответствующих мышц (по Foerster)

Ветвь к клювовидно-плечевой мышце (2,1–5,7) (может быть не связана с латеральным пучком плечевого сплетения)
Ветвь к надкостнице плечевой кости
Несколько ветвей к двуглавой мышце плеча (13,6–14,9)
К плечевой мышце (частичная иннервация) (19,6–22,0)
Латеральный кожный нерв предплечья – чисто чувствительная конечная ветвь

стройство чувствительности отсутствует. В таблице 6.**2.10** представлены последовательность, в которой отдельные ветви отходят от ствола мышечно-кожного нерва, и расстояния от начала выхода нерва из латерального пучка до места вхождения ветвей нерва в мышцы.

Клинические пробы

Для исследования силы двуглавой мышцы плеча предплечье устанавливают в положение супинации, при котором «выключается» влияние иннервируемой из лучевого нерва плечелучевой мышцы (см. рис. 6.**2.37**). Супинаторную функцию мышцы исследуют в положении сгибания в локтевом суставе (рис. 6.**2.38a**). При выпрямленном локте супинация осуществляется с помощью иннервируемой из лучевого нерва мышцы-супинатора (рис. 6.**2.38b**). Нарушения чувствительности на лучевой половине волярной поверхности предплечья обычно очень незначительны и могут вообще отсутствовать.

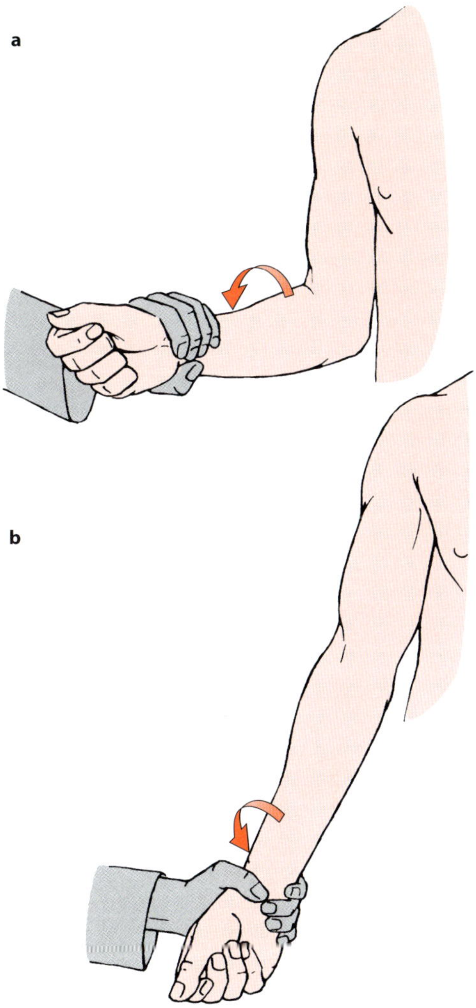

Рис. 6.**2.38** Исследование супинаторной функции двуглавой мышцы плеча (мышечно-кожный нерв) при согнутом локте (**a**) и мышцы-супинатора (лучевой нерв) при разогнутом локте (**b**).

Таблица 6.**2.11** Характеристика поражения мышечно-кожного нерва

Локализация поражения	Признаки	Нарушение функции
Проксимальнее прохождения через клювовидно-плечевую мышцу	Атрофия двуглавой мышцы плеча	Минимальная слабость при подъеме вперед в плечевом суставе. Прежде всего выявляется слабость сгибания локтя в положении супинации и слабость супинации плеча при сгибании локтя под прямым углом. Незначительные нарушения чувствительности на лучевой стороне предплечья
После прохождения через клювовидно-плечевую мышцу	То же	Подъем вперед в плечевом суставе сохранен, остальное то же

Электрофизиологическое исследование

При поражении мышечно-кожного нерва регистрируются прежде всего нейрогенные изменения в двуглавой мышце плеча. Латентный период для этой мышцы при раздражении в точке Эрба не должен превышать 6,0 мс. Моторная и сенсорная нейрография этого нерва описаны в специальных пособиях по электромиографии.

Обзор

Признаки поражения мышечно-кожного нерва представлены в таблице 6.**2.11**.

Причины

Изолированное поражение мышечно-кожного нерва наблюдается редко, как правило, вследствие колотых, резаных или огнестрельных ранений. Нерв часто повреждается в рамках плечевой плексопатии с поражением верхней части сплетения. При невралгической амиотрофии иногда наблюдается парез двуглавой мышцы плеча. Изолированная нейропатия мышечно-кожного нерва при сохранной клювовидно-плечевой мышце может развиваться после значительной нагрузки на мышцы плечевого пояса и характеризуется благоприятным прогнозом. Преходящее нарушение функции мышечно-кожного нерва с полным восстановлением в течение нескольких недель возможно в результате проведения соответствующей консервативной терапии. Ятрогенное повреждение нерва наблюдается при операциях по поводу привычного вывиха плеча. Мы наблюдали левостороннее поражение вследствие ношения тугой повязки при переломе правой ключицы. Изолированное повреждение мышечно-кожного нерва может развиваться после операций с введением препаратов для наркоза в пораженную руку, при этом очаг повреждения локализуется в месте прохождения нерва через клювовидно-плечевую мышцу. Регресс при этом не во всех случаях бывает удовлетворительным. В редких случаях описаны изолированные локальные повреждения от сдавления, а также во сне. Изолированное повреждение нерва может развиваться при экзостозе в области проксимального участка плечевой кости. Мы также наблюдали два случая криптогенного изолированного одностороннего поражения мышечно-кожного нерва.

Лечение

Консервативное лечение

Консервативные мероприятия показаны лишь в тех случаях, когда не выявлено нарушения целостности нерва. Но и в этой ситуации необходим ЭМГ-контроль спустя 6 нед. после повреждения с целью выявления показаний к операции. Слишком длительное ожидание результатов значительно ухудшает прогноз в отношении восстановления функции.

Хирургическое лечение

Мышечно-кожный нерв имеет тенденцию к наилучшей по сравнению со всеми другими периферическими нервами регенерации. Поэтому во всех случаях травматического повреждения показан первичный или отсроченный шов нерва.

Мышечно-кожный нерв отвечает за сгибание в локтевом суставе. Поэтому он является важнейшим нервом для функционирования верхней конечности. При поражении плечевого сплетения наиболее важно восстановление именно этого нерва. При его изолированном повреждении всегда необходимо стремиться к восстановлению целостности нерва. Нейрорафия (шов нерва) – операция, которая может быть успешной только при ровном разрезе, в большинстве же случаев проводится трансплантация. Если мышечно-кожный нерв поврежден в рамках поражения плечевого сплетения, а локтевой нерв остается сохранным, наиболее оптимальным элементом современной концепции реконструкции является использование одной из частей локтевого нерва, либо путем ушивания «конец-в-конец» с двигательной ветвью, идущей к двуглавой мышце, либо «конец-в-бок» дистальной ветви двуглавой мышцы со стволом локтевого нерва. При этом не только используется «излишняя» часть локтевого нерва в случае ушивания «конец-в-конец» (519), но и в случае ушивания «конец-в-бок» происходит значительное укорочение участка регенерации и тем самым достигается ранняя и эффективная реиннервация еще не успевшей атрофироваться двуглавой мышцы плеча.

Заместительные операции

Подобные операции показаны при необратимом параличе. Для возмещения утраченной функции мышц-сгибателей в локтевом суставе, иннервируемых из мышечно-кожного нерва, возможна пересадка трехглавой мышцы плеча на сухожилие бицепса. Этот метод имеет преимущество при лечении поражения плечевого сплетения (см. соответствующий раздел). Однако при этом утрачивается функция разгибания в локтевом суставе, что, впрочем, имеет значение лишь для разгибания руки, отведенной более чем на 90°, так как в остальных случаях разгибание происходит за счет силы тяжести. При изолированном неоперабельном поражении для замены используется широчайшая мышца спины (850). Эта операция предпочтительнее, чем предложенная Clark (119) пересадка большой грудной мышцы. Кроме того, большая грудная мышца может потребоваться для других заместительных операций. При повреждении верхней части плечевого сплетения C5, C6 сгибание в локтевом суставе может быть улучшено с помощью перемещения медиального надмыщелка плеча с прикрепляющимися к нему неповрежденными сгибателями предплечья более проксимально, на диафиз плечевой кости.

Дифференциальная диагностика

Слабость двуглавой мышцы плеча в отсутствие нарушений чувствительности наблюдается при некоторых формах прогрессирующей мышечной дистрофии, особенно при лице-плече-лопаточной форме. Однако она обычно бывает двусторонней и сопровождается поражением других мышц. Разрыв длинной головки сухожилия двуглавой мышцы имеет характерные клинические признаки (рис. 6.**2.39**) и не сопровождается истинной слабостью мышцы.

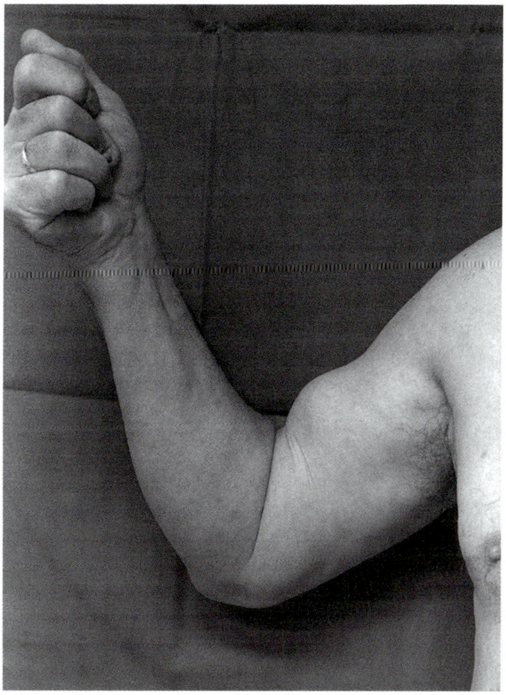

Рис. 6.**2.39** Разрыв длинной головки сухожилия двуглавой мышцы плеча. Отрыв длинной головки сухожилия двуглавой мышцы от места прикрепления приводит к тому, что брюшко мышцы при активном сокращении визуализируется в виде валика.

Лучевой нерв (C5–Th1)

Анатомия

Лучевой нерв (рис. 6.**2.40**) представляет собой наиболее мощную ветвь заднего пучка для иннервации дорсальной группы мышц-разгибателей. Он содержит волокна из вентральных ветвей C5–Th1. В отличие от подмышечного нерва, который отходит от сосудисто-нервного пучка уже в области подмышечной ямки, лучевой нерв следует позади подмышечной артерии вплоть до плеча. После пересечения задней стенки подмышечной ямки, состоящей из широчайшей мышцы спины и большой круглой мышцы, нерв вместе с глубокой артерией плеча покидает сосудисто-нервный пучок и проходит между длинной и медиальной головками трехглавой мышцы плеча на заднюю поверхность плеча. Затем он огибает плечевую кость, следуя в спиральной борозде лучевого нерва. При этом нерв вплотную прилегает к надкостнице. Борозда лучевого нерва разделяет поверхности медиальной и латеральной головок трехглавой мышцы плеча. Брюшки этой мышцы дополняют борозду до истинного канала, внутри которого лучевой нерв, окруженный рыхлой соединительной тканью и сопровождаемый глубокой артерией плеча, может достаточно свободно перемещаться. Уже в подмышечной ямке от ствола лучевого нерва отходит задний кожный нерв плеча. Эта сенсорная ветвь проходит на разгибательную поверхность плеча, далее идет над длинной головкой трицепса и иннервирует кожу задней поверхности плеча вплоть до локтя. Ветви для трехглавой мышцы также отходят еще до начала борозды лучевого нерва, самая проксимальная из них – ветвь для длинной головки трицепса. Из нерва, иннервирующего медиальную головку, несколько ветвей направляются дистально, среди них локтевая соединительная ветвь лучевого нерва, которая сопровождает локтевой нерв. От ветви, идущей к латеральной головке, отходит вниз веточка к локтевой мышце.

После прохождения в спиральной борозде по дорсальной и латеральной поверхности плечевой кости лучевой нерв прободает латеральную межмышечную перегородку плеча примерно на уровне перехода от средней к дистальной трети плеча. На сгибательной поверхности он проходит совместно с лучевой коллатеральной артерией между латеральным краем плечевой мышцы и плечелучевой мышцей и попадает таким образом в локтевую ямку. Задний кожный нерв предплечья, который покидает основной ствол еще в борозде лучевого нерва, прободает латеральную межмышечную перегородку плеча дистально от начала плечевой мышцы, проходит затем латерально от нее и пересекает фасцию плеча над латеральным надмыщелком. Он разветвляется на коже разгибательной поверхности предплечья до лучезапястного сустава.

В локтевой ямке, проксимальнее от суставной щели, лучевой нерв иннервирует плечелучевую мышцу, длинный лучевой разгибатель кисти и короткий лучевой разгибатель кисти. Отдельные ветви отходят к плечевой мышце (см. с. 339). Над головкой лучевой кости нерв разделяется на свои конечные ветви, сенсорную поверхностную и двигательную глубокую.

Поверхностная ветвь продолжает направление основного ствола нерва и располагается латерально от лучевой артерии сначала под вентральным краем плечелучевой мышцы. В дистальной трети предплечья она проходит под сухожилием плечелучевой мышцы на разгибательную поверхность и разветвляется на дорсальной поверхности лучезапястного сустава над «анатомической табакеркой» и тылом кисти. С помощью пяти тыльных пальцевых нервов осуществляется иннервация разгибательной поверхности большого пальца до конечной фаланги и кожи над основной фалангой указательного пальца и медиальной поверхности среднего пальца. Связь с дорсальной ветвью локтевого нерва осуществляется с помощью анастомоза. На предплечье имеется также анастомоз с латеральным кожным нервом предплечья. Поэтому зона вегетативной иннервации может быть очень небольшой.

Глубокая ветвь поворачивает из локтевой ямки на дорсальную поверхность предплечья, где она иннервирует мышцы-разгибатели. При этом она идет в виде спирали вокруг шейки лучевой кости, погруженная в мышцу-супинатор (супинаторный канал).

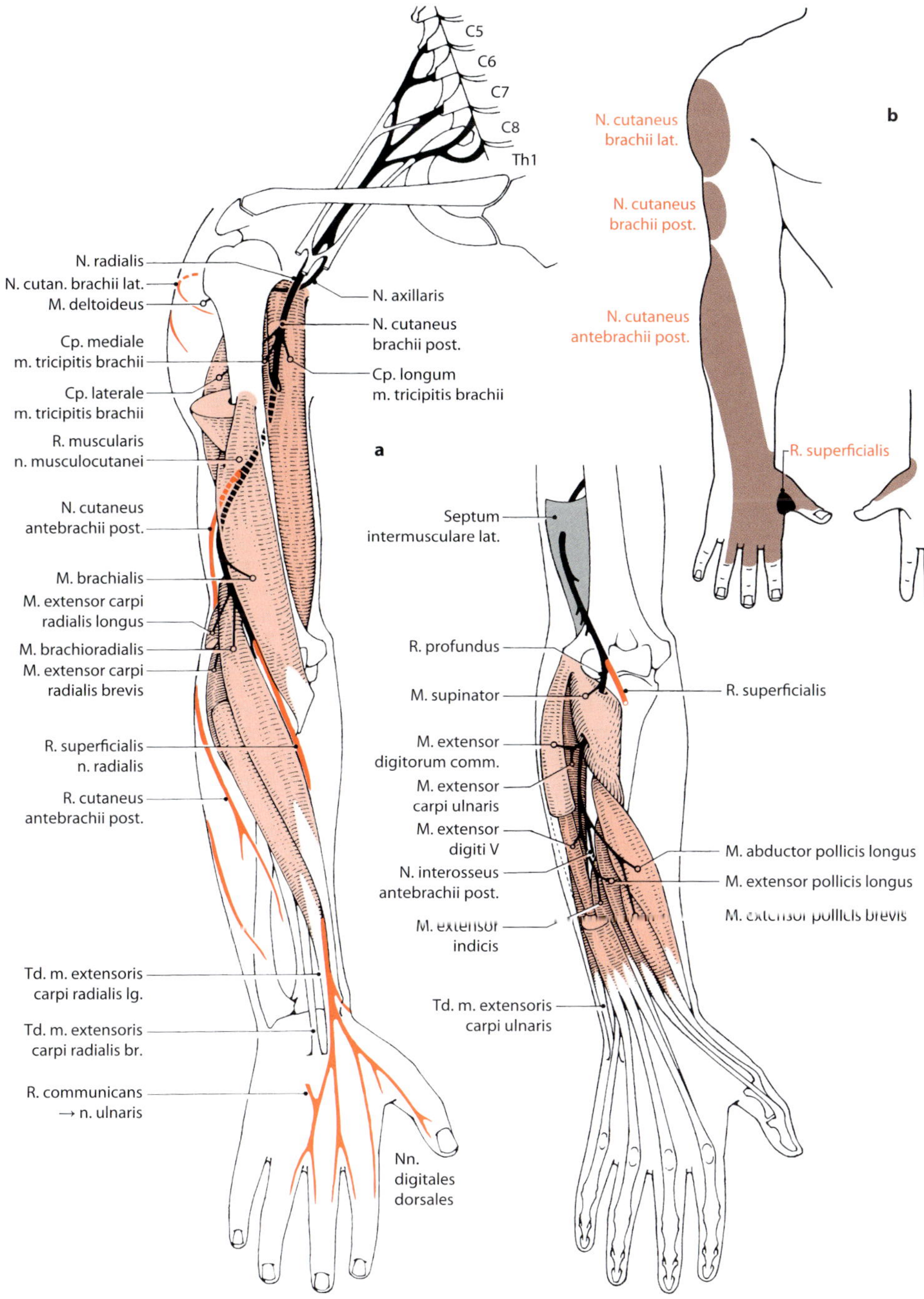

Рис. 6.**2.40** Лучевой нерв (C5–Th1).
a Порядок отхождения мышечных ветвей.
b Зона сенсорной иннервации. Черный цвет: автономная зона иннервации.

Проксимальные точки прикрепления этой мышцы располагаются на латеральном надмыщелке плечевой кости, капсуле сустава и дорсальном крае локтевой кости. Она располагается в виде тонкой мышечной пластинки непосредственно над лучевой костью (см. рис. 6.**2.40**). Глубокая ветвь лучевого нерва на всем протяжении отделена от надкостницы мышечными волокнами. Нерв пересекает направление мышечных волокон таким образом, что обе его ветви как бы обвивают в виде спирали лучевую кость, но в противоположных направлениях. Глубокая ветвь лучевого нерва располагается в мышечном канале, вход и выход которого ограничены сухожилиями. В этих точках нерв достаточно жестко фиксирован. Глубокая ветвь лучевого нерва проходит внутри мышцы-супинатора не на всем протяжении этой мышцы, а лишь на отрезке в 3–4 см. Еще до входа в канал от нее отходят мышечные ветви к супинатору, после выхода из канала она разделяется на ветви для трех расположенных поверхностно мышц: локтевого разгибателя кисти, разгибателя мизинца и разгибателя пальцев. Из глубоких мышц она иннервирует: разгибатель указательного пальца, длинный и короткий разгибатели большого пальца, длинную мышцу, отводящую большой палец. Задний межкостный нерв предплечья, располагаясь непосредственно на межкостной мембране, посылает свои ветви к ней, к тыльной поверхности запястного сустава и к надкостнице лучевой и локтевой костей.

Лучевой нерв иннервирует все мышцы-разгибатели локтевого, лучезапястного суставов, а также суставов пальцев. К ним относятся мышца-супинатор и разгибатели, а также длинная мышца, отводящая большой палец. Плечелучевая мышца, которая является сгибателем в локтевом суставе, занимает среди иннервируемых лучевым нервом мышц особое место. Ее действие в качестве пронатора и супинатора не имеет большого значения для оценки функции. Для этой оценки важно, что супинация в положении разгибания происходит только за счет мышцы-супинатора, а при согнутой в локте руке в этом процессе участвует двуглавая мышца. Действие разгибателей пальцев проявляется в основном суставе. Разгибание в суставах средней и конечной фаланг может осуществляться за счет межкостных и червеобразных мышц. Зона чувствительной иннервации охватывает часть дорсальной поверхности плеча, предплечья, лучевую половину тыла кисти и разгибательную поверхность большого, указательного и лучевую половину среднего пальцев. Зона вегетативной иннервации ограничена небольшим участком кожи над I и II пястными костями и первым межкостным промежутком. В кровоснабжении лучевого нерва участвуют подмышечная артерия, глубокая артерия плеча и возвратная лучевая артерия, а также лучевая артерия (поверхностная ладонная ветвь).

Чем проксимальнее располагается место поражения нерва, тем больше поражается мышц-разгибателей. Последовательность отхождения ветвей и расстояние до места вхождения ветвей нерва в мышцы в сантиметрах (от места разделения заднего пучка на подмышечный и лучевой нервы) представлены в таблице 6.**2.12**.

Признаки поражения

Клиническая картина

В дальнейшем будет представлена характерная клиническая картина поражения лучевого нерва на различных его участках, где он поражается наиболее часто.

Поражение лучевого нерва в подмышечной области. При данной локализации сначала развивается поражение заднего кожного нерва плеча. Соответственно, выявляется нарушение чувствительности по задней поверхности плеча (см. рис. 6.**2.40**), которое обычно возникает лишь на небольшом участке кожи, так как зона иннервации частично перекрывается волокнами из медиального кожного нерва плеча и латерального кожного нерва предплечья. Затем развивается парез первой из иннервируемых лучевым нервом мышц, трехглавой мышцы плеча. Это вызывает слабость разгибания в локтевом суставе. Если повреждение ствола лучевого нерва локализуется дистальнее места отхождения ветви к длинной головке, остаточная способность к разгибанию

Таблица 6.**2.12** Последовательность, в которой отдельные ветви отходят от ствола лучевого нерва. В скобках дано расстояние до места вхождения ветвей нерва в мышцы (см), измеренное от точки деления заднего пучка на лучевой и подмышечный нервы. При скорости прорастания аксона 3 см/мес. приведенные здесь данные позволяют представить наиболее ранние сроки реиннервации соответствующих мышц (по Foerster)

Суставная ветвь (для плечевого сустава)
Задний кожный нерв плеча (на уровне места прикрепления дельтовидной мышцы на латеральной стороне задней поверхности плеча):
к длинной головке трицепса (12,8–15,2)
к латеральной головке трицепса (17,9)
к латеральной части медиальной головки трицепса (20,5) и одновременно к локтевой мышце
Медиальная коллатеральная ветвь лучевого нерва к медиальной головке трицепса (20,3–22,3)
Задний кожный нерв предплечья (проходит под кожей вдоль латерального края дельтовидной мышцы и иннервирует кожу до середины задней поверхности предплечья)
Ветвь к плечевой мышце (латеральная порция, непостоянная)
Ветвь к плечелучевой мышце
Ветвь к длинному лучевому разгибателю кисти
Ветвь к короткому лучевому разгибателю кисти
Поверхностная ветвь лучевого нерва (чисто чувствительная, к лучевому краю тыла кисти)
Глубокая ветвь (преимущественно двигательная) со следующими ветвями:
к мышце-супинатору
к разгибателю пальцев, а также разгибателю мизинца
к локтевому разгибателю кисти
к длинной мышце, отводящей большой палец, а также короткому разгибателю большого пальца
к длинному разгибателю большого пальца, а также разгибателю указательного пальца
задний межкостный нерв (конечная ветвь к надкостнице лучевой, локтевой костей, отдельных костей кисти и пальцев)

в локтевом суставе улучшается, если плечо приподнято вверх.

Поражение на уровне плеча представляет собой наиболее частую локализацию поражения лучевого нерва. При этом, например в случае повреждения в рамках перелома диафиза плеча, парез трехглавой мышцы не развивается. К наиболее проксимальным двигательным нарушениям относится парез плечелучевой мышцы, а нарушение чувствительности распространяется только на зону иннервации поверхностной ветви на тыле кисти. Самым ярким и характерным признаком является «свисающая» кисть. Это нарушение схематично представлено на рисунке 6.**2.41**, а также на рисунке 6.**2.42**. Развивающийся при этом парез разгибателей кисти и пальцев вызывает также нарушение функции сжимания кисти в кулак, что легко выявить при сравнении с противоположной стороной с применением двух сфигмоманометров (см. рис. 6.**2.43**).

При наличии симптома «свисающей» кисти на дорсальной поверхности запястья иногда выявляется также тестообразная отечность, так называемый отек Гублера, причина которого в настоящее время неизвестна.

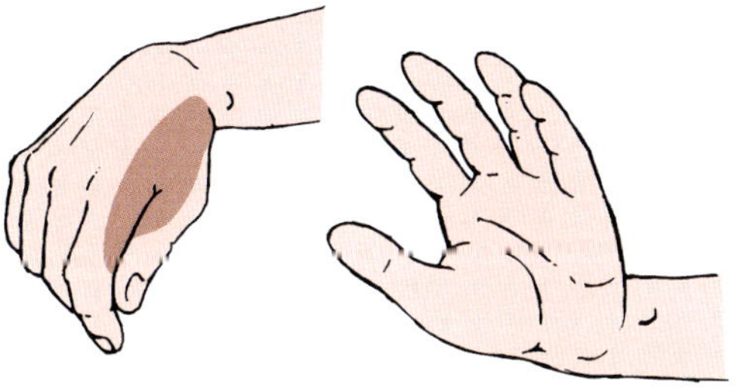

Рис. 6.**2.41** «Свисающая» кисть при поражении лучевого нерва. Зона автономной чувствительности выделена темным цветом (рисунок по фотографии).

Наряду с поражением в области спирального канала дистальнее от него, там, где лучевой нерв проходит через мышечную перегородку, поражается также лучевое отверстие.

Поражение на уровне предплечья. В некоторых случаях (см. ниже) наблюдается поражение лучевого нерва в проксимальном отделе предплечья, там, где он про-

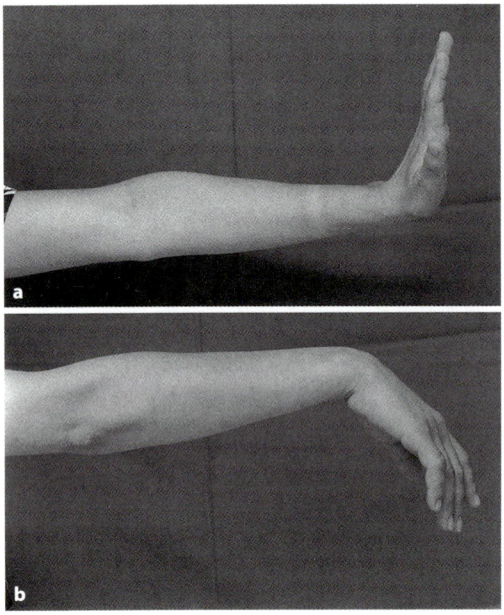

Рис. 6.**2.42** Поражение правого лучевого нерва на уровне плеча. Если слева (**a**) происходит активное тыльное разгибание кисти и пальцев, то справа (**b**) наблюдается характерная картина «свисающей» кисти.

ходит через мышцу-супинатор. При этом наряду с трехглавой и плечелучевой мышцей остаются сохранными также длинный и короткий лучевые разгибатели кисти. Так как чувствительная поверхностная ветвь покидает лучевой нерв более проксимально,

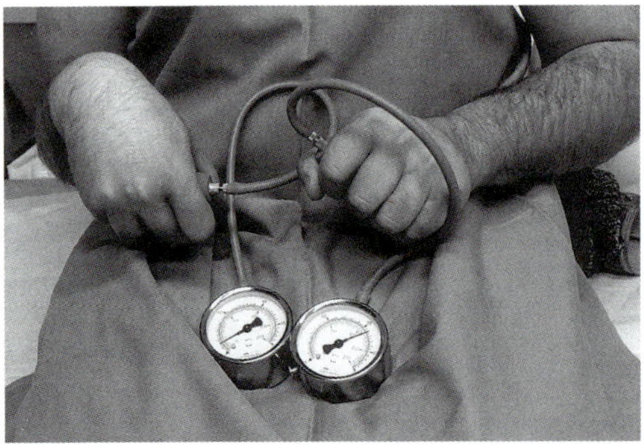

Рис. 6.**2.43** Проба на сжимание кулака при правостороннем полном травматическом поражении лучевого нерва на уровне плеча. Обращает на себя внимание «свисающая» кисть. При попытке сжимания кулака происходит еще большее ладонное сгибание. Достигаемый уровень давления составляет 0,2 бар.

наблюдается только двигательное расстройство. Оно характеризуется, с одной стороны, частично «свисающей» кистью, с другой стороны, легким отклонением кисти в медиальную (лучевую) сторону, так как сохранные мышцы – длинный и короткий лучевые разгибатели кисти – «перетягивают» пораженный локтевой разгибатель кисти. Развивающийся при этом супинаторный синдром (синдром супинаторного канала) будет более подробно рассмотрен ниже.

Поражение в дистальном отделе предплечья вызывает изолированный парез мышц, иннервируемых лучевым нервом. Возможно также поражение поверхностной ветви, для которого характерно изолированное нарушение чувствительности на дорсальной поверхности первого межкостного промежутка.

Клинические пробы

Целенаправленное исследование функций отдельных мышц, иннервируемых лучевым нервом, позволяет определить локализацию места его поражения. Для выявления дисфункции трехглавой мышцы исследуют разгибание в локтевом суставе (рис. 6.**2.44**). Разгибательная функция плечелучевой мышцы в локтевом суставе проявляется максимально в том случае, если предплечье находится в срединном положении между пронацией и супинацией (рис. 6.**2.45**). Разгибатели кисти (лучевой и локтевой) проверяют с помощью исследования дорсального разгибания в лучезапястном суставе при согнутых пальцах, так как при этом «выключается» действие разгибателей пальцев (рис. 6.**2.46**). Лучевые разгибатели кисти (длинный и короткий) рекомендуется по возможности тестировать отдельно от локтевого разгибателя кисти, если речь идет о возможном синдроме супинаторного канала (см. ниже). Общий разгибатель пальцев и разгибатель указательного пальца разгибают пальцы в основном суставе (рис. 6.**2.47**), а длинная мышца, отводящая большой палец, отводит его от кисти (рис. 6.**2.48**). Длинная мышца, разгибающая большой палец, сгибает его концевую фалангу (рис. 6.**2.49a**), а короткая – осущест-

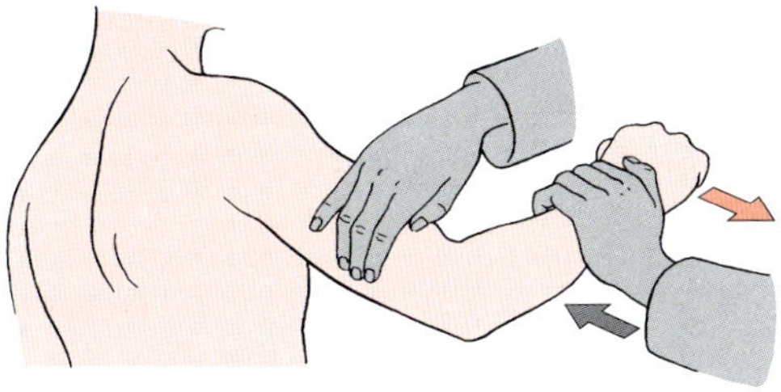

Рис. 6.**2.44** Исследование функции трехглавой мышцы плеча (лучевой нерв).

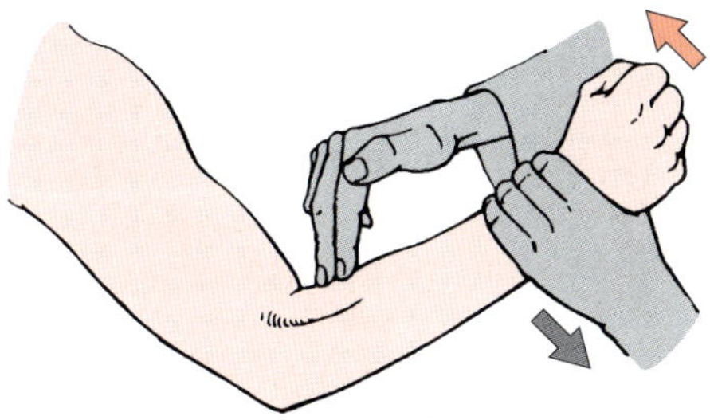

Рис. 6.**2.45** Исследование функции плечелучевой мышцы (лучевой нерв). Предплечье в среднем положении между пронацией и супинацией.

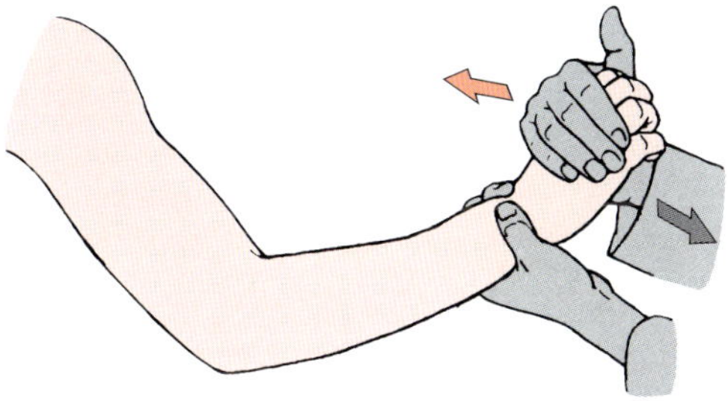

Рис. 6.**2.46** Исследование функции лучевого разгибателя кисти и локтевого разгибателя кисти (лучевой нерв).

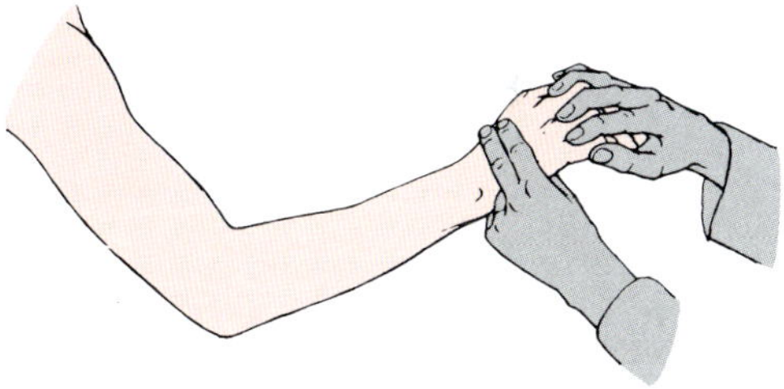

Рис. 6.**2.47** Исследование функции общего разгибателя пальцев и разгибателя указательного пальца (лучевой нерв). Разгибание в пястно-фаланговых суставах.

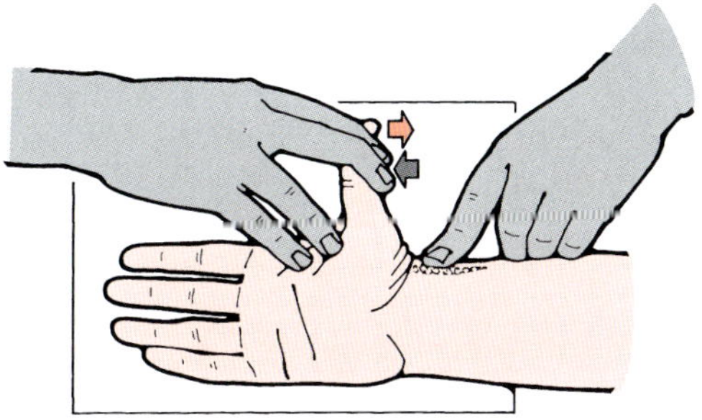

Рис. 6.**2.48** Исследование функции длинной мышцы, отводящей большой палец (лучевой нерв). Тыльная сторона кисти лежит на опоре, а большой палец отводится до уровня II–V пястных костей с преодолением сопротивления. Исследователь пальпирует сухожилие ближе к ладони от лучевого края предплечья и от четко выделяющегося сухожилия короткого разгибателя большого пальца.

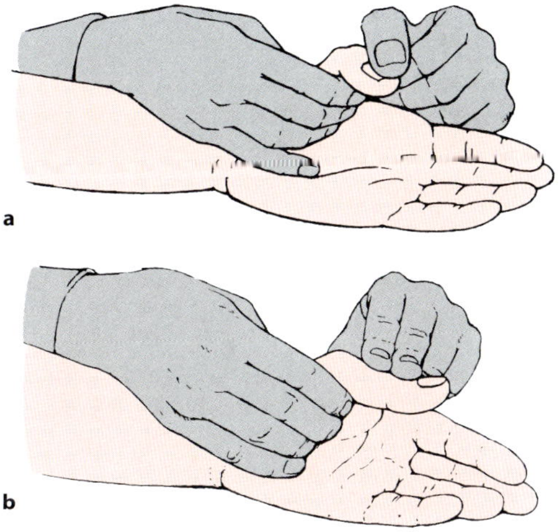

a

b

Рис. 6.**2.49** Исследование функции длинного разгибателя большого пальца (**a**) и короткого разгибателя большого пальца (**b**).

вляет разгибание в первом межфаланговом суставе (см. рис. 6.**2.49b**).

На стадии регресса поражения лучевого нерва остаточный парез можно выявить с помощью двух следующих проб. Если пациент пытается соединить большой и указательный пальцы, на пораженной стороне большой палец оказывается несколько отклоненным в направлении ладони по отношению к остальным пальцам, что особенно хорошо видно при сравнении со здоровой рукой (проба большого пальца). Если пациент каждой своей рукой крепко сжимает руку исследователя, на здоровой стороне одновременно определяется легкое дорсальное сгибание, чего не происходит на паретичной, на которой иногда, наоборот, выявляется ладонное (волярное) сгибание в лучезапястном суставе (проба Hallipré).

Нарушение чувствительности регистрируется над первым межкостным промежутком.

При поражении лучевого нерва иногда создается впечатление слабости мышц кисти, иннервируемых из локтевого нерва. Межкостные мышцы, иннервируемые из локтевого нерва, реализуют свое максимальное действие только при согнутых пальцах. В связи с этим слабость отведения при согнутых из-за нарушения функции лучевого нерва пальцах может имитировать парез межкостных мышц и, таким образом, поражение плечевого сплетения.

Электрофизиологическое исследование

Для определения уровня поражения лучевого нерва может потребоваться систематическое исследование различных мышц, иннервируемых этим нервом. В дальнейшем возможно также применение электронейрографических методов исследования двигательных и сенсорных волокон. При синдроме супинаторного канала скорость проведения по сенсорным волокнам и потенциал действия сенсорного нерва остаются нормальными.

Обзор

Признаки поражения лучевого нерва представлены в таблице 6.**2.13**.

Причины

Возможны различные причины поражения в зависимости от его локализации. Поэтому мы обсуждаем их с позиции топографической классификации.

Поражение в подмышечной области

При данной локализации причиной служит, как правило, механическое повреждение.

Таблица 6.**2.13** Характеристика поражения лучевого нерва

Локализация поражения	Признаки	Нарушение функции
Проксимально (подмышечная область)	Атрофия трехглавой мышцы плеча, плечелучевой мышцы и всех разгибателей кисти	Нарушение разгибания в локтевом суставе, слабость сгибания в локтевом суставе в среднем положении, «свисающая» кисть, нарушение чувствительности на тыльной поверхности кисти над первым межкостным промежутком
Середина плеча (например, при переломе диафиза плечевой кости)	Трехглавая мышца плеча интактна, атрофия плечелучевой мышцы и всех разгибателей кисти	Разгибание в локтевом суставе сохранено, в остальном – такие же нарушения
Проксимальный отдел предплечья в супинаторном канале	Разгибание, пронация и сгибание в локтевом суставе сохранены, чувствительность не нарушена. Парез локтевых разгибателей кисти и длинных разгибателей пальцев	При разгибании кисть отклоняется в лучевом направлении (из-за выпадения локтевого разгибателя кисти). Нарушено сгибание пальцев и большого пальца в пястно-фаланговых суставах. Чувствительность не нарушена

Лучевой нерв в подмышечной области относительно часто травмируется. Например, 15% повреждений нервов во время Второй мировой войны представляли собой именно поражения лучевого нерва. Ранение в подмышечной области может быть причиной изолированного повреждения лучевого нерва; соответствующие симптомы уже были изложены выше. Лучевой нерв также может поражаться при сдавлении ручками костыля (так называемый костыльный паралич). Мы наблюдали подобные случаи у пациентов после переломов костей ног при попытке перемещаться с помощью трехколесного велосипеда. У штамповщиков, которые держат длинное плечо штамповочного пресса под мышкой и с силой нажимают им на форму, может развиваться профессиональное поражение лучевого нерва от сдавления в подмышечной области. Мы наблюдали подобное повреждение нерва у молодой девушки, которая очень долго ехала в переполненном трамвае и крепко держалась за поручень высоко поднятой рукой, а также у молодого человека, который длительное время смотрел телевизор, а рука его при этом свободно свисала за спинку кресла.

Поражение на уровне диафиза плечевой кости

На задней стороне плеча нерв поворачивает в борозде лучевого нерва и идет вниз и кнаружи. Хотя при переломах повреждение лучевого нерва развивается нечасто, эти случаи представляют собой наиболее характерное первичное поражение нерва в случае перелома костей. Среди поражений нервов при переломах плечевой кости поражение лучевого нерва наблюдается в 70% случаев, при переломах костей предплечья – всего в 35%. Систематическое изучение повреждений лучевого нерва при переломах плеча выявило частоту 11,8% (при 4517 переломах). Особенно опасны в этом отношении переломы средней и среднедистальной частей тела плечевой кости. Высокий риск отмечается при поперечных и спиральных переломах. Спонтанное выздоровление наблюдается примерно в 70% случаев. Если показано хирургическое вмешательство, его шансы на успех очень велики, независимо от того, будет ли оно проведено на ранней или поздней стадии (659).

Если парез развивается в момент перелома, речь идет чаще всего о контузии нерва, и при этом, как правило, происходит спонтанное восстановление. Проведение ревизии в этих случаях необоснованно и рекомендуется лишь в тех случаях, когда необходимо высвобождение места перелома по другим причинам, либо если шансы на спонтанное восстановление низкие из-за какого-либо очень необычного механизма травмы или значительного смещения костных отломков. В большинстве же случаев при тотальном поражении лучевого нерва рекомендуется придерживаться выжидательной стратегии. Лишь в том случае, если спустя 3 мес. не наблюдается четких признаков перемещения симптома Гофмана–Тинеля в дистальном направлении и не регистрируются ни клинические, ни электромиографические признаки реиннервации со стороны плечелучевой мышцы, показана ревизия. Разрыв нерва даже при проведении оперативной ревизии наблюдается редко, как правило, в случае отсутствия восстановления выявляется, что нерв сдавлен рубцовой соединительной тканью, реже – костной мозолью. Разумеется, срочная ревизия места перелома показана в том случае, если парез развился вторично, постепенно, спустя несколько дней или недель после перелома, либо если он нарастает. При ревизии, поводом для которой послужил перелом тела плечевой кости, хирург должен найти и тщательно осмотреть лучевой нерв. Прогноз после оперативной ревизии первичных и вторичных повреждений лучевого нерва благоприятный. Разрыв нерва при надмыщелковом переломе встречается очень редко. В детском возрасте лучевой нерв поражается лишь в 19 случаях из 93 повреждений периферических нервов при переломах плеча (189).

Повреждение лучевого нерва при операциях

Лучевой нерв находится в очень тесном анатомическом соседстве с плечевой и лучевой костями и может быть поврежден не только при переломах этих костей, но также при репозиции и остеосинтезе. Чаще всего повреждения лучевого нерва встречаются в случае хирургического лечения переломов диафиза плечевой кости, а также лечения псевдоартроза при помощи остеосинтеза компрессионно-деторсионной пластинкой, интрамедуллярного введения гвоздей или спиц Rush-pin, наложения швов или протезирования плечевой кости. Менее известны поражения лучевого нерва при оперативном лечении переломов костей проксимального участка предплечья. Во время операции разделения лучелоктевых синостозов лучевой нерв подвергается опасности повреждения как при обнажении места проведения операции, так и при разделении синостоза с помощью сильного растяжения; также возможно повреждение во время оперативного удаления синовиальной сумки локтевого сустава при лучевом доступе. Мы наблюдали полное поражение глубокой ветви после операции по поводу мнимого супинаторного синдрома. Известны повреждения поверхностной ветви, прежде всего при фиксации переломов дистальной части лучевой кости и при операциях шунтирования между лучевой артерией и локтевой веной предплечья, кроме того, при операциях по поводу латерального эпикондилита (719). В нашем собственном исследовании мы наблюдали повреждения лучевого нерва в рамках лечения переломов, 60% из них составляли первичные операции и 40% – повторные вмешательства (реостеосинтез, спонгиопластика, удаление металлических конструкций). У некоторых пациентов повреждение развивалось и при первичной, и при повторной операции. Поэтому особенно технически сложные оперативные ревизии должны проводиться только очень опытными хирургами. Прогноз при повреждении лучевого нерва во время операции оценивается по-разному. Наши наблюдения за течением заболевания показали значительное или удовлетворительное улучшение примерно в 2/3 случаев, неудовлетворительный результат в 1/3 случаев. Если сохраняется функционально значимое поражение лучевого нерва, необходимо ставить вопрос о заместительной пластической операции по восстановлению функции нерва.

Повреждения лучевого нерва на плече вследствие сдавления по своим симптомам соответствуют описанному выше проксимальному поражению и представляют собой наиболее частую причину поражения лучевого нерва. Среди 103 повреждений лучевого нерва, в основе которых в 45% случаев не лежало непосредственное травматическое повреждение, поражение от сдавления наблюдалось в 21% случаев (719). Как правило, в этих случаях выявляются такие факторы, как особенно глубокий сон («пьяный паралич», «паралич субботней ночи») или (дополнительно) неудобное положение руки на твердом ложе (например, парковой скамейке) (рис. 6.**2.50**). При пробуждении парез мышц уже сформирован, и пациент обнаруживает его во время одевания и других утренних процедур. Прогноз подобного поражения благоприятный, и регресс происходит в течение нескольких недель, а иногда и дней. Также поражение лучевого нерва может развиваться у пациентов с болезнью Паркинсона при неподвижном лежачем положении, например в рамках фазы «выключения». Описаны также двусторонние поражения у пациентов, находящихся в бессознательном состоянии, тем не менее и в этом случае чаще происходит полное восстановление. Мы наблюдали «сонный паралич» глубокой ветви, который был вызван остро развившимся супинаторным синдромом (см. ниже) и также имел благоприятный прогноз в отношении спонтанного восстановления. У 4 из 36 пациентов поражение лучевого нерва развилось вследствие длительного неподвижного положения руки во время операции (483). У носильщиков грузов в восточных странах описано двустороннее повреждение лучевого нерва. Поражение нерва от сдавления наблюдается иногда у солдат при длительной тренировке на стрельбище (от ружья). Так же как и другие авторы (487), мы наблюдали изолированное поражение лучевого нерва у новорожденных вследствие сдавления внутри матки (обвитие пуповины?) области плеча с соответствующими следами сдавления и спонтанным полным восстановлением в течение нескольких месяцев. У недоношенных детей давление манжетки при частом измерении артериального давления может вызвать повреждение лучевого нерва. Для диагностики применяются ЭМГ

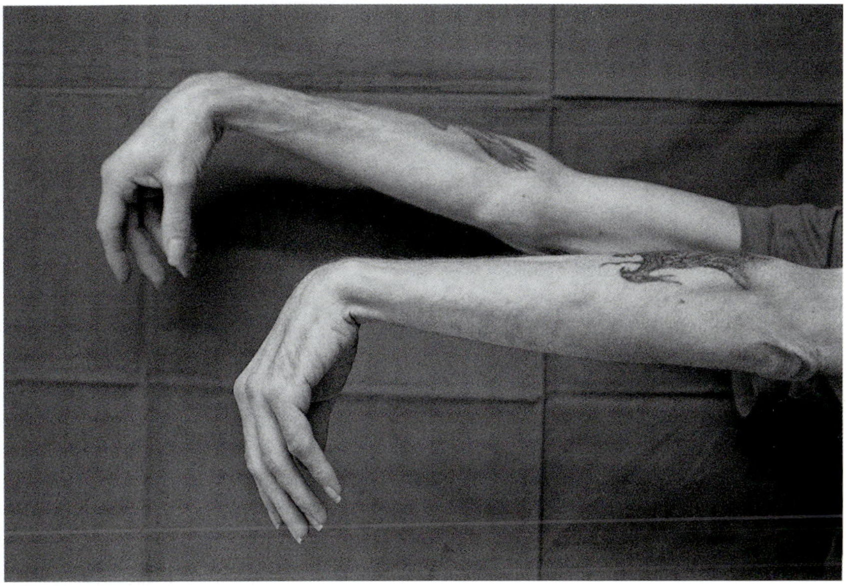

Рис. 6.**2.50** Свисающие кисти при поражении лучевого нерва от сдавления у пациента, страдающего алкоголизмом.

и особенно измерение скорости проведения по сенсорным волокнам, которая в случаях повреждения с хорошим прогнозом не изменена. Повреждения лучевого нерва на плече вследствие инъекций встречаются редко (483), на предплечьях они возможны при пункции вены (483). Также нерв нередко бывает вовлечен при «турникетных» парезах. В качестве курьеза можно упомянуть о полностью обратимом поражении лучевого нерва во время сна у собаки-боксера. Случай был описан одним из соавторов этой книги (626).

Хроническое повреждение лучевого нерва от сдавления в области латеральной головки трицепса встречается редко. Здесь нерв переходит на ладонную поверхность предплечья между плечевой костью и латеральной частью трицепса. Он может быть поврежден при очень интенсивной работе мышцы. В этом случае, в отличие от супинаторного синдрома, развивается также парез плечелучевой мышцы и длинного лучевого разгибателя кисти и выявляется зона нарушения чувствительности на тыле кисти. Возможно спонтанное улучшение. Подобные случаи могут также носить семейный характер. О повреждениях нерва, связанных с латеральным надмыщелком, см. на с. 352.

В качестве редкой причины поражения периферических нервов и особенно лучевого нерва следует упомянуть семейную склонность к параличам от сдавления. То же касается и редкой гипертрофической мононейропатии. При этом наблюдаются утолщения в виде «луковичных головок» на шванновских клетках, как при гипертрофической нейропатии Дежерина–Сотта. Генерализации процесса, по-видимому, не происходит.

Супинаторный синдром

Это повреждение глубокой ветви лучевого нерва при ее прохождении через мышцу-супинатор на предплечье наблюдается наиболее часто, и поэтому мы посвящаем ему целый раздел.

Клиническая картина

Анатомические условия данного поражения таковы, что в клинической картине наблюдаются исключительно двигательные нарушения. Трехглавая мышца плеча, плечелучевая мышца и лучевой разгибатель кисти остаются сохранными. Поражаются в большинстве случаев сама мышца-супи-

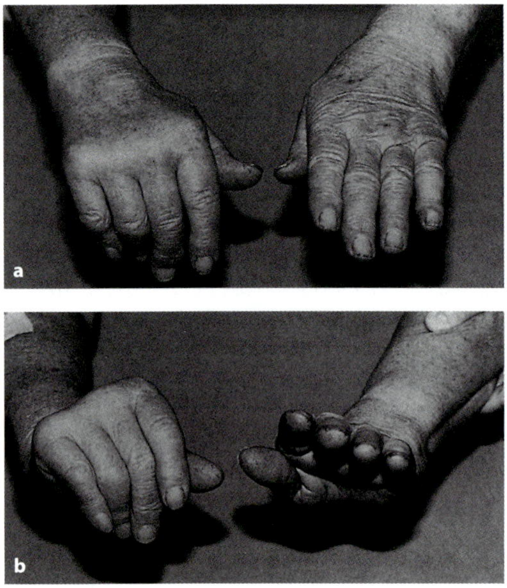

Рис. 6.**2.51** Синдром супинаторного канала справа у 71-летней женщины. Наблюдается выраженное нарушение поднимания пальцев (**a**) при частично сохранном (особенно с лучевой стороны) поднимании кисти (**b**).

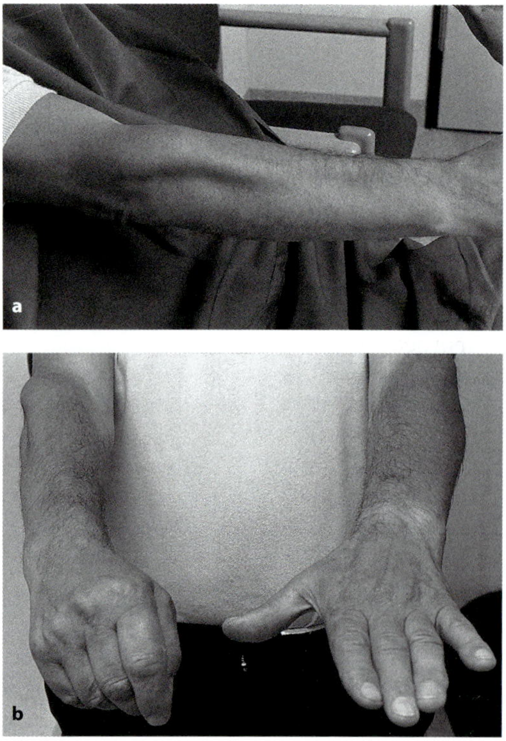

Рис. 6.**2.52** Поражение глубокой ветви лучевого нерва справа после инъекции местноанестезирующего средства по поводу латерального эпикондилита.

a Атрофия лучевых разгибателей предплечья.

b Нарушение разгибания пальцев справа. В отличие от проксимального поражения лучевого нерва, сохранный длинный лучевой разгибатель кисти удерживает лучезапястный сустав. Парез локтевых разгибателей пальцев выражен больше, чем лучевых. См. также рис. 6.**2.47**.

натор, всегда локтевой разгибатель кисти и длинные разгибатели II–V и I пальцев. При хронической компрессии, как правило, сначала развивается слабость разгибателя мизинца и позднее всех иннервируемых из глубокой ветви лучевого нерва разгибателей пальцев и кисти. В отдельных случаях первой может быть поражена какая-либо другая мышца-разгибатель. Однако затем одна за другой поражаются и остальные мышцы. Это приводит к результату, показанному на рисунке 6.**2.51**.

Причины поражения

Наиболее частой причиной травматических повреждений служат резаные и колотые ранения тыльной поверхности предплечья, непрофессионально проведенные внутримышечные инъекции в области предплечья (рис. 6.**2.52**), в исключительных случаях вывих головки лучевой кости со значительным смещением, иногда перелом Монтеджи – перелом локтевой кости в сочетании с вывихом головки лучевой кости. При травматических повреждениях нарушение функции выявляется сразу и может сочетаться с поражением локтевого нерва. Хотя описано и спонтанное восстановление, показана оперативная ревизия. Иногда выявляется липома, которая при определенных обстоятельствах видна при рентгенографии мягких тканей или при КТ. При наличии подобной липомы поражение может развиваться остро при пробуждении, как «сонный паралич» (202).

В основе супинаторного синдрома могут лежать и другие опухоли нервов или окружающих тканей, например ганглий локтевой ямки. В других случаях причинами становятся ревматоидный артрит (202), оссифицирующий миозит, аневризма артерии или аномалии структур супинаторного канала (678). Синдром может быть вызван определенными видами профессиональной деятельности, часто повторяющимися движениями, например, при игре в теннис или баскетбол, а также игре на скрипке (435). В отдельных случаях туннельный синдром развивался после наложения жесткой повязки или глубокого локального массажа в области надмыщелка (сообщение Dr. J.Magun).

Однако синдром ложа супинатора или супинаторного канала может развиваться и прогрессировать и в отсутствие какой-либо видимой причины. В этом случае следует предположить, что мышца-супинатор в каком-либо месте в зоне прохождения лучевого нерва имеет сухожильное уплотнение и при этом механически сдавливает нерв. Сухожильное кольцо в области входа нерва в мышцу-супинатор обозначается как аркада Фрозе (230), и некоторые авторы упоминают также о синдроме Фрозе. В пользу существования подобного механического фактора свидетельствует появление пареза в связи с интенсивной непривычной работой руки. При обследовании 11 скрипачей с рецидивирующей болью и слабостью разгибателей кисти и пальцев было выявлено интермиттирующее функциональное поражение глубокой ветви лучевого нерва (435). Нарушения регрессировали при иммобилизации и разгрузке. Описана также компрессия перекрещивающимися сосудами (возвратные лучевые артерии). Некоторые авторы считают причиной в этих случаях воспаление лучеплечевой сумки, которая находится между сухожилием двуглавой мышцы и лучевой костью. Сумка располагается несколько медиальнее канала лучевого нерва в мышце-супинаторе. Другие ученые находят в анамнезе своих пациентов имевший место много лет назад перелом костей предплечья и говорят об отсроченном поражении глубокой ветви. Описано развитие этого туннельного синдрома во время беременности, а также в рамках семейной предрасположенности к парезам от сдавления (см. с. 139); в одном случае мы наблюдали возникший спонтанно двусторонний синдром супинаторного канала.

Особенностью клинической картины является появление признаков сдавления глубокой ветви дистальнее канала супинатора. Оно наблюдалось при ношении рюкзака на одной стороне с ремнем, перекинутым через плечо; при этом ремень сдавливал согнутое предплечье (565). Некоторые авторы считают латеральный эпикондилит («локоть теннисиста») проявлением синдрома супинаторного канала (746). В соответствии с этой концепцией имеются и рекомендации хирургического лечения. Мы не разделяем подобной патогенетической интерпретации лучевого эпикондилита и вместе со многими другими авторами относим этот синдром к проявлениям брахиалгии, связанной с перегрузкой и псевдокорешковым болевым синдромом (157). В конце следует упомянуть, что оптимальные методы лечения лучевого эпикондилита до сих пор представляют предмет спора. Применяемая обычно местная инъекция кортизона показывает значительно более высокую частоту улучшения спустя 6 нед., чем после методов физиотерапии или при отсутствии лечения. При дальнейшем наблюдении такого соотношения уже не прослеживается, но и в этом случае методы физиотерапии не имеют преимущества перед выжидательной стратегией (отсутствием лечения) (627).

Дифференциальная диагностика

Дифференциальную диагностику проводят с дебютом множественной мононейропатии (мы наблюдали ее в рамках саркоидоза), а также с двусторонними нарушениями в качестве первого проявления хронической воспалительной демиелинизирующей полинейропатии. Возможно также проведение дифференциального диагноза с фокальной формой спинальной мышечной атрофии.

Лечение

Лечение всегда представляет собой хирургическую ревизию. Если не выявляется липома или другие патологические структуры, как правило, в основе лежит компрессия нерва сухожильными участками короткого лучевого разгибателя кисти или супинатора. В нашем собственном исследовании мы также находили подобные сужения канала, при этом дважды наблюдали случаи, когда только вторая тщательно проведенная хи-

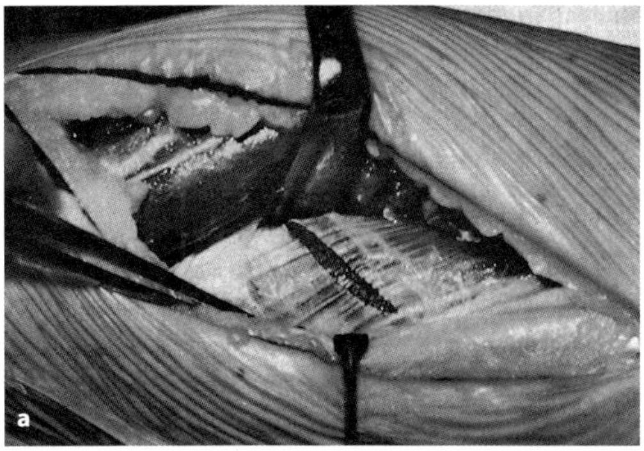

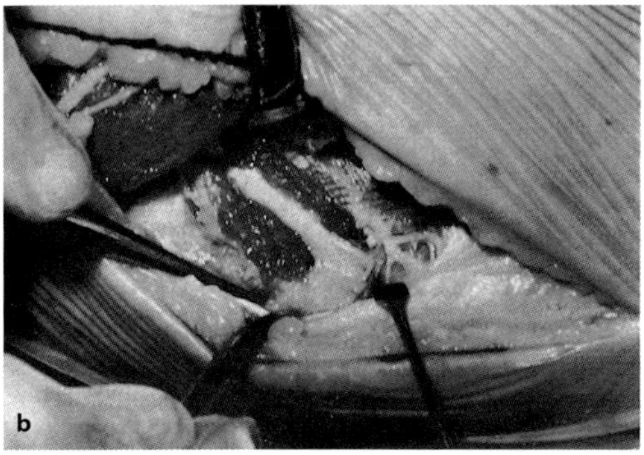

Рис. 6.**2.53** Проведение операции при супинаторном синдроме. Парез глубокой ветви правого лучевого нерва у 24-летней женщины. В операционном поле слева вверху нормально окрашенная мышца – длинный лучевой разгибатель кисти, в середине рассеченная мышца-супинатор, справа внизу операционного поля патологически бледная мышца – разгибатель пальцев (**a**). После рассечения мышцы-супинатора становится видна проходящая через эту мышцу глубокая ветвь лучевого нерва (**b**).

рургическая ревизия выявила причину компрессии и привела к регрессу симптомов.

На рисунке 6.**2.53** показан один из таких случаев. Почти регулярно выявляется веретенообразный отек ветви нерва, причем либо в проксимальном, либо в дистальном отделе супинаторного канала. Результаты операции нередко бывают неудовлетворительными.

Поражение чувствительной поверхностной ветви лучевого нерва

Возникающее при подобном поражении нарушение чувствительности на дорсальной и медиальной поверхности тыла кисти обозначается как синдром Вартенберга. Изолированное повреждение этой ветви нерва может развиваться при резаном ранении или ударе тупым предметом в области дорсального и лучевого края дистальной части предплечья. Возможно также компрессионное поражение сенсорной поверхностной ветви при ношении наручных часов с узким ремешком, браслета или наручников («паралич арестантов»). Описано хроническое поражение (709; 711). После шунтирующей операции между лучевой артерией и латеральной подкожной веной при гемодиализе может развиваться поражение сенсорной ветви лучевого нерва, не приводящее к упомянутым субъективным нарушениям. Поверхностная ветвь может быть также повреждена при теносиновэктомии первого сухожилия разгибателя по поводу стенозирующего тендовагинита де Кервена. Хирургическое лечение редко бывает успешным (348). Возможно повреждение ветви также после внутривенной инъекции (рис. 6.**2.54**).

Мы наблюдали остро развившееся нарушение чувствительности с интенсивной болью в зоне иннервации этой конечной ветви лучевого нерва при ганглии в запястно-пястном суставе. Это явление наблюдается в отсутствие каких-либо других причин у больных сахарным диабетом. Изредка развивается компрессия сенсорной конечной ветви в фасциальном отверстии на предплечье расширенными лимфатическими сосудами. При прохождении нерва через щель сухожилия плечелучевой мышцы также возможно его сдавление и появление нарушений чувствительности (764). При исследовании, проведенном среди 51 пациента, были выявлены локальная травма, значительная рабочая перегрузка лучезапястного сустава или сахарный диабет. Клинические признаки нарастали при пронации предплечья и локтевом отведении лучезапястного сустава. При хирургическом лечении 32 пациентов с применением невролиза в фасциальном отверстии улучшение или излечение было достигнуто в 2/3 случаев (160).

Поражение заднего межкостного нерва

Изолированное поражение сенсорного конечного участка глубокой ветви лучевого нерва, заднего межкостного нерва, встречается очень редко (656). Эта веточка иннервирует не какой-либо участок кожи, а исключительно участок кожи тыла кисти. Она может поражаться вследствие образования ганглия, установки внутривенного катетера или форсированной повторяющейся нагрузки на лучезапястный сустав. Наблюдается тупая боль над задней поверхностью лучезапястного сустава, которая исчезает при проводниковой анестезии, выполненной проксимальнее этой области. В 6 из 13 случаев потребовался оперативный невролиз с резекцией невромы, который в 5 случаях привел к полному выздоровлению (104).

Компрессионное поражение тыльного пальцевого нерва

При хроническом сдавлении рабочими инструментами, например ножницами, может появляться нарушение чувствительности на лучевой поверхности большого пальца. Оно сопровождается дизестезией и было обозначено Вартенбергом как *парестетическая хейралгия*; вызывается поражением сенсорной поверхностной ветви лучевого нерва. Изредка аналогичные нарушения развиваются на локтевой поверхности большого пальца. Лечение состоит исключительно в прекращении вызвавшей нарушение деятельности.

Поражение лучевого нерва другой этиологии

Лучевой нерв может быть поврежден на различном уровне по целому ряду других причин. Его поражение возможно при редко наблюдаемом в настоящее время отравлении свинцом. Изолированное либо в сочетании с нарушением функции внутренних органов поражение лучевого нерва при общем отравлении свинцом раньше не было редкостью. Группу риска составляли книгопечатники, художники, работающие со свинцовыми белилами, а также рабочие, которые с помощью паяльной лампы обжигали изделия, окрашенные свинцовым суриком. Сейчас еще иногда наблюдаются «свинцовые параличи» у рабочих аккумуляторных фабрик. Заболевание носит исключительно двигательный характер, чаще проявляется односторонним поражением, которое во многих случаях со временем может распространяться и на другую сторону. Лечение такое же, как при хроническом отравлении свинцом.

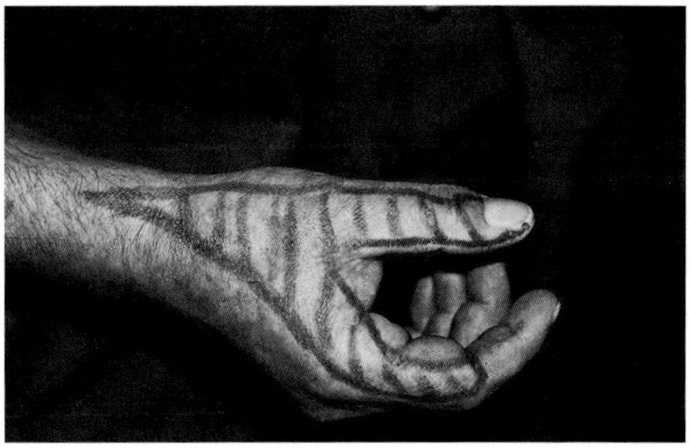

Рис. 6.**2.54** Нарушение чувствительности в зоне иннервации лучевого нерва после внутривенной инфузии. В связи с венепункцией на лучевой стороне левого предплечья развилось нарушение чувствительности в заштрихованном участке в зоне иннервации поверхностной ветви лучевого нерва.

На задней поверхности плеча лучевой нерв располагается под латеральной головкой трицепса и может быть поврежден на этом отрезке при внутримышечной инъекции. В локтевой ямке повреждение возможно при попытках пункции локтевой вены. Чисто двигательная глубокая ветвь лучевого нерва подвергается повреждению при прохождении по латеральному краю локтя при паравенозных инъекциях или инфузиях, а также при местной анестезии, например по поводу латерального эпикондилита. При венепункции в латеральном отделе дистального участка предплечья опасности подвергается поверхностная ветвь, а при инъекции в области тыла кисти могут повреждаться соседние дорсальные пальцевые нервы. Повреждения лучевого нерва в сочетании с повреждением срединного и локтевого нервов описаны после наложения артериовенозного шунта между плечевой артерией и венами предплечья, при этом отмечается «светлый промежуток» продолжительностью до нескольких дней после операции и стойкое прогрессирование ишемического поражения в дальнейшем течении заболевания.

Опухоли нерва локализуются преимущественно вблизи локтевой ямки и могут приводить к прогрессирующему, часто тотальному поражению лучевого нерва. Чаще всего речь идет о доброкачественных опухолях или ганглии. Изолированное повреждение глубокой ветви может быть вызвано длительным давлением твердого предмета на разгибательную поверхность предплечья. Выше уже был упомянут «сонный паралич». Инъекционное повреждение в области предплечья представляет собой редкость, так же как и повреждение нерва в результате перелома Монтеджи у детей. Тяжелое повреждение нерва на фоне выявленной при операции стриктуры ствола нерва в дистальном отделе плеча, в отсутствие внешнего воздействия или другой локальной патологии, встречается редко (наблюдение по этому поводу см. также на рисунке 6.**2.73**).

Множественная мононейропатия, например при артериитах, может дебютировать в виде поражения лучевого нерва. Причиной преходящего нарушения функции лучевого нерва может стать локальное переохлаждение при нахождении под кондиционером во время длительного перелета на самолете.

Двустороннее поражение лучевого нерва. В 3 из 103 случаев в Неврологической клинике в Берне мы наблюдали двустороннее поражение лучевого нерва (718). В литературе описано еще 12 подобных случаев. Самой частой причиной были двусторонние поражения от сдавления, в большинстве случаев на плече, в 4 случаях у новорожденных, в остальных случаях наблюдались туннельные синдромы, в большинстве из них – супинаторный синдром. Двусторонний нейрогенный парез длинной головки трицепса описан в рамках невралгической амиотрофии плеча (668). При порфирии описана полинейропатия, поражающая преимущественно лучевые нервы с обеих сторон. Мы наблюдали двустороннее поражение глубокой ветви лучевого нерва при саркоидозе, а также при воспалительной демиелинизирующей полинейропатии.

Лечение

Консервативное лечение

Вопрос о лечении поражений лучевого нерва частично уже затрагивался при обсуждении различных этиологических форм. Консервативное лечение не показано, если, например, с помощью оперативной ревизии выявлено полное нарушение целостности нерва. Если речь идет о повреждении I–III степени, как это часто бывает, например, вследствие перелома плеча или его хирургического лечения, рекомендуется сначала придерживаться выжидательной стратегии, так как при этом возможно спонтанное восстановление. Решающими факторами при определении показаний к операции служит выявление отсутствия продвижения поражения при симптоме Гофмана–Тинеля в дистальном направлении и признаки поражения двигательных единиц на ЭМГ спустя 6 нед. после повреждения.

Хирургическое лечение

При ровном разрыве (разрезе) с успехом проводят ушивание нерва «конец-в-конец», в остальных случаях предпочтительнее использовать трансплантат нерва. На плече проводят гетеротопную реконструкцию лучевого нерва, формируя его направление по новому пути, вентральнее от плечевой кости; при этом между нервом и плечевой костью должна находиться прослойка из мягких тканей. Эта операция при ее проведении имеет не только технические преимущества, но и прокладывает новый путь для ствола лучевого нерва, помещая его в здоровую, хорошо кровоснабжаемую ткань, устраняя травмоопасный для него фактор – близкое соседство с твердой костной тканью. Кроме того, при этом создаются условия, позволяющие предотвратить воздействие на нерв рубца и особенно костной мозоли и создать тем самым оптимальные условия для его регенерации.

При использовании длинных трансплантатов нервов следует соединять их с наиболее дистальными участками лучевого нерва, чтобы достичь реиннервации иннервируемых им мышц. По сравнению со срединным и локтевым нервами сенсорная иннервация в данном случае не имеет большого значения. Тот факт, что при использовании длинных трансплантатов нервов возможно достижение хороших результатов, доказано не только в клинических, но и в экспериментальных исследованиях (227), при ЭМГ-исследовании определялось появление определенного количества потенциалов увеличенной длительности, что свидетельствовало о реиннервации мышечных волокон (246).

Поверхностная ветвь подвержена образованию болезненных невром. Поэтому при разрыве нерва в рамках резаного ранения в типичном месте на заднелучевой поверхности лучезапястного сустава показано ушивание нерва.

Kim (367) сообщает о 180 пациентах американской клиники, которым была проведена нейрохирургическая операция по поводу поражения лучевого нерва; 90% из них наблюдались в течение 18 мес. и дольше. В случае поражений, при которых был выполнен первичный шов нерва, восстановление двигательной функции в 91% случаев дало хороший или очень хороший результат, при вторичном ушивании этот показатель составил 83%. После применения трансплантата доля выздоровевших составила 80%. В тех случаях, когда потребовалось лишь проведение невролиза, полное или очень хорошее восстановление наблюдалось в 98% случаев.

Заместительные операции

При сохранных срединном и локтевом нервах функция лучевого нерва может быть очень успешно восстановлена с помощью перемещения мышц и сухожилий. Первичная заместительная операция в форме перемещения круглого пронатора (см. ниже) для восстановления тыльного разгибания применяется практически только у пожилых пациентов, первичное сочетание реконструкции нерва и перемещения круглого пронатора показано при отсроченной реконструкции при уже значительной атрофии мышц-разгибателей.

В соответствии с разнообразными функциями иннервируемых из лучевого нерва мышц и их участии в движении кисти, при проведении заместительных операций можно восстановить:

- тыльное разгибание в лучезапястном суставе;
- разгибание пальцев в пястно-фаланговых суставах;
- разгибание различных суставов пальцев;
- отведение большого пальца.

Для обеспечения разгибания в лучезапястном суставе лучше всего применять перемещение сухожилия круглого пронатора на оба или только на короткий лучевой разгибатель запястья. Для активации длинных сухожилий разгибателей II–V и I пальцев больше всего подходит локтевой сгибатель кисти, который пересаживают либо вокруг локтевой кости, либо через межкостную мембрану на дорсальную сторону. Для отведения большого пальца используют длинную ладонную мышцу. Если сухожилие длинной ладонной мышцы отсутствует, проводят тенодез длинной мышцы, отводящей большой палец.

Трехглавая мышца плеча редко поражается при повреждении лучевого нерва, так как ветви для нее отходят от лучевого нерва на самом проксимальном уровне, выше наиболее часто травмируемых зон. Кроме того, этих ветвей достаточно много, и все они не страдают одновременно. Необратимые поражения трицепса встречаются при высоком поперечном поражении спинного мозга. Однако именно для этих пациентов особенно важна функция сгибания в локтевом суставе, чтобы они могли управлять инвалидной коляской и самостоятельно перемещаться в пространстве. В этих случаях проводят восстановление разгибания в локтевом суставе по Moberg с использованием спинальной части дельтовидной мышцы, которую удлиняют с помощью участка сухожилия и соединяют с местом прикрепления сухожилия трехглавой мышцы (464).

Дифференциальная диагностика

Иногда прежде всего бывает необходимо провести дифференциальную диагностику с центральным поражением, т.е. преимущественно дистальным парезом при

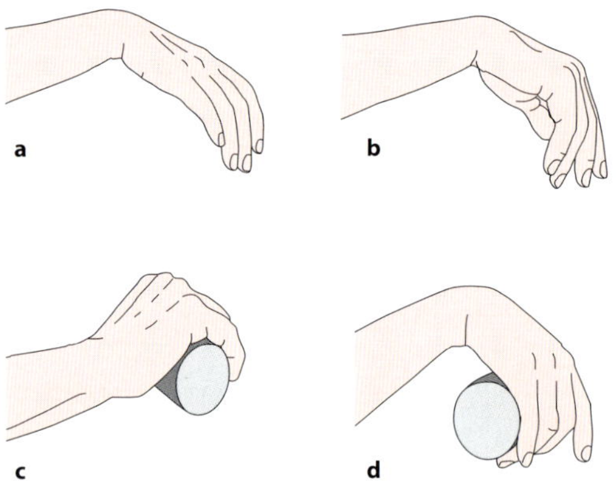

Рис. 6.**2.55** Сравнение симптома «свисающей» кисти при центральном парезе (**a**) и периферическом поражении лучевого нерва (**b**). В обоих случаях пациент не может активно поднять руку. Однако при центральном поражении возможен сильный захват предмета благодаря содружественному движению разгибателей (**c**), а при периферическом парезе этого не происходит (**d**) (по Wartenberg).

церебральном процессе. При подобных поражениях также наблюдается симптом «свисающей» кисти и невозможность полного тыльного разгибания кисти. Однако при центральном поражении, в отличие от периферического, во многих случаях наблюдается тыльное разгибание в качестве содружественного движения при обхватывании предмета (рис. 6.**2.55**).

Разумеется, необходимо выявлять и другие признаки центрального поражения, такие как повышение рефлексов и патологические знаки. При спинальной мышечной атрофии вначале в той или иной степени может наблюдаться изолированное поражение разгибателей кисти и поражение лучевого нерва (дистальное). При корешковом синдроме C7 развивается слабость трехглавой мышцы плеча, а также слабость пронаторов предплечья и, наряду с парезом разгибателей, также и парез сгибателей. Иногда наблюдается слабость мышц возвышенности большого пальца. Кроме того, диагноз подтверждают наличие шейного болевого синдрома и нарушения чувствительности. Атрофия мышц дистальных отделов предплечья, например в рамках миотонической дистрофии Штейнерта, и наличие других признаков миопатии облегчают дифференциальную диагностику с поражением лучевого нерва. Очень часто пациента направляют на консультацию к неврологу с диагнозом «поражение лучевого нерва» лишь на том основании, что выявлена атрофия межкостных мышц в первом межпальцевом промежутке с тыльной стороны. Следует отметить, что это является признаком поражения не лучевого, а значительно чаще локтевого нерва. При этом иногда выявляются разрывы отдельных сухожилий длинных разгибателей, особенно длинного разгибателя большого пальца. Они могут развиваться спустя 8–12 нед. после перелома дистальных отделов костей предплечья либо в отсутствие травмы, например в рамках «паралича барабанщика». Если травмы не было, повреждения сухожильных влагалищ, как правило, не наблюдается. Возможно, что в связи с травмой происходит повреждение волокон сухожилий, которое после латентного периода приводит к их некробиозу. Следует отличать подобные разрывы сухожилий от нейрогенного пареза мышц. Это касается также стенозирующего теносиновита сухожилий длинных сгибателей, теносиновита де Кервена («щелкающий палец»), при которых блокированные в положении сгибания пальцы могут имитировать парез разгибателей. Ишемические некрозы мышц предплечья могут вызывать вторичное нарушение тыльного разгибания, как при поражении лучевого нерва. Это наблюдается также при начальных проявлениях укорочения сгибателей кисти и пальцев при ишемической контрактуре Фолькмана (см. с. 426), а также при редко наблюдаемом компартмент-синдроме глубоких разгибателей предплечья. Мы наблюдали, как у пациентов после перенесенного полиартрита развивалось отклонение оси пальцев, в результате чего сухожилия длинных разгибателей пальцев при сгибании соскальзывают с пальцев и оказываются ниже пястно-фаланговых суставов. Так как при этом отклонение оси проходит мимо точки вращения этих суставов, разгибание становится невозможным, и эта картина также может имитировать поражение лучевого нерва. Если исследователь будет удерживать сухожилие в правильном положении на вершине пястно-фалангового сустава и не давать ему соскальзывать, так называемый парез исчезает.

Механика движений кисти и пальцев сложна и многообразна, и при поражении лучевого нерва может казаться, что нарушены функции и других нервов. Пациент не может разгибать пальцы в межфаланговых суставах, что имитирует парез иннервируемых локтевым нервом межкостных мышц. В действительности это нарушение функции связано лишь с отсутствием фиксации пястно-фаланговых суставов в положении разгибания и может быть компенсировано пассивным разгибанием пястно-фаланговых суставов. Нарушение способности сжимания кисти в кулак при поражении лучевого нерва вызывает подозрение на повреждение также и срединного нерва. Однако это объясняется патологическим функциональным положением длинных сгибателей пальцев при выпадении функции разгибателей кисти и также преодолевается с помощью пассивного разгибания в пястно-фаланговых суставах.

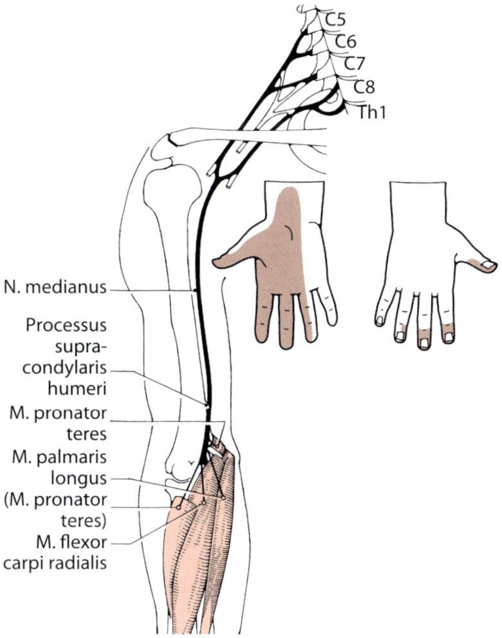

Рис. 6.**2.56** Срединный нерв (C5–Th1), общий обзор.

Срединный нерв (C5–Th1)

Анатомия

Срединный нерв (рис. 6.**2.56**) образуется при слиянии двух ножек, которые отходят от медиального и латерального пучков плечевого сплетения и огибают спереди подмышечную артерию. На этом этапе срединный нерв получает волокна из всех сегментов плечевого сплетения. Место слияния двух ножек в срединный нерв (развилка) прикрыто на уровне подмышечной ямки грудными мышцами. Расположение развилки может значительно варьировать. Она может быть смещена в дистальном направлении на уровень плеча. В 5% случаев она отсутствует. При этом двигательные волокна для сгибателей руки идут сначала в составе латерального пучка, а затем – мышечно-кожного нерва. Дистальнее, в области медиальной борозды двуглавой мышцы, происходит слияние отходящих от этого нерва волокон с волокнами из медиального пучка в единый срединный нерв. Вместе с сосудами руки срединный нерв проходит на плече в медиальной борозде двуглавой мышцы и переходит затем на уровне локтевого сгиба на медиальную сторону плечевой артерии. Сзади к нему примыкает медиальная межмышечная перегородка плечевой кости и берущая от нее начало плечевая мышца. В редких случаях на медиальной межмышечной перегородке плечевой кости находится костная шпора, надмыщелковый отросток плеча (см. с. 371). На уровне локтя нерв проходит под апоневрозом двуглавой мышцы плеча (*lacertus fibrosus*) и медиально от круглого сухожилия бицепса. Затем он располагается медиально от плечевой артерии или при высоком разветвлении этой артерии медиально от локтевой артерии. Под *lacertus fibrosus* срединный нерв отдает ветви к ряду мышц предплечья (круглому пронатору, лучевому сгибателю кисти, длинной ладонной мышце, поверхностному сгибателю пальцев). Ствол нерва покидает локтевой сгиб, проходя вглубь мышц между головками круглого пронатора. Они прикрепляются к медиальному надмыщелку плеча (головочка плечевой кости) и венечному отростку локтевой кости (локтевая головка). Локтевая головка обычно меньше по объему; она отделяет срединный нерв от расположенной латеральнее и не-

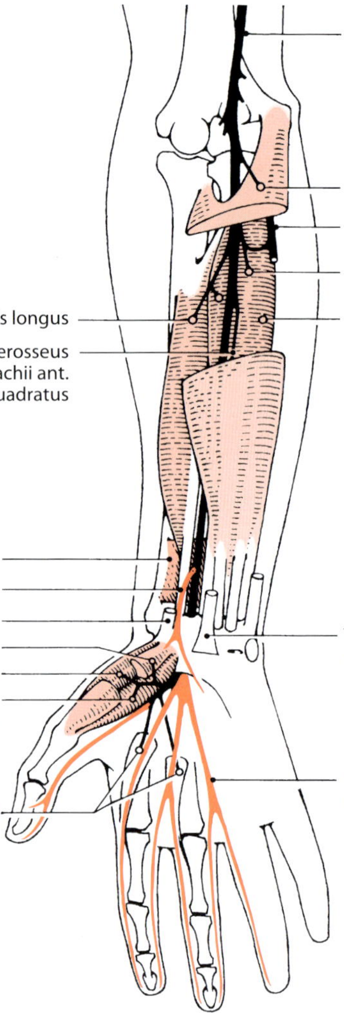

Рис. 6.**2.57** Срединный нерв (C5–Th1) в области локтя.

сколько глубже локтевой артерии. Плечевая мышца создает защитную прокладку между срединным нервом с сосудами и локтевым суставом. Это в большинстве случаев предотвращает непосредственное повреждение нерва при переломах локтя.

Через круглый пронатор срединный нерв проходит под сухожильной дугой поверхностного сгибателя пальцев (рис. 6.**2.57**). Далее он, располагаясь на нижней стороне поверхностного сгибателя пальцев, будучи помещенным в его фасциальное влагалище, проходит по средней линии предплечья в дистальном направлении. Дистально от круглого пронатора от срединного нерва отходит передний межкостный нерв, который следует по поверхности межкостной мембраны между длинным сгибателем большого пальца и глубоким сгибателем пальцев до квадратного пронатора. Наряду с круглым пронатором он иннервирует все мышцы-сгибатели, за исключением двух брюшек глубокого сгибателя пальцев для IV и V пальцев, которые получают иннервацию из локтевого нерва. Тонкие веточки идут также к костям предплечья и лучезапястному суставу.

Важное практическое значение имеет топографическое положение срединного нерва в области перехода на кисть (рис. 6.**2.58**).

Проксимально от лучезапястного сустава нерв вновь выходит на поверхность из своего защищенного футляра между поверхностным и глубоким сгибателями пальцев.

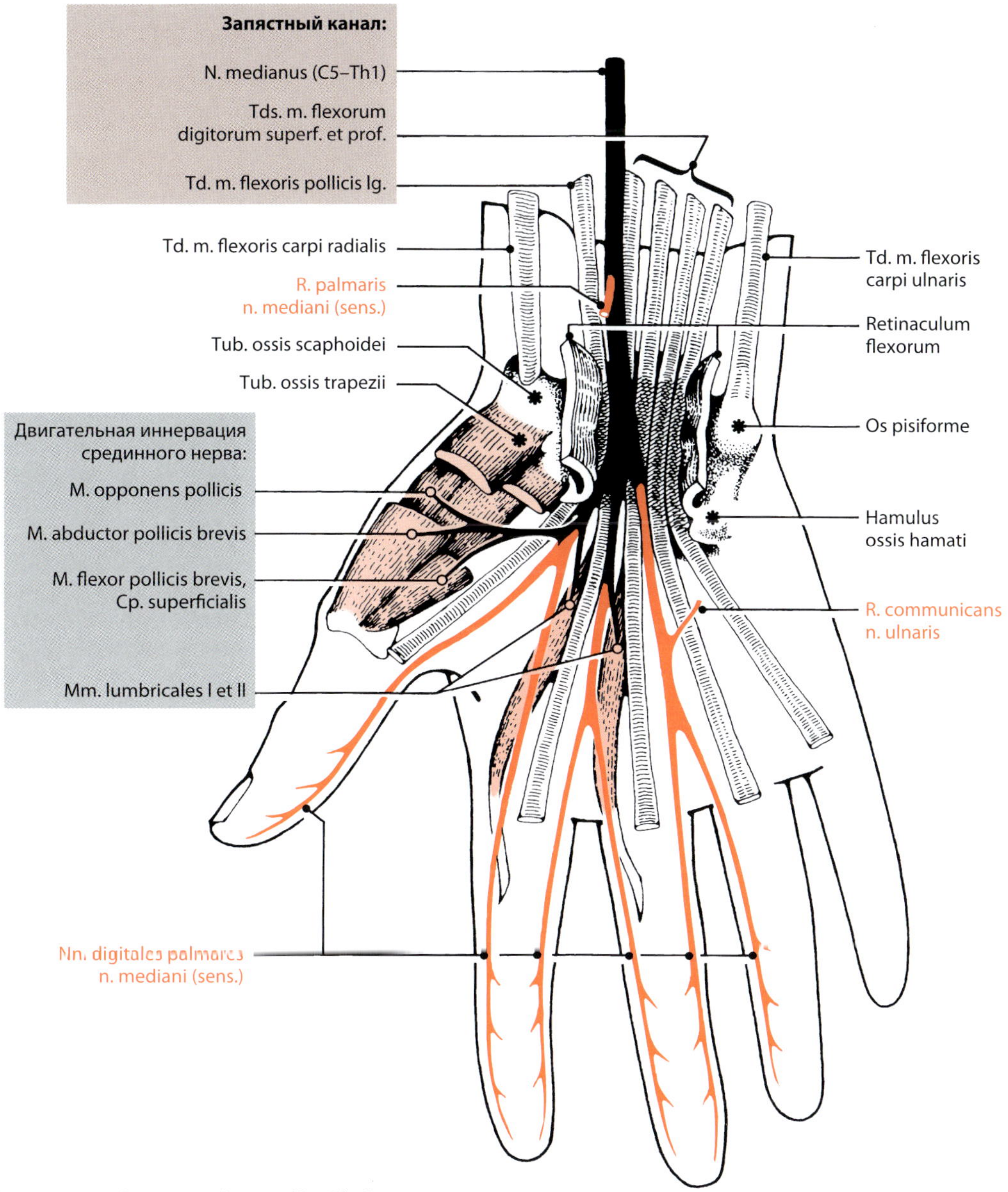

Рис. 6.**2.58** Срединный нерв (C5–Th1) на кисти.

На локтевой стороне сухожилия лучевого сгибателя кисти нерв располагается непосредственно под фасцией. Под нервом находится сухожилие поверхностного сгибателя пальцев для указательного пальца, а в локтевом направлении от него – сухожилие длинной мышцы ладони (если оно имеется). В запястном канале нерв все больше уплощается, а примерно в 5 см проксимальнее от ладонной поперечной связки запястья (*retinaculum flexorum,* удерживатель сгибателей) отдает ладонную ветвь, которая прободает фасцию, проходит по лучевой стороне основного ствола и иннервирует кожу над возвышенностью большого пальца и на лучевой стороне ладони. Однако в этом регионе нередко наблюдаются и вариации.

Расположение срединного нерва в запястном канале важно для клинициста из-за возможных сужений канала. Стенки этого костно-фиброзного канала образованы костями запястья и ладонной поперечной связкой запястья. Она натянута между бугорками ладьевидной и трапециевидной костей с одной стороны и гороховидной костью и крючком крючковидной кости с другой. Форма поперечного среза и диаметр канала различны в проксимальном и дистальном отделах. Самое узкое место располагается в 2–2,5 см в дистальном направлении от входа. На этом уровне кости запястья образуют узкий, но глубокий желоб; ладонная поперечная связка запястья в этом месте относительно толстая. Запястный канал содержит сухожилия длинного сгибателя большого пальца и поверхностного и глубокого сгибателей пальцев, заключенные в оболочки. Уплощенный в сагиттальной плоскости срединный нерв располагается на ладонной поверхности влагалища сухожилий запястья, вблизи сухожилия длинного сгибателя большого пальца и под местом прикрепления поверхностных мышц тенара. По ходу нерва в дистальном направлении его топографическое отношение к сухожилиям изменяется, но он всегда остается в контакте с находящимся под ним сухожилием поверхностного сгибателя пальцев для указательного пальца. Кроме того, что запястный канал может иметь патологические сужения на своем протяжении, его просвет изменяется в зависимости от положения кисти. При ладонном сгибании кисти изменяется расстояние между проксимальным краем поперечной связки запястья и лучевой костью, тем самым изменяется поперечный диаметр входа в канал.

Одновременно в просвет канала выступает дистальный конец полулунной кости. Напротив, при тыльном разгибании проксимальная часть этой кости смещается внутрь канала. Измерение показало значительное увеличение давления внутри канала как при ладонном сгибании, так и при тыльном разгибании. При тыльном разгибании этот показатель может увеличиваться в 3 раза по сравнению с нейтральным положением. Особенно критическая ситуация возникает в тех случаях, когда из-за утолщения стенки, изменения формы канала или объемного процесса внутри него развивается компрессия содержимого канала.

При выходе из запястного канала либо еще внутри него срединный нерв разветвляется в области середины ладони. Мышечные ветви к возвышенности большого пальца отходят у выхода из запястного канала, иногда прободая удерживатель сгибателей, и идут в лучевом направлении. Они иннервируют короткую мышцу, отводящую большой палец, отводящую мышцу и поверхностную головку короткого сгибателя большого пальца. Примерно в 2/3 случаев выявляется анастомоз между глубокой ветвью локтевого нерва и ветвями срединного нерва к возвышенности большого пальца, благодаря которому осуществляется двойная иннервация мышц тенара и для которого предложено обозначение *ansa thenaris*. Выявление подобной двойной иннервации имеет большое значение при повреждении нервов или при операциях на нервах.

Конечные ветви срединного нерва представляют собой общие пальцевые ладонные нервы (1-й, 2-й и 3-й). Они, в свою очередь, разделяются на собственные ладонные пальцевые нервы, которые идут к большому, указательному, среднему и лучевой половине безымянного пальца. Они иннервируют не только кожу сгибательной стороны кисти, но и разгибательной стороны над средней и конечной фалангами II–IV пальцев. От 1-го и 2-го общих пальцевых ладонных нервов идут двигательные ветви к I и II червеобразным мышцам. Последовательность отхождения ветвей от ствола срединного нерва и расстояния от середины плеча до места вхождения нерва в мышцы представлены в таблице 6.**2.14**.

Срединный нерв получает кровоснабжение на плече от плечевой артерии и ее ветвей. На предплечье следует отметить отходящую от межкостной артерии срединную артерию, в норме это единственная артерия, кровоснабжающая срединный нерв. В 1% случаев она образует мощный длинный ствол, проходит вместе со срединным нервом в запястный канал и соединяется затем с поверхностной ладонной дугой. В этих случаях лучевая артерия атрофируется до тоненькой извилистой веточки. В запястном канале срединный нерв кровоснабжается из ветвей поверхностной ладонной ветви лучевого нерва. При этом сосуды прободают

Таблица 6.**2.14** Последовательность, в которой отдельные ветви отходят от ствола срединного нерва. В скобках дано расстояние до места вхождения ветвей нерва в мышцы, измеренное от середины плеча (см). При скорости прорастания аксона 3 см/мес. приведенные здесь данные позволяют представить наиболее ранние сроки реиннервации соответствующих мышц (по Foerster)

Суставная ветвь
Ветвь к проксимальной части плечевой головки круглого пронатора (13,5)
Ветвь к поверхностному сгибателю указательного пальца (16,5) и затем длинная ладонная ветвь (18,6)
Ветвь к локтевой головке круглого пронатора и ее дистальной части (17,2)
Ветвь к лучевому сгибателю кисти (18,2)
Ветвь к поверхностному сгибателю пальцев для III–V пальцев (19,2)
Передний межкостный нерв:
Ветвь к глубокому сгибателю II–III пальцев (20,4–22,4)
Ветвь к длинному сгибателю большого пальца (22,4)
Ветвь к квадратному пронатору (31,7–32,2)
Мелкие ветви к межкостной мембране, капсуле сустава и надкостнице лучезапястного сустава и костей запястья
Ветвь к дистальной части поверхностного сгибателя пальцев для указательного пальца (22,8–30,3)
Ладонная ветвь срединного нерва (к коже запястья)
Терминальная латеральная ветвь, от которой отходят следующие ветви:
К короткой мышце, отводящей большой палец
К поверхностной головке короткого сгибателя большого пальца
К мышце, противопоставляющей большой палец
Анастомоз с глубокой ветвью локтевого нерва
Ладонный пальцевой лучевой нерв большого пальца
Общий ладонный пальцевой нерв (разделяется на ладонные пальцевые локтевые нервы большого пальца и указательного пальца от последней ветви к I червеобразной мышце)
Терминальная медиальная ветвь, которая разделяется на:
Общий 2-й ладонный пальцевой нерв с ветвью к 2-му червеобразному нерву
Общий 3-й ладонный пальцевой нерв

удерживатель сгибателей. Сплетение сосудов в глубине запястного канала, которое распространяется по надкостнице полулунной кости, также участвует в артериальном кровоснабжении срединного нерва на этом участке. Оно состоит из слияния ладонной запястной ветви лучевой артерии, локтевой артерии и передней межкостной артерии. Дистальнее запястного канала основную роль в кровоснабжении общих ладонных и собственных пальцевых нервов берет на себя поверхностная ладонная дуга со своими разветвлениями. Срединный нерв отдает на своем протяжении чувствительные ветви к синовиальной оболочке локтевого и лучезапястного суставов, к надкостнице и костям: локтевой, лучевой, пястным и фалангам пальцев. Вазомоторные волокна отходят от нерва в местах, где он тесно контактирует с сосудами, т.е. в медиальной борозде двуглавой мышцы, в локтевой ямке и на ладони.

Признаки поражения

Клиническая картина

Клиническая картина поражения срединного нерва складывается как из двигательных, так и чувствительных нарушений. Нарушения двигательной функции затрагивают исключительно мышцы предплечья и кисти. Нарушения чувствительности ограничены лучевой стороной кисти. В области локтя срединный нерв иннервирует оба пронатора, круглый и квадратный. Так как плечелучевая мышца (лучевой нерв) осуществляет пронацию супинированной руки лишь до срединного положения, поражение упомянутых мышц важно для топической диагностики поражений, локализующихся проксимальнее локтя (см. рис. 6.**2.66**). В области локтя срединный нерв иннервирует также лучевой сгибатель запястья, длинную ладонную мышцу и поверхностный сгибатель пальцев. Иннервируемый из локтевого нерва локтевой сгибатель запястья при изолированном сокращении одновременно тянет находящуюся в положении ладонного сгибания кисть в локтевом направлении («локтевое сгибание»). На предплечье срединный нерв осуществляет иннервацию длинного сгибателя большого пальца, глубокого сгибателя пальцев (за исключением локтевой части IV и V пальцев). Сухожилия поверхностного сгибателя пальцев доходят до средней фаланги, а сухожилия глубокого – до концевых фаланг.

Клинические симптомы будут приведены в дальнейшем с учетом уровня повреждения нерва.

Поражение срединного нерва в проксимальной части. Если нерв поражен на уровне плеча или локтевого сгиба до отхождения ветвей к лучевому сгибателю запястья и длинному сгибателю большого пальца, это приводит к тому, что при попытке сжатия пальцев в кулак формируется характерная «благословляющая кисть» (рис. 6.**2.59** и 6.**2.60**). Тесты на исследование отдельных мышц, иннервируемых срединным нервом, представлены на рисунках 6.**2.62** и 6.**2.65**–6.**2.72**.

Симптомы поражения срединного нерва на уровне кисти. С одной стороны, они могут наблюдаться при распространенном поражении ствола срединного нерва на проксимальном уровне. Однако для клинициста важнее знание симптомов поражения нерва на кисти, так как именно повреждение нерва в области лучезапястного сустава или запястья встречается значительно чаще. В подобных случаях развивается парез короткой мышцы, отводящей большой палец. Действия длинной отводящей мышцы недостаточно, чтобы компенсировать этот дефект. Парез можно выявить, с одной стороны, с помощью исследования отведения пальца вертикально по отношению к поверхности ладони (см. рис. 6.**2.71**). Недостаточность отведения большого пальца становится также заметна при попытке обхватить рукой круглый предмет, например бутылку (см. рис. 6.**2.61** и 6.**2.72**), что обозначается как «симптом бутылки».

Парез мышцы, противопоставляющей большой палец, проявляется в том, что противопоставление большого пальца вплоть до соприкосновения ладонных поверхностей большого пальца и мизинца в положении руки, лежащей на твердой основе (тыльной поверхностью кисти), бывает затруднено. Кроме того, пронация большого пальца недостаточна. Это приводит к тому, что при взгляде сверху виден не весь ноготь большого пальца, как на здоровой руке, а только его часть в профиль с лучевой стороны (рис. 6.**2.62**).

Парез иннервируемых срединным нервом поверхностной головки короткого сгибателя большого пальца и I–II червеобразных мышц практически не имеет функционального значения. При выраженной степени по-

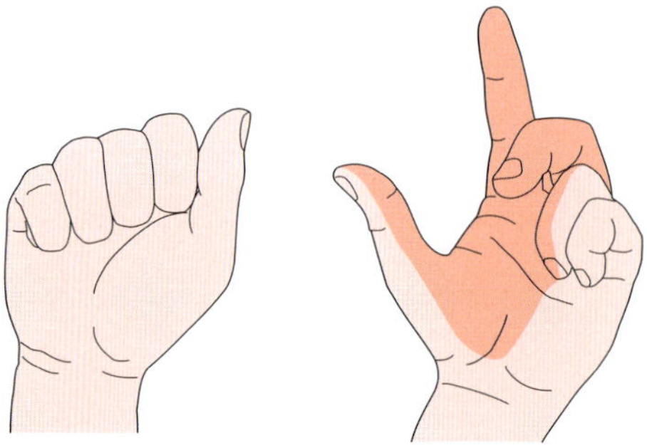

Рис. 6.**2.59** «Благословляющая кисть» при левостороннем поражении срединного нерва на высоком уровне.

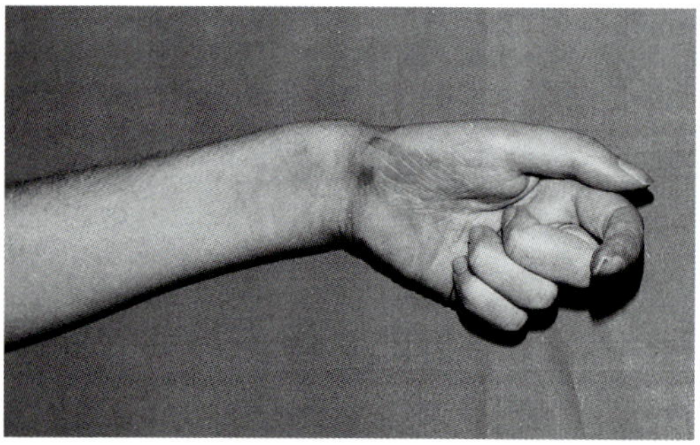

Рис. 6.**2.60** «Благословляющая кисть» при полном проксимальном поражении срединного нерва. При попытке сжимания кисти в кулак I и II пальцы не могут быть приведены к ладони (в части случаев проксимального поражения срединного нерва нарушено также сгибание среднего пальца; у некоторых пациентов, как и в данном случае, эта часть глубокого сгибателя пальцев иннервируется из локтевого нерва).

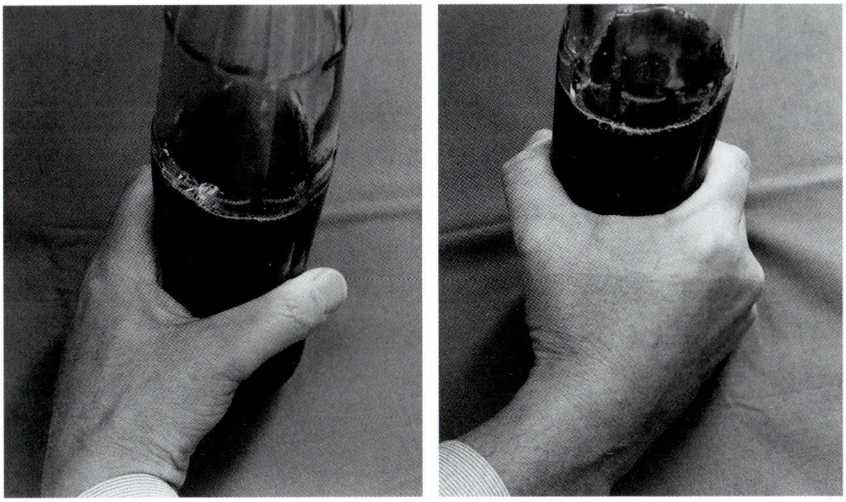

Рис. 6.**2.61** Положительный «симптом бутылки» слева. Правая здоровая кисть полностью охватывает бутылку большим и указательным пальцами, а расположенная между ними складка кожи плотно прилежит к поверхности бутылки. На пораженной левой кисти нарушено отведение и противопоставление большого пальца, и бутылка охватывается не полностью.

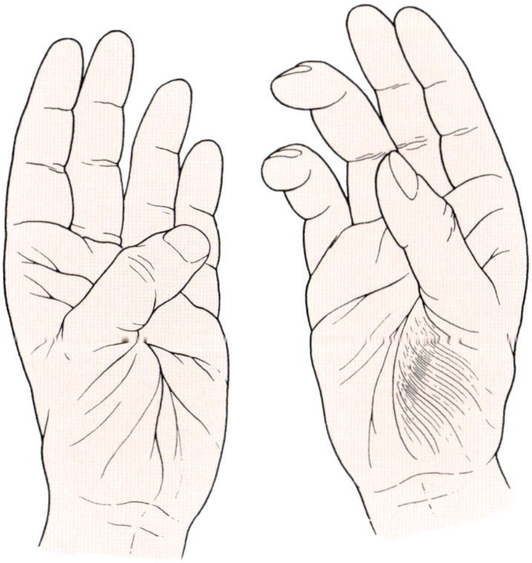

Рис. 6.**2.62** Противопоставление большого пальца и мизинца при правостороннем поражении срединного нерва. Из-за пареза мышцы, противопоставляющей большой палец, и короткой мышцы, отводящей большой палец, не только большой палец в недостаточной степени приближается к мизинцу, но и частично нарушено пронаторное вращение большого пальца вокруг своей оси. Поэтому сверху ноготь большого пальца виден только в профиль.

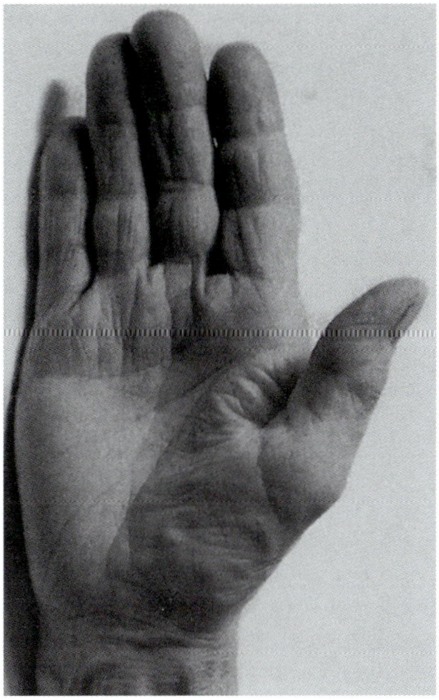

Рис. 6.**2.63** Атрофия мышц возвышенности большого пальца при синдроме запястного канала. (Фотография предоставлена Chirurgischen Universitätsklinik B Zürich, damaliger Director Prof. H.U.Buff.)

ражения изолированная атрофия отводящей и противопоставляющей мышц в области возвышенности большого пальца выглядит как значительное углубление латеральной части тенара и позволяет поставить диагноз поражения срединного нерва с первого взгляда (рис. 6.**2.63**), но тем не менее необходимо проведение дифференциальной диагностики с корешковым поражением C8–Th1 (см. с. 175).

Следует отметить, что в более редких случаях все мышцы возвышенности большого пальца иннервируются локтевым нервом или по крайней мере с его участием. В этом случае даже полный разрыв срединного нерва вопреки ожиданиям не вызовет пареза мышц тенара. Это относится также и к отдельным случаям, когда иннервируемые обычно из локтевого нерва мышцы кисти могут полностью получать иннервацию из срединного нерва (489).

При периферическом поражении срединного нерва нарушение чувствительности настолько характерно, что является одним из важнейших признаков при диагностике. Оно локализуется на дорсальной поверхности двух дистальных фаланг II и III пальцев. При поражении в запястном канале чувствительность на большей части ладони остается сохранной, так как прободающая дистальную фасцию предплечья ладонная ветвь не проходит сквозь запястный канал. Нарушение чувствительности выявляется в этом случае лишь в небольшой зоне ближе к ладони от пястно-фаланговых суставов большого, указательного, среднего и на лучевой стороне безымянного пальцев, а также на его тыльной стороне над двумя концевыми фалангами. Чувствительность над областью тенара остается сохранной.

Срединный нерв особенно богат вегетативными волокнами. Поэтому его травматическое повреждение редко обходится без вегетативно-трофических нарушений. Они могут проявляться отеком кисти и пальцев, сопровождаемым болезненной гиперпатией, восходящим невритом и диффузной болью вплоть до истинной каузалгии. Так как вместе с чувствительными волокнами к коже проходят и волокна для потовых желез, при повреждении срединного нерва нарушается увлажнение соответствующих участков

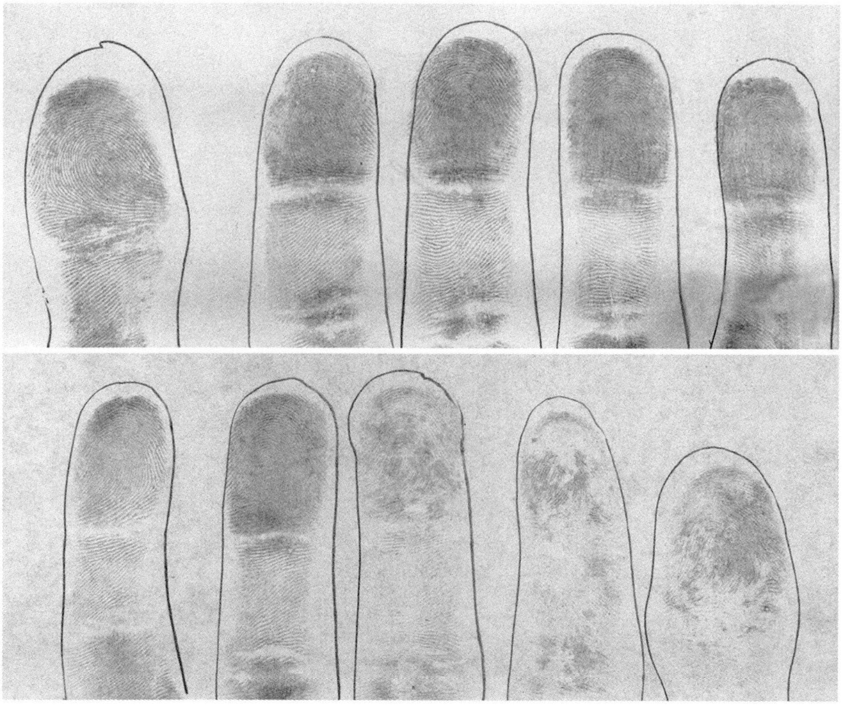

Рис. 6.**2.64** Нингидриновая проба после нарушения целостности срединного нерва слева и ушивании нерва. Частичная реиннервация с восстановленной чувствительностью кончиков пальцев. *Вверху:* нормальная секреция потовых желез на подушечках пальцев на правой стороне. *Внизу:* гипогидроз большого, среднего и указательного пальцев левой кисти.

кожи на подушечках пальцев. После ушивания нерва можно выявлять признаки регенерации в том числе на основании восстановления секреции потовых желез (рис. 6.**2.64**).

Признаки изолированного поражения переднего межкостного нерва. Эта чисто двигательная ветвь срединного нерва иннервирует длинный сгибатель большого пальца, глубокий сгибатель пальцев к указательному и среднему пальцу, а также квадратный пронатор. Клиническим признаком его поражения является невозможность сгибания концевых фаланг большого, указательного и среднего пальцев. Таким образом, пациент не в состоянии образовать ровное кольцо из большого и указательного пальцев (рис. 6.**2.65**).

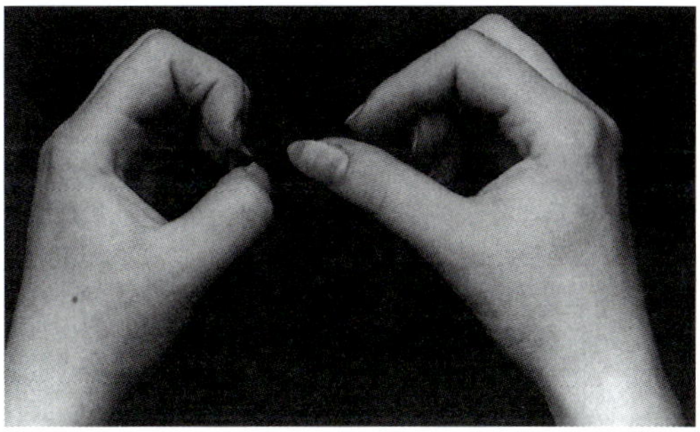

Рис. 6.**2.65** 20-летняя пациентка-правша. После напряженной работы на пишущей машинке появилась боль на ладонной поверхности предплечья и поражение переднего межкостного нерва справа. Концевые фаланги большого и указательного пальцев справа не могут, в отличие от пальцев с левой стороны, образовать замкнутый круг.

Клинические пробы

В соответствии с описанными выше функциями мышц, иннервируемых из срединного нерва, их можно тестировать по отдельности. Осуществляющие пронацию круглый и, дистальнее, квадратный пронатор исследуют при согнутом под прямым углом локте, при этом предплечье находится в срединном положении между пронацией и супинацией (рис. 6.**2.66**). В этом положении выключается пронаторное действие плечелучевой мышцы. Для исследования функции лучевого сгибателя кисти пациент сгибает лучезапястный сустав с преодолением сопротивления, при этом сухожилие мышцы легко пальпировать (рис. 6.**2.67**). Поверхностный сгибатель пальцев сгибает кисть и в том числе II фалангу пальцев. Для исследования его функции лучезапястный сустав фиксируется в нейтральном положении, а соседние пальцы исследователь разгибает для выключения функции глубокого сгибателя пальцев (см. рис. 6.**2.68**). Из срединного нерва иннервируются только идущие к концевым фалангам указательного и среднего пальцев части глубокого сгибателя пальцев. Поэтому исследуют лишь сгибание концевых фаланг этих двух пальцев (см. рис. 6.**2.69**). По тому же принципу тестируют сгибательную функцию длинного сгибателя большого пальца (см. рис. 6.**2.70**). Функцию короткой мышцы, от-

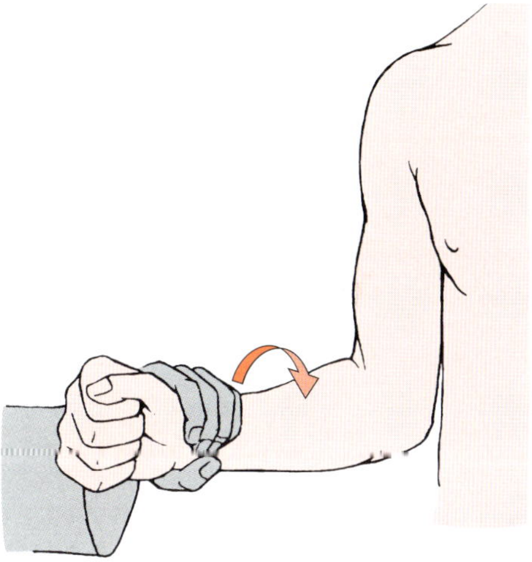

Рис. 6.**2.66** Исследование пронации предплечья при согнутом локте (мышцы – круглый и квадратный пронатор: срединный нерв).

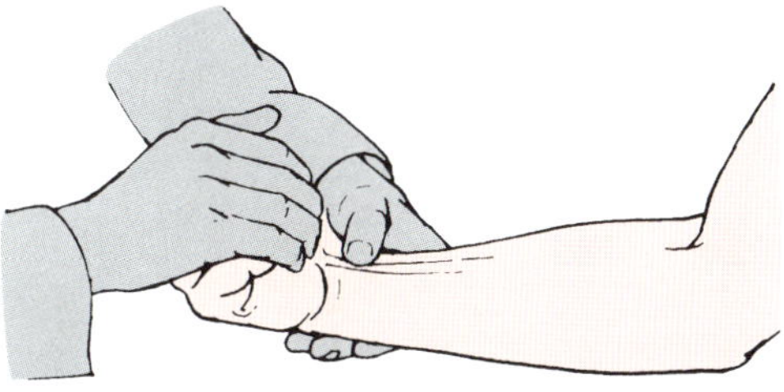

Рис. 6.**2.67** Исследование функции лучевого сгибателя кисти (срединный нерв).

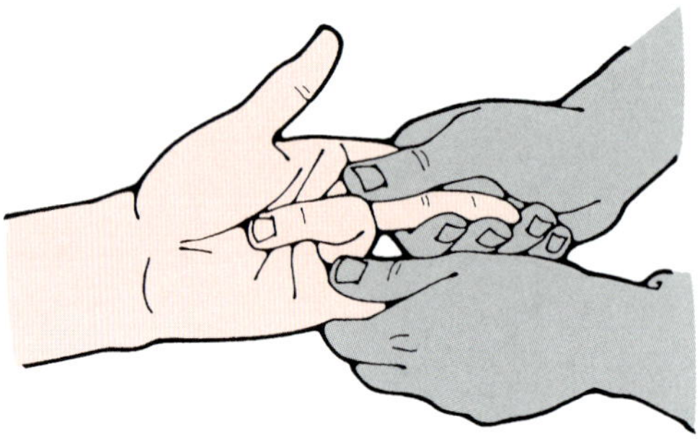

Рис. 6.**2.68** Исследование функции поверхностного сгибателя пальцев (срединный нерв). Лучезапястный сустав фиксирован, и соседние пальцы разгибаются при «выключении» функции глубокого сгибателя пальцев. При этом сохранная мышца сгибает пальцы в первом межфаланговом суставе.

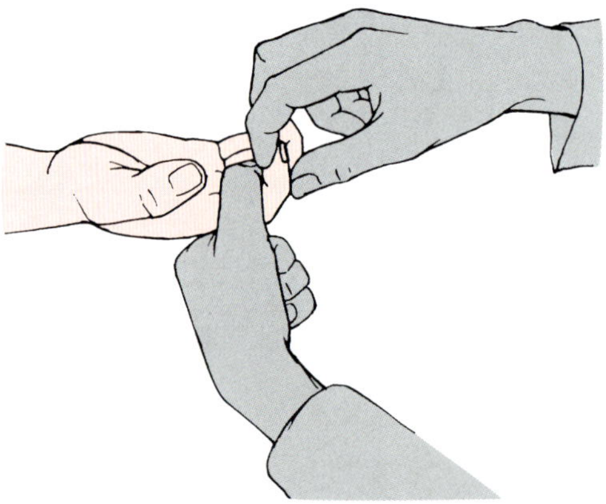

Рис. 6.**2.69** Исследование функции глубокого сгибателя II и III пальцев (срединный нерв). Указательный и средний палец сгибаются в концевом суставе.

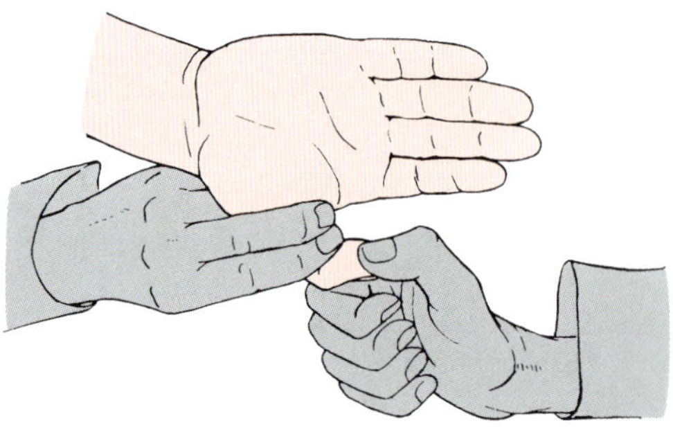

Рис. 6.**2.70** Исследование функции длинного сгибателя пальцев (срединный нерв). Сгибается концевая фаланга большого пальца.

водящей большой палец, исследуют путем приведения пальца к поверхности ладони с преодолением сопротивления (рис. 6.**2.71**). Недостаточность этой мышцы заметна также при проведении «пробы бутылки»: при попытке охватить ладонью бутылку на пораженной стороне между I и II пальцем остается участок кожи, не прилегающий полностью к поверхности бутылки (рис. 6.**2.72**).

Электрофизиологические исследования

При поражении срединного нерва на предплечье выявление нейрогенных изменений в соответствующих мышцах является более надежным доказательством, чем замедление скорости проведения. Дифференциальной диагностике с синдромом запястного канала способствует регистрация потенциалов фибрилляции от квадратного пронатора. Об электрофизиологической диагностике синдрома запястного канала см. ниже.

Обзор

Признаки поражения срединного нерва представлены в таблице 6.**2.15**.

Причины

Ниже представлены причины поражения в зависимости от его локализации.

Поражение в подмышечной ямке

Мы, так же как и другие авторы (125), наблюдали повреждение срединного нерва при пункции артерии в подмышечной ямке или в проксимальном отделе плеча, например, при проведении ангиокардиографии. Возможно повреждение, связанное с блокадой в области подмышечной ямки (709; 711). При этом поражение срединного нерва стоит на первом плане, но может быть и составной частью синдрома поражения медиальной части плечевого сплетения. Поражение может развиться и в случае компартмент-синдрома при возникновении гематомы. В этом случае необходимо немедленное удаление гематомы (760).

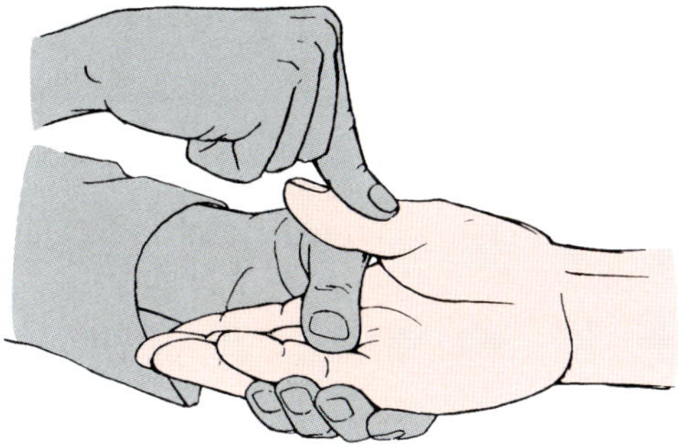

Рис. 6.**2.71** Исследование функции короткой мышцы, отводящей большой палец (срединный нерв). Пястная часть кисти фиксируется, а большой палец отводится перпендикулярно поверхности ладони (см. также рис. 6.**2.48**).

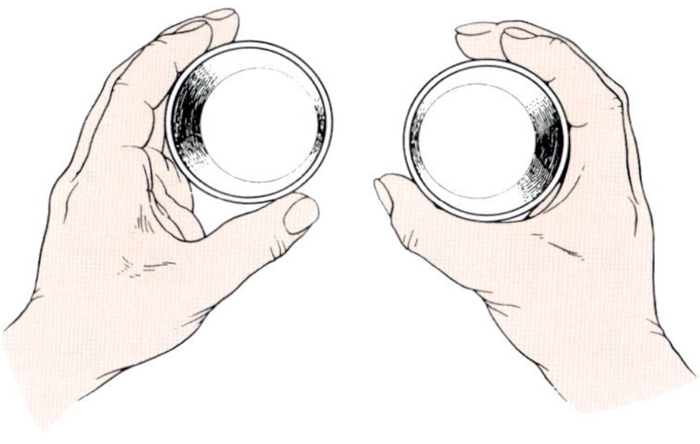

Рис. 6.**2.72** Положительный «симптом бутылки» слева при поражении срединного нерва. Слабость отведения большого пальца проявляется в том, что при захвате бутылки кожная складка между большим и указательным пальцами неплотно прилегает к поверхности бутылки (по Lüthy).

Поражение на плече

Изредка повреждение срединного нерва может быть вызвано травмой. Практически повреждение срединного нерва составляет лишь 8% от всех случаев поражения нервов при переломах плеча. Срединный нерв, хотя и реже, чем лучевой, тоже может страдать в результате компрессии, особенно во время сна. Давление головы спящего партнера может вызвать компрессионное повреждение срединного нерва («паралич влюбленных»). Наложенная после вмешательства на сосудах (забора крови) повязка Эсмарха может вызвать в том числе и поражение срединного нерва, которое практически всегда полностью обратимо. В медиальной борозде двуглавой мышцы иногда развивается ятрогенное поражение срединного нерва вследствие проведения остеосинтеза по поводу переломов плеча или псевдоартроза. При повреждении плечевой артерии и образовании аневризмы спустя латентный период возможно появление и прогрессирование поражения срединного (и локтевого) нерва.

Примерно у 1% людей на внутреннем крае плечевой кости, на 6 см выше локтевого сустава, имеется *надмыщелковый отросток* плечевой кости – филогенетический рудимент надмыщелкового канала у некоторых млекопитающих (см. с. 361). От его вершины идет фиброзный тяж к медиальному надмыщелку. Этот тяж обозначается как связка Струзера (*Struthers ligament*). Срединный

Таблица 6.**2.15** Характеристика поражения срединного нерва

Локализация поражения	Признаки	Нарушение функции
Проксимальный уровень, включая область локтя	Атрофия лучевой стороны мышц ладонной поверхности предплечья и латеральной части тенара	Слабость пронации, сгибания большого пальца и пальцев с лучевой половины кисти («благословляющая кисть»), слабость отведения большого пальца («симптом бутылки»). Нарушение чувствительности на лучевой поверхности кисти и на 3½ пальцах с лучевой стороны
Предплечье, изолированное поражение переднего межкостного нерва	Атрофия лучевых сгибателей на предплечье	Нарушение сгибания концевой фаланги большого и указательного пальцев. Чувствительность не нарушена
Запястный канал	Атрофия латеральной части тенара	Слабость отведения большого пальца с положительным «симптомом бутылки». Недостаточность пронаторного вращения при противопоставлении большого пальца. Нарушение чувствительности в области тенара и ладони нет, но наблюдается на 3 ½ пальцах с лучевой стороны

нерв проходит через основание этого отростка под фиброзным тяжем и в большинстве случаев покрыт берущей здесь начало поверхностной головкой круглого пронатора. Перелом надмыщелкового отростка может привести к поражению срединного нерва. Однако и в отсутствие травмы следует помнить о том, что раздражение нерва может быть вызвано наличием костной шпоры (489). Реже поражается локтевой нерв (см. табл. 6.**2.18**). Описанная выше связка Струзера может присутствовать и отдельно, без костного отростка. При этом также могут развиваться признаки поражения срединного нерва, которые регрессируют после рассечения этой связки.

Поражение в области локтя

Из 93 случаев поражений нервов при переломе плеча у детей лишь в 21 случае возникло повреждение срединного нерва (189). Изолированное поражение срединного нерва может развиваться при переломе дистального отдела плечевой кости, особенно при надмыщелковом «переразгибательном» переломе с выраженным смещением в переднезаднем направлении. Это осложнение наблюдается у 5% детей с надмыщелковыми переломами, и его необходимо выявлять. Истинный разрыв нерва встречается редко, чаще происходит его контузия с образованием периневральной гематомы. Прогноз, как правило, благоприятный, поэтому ревизию проводят лишь в том случае, если признаки регенерации отсутствуют спустя 5–6 мес. Возможно также защемление ствола нерва после репозиции вывиха локтевого сустава между плечевой и локтевой костями. В подобном случае всегда следует обращать внимание на наличие контрактуры Фолькмана (см. с. 426). Изредка поражение срединного нерва развивается спустя годы после перелома локтя.

Повреждения нерва вследствие пункции или инъекции чаще всего наблюдаются в медиальной части локтевого сгиба, обычно при венепункции, пункции плечевой артерии, а также паравенозной или внутривенной инъекции или инфузии. В области локтевого сгиба срединный нерв отделен от поверхностной вены соединительнотканным апоневрозом, и чтобы повредить его, нужно проткнуть иглой апоневроз, чего обычно не бывает при правильно проводимой инъекции (63). При попытке пункции плечевой артерии возможно, с одной стороны, непосредственное повреждение рядом расположенного срединного нерва пункционной канюлей, с другой стороны, возможно отсроченное развитие поражения после латентного периода вследствие возникновения гематомы. Она образуется под фасцией бицепса и не видна снаружи. При функционально значимом или прогрессирующем поражении срединного нерва показана экстренная фасциотомия. Преходящие парестезии наблюдались у 10 из обследованных 660 пациентов. Непрямым следствием пункции также может быть образование псевдоаневризмы после катетеризации локтевой артерии в результате артериографии. Аневризма может вызывать вторичную компрессию срединного нерва. Мы наблюдали также отсроченное во времени частичное поражение срединного нерва после пункции в области локтевой ямки (инъекции, инфузии, внутриартериальные инъекции, переливание крови). Операционная ревизия показана при быстро развившихся нарушениях и непосредственном повреждении нерва при пункции. Если есть подозрение на повреждение инъецируемой жидкостью, операцию рекомендуется отложить. Частота повреждений срединного нерва при венепункции составляет 1:25 000 (63). Хотя при венепункции и внутривенной инъекции чаще всего повреждается именно срединный нерв (309), возможно и поражение локтевого, а также переднего и латерального кожных нервов предплечья.

Поражение на предплечье

В том месте, где нерв проходит под круглым пронатором, он часто подвергается хроническому механическому раздражению, особенно в положении разгибания и при определенных видах деятельности. Это состояние обозначается как *синдром круглого пронатора*. Для него характерны боль и судороги мышц ладонной поверхности предплечья и парестезии пальцев лучевой стороны кисти, а также болезненность при надавливании на круглый пронатор (выявляется также болезненная точка на возвышенности большого пальца). Может также наблюдаться слабость длинного сгибателя большого пальца и короткой мышцы, отводящей большой палец, скорость проведения по стволу срединного нерва на предплечья замедлена. Kopell и Thompson (379) в одном аналогичном случае провели хирургическую ревизию и обнаружили фиброзный тяж между глубокой головкой круглого пронатора и поверхностным сгибателем пальцев, который и сдавливал срединный нерв. Проксимальнее места сдавления нерв имел веретенообразные утолщения. Жалобы пациента полностью исчезли после рассечения вышеупомянутого фиброзного тяжа. Иногда неврома в этой области может имитировать синдром круглого пронатора. В других случаях эта форма поражения вызывала писчий спазм, который регрессировал на фоне оперативного лечения.

Причиной компрессии срединного нерва, сопровождаемой болью и двигательными нарушениями, может стать апоневроз сухожилия двуглавой мышцы. Оперативное рассечение апоневроза (называемого также связкой Струзера) приводит к выздоровлению (727). Иногда наблюдается компрессия ветвей срединного нерва вследствие спиралевидного утолщения эпиневральной фасции (см. рис. 6.**2.73**). Для лечения этого поражения предложена особая техника нейрохирургического вмешательства (283).

При остеосинтезе переломов предплечья наблюдаются как повреждения основного ствола нерва, так и расположенного между локтевой и лучевой костью на межкостной мембране переднего межкостного нерва, наиболее подвержена этому повреждению ветвь нерва к длинному сгибателю большого пальца.

В рамках ишемической контрактуры (контрактуры Фолькмана) мышц-сгибателей на предплечье, например после надмыщелкового перелома плечевой кости, нередко происходит ишемическое повреждение срединного нерва вместе с локтевым. Нейрогенный компонент поражения в большинстве случаев быстро регрессирует, а обусловленное ишемией мышц функциональное расстройство сохраняется (см. с. 426).

Переломы предплечья, особенно субпериостальные переломы (переломы по типу «зеленой ветки») у детей, лишь в исключительных случаях приводят к повреждению срединного нерва, так как ствол нерва в этой области хорошо защищен брюшками мышц. Лишь в 24% повреждений нервов, связанных с переломами предплечья, поражается срединный нерв (189). Мы наблюдали изолированное повреждение ствола срединного нерва с сохранным передним межкостным нервом при переломах в области перехода от средней к дистальной трети предплечья. При распространенных гематомах возможно вторичное защемление нерва соединительной тканью до такой степени, что становится необходимым проведение невролиза. В рамках переломов костей предплечья возможно также изолированное повреждение переднего межкостного нерва.

Синдром переднего межкостного нерва (синдром Килоха–Невина)

Упоминавшаяся выше двигательная ветвь срединного нерва, передний межкостный нерв, проходит по ладонной поверхности межкостной мембраны и иннервирует длинный сгибатель большого пальца и глубокий сгибатель пальцев к указательному и среднему пальцу, а также квадратный пронатор. Изолированное поражение этой ветви названо по фамилиям авторов, впервые описавших этот синдром (359).

Клиническая картина

Для этого синдрома характерна прежде всего невозможность сгибания концевой фаланги большого пальца, а также указательного и среднего пальцев (см. рис. 6.**2.65**). С момента появления в литературе первого описания этого поражения Kiloh и Nevin в 1952 г. было опубликовано множество сообщений о подобных случаях (317; 487; 499). Среди обследованных 46 пациентов в возрасте от 9 до 67 лет было 12 мужчин и 34 женщины (499). Из 53 случаев, как описанных в литературе, так и наблюдаемых нами, в 49 проводилось исследование причины поражения (317). Лишь в 10 случаях синдром развился после переломов костей

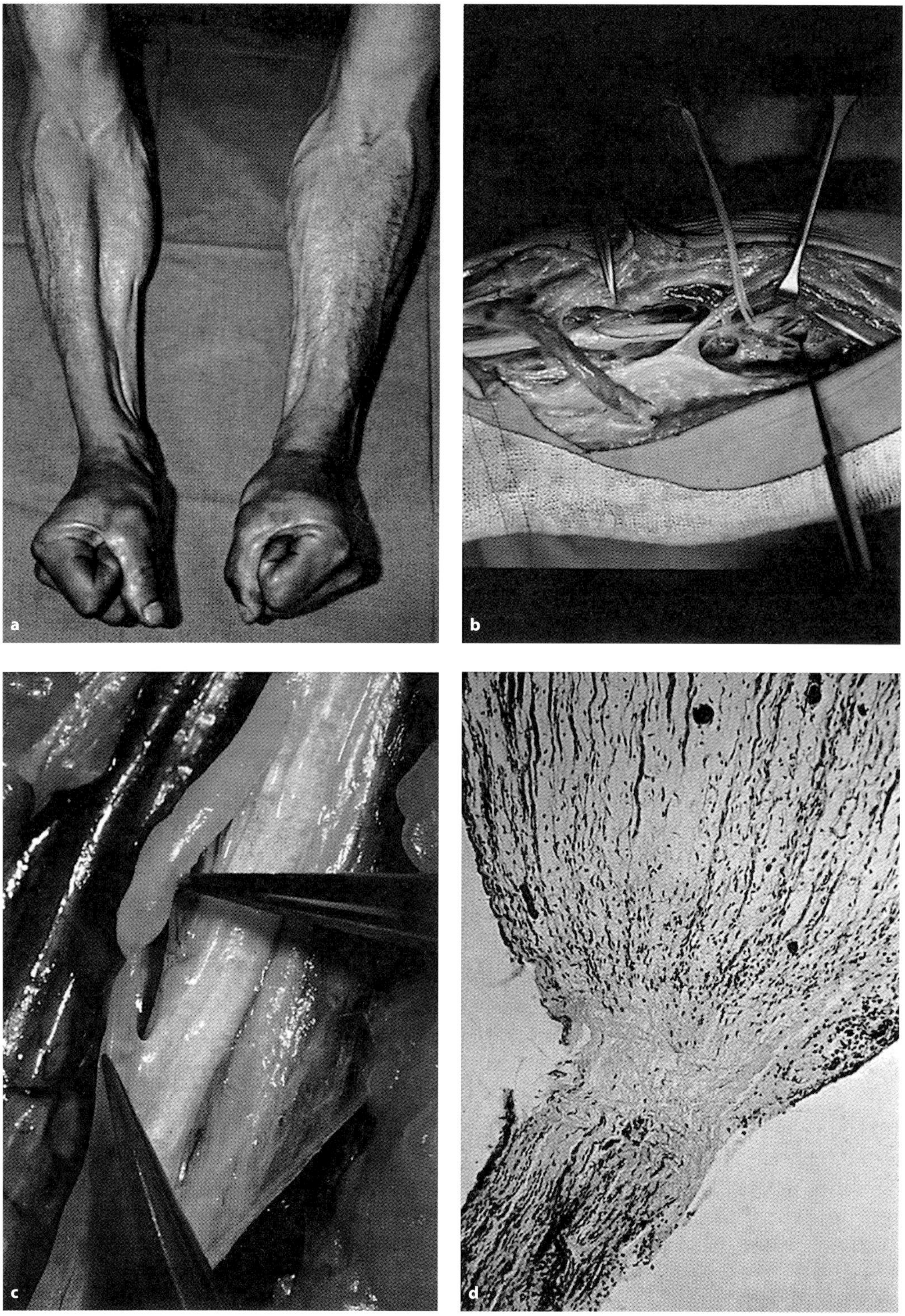

Рис. 6.**2.73** 37-летний мужчина с прогрессирующими в течение многих месяцев парезом и атрофией длинного сгибателя пальцев, круглого и квадратного пронатора (**a**). При операции на уровне локтя под локтевой веной была выявлена изолированная, четко ограниченная компрессия трех пучков, которые, отходя от ствола срединного нерва, образовывали передний межкостный нерв (**b** и **c**). Под операционным микроскопом видно, как волокна периневрия окружают в виде спирали пучки нерва. Так как других структур под микроскопом не выявлено, нерв был резецирован, а дефект закрыт трансплантатом. При гистологическом исследовании четко видна «перетяжка» нерва (**d**). (Фотографии и описание клинического случая предоставлены Prof. K.Kendel, PD. Dr. P.Haussmann.)

предплечья. В 17 случаях в основе лежали другие различные причины, а у 22 пациентов поражение нерва возникло спонтанно. Изредка этот синдром развивается после надмыщелкового перелома. Если после перелома костей предплечья происходит истинный разрыв нерва, лечение проводят с применением трансплантата. Поражение переднего межкостного нерва описано также в рамках невралгической амиотрофии плеча. Появление подобного синдрома в результате послеоперационного осложнения одновременно с очень болезненной плечевой плексопатией рассматривается как двойной краш-синдром, но требует дифференциальной диагностики с невралгической амиотрофией плеча.

Возможно также поражение отдельных упомянутых выше мышц, например, только длинного сгибателя большого пальца (387). В 33 случаях частичного синдрома наблюдалось поражение только длинного сгибателя большого пальца или глубокого сгибателя указательного пальца (294). У некоторых пациентов происходило спонтанное выздоровление. Другим требовалось хирургическое лечение. На рисунке 6.**2.73** приведены клинические и выявленные при оперативном вмешательстве изменения.

Прогноз

В тех случаях, когда причину выявить не удается, как правило, происходит спонтанное восстановление. Это было подтверждено, например, во всех шести наблюдаемых случаях (254). Поэтому первичная операционная ревизия требуется только в случае травмы. При ревизии «нетравматических» случаев обычно выявляется сдавливающий ствол нерва фиброзный тяж, рассечение которого способствует выздоровлению. Мы наблюдали пациента, у которого при операционной ревизии (Prof. V.Meyer) была выявлена крупная прободающая ствол нерва межкостная артерия.

Дифференциальная диагностика

Слабость сгибателей концевых фаланг большого и указательного пальцев может быть вызвана травматическим разрывом этих мышц или их сухожилий.

Поражение в области лучезапястного сустава

Травма ладонной поверхности лучезапястного сустава часто приводит к повреждению срединного нерва, особенно при резаных ранениях, реже при переломах дистального отдела луча. Из 565 переломов дистальной части костей предплечья (*перелом Коллиса*) в 45 случаях, т.е. примерно в 8%, развилось повреждение периферических нервов, при этом наиболее часто (41 случай) это было острое или постепенно развившееся поражение срединного нерва (131). Срединный нерв может быть поврежден также при переломовывихах костей запястья. При этом речь идет о надрыве или размозжении нерва, истинный разрыв встречается очень редко. В исключительных случаях при переломе Беннетта с выраженной дислокацией может наблюдаться значительное повреждение нерва вплоть до разрыва ветви, идущей к возвышенности большого пальца. Повреждение срединного нерва возможно при ранениях области запястья, особенно переломе полулунной кости, и при псевдоартрозе ладьевидной кости. При неудачной репозиции может потребоваться операционная ревизия с тотальной резекцией поврежденных костей запястья. Опухоли срединного нерва, например шваннома (см. рис. 6.**2.74**) или фибролипома, обычно локализуются вблизи запястья. Известны случаи повреждения нерва на ладонной поверхно-

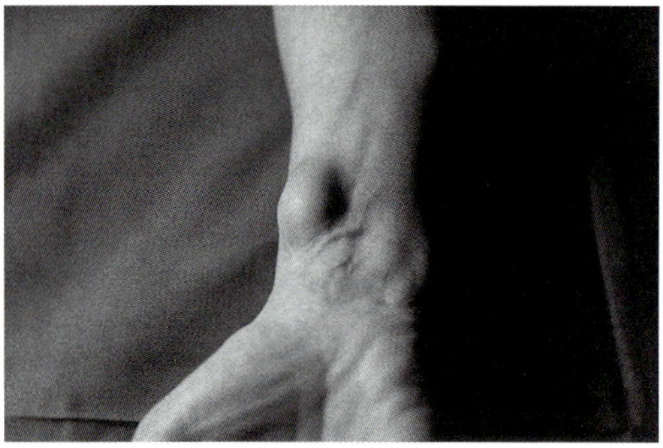

Рис. 6.**2.74** Шваннома срединного нерва в области лучезапястного сустава.

сти лучезапястного сустава спустя 30 лет после лучевой терапии саркомы (536).

Поражение ладонной ветви срединного нерва может наблюдаться в рамках «паралича арестантов» или при ношении часов с узким браслетом. При «параличе арестантов» в большинстве случаев поражается сенсорная поверхностная ветвь лучевого нерва, но иногда вовлекается также и срединный нерв. Повреждение двигательных ветвей к короткой мышце, отводящей большой палец, и к мышце, противопоставляющей большой палец, возможно при длительном воздействии каких-либо рабочих инструментов, например вибрирующей шлифовальной машины.

Синдром запястного (карпального) канала

Определение

Под этим термином подразумевают хроническую компрессию нерва в запястном канале, т.е. при прохождении под ладонной поперечной связкой запястья (удерживателем сгибателей), без какого-либо дополнительного внешнего воздействия. Это наиболее частая форма поражения срединного нерва (56; 590). Первыми выявили компрессию нерва под ладонной поперечной связкой и описали этот синдром в 1913 г. Pierre Marie и Foix (442).

Эпидемиология

В собственном исследовании, проведенном среди 3465 пациентов с поражением периферических нервов, в 904 случаях мы наблюдали нейропатию срединного нерва, в 709 из которых выявлялся синдром запястного канала. В проведенном в Голландии эпидемиологическом исследовании соотношение недиагностированных случаев составило 0,6% у взрослых мужчин и 6% у взрослых женщин. К последним следует добавить 3% уже диагностированных случаев (153; 155). Частота поражения (количество случаев на 100 000 населения в год) в Рочестере (шт. Миннесота) составила 99 (для мужчин 52, для женщин 149) (686). В Италии (120 000 населения за период 8 лет) ежегодная частота составила 329 на 100 000 жителей, 139 для мужчин и 506 для женщин (468). В исследовании, проведенном в Великобритании, этот показатель на 100 000 жителей составил 87,8 для мужчин и 192,8 для женщин (404).

Анатомия

Выше было отмечено, что срединный нерв проходит в запястном канале уже после отхождения ладонной ветви, где он вместе с сухожилиями и сухожильными влагалищами длинного сгибателя пальцев следует в узком пространстве между ладонной поверхностью костей запястья и жесткой поперечной связкой запястья (см. рис. 6.**2.58**). Конституциональное сужение запястного канала служит предрасполагающим фактором для появления клинических симптомов. Ширина канала может быть измерена с помощью КТ. У группы рабочих (ремесленников) с клиническими проявлениями синдрома площадь просвета канала составила 1,75±0,21 $см^2$, у контрольной группы здоровых лиц 2,53±0,15 $см^2$. При этом по объему запястья нельзя судить о размере запястного канала (73). Патогенетическую роль играет повышение давления внутри канала, которое отчасти зависит от положения кисти (236). Измерения давления в канале с помощью катетера показали достоверное повышение его у пациентов с синдромом по сравнению с контрольной группой: в нейтральном положении – 32 мм рт. ст. и 25 мм рт.ст., при сгибании лучезапястного сустава под углом 90° (проба Фалена) давление возрастает на 94 мм рт.ст. (24), а при разгибании на 90° – на 110 мм рт. ст. (30; 236). В эксперименте было показано, что повышение давления в запястном канале до 30 мм рт.ст., связанное с внешними факторами, уже вызывает первые клинические и электрофизиологические признаки синдрома запястного канала. При 60 мм рт.ст. наступает полная блокада проведения чувствительных импульсов, а спустя 10–30 мин нарушается и передача двигательных импульсов (424) (см. также с. 122).

Дополнительные провоцирующие факторы

Клинические симптомы могут быть обусловлены одними лишь описанными выше анатомическими особенностями запястного канала. Но иногда они бывают вызваны дополнительными факторами. Нередко синдром запястного канала развивается спустя длительное время после перелома костей запястья или какого-либо другого перелома вблизи области лучезапястного сустава. Механическое сужение может быть вызвано туберкулезными изменениями сухожильных влагалищ, подагрическими узелками, эозинофильным фасцитом, генерализованной тендомиопатией или утолщениями сухожильных влагалищ с формированием «щелкающих пальцев». Изредка наблюдается сужение канала при лейшманиозе (108) или боррелиозе (болезни Лайма) (277). Мы наблюдали ганглий и периневральную ангиому, которая была видна снаружи проксимальнее лучезапястного сустава. У одного 53-летнего мужчины в течение 30 мес. развились симптомы, которые стали следствием недиагностированного синдрома запястного канала. Была выявлена злокачественная опухоль оболочки нерва (525). Вследствие острого инфекционного поражения в области ладони возможно нарушение функции срединного нерва в рамках отека тканей внутри запястного канала, которое быстро регрессирует после рассечения удерживателя сгибателей.

Во многих случаях играют роль механические факторы на рабочем месте (434). Представители некоторых специальностей попадают в группу риска по синдрому запястного канала, например, почтальоны, монтажники, а также медицинские работники. У тех, кто много работает с компьютером, синдром запястного канала встречается не чаще, чем среди населения в целом. В подобных случаях следует иметь в виду возникновение правовых и страховых проблем.

Причиной развития синдрома запястного канала могут стать аномалии структур ладонной поверхности лучезапястного сустава, такие как аномальное расположение поверхностного сгибателя пальцев. Атипичное положение длинной мышцы ладони или мышечные аномалии в самом канале могут вызвать компрессию ладонной ветви срединного нерва. Также причиной компрессии могут быть гематома при приеме антикоагулянтов или тромбированная артерия. Макродактилия и фибролипома срединного нерва как проявления факоматоза, опухоль периневрия в запястном канале, а также межфибриллярная липома могут привести к повреждению дистальной части срединного нерва. Синдром запястного канала может сопровождаться или быть вызван (стенозирующим) тендовагинитом.

В крупном исследовании было выявлено, что среди прооперированных пациентов в 10% случаев синдром развился на фоне ревматоидного полиартрита, причем в 1/3 из них симптомы поражения со стороны срединного нерва появились раньше, чем признаки ревматоидного артрита (56). Среди многочисленных компрессионных синдромов периферических нервов у пациентов с ревматоидным полиартритом синдром запястного канала наблюдается наиболее часто и встречается у 23% этих больных (111). Из 70 пациентов с полиартритом, оперированных по поводу синдрома запястного канала, спустя 8,5 лет симптомы сохранялись лишь у 13%, в этом случае имел место рецидивирующий тендосиновит (90).

Среди нарушений кровообращения следует упомянуть компрессию срединной артерии (*a. mediana*). Тромбоз этой артерии также может стать причиной синдрома запястного канала. Описана также ишемическая нейропатия срединного и локтевого нервов при фистуле плеча. Мы наблюдали пациентов, у которых симптомы были обусловлены аномальной ветвью артерии, которая прободала срединный нерв в запястном канале. Синдром запястного канала может быть следствием как врожденной артериовенозной фистулы, так и развиваться при наложении фистулы Cimino-Brescia и нередко наблюдается у пациентов, находящихся на гемодиализе (644; 713). Патогенетический механизм при этом многофакторный, в нем могут играть роль и ишемия, и уремическая полинейропатия, и гистологически доказанный гранулематозный тендосиновит с отложениями амилоида. В экспериментах на животных было зафиксировано замедление скорости проведения возбуждения после наложения артериовенозной фистулы, которое сохранялось спустя 10 мес. после коррекции фистулы (670). Следует упомянуть об отсутствии патологических признаков у пациентов с фистулой, наложенной способом «конец-в-конец». Промежуток времени от наложения фистулы до развития синдрома запястного канала колеблется от 1 года до 16 лет. Если учитывать как клинические, так и электрофизиологические критерии, можно сказать, что 3/4 пациентов, находящихся на гемодиализе, страдают поражением срединного нерва. Клинические признаки развиваются у 15% спустя 4 года, у 43% – спустя 8 лет, а через 12 лет – уже у 78% пациентов (644). Почти у 5% больных, оперированных по поводу синдрома запястного канала, симптомы вновь развились на фоне проведения диализа (713). Хирургическая декомпрессия устраняет симптомы (713). После наложения фистулы на плечевую артерию и локтевую вену (при наличии сахарного диабета) могут развиваться функциональные нарушения со стороны всех трех крупных нервов руки (840).

Нарушения обмена веществ и эндокринопатии нередко сопровождаются синдромом запястного канала. При миеломе, первичном амилоидозе или при мукополисахаридозе у детей отложения чужеродного вещества могут приводить к сужению запястного канала. При сахарном диабете симптомы поражения запястного канала могут маскироваться общими признаками диабетической нейропатии. Доказано, что декомпрессия в запястном канале у больных диабетом приводит к улучшению чувствительности (28). Очевидно, симптомы обусловлены суммацией обменных и механических факторов. Поражение запястного канала наблюдается также при акромегалии и гипотиреозе. Как показали эпидемиологические исследования, самым частым провоцирующим фактором у женщин является менопауза (155). Синдром может также дебютировать во время беременности. Катамнестическое исследование 63 женщин, у которых синдром запястного канала впервые развился во время беременности, показало, что спустя год у 54% из них еще наблюдались патологические симптомы, особенно в тех случаях, когда поражение развилось уже на ранних сроках беременности (538). Препарат для уменьшения продукции гонадотропина даназол, применяемый при эндометриозе, также может вызывать синдром запястного канала.

Следует упомянуть и о различных других причинах. Синдром запястного канала описан после укуса насекомых или змей. Он наблюдается при врожденной гипертрофии руки. Появление синдрома запястного канала при патологическом положении руки во время длительного состояния декортикации или у пациентов с длительным атетозом, который мы наблюдали в 4 случаях, так же как и при форсированном сгибании в лучезапястном суставе, связано с повышением давления в канале (см. с. 376). В основе развития симптомов после токсического шока лежат отек и механические факторы. Появление синдрома одновременно с псевдоопухолью мозга после применения даназола связано с задержкой жидкости, которую вызывает этот ингибитор гипофизарной продукции гонадотропина. В 6 случаях синдром запястного канала был первым и вначале изолированным признаком коллагеноза (540).

Семейные случаи при этом частом заболевании не вызывают удивления. При этом иногда выявляется утолщение поперечной связки запястья. Наряду с этим синдром запястного канала нередко встречается при семейной склонности к параличам от сдавления. Описаны также двусторонние семейные случаи и семейные сочетания с синдромом тарзального канала. Среди 205 оперированных пациентов у 44% был обнаружен еще один член семьи с синдромом запястного канала, чаще всего мать (21). В одном семейном случае была выявлена точечная мутация, которая создала предпосылки к формированию патологической структуры амилоида (493).

Клиническая картина

Стандарты диагностики разработаны в США (568). Немецкое общество неврологов в целом руководствуется теми же принципами (706).

Вначале наблюдаются только субъективные признаки в виде *ночной парестетической брахиалгии*. Эта подробно описанная форма брахиалгии, в основе которой чаще всего лежит синдром запястного канала (153), примерно в половине случаев является его первым симптомом, что было показано во многих крупных статистических исследованиях. Пациенты просыпаются ночью, обычно спустя несколько часов после засыпания, от диффузного ощущения отека и парестезий во всей кисти. Пальцы становятся тугоподвижными, и пациенты ощущают набухание и напряжение в них, хотя в большинстве случаев никаких внешних изменений не наблюдается. Пациенты трясут кистью и массируют ее, встают с постели и через некоторое время испытывают облегчение. Данные о моментальном облегчении при быстром сгибании и разгибании в лучезапястном суставе («потряхивании») корригируют с патологическими признаками при электрофизиологическом исследовании при синдроме запястного канала. После последующего засыпания симптомы могут повторяться вновь, несколько раз в течение ночи, приводя к выраженным нарушениям сна. Нередко симптомы выходят за пределы кисти, распространяются выше, вызывая боль в плече, надплечье и даже затылке. При пробуждении утром, как правило, сохраняется онемение и скованность в кисти, что может затруднять утренние процедуры, такие как умывание и одевание, в течение первого часа. Брахиалгия вначале бывает односторонней, в большинстве случаев справа, позднее распространяется и на другую сторону, однако объективные признаки поражения срединного нерва выявляются обычно только на одной стороне. Как правило, объективные проявления наблюдаются значительно позднее. Они представляют собой атрофию латеральной стороны тенара (рис. 6.**2.75**) и/или выраженное в той или иной степени нарушение чувствительности в зоне иннервации срединного нерва на кисти.

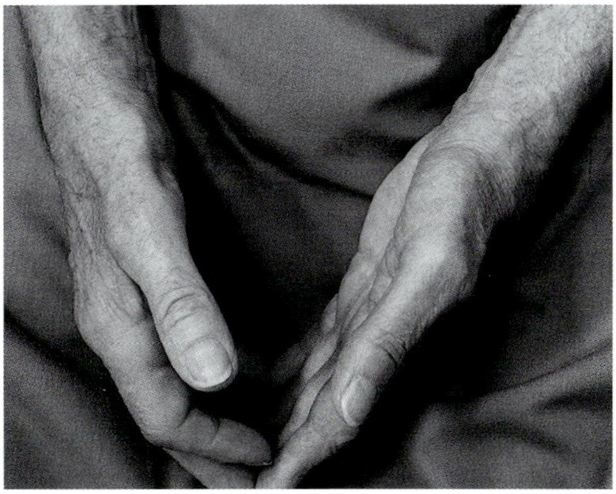

Рис. 6.**2.75** Синдром запястного канала справа. Значительная атрофия латеральной части тенара справа по сравнению с левой стороной.

Ночная парестетическая брахиалгия настолько характерна, что ее трудно спутать с какой-либо другой болью в руке. Она является, по нашему мнению, патогномоничным признаком синдрома запястного канала и исключительно редко наблюдаются при других компрессионных синдромах верхней конечности. В эпидемиологическом исследовании, проведенном в Голландии, 38% случаев ночной брахиалгии представляли собой синдром запястного канала (среди отдельно взятой популяции женщин 45%) (153). Среди 378 обследованных пациентов у 19% помимо характерных симптомов наблюдались атипичные виды боли, такие как стенокардическая боль, односторонняя головная боль, а также боль в затылке и плече (608). В 2/3 случаев после операции эти симптомы возвращались. Как показало исследование синдрома запястного канала, проведенное среди 1123 пациентов, как правило, наблюдается диссоциация между тяжестью жалоб и объективными клиническими и электрофизиологическими признаками (537).

Женщины поражаются примерно в 3–4 раза чаще, чем мужчины. Изредка синдром наблюдается у детей, в исключительных случаях – одновременно у братьев и сестер. Случаи у детей характеризуются кратковременными и интенсивными приступами боли (606). В большинстве случаев симптомы появляются в более позднем возрасте (между 40 и 50 годами), прежде всего в период климакса. Провоцирующими факторами могут быть и другие различные изменения в эндокринной системе, особенно беременность и послеродовой период, а также быстрая прибавка веса. Симптомы усиливаются на следующий день после интенсивной работы руками, например, у домохозяек после большой стирки или уборки. Появление симптомов в более позднем возрасте, возможно, отчасти связано с увеличением объема эндоневральной и периневральной соединительной ткани, а также возрастными изменениями *vasa nervorum*. В принципе у многих пациентов с неспецифической болью в руке отмечается уменьшение подвижности срединного нерва в запястном канале при сгибании кисти (261).

При гистологическом исследовании нередко выявляется увеличение объема соединительной ткани вокруг срединного нерва в запястном канале, даже если у пациентов не было симптомов поражения нерва, а у половины – поражение самих нервных волокон. О значении механических факторов свидетельствует то, что в большинстве случаев страдает доминирующая рука. Так, в нашем собственном исследовании левшей в 2/3 случаев у них первой поражалась именно левая рука. Описаны также случаи, вызванные профессиональной деятельностью.

Течение

Подобная парестетическая брахиалгия может сохраняться в течение многих месяцев или даже лет в виде единственного симптома, т.е. в отсутствие субъективных или объективных признаков поражения сенсорных или моторных волокон срединного нерва. Однако иногда уже на этой стадии выявляют аномалии проведения возбуждения по сенсорным волокнам. На этой стадии, которая при определенных обстоятельствах может быть моносимптомной в течение многих лет, пациентов на протяжении дня в большинстве случаев ничего не беспокоит.

Однако впоследствии появляется и дневная брахиалгия, но прежде всего парестезии и нарушения чувствительности, особенно на подушечках большого и указательного пальцев. Это вызывает у пациентов трудности при выполнении точных движений, например, при шитье. Слабость мышц тенара заметна только при некоторых видах деятельности, поэтому пациенты ее не замечают, но бывают испуганы атрофией мышц латеральной части тенара. На этой стадии наблюдаются описанные выше симптомы поражения чувствительных и двигательных волокон срединного нерва на кисти и, кроме того, как правило, выявляется очень болезненная при надавливании точка в проксимальной части тенара. Следует подчеркнуть, что во многих случаях нарушения чувствительности, а в других – двигательные расстройства могут выходить на первый план в клинической картине. Это возможно при определенных обстоятельствах даже в отсутствие боли и нарушений чувствительности. Изолированное нарушение чувствительности наблюдается в тех случаях, когда двигательная ветвь тенара срединного нерва отходит в проксимальной части через ладонную поперечную связку запястья.

Иногда к клинической картине присоединяются вазомоторные нарушения в виде феномена Рейно. Изредка наблюдаются трофические расстройства, особенно отеки и язвы подушечек пальцев или даже остеолиз, при этом чаще всего поражаются конечные фаланги среднего и/или указательного пальцев. В одном исследовании, проведенном среди пациентов ревматологического института с синдромом запястного канала, было выявлено увеличение частоты латерального эпикондилита.

Спонтанное течение нелеченных случаев было проанализировано на примере 274 пациентов в течение 10–15 мес. (537). Как по электрофизиологическим, так и по клиническим критериям у целого ряда пациентов наступило спонтанное улучшение в отсутствие хирургического вмешательства. К прогностически благоприятным факторам относятся интенсивное начало и короткий анамнез заболевания, а также молодой возраст. К неблагоприятным факторам относится двустороннее поражение.

Диагностика

Пробы. При плетизмографии выявляется нарушение вазомоторной функции на указательном пальце по сравнению с нормальной функцией на мизинце. Термография выявляет патологические изменения более чем в половине случаев, но менее чувствительна, чем электрофизиологические методы, а результаты трудно отличить от компрессионного синдрома локтевого нерва.

Методы провокации. Поколачивание по области запястного канала иногда вызывает парестезии в кончиках пальцев, т.е. положительный признак Гофмана–Тинеля. Его наличие коррелирует с особенно резко выраженным нарушением проведения возбуждения при электронейрографическом исследовании. В некоторых случаях диагноз подтверждается быстрым появлением боли и парестезий в зоне иннервации срединного нерва при развитии ишемии с помощью надувной манжеты. Фален описал другой метод вызывания симптомов (553). Если исследователь проводит пассивное интенсивное ладонное или тыльное сгибание кисти пациента в лучезапястном суставе, уже спустя 30–40 с появляются парестезии в зоне иннервации срединного нерва. При этом пальцы следует держать выпрямленными, так как в этом положении срединный нерв максимально погружается в запястный канал и при сгибании в лучезапястном суставе давление проксимального края ладонной поперечной связки запястья оказывает на него максимальное воздействие. Однако ценность этого теста была подвергнута сомнению в другом системном исследовании (154).

Электрофизиологическая диагностика. Для диагностики синдрома запястного канала на первом месте стоят увеличение длительности латентного периода двигательного импульса к мышцам тенара и замедление скорости проведения сенсорного импульса в дистальном сегменте. В проксимальном отрезке нерва скорость проведения остается нормальной, за исключением иногда выявляемого легкого замедления скорости по двигательным волокнам на предплечье. При аномалиях иннервации, например при наличии анастомоза Мартина–Грубера, нейрографические изменения легко спутать с поражением срединного нерва.

В течение длительного времени предпринимаются многочисленные попытки сделать электрофизиологическую диагностику синдрома запястного канала более чувствительной, т.е. по возможности избежать ложноотрицательных результатов. Однако ни один из этих методов, описанных в учебниках по электромиографии, на нашел широкого применения. Так, например, проводилось сравнение между латентными периодами проведения импульса к II червеобразной мышце и к дорсальной межкостной мышце (418). Сравнительная оценка результатов различных тестов показала, что легче всего определить именно различия между латентными периодами срединного и локтевого нервов, а более легкие случаи точнее диагностировать с помощью определения скорости проведения по сенсорным или двигательным волокнам (655).

Методы нейровизуализации не играют существенной роли, так как чаще всего диагноз ставится на основе клинической картины и электрофизиологических методов исследования. Однако в некоторых случаях может оказаться полезной, например, МРТ. Системные исследования показали, что при МРТ можно получить четкое изображение срединного нерва в запястном канале, однако это не позволяет сделать выводов о клинических проявлениях заболевания, и, таким образом, методы нейровизуализации по сравнению с клиническими критериями и результатами электрофизиологических методов исследования находятся в диагностике синдрома запястного канала на втором плане (334). Однако при применении улучшенной техники МРТ было показано, что интенсивность сигнала и форма срединного нерва, а также состояние поперечной связки запястья позволяют делать выводы о выраженности поражения при синдроме запястного канала (767). Также была проанализирована диагностическая ценность УЗИ запястного канала по сравнению с электрофизиологическим исследованием. Чувствительность была оценена в 90%, а специфичность в 98% случаев, кроме того, с помощью ультразвукового изображения морфологических структур возможна оптимизация планирования хирургического лечения (353).

Лечение

На стадии ночной парестетической брахиалгии лечение всегда должно быть вначале консервативным. В большинстве случаев наблюдаются удовлетворительные результаты при наложении на ладонную поверхность кисти на ночь гладкой шины, которая удерживает лучезапястный сустав в нейтральном положении, при этом пальцы остаются свободными. Консервативное лечение пациентов, у которых еще нет тяжелых двигательных или сенсорных нарушений, проводят с помощью cock-up-шины в нейтральном положении или тыльном разгибании до 20°. Улучшение клинических симптомов в большей степени было выражено у пациентов, которые носили шину в течение 24 ч, чем у тех, которые надевали ее только на ночь (806). Среди пациентов, использовавших шину только в ночное время минимум в течение 6 нед., положительный эффект спустя 12 мес. сохранялся примерно в 2/3 случаев. Этот эффект объясняется упомянутым выше обстоятельством: просвет запястного канала анатомически сужается как при ладонном сгибании, так и при тыльном разгибании в лучезапястном суставе. Так как шинирование предотвращает чрезмерное сгибание или разгибание в лучезапястном суставе, механического раздражения срединного нерва в запястном канале не происходит.

Были предприняты попытки лечения синдрома запястного канала с помощью йоги, и она даже была признана отчасти эффективной (235). Однако это исследование подвергается критике.

Опытным врачам удается достичь длительной ремиссии с помощью инъекции гидрокортизона* в запястный канал (149). При этом рекомендуется ориентироваться с лучевой стороны на бугорок ладьевидной кости и бугорок трапециевидной кости, а с локтевой стороны – на гороховидную кость и крючок крючковидной кости. Иглу вводят в локтевом направлении от средней линии между этими ориентирами при небольшом тыльном сгибании кисти на 1–1,5 см вглубь, вводя 1% раствор местноанестезирующего средства без адреналина. Если при этом постепенно появляются парестезии в зоне иннервации срединного нерва, вводят 1 мл (25 мг) гидрокортизона. Инъекцию проводят только один раз, она не показана при наличии объективных неврологических симптомов или патологических признаках при электрофизиологическом исследовании. Эффект достигается не во всех случаях. Некоторые авторы получили хорошие результаты при помощи этого метода, однако известны и случаи ухудшения состояния или появления и длительного персистирования нарушений чувствительности. Количество рецидивов, по данным литературы, колеблется от 0 до 94% (258). В серии из 27 случаев, при которых применялась инъекция метилпреднизолона ацетата, эффект был достигнут в 92%, однако спустя 2 года он сохранялся лишь у 8% пациентов (248). Мы применяем метод локальной инъекции кортизона только в тех случаях, когда есть предположение, что симптомы не будут постоянными, например во время беременности, когда операция противопоказана, или когда пациент отказывается от оперативного вмешательства. В этих случаях можно проводить инъекцию 1 раз в 4–6 мес. в течение многих лет. Сравнение двух рандомизированных групп пациентов показало, что хирургическое лечение в виде рассечения ладонной поперечной связки запястья оказалось более эффективным по сравнению с инъекцией стероида как в отношении устранения симптомов, так и результатов нейрофизиологического исследования (318). В другом рандомизированном проспективном исследовании, где в качестве метода хирургического лечения

---

* Наиболее продолжительный и мощный обезболивающий, противовоспалительный и противоотечный эффект достигается при локальной инъекционной терапии дипроспаном. – *Прим. ред.*

применялась декомпрессия, кратковременная эффективность инъекции была выше. Однако спустя 12 мес. результаты обоих методов были одинаковы (432). Важную роль играет техника применяемого в каждом случае метода и талант лечащего врача. Кроме того, не следует упускать из виду, что повторные локальные инъекции представляют собой рискованный метод лечения.

Применяется также преднизон внутрь в дозе 15–20 мг в течение 3–4 мес., однако опубликованных отдаленных результатов этого метода лечения нет. В настоящее время все больше специалистов отказывается от применения кортизона внутрь, так как при его длительном приеме, в том числе и в малых дозах, наблюдаются значительные побочные нарушения, а эффект выражен гораздо меньше по сравнению с местным применением.

Синдром запястного канала может проявляться в виде двойного краш-синдрома (см. с. 122). Лечение синдрома запястного канала должно быть направлено как на шейный отдел позвоночника, так и на срединный нерв на всем его протяжении. К этим методам относятся тензилоновая проба и техника нейромобилизации. Эффективность техники нейромобилизации как самостоятельного метода лечения была исследована среди 197 пациентов (240 рук) (595). Среди пациентов контрольной группы (стандартная физиотерапия) были прооперированы 71,2%, тогда как в экспериментальной группе (стандартная физиотерапия с техникой нейромобилизации) операция потребовалась лишь 43% пациентов.

Хирургическое лечение. Результаты интраоперационной диагностики, с одной стороны, могут быть очень впечатляющими (рис. 6.**2.76**). С другой стороны, иногда при наличии резко выраженных симптомов и положительных результатах объективного исследования в срединном нерве не выявляется никаких изменений. Однако и в последнем случае операция должна быть последовательно завершена, и, как правило, она приносит хорошие результаты. Декомпрессия приводит как минимум к немедленному исчезновению характерных симптомов, а прогрессирующий процесс повреждения нерва прерывается. Также на-

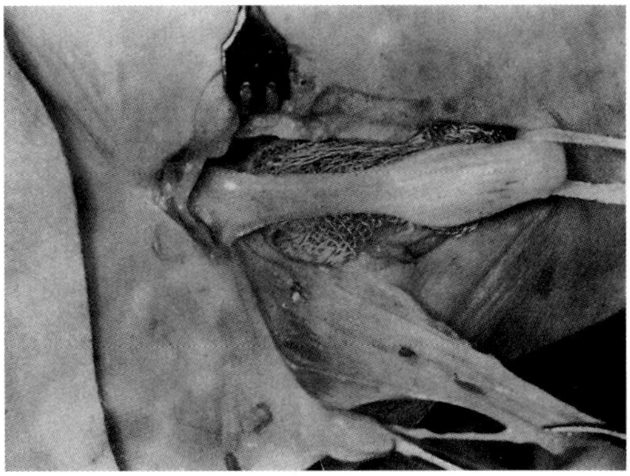

Рис. 6.**2.76** Выраженная компрессия срединного нерва при синдроме запястного канала. Ладонная поперечная связка запястья рассечена, отведена и закреплена с помощью клеммы. На нерв в проксимальном отделе наложена лигатура. (Фотография предоставлена Chirurgischen Universitätsklinik B Zürich, damaliger Director Prof. H.U.Buff.)

блюдается некоторое улучшение и в ряде случаев необратимого повреждения нерва. Своевременное определение показаний к операции имеет при этом самом частом вмешательстве на кисти особенно важное значение, так как, по нашим наблюдениям, при существовании синдрома запястного канала более чем 6 мес., результаты операции оказываются значительно хуже. Отсутствие улучшения после оперативного лечения синдрома запястного канала может также свидетельствовать о неполном разрезании ладонной поперечной связки запястья. Это явление описал Assmus (22), выявив его у 49% оперированных пациентов (проанализировано 185 случаев). Во время операции возможно повреждение как самого ствола срединного нерва, так и особенно чисто двигательной ветви тенара (которая часто имеет атипичную локализацию) и ладонной ветви.

Тяжелые повреждения нерва наиболее часты при эндоскопическом рассечении удерживателя сгибателей. К преимуществам же эндоскопического метода относятся более редкое возникновение болезненности в области рубца, короткая продолжительность послеоперационной иммобилизации и, возможно, низкая частота развития рефлекторной симпатической дистрофии. Риск эндоскопической операции невелик только при ее проведении очень опытным хирургом, дополнительные расходы, необходимые для этой очень частой операции, достаточно значительны, а преимущества по сравнению с правильно проведенной открытой декомпрессией с наложением двух мелких разрезов весьма сомнительны. Поэтому мы, основываясь на проспективном многолетнем исследовании, предпочитаем стандартный метод – открытое высвобождение срединного нерва. При этом проводят поперечный разрез длиной примерно 3 см в проксимальной сгибательной складке над лучезапястным суставом и такой же длины разрез в области складки тенара дистальнее ладонной поперечной связки запястья. Таким образом, связка может быть полностью под зрительным контролем расщеплена с проксимальной и дистальной сторон и срединный нерв освобожден от любого сдавливания на всем своем протяжении до, внутри и после запястного канала. При необходимости также фиброзированный, зарубцевавшийся периневрий может быть расщеплен вдоль, т.е. проведена эпиневротомия. Опасность повреждения ладонной ветви с развитием соответствующей симптоматики, существовавшая при ранее применявшейся технике разреза, как и возможность воздействия на нерв образовавшегося рубца, в настоящее время исключены, благодаря правильному выбору зоны вмешательства на ладони над запястьем. Дискуссии о преимуществах и недостатках «открытого» метода по сравнению с эндоскопическим показали, что под «открытым» методом повсеместно понимают непрерывные разрезы с описанными выше недостатками. Разумеется, по сравнению с этими разрезами эндоскопический метод имеет значительное преимущество. В исследовании Antoniadis (14) при эндоскопических операциях у 88 пациентов наблюдалось частичное повреждение срединного нерва и повреждение ладонной ветви. В дальнейшем с накоплением опыта количество осложнений, связанных с ятрогенным повреждением нервов, снизилось с 2,3 до 1% и приближается к показателям, соответствующим количеству осложнений при открытых операциях. В соответствии с обзором всех имеющихся к данному времени исследований и нашим собственным опытом, эндоскопическая техника операции не может считаться стандартным методом лечения для большинства профильных институтов и не имеет преимуществ перед открытым методом.

Так как применяемая нами операция открытым стандартным способом проводится на фоне проводниковой блокады срединного и локтевого нервов, мы, так же как и Assmus (19), считаем, что при длительном анамнезе и беременности показано оперативное лечение. Оно призвано предотвратить возникновение необратимых явлений в виде нарушения чувствительности в зоне иннервации срединного нерва в послеродовом периоде.

Дифференциальная диагностика

Дифференциальную диагностику проводят с другими формами брахиалгии. При так называемом вибрационном синдроме «плечо-кисть», который наблюдается у рабочих, обслуживающих воздушные прессы, наряду с ночной брахиалгией встречаются также парестезии пальцев в течение дня и синдром Рейно (738). Ночные приступы подагры, которые встречаются значительно чаще у мужчин, чем у женщин, настолько интенсивны, что их вряд ли можно принять за истинную ночную парестетическую брахиалгию.

Атрофию тенара и парезы необходимо отличать от корешковых синдромов или поражения нижней части плечевого сплетения. Мы наблюдали вовлечение мышц тенара при повреждении корешков C7–C8, однако нарушение чувствительности при этом не соответствовало зоне иннервации срединного нерва. Агенезия мышц возвышенности большого пальца может поражать все относящиеся к ней мышцы; поражение может быть как односторонним, так и двусторонним и передается по наследству. Нередко наблюдаются и другие аномалии развития костей и/или сосудов на радиальной поверхности руки.

Поражение в области ладони

В этой зоне при воздействии хронической компрессии могут развиваться двигательные нарушения в виде пареза иннервируемых срединным нервом мышц возвышенности большого пальца. Особенно предрасполагают к этому некоторые виды профессиональной деятельности, например закатывание сигар. Иногда может поражаться и локтевой нерв. При «*параличе велосипедистов*», который часто развивался у гражданских беженцев во времена Второй мировой войны, на первом плане как раз стоит поражение локтевого нерва (101), однако при тщательном обследовании выявляется, как правило, и вовлечение срединного нерва (489). Подобные двигательные нарушения, сопровождаемые атрофией, представляют собой чисто двигательную форму синдрома запястного канала и нередко требуют проведения дифференциального диагноза со спинальными мышечными атрофиями.

Глубокая флегмона кисти может иногда, спустя длительный латентный период, приводить к хроническому сдавлению ветвей срединного или локтевого нервов соединительной тканью и вызывать парез и атрофии мелких мышц кисти. Болезненная неврома 1-го собственного локтевого пальцевого нерва обозначается как *палец игрока в боулинг («палец боулера»)*. Неврома пальпируется в виде утолщения, а при механическом раздражении возникает болезненное ощущение прохождения электрического тока и парестезии на локтевой поверхности большого пальца. Улучшение достигается с помощью периневролиза, однако в большинстве случаев отказ от игры в боулинг или другого подобного вида деятельности бывает необходим. Описана также острая форма *«пальца боулера»,* которая может развиться остро после однократной игры, при этом прогноз в отношении спонтанного выздоровления (в течение 2 мес.) благоприятный. У игроков в теннис описаны нарушения чувствительности и парестезии на лучевой поверхности указательного пальца, а также болезненность при надавливании на область пястно-фалангового сустава II пальца. Это является признаком хронической компрессии собственного ладонного пальцевого нерва ручкой ракетки. У игроков в гольф наблюдается поражение правого срединного нерва дистальнее запястного канала. По-видимому, при удерживании биты головка I пястной кости левой кисти надавливает на ствол нерва.

Большое практическое значение имеет повреждение чувствительных нервов пальцев при хирургическом вмешательстве: удалении ганглия, операциях по поводу ревматоидного артрита и особенно при хирургическом лечении контрактуры Дюпюитрена, которая в 3–8% случаев сопровождается поражением нервов. Операции на пальцах (хирургическая обработка ран, ушивание и пластика сухожилий, синовэктомия, артропластика) опасны повреждением чувствительных веточек, важных для тактильной чувствительности. Если хирург во время операции заметил нарушение целостности пальцевого нерва, необходимо сразу же выполнить ушивание «конец-в-конец». Еще более тяжелым осложнением операций нередко бывают преходящие или хронические болевые синдромы, которые плохо поддаются лечению.

Лечение поражения срединного нерва

Консервативное лечение

Если при синдроме запястного канала или синдроме переднего межкостного нерва до определенного момента рекомендуется предпринимать попытки консервативной терапии, то большинство других поражений срединного нерва требует оперативного лечения. В большинстве случаев речь идет о посттравматической нейропатии; повреждение срединного нерва в дистальном отделе предплечья представляет собой самое частое повреждение периферических нервов в целом. При нарушении целостности нерва консервативная тактика представляет собой лишь потерю времени и, что особенно важно, можно упустить момент своевременной иннервации мышцы, противопоставляющей большой палец, и в некоторых случаях возникает полная утрата этой функции.

Хирургическое лечение

Нейрохирургические операции. Чувствительная функция срединного нерва имеет большое значение. В отсутствие чувствительности деятельность кисти резко ограничивается, так как выполнение многих ее функций становится возможным только в результате взаимодействия движений и чувствительности. Поэтому при необходимости реконструкции срединного нерва нельзя, как это иногда бывает при операциях на других смешанных нервах, пренебрегать его сенсорной частью и тем более концентрировать весь потенциал регенерации на двигательных ветвях нерва.

Следует учитывать и сенсорную функцию нерва в той же степени, как и двигательную, и по возможности проводить дифференцированную реконструкцию.

Это гораздо сложнее сделать на проксимальном уровне нерва, где сенсорные и двигательные волокна в значительной степени «перемешаны» друг с другом, в отличие от дистального уровня, где двигательные волокна образуют пучки, чтобы затем покинуть основной ствол в виде двигательной ветви как можно ближе к иннервируемым мышцам.

Таким образом, основой для ориентации в топографии нервных волокон во время операции служит только ретроградное препарирование двигательных ветвей. С этой проблемой наша исследовательская группа столкнулась уже в 1970-е годы, после чего мы ввели в практическую нейрохирургию метод дифференциации моторных и чувствительных волокон смешанного периферического нерва (224; 266).

С помощью ускорения дифференцированной окраски нервных волокон, основанной на различном содержании в них ацетилхолинэстеразы, мы смогли применять этот метод не только после предварительной биопсии при вторичном вмешательстве, но и при интраоперационной дифференциации в процессе проведения неотложной операции на разорванном нерве или для идентификации двигательных ветвей, например при пересадке функционального мышечного трансплантата.

В клинической практике при наличии свежего ровного резаного ранения для закрытия дефекта могут быть непосредственно использованы пучки из проксимальной и дистальной культи, и при правильном соединении разорванных сосудов возможно точное и полноценное соединение сенсорных и двигательных волокон нерва, образующих пучки.

При вторичной операции по поводу повреждения срединного нерва с необходимостью обработки уже сократившихся культей или при первичном закрытии дефекта преимущество перед ушиванием нерва под натяжением имеет реконструкция с помощью трансплантации нерва. На этот важный основной закон нейрохирургии указывал Millesi уже в 1970-х годах (455; 456).

Основная проблема при повреждении срединного нерва в дистальном отделе предплечья и на уровне лучезапястного сустава состоит в том, что обычно при этом повреждаются также сухожилия сгибателей и требуется одновременно накладывать швы и на нерв, и на сухожилия. При наличии дефекта и обусловленной этим необходимости наложения трансплантата существует опасность сращения трансплантата с сухожилиями и раздражения его при движениях сухожилий, которое препятствует регенерации.

В таких случаях рекомендуется проводить две операции. При первичном вмешательстве производится только ушивание сухожилий и точно определяется положение культей нерва. При вторичной операции спустя 6 нед. производят поперечный разрез кожи, находят культи нерва и проводят их соответствующую подготовку. Трансплантаты доставляются от одного поперечного разреза до другого через подкожный туннель. Таким образом удается избежать прямого контакта с сухожилиями.

При оценке результатов важно учитывать, что в 30–50% случаев в иннервации части мышц тенара, которые в норме получают иннервацию из срединного нерва, участвует также и локтевой нерв. В этих случаях утраты функции противопоставления большого пальца не происходит. Такие пациенты, разумеется, при оценке результатов послеоперационного наблюдения должны быть исключены из исследования, и их можно оценивать лишь по результатам восстановления функции чувствительности. Используемая до сих пор для оценки функции кисти схема Highet (M0–M5, и S0–S4) слишком груба, чтобы учитывать тонкие функциональные детали постоянного взаимодействия движений костного скелета, моторной функции и чувствительности. В качестве более точной зарекомендовала себя точечная схема по Millesi (458). На этой схеме анатомическая функция кисти оценивается с помощью точек, а чувствительность и сила представляют собой влияющие на нее факторы, которые преумножают эту функцию с помощью активной и пассивной подвижности. Послеоперационное исследование показало, что в 18 из 20 случаев было достигнуто 90% ожидаемого уровня восстановления анатомической функции. Только в 2 случаях этот уровень достигнут не был. В отношении чувствительности ситуация оказалась менее благоприятной. Десять пациентов достигли уровня 75%, а все 20 – более 50%. Уровень восстановления силы составил 90% от ожидаемого у 5 пациентов, 75% – у 24 пациентов и более 50% – у всех 20.

В достаточно крупном исследовании одной американской клиники, проведенном среди 167 пациентов, оперированных по поводу поражения срединного нерва (без синдрома запястного канала), 85% пациентов были обследованы спустя 18 мес. (366). При повреждении с сохранной целостностью нерва и осуществлении невролиза у 95% восстановление было хорошим или очень хорошим; в тех случаях, когда проводилось ушивание нерва, этот уровень восстановления наблюдался в 86%, в случае наложения трансплантата – в 75%.

Заместительные операции

При необратимых периферических поражениях срединного нерва из всех двигательных функций прежде всего необходимо восстановить противопоставление большого пальца. В сложном двигательном процессе противопоставления принимают участие все три нерва, однако важнейшие функции выполняет срединный нерв:

1) ладонное отведение (короткая мышца, отводящая большой палец, мышца, противопоставляющая большой палец, короткий сгибатель большого пальца);
2) пронация большого пальца (короткая мышца, отводящая большой палец, мышца, противопоставляющая большой палец);
3) приведение при ладонном отведении (мышца, противопоставляющая большой палец, короткий сгибатель большого пальца);
4) сгибание в пястно-фаланговых и межфаланговых суставах (короткий и длинный сгибатели большого пальца).

Для восстановления ладонного приведения и пронации применяют перемещение сухожилия короткого разгибателя большого пальца в различных вариациях. Отведение в этом случае осуществляется за счет длинного сгибателя большого пальца. Если имеется повреждение на более высоком уровне и отведение отсутствует, рекомендуется дополнительная пересадка сухожилия поверхностного сгибателя IV пальца дистальнее ладонной поперечной связки запястья с использованием локтевого края ладонного апоневроза в качестве точки фиксации, причем таким образом, что один пучок прикрепляется на разгибательной поверхности I пястной кости к костной ткани, а второй к сухожилию длинного разгибателя большого пальца через основную фалангу. Если то же самое движение может быть восстановлено с помощью пересадки одного сухожилия, то проводят перенос сухожилия поверхностного сгибателя IV пальца через локтевой сгибатель кисти (в качестве точки фиксации) к большому пальцу, и таким образом удается восстановить оба движения. Отводящая функция сухожилия длинного сгибателя пальцев может быть улучшена с помощью артродеза межфалангового сустава.

При повреждении срединного нерва на высоком уровне проводят соединение иннервируемых локтевым нервом сухожилий глубоких сгибателей IV и V пальцев с сухожилиями II и III пальцев «бок-в-бок» в дистальном отделе предплечья. Дополнительно возможна пересадка плечелучевой мышцы на поверхностные сгибатели пальцев. Лучевой разгибатель кисти можно использовать для активации сухожилия длинного сгибателя большого пальца. Локтевой разгибатель кисти может быть удлинен с помощью трансплантата сухожилия до лучевой поверхности сустава большого пальца, чтобы производить отведение, противопоставление и пронацию.

Наиболее предпочтительной операцией по замене функции мышц тенара является пересадка мышцы, отводящей мизинец, с помощью сосудисто-нервного лоскута в область тенара.

Стереогностическая чувствительность указательного пальца необходима для представителей определенных профессий, например лиц, имеющих дело с тонкой механикой. Если имеется необратимое поражение срединного нерва, эта чувствительность может быть восстановлена с помощью пересадки иннервируемой в норме из локтевого нерва кожи половины подушечки IV пальца или половины подушечки V пальца на большой и указательный пальцы. При этом соответствующий пальцевой нерв вместе с сопутствующей артерией и веной должен быть отпрепарирован вплоть до ладони, чтобы иметь достаточно длинный стебель для пересадки. При этом можно достичь хорошего уровня восстановления чувствительности. Однако пациенты не всегда могут привыкнуть к такому состоянию, и даже спустя годы прикосновение к этому островку кожи на большом пальце, который был пересажен с IV пальца, будет ощущаться как прикосновение к IV пальцу. По этой причине в последнее время хирурги после пересадки подобного лоскута кожи разрезают иннервировавший его нерв и сшивают с проксимальной культей соответствующего пальцевого нерва (для большого или указательного пальца). Развитие этого метода привело к возможности восстановления чувствительности после удаления рубца на подушечке пальца: образовавшийся после удаления рубца дефект закрывают кожей с подушечки пальца стопы, с пластикой нерва. Подобные трансплантаты могут быть пересажены как в виде свободных кожных трансплантатов, так и микрососудистых лоскутов. В обоих случаях обеспечивается закрытие дефекта соответствующей по виду кожной тканью и достигается высокая степень восстановления чувствительности, которая тем не менее не может соответствовать нормальной стереогностической чувствительности.

Дифференциальная диагностика

Если тотальное поражение срединного нерва не может вызывать диагностических трудностей, то некоторые другие заболевания могут имитировать частичное поражение срединного нерва. Брахиалгия, напоминающая проявления синдрома запястного канала на ранней стадии, может быть вызвана целым рядом ревматических заболеваний (см. выше). Иногда у рабочих приходится проводить дифференциальную диагностику между синдромом запястного канала и парестезиями при вибрационном синдроме кисти (547). При компартмент-синдроме сгибателей предплечья, контрактуре Фолькмана (см. с. 426) наблюдается поражение мышц и связанное с сопутствующей ишемией расположенных в ложе стволов нервов нарушение чувствительности и нейрогенное двигательное расстройство кисти. Нарушение чувствительности пальцев на лучевой стороне кисти развивается при поражении корешков C7 и C8. Изолированная атрофия мышц тенара возможна при поражении корешков C8 и Th1, а также в виде врожденной аплазии или при редком компартмент-синдроме в области тенара. Повреждения сухожилий сгибателей или стенозирующий теносиновит делают невозможным сгибание пальцев, иннервируемых срединным нервом, и могут имитировать признак «благословляющей кисти». В основе инфекционно-воспалительной нейропатии срединного нерва могут лежать различные заболевания, например боррелиоз. В странах Средиземноморья, в тропиках, а также у иммигрантов из южных стран при появлении симптомов поражения срединного и локтевого нервов всегда следует помнить о возможности лепрозного неврита.

Локтевой нерв (C8–Th1)

Анатомия

Локтевой нерв (рис. 6.**2.77**) содержит исходящие из медиального пучка волокна сегментов C8 и Th1. Он следует вдоль подмышечной артерии, примыкая к ее медиальной поверхности в медиальной борозде двуглавой мышцы. Уже на середине плеча нерв переходит через медиальную межмышечную перегородку на разгибательную поверхность. Между перегородкой и медиальной головкой трехглавой мышцы плеча он проходит на заднюю поверхность медиального надмыщелка плечевой кости, располагаясь в борозде локтевого нерва.

При прохождении по разгибательной поверхности локтевого сустава нерв кон-

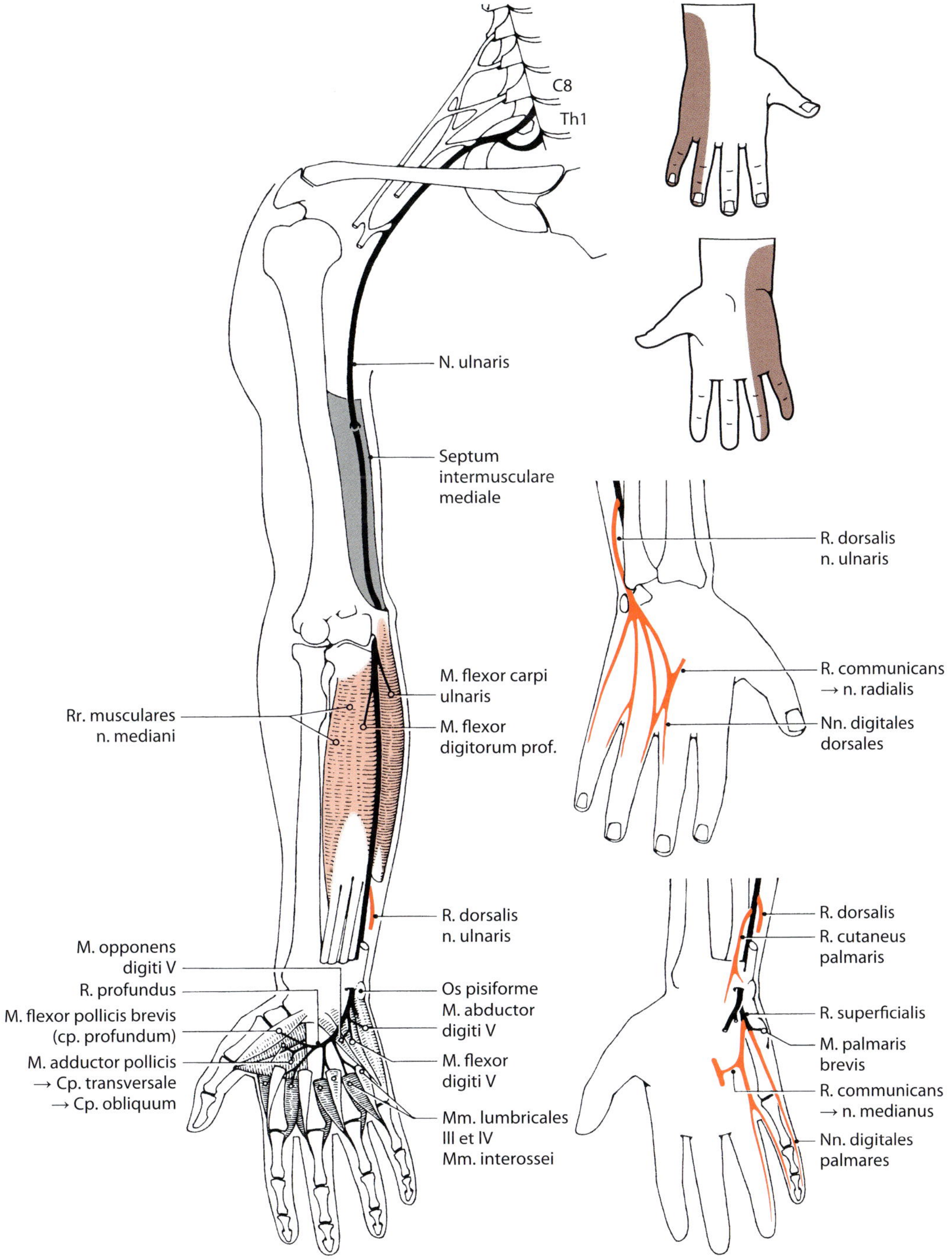

Рис. 6.**2.77** Локтевой нерв (C8–Th1). Обзор.

тактирует с рядом образований, как защищающих его от повреждения, так и повреждающих его. Сухожильный тяж, укрепляющий фасцию, соединяет медиальный надмыщелок плеча с локтевым отростком (медиальная коллатеральная связка) (489). Проксимальнее этот соединительнотканный тяж тесно контактирует с фасцией трехглавой мышцы и может прикрывать локтевой нерв на своем проксимальном отрезке. Сухожильные волокна, отходящие от медиальной головки трицепса, охватывают нерв в виде петли. Одновременно эта связка образует сухожильную дугу, которая соединяет в поперечном направлении обе головки сухожилия локтевого сгибателя запястья, прикрепляющиеся: одна – к медиальному надмыщелку, а другая – к локтевому отростку. Таким образом формируется фиброзная связка (апоневроз), которая изредка замещается мышечными волокнами. Под сухожильной дугой локтевой нерв по латеральной стороне локтевого сгибателя запястья проходит на предплечье, возвращаясь на сгибательную поверхность. В области медиального надмыщелка нерв отдает суставную ветвь к задней поверхности суставной сумки локтевого сустава. Дистальнее локтевого сустава отходят ветви к локтевому сгибателю запястья и локтевой части глубокого сгибателя пальцев. Примерно на середине предплечья с лучевой стороны к нерву прилегает локтевая артерия, после того как она проходит под глубоким и поверхностным сгибателем. Чувствительная дорсальная ветвь отходит от локтевого нерва в большинстве случаев лишь в дистальной трети предплечья. Она идет под сухожилием локтевого сгибателя кисти, над местом прикрепления квадратного пронатора к локтевой кости и, проходя над ладонной поверхностью шиловидного отростка локтевой кости, вновь переходит на разгибательную сторону и пересекает на своем пути сухожилия длинной мышцы, отводящей большой палец, и короткого разгибателя большого пальца. Над удерживателем разгибателей (тыльной поперечной связкой запястья, *retinaculum extensorum*) она разделяется на свои конечные ветви. Эти ветви представляют собой дорсальные пальцевые нервы, иннервирующие кожу локтевой половины III, а также кожу IV и V пальцев. Зона их иннервации распространяется до первого межфалангового сустава по дорсальной поверхности. Сенсорная ладонная ветвь локтевого нерва прободает в дистальной трети фасцию предплечья и иннервирует локтевую часть ладонной поверхности лучезапястного сустава, а также проксимальную часть гипотенара.

Ствол локтевого нерва пересекает лучезапястный сустав по сгибательной стороне (рис. 6.**2.78**), где он с лучевой стороны частично прикрыт сухожилием локтевого сгибателя кисти. Нерв проходит в этом месте между удерживателем сгибателей и пучками волокон, которые идут от гороховидной кости через локтевые нерв и артерию к ладонной поперечной связке запястья и образуют здесь фиброзный канал (ложе Гийона). Покидая фиброзный канал, локтевой нерв разделяется на две свои конечные ветви, поверхностную и глубокую. Поверхностная ветвь отдает маленькую моторную веточку к короткой мышце ладони и разделяется затем на сенсорные общие 3-й и 4-й пальцевые нервы. От них отходят 3 собственных ладонных пальцевых нерва для локтевой поверхности безымянного пальца и для мизинца. Они иннервируют сгибательную и разгибательную поверхность средней и концевой фаланг. Глубокая ветвь проходит через место прикрепления короткого сгибателя мизинца к середине ладони. Кроме мышц гипотенара она иннервирует III и IV червеобразные мышцы, все межкостные мышцы, а также мышцу, приводящую большой палец, и глубокую головку короткого сгибателя большого пальца. Как поверхностная, так и глубокая ветви локтевого нерва соединяются с помощью анастомозов со срединным нервом. На рисунке 6.**2.79** показано разветвление конечных ветвей срединного и локтевого нервов на кисти.

В таблице 6.**2.16** отражена последовательность отхождения ветвей от основного ствола локтевого нерва, а также расстояние мест вхождения нервов в мышцы, измеренное от середины плеча. Область сенсорной иннервации образуется из разветвления кожных ветвей, при этом зона вегетативной иннервации представляет собой кожу над мизинцем и примыкающим к нему локтевым краем кисти. Почти всегда выявляется четкая грани-

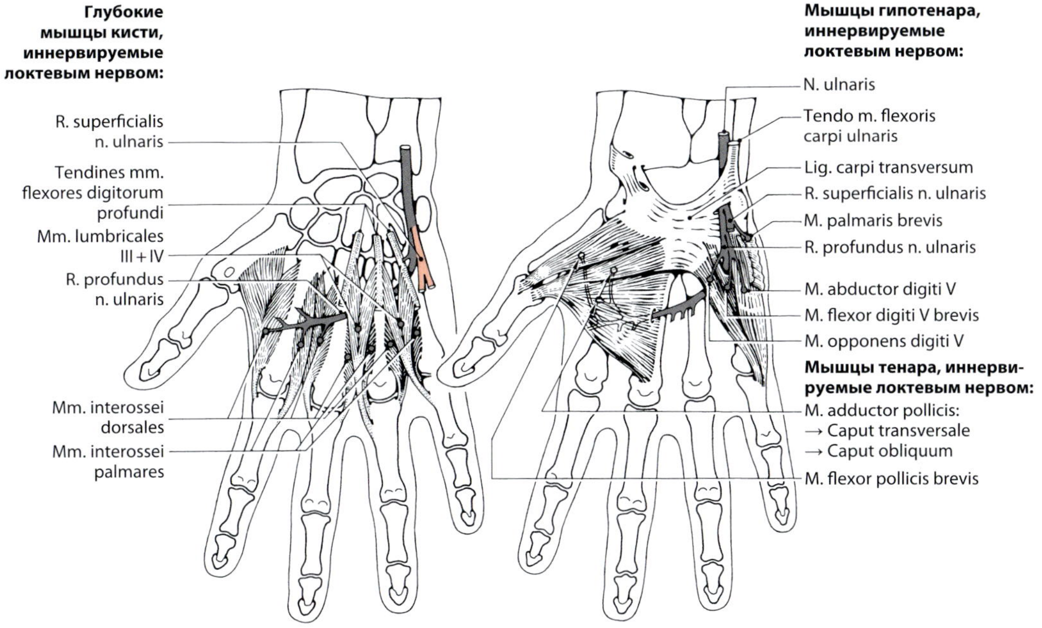

Рис. 6.**2.78** Локтевой нерв (C8–Th1) на кисти.

Таблица 6.**2.16** Последовательность, в которой отдельные ветви отходят от ствола локтевого нерва. В скобках дано расстояние до места вхождения ветвей нерва в мышцы, измеренное от середины плеча, в сантиметрах. При скорости прорастания аксона 3 см/мес. приведенные здесь данные позволяют представить наиболее ранние сроки реиннервации соответствующих мышц (по Foerster)

Суставная ветвь для локтевого сустава
Ветвь к проксимальной части локтевого сгибателя кисти (12,0–13,6)
Ветвь к глубокому сгибателю пальцев (13,7–15,6)
Ветвь к дистальной части локтевого сгибателя кисти
Дорсальная ветвь локтевого нерва (место отхождения от ствола нерва очень вариабельно)
Ладонная ветвь локтевого нерва
Поверхностная ветвь:
к коже возвышенности мизинца и ладонной поверхности 1½ пальцев с локтевой стороны
к короткой ладонной мышце
Глубокая ветвь:
к мышце, отводящей мизинец
к короткому сгибателю мизинца
к мышце, противопоставляющей мизинец
К тыльным и ладонным межкостным мышцам
К мышце, приводящей большой палец
К короткому сгибателю большого пальца (глубокая головка)
К III–IV червеобразным мышцам

ца нарушений чувствительности, проходящая по середине безымянного пальца; также обычно разграничены области чувствительности лучезапястного сустава и предплечья.

Артериальное кровоснабжение нерва на плече обеспечивается тонкими ветвями плечевой артерии и коллатеральными локтевыми артериями, верхней и нижней. На предплечье для локтевого нерва отходят мелкие сосуды от локтевой артерии. На ладонной поверхности поверхностная ветвь локтевого нерва кровоснабжается пальцевы-

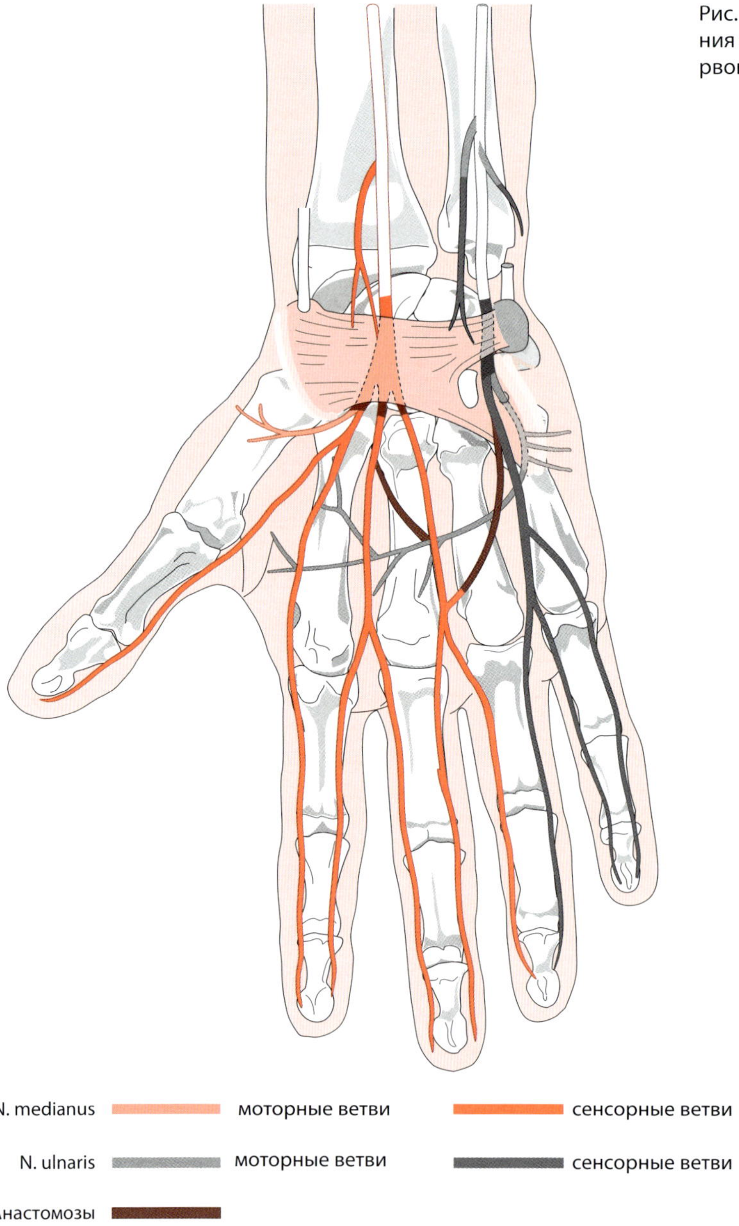

Рис. 6.**2.79** Схема разветвления срединного и локтевого нервов на кисти.

ми артериями из поверхностной ладонной дуги, глубокая ветвь нерва – из глубокой ладонной дуги. Артериальное кровоснабжение дорсальной ветви локтевого нерва обеспечивается из дорсальной ветви кисти, отходящей от локтевой артерии.

Результаты обследования

Клиническая картина

Клинические проявления соответствуют функциям иннервируемых локтевым нервом мышц на предплечье и кисти. К этим функциям относятся ладонное сгибание и отведение кисти в локтевую сторону (локтевой сгибатель запястья), а также сгибание IV и V пальцев (локтевые головки глубокого сгибателя пальцев). Сухожилия этой мышцы прикрепляются к концевым фалангам, и ее функцию оценивают при изолированном сгибании концевой фаланги мизинца (см. рис. 6.**2.86**). Дистальнее лучезапястного сустава короткая мышца ладони иннервируется поверхностной ветвью локтевого нерва. При ее сокращении увеличивается объем гипотенара и появляются характерные небольшие углубления и кожная складка на локтевом крае кисти (см. рис. 6.**2.83**). Глубокая ветвь, обеспечивающая иннервацию дорсальной и ладонной межкостных мышц, играет существенную роль в движениях пальцев. Эти мышцы отвечают за разведение и сведение пальцев. Вместе с червеобразными мышцами они производят сгибание основной фаланги и разгибание средней и концевой фаланг с помощью перехода сухожилий в тыльный апоневроз пальцев.

На кисти могут наблюдаться аномалии иннервации. В редких случаях все мелкие мышцы кисти могут иннервироваться срединным нервом или с его участием. Мы наблюдали случаи подтвержденного во время операции полного разрыва локтевого нерва в области локтя, который сопровождался лишь незначительным парезом мелких мышц кисти, которые обычно иннервируются из локтевого нерва. Если есть подозрение на подобную аномалию, проводят прокаиновую блокаду локтевого (или срединного) нерва, а также ЭМГ со стимуляцией второго нервного ствола, чтобы сделать вывод о взаимоотношениях зон иннервации.

Кроме того, иногда практически все мелкие мышцы кисти иннервируются локтевым нервом, причем в отсутствие анастомозов между срединным и локтевым нервом на предплечье. При этом сенсорная иннервация пальцев соответствует классическим анатомическим принципам (600).

Из данных анатомических фактов следует исходить при диагностике парезов, которые могут быть различными в зависимости от уровня поражения локтевого нерва. Поэтому в дальнейшем типы поражений будут классифицированы по топографическому принципу:

- Слабость локтевого сгибания кисти.
- Слабость сгибания концевых фаланг безымянного пальца и мизинца.
- Слабость приведения пальцев друг к другу.

Поражение на уровне плеча до локтевого сгиба. При подобной локализации поражения страдают все мышцы, иннервируемые локтевым нервом. Парез локтевого сгибателя запястья и локтевой порции глубокого сгибателя пальцев имеет очень небольшое функциональное значение, а именно вызывает незначительную слабость сгибания кисти и отведения ее в локтевую сторону, а также сгибание концевых фаланг мизинца и безымянного пальца (см. рис. 6.**2.85** и 6.**2.86**). На кисти же, напротив, наблюдается значительно выраженное функциональное повреждение в виде характерной картины когтеобразной кисти («когтистой лапы») (см. рис. 6.**2.80**). Эта патологическая установка кисти наблюдается при любом повреждении нерва, локализованном в области лучезапястного сустава или выше. Она характеризуется следующими особенностями: из-за пареза межкостных мышц происходит переразгибание в пястно-фаланговых суставах, а в межфаланговых суставах наблюдается легко выраженное сгибание. Поэтому формируется положение пальцев, напоминающее когти. Это патологическое положение меньше всего выражено во II и III пальцах, так как его отчасти компенсируют иннервируемые срединным нервом I и II червеобразные мышцы. Из-за превалирования функции длинных разгибателей пальцев при поражении межкостных мышц мизинец и безымянный палец находятся в положении легкого отведения. Большой палец часто при этом также бывает в положении переразгибания в пястно-фаланговом суставе вследствие пареза короткого сгибателя большого пальца (*симптом Жанне,* см. рис. 6.**2.80** и 6.**2.81**). К патологической установке кисти присоединяется атрофия мышц, которая особенно выражена в первом межкостном промежутке с тыльной стороны и, кроме того, атрофия гипотенара. Чувствительность нарушена на локтевой части кисти, на локтевой половине безымянного пальца и на мизинце как с тыльной, так и с ладонной стороны

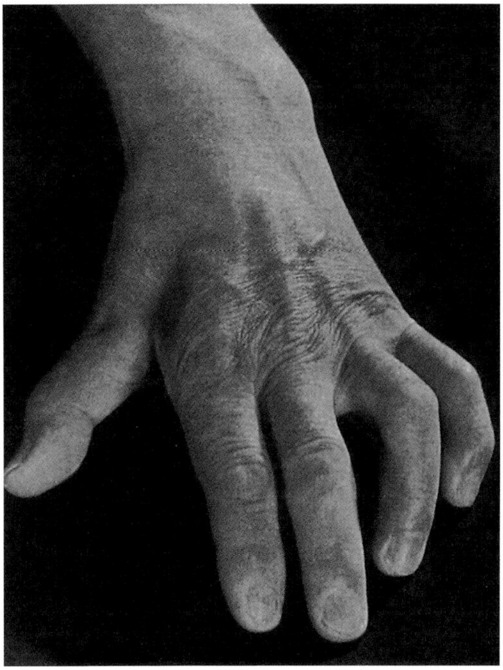

Рис. 6.**2.80** Кисть при поражении локтевого нерва после перелома локтевой кости. Атрофия межкостных мышц, переразгибание большого пальца в пястно-фаланговом суставе (симптом Жанне) и «когтистая лапа», особенно в двух пальцах с локтевой стороны (489).

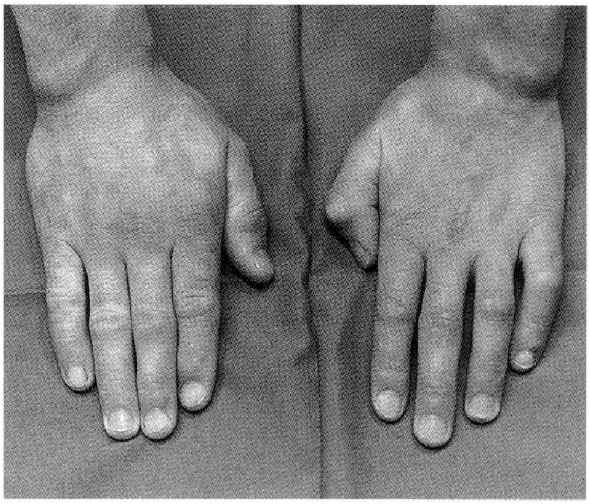

Рис. 6.**2.81** Характерная установка кисти при поражении локтевого нерва при активном приведении I–V пальцев. Переразгибание в пястно-фаланговых суставах, особенно V, IV, III. Характерная установка большого пальца (симптом Жанне) (в сравнении с противоположной стороной). Повреждение произошло недавно, и атрофия гипотенара и межкостных мышц еще незначительна.

(см. рис. 2.**6** и 6.**2.77**). Нарушение чувствительности сопровождается расстройством секреции потовых желез, которое можно выявить на ладонной поверхности пальцев как при пальпации, так и с помощью проведения проб на секрецию потовых желез (рис. 6.**2.82**). Иногда в отсутствие поражения локтевого нерва наблюдаются длительные повторяющиеся сокращения короткой мышцы ладони, которые по своим электрофизиологическим характеристикам соответствуют гемифациальному спазму. Описан также мелкоразмашистый тремор безымянного пальца и мизинца, который исчезал после операционной декомпрессии в ложе Гийона. В другом случае тремор мышц, иннервируемых локтевым нервом, частотой 4–5 Гц был вызван псевдоневромой в борозде локтевого нерва; однако операционная декомпрессия не оказала влияния на тремор.

Поражение на уровне предплечья до лучезапястного сустава приводит к формированию характерной «когтистой лапы». Локтевой сгибатель кисти и локтевая часть глубокого сгибателя пальцев остаются сохранными. При поражении в дистальном отделе предплечья или в области лучезапястного сустава чувствительность в зоне иннервации дорсальной ветви локтевого нерва не нарушается. Таким образом, чувствительность на локтевой стороне тыла кисти также интактна. Поражения на самом дистальном отрезке нерва могут оставлять сохранной также и функцию сенсорной ладонной ветви, т.е. чувствительность над локтевой частью ладони и проксимальным участком гипотенара.

Поражение на уровне запястья может нарушать функцию либо обеих конечных ветвей, двигательной глубокой ветви и смешанной поверхностной ветви, либо одной из них (см. рис. 6.**2.78**). В фиброзном канале, ложе Гийона, могут поражаться обе ветви. В этом случае вследствие вовлечения поверхностной ветви развивается парез короткой ладонной мышцы и отсутствует наблюдаемое в норме при сокращении этой мышцы натяжение кожи над гипотенаром при отведении мизинца (рис. 6.**2.83**).

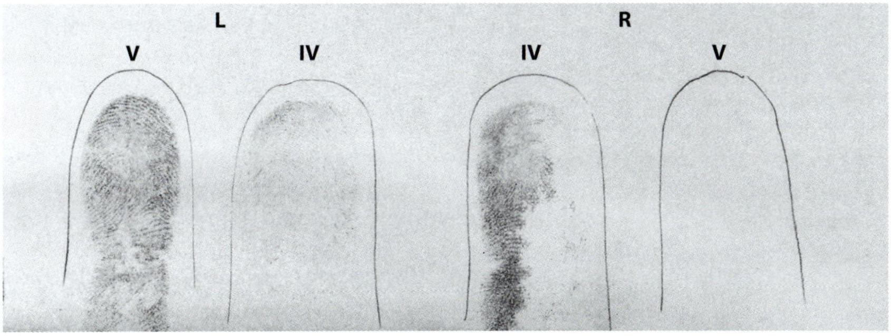

Рис. 6.**2.82** Нарушение секреции потовых желез при поражении локтевого нерва справа. При нингидриновой пробе слева выявляется нормальная секреция на безымянном пальце и мизинце. Справа, напротив, секреция пота отсутствует на локтевой стороне безымянного пальца, а также на мизинце.

Эта кожная мышца может и в норме иметь неполноценную иннервацию. Дополнительно выявляется нарушение чувствительности в локтевой части дистального отдела ладони и на пальцах: половине IV и V. Кроме того, наблюдается поражение двигательной глубокой ветви. Оно вызывает парез мышц возвышенности мизинца, а также других иннервируемых локтевым нервом мелких мышц кисти, особенно межкостных мышц. Если поражена только глубокая ветвь на ее проксимальном участке, то парез короткой ладонной мышцы не развивается, чувствительность остается сохранной и наблюдается парез всех остальных иннервируемых локтевым нервом мелких мышц кисти с формированием характерной «когтистой лапы». Если же глубокая ветвь повреждена на более дистальном уровне, «когтистые» пальцы контрастируют с сохранными мышцами гипотенара (см. рис. 6.**2.84**). Чувствительность при этом остается полностью сохранной.

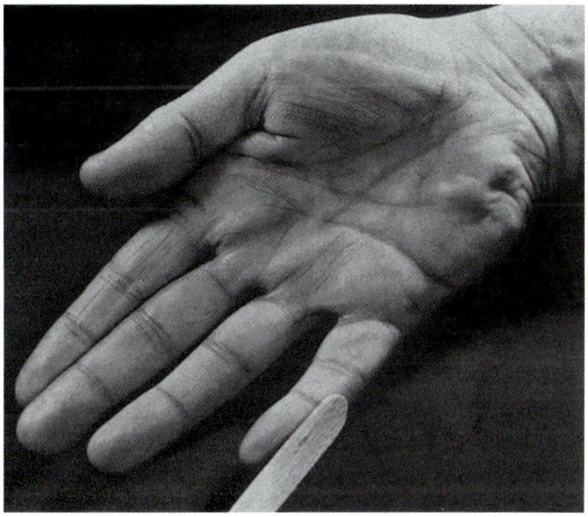

Рис. 6.**2.83** Нормальная функция короткой ладонной мышцы. При отведении мизинца кожа втягивается, образуя ямку и складки на возвышенности мизинца (489).

Клинические пробы

Сгибание в лучезапястном суставе, выполняемое локтевым сгибателем кисти, исследуют при одновременной пальпации сухожилия этой мышцы перед его прикреплением к гороховидной кости (см. рис. 6.**2.85**).

Локтевая часть глубокого сгибателя пальцев сгибает концевые фаланги мизинца и безымянного пальца, и ее функцию исследуют при разгибании в пястно-фаланговом и межфаланговом суставах (см. рис. 6.**2.86**). Функция межкостных мышц состоит в разведении пальцев, и их силу оценивают при сравнении со здоровой рукой. Однако в движениях выпрямленных пальцев в стороны, т.е. в их разведении и сведении, принимают участие также иннервируемые из лучевого нерва общий разгибатель пальцев или из срединного нерва поверхностный сгибатель пальцев. Только на средний палец эти длинные мышцы не влияют в качестве отводящих или приводящих мышц. Его движения в стороны осуществляются только за счет межкостных мышц и могут быть исследованы в качестве определения функции локтевого нерва. Это является причиной того, что при периферическом поражении лучевого нерва возникает подозрение на нарушение также и функции локтевого нерва,

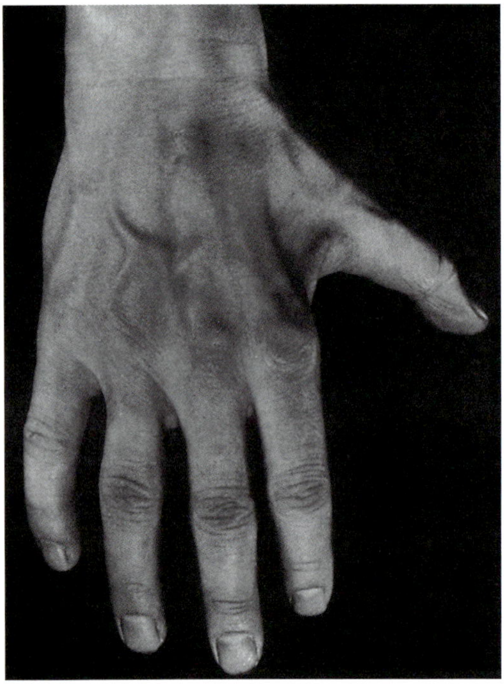

Рис. 6.**2.84** Кисть при поражении глубокой ветви локтевого нерва на ладони. Выраженная атрофия первого межкостного промежутка контрастирует с практически сохранным гипотенаром. Чувствительность не нарушена (489).

т.е. на плексопатию: межкостные мышцы могут действовать в полную силу только при сохранной функции разгибателей пальцев. Однако межкостные мышцы вместе с поверхностным сгибателем пальцев осуществляют сгибание пальцев в пястно-фаланговом суставе (рис. 6.**2.88**).

Нарушение разгибательной функции межкостных мышц в межфаланговых суставах, особенно II и III пальцев, где одновременно поражаются также иннервируемые из локтевого нерва червеобразные мышцы, выражается в невозможности произвести щелчок большим и указательным пальцем (*chiquenaude*, рис. 6.**2.89**). При парезе мышцы, приводящей большой палец, развивается слабость приведения большого пальца к пястно-фаланговому суставу указательного. Чтобы тем не менее удержать предмет между большим и указательным пальцами, пациент автоматически сгибает концевую фалангу большого пальца с помощью иннервируемого срединным нервом длинного сгибателя большого пальца. Это особенно хорошо видно при сравнении правой и ле-

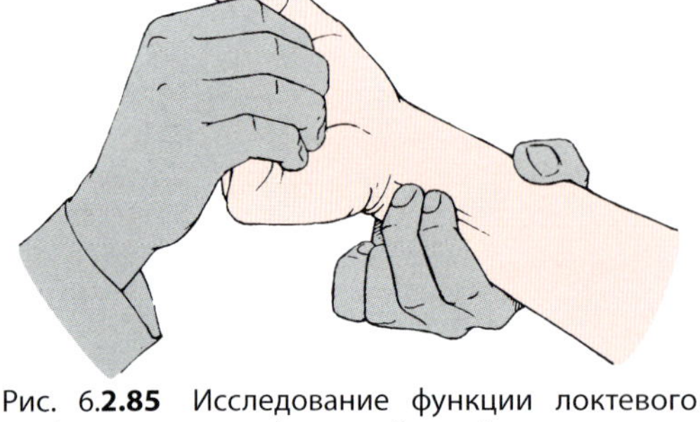

Рис. 6.**2.85** Исследование функции локтевого сгибателя запястья (локтевой нерв).

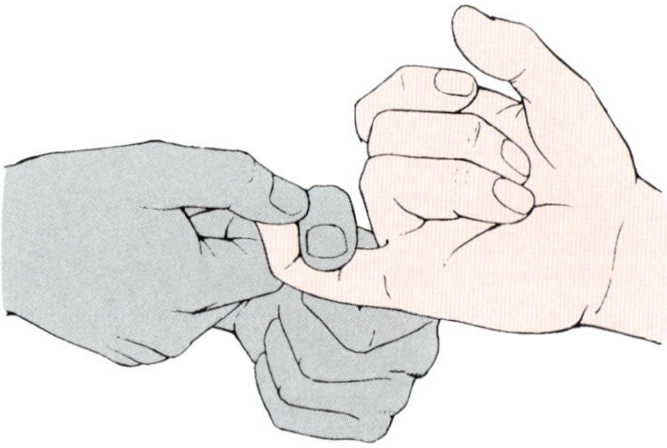

Рис. 6.**2.86** Исследование функции глубокого сгибателя пальцев для мизинца (локтевой нерв). Сгибание концевой фаланги мизинца (см. также рис. 6.**2.69**).

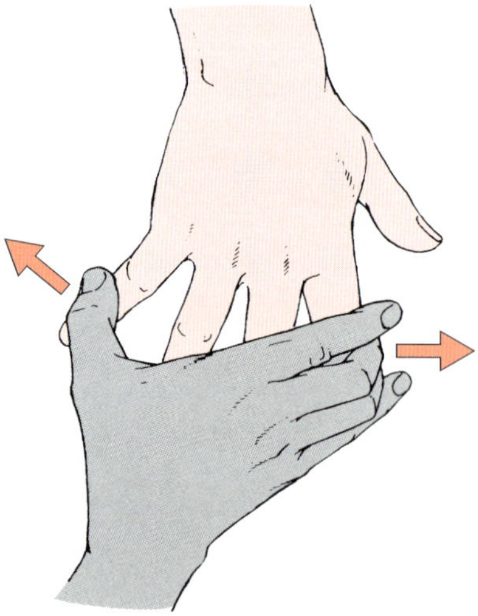

Рис. 6.**2.87** Исследование функции тыльных межкостных мышц (локтевой нерв). Приведение пальцев друг к другу с преодолением сопротивления.

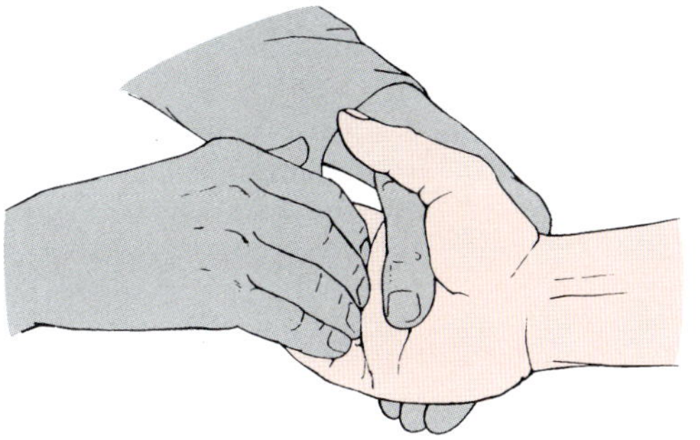

Рис. 6.**2.88** Исследование сгибания пальцев в пястно-фаланговых суставах (межкостные мышцы; локтевой нерв).

вой сторон, когда пациент, например, сжимает обеими руками шпатель или сложенную газету (рис. 6.**2.90**) и обозначается как симптом Фромана.

Фроман обозначал этот признак как *signe de la préhension* или *signe du journal* (232). Этот симптом представлен также на рисунке 6.**2.91**.

При резаном ранении в области лучезапястного сустава необходимо также исследовать проходимость артерий с помощью пробы Аллена: сначала пациент сжимает кулак, с одновременной компрессией локтевой и лучевой артерий, затем кулак разжимается и высвобождается только одна артерия. Если пальцы остаются бледными, это указывает на недостаточное поступление крови по освобожденному сосуду, т.е., как правило, на его повреждение.

Электрофизиологическая диагностика

При электрофизиологической диагностике повреждения локтевого нерва в области локтя (10; 18) проводят прежде всего измерение скорости проведения импульса по сенсорному нерву, так как в этом случае выявляется

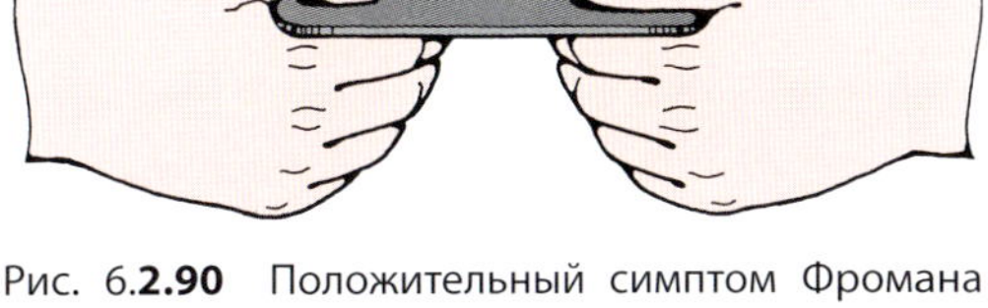

Рис. 6.**2.90** Положительный симптом Фромана справа.

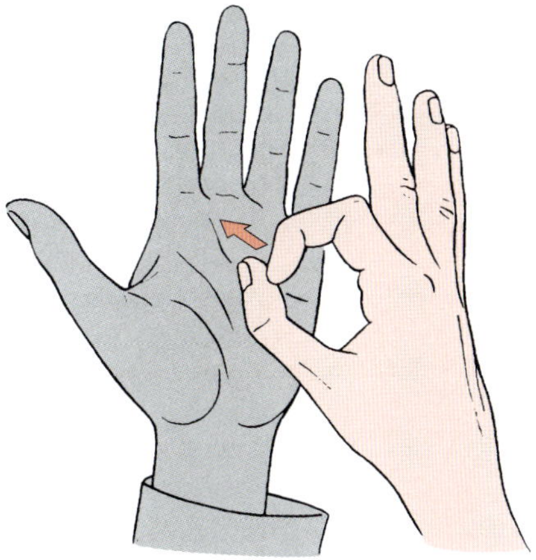

Рис. 6.**2.89** Нарушение способности выполнять щелчок при парезе межкостных мышц (*signe de la chiquenaude*) (ослаблено разгибание межфаланговых суставов в рамках поражения локтевого нерва). Исследователь чувствует менее сильный удар по своей ладони.

ее замедление. Следует обратить внимание на то, что скорость проведения в области локтя в норме несколько ниже, чем в граничащих с ним сегментах. Поэтому относительное замедление следует трактовать с осторожностью.

При поражении локтевого нерва в области лучезапястного сустава электрофизиологические признаки в значительной степени зависят от точного места поражения. При повреждении после отхождения ветви к мышце, отводящей мизинец, показатели функции этой мышцы в пределах нормы, тогда как в других мелких мышцах кисти, иннервируемых локтевым не-

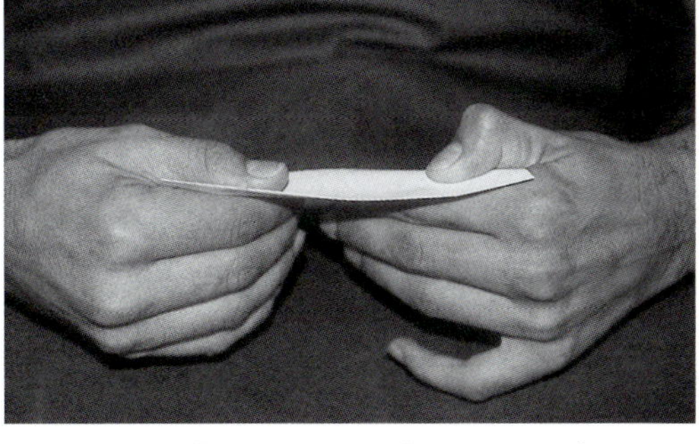

Рис. 6.**2.91** Положительный симптом Фромана слева при поражении локтевого нерва.

Таблица 6.**2.17** Характеристика поражения локтевого нерва

Локализация поражения	Признаки	Нарушение функции
Область локтя или более проксимально	Атрофия локтевых сгибателей на предплечье. Симптом «когтистой лапы». Атрофия межкостных мышц и гипотенара	Слабость локтевого сгибания кисти. Слабость сгибания концевых фаланг безымянного пальца и мизинца. Слабость приведения пальцев друг к другу, нарушение выполнения щелчка, положительный симптом Фромана. Нарушение чувствительности на локтевой стороне ладони и тыла кисти, а также V и ½ IV пальцев
Проксимальный отдел предплечья	«Когтистая лапа», атрофия межкостных мышц и гипотенара	То же, что и выше, только сгибание в лучезапястном суставе и сгибание концевых фаланг сохранено
Дистальный отдел предплечья до лучезапястного сустава	«Когтистая лапа», атрофия межкостных мышц и гипотенара	То же, что и выше, но чувствительность на тыльной стороне кисти сохранена
Дистальный отдел предплечья, короткая ладонная ветвь сохранна	«Когтистая лапа», атрофия межкостных мышц и гипотенара	То же, что и выше, но чувствительность сохранена также и на локтевой стороне ладони
Запястье, поверхностная ветвь сохранна (вовлечен только ствол глубокой ветви)	«Когтистая лапа», атрофия межкостных мышц и гипотенара	То же, что и выше, но короткая ладонная мышца не сокращается при отведении мизинца с преодолением сопротивления; чувствительность на кисти не нарушена
Дистальная часть глубокой ветви	«Когтистая лапа», атрофия межкостных мышц, мышцы гипотенара сохранны	Парез межкостных мышц с ослаблением щелчка и положительным симптомом Фромана. Движения мизинца сохранны, так же как и чувствительность

рвом, выявляются нейрогенные изменения. Диагностическую ценность представляет определение разницы величины латентных периодов проведения импульса к мышце, отводящей мизинец, и к I задней межкостной мышце, которая не должна составлять больше 1,0 мс. Проведение дополнительной стимуляции в области ладони помогает выявить возможный дополнительный блок проведения (137).

Ультразвуковое исследование

С помощью сонографии можно исследовать локтевой нерв в одноименной борозде. При нейропатии в области борозды отмечается значительное утолщение нерва по сравнению с нормой. Подтверждение результатов электрофизиологических исследований с помощью УЗИ способствует диагностике данного поражения (48). Чем значительнее увеличен диаметр нерва, тем менее благоприятен прогноз заболевания, тогда как электрофизиологические признаки демиелинизации (значительное замедление проведения возбуждения по двигательным волокнам и блок проведения) указывают на более благоприятный прогноз (49).

Обзор

Признаки поражения локтевого нерва представлены в таблице 6.**2.17**.

Причины

Частота поражения локтевого нерва

Если принимать во внимание все уровни локализации повреждения локтевого нерва, то его поражение представляет собой самую частую периферическую нейропатию в целом. Среди травматических повреждений он занимает первое место, например, из 2037 случаев ранений периферических нервов, описанных Seletz (650), 390 представляли собой повреждения локтевого нерва, а в 32,1% из 7050 случаев среди оперированных солдат американской армии во время Второй мировой войны наблюдалось повреждение этого нерва. Наряду с прямы-

Таблица 6.**2.18** Причины поражения локтевого нерва (314 случаев) (489)

	Мужчины	Женщины	Мужчины и женщины
Поражения в области локтя			
Надмыщелковый отросток плеча с истинным парезом локтевого нерва	3	1	4
Надмыщелковый отросток плеча без истинного пареза локтевого нерва	3	5	8
Отсроченное поражение после перелома локтя	36	7	43
Отсроченное поражение без достоверного перелома	24	3	27
Поражение при артрозе, хондроматозе и ганглии локтевого сустава	26	4	30
Поражение непосредственно после травмы	18	10	28
Поражение от сдавления (кроме лежачих больных)	16	7	23
Поражение от сдавления (у лежачих больных)	35	9	44
Вывих локтевого нерва с развитием пареза	36	5	41
Вывих локтевого нерва без развития пареза	41	9	50
Повреждение при патологической функциональной нагрузке на локтевой сустав	9	7	16
Поражение на предплечье	2	1	3
Поражение на запястье	25	9	34
Случаи поражения с неясным патогенезом	43	18	61
Всего	317	95	412*

* Так как в отдельных случаях в основе поражения лежало несколько причин, общее количество факторов оказалось больше, чем число случаев

ми травматическими видами повреждения часто наблюдаются механические опосредованные поражения локтевого нерва. Обсуждение этих случаев правильнее всего проводить на основании топографических и этиологических принципов. В таблице 6.**2.18** приводится обзор причин 314 наблюдаемых нами случаев, причем прямые травматические повреждения при этом не учитывались.

Поражения на уровне плеча и в аксиллярной области

Клиническая картина соответствует таковой при поражении в области локтя (см. выше). В качестве причины чаще всего выступает прямое травматическое повреждение, нередко присоединяется повреждение и других ветвей плечевого сплетения, чаще всего срединного нерва. В очень редких случаях в основе поражения локтевого нерва может лежать наличие надмыщелкового отростка плеча на дистальном конце плечевой кости (см. с. 406) (489). Крайне редко поражение локтевого нерва может быть обусловлено отрывом латеральной головки трицепса, что мы наблюдали лишь в одном случае. Травматическая аневризма плечевой артерии может вызывать компрессию локтевого нерва вместе со срединным. Мы наблюдали повреждение локтевого (и срединного) нерва от сдавления у мужчины, который, проводя искусственное оплодотворение коров, вынужден был ежедневно в течение нескольких часов вводить левую руку в кишечник животного. Это привело к хроническому сдавлению в проксимальной трети плеча. Этиология наблюдаемого нами изолированного поражения локтевого нерва с полностью обратимым, зарегистрированным при ЭМГ блоком проведения в области плечевого сплетения остается неясной (351). В 3 из 4 случаев, которые мы наблюдали при оперативном вмешательстве, произошло спонтанное выздоровление, и механизм повреждения был признан аналогичным тому, который наблюдается при невралгической амиотрофии плеча (см. с. 289).

Поражение в области локтя

Клиническая картина включает помимо характерной «когтистой лапы» также парез локтевого сгибателя кисти и локтевой части глубокого сгибателя пальцев. Чувствительность нарушается как на ладонной, так и на тыльной поверхности кисти в зоне иннервации сенсорных ветвей. Более подробно см. выше. Если механического нарушения целостности нерва не происходит, а наблюдается только хроническое поражение от сдавления или анатомическое изменение борозды нерва, парез локтевых сгибателей на предплечье часто бывает очень незначительным, а нарушение чувствительности больше всего выражено на мизинце. Различные виды поражения пучка локтевого нерва в одноименной борозде могут быть зарегистрированы с помощью ЭМГ.

Среди причин, наряду со случаями прямого травматического повреждения при ударе по внутренней стороне локтя и резаными ранениями, следует назвать также первичное повреждение локтевого нерва при переломах медиального мыщелка или блока, реже надмыщелковых переломах. Подобные первичные повреждения локтевого нерва наблюдаются в 4% случаев переломов дистального отдела плеча (489) и в 15–17% всех надмыщелковых переломов в детском возрасте. Тем не менее, эти первичные повреждения локтевого нерва при переломах встречаются значительно реже, чем повреждения других нервов. Прогноз поражения локтевого нерва, возникшего непосредственно после перелома, в целом благоприятный, и только в исключительных случаях возникает необходимость оперативной ревизии.

Возможно также ятрогенное поражение локтевого нерва в одноименной борозде, например, при проведении в этой области проводниковой анестезии. Поэтому для блокады нервов рекомендуется выбирать другие участки (448).

Вторичными называют такие поражения, при которых нарушение функции нерва развивается спустя некоторый период, от нескольких недель до нескольких месяцев после перелома. Вторичные поражения редко затрагивают локтевой нерв. В этих случаях необходима оперативная ревизия и перемещение локтевого нерва на ладонную поверхность локтя (см. с. 403).

Подавляющее большинство операций при повреждении локтевого нерва проводится в связи с оперативным лечением переломов и переломовывихов вблизи локтевого сустава. Репозиция или, чаще, остеосинтез при над, меж- и трансмыщелковых переломах, отрывных переломах медиального надмыщелка с вывихом, оскольчатых отрывах поддерживающих сустав структур, а также переломах локтевой, лучевой кости и переломах Монтеджи могут приводить к повреждению близко расположенного локтевого нерва, иногда в сочетании с повреждением лучевого нерва. В соответствии с нашими собственными наблюдениями, подобные повреждения в половине случаев возникают не во время первичной операции, а в связи с реостеосинтезом или коррекционной остеотомией либо при удалении металлических элементов.

После наложения артериовенозной фистулы между плечевой артерией и венами предплечья у небольшого числа пациентов развивается прогрессирующее поражение локтевого нерва, сопровождаемое также нарушением функции срединного и лучевого нервов. Симптомы проявляются, как правило, в течение нескольких дней в виде парестезии и боли, к которым в последующие несколько недель или месяцев присоединяются сенсомоторные нарушения. После удаления фистулы в большинстве случаев наблюдается улучшение, но могут сохраняться персистирующие симптомы. Причина этого осложнения остается неясной, тем более что оно возникает лишь у небольшой части пациентов, среди которых не выявляется никаких факторов риска (840).

Повреждения от сдавления представляют собой самый частый вид поражения локтевого нерва в области локтя. Иногда они возникают после наркоза, во время которого положение руки в состоянии разгибания и отведения с одновременной супинацией плеча предрасполагает к сдавлению в локтевой борозде (282). Особенно велика опасность при плоской борозде или при вывихе нерва из борозды. К подобным повреждениям от сдавления предрасполагает и интраневральная топография в этой области, где нерв состоит из большого числа пучков, а количество эпиневральной соединительной ткани невелико. Развивающийся в этой ситуации вывих способствует сдавлению нерва. Повреждения локтевого нерва от сдавления во время общего наркоза составляют 10–25% всех случаев нейропатии локтевого нерва и являются одним из самых частых поражений нервов, связанных с патологическим положением конечности. Прогноз в целом благоприятный, с полным или значительным восстановлением функции в течение менее чем за полгода. Остаточные явления, приводящие к ограничению функции конечности, наблюдаются у 20% пациентов.

Среди 226 случаев поражений периферических нервов, возникших после оперативного вмешательства, 14 были связаны с патологическим положением конечности, из которых только в одном случае был поврежден локтевой нерв (282). В проспективном исследовании 6538 оперированных пациентов был проведен тщательный поиск повреждений локтевого нерва. Повреждения были выявлены у 17 пациентов, т.е. в 0,26% случаев. У этих пациентов выявлялось с обеих сторон, т.е. не только на пораженной конечности, замедление скорости проведения возбуждения в борозде локтевого нерва, таким образом, возникло подозрение на предрасположенность к повреждению нерва. В 1/3 случаев позднее развились и симптомы поражения (9). Двустороннее повреждение нерва (а также и сплетения, см. раздел 6.1) может развиваться при хирургических вмешательствах, например при операциях по поводу грыжи диска, проводимых в коленно-локтевом положении. Вопрос о том, имеет ли патогенетическое значение латентное предиспонирующее поражение локтевого нерва (9), остается открытым; скорее, предрасполагающими факторами являются названные выше анатомические условия. Врач должен разъяснять пациенту, что положения конечности, которые для него неудобны, могут представлять риск для периферических нервов, который пациент самостоятельно не может предусмотреть (740).

При сирингомиелии наряду с напоминающими поражение локтевого нерва клиническими признаками, обусловленными поражением спинного мозга, могут развиваться также и истинные поражения локтевого нерва. Они могут быть либо следствием артропатии локтевого сустава (489), либо представлять собой истинную механическую нейропатию с замедлением проведения возбуждения при неконтролируемой механической нагрузке на ствол нерва из-за нарушения ноцицептивных механизмов.

В области борозды может также локализоваться опухоль, например неврома или гамартома.

Поражение нерва от сдавления может также развиваться при определенных видах деятельности, связанных с длительной опорой на локоть (489), длительном разговоре по телефону и т.п. У половины шлифовщиков стекла, вынужденных работать в положении опоры на локти с руками, согнутыми в локтевых суставах, выявляются симптомы поражения локтевого нерва (836). Особую категорию представляют поражения локтевого нерва у лежачих больных (489). При этом не имеет значения, по какой причине пациент находится в таком положении, а также то, насколько тяжела его болезнь. В большинстве случаев спустя несколько дней или недель появляются парестезии и онемение IV и V пальцев, а у некоторых пациентов наблюдается также некоторая болезненность при надавливании на внутреннюю поверхность локтя. Позже присоединяются парезы и атрофии мышц кисти. Сторона поражения в большинстве случаев соответствует той, на которой находится прикроватный столик. При исследовании наряду с выраженным в той или иной степени поражением локтевого нерва выявляется также повышенная чувствительность нерва в борозде.

Вывих локтевого нерва из борозды

При повреждениях в области локтя необходимо тщательно выявлять это специфическое для локтевого нерва состояние. Оно встречается значительно чаще, чем это принято считать. Среди 1200 19-летних солдат швейцарской армии у 4,3% мы выявили двусторонний спонтанный полный вывих локтевого нерва при сгибании в локтевом суставе, при этом ствол нерва смещался вплоть до верхушки медиального надмыщелка или даже располагался вентрально от нее. Подобный вывих протекал у всех молодых людей бессимптомно, однако впоследствии он мог выступать в качестве важнейшего патогенетического механизма, который вызывал возникновение признаков поражения локтевого нерва.

О том, что локтевой нерв часто подвергается резкому механическому раздражению в борозде, свидетельствует уже тот факт, что в каждом языке есть для этого неприятного ощущения собственное выражение. В немецком языке оно звучит как *«музыкальная косточка»*, или *Narrenbein*, в Австрии – *«дамская жилка»*. Французы называют это ощущение *le petit juif*, англичане – *the funny bone*. В Италии обозначение *il mal della vedova* («вдовья боль») подразумевает быстрое исчезновение интенсивной боли.

Вывих нерва может быть заметен на глаз при сгибании в локтевом суставе (рис. 6.**2.92**). Он всегда выявляется при использовании соответствующих методов клинического исследования. Для этого исследователь садится напротив пациента и пальпирует правую борозду локтевого нерва своей правой рукой, либо левой – левую борозду. Другой рукой он удерживает руку пациента в таком положении, что она остается согнутой в локтевом суставе под прямым углом (рис. 6.**2.93**).

Требуется небольшая подготовка, чтобы правильно распознать локтевой нерв при пальпации и оценить его диаметр и подвижность. В случае полного вывиха у астеничных пациентов можно иногда нащупать пальцем ствол нерва на внутренней стороне локтя над медиальным надмыщелком, при этом он смещается к ладонной поверхности локтя. Подобные случаи вывиха нерва, как правило, бывают врожденными и двусторонними. Вывихи в результате травмы возникают редко и представляют собой ситуацию повреждения нерва с врожденной склонностью к вывиху, когда после травмы у пациента появляются соответствующие жалобы. В подобных случаях очень важно исследовать другую руку.

Вывих локтевого нерва обычно протекает бессимптомно в течение всей жизни. Частота появления жалоб представлена в таблице 6.**2.19**.

При обследовании большой группы пациентов с вывихом были выявлены трофические нарушения на локтевой стороне кисти и на мизинце, которые мы склонны расценить как признаки хронического раздражения локтевого нерва. К ним относятся контрактура Дюпюитрена, клино- и камптодактилия, а также деформации ногтя мизинца (489). О связи контрактуры Дюпюитрена с хроническим раздражением нерва еще будет коротко сказано ниже. В других случаях у пациентов с вывихом локтевого нерва лишь иногда возникали жалобы на парестезии. В принципе при вывихе возможны любые виды поражения локтевого нерва, в том числе двусторонние, а в некоторых случаях к вывиху в качестве дополнительного пато-

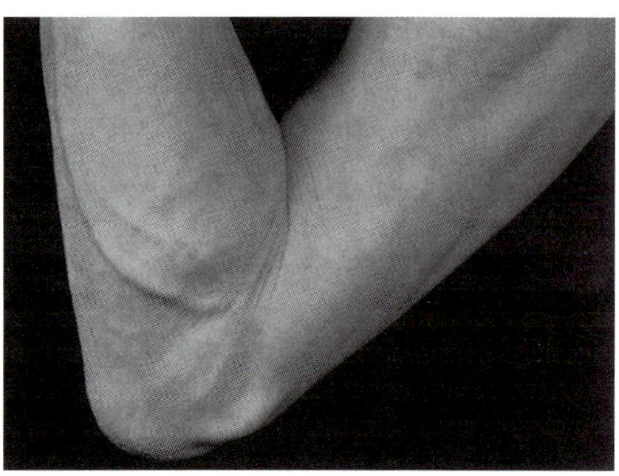

Рис. 6.**2.92** Вывих локтевого нерва справа. При сгибании локтя нерв спонтанно выскальзывает через надмыщелок вперед (489).

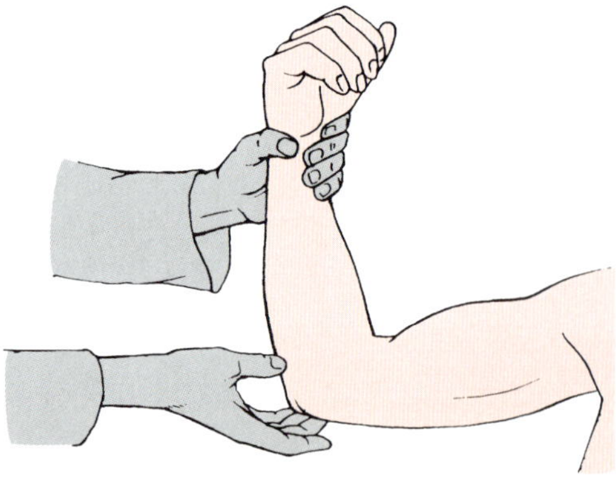

Рис. 6.**2.93** Исследование на вывих локтевого нерва. Исследователь и пациент сидят напротив друг друга. Рука пациента согнута под прямым углом. Исследователь тщательно пальпирует правой рукой область борозды правого локтевого нерва пациента, а левой – левого.

Таблица 6.**2.19** Основные симптомы вывиха локтевого нерва в 91 случае (489)

Двигательные и чувствительные	
Парез локтевого нерва	28 (6 двусторонних)
Парез только чувствительных волокон локтевого нерва	10
Парез только двигательных волокон локтевого нерва	3
Контрактура Дюпюитрена	23 (22 двусторонних)
Деформация ногтя мизинца	16
«Суставные подушки»	1
Только субъективная симптоматика	14
Всего	95*

* В некоторых случаях симптомов было больше

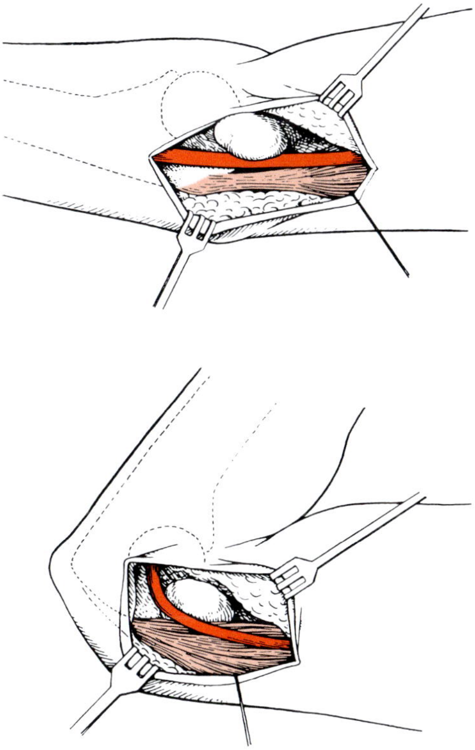

Рис. 6.**2.94** Механизм вывиха локтевого нерва в области локтя. В положении разгибания (*вверху*) нерв правильно расположен в одноименной борозде под медиальным надмыщелком. При сгибании медиальная часть трехглавой мышцы плеча входит в борозду и «выталкивает» нерв из его ложа (*снизу*). При недостаточности локтевой коллатеральной связки (на рисунке удалена) это приводит к вывиху нерва (рисунки сделаны по двум фотографиям во время операции).

генетического механизма присоединяется хроническое сдавление или патологическая нагрузка на локоть.

Лечение вывиха локтевого нерва состоит в избегании дополнительных патогенетических факторов, ношении хорошо подобранной мягкой шины на внутренней стороне локтя, которая предохраняет вывихнутый нерв от сдавления и, по возможности, избегании положения сгибания в локтевом суставе. Этого можно достичь, например, с помощью применения картонной трубки с мягкой подкладкой внутри, которая надевается на ночь на руку, предохраняя ее от сгибания. Необходимость оперативного лечения – перемещения нерва на ладонную поверхность – возникает лишь в редких случаях, когда имеются рецидивирующие жалобы или по различным причинам невозможно избежать повреждения нерва от сдавления. При подобном вмешательстве обычно очень хорошо виден механизм вывиха локтевого нерва (рис. 6.**2.94**).

Другие патологические изменения в области локтя

К ним относятся изменения периневральной ткани в борозде локтевого нерва. Это возможно при вторичном повреждении после старого перелома или вывиха локтевого сустава (489), а также при артрозах и хондроматозах. Среди редких причин можно упомянуть воздействие фиброзной связки, натянутой между медиальным надмыщелком и локтевым отростком, или описанную японскими авторами гипоплазию блока (737). Для всех этих поражений характерен медленно прогрессирующий парез, при котором пациенты чаще всего случайно замечают атрофию первого межкостного промежутка. Атрофия мышц и парез обычно бывают выражены в большей степени, чем нарушения чувствительности, которые в исключительных случаях могут даже отсутствовать. Иногда появлению симптомов предшествует повышенная нагрузка на локтевой сустав, изредка локальная травма. Очень редко пациенты жалуются на боль в области локтя. Подобные случаи обозначаются как *медиальный*, или *локтевой*, *эпикондилит*.

При *поздних поражениях* отмечается перелом или вывих локтя, который имел место, как правило, много лет или даже десятилетий назад. В этих случаях выявляется очень незначительное поражение иннервируемых локтевым нервом сгибателей предплечья, но при этом тотальный парез иннервируемых им мышц кисти. В подобных случаях для диагноза важно тщательное пальпаторное исследование нерва в борозде (см. рис. 6.**2.93**) всегда в сравнении с противоположной стороной. При некотором навыке удается выявить утолщение ствола нерва и его патологическую фиксацию к окружающим тканям либо повышенную чувствительность к давлению. Сам локтевой сустав, как правило, деформирован, движения в нем ограничены. Часто, но не всегда наблюдается вальгусная деформация локтя. В большинстве случаев при рентгенологическом исследовании выявляется старый перелом или артритические изменения локтевого сустава. В отдельных случаях значение результатов рентгенологического исследования вместе с обычно наблюдаемыми клиническими признаками переоценивается. Иногда при тангенциальных снимках борозды выявляются незначительные изменения (рис. 6.**2.95**).

В некоторых случаях хроническое повреждение нерва связано с периневральными процессами в борозде, которые не регистрируются при рентгенологическом исследовании, например при интра- или экстраартикулярном ганглии или при разрастаниях, связанных с периневральной гематомой, старыми ранениями мягких тканей или инфекционным процессом в окружающих тканях. В подобных случаях ценную информацию может предоставить КТ.

При патологических процессах в борозде важную роль играет ЭМГ. Она позволяет определить точную локализацию повреждения. С ее помощью можно выявить, например, вовлечение мышц предплечья, не определяемое клинически. Тщательное исследование локтевого сгибателя кисти с применением игольчатой миографии служит важным элементом для оценки места повреждения локтевого нерва. Если определить характер проведения как моторного, так и сенсорного импульса, в 95% случаев можно доказать повреждение нерва в борозде. Для этого имеются определенные нормативы, не следует забывать о значении положения локтя, в котором проводится определение проведения возбуждения.

При всех этих хронических повреждениях локтевого нерва, связанных с периневральными процессами в борозде, показано оперативное лечение. Во время вмешательства выявляется, как правило, веретенообразное расширение нерва в борозде, проксимально от места его обычного сужения, которое обозначается как псевдоневрома (рис. 6.**2.96**).

Речь идет о постепенном разрастании эндоневральной соединительной ткани, которое не следует путать с истинной невромой и тем более резецировать. См. также раздел о хирургическом лечении ниже.

Прогноз без оперативного лечения практически во всех случаях неблагоприятный,

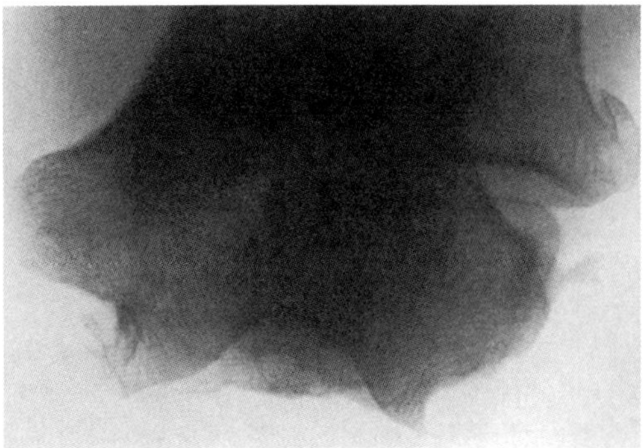

Рис. 6.**2.95** Артроз локтевого сустава справа. На рентгеновских снимках в тангенциальной проекции видны артротические разрастания (зубцы), вдающиеся внутрь борозды локтевого нерва (больше слева) (489).

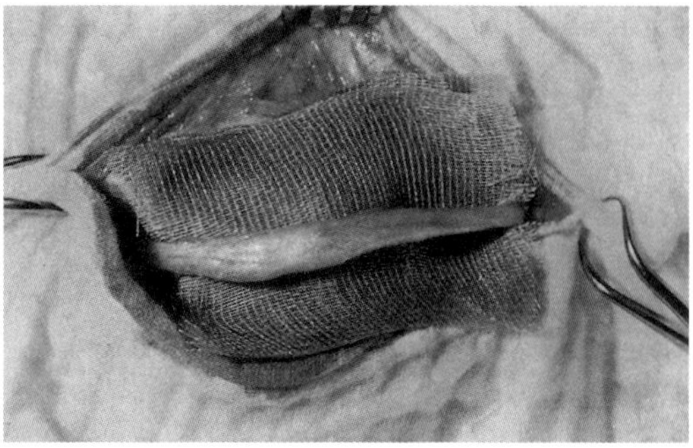

Рис. 6.**2.96** Псевдоневрома локтевого нерва. Отсроченное поражение при травматическом артрозе локтевого сустава (489).

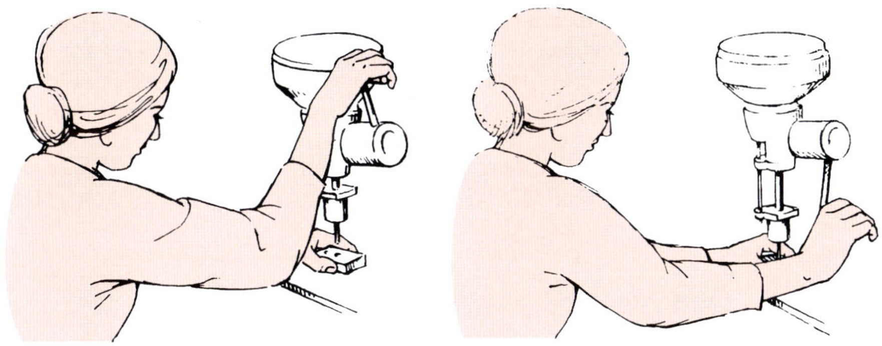

a b

Рис. 6.**2.97** Определенные виды профессиональной деятельности (например, работа на сверлильном станке) требуют очень частой смены сгибательных и разгибательных движений в локтевом суставе. Возникающая в связи с этим микротравматизация локтевого нерва в борозде, его частое контактирование с трехглавой мышцей плеча могут привести к повреждению нерва (см. рис. 6.**2.94**).

однако в случае проведения операции он почти всегда хороший, если до вмешательства не было длительного периода существования выраженного пареза (489). Время, которое прошло между старой травмой и появлением признаков поражения локтевого нерва, не играет роли для определения показаний к операции и для прогноза.

Малоизвестен тот факт, что продолжающаяся в течение многих дней или недель нагрузка на локтевой сустав в виде повторных сгибательных и разгибательных движений независимо от вывиха нерва может вызывать признаки поражения локтевого нерва. Подобный механизм повреждения имеет место у некоторых фабричных служащих, например, при работе с рычагами сверлильных и штамповочных станков (рис. 6.**2.97**).

Это становится понятным, если представить себе функциональную анатомию борозды локтевого нерва (489). Если в состоянии разгибания нерв в борозде имеет достаточно места для движения и располагается вследствие исходно вальгусного положения на ее внутренней стороне, при сгибании вальгусная деформация исчезает. Уже вследствие этого нерв смещается в медиальном направлении к надмыщелку. Однако прежде всего при сгибании в борозду входит медиальная головка трицепса, смещается в сторону локтевого отростка ниже нерва и имеет при этом тенденцию вытеснять нерв из его борозды в медиальном направлении (см. рис. 6.**2.94**). В норме этому препятствует коллатеральная локтевая связка, которая пересекает борозду перпендикулярно ходу локтевого нерва и дополнительно натягивается при сгибательном движении (489). С одной стороны, это препятствует естественной тенденции к вывиху нерва, однако, с другой стороны, нерв при каждом сгибательном движении в локтевом суставе сдавливается между расположенной под ним головкой трицепса и коллатеральной локтевой связкой. Тот факт, что это может вызвать хроническое сдавление нерва практически у любого здорового индивидуума, доказан часто выявляемым замедлением скорости проведения импульса на данном участке. Измерения давления на трупах показали, что интраневральное давление в стволе локтевого нерва в одноименном канале в положении разгибания составляет 7 мм рт.ст., тогда как при сгибании под прямым углом оно повышается до 11–14 мм рт.ст., а при максимальном сгибании при одновременном поднятии руки и разгибании в лучезапястном суставе даже возрастает до 46 мм рт.ст. (545). Гистологическое исследование при аутопсии у лиц, у которых при жизни не было симптомов поражения локтевого нерва, регулярно выявляет увеличение количества соединительной ткани в нерве, а в половине случаев изменения и самих нервных волокон (505). Кроме того, в 10 случаях поражения локтевого нерва в области локтя было измерено давление между нервом и сухожильной дугой коллатеральной локтевой связки во время оперативного вмешательства (821). Если в положении разгибания оно колебалось между 0 и 19 мм рт.ст., то при сгибании или при изометрическом сокращении локтевого сгибателя кисти возрастало иногда даже до 200 мм рт.ст. В этих случаях говорят о *синдроме канала локтевого нерва* (489). Нередко употребляется также обозначение «*хроническая нейропатия локтевого нерва в области локтя*». В англоязычной литературе употребляется термин «*ulnar neuropathy at the elbow*» (UNE). Немецкое общество неврологов определило принципы диагностики и лечения этого синдрома (705). Он может быть также и двусторонним. Локализация поражения нерва определяется при электрофизиологическом исследовании. Спонтанно или при дополнительной нагрузке может развиваться функциональная декомпенсация с локальной болью, парестезией и парезами. По нашему мнению, подобные случаи должны рассматриваться как профессиональное заболевание и обеспечиваться социальным страхованием.

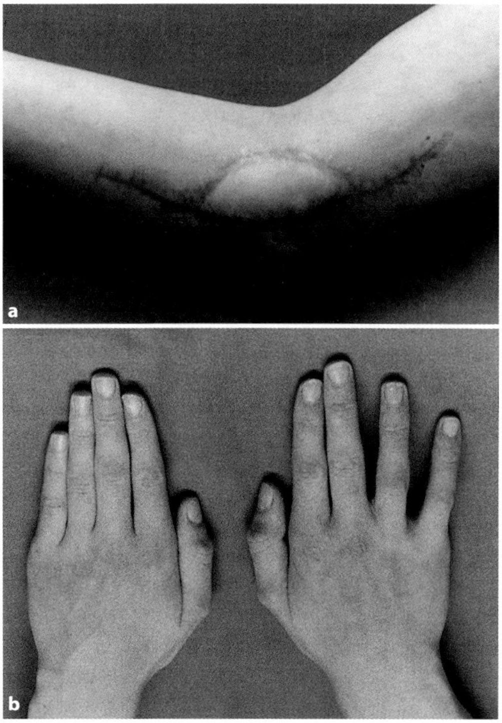

Рис. 6.**2.98** Поражение локтевого нерва после перемещения его на ладонную поверхность локтя. Из-за боли, связанной с синдромом борозды локтевого нерва, он был перемещен в область локтевой ямки (**a**). В связи с этим развилось поражение нерва с парезами мышц, которое проявляется в формировании «когтистой лапы», нарушении способности приводить пальцы друг к другу и характерной патологической установкой большого пальца (**b**).

Прекращение соответствующего вида деятельности, как правило, без каких-либо дополнительных мероприятий приводит к исчезновению симптомов. Это доказал анализ результатов консервативного лечения, которое проводилось среди 128 пациентов (161). Особенно это касается пациентов, у которых наблюдались только субъективные жалобы либо очень незначительные электрофизиологические изменения. В качестве консервативного метода лечения рекомендуется также применение шины для локтевого сустава во время ночного сна.

При отсутствии спонтанного улучшения возникают показания к оперативной ревизии. Создается впечатление о том, что имеется тенденция проводить подобную ревизию даже при незначительных проявлениях патологии локтевого нерва. При этом существует опасность, что после подобного вмешательства могут появиться объективные признаки, которых до этого не было (рис. 6.**2.98**).

В редких случаях локтевой нерв подвергается раздражению проксимальнее борозды, когда имеются связка Струзера или надмыщелковый отросток. Чаще всего возникает компрессия в области твердой соединительнотканной арки, которая лучше всего видна при сгибании в локтевом суставе под углом 90°. Если ложе нерва состоятельно, достаточно ревизии возможных мест сужения с декомпрессией нерва. Возможно эндоскопическое проведение подобной декомпрессии. Если в ложе нерва нет патологических изменений, перемещение нерва не показано. Однако если имеются изменения, например остеоартроз или последствия травм, возникают показания к перемещению нерва на ладонную поверхность. Это перемещение должно проводиться на большом протяжении, чтобы при новом вхождении в субфасциальное пространство на предплечье нерв не сгибался. Нерв также не должен проходить по межмышечной мембране, либо эту мембрану следует резецировать. Перемещение нерва между мышцами мы считаем неправильным. При повторной операции рекомендуется перемещение под мышцы в ложе срединного нерва по Learmonth. Рутинный интерфасцикулярный невролиз может иметь неблагоприятные последствия. При наличии компрессии нервной ткани в результате фиброза пара- и эпиневрия показана пара- или эпиневритомия. В качестве альтернативы перемещению нерва на ладонную поверхность предложена эпикондилэктомия.

При вмешательствах в области канала локтевого нерва возможно повреждение соседнего медиального кожного нерва предплечья, которое может стать причиной болезненных парестезий, поэтому при препарации тканей следует соблюдать осторожность и обращать внимание на сохранность этого кожного нерва.

Редкие причины поражения нерва в области локтя. Среди подобных причин можно упомянуть изолированное поражение локтевого нерва при лепре (см. с. 131). Невролиз и перемещение на ладонную поверхность могут приводить к уменьшению боли и иногда к улучшению двигательной функции. Ишемия нерва при сосудистых заболеваниях или при эмболических окклюзиях артерий в рамках бактериального эндокардита может стать причиной мононейропатии локтевого нерва. Мы наблюдали поражение локтевого нерва после лучевой терапии области локтевого сустава (676).

Поражение на уровне предплечья

Клинические проявления поражения локтевого нерва в области предплечья описаны выше (см. с. 394). Травматические повреждения в качестве причины встречаются здесь реже, так как нерв со всех сторон защищен мышцами и проходит в глубине тканей. Тем не менее, 51% всех поражений периферических нервов при переломах предплечья представляют собой поражение локтевого нерва. Наряду с подобными непосредственно травматическими повреждениями нерва в связи с переломом костей предплечья изредка возможно развитие аневризмы локтевой артерии и вторичное повреждение локтевого нерва либо вторичное сдавление нерва рубцовой тканью. В подобных случаях показано проведение невролиза.

Сенсорная дорсальная ветвь локтевого нерва, которая может отходить от основного ствола на различном уровне предплечья и проходит по локтевому краю на дорсальную поверхность, может быть изолированно повреждена при травме. Это приводит к нарушению чувствительности по дорсальной поверхности локтевого края предплечья и на двух последних пальцах до первого межфалангового сустава (см. рис. 2.**6** и 6.**2.77**). Оперативное вмешательство на локтевой поверхности дистальных отделов предплечья, например при наложении шунта или операции по поводу ганглия, нередко приводит к повреждению сенсорной дорсальной ветви и последующему нарушению чувствительности, а иногда и боли в локтевой части тыла кисти. Подобное нарушение чувствительности может развиваться также при ношении часов на очень тесном ремешке или в рамках «паралича арестантов».

Поражение в области лучезапястного сустава

Клинические признаки развиваются в соответствии с топографической анатомией этой зоны и уже были частично описаны (см. с. 394).

В качестве причин повреждения локтевого нерва в области лучезапястного сустава следует упомянуть прежде всего непосредственно травму, особенно резаные раны. Однако около 10% поражений локтевого нерва в области запястья не связаны с прямым травматическим повреждением (см. табл. 6.**2.18**). Наряду с прямыми повреждениями, связанными с ударом, порезом или даже колотым ранением куском льда, имеют место и хронические поражения от сдавления рабочими инструментами. Упоминавшийся выше «паралич велосипедистов» характеризуется в первую очередь поражением дистальных отделов локтевого нерва (489). При этом возможно изолированное повреждение глубокой ветви, и тогда развивается только двигательное расстройство. В ряде случаев при ревизии выявляется ганглий. Его можно определить и до операции с помощью МРТ, КТ или УЗИ. В качестве редких причин описаны, например, значительная извитость или склерозирование локтевой артерии либо петля сопутствующей артерии в канале Гийона, а также интраневральный ганглий, пястно-запястное смещение, опухоль нерва или гигантоклеточная опухоль. Исключительную редкость представляют случаи, когда с обеих сторон локтевой нерв проходит вместе со срединным в запястном канале (194), вследствие чего возникает предрасположенность к появлению признаков двустороннего поражения локтевого нерва. Сахарный диабет может быть одной из причин появления изолированного поражения глубокой ветви локтевого нерва. При переломе дистальных отделов костей предплечья с вовлечением лучелоктевого сустава (перелом шейки луча) сразу или спустя латентный период может развиваться поражение локтевого нерва в ложе Гийона, которое нередко бывает преимущественно сенсорным и поддается лечению с помощью рассечения ладонной связки запястья над ложем. Среди 565 подобных переломов наблюдалось 6 поражений локтевого нерва (131). Иногда не удается выявить никакой причины, в этом случае диагностику проводят по признаку локализации поражения: синдром ложа Гийона (268; 489).

Лечение патогенетическое. Если имеет место хроническое поражение от сдавления, достаточно прекратить соответствующую деятельность. Если это невозможно, для работы применяют перчатку с мягкой подкладкой либо с вставленной внутрь металлической пластинкой для распределения давления. При применении этих мероприятий почти всегда наблюдается регресс симптомов при хронической компрессии. Изредка, если воздействие сдавления было очень длительным, возможна хронизация процесса. Если же речь не идет о повреждении от сдавления и симптомы не регрессируют в течение двух месяцев, показана тщательная оперативная ревизия локтевого нерва в области запястья, с целью выявления прежде всего ганглия.

Поражение в области пальцев

Сенсорные ветви локтевого нерва, так же как и срединного, могут быть повреждены в области пальцев. Поражение собственных ладонных пальцевых нервов часто имеет место при резаных ранениях, однако может быть и следствием изменений суставов или внешнего сдавления. Wartenberg обозначал этот феномен в области мизинца как парестетическая дигиталгия.

Лечение

Лечение поражений локтевого нерва включает, с одной стороны, устранение компрессионных синдромов, синдрома борозды локтевого нерва или ложа Гийона, а с другой стороны, лечение поражений, вызванных травмой, опухолью, отеком и ишемией. Так же, как и при лечении поражений срединного нерва, консервативная тактика оправдана только в тех случаях, когда имеет место кратковременный анамнез заболевания в отсутствие нарушения целостности нерва. Если симптомы наблюдаются в течение нескольких недель и причина их появления локализована при нейрографическом исследовании либо доказано нарушение целостности нерва, то важное значение для достижения результата имеет как можно более быстрое оперативное лечение, так как иннервируемые из локтевого нерва мышцы кисти расположены достаточно далеко на периферии и регенерация нерва до достижения этих мышц занимает немало времени. Если прибавить к этому время ненужного выжидания до операции, может сложиться такая ситуация, что регенерировавшие двигательные аксоны слишком поздно достигнут мышц, которые к этому времени уже не смогут быть реиннервированы.

Хирургическое лечение

Основные технические принципы ушивания или реконструкции дефекта такие же, как и для других нервов. Анатомические особенности локтевого нерва позволяют в области локтя в случае не слишком распространенного дефекта проводить прямой шов нерва. Смещение нерва кпереди, которое показано при поражении в области борозды для предотвращения фиксирования нерва рубцовой тканью, компенсирует поврежденный участок протяженностью около 2 см и обеспечивает возможность прямого шва без натяжения. Однако это преимущество теряет свою значимость в случае длительной послеоперационной иммобилизации в положении сгибания в локте, так как последующее натяжение нерва в рамках поздней мобилизации может стать причиной повреждения нерва от растяжения. В большинстве случаев следует стремиться к анатомической реконструкции нерва. Если это невозможно, применяют ушивание «конец-в-бок» к интактному срединному нерву, особенно при операции на чувствительных волокнах. В последние 20 лет результаты хирургического лечения значительно улучшились. Это касается прежде всего восстановления анатомической функции, хотя она и не отражена в стандартной схеме оценки результатов. Millesi, применяя точечную схему при катамнестической оценке 24 случаев дистального поражения локтевого нерва, показал, что у 22 пациентов удалось достичь 90% восстановления анатомической функции (458). У 21 из 24 пациентов оценка составила 90%, применяемых для регистрации функции чувствительности, которая, разумеется, для локтевого нерва играет не такую важную роль, как для срединного. Напротив, восстановление силы мышц было далеко не столь эффективным. Только в трех случаях оценка составила 90%, в 14 случаях 75%, тем не менее в 23 из 24 случаев было достигнуто 50% от ожидаемых показателей восстановления силы.

Даже после технически правильно выполненного хирургического ушивания нерва, особенно при применении трансплантата, регенерирующие волокна локтевого нерва проявляют склонность к патологическому прорастанию. Это становится понятным, если вспомнить, что в стволе нерва содержатся пучки волокон к многочисленным мышцам кисти. Вследствие этого развиваются синкинезии и содружественные движения, которые значительно нарушают двигательную функцию, учитывая высокие нагрузки и ювелирную точность координации тонких движений пальцев (см. с. 70). То же касается и сенсорных волокон, функция которых при иннервации мизинца и безымянного пальца все-таки не столь важна, как функция срединного нерва, иннервирующего подушечки остальных пальцев.

Заместительные операции

Когда имеет место необратимый паралич мышц, проводят заместительные операции с целью достижения следующих функций:

1) сгибание в пястно-фаланговых и разгибание в межфаланговых суставах пальцев;
2) стабилизацию пястно-фалангового сустава большого пальца и обеспечение сильного и точного захвата предмета;
3) приведение большого пальца при ладонном отведении;
4) иннервацию указательного пальца из лучевого нерва для обеспечения точного захвата предмета.

Замещение первой из названных функций может быть достигнуто пассивным способом, предотвращением переразгибания пястно-фаланговых суставов пальцев. При этом длинные разгибатели пальцев, иннервируемые из лучевого нерва, оказывают разгибающее действие также и на межфаланговые суставы. Предотвращение переразгибания достигается лучше всего с помощью так называемого капсулодеза по Zancolli, при котором ладонная часть капсулы пястно-фалангового сустава вырезается в виде лоскута и прикрепляется к телу соответствующей пястной кости.

Классическим методом устранения «когтистой лапы» при невосстановимом поражении локтевого нерва является перемещение сухожилия поверхностных сгибателей – после иссечения и вытягивания сухожилия в область ладони с соответствующим расщеплением – в латеральную часть апоневроза разгибателей пальцев. Раньше перемещали несколько сухожилий, однако, как правило, лишь одно оказывает желательное воздействие, приводя пальцы в положение, напоминающее нормальное. В настоящее время используют одно сухожилие, которое расщепляется на несколько окончаний. Хорошо зарекомендовал себя метод «лассо» (пластика по Zancolli), при котором сухожилия поверхностного сгибателя расщепляются и соединяются при помощи фиброзной сухожильной оболочки таким образом, что удается достичь даже активного сгибания в межфаланговых суставах. Стабилизации пястно-фалангового сустава большого пальца для обеспечения точного захвата предмета (замена глубокой головки короткого сгибателя большого пальца) можно достичь с помощью перемещения сухожилия поверхностного сгибателя IV пальца, при этом перемещение проводится через ладонь дорсальнее сухожилия сгибателей, таким образом, что становится возможным изолированное приведение к поверхности ладони. Один пучок этого сухожилия перемещается к месту прикрепления мышцы, приводящей большой палец, второй пучок – на разгибательную поверхность большого пальца и соединяется с сухожилием длинного разгибателя большого пальца. Приведение большого пальца можно также восстановить с помощью перемещения длинного лучевого разгибателя кисти или плечелучевой мышцы.

Для достижения отведения указательного пальца в лучевую сторону сухожилие собственного разгибателя указательного пальца перемещается на его боковую поверхность.

При поражении локтевого нерва на высоком уровне дополнительно необходимо восстановить функцию сгибания IV и V пальцев. При этом может также нарушаться и сгибательная функция II и III пальцев в дистальном межфаланговом суставе, если все глубокие сгибатели иннервируются исключительно из локтевого нерва; эти суставы находятся в подобном случае в положении переразгибания. В такой ситуации проводят тенодез с прикреплением глубоких сухожилий на ладонной стороне средней фаланги. Для замещения функции сгибателей пальцев сухожилия паретичных мышц могут быть соединены способом «бок-в-бок» с сухожилиями мышц-сгибателей, иннервируемых из срединного нерва. В других случаях для этой цели используется плечелучевая мышца.

Сочетанное поражение локтевого и срединного нервов в дистальном отделе не представляет большой проблемы, так как существует достаточно мышц-доноров для заместительных операций. При проксимальном поражении ситуация значительно осложняется, так как в этом случае могут быть использованы только мышцы, иннервируемые из лучевого нерва. С помощью артродеза лучезапястного сустава могут быть высвобождены все три разгибателя кисти. Однако артродез должен рассматриваться как последний из возможных методов лечения. P.W.Brand (82) предложил следующий метод: сухожилие локтевого разгибателя кисти переносится на сгибатели пальцев, сухожилие длинного лучевого разгибателя кисти – на сгибатель большого пальца. Короткий лучевой разгибатель кисти остается выполнять функцию разгибания в лучезапястном суставе. Плечелучевая мышца удлиняется с помощью сухожильного трансплантата и используется для сгибания пястно-фаланговых суставов. Сухожилие собственного разгибателя указательного пальца пересаживается на локтевую сторону большого пальца в качестве аддуктора, а сухожилие короткого разгибателя большого пальца используется для сгибания и пронации большого пальца.

Дифференциальная диагностика

Дифференциальная диагностика прежде всего проводится с корешковыми синдромами C8 и Th1 либо с поражением нижней части плечевого сплетения. Однако они, как правило, сопровождаются слабостью мышц тенара и длинного сгибателя пальцев. Кроме того, нарушение чувствительности при поражении корешка C8 очень редко бывает ограничено средней частью безымянного пальца, что практически всегда имеет место при периферическом поражении локтевого нерва. При наличии анастомоза Мартина–Грубера необычная сенсорная иннервация кисти может приводить к ошибкам при диагностике. Так, например, чувствительная иннервация среднего пальца может осуществляться из локтевого нерва. При поражении передних рогов, будь то хроническая спинальная амиотрофия Арана–Дюшенна или боковой амиотрофический склероз, атрофии часто имеют дистальную локализацию, поражая мелкие мышцы кисти.

Иногда они прогрессируют очень медленно (синдром О'Салливана–Маклеода) (549). Мономелическая нейропатия наблюдается, например, при окклюзионных заболеваниях периферических артерий (256) или при мультифокальной моторной нейропатии. Она иногда может изолированно поражать локтевой нерв. Обычно в начале заболевания поражение бывает односторонним, однако, как правило, вскоре распространяется и на вторую сторону, охватывает мышцы тенара, затем появляются фасцикуляции и изредка нарушения чувствительности, а также оживление рефлексов, а рано или поздно присоединяются и другие признаки системного поражения.

Интрамедуллярные процессы, опухоли, а также, прежде всего, сирингомиелия могут вызывать атрофию мелких мышц кисти и нарушения чувствительности. Распределение этих нарушений, а также наличие, например, диссоциированного расстройства чувствительности и признаков поражения длинных проводящих путей позволяют поставить правильный диагноз. Односторонний мелкий ишемический очаг в зоне кровоснабжения сулькокомиссуральной артерии в нижнешейном отделе спинного мозга может вызывать атрофию мышц кисти, которая вначале может имитировать изолированное поражение двигательных волокон локтевого нерва (700) (см. рис. 6.**2.99**).

Боковой амиотрофический склероз также может дебютировать атрофией мелких мышц кисти. Это касается также нередко встречающегося преимущественно в Индии заболевания, называемого ювенильной асимметричной спинальной мышечной атрофией. Если проявления односторонние или с акцентом на одной стороне, диагностируют мономелическую амиотрофию. Может возникать подозрение и на интермиттирующую компрессию шейного отдела спинного мозга в состоянии сгибания, т.е. одну из форм шейной миелопатии (296).

Очень небольшой ишемический очаг в прецентральном регионе противоположного полушария головного мозга может вызывать «псевдопоражение локтевого нерва». Как правило, отличить преимущественно дистальный парез одной руки при церебральном поражении от поражения локтевого нерва бывает несложно, так как атрофии и четко ограниченные нарушения чувствительности при этом отсутствуют, а рефлексы оживлены. Корковый инфаркт в постцентральном регионе противоположной стороны может быть причиной нарушения чувствительности на локтевой стороне кисти. Ишемия локтевой артерии дистальнее лучезапястного сустава обозначается как «молотковый синдром гипотенара». Он развивается преимущественно, но не исключительно при интенсивном использовании соответствующей руки, возможно, даже при частом курении. К его симптомам относятся интенсивная боль и нарушение чувствительности в области трех «локтевых» пальцев с последующими некрозами. Пульс на локтевой артерии определяется плохо, при ангиографии или допплерографии дистальнее лучезапястного сустава выявляется окклюзия.

Нервы верхних конечностей, которые не были ранее упомянуты, поражаются редко, и их патологические изменения не имеют клинического значения. Однако для «полноты картины» мы считаем необходимым указать на некоторые их особенности.

Подключичный нерв

Подключичный нерв берет свои волокна из корешков C5 и C6 и отходит от первичного ствола плечевого сплетения. Он осуществляет исключительно двигательную иннервацию подключичной мышцы и достигает ее, проходя в каудальном направлении кпереди от подключичной артерии в заднем треугольнике шеи. Часто он отдает в медиальном направлении ветвь к диафрагмальному нерву. Функция подключичной мышцы состоит в том, что она смещает латеральную часть ключицы назад и медиально, стабилизируя тем самым акромиально-ключичный сустав. Собственная фасция мышцы соединена с ключично-грудной фасцией. Благодаря этому соединению просвет вены не спадается. Парез подключичной мышцы практически не имеет клинического значения. Нерв можно увидеть при исследовании плечевого сплетения.

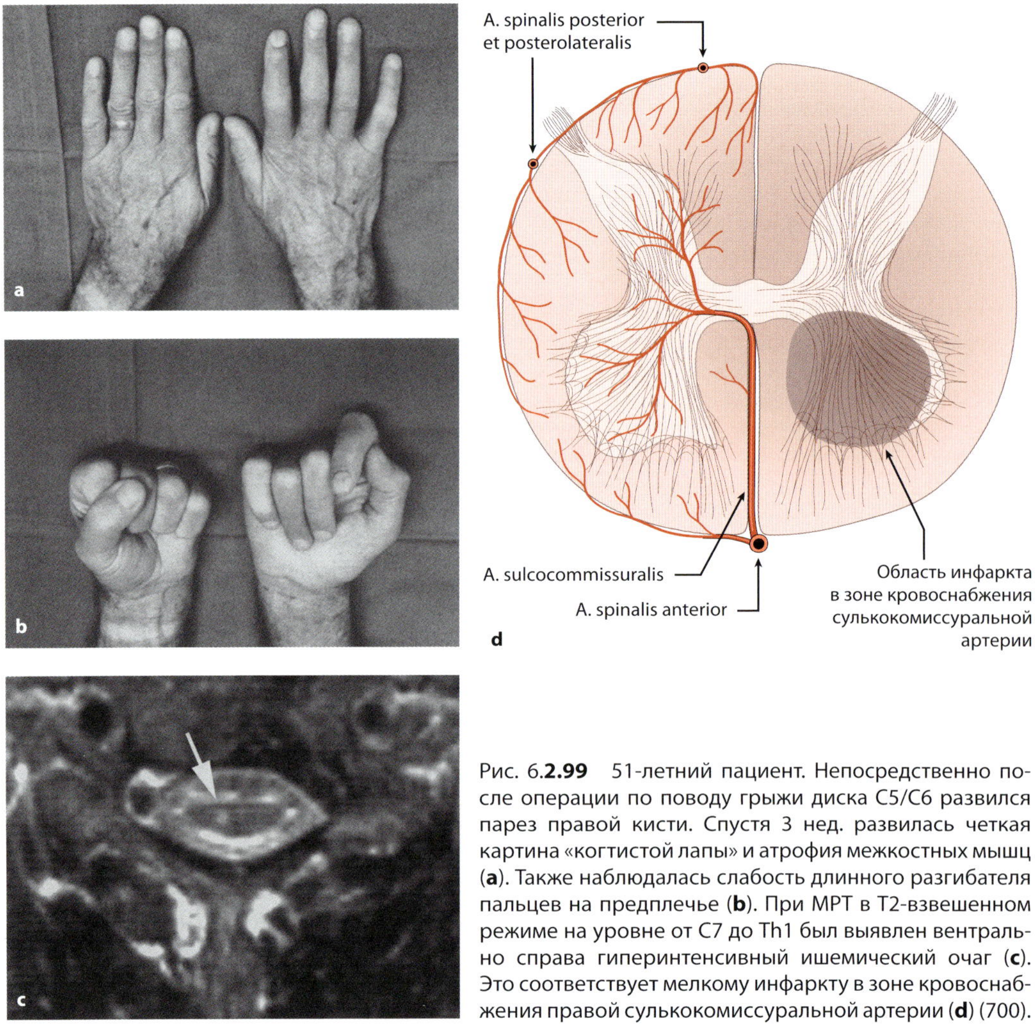

Рис. 6.**2.99** 51-летний пациент. Непосредственно после операции по поводу грыжи диска C5/C6 развился парез правой кисти. Спустя 3 нед. развилась четкая картина «когтистой лапы» и атрофия межкостных мышц (**a**). Также наблюдалась слабость длинного разгибателя пальцев на предплечье (**b**). При МРТ в Т2-взвешенном режиме на уровне от C7 до Th1 был выявлен вентрально справа гиперинтенсивный ишемический очаг (**c**). Это соответствует мелкому инфаркту в зоне кровоснабжения правой сулькокомиссуральной артерии (**d**) (700).

Кожные нервы плечевого пояса и верхней конечности могут быть повреждены как изолированно, так и вместе с другими ветвями плечевого сплетения. Возникающие при этом нарушения чувствительности представлены на рисунках 2.**6** и 6.**2.100**. Была сделана попытка выделить отрезки, на которых нервы проходят в виде изолированных стволов – чувствительные волокна независимо от двигательных. Из данных рисунка 6.**2.100** можно сделать вывод о том, на каком уровне поражение приводит к изолированным сенсорным нарушениям.

Межреберно-плечевые нервы

Межреберно-плечевые нервы образованы волокнами из корешков Th2, иногда также Th1 и Th3, и отходят от медиального пучка плечевого сплетения. Существует, как правило, две или три ветви нерва, которые образуются в результате соединения медиального кожного нерва плеча с латеральной кожной ветвью 2-го, а в некоторых случаях и 3-го межреберных нервов. Они прободают переднюю зубчатую мышцу и иннервируют кожу подмышечной области и внутренней части плеча вместе с медиальным кожным нервом плеча. Нервы состоят в топографической связи с грудными лимфатическими

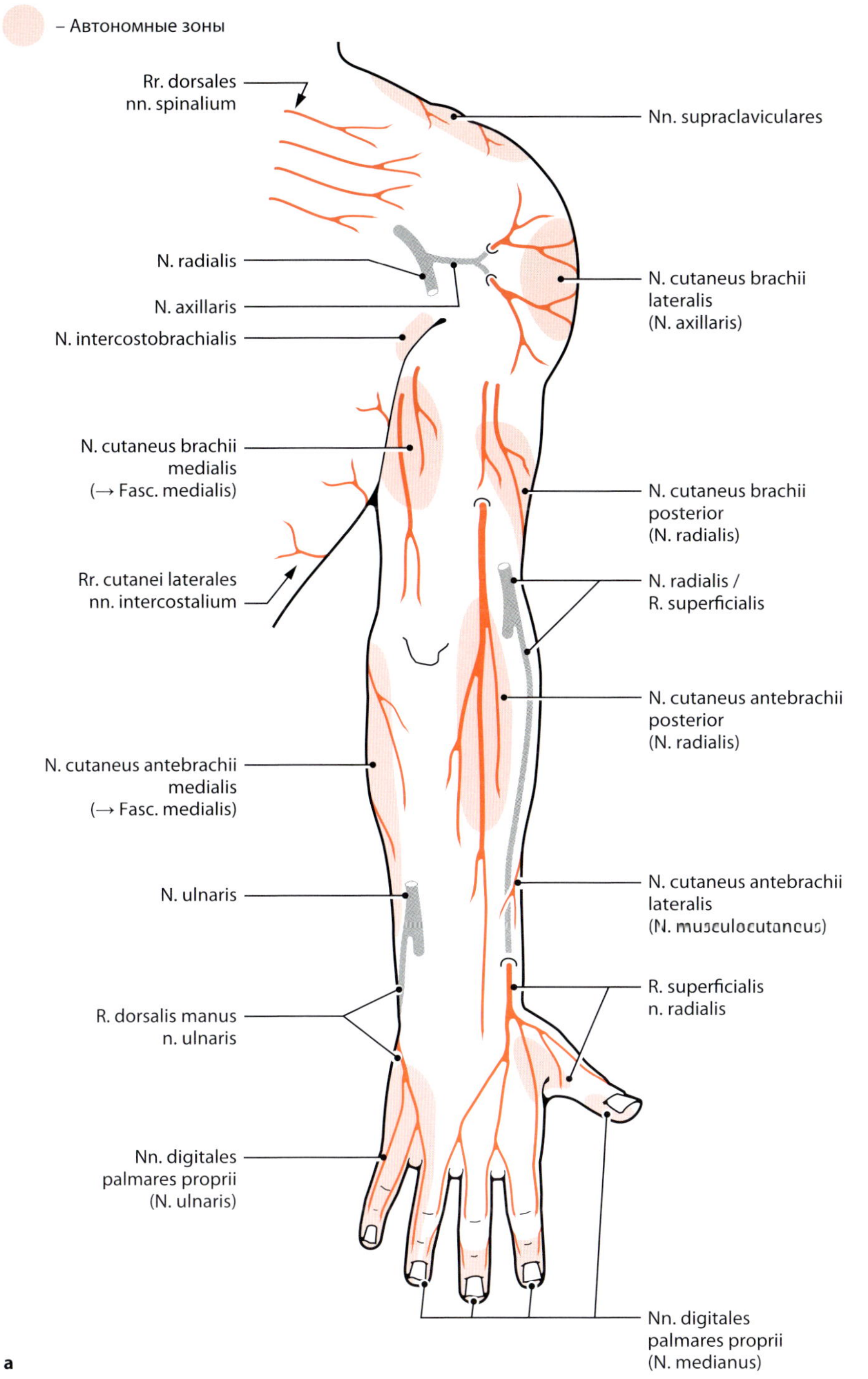

Рис. 6.**2.100** Сенсорные нервы верхней конечности.

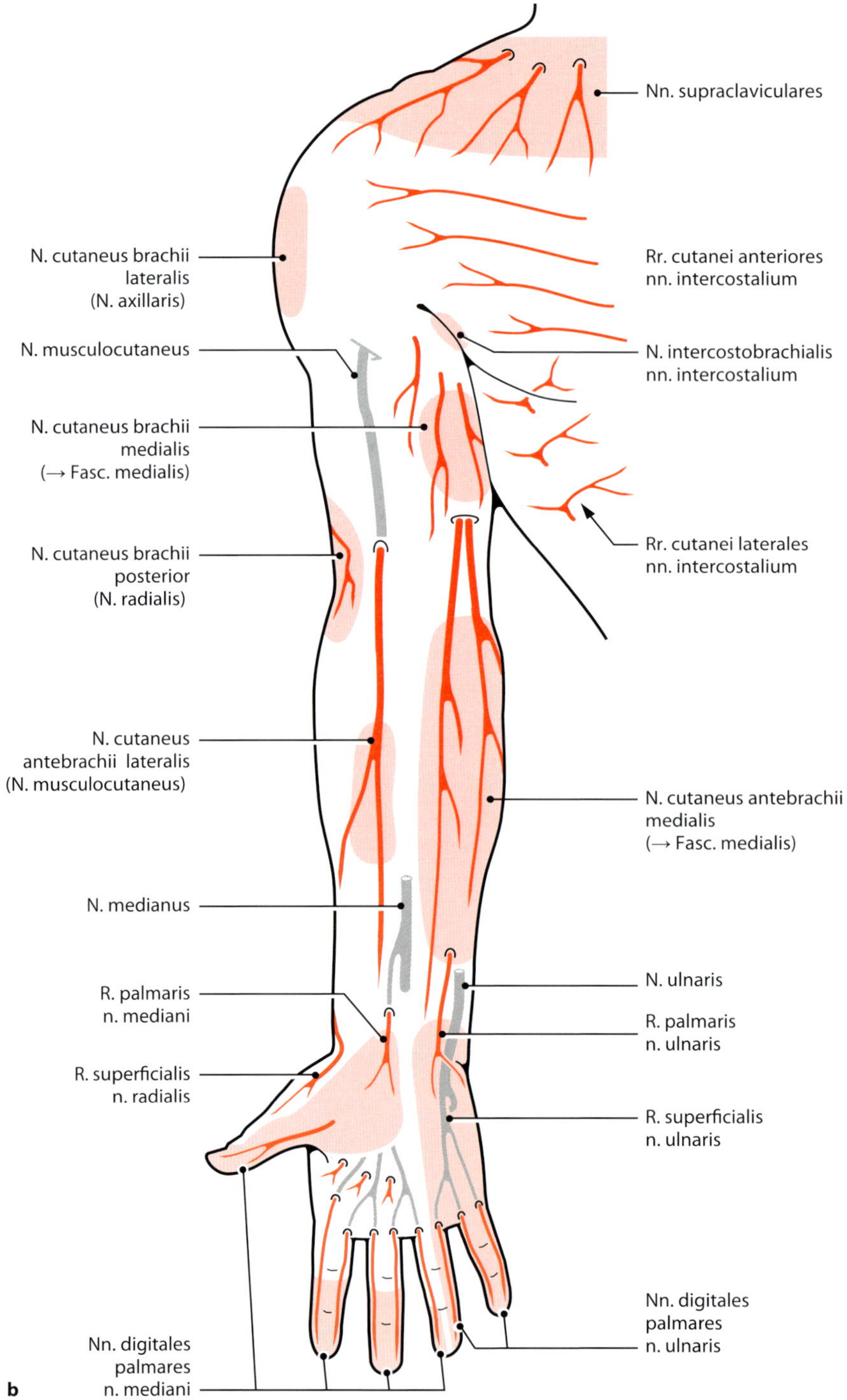
Nn. supraclaviculares
N. cutaneus brachii lateralis (N. axillaris)
Rr. cutanei anteriores nn. intercostalium
N. musculocutaneus
N. intercostobrachialis nn. intercostalium
N. cutaneus brachii medialis (→ Fasc. medialis)
N. cutaneus brachii posterior (N. radialis)
Rr. cutanei laterales nn. intercostalium
N. cutaneus antebrachii lateralis (N. musculocutaneus)
N. cutaneus antebrachii medialis (→ Fasc. medialis)
N. medianus
N. ulnaris
R. palmaris n. mediani
R. palmaris n. ulnaris
R. superficialis n. radialis
R. superficialis n. ulnaris
Nn. digitales palmares n. ulnaris
Nn. digitales palmares n. mediani
b

Рис. 6.**2.100b**

узлами и могут быть поражены при метастазах рака молочной железы. Они часто повреждаются при удалении подмышечных лимфоузлов, так что примерно у половины оперированных пациентов наблюдается нарушение чувствительности на внутренней стороне проксимальной части плеча. Значительно большее значение имеют возникающие примерно у 12% болевые синдромы, которые в соответствии с нашими наблюдениями могут приобретать очень мучительный характер и быть устойчивыми к лечению. Из-за высокой частоты этого осложнения в последнее время предложена тактика операции, позволяющая предотвратить повреждение межреберно-плечевых нервов. Эти нервы имеют клиническое значение в том случае, если они остаются сохранными при повреждении плечевого сплетения. При этом гипестезия по внутренней поверхности плеча не выявляется. В редких случаях, когда, например, после вмешательства на плечевом сплетении удается восстановить функцию захвата предмета кистью, а необходимая «защитная» чувствительность пальцев отсутствует, мы проводим следующую операцию: с помощью микрохирургической техники пучки пальцевых нервов большого и указательного пальцев в срединном нерве прослеживаются до как можно более проксимального уровня. Межреберно-плечевой нерв прослеживается до как можно более дистального уровня. С помощью длинного трансплантата можно переместить сенсорные волокна межреберно-плечевого нерва в зону иннервации срединного нерва на большом и указательном пальце (см. раздел о срединном нерве и рис. 6.**3.5**).

Медиальный кожный нерв плеча

Медиальный кожный нерв плеча отходит от медиального пучка (C8–Th1) и может быть поражен в рамках повреждения плечевого сплетения. Он со своими ветвями прободает аксиллярную и плечевую фасцию и иннервирует кожу подмышечной ямки и медиальной поверхности плеча до медиального надмыщелка. Медиальный кожный нерв плеча часто объединяется с межреберно-плечевым нервом, поэтому при плечевой плексопатии не наблюдается полного нарушения чувствительности по внутренней стороне плеча (см. рис. 6.**3.5**). Зона его вегетативной иннервации находится примерно на расстоянии ладони от подмышечной ямки в дистальном направлении. Нерв может быть обнаружен на поперечном срезе кожи в проксимальной части плеча и быть использован в качестве трансплантата.

Латеральный кожный нерв плеча

Этот нерв выходит через отверстие в боковой фасции плеча в кожную область наружной поверхности плеча. Он может подвергаться механическому повреждению, как это произошло, например, у бегуна на длинные дистанции (случай описан Dr. A.Kleider, Darmstadt).

Медиальный кожный нерв предплечья

О поражении этого кожного нерва, происходящего из C8–Th1, следует упомянуть особо, так как оно нередко наблюдается в рамках плексопатии нижней части плечевого сплетения. Этот нерв отходит от медиального пучка, прилежит в области плеча к плечевой вене и прободает вместе с медиальной подкожной веной руки (*v. basilica*) плечевую фасцию проксимально от локтевой ямки. Он разделяется на переднюю ветвь, иннервирующую кожу локтевой половины ладонной поверхности предплечья, и локтевую ветвь, иннервирующую кожу предплечья вдоль локтевого края и на локтевой стороне разгибательной поверхности. Область вегетативной иннервации охватывает полоску кожи над средней третью плечевой кости. Мы наблюдали мучительную дизестезию этой области спустя 7 дней после паравенозной инъекции небольшого количества колхицина в область локтя. У другой пациентки развились боль и нарушение чувствительности в зоне иннервации этого нерва в связи с ношением тяжелого подноса. Поражение этого и других кожных нервов наблюдалось в 9 из 13 случаев ятрогенного повреждения при венепункции или внутривенной инъекции (482). Среди 419 000 доноров повреждение кожных нервов наблюдалось в 66 случаях. Среди 56 пациентов, в отношении которых проводилось катамнестическое наблюдение, 52 полностью выздоровели в течение от нескольких дней до нескольких месяцев (507). Медиальный кожный нерв плеча имеет также большое значение в качестве трансплантата. Нерв доступен из нескольких поперечных разрезов, особенно в проксимальном отделе предплечья, где он прилежит к подкожной вене плеча. При разрезе он виден примерно до уровня локтевого сустава, где разделяется на переднюю и локтевую ветви. Дальнейшее высвобождение нерва нецелесообразно из-за постепенного уменьшения его калибра.

Еще одно значение этого нерва состоит в том, что при выполнении разреза кожи в области локтя необходимо тщательно следить за целостностью и самого нерва, и его ветвей.

Латеральный кожный нерв предплечья

Латеральный кожный нерв предплечья представляет собой конечную ветвь мышечно-кожного нерва и проходит в дистальном отделе латеральной борозды двуглавой мышцы через фасцию плеча. Он идет по латеральной стороне предплечья вплоть до области лучезапястного сустава. Зона его иннервации может перекрываться с зоной поверхностной ветви лучевого нерва. Латеральный кожный нерв предплечья может образовывать в подкожной области болезненную неврому. Он может быть использован в качестве трансплантата длиной 8–10 см.

Задний кожный нерв предплечья

Нерв отходит в средней части предплечья от лучевого нерва и попадает на поверхность кожи либо через латеральную межмышечную перегородку, либо позади нее через латеральную головку трехглавой мышцы. Он сопровождает латеральную подкожную вену руки (*v. cephalica*) и иннервирует заднюю поверхность локтя и предплечья. Этот нерв нередко образует при повреждении болезненные невромы. Описаны также случаи болевых синдромов, когда нерв после различных травм был компримирован рубцовой тканью.

Синдромы сдавления кожных нервов

Легко себе представить, что в отдельных случаях кожный нерв может подвергаться хронической компрессии при прохождении через фасцию на плече или предплечье, вследствие чего могут развиваться изолированные нарушения чувствительности. Это можно сравнить, например, с механической нейропатией подкожного нерва на голени (см. раздел 6.5.13). При ревматоидном артрите среди прочих симптомов наблюдается изолированное повреждение одного или нескольких чувствительных нервов пальцев – собственных ладонных пальцевых нервов, которое сопровождается парестезиями и гипестезией по бокам одной или обеих концевых фаланг, иногда даже на нескольких пальцах. В основе этого поражения лежат изменения сосудов в виде окклюзии пальцевых артерий.

Рефлекторные аномалии положения конечности

При раздражении отдельных кожных нервов рубцовой тканью могут рефлекторно формироваться, как отмечал Foerster, аномалии положения руки, при которых уменьшается давление на нерв. Например, при поражении латерального кожного нерва предплечья образуется сгибательная контрактура в локтевом суставе с супинацией предплечья. Если поражен задний кожный нерв предплечья, может формироваться контрактура в положении разгибания и пронации. Раздражение медиального кожного нерва плеча влечет за собой образование приводящей контрактуры плечевого сустава.

Лечение поражений кожных нервов

Повреждения сенсорных ветвей лишь изредка приводят к хроническим заболеваниям нервов, так как благодаря соседству с другими нервами происходит реневротизация. Эта возможность замены соседними волокнами позволяет использовать более крупные кожные нервы для трансплантации.

После повреждения вследствие поверхностных ранений или хирургических вмешательств иногда в области рубца образуются болезненные невромы, которые следует удалять. В области пальцев нарушения чувствительности в случае несостоятельности шва после ушивания нерва не восстанавливаются.

Если нарушение чувствительности в области локтя лишь в незначительной степени нарушает функцию руки, то потеря чувствительности на подушечках большого и указательного пальцев представляет собой тяжелое нарушение функции кисти. В отсутствие стереогноза кисть теряет способность к «осознанному» захвату предмета. Чтобы восстановить чувствительность кончиков пальцев, можно сделать пересадку половины кожи подушечек III, IV или V пальцев с сохранными сосудами и иннервирующими их ладонными нервами на I или II пальцы с применением техники трансплантата на ножке. Речь идет об очень сложном хирургическом вмешательстве, требующем большого терпения и опыта.

При ранениях большого пальца с отслоением кожи или частичных ампутациях возможна также пересадка лоскута с тыльной части большого пальца с захватом конечных волокон поверхностной ветви лучевого нерва для II пальца. Это позволяет в достаточной степени восстановить чувствительность. Применение аутотрансплантатов из латерального кожного нерва предплечья во всех из 42 случаев повреждений пальцев принесло улучшение, а в 40% – полное восстановление чувствительности. Вероятность успешной операции тем выше, чем моложе пациент.

6.2.2 Сочетанные поражения отдельных нервов верхней конечности

При воздействии некоторых механизмов повреждения возможно поражение одновременно нескольких периферических нервов на верхней конечности. Это происходит, например, при резаных ранениях, а именно порезах в области лучезапястного сустава, при которых одновременно страдают как срединный, так и локтевой нерв. Переломы также могут стать причиной повреждения сразу нескольких нервов. При оскольчатом переломе плеча нередко развивается повреждение лучевого нерва вместе с локтевым или срединным. Дистальный перелом предплечья, перелом Коллиса, может быть причиной поражения срединного и одновременно локтевого нерва. Другие сдавливающие факторы могут вызвать одновременное повреждение нескольких нервов руки. Например, это возможно при длительном бессознательном состоянии в положении лежа на боку, когда масса тела воздействует на все три нерва руки и может их повреждать в различных сочетаниях.

К этой категории относятся также поражения, связанные с наложением жгута. Значимые для них патогенетические факторы были описаны выше (см. с. 127). При наложении жгута на длительное время (например, при операции на сосуде) развивается локальный блок проведения в месте хронического сдавления. В связи с этим могут поражаться все три нерва, с различной степенью частоты и интенсивности. Благодаря применяемым в настоящее время широким манжетам и постоянному контролю давления сейчас подобные парезы очень редки и кратковременны. Однако если присоединяются дополнительные неблагоприятные факторы, поражение периферических нервов все-таки возможно.

При «параличе арестантов» также возможно повреждение как поверхностной ветви лучевого нерва, так и ладонной ветви срединного нерва. Наконец, сочетанное поражение срединного и лучевого нерва при контрактуре Фолькмана и компартмент-синдроме в области ладонной поверхности предплечья является обычным осложнением. При этом вследствие ишемии развивается фиброз окружающей ткани, который приводит к компрессии пучков нервов. Мы проводим в соответствующих случаях целенаправленную декомпрессию, в том числе параневритомию, эпиневритомию и эпиневрэктомию. В особенно выраженных случаях, когда волокна нервов утратили свою структуру и формируется стадия поражения IIIC, пораженный участок резецируют и закрывают дефект трансплантатом нерва. Подробнее см. раздел 4.7.2, с. 152.

6.2.3 Сводная таблица поражений нервов верхней конечности

Таблица 6.**2.20** представляет обзор всех поражений периферических нервов верхних конечностей, их симптомы и наиболее частые причины.

6.2.4 Общие принципы дифференциальной диагностики поражений нервов и болевых синдромов верхней конечности

В некоторых разделах уже была представлена дифференциальная диагностика поражений отдельных нервов. Здесь мы приводим лишь некоторые дополнения.

Дифференциальная диагностика с поражением корешков

Отличие поражения корешков и периферических нервов является самой частой дифференциально-диагностической проблемой. Она решается с помощью тщательной идентификации паретичных мышц. В этом могут помочь сведения, представленные в таблице 5.**3**. Точная оценка нарушений чувствительности позволяет отличить их распределение в соответствии с дерматомом или зоной иннервации периферического нерва (см. рис. 2.**6**).

Дифференциальная диагностика с некоторыми миопатиями и поражением передних рогов спинного мозга

Мышечная слабость и атрофия в рамках чисто двигательного поражения при определенной миопатии или поражении передних рогов спинного мозга могут создавать диагностические трудности только в тех местах, где поражение периферического нерва обычно не сопровождается или почти не сопровождается нарушением чувствительности. Также установлению диагноза способствует выявление двустороннего поражения при миопатии, при этом спинальные мышечные атрофии, особенно боковой амиотрофический склероз, нередко могут проявляться односторонними симптомами, особенно в начале заболевания. Односторонний парез дельтовидной мышцы может вызывать трудности дифференциальной диагностики с поражением подмышечного нерва. Также поражение глубокой ветви лучевого нерва и переднего межкостного нерва (ветви срединного) либо глубокой ветви локтевого нерва может быть неверно расценено как спинальная мышечная атрофия. Помощь в дифференциальной диагностике оказывает выявление сопутствующего нарушения функции мышц, которые не относятся к области иннервации ветвей этих периферических нервов, фасцикуляций, наблюдаемых при спинальной мышечной атрофии, а также оживления рефлексов, например при боковом амиотрофическом склерозе.

Боль в руке при поражениях центральной нервной системы

Брахиалгия может быть признаком сирингомиелии. Поражение желатинозной субстанции в зоне вхождения задних корешков также может проявляться болью в различных отделах руки. Изредка причиной боли, ограниченной определенной топической зоной, является поражение ограниченной области таламуса противоположной стороны.

Дифференциальная диагностика с некоторыми поражениями сухожилий

Некоторые двигательные нарушения в области кисти могут развиваться вследствие изменений мышц и сухожилий при сохранной периферической иннервации. Функциональные расстройства могут быть связаны со спайками сухожилий друг с другом или окружающими тканями после воспалительных процессов или травм. Эти изменения, связанные с развившимся тенодезом, легко выявить при содружественных движениях соседних пальцев либо при движениях пальцев при активном сгибании и разгибании лучезапястного сустава. Применение тенолиза с одновременным созданием скользящей опоры для сухожилия позволяет успешно устранить подобное состояние. При неожиданном резком сгибании сустава концевой фаланги при разогнутом пальце (например, если человек ловит мяч или его ноготь застревает в каком-либо предмете) апоневроз разгибателя может оторваться от места своего прикрепления, иногда с частью костной ткани. Вследствие этого развивается нарушение разгибания концевой фаланги, которое нарастает из-за «перевешивания» действия сгибателей. Самым простым и надежным способом лечения этого разрыва является трансфиксация сустава концевой фаланги спицами Киршнера в положении переразгибания. Изолированные разрывы сухожилий разгибателей в области тыла кисти вызывают лишь незначительные нарушения разгибания, так как отдельные сухожилия связаны друг с другом в дистальных отделах. Нарушение становится выраженным лишь при исследовании в положении сильного тыльного разгибания лучезапястного сустава. Так называемые спонтанные разрывы в отсутствие какой-либо травмы поражают лишь сухожилия с патологическими изменениями. Они могут развиваться в любом сухожилии. Самой частой причиной является ревматоидный полиартрит или туберкулезный теносиновит. Разрыв сухожилия может возникать также в рамках псориаза или неспецифического теносиновита. Механическое «стирание» здорового сухожилия может быть связано с разрывом сухожилия длинного сгибателя или длинного разгибателя большого пальца вследствие перелома лучевой кости, о чем было сказано выше (см. с. 360). Мы наблюдали в рамках гипермобильного синдрома соскальзывание в сторону сухожилия длинных разгибателей рядом с первым межфаланговым суставом пальца. В связи с этим сухожилия находились под точкой вращения сустава. При попытке разгибания сухожилие разгибателя действовало как сгибатель и фиксировало пальцы в дистоническом положении.

Контрактура Дюпюитрена и камптодактилия

Контрактура Дюпюитрена представляет собой сморщивание фасции ладони с формированием положения сгибания отдельных, прежде всего двух последних пальцев, и иногда может быть принята за паралич пальцев. Мы уже обсуждали в другой работе, насколько контрактура Дюпюитрена может быть признаком хронического раздражения нервов (489). Лечение хирургическое: эксцизия измененного ладонного апоневроза с его ответвлениями вплоть до межкостной перегородки. Полная эксцизия неизмененных частей незначительно улучшает отдаленные результаты, но увеличивает операционные риски и обусловливает большее число послеоперационных осложнений. Кожу удалять не следует ни в каком случае.

Сгибательная контрактура проксимальных межфаланговых суставов пальцев кисти, в большинстве случаев безымянного или мизинца, для которой характерны переразгибание в пястно-фаланговом и сгибание в межфаланговом суставе, камптодактилия, вначале может имитировать «когтистую лапу» при поражении локтевого нерва. Однако она в большинстве случаев бывает двусторонней и чаще носит наследственный характер. Мы уже обсуждали в другой работе возможные взаимоотношения между этой аномалией и хроническим поражением локтевого нерва (489). Клинодактилия представляет собой двустороннее отклонение концевых фаланг мизинцев в направлении лучевого края ладони.

Миостатические контрактуры

Миостатические контрактуры развиваются в мышцах-антагонистах паретичных мышц, если не была наложена соответствующая шина или не проводились физиотерапевтические мероприятия. В случае появления подобной контрактуры мышц-антагонистов она может даже после исчезновения симптомов поражения создавать препятствие для нормального функционирования паретичных ранее мышц и имитировать остаточный парез. Контрактуры отдельных суставов наблюдаются не только из-за укорочения

Таблица 6.**2.20** Обзор поражений плечевого сплетения и отдельных периферических нервов верхних конечностей (цит. по: Mumenthaler M. Dsch. med. Wschr. 1962; 87: 1887)

Нерв	Пораженные мышцы	Нарушения чувствительности	Функция
Верхняя часть плечевого сплетения C5–C6 Задний нерв лопатки C3–C5 Надлопаточный нерв C4–C6 (Подмышечный нерв, см. ниже) (Длинный грудной нерв, см. ниже) (Мышечно-кожный нерв, см. ниже) (Лучевой нерв, см. ниже)	Большая ромбовидная мышца Малая ромбовидная мышца Надостная мышца Подостная мышца	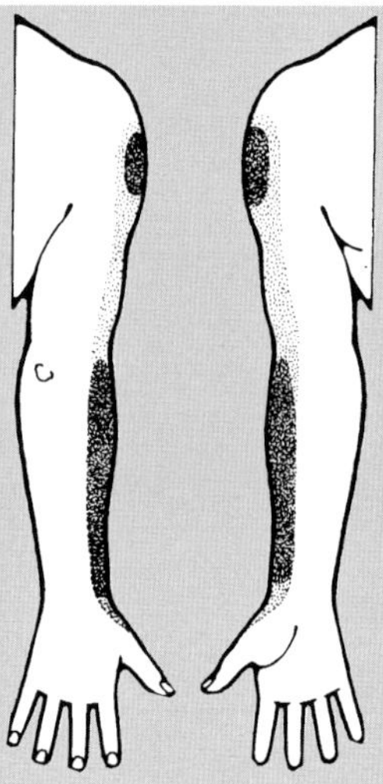	Приводит лопатку к позвоночнику Отводит и ротирует кнар жи плечевой сустав Чаще всего при поражен верхней части плечевого сплетения нарушаются: Отведение в плечевом суставе, сгибание в локтевом суставе, супинаци предплечья (или ротаци плеча кнаружи)
Нижняя часть плечевого сплетения (C8) Th1 Медиальный кожный нерв плеча C8–Th1 Медиальный кожный нерв предплечья C8–Th1 (Срединный нерв, см. ниже) (Локтевой нерв, см. ниже)	Ø Ø	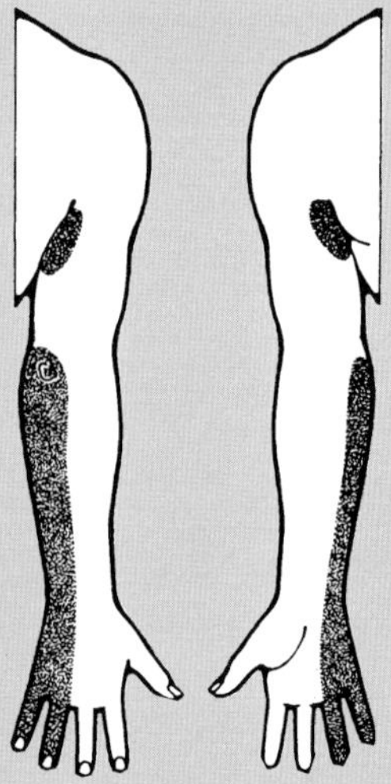	Приведение и отведение пальцев, сгибание пальц в суставах (сгибание луч запястного сустава)

Специальные пробы	Этиология	Примечания	Дифференциальная диагностика
Стоя, рука на поясе, локоть отведен назад Первые 15° при отведении плеча	Травма (с вывихом плеча или без него) «Рюкзачный паралич», давление на плечо при ношении тяжестей Невралгическая амиотрофия плеча, серогенетические невриты Инфильтрация опухоли	Часто страдают мотоциклисты Часто поражается длинный грудной нерв В четверти случаев двустороннее поражение	Разрыв ротаторной манжеты, поражения корешков (спондилез, грыжи дисков), семейная проксимальная нейрогенная мышечная атрофия Тромбоз вен руки Боковой амиотрофический склероз
	Травма Родовая травма Синдром лестничной мышцы (с шейным ребром или без него), реберно-ключичный синдром Опухоль Панкоста (опухоль верхушки легкого), инфильтрация лимфомы	Иногда сопровождается синдромом Горнера Иногда присоединяются признаки поражения подключичной артерии Рано возникает боль и синдром Горнера	Поражения корешков, периферическое поражение локтевого нерва, боковой амиотрофический склероз, миопатии с дистальными мышечными атрофиями (например, миотоническая дистрофия), сирингомиелия

Таблица 6.**2.20** (*продолжение*)

Нерв	Пораженные мышцы	Нарушения чувствительности	Функция
Длинный грудной нерв C5–C7	Передняя зубчатая мышца		Тянет лопатку в латераль ном и вентральном направлении, поворачивае верхушку лопатки
Подмышечный нерв C5–C7	Дельтовидная мышца	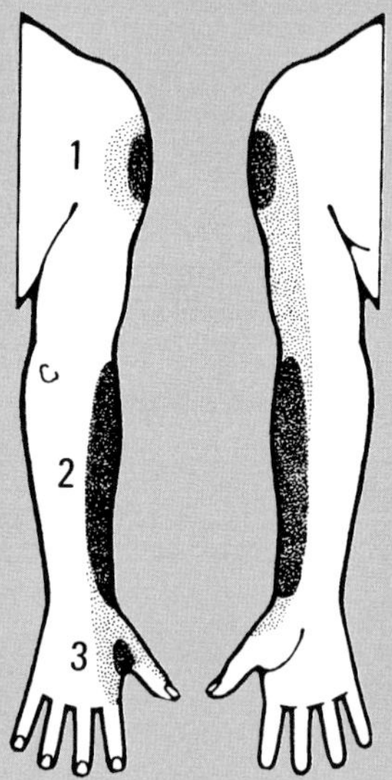 e f 1. Подмышечный нерв 2. Латеральный кожный нерв предплечья (из мышечно-кожного нерва) 3. Поверхностная ветвь лучевого нерва	Отведение в плечевом суставе
	Малая круглая мышца		Ротация кнаружи в плече вом суставе
Мышечно-кожный нерв C5–C7	Клювовидно-плечевая мышца		Прежде всего поражают мышцы, поддерживающ плечевой сустав (сгибани и приведение плеча)
	Двуглавая мышца плеча		Сгибание плеча и предпл чья, супинация предплеч
	Плечевая мышца (частично иннервируется из лучевого нерва)		Сгибание плеча
Лучевой нерв C5–Th1	Трехглавая мышца плеча и локтевая мышца		Разгибание в локтевом суставе
	Плечелучевая мышца		Сгибание в локтевом суставе
	Плечевая мышца (с мышечно-кожным нервом)		Сгибание в локтевом суставе
	Короткий и длинный лучевые разгибатели запястья		Разгибание (и лучевое о ведение) в лучезапястно суставе
	Мышца-супинатор		Супинация предплечья и кисти
	Разгибатель пальцев		Разгибание в пястно-фаланговых суставах
	Локтевой разгибатель запястья		Разгибание (и локтевое ведение) в лучезапястно суставе
	Разгибатель мизинца		Разгибание мизинца
	Длинная мышца, отводящая большой палец		Отведение в I пястно-фа ланговом суставе
	Длинный разгибатель большого пальца		Разгибание дистальной фаланги большого паль
	Короткий разгибатель большого пальца		Разгибание проксимальной фаланги большого пальца
	Разгибатель указательного пальца		Разгибание указательно пальца

Специальные пробы	Этиология	Примечания	Дифференциальная диагностика
Упор выпрямленными руками в стену (выявляется крыловидная лопатка)	Оперативное вмешательство в подмышечной впадине, поднимание тяжестей, «рюкзачный паралич», воспалительно-аллергическое поражение	Может быть составной частью невралгической амиотрофии плеча	Крыловидная лопатка при прогрессирующей мышечной дистрофии (плечевая поясная форма)
Поднятие руки в сторону более 15°	Травма (с вывихом плеча или без него)		Мышечная дистрофия
			Разрыв ротаторной манжеты
Сгибание в локтевом суставе при супинированном предплечье	Травматическое; редко – изолированное без травмы		Отрыв длинного сухожилия бицепса
В среднем положении между пронацией и супинацией			
При согнутых суставах пальцев	Перелом плеча	Трехглавая мышца плеча сохранена	
При разогнутом локте	Поражение от сдавления на плече	Спонтанное выздоровление	
Пальцы согнуты в межфаланговых суставах	«Свинцовый неврит»	Часто наблюдается изолированное двигательное расстройство	
Пальцы согнуты	Изолированное поражение глубокой ветви на уровне мышцы-супинатора		
	Поражение от сдавления сенсорной ветви на большом пальце (парестетическая хейралгия)		
Дистальные фаланги согнуты			
Другие пальцы согнуты			

Таблица 6.**2.20** (*окончание*)

Нерв	**Пораженные мышцы**	**Нарушения чувствительности**	**Функция**
Срединный нерв C5–Th1	Круглый и квадратный пронаторы Лучевой сгибатель кисти Длинная ладонная мышца Поверхностный сгибатель пальцев Глубокий сгибатель пальцев (II–III) Длинный сгибатель большого пальца Короткий сгибатель большого пальца (поверхностная головка) Короткая мышца, отводящая большой палец Мышца, противопоставляющая большой палец I–II червеобразные мышцы	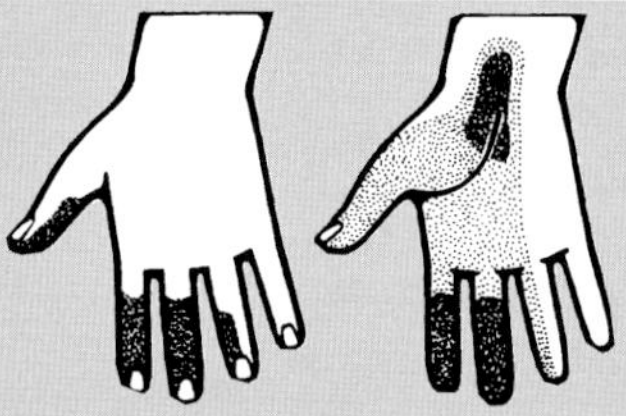	Пронация предплечья Ладонное сгибание луче пястного сустава и лучев отведение Только ладонное сгибани лучезапястного сустава Сгибание средних фалан пальцев Сгибание II и III концевых фаланг Сгибание дистальной фа ланги большого пальца Отведение I пястной кост Ротация большого пальц Сгибание в пястно-фалан говом суставе, разгибани межфаланговых суставов II и III пальцев
Локтевой нерв C8–Th1	Локтевой сгибатель кисти Глубокий сгибатель пальцев (IV–V) Короткая мышца ладони Мышца, отводящая мизинец Мышца, противопоставляющая мизинец Короткий сгибатель мизинца III–IV червеобразные мышцы Межкостные мышцы Мышца, приводящая большой палец Короткий сгибатель большого пальца (глубокая головка)	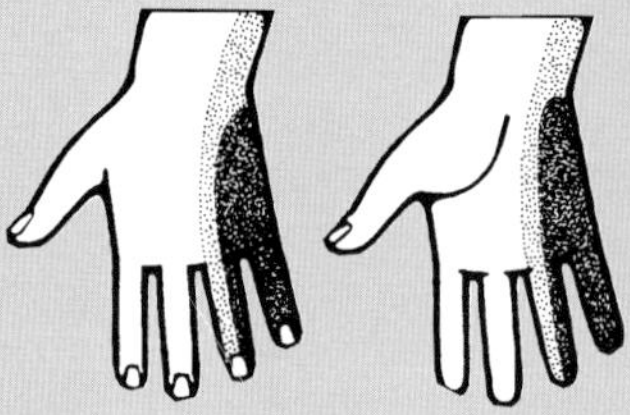	Ладонное сгибание и лок тевое отведение в лучеза пястном суставе Сгибание IV и V концевых фаланг «Кожная мышца» на возв шенности мизинца Отведение мизинца Противопоставление мизинца Сгибание мизинца в пяст но-фаланговом суставе Сгибание в пястно-фаланговом суставе и разгибание в межфаланговом суставе IV и V пальцев Приведение и отведение тех же пальцев Приведение большого пальца Сгибание большого паль в пястно-фаланговом суставе

Специальные пробы	Этиология	Примечания	Дифференциальная диагностика
Отведение большого пальца при захватывании предмета («симптом бутылки») Прикосновение к основанию мизинца ладонной поверхностью подушечки большого пальца	Травматическое, например надмыщелковый перелом плечевой кости Поражение от сдавления на плече Повреждение в надмыщелковом отростке плечевой кости Повреждение от пареза в лучезапястном суставе Синдром запястного канала Профессиональное поражение запястья от сдавления	«Благословляющая кисть» при проксимальном поражении Благоприятный прогноз Клиническая картина ночной парестетической брахиалгии Часто наблюдается изолированное двигательное расстройство	Контрактура Фолькмана Поражение (нижней части) плечевого сплетения Боковой амиотрофический склероз
Отведение мизинца (сухожилие выступает кпереди) Углубление кожи в виде ямки на гипотенаре при отведении мизинца Отведение среднего пальца в сторону Симптом Фромана	Поражение локтевого сустава от сдавления Вывих нерва в локтевом суставе Травматическое повреждение при переломе локтевого сустава Повреждение после давнего перелома локтевого сустава Поражение при артрозе и хондроматозе локтевого сустава Паралич запястья от сдавления Патологически частый изгиб и растяжение в локтевом суставе	Страдают представители определенных профессий и лежачие больные Может дополнительно сопровождаться травмой, возможно двустороннее поражение! Особенно при переломе медиального надмыщелка Особенно латеральная часть лучевого мыщелка Иногда бывает двусторонним Часто бывает изолированное двигательное расстройство Например, при работе с прессом или сверлильным станком	Поражение корешка C8 Поражение нижней части плечевого сплетения Медиальный эпикондилит Мышечная дистрофия с дистальными атрофиями (контрактура Дюпюитрена) Боковой амиотрофический склероз

пораженных мышц, но и как следствие трофических нарушений в рамках синдрома Зудека. Ограничение функции при этом связано с повреждением самих суставов в виде внутрисуставных спаек и капсулярных контрактур. В далеко зашедших случаях достаточного восстановления функции иногда возможно достичь только с помощью частичной резекции капсулы сустава, тогда как в более легких случаях можно обойтись лечебной физкультурой. Обсуждается также предположение, что фокальные дистонии кистей у музыкантов имеют причинно-следственную связь с нейропатией локтевого нерва (592).

Ишемические контрактуры верхней конечности

Если при компартмент-синдромах в области плеча и кисти своевременно не провести рассечение фасции, развиваются ишемические некрозы мышц, которые нередко требуют дифференциальной диагностики с изолированными поражениями нервов. Клиническая картина зависит от пораженного мышечного ложа. Кроме того, она варьирует в зависимости от степени поражения отдельных мышц и выраженности сопровождающих контрактуры нейропатий.

На предплечье анатомически можно выделить всего 10 фасциальных футляров. Клиническое значение среди них имеет лишь ладонный и тыльный футляры (629).

Контрактура ладонного мышечного ложа предплечья (контрактура Фолькмана)

Эта контрактура была впервые описана в 1881 г. в классической работе Фолькмана как осложнение надмыщелкового перелома плечевой кости (802). Однако она может развиваться и после других переломов, повреждений сосудов, размозжений и ожогов. Нередко она наблюдается у пациентов с политравмой. Описан спонтанный, т.е. возникший в отсутствие какого-либо внешнего воздействия синдром мышечного ложа предплечья, развившийся в связи с тромболитической терапией при инфаркте миокарда. При сформировавшейся контрактуре Фолькмана на предплечье наряду с атрофией мышц, которая начинается ступенеобразно в проксимальной трети предплечья, наблюдается также характерная сгибательная установка лучезапястного сустава и пальцев. Так как она является следствием рубцового укорочения сгибателей запястья, пальцы могут быть полностью распрямлены только при согнутом лучезапястном суставе, а при переходе сустава в положение разгибания они еще больше сгибаются, напоминая «когтистую лапу». Различные варианты клинической картины возможны при дополнительном повреждении нервов, чаще всего срединного, несколько реже локтевого. Результатом является атрофия паретичных мышц кисти, а также изменение патологической установки пальцев в виде переразгибания их в пястно-фаланговых суставах. О хирургическом лечении см. с. 408–409.

Контрактура разгибателей предплечья (так называемая обратная контрактура Фолькмана)

Наблюдается очень редко. Бывает вызвана теми же причинами, что и сгибательная контрактура. Поражаются прежде всего собственные разгибатели пальцев, длинный и короткий разгибатели большого пальца и длинная мышца, отводящая большой палец. Характерно нарушение способности сгибать большой и указательный пальцы при согнутом лучезапястном суставе (281).

Ишемические контрактуры мышц кисти

Развиваются при размозжениях, переломах, ожогах, иногда вследствие различных медицинских вмешательств, особенно паравенозных инъекций и инфузий (403). Нередко вовлекаются и фасциальные футляры предплечья. Характерна сгибательная контрактура пястно-фаланговых суставов на фоне разгибательной установки межфаланговых суставов (так называемая позиция *Intrinsic plus* или «закрытая кисть»). Большой палец часто оказывается фиксированным в положении приведения ко II пястной кости, так что указательный палец при сжимании кулака не может быть согнут. Контрактуру межкостных мышц выявляют с помощью пробы Parkes: при разогнутом пястно-фаланговом суставе пальцы не могут быть согнуты в межфаланговом и концевом суставах.

Значительного улучшения при сформировавшейся ишемической контрактуре можно почти всегда достичь с помощью методов пластической хирургии, однако крайне редко удается полностью восстановить функцию кисти.

Другие поражения

Следует упомянуть о феномене Рейно, ограниченном двумя последними пальцами, который может быть следствием локальной травмы ладонной части гипотенара, прежде всего удара молотком, приведшего к тромбозу или образованию аневризмы дистального отдела локтевой артерии или локтевой части поверхностной арки ладони.

6.3 Поражения нервов туловища

Анатомия

Топография

Передние ветви спинальных грудных нервов, расположенные в межреберных промежутках грудной клетки, образуют 1–12-й межреберные нервы (12-й межреберный нерв называют подреберным). В пределах межреберных промежутков топографические взаимоотношения этих нервов изменяются по мере их перехода с дорсальной части туловища на вентральную. От головки до угла ребра они располагаются на внутренней поверхности наружных межреберных мышц и покрыты внутригрудной фасцией и париетальной плеврой. От угла ребра до средней подмышечной линии нервы идут в промежутке между наружной и внутренней межреберными мышцами. В этом месте от внутренних межреберных мышц отщепляется третий слой, который обозначается как интимные (или промежуточные) межреберные мышцы, прилежащие, начиная с этого места, к внутригрудной фасции. Межреберные нервы и сосуды располагаются, таким образом, между внутренними и интимными межреберными мышцами. На уровне реберных хрящей нервы оказываются на внутренней поверхности внутренних межреберных мышц и покрыты волокнами поперечной грудной мышцы. На всем своем протяжении нервы идут по заднему краю ребер. Сопровождающая межреберная вена лежит непосредственно на надкостнице в реберной борозде, каудальнее располагается артерия, а затем нерв.

Ветви межреберных нервов следуют к позвоночно-реберным суставам, париетальной плевре и межреберным мышцам. Латеральные кожные ветви попадают под кожу боковой стенки туловища и разделяются на переднюю и заднюю ветви. Латеральные кожные ветви первых 6 межреберных нервов проходят между зубцами зубчатой мышцы, последующие – между точками прикрепления наружной косой мышцы живота через фасцию. Конечные разветвления этих нервов вариабельны. На внутренней поверхности грудной стенки межреберные нервы осуществляют чувствительную иннервацию реберной плевры. В первых 6 межреберных промежутках нервы достигают края грудины, где они иннервируют поперечную грудную мышцу и заканчиваются передними кожными ветвями. Эти ветви, исходящие из 4, 5 и 6-го межреберных нервов, отдают медиальные ветви молочной железе. Латеральные же ветви отходят от передних ветвей соответствующих латеральных кожных нервов.

Нижние 6 межреберных нервов попадают между зубцами диафрагмы и поперечной мышцы живота на брюшную стенку. В соединительной ткани между поперечной и внутренней косой мышцами живота они проходят косо вниз в вентромедиальном направлении и иннервируют все мышцы брюшной стенки, а также задние зубчатые мышцы. Они также осуществляют чувствительную иннервацию брюшины и кожи. Передние кожные ветви 7, 8 и 9-го нервов разветвляются выше, а 10–12-го нервов – ниже пупка. Они достигают и затем прободают латеральный край и переднюю стенку влагалища прямой мышцы живота (брюшные кожные ветви).

Для 1-го и 2-го межреберных нервов, а также подреберного нерва характерны топографические особенности. После выхода из межпозвонкового отверстия вентральная ветвь 1-го грудного нерва отдает мощную ветвь к плечевому сплетению, которая идет косо вверх, пересекая шейку I ребра. Мощная белая соединительная ветвь приводит преганглионарные волокна к звездчатому (шейно-грудному) узлу. Преганглионарные волокна лишь частично переключаются на постганглионарные отрезки в звездчатом узле (например, сосудистое сплетение для сосудов руки). Большая часть преганглионарных волокон восходит в составе межганглионарных ветвей симпатического ствола до верхнего шейного узла. После переключения эти волокна предназначаются для симпатической иннервации сосудов головы и головного мозга, гладких мышц глазного яблока и глазницы, а также всех желез, расположенных на голове. Тонкий 1-й межреберный нерв идет по нижнему краю I ребра, латеральная кожная ветвь отсутствует. 2-й межреберный нерв несколько дорсальнее отдает латеральную кожную ветвь, которая проходит в виде межреберно-плечевого нерва в подкожный слой подмышечной впадины и часто имеет анастомозы с медиальным кожным нервом плеча. Область ее сенсорной иннервации охватывает часть латеральной поверхности грудной стенки, иногда также часть подмышечной впадины и граничащую с ней медиальную часть плеча (см. рис. 6.**3.5**). 12-й межреберный нерв, подреберный нерв, проходит под дугообразной связкой диафрагмы, затем спереди от квадратной поясничной мышцы в поперечную фасцию (lamina endoabdominalis) и контактирует с ретроренальной соединительной тканью. Он прободает грудопоясничную фасцию и пересекает в косом направлении отдельные мышечные слои вентральной брюшной стенки. В своем конечном отрезке нерв проходит параллельно паховой связке. Его латеральная кожная ветвь нередко проходит через гребень подвздошной кости и иннервирует кожу боковой поверхности бедра до большого вертела.

Иннервируемые из межреберных нервов дерматомы не совпадают с расположением межреберных промежутков. Они в значительной степени смещены в каудальном направлении, так что, например, дерматом Th12 располагается сзади примерно на уровне остистого отростка L5, сбоку каудальнее гребня подвздошной кости, а спереди над симфизом (см. рис. 5.**3**).

В отношении функции межреберных мышц следует упомянуть, что они в первую очередь служат для натяжения межреберных промежутков. Только при форсированном дыхании наружные межреберные мышцы поднимают ребра, а внутренние опускают ребра во время движения грудной клетки. Их тонус оказывает влияние на форму грудной клетки и грудного отдела позвоночника. После односторонней резекции позвоночник оказывается наклоненным в здоровую сторону. Мышцы живота вносят большой вклад в стабилизацию туловища в среднем положении, установку таза и правильное расположение внутренних органов. Они оказывают многогранное влияние на движения туловища. Косые мышцы живота наклоняют туловище вперед, в сторону и поворачивают его. Прямая мышца живота служит мощным сгибателем. Поперечная мышца служит для напряжения пресса, в чем ее поддерживают и все другие мышцы живота. При этом следует указать, что тонус мышц живота играет важную роль в поддержании осанки. Мышцы пресса оказывают большую поддержку мышце, выпрямляющей спину, при выпрямлении туловища, особенно при подъеме тяжестей. Кроме того, они функционируют при форсированном выдохе, мочеиспускании, дефекации и в периоде изгнания во время родов.

Метамерное строение

По принципу расположения нервы туловища менее отклоняются от принципа метамерии, чем нервы конечностей. Образования больших сплетений не происходит, а периферические отрезки нервов в целом распределяются в соответствии с метамерным порядком строения спинальных нервов и иннервируемых ими мышц. Это обусловливает частое совпадение клинических проявлений поражений корешков Th10–Th12 и корешков, расположенных более дистально. В связи с этим они будут обсуждены в данной книге вместе.

Жалобы и признаки поражения

Признаки раздражения чувствительных нервов

Ведущими клиническими проявлениями в большинстве случаев являются боль и парестезии, которые при поражении грудных нервов бывают опоясывающими, но могут выходить за границы дерматома (см. рис. 5.**6**). При поражении задней или передней ветви признаки раздражения ограничены соответствующими участками дерматома. Если затронуты концевые разветвления сенсорных нервов, боль и парестезии распределяются в строго ограниченной зоне. Подробный расспрос пациента о точной локализации нарушений чувствительности имеет большое диагностическое значение.

Решающим для определения локализации может стать вызывание боли в месте поражения (триггерная точка). В отличие от обычно четко ограниченной определенной областью боли при заболеваниях органов брюшной полости подобная боль нарастает при напряжении брюшной стенки (681).

Нарушения чувствительности

При исследовании чувствительности обычно выявляют очень незначительные нарушения, чаще всего дизестезию или гипалгезию. Ее локализация позволяет сделать выводы о месте поражения. Например, сохранная чувствительность в зоне иннервации задней ветви свидетельствует о том, что очаг поражения локализуется дистальнее места ее отхождения.

Двигательные нарушения

Двигательные расстройства при поражении отдельных нервов туловища обычно незначительны. На рисунке 6.**3.1** показаны методы исследования функции мышц брюшной стенки. Паралич межреберных мышц или аутохтонных мышц спины можно выявить лишь с помощью ЭМГ. При клиническом исследовании паралич мышц брюшной стенки выявляется только при поражении двух или более соседних нервов туловища (рис. 6.**3.2**). Он выглядит как выбухание боковой части брюшной стенки, которое заметно прежде всего при напряжении брюшного пресса (кашель, поднимание ног в положении лежа на спине). При определенной локализации поражения пупок может быть смещен в сторону. Парамедианные участки брюшной стенки не подвержены выбуханию, возможно, благодаря плотному влагалищу прямой мышцы живота.

Изменение рефлексов

Поражение 7–12-го межреберных нервов приводит к утрате соответствующих сегментарных брюшных кожных рефлексов. Вызывание рефлексов следует проводить на различных уровнях в соответствии с расположением дерматома.

Вегетативные нарушения

Если в одном сегменте выявляется строго ограниченная зона нарушений пилорических реакций и потовой секреции, это свидетельствует о поражении нерва туловища дистальнее отхождения серой соединительной ветви, т.е. вне межпозвонкового отверстия.

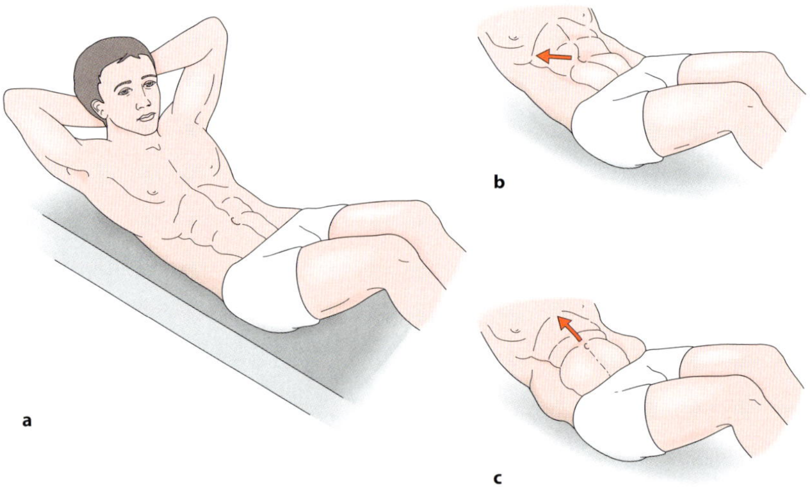

Рис. 6.**3.1** Исследование функции мышц брюшной стенки в положении лежа на спине. **a** Нормальная иннервация, при которой пупок остается неизменно на средней линии. **b** При левостороннем парезе мышц брюшной стенки пупок смещается вправо. **c** При двустороннем парезе каудальных мышц брюшной стенки пупок смещается в краниальном направлении.

Нейрофизиологическое исследование

С помощью ЭМГ можно диагностировать нейрогенное поражение мышцы, которое не вызывает клинических проявлений (межреберные, параспинальные мышцы). В сомнительных случаях это способствует дифференциальной диагностике между парезом мышц брюшной стенки и грыжей в области рубца.

Причины

Пролапс межпозвонкового диска

Пролапс диска на грудном уровне описан в разделе о поражении корешков. Лишь в 20% случаев корешковая боль является ведущим симптомом (691). Очень редко встречающиеся пролапсы дисков в области грудопоясничного перехода сопровождаются многообразными признаками поражения конуса и конского хвоста (750). Лишь изредка они проявляются параличом нижних отделов брюшной стенки (42).

Травма

Травматическое повреждение нервов туловища в рамках колотых ранений и переломов костей – например при избыточном образовании костной мозоли после переломов ребер – встречается редко (см. рис. 6.**3.3**). После оперативных вмешательств в области туловища вследствие повреждения нервов может развиться интенсивный стойкий болевой синдром, лечение которого представляет собой сложную проблему. Иногда он развивается спустя латентный период, длящийся несколько недель (709; 711). Особенно это касается торакотомии (474). Если проводится удаление медиальной артерии молочной железы, в большинстве случаев оно осложняется поражением межреберных нервов (436). В основе стойких болевых синдромов после операций на молочной железе часто лежит поражение межреберно-плечевого нерва (см. ниже), реже межреберных нервов (838). После операции по увеличению молочной железы может развиться нарушение чувствительности, ограниченное областью соска

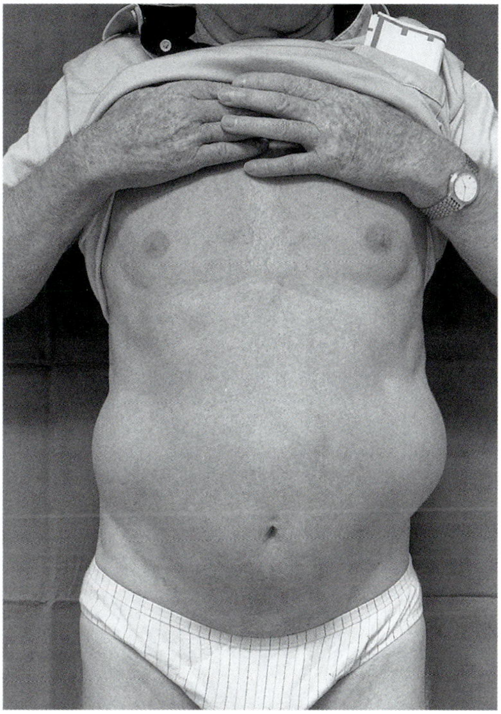

Рис. 6.**3.2** Парез мышц брюшной стенки с акцентом слева при нейроборрелиозе с поражением исключительно нижних грудных корешков.

(324). После оперативных вмешательств на брюшной полости или урологических операций наряду с болевым синдромом могут развиться параличи мышц брюшной стенки, прежде всего после больших операций, но иногда и после эндоскопических вмешательств с небольшим операционным доступом. При операциях на грудном или брюшном отделе позвоночника возможно поражение корешков (709; 711), а иногда изолированное повреждение задней ветви спинальных нервов и боль, строго ограниченная паравертебральной областью (665).

Изредка на позднем сроке беременности появляется корешковая боль в нижнегрудном отделе, в основе которой лежит гипермобильность связочного аппарата позвоночника и которая быстро регрессирует после родов (616).

Воспалительные заболевания

Инфекционные радикулиты чаще всего бывают вызваны вирусом опоясывающего

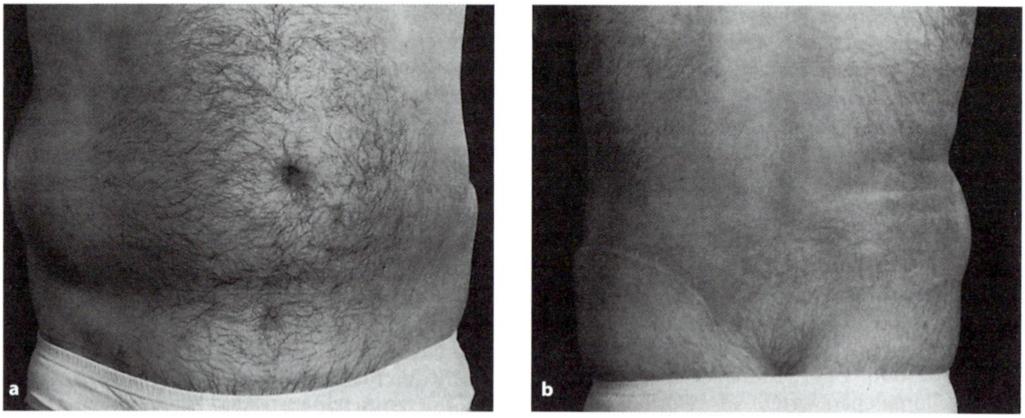

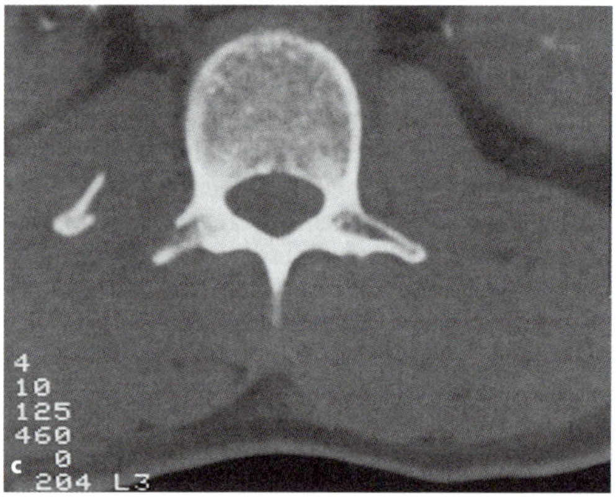

Рис. 6.**3.3** 33-летний мужчина спустя 7 мес. после тяжелой травмы позвоночника и таза с множественными переломами таза, парезом мышц брюшной стенки справа, который особенно хорошо виден спереди (**a**), но заметен также и сзади (**b**). На ЭМГ выявляются признаки денервации. На КТ (**c**) перелом правого поперечного отростка одного позвонка, который и послужил причиной поражения спинального нерва.

герпеса или боррелиозом, реже в основе лежат воспалительные процессы соседних органов. Проявления боррелиоза на грудном и брюшном уровне, которые во многих случаях длительное время остаются нераспознанными, затрагивают несколько нижнегрудных сегментов одновременно и нередко на обеих сторонах (см. рис. 6.**3.2**) (552). Целенаправленное выявление пареза брюшной стенки с помощью клинических методов и при необходимости ЭМГ является важной предпосылкой для правильной диагностики и раннего адекватного лечения этого инфекционного заболевания. Иногда изолированное поражение нервов туловища бывает вызвано саркоидозом (349).

Опухоли

О поражении грудных корешков при спинальных опухолях – см. с. 210. В основе поражения межреберных нервов, сопровождаемого интенсивной болью, может лежать злокачественная опухоль с инфильтрирующим ростом. Чаще всего речь идет о мелкоклеточной, прорастающей непосредственно в соседние ткани карциноме бронхов (особенно инфильтрирующей карциноме верхушки легкого, опухоли Панкоста), карциноме молочной железы, эндотелиоме плевры, паравертебральной лимфоме, очень редко – о карциноме надпочечников. Распространяющиеся в забрюшинном пространстве лимфогенные метастазы могут достигать нижних грудных нервов. Внезапно возникающая односторонняя боль в грудной или брюшной стенке у пациентов с лейкемией, злокачественной лимфомой или саркоматозом может быть признаком локального прорастания опухоли, однако чаще бывает вызвана «симптоматическим» опоясывающим герпесом. Злокачественные опухоли на уровне обоих верхних грудных межпозвонковых отверстий могут вызывать поражение корешков Th2 и Th3 и сопровождаться, как и при поражении межреберно-плечевого нерва, интенсивной болью в подмышечной ямке (596).

Диабетическая торакоабдоминальная (трункальная) нейропатия

Изолированное поражение нервов туловища у пациентов с сахарным диабетом встречается достаточно редко. В большинстве случаев речь идет о больных, страдающих диабетом (1-го или 2-го типа) в течение многих лет, однако иногда такое поражение возможно и в дебюте заболевания (809). Как правило, пациенты жалуются на сильную боль и неприятные ощущения в более или менее обширной зоне грудной или брюшной стенки. Изредка наблюдается двустороннее (асимметричное) поражение. Его локализация очень вариабельна. Обычно поражаются только один или два грудных нерва. Однако иногда формируется обширная зона нарушения чувствительности, которая вызывает вопрос о локализации поражения нервов (688) (рис. 6.**3.4**). К этим симптомам присоединяется интенсивная боль, или наблюдается повышенная чувствительность к тактильным раздражениям по типу аллодинии, так что пациент с трудом переносит давление собственной одежды. У меньшей части пациентов развивается парез брюшной стенки (см. рис. 6.**3.2**). При клиническом обследовании наряду с вариабельной локализацией нарушений чувствительности на туловище часто выявляются признаки латентной дистальной симметричной полинейропатии. Так как эти клинические проявления недостаточно известны и часто сопровождаются значительной потерей массы тела, многим пациентам проводится излишне подробная, трудоемкая диагностика, связанная с подозрением на соматическое заболевание грудной или брюшной полости (220). Прогноз в целом благоприятный*. Однако иногда жалобы регрессируют лишь спустя 1–2 года. Патогенез изучен недостаточно. Возможно, речь идет об инфарктах спинальных нервов или их ветвей на грудном уровне (669).

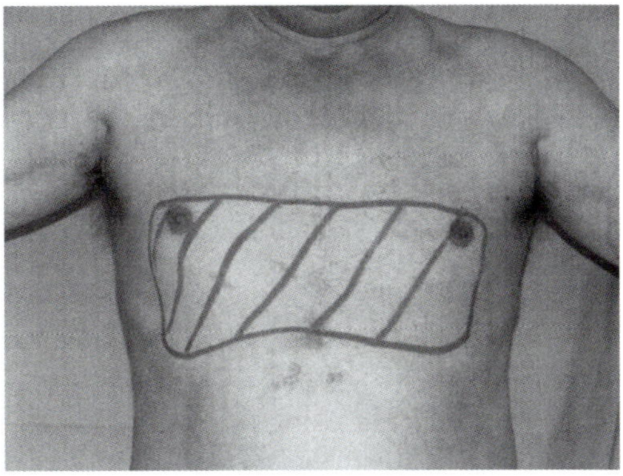

Рис. 6.**3.4** Большое по площади нарушение чувствительности вследствие трункальной диабетической нейропатии.

Отдельные клинические синдромы

Поражение межреберно-плечевого нерва

Подобные повреждения наблюдаются прежде всего при хирургическом удалении лимфоузлов в подмышечной ямке у пациентов с раком молочной железы или при операции по поводу синдрома верхней апертуры грудной клетки (392). Иногда нерв повреждается из-за инвазии злокачественной опухоли легких (441), что является неблагоприятным прогностическим признаком, так как свидетельствует о прорастании плевры опухолью. Вследствие поражения нерва развиваются нарушения чувствительности в подмышечной ямке и прилежащих к ней областях грудной стенки и плеча различной распространенности (см. рис. 6.**3.5**). Клинические признаки повреждения нерва представлены на рисунке 6.**3.6**.

У части пациентов основной жалобой является боль, которая усиливается при движениях в плечевом суставе, в результате чего может развиться тугоподвижность плеча. Поэтому в настоящее время, в отличие от прежних принципов, рекомендуется по возможности щадить этот нерв при опе-

* При наличии у пациента признаков дистальной симметричной диабетической полинейропатии целесообразно проведение патогенетической терапии антиоксидантами: тиоктовой кислотой (Берлитионом) в дозе 600 мг, растворенной в 200 мл физраствора, внутривенно капельно (флакон с готовым раствором закрывать от света темной бумагой или фольгой; курс лечения – 15 флаконов) с последующим приемом в течение 1–3 мес. таблетированной формы Берлитиона внутрь в дозе 600 мг утром натощак за 30 мин до еды. – *Прим. ред.*

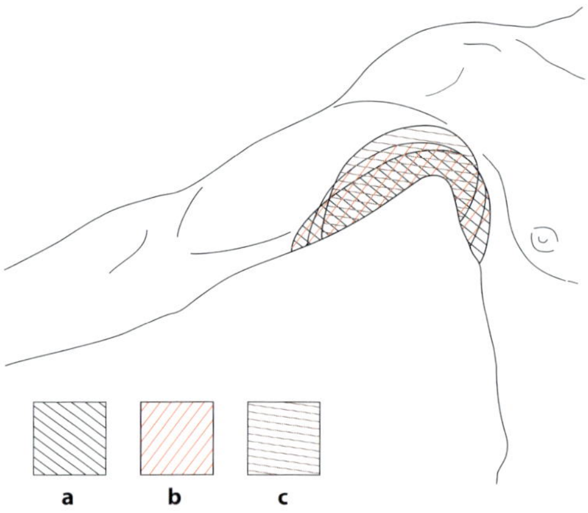

Рис. 6.**3.5** Различные по распространенности варианты нарушения чувствительности при поражении межреберно-плечевого нерва.

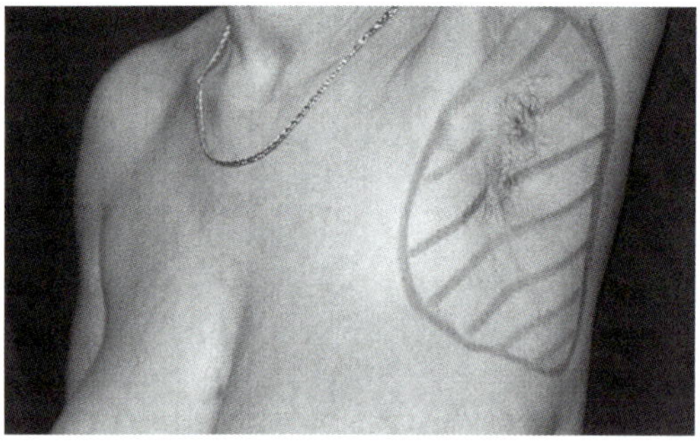

Рис. 6.**3.6** Нарушение чувствительности вследствие поражения межреберно-плечевого нерва после удаления лимфатических узлов в левой подмышечной ямке.

ративных вмешательствах. Использование хирургических техник, направленных на сохранение нерва, способствует снижению послеоперационной заболеваемости.

Синдром прямой мышцы живота (нейропатия медиальной кожной ветви межреберных нервов)

От 6 каудальных межреберных нервов одна из сенсорных ветвей, медиальная кожная ветвь, проходя через фасцию прямой мышцы живота и осуществляя ее моторную иннервацию, попадает на поверхность кожи парамедианной области брюшной стенки. Во время прохождения через фасцию она может подвергаться механическому повреждению, природа которого выяснена недостаточно (526). Пациенты жалуются на жгучую боль в парамедианных отделах брюшной стенки, которая усиливается при напряжении мышц. Важными для установления диагноза признаками являются локальная болезненность при надавливании, иногда – четко ограниченные нарушения чувствительности, признаки денервации на ЭМГ, а также исчезновение боли после инъекции местноанестезирующего средства. К сожалению, иногда термином «синдром прямой мышцы живота» обозначается также и рабдомиолиз этой мышцы (см. ниже).

Механическая нейропатия дорсальных ветвей межреберных нервов (парестетическая нотальгия)

Дорсальные ветви спинальных нервов могут повреждаться при различных патологических процессах, таких как дегенеративные изменения мелких суставов позвоночника, липома или травмы (831). Наследственная форма сопровождается множественными новообразованиями эндокринных желез (570). Во многих случаях причина остается неизвестной. Поражаются преимущественно дорсальные ветви Th2–Th6. У некоторых пациентов в парамедианной области на уровне лопатки на ограниченном участке овальной формы наблюдается боль. Нередко развиваются нарушения чувствительности в виде интенсивного зуда, который заставляет пациентов обращаться к дерматологу. В болезненных местах могут появляться коричневые участки гиперпигментации. Боль усиливается при кашле или чихании. Иногда на спине парамедианно выявляется небольшой участок нарушения чувствительности (рис. 6.**3.7**). Исчезновение боли после инфильтрации болезненной области местноанестезирующим средством подтверждает диагноз и приводит во многих случаях к длительной ремиссии*. Другим пациентам необходимо проведение оперативного невролиза.

Поражение латеральных кожных ветвей проявляется похожими клиническими

* Наиболее продолжительный и мощный обезболивающий, противовоспалительный и противоотечный эффект достигается при локальной инъекционной терапии дипроспаном. – *Прим. ред.*

признаками в виде боли на ограниченном участке в боковой части грудной стенки. Решающим диагностическим признаком служит исчезновение боли после инъекции местноанестезирующего средства (660).

Дифференциальная диагностика

Сегментарные взаимоотношения

Внутренние органы имеют строго постоянную связь с сегментами спинного мозга. Важнейшие из них представлены в таблице 6.**3.1**. Боль, возникающая в органах, расположенных вблизи от диафрагмы, иррадиирует – в соответствии с ходом диафрагмального нерва – в большинстве случаев в сегменты С3 и С4. Самым известным симптомом является боль в правом плече при поражении желчного пузыря.

Органы имеют также четкую связь со сторонами туловища. Для парных органов эти взаимоотношения определяются их положением. Для непарных органов характерны:

- правосторонняя ориентация: печень, желчный пузырь, двенадцатиперстная кишка, подвздошная кишка, слепая кишка, восходящая кишка;
- левосторонняя ориентация: сердце, желудок, поджелудочная железа, селезенка, тонкая кишка, нисходящая и сигмовидная кишка.

Иногда это «правило сторон» может нарушаться. Например, стенокардитическая боль в 5% случаев проецируется исключительно на правую сторону.

Зоны Захарьина–Геда

При дифференциальной диагностике боли в области туловища следует обращать особое внимание на *reffered pain* (отраженную боль) при заболеваниях внутренних органов, т.е. на зоны Захарьина–Геда. Мы не можем здесь привести подробное описание этой интересной физиологической проблемы и отсылаем читателя к монографиям Hansen и Schliack (279) и Head (286). Острая висцеральная боль проводится по висцеросенсорным волокнам к клеткам задних рогов спинного мозга. Здесь

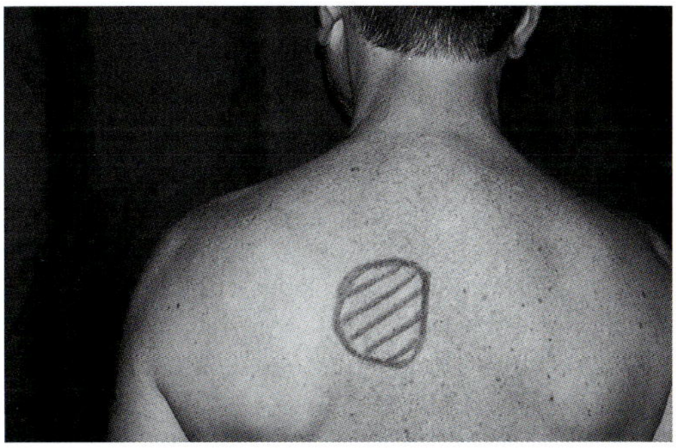

Рис. 6.**3.7** Зона гипестезии на спине при парестетической ноталгии.

она конвергирует с болевыми импульсами, которые попадают к этим же клеткам от стенки туловища. Слияние этих раздражений приводит к патологической проекции боли внутренних органов на структуры стенки туловища, прежде всего на кожу (гипералгические зоны Захарьина–Геда) и мышцы (точки Маккензи). Ощущаемая в области стенки туловища боль может по своей локализации быть значительно отдалена от места ее возникновения – пораженного органа.

Редкие поражения в области туловища

Псевдокорешковая боль может быть ошибочно оценена, например, как межреберная

Таблица 6.**3.1** Соотношение сегментов спинного мозга и внутренних органов (279)

Сердце, перикард, нисходящая аорта	(С3–С4) С8–Th8 слева (справа)
Дуга аорты	С3–С4, Th1–Th3 справа/слева
Легкие, плевра	Th3–Th10
Пищевод	Th1–Th8
Желудок	Th5–Th9 слева
Двенадцатиперстная кишка	Th6–Th10 справа
Поджелудочная железа	Th7–Th9 слева
Толстый кишечник	Th11–Th12
Печень, желчный пузырь	Th6–Th10 справа
Селезенка	Th7–Th10 слева
Слепая кишка, аппендикс	Th9–Th11 справа
Почки	Th9–L2
Мочевой пузырь (слизистая оболочка и шейка)	S3–S4
Предстательная железа	S1–S2, Th10–Th12
Придатки	Th11–L1
Матка	S2–S4

невралгия. При боли в грудном отделе позвоночника, иррадиирующей кпереди (опоясывающей), всегда следует прежде всего исключать интраспинальный объемный процесс.

Синдром Титце (костохондрит) представляет собой болезненный отек парастернального реберного хряща, причина которого неизвестна. В большинстве случаев поражается хрящ I или II ребра (76). Синдром наблюдается также и у детей (478). При КТ у ряда пациентов выявляются кальцификаты. Нередко для диагностики применяются многочисленные сложные методы исследования. Для лечения рекомендуются локальные инъекции кортизона и местноанестезирующего средства. Однако достоверных доказательств, что это положительно влияет на прогноз заболевания, не имеется.

Синдром slipping rib (патологическая подвижность VIII–X ребер). Следствием патологической подвижности реберно-хрящевых суставов, чаще всего X ребра, может быть интенсивная боль в области реберной дуги, которая нередко провоцируется наклоном или вращением туловища. Она может возникать даже у детей (473; 609). Возможно также появление жжения, парестезии и стойкой тупой боли. Признаки сенсорного раздражения развиваются вследствие ирритации близлежащих межреберных нервов. При клиническом исследовании боль вызывается при смещении свободного края ребра. Введение местноанестезирующего средства вызывает, как правило, лишь временное облегчение. При стойкой интенсивной боли показана частичная резекция пораженного ребра.

Грыжи. Врач-невролог на приеме нередко выявляет у пациентов, которые были направлены с подозрением на невралгию подвздошно-пахового или бедренно-полового нерва, паховые и бедренные грыжи. Врач должен всегда помнить о такой возможности и уметь с помощью определенных приемов провести дифференциальную диагностику. Значительные затруднения представляет собой диагностика редких грыж, из которых мы упомянем лишь два вида: зеркальную грыжу, которая вызывает локальную боль в надлобковой области латеральнее от места прикрепления прямой мышцы живота, и грыжу петитова треугольника, расположенную выше дорсального гребня подвздошной кости латерально от места прикрепления широчайшей мышцы спины. В обоих случаях наблюдаются четко локализованная спонтанная боль и болезненность при надавливании. Иногда можно выявить видимое и пальпируемое выбухание.

Разрывы прямой мышцы живота развиваются в большинстве случаев у пожилых людей при хроническом кашле. Они локализуются на несколько сантиметров выше места прикрепления мышцы к лобковой кости. При сильном приступе кашля или принятии сидячего положения из положения лежа возникает острая боль. Очень редко подобные разрывы могут появляться на поздних стадиях беременности. Подобная боль может быть ошибочно расценена как острый аппендицит, паховая грыжа или перекрут кисты яичника, возможен также ошибочный диагноз острого повреждения спинального корешка Th12/L1.

Компартмент-синдром прямой мышцы живота. К сожалению, термин *«синдром передней мышцы живота»* применяется как для обозначения компрессионного синдрома медиальных кожных ветвей межреберных нервов (см. выше), так и для компартмент-синдрома прямой мышцы живота (576). Поражаются прежде всего нетренированные лица после необычно тяжелой спортивной нагрузки, например занятий бодибилдингом. Клинические признаки соответствуют картине «острого живота» и характеризуются напряжением мышц брюшной стенки. Как правило, отмечается значительное нарастание уровня креатинкиназы. При УЗИ выявляется повышенная эхогенность. Обычно происходит спонтанное восстановление, и прогноз благоприятный.

6.4 Поражения пояснично-крестцового сплетения

Анатомия

Анатомическое строение пояснично-крестцового сплетения напоминает таковое плечевого сплетения. Происходит перегруппировка аксонов из корешков (Th12/L1–S3/S4) и образование периферических нервов тазового пояса и нижних конечностей. В образовании пояснично-крестцового сплетения (рис. 6.**4.1**) принимают участие передние ветви поясничных и крестцовых спинномозговых нервов, а также подреберный и копчиковый нервы. Строение этого растянутого по длине сплетения характеризуется образованием петель, которые соединяют соседние спинальные нервы. Эти петли обозначаются так же, как более каудальный из двух соединяемых ими нервов. Например, I поясничная петля соединяет Th12 с L1. Далее пояснично-крестцовое сплетение разделяется на части с учетом зон иннервации и топографического положения отдельных его участков. Поясничное сплетение располагается на участке (Th12) L1–L4. Передняя ветвь L4 соединена с L5 с помощью петли (N. furcalis), которая формирует пояснично-крестцовый ствол, который, следуя по латеральной части крестца, переходит в малый таз и объединяется с крестцовыми нервами в крестцовое сплетение. Мы предлагаем подразделять крестцовое сплетение на седалищное и срамное, хотя оба они перекрывают друг друга на протяжении нескольких сегментов. Седалищное сплетение иннервирует тазовый пояс и нижнюю конечность, оно происходит из сегментов L4–S3. Срамное сплетение (S2–S4) иннервирует кожу и мышцы области тазового дна, промежности и наружных половых органов и, кроме того, проводит волокна из крестцового отдела парасимпатической системы к внутренним органам таза.

Передние ветви (Th12) L1–L4, образующие поясничное сплетение, после того как они покидают межпозвонковые каналы, проходят внутри поясничной мышцы. Она разделена поясничным сплетением на глубокую порцию, прикрепленную к поперечным отросткам позвонков, и на поверхностную основную порцию. Большая поясничная мышца прикрепляется с помощью характерных сухожильных дуг в области межпозвонковых дисков четырех верхних поясничных позвонков. Под сухожильными дугами соединительные ветви из расположенного вентрально от спинальных корешков симпатического ствола соединяются со сплетением. Преганглионарные волокна представлены только в соединительных ветвях L1 и L2, остальные представляют собой серые постганглионарные соединительные ветви. Возможны варианты расположения всего пояснично-крестцового сплетения в виде его смещения в краниальном или каудальном направлении. Так же как и для плечевого сплетения, встречаются префиксированный (краниальный) или постфиксированный (каудальный) типы. Иногда наблюдаются значительные вариации развития поясничного сплетения.

Вместе с соединительными ветвями проходят поясничные артерии и вены, которые кровоснабжают также стенки туловища. Поясничные артерии представляют собой сегментарные ветви брюшной аорты. Поясничные вены (III и IV) впадают в нижнюю полую вену, соединяя ее с восходящими поясничными венами, которые идут в непосредственной близости от поясничного сплетения спереди или сзади от нервов в краниальном направлении к непарной и полунепарной венам. Благодаря соседству с этими сосудами поясничное сплетение имеет очень хорошее кровоснабжение, каждый нерв имеет свою артерию, исходящую из соответствующей поясничной артерии или поясничной ветви подвздошно-поясничной артерии.

К ветвям поясничного сплетения относятся: короткие мышечные ветви к межпоперечным мышцам, квадратной мышце поясницы, большой и малой поясничным мышцам. Более крупные ветви проходят в толще большой поясничной мышцы. Из-под ее латерального края выходят подвздошно-подчревный, подвздошно-паховый, бедренный нервы и латеральный кожный нерв бедра. Бедренно-половой нерв прободает большую поясничную мышцу и выходит на ее вентральную поверхность. По медиальному

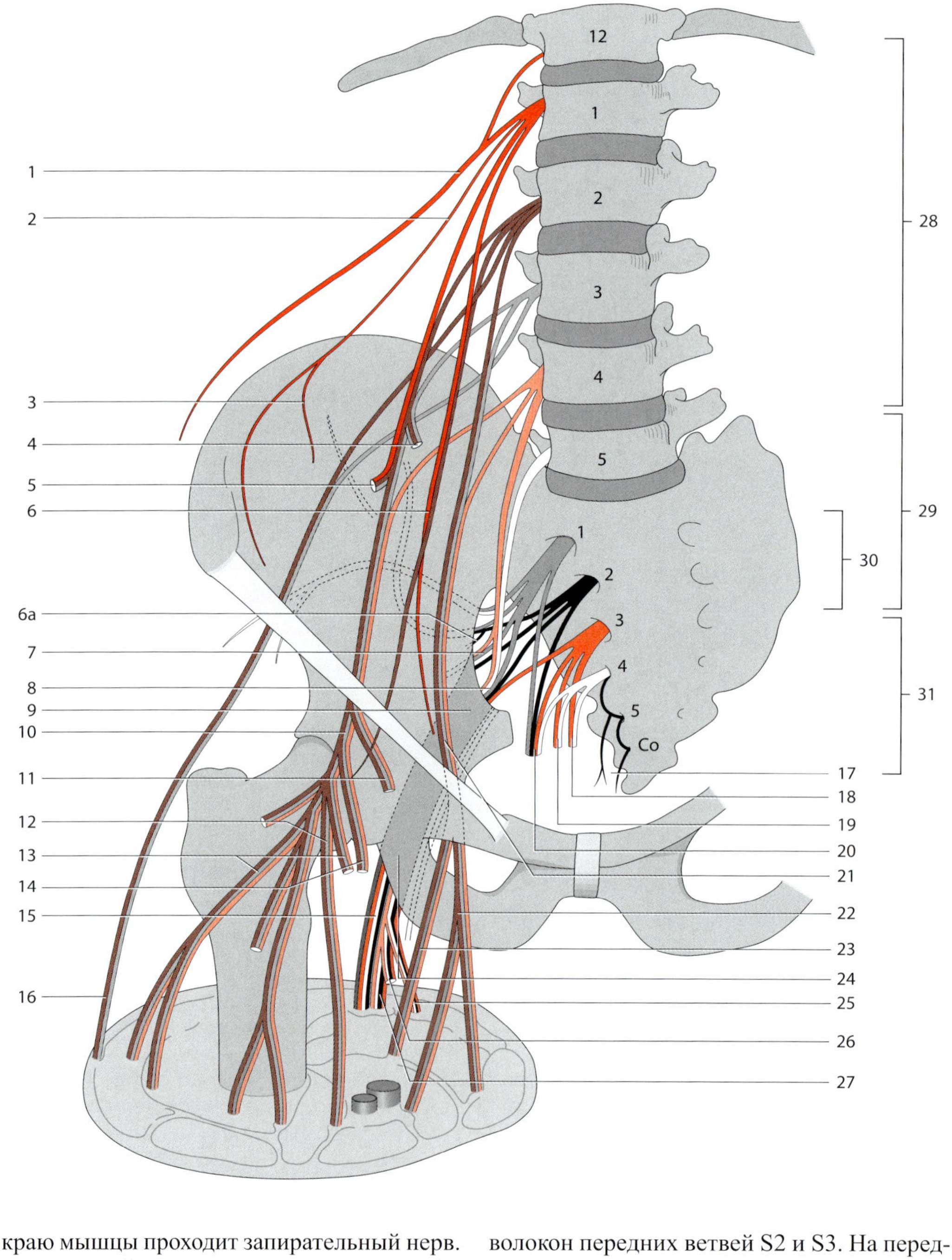

краю мышцы проходит запирательный нерв. Дальнейший ход этих ветвей сплетения будет описан ниже.

Нижний отдел крестцового сплетения, седалищное сплетение, происходит из пояснично-крестцового ствола, мощной передней ветви 1-го крестцового нерва, и из волокон передних ветвей S2 и S3. На передней поверхности грушевидной мышцы стволы сплетения объединяются в треугольную пластинку, вершина которой лежит в подгрушевидном отверстии. Крестцовое сплетение прикрыто тазовой париетальной фасцией, которая образует пограничный слой

Рис. 6.**4.1** Пояснично-крестцовое сплетение.
1 N. iliohypogastricus L1 (Th12) Мышцы брюшной стенки, нижние отделы
2 N. ilioinguinalis L1 Мышцы брюшной стенки, нижние отделы
3 R. iliacus
4 N. femoralis (ветвь к M. psoas)
5 Ветвь к M. iliacus
6 N. genitofemoralis L1, 2 R. genitalis L2 Кожная ветвь к L1 (R. femoralis)
6a N. cutaneus femoris posterior S1–S3
7 N. gluteus sup. L4–S1 M. gluteus med. M. gluteus min. M. tensor fasciae latae
8 N. gluteus inf. L5–S2 M. gluteus max.
9 N. ischiadicus L4–S3 N. fibularis communis L4–S2 N. tibialis L4–S3
10 N. femoralis L1–4 M. psoas L1–3 M. iliacus L1–3
11 M. pectineus L2–4
12 M. sartorius L2–3
13 M. quadriceps L2–4
14 N. saphenus L2–4
15 N. fibularis communis L4–S2 M. biceps (Caput brev.) L5–S2 M. fibularis long. L5–S2 M. fibularis brev. S1 M. tibialis ant. L4–5 M. extens dig. long. L4–S1 M. extens. hall. long. L4–5
16 N. cutaneus femoris lat. L2–3
17 Nn. anococcygei
18 M. coccygeus
19 M. levator ani
20 N. pudendus S1–4
21 N. obturatorius L2–4
22 R. ant./M. add. brev. L2–4 R. ant./Mm. add. lg./gracilis
23 R. post/Mm. add. min./magn. L3–4
24 N. tibialis L4–S3
25 Общая головка сгибателей M. semitend. S1, 2
26 M. add. magn. L4–5 M. semimembr. L4–S1
27 Caput long. m. bicipitis M. gastrocnem. S1, 2 M. popliteus L4–S1 M. soleus L5–S2 M. flexor digit. long. L5–S1 M. tibialis post. L5–S1 M. flex. hall. long. L5–S2 Mm. plant. ped., абдукторы, аддукторы, межкостные Lumbricales и т.д. L5–S2
28 Plexus lumbalis
29 Plexus sacralis
30 «Plexus pudendus»
31 Plexus coccygeus

с соединительной тканью, окружающей внутренние органы таза. Медиальнее выхода крестцовых нервов из крестцовых отверстий располагается крестцовая часть симпатического ствола. Он связан со сплетением с помощью соединительных ветвей. От вегетативного нижнего подчревного сплетения (тазового сплетения) крестцовое сплетение отделено ветвями внутренней подвздошной артерии. От крестцового сплетения идут многочисленные парасимпатические внутренностные тазовые нервы (Nn. erigentes) к вегетативному сплетению. Верхняя ягодичная артерия на своем пути к надгрушевидному отверстию вступает в контакт с пояснично-крестцовым стволом. Между S1 и S2 (или S3) проходят нижняя ягодичная артерия и пересекающая сплетение спереди внутренняя половая артерия, которые идут к подгрушевидному отверстию. От этих артерий отходят тонкие веточки к сплетению.

Седалищное сплетение можно условно разделить на вентральную и дорсальную части. Обе содержат волокна от всех участвующих в образовании сплетения спинальных нервов (L4–S3). От вентральной части отходит большеберцовый нерв, от дорсальной общий малоберцовый нерв. Иногда оба эти нерва разделяются уже при выходе из малого таза. Малоберцовый нерв в этом случае почти всегда прободает грушевидную мышцу. Короткие мышечные ветви седалищного сплетения иннервируют грушевидную, близнецовые мышцы и квадратную мышцу бедра. Несколько более длинная ветвь идет к внутренней запирательной мышце. Она покидает полость таза через подгрушевидное отверстие, огибает вместе с половым нервом седалищную ость и попадает через малое седалищное отверстие на медиальную поверхность мышцы.

Срамное сплетение образуется из волокон передних ветвей S2, S3 и S4. Кроме симпатических волокон, которые оно получает через соединительные ветви от крестцовой части пограничного ствола, оно содержит также и парасимпатические. Они покидают спинной мозг в составе передних корешков 2–4-го спинальных нервов; эти волокна предназначены для иннервации внутренних органов таза. Короткие волокна из срамного сплетения иннервируют мышцу, поднимающую задний проход, и копчиковую мышцу. Основной ветвью является половой (срамной) нерв, который после выхода из таза через подгрушевидное отверстие огибает седалищную ость и попадает в малое седалищное отверстие, а оттуда – на боковую стенку седалищно-прямокишечной ямки. Нерв и сопровождающие его сосуды проходят в дупликатуре внутренней запирательной фасции, в так называемом канале Олкока (пудендальный, или половой, канал). Отдельные ветви срамного нерва покидают канал на различных уровнях. Нижние прямокишечные нервы проходят через жировую ткань седалищно-прямокишечной ямки к наружному сфинктеру прямой кишки и коже анальной области. Промежностные нервы и задние нервы мошонки (половых губ) иннервируют кожу промежности и мошонки (больших половых губ). Мышечные ветви промежностных нервов прободают поверхностную фасцию промежности и иннервируют поверхностные поперечные мышцы промежности, седалищно-пещеристые и луковично-губчатые мышцы. Задний нерв полового члена (клитора) – единственная ветвь срамного нерва, проходящая через междиафрагмальную часть седалищно-прямокишечной ямки. Мышечные ветви прободают при этом нижнюю фасцию мочеполовой диафрагмы и иннервируют глубокую поперечную мышцу промежности и наружный сфинктер мочеиспускательного канала. Сенсорная конечная ветвь проходит вдоль нижней дуги лонной кости до дугообразной связки лобка и оттуда к спинке полового члена или клитора.

Таким образом, из срамного сплетения кроме названных мышц иннервируется кожа анальной, генитальной областей и промежности. Дерматомы относящихся к сплетению спинальных нервов отделены от поясничных сегментов линией, особенно сзади над крестцом, где дерматом S3 находится в контакте со 2-м поясничным нервом.

От образованного из мелких ветвей S3, S4, S5 и Co1 копчикового сплетения отходит заднепроходно-копчиковый нерв для иннервации копчиковой мышцы и части мышцы, поднимающей задний проход, он также отдает сенсорные ветви к коже над копчиком и анальным отверстием. Его дискретная область иннервации может быть иногда болезненной (кокцигодиния).

6.4.1 Типы поражений пояснично-крестцового сплетения

Так же как и для плечевого сплетения, для пояснично-крестцового различают три типа поражений, которые наблюдаются в более или менее изолированной форме при различных патологических состояниях, которые будут описаны ниже.

Поражения поясничного сплетения. Поясничное сплетение образуется из корешков L1–L4, иногда также частично из Th12 и располагается в глубине поясничной мышцы. При его поражении нарушается функция нескольких сенсорных ветвей, идущих к коже плечевого пояса и бедра, но прежде всего развивается парез сгибателей бедра, разгибателей голени, а также мышц, приводящих бедро и вращающих его кнаружи.

Поражение крестцового сплетения. Крестцовое сплетение образовано из корешков L5–S3. Его поражение наблюдается при патологических процессах в малом тазу и пресакральной области. При этом нарушается чувствительность прежде всего на задней поверхности бедра и на всей голени и стопе; развивается парез разгибателей бедра и мышц, отводящих бедро, сгибателей голени и всех мышц голени и стопы (рис. 6.**4.2**).

Поражение срамного сплетения. Срамное сплетение располагается на дне таза и образуется из 1–4-го крестцовых спинномозговых нервов, а также связано посредством соединительных ветвей с крестцовым отделом пограничного ствола. Срамное сплетение иннервирует поперечнополосатые мышцы тазового дна, наружный сфинктер прямой кишки, луковично-кавернозную и седалищно-кавернозную мышцы, а также с помощью афферентных и вегетативных волокон наружные половые органы. Самой большой ветвью сплетения является половой нерв, который покидает полость таза через подгрушевидное отверстие. При одностороннем поражении ведущими симптомами являются нарушения чувствительности и признаки раздражения в аногенитальной области, а при двустороннем поражении наблюдается нарушение произвольной регуляции мочеиспускания и дефекации, а также расстройство осуществляемой с помощью афферентных волокон рефлекторной эрекции полового члена или клитора.

Поражение поясничного отдела симпатического пограничного ствола. При многих забрюшинных и парааортальных инвазиях опухолями может развиваться нарушение функции этой части симпатического ствола. Выявление этого синдрома имеет большое диагностическое значение. Все неврологические функции (движения, чувствительность и рефлексы), осуществляемые с помощью головного и спинного мозга, могут при этом оставаться сохранными. Однако наблюдаемая диффузная боль в ноге служит признаком раздражения нервной системы. В подобных случаях, например при раке половых органов, прямой кишки, мочевого пузыря и предстательной железы, а также семиномах и лимфогранулематозе, выявляются значительное повышение температуры пораженной конечности и тотальный ангидроз подошвы в отсутствие каких-либо нарушений чувствительности (см. рис. 6.**4.3**).

Постпроктэктомический синдром особенно часто наблюдается после ампутации прямой кишки вследствие злокачественной опухоли. Он развивается спустя 6–10 мес. после операции. Сначала появляется тупая боль в крестцово-лобковой области. Она в течение нескольких недель или месяцев распространяется в краниальном направлении вплоть до области поясницы, затем охватывает весь тазовый пояс и у мужчин может иррадиировать в половой член. К ней присоединяются нарушения мочеиспускания и ишиалгия. Нарушение симпатической иннервации вызывает описанные выше нарушения потовой секреции на стопе (см. рис. 6.**4.3**). В основе клинической картины отчасти лежит лимфогенное метастазирование опухоли, которое можно выявить с помощью лимфографии.

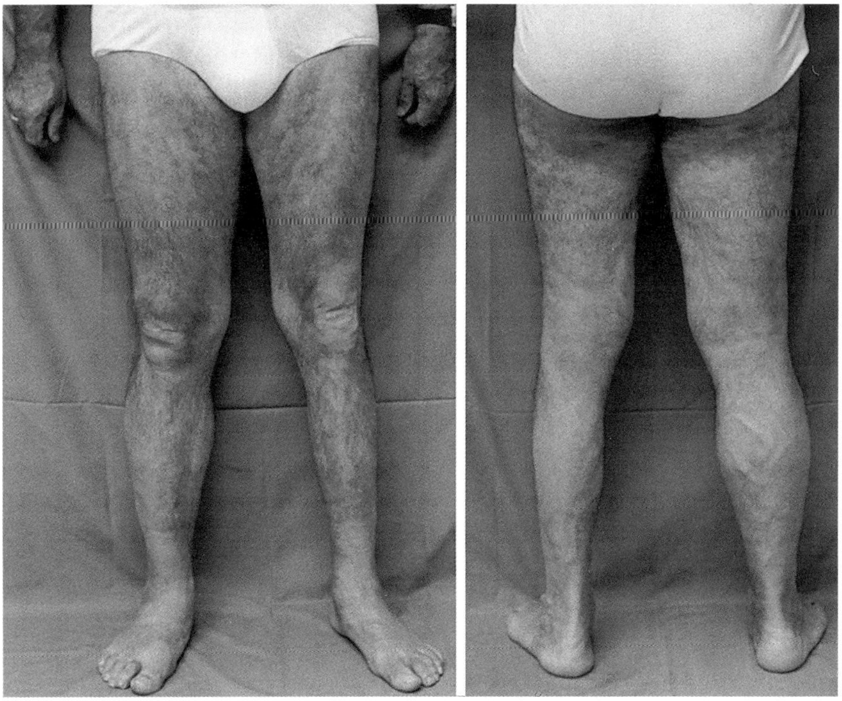

Рис. 6.**4.2** Поражение пояснично-крестцового сплетения слева с легким вовлечением поясничного отдела (умеренная атрофия четырехглавой мышцы бедра) и выраженным поражением мышц, иннервируемых из крестцового сплетения (ягодичных, ишиокруральной и мышц голени и стопы).

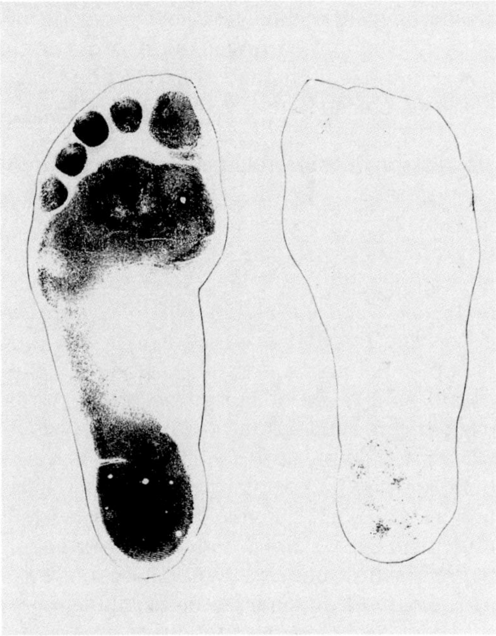

Рис. 6.**4.3** Ангидроз стопы справа при поражении пояснично-крестцового сплетения. Нингидриновая проба. Если на здоровой левой стороне определяется нормальное потоотделение, то справа оно почти полностью отсутствует.

6.4.2 Топическая диагностика поражений пояснично-крестцового сплетения

Поражение пояснично-крестцового сплетения необходимо отличать, с одной стороны, от поражений нервов ноги, с другой – от поражений корешков на пояснично-крестцовом уровне. Топическая диагностика, как правило, становится возможной с учетом типа распределения нарушений чувствительности и с помощью электрофизиологических методов исследования.

Дифференциальная диагностика между поражением бедренного нерва и поясничного сплетения

По нашим наблюдениям, поражение поясничного сплетения часто ошибочно диагностируют как поражение бедренного нерва, так как в обоих случаях наблюдается парез мышц, осуществляющих разгибание колена и сгибание бедра, а также нарушение чувствительности на внутренней поверхности бедра и голени. Однако для нарушений, вызванных поражением бедренного нерва, характерно распространение нарушений поверхностной чувствительности и на кожу передненаружной поверхности бедра, т.е. в зону иннервации латерального кожного нерва бедра, а также слабость приводящих мышц, иннервируемых запирательным нервом. Однако диагностика пареза приводящих мышц затруднена при частичном поражении; в подобных случаях помощь оказывает ЭМГ, при которой выявляются признаки денервации или процессы распада в этой группе мышц.

Дифференциальная диагностика между поражением седалищного нерва и крестцового сплетения

Поражение крестцового сплетения нередко ошибочно диагностируется как поражение седалищного или даже малоберцового нерва, что связано прежде всего с недостаточно тщательным обследованием ягодичных мышц. Поэтому всем пациентам с признаками поражения седалищного нерва, т.е. со слабостью всех мышц голени и стопы, а также ишиокруральных мышц необходимо проводить тщательное исследование двигательной функции мышц, осуществляющих разгибание и приведение в тазобедренном суставе. В случае поражения крестцового сплетения выявляется парез этих мышц. При неоднозначных результатах, например вследствие недостаточного контакта с пациентом или анталгической тугоподвижности мышц, показана ЭМГ большой и средней ягодичных мышц.

Дифференциальная диагностика между поражением поясничного сплетения и корешков спинальных нервов на пояснично-крестцовом уровне

Поражение поясничного сплетения бывает нелегко отличить от синдрома L3/L4, синдрома крестцового сплетения и синдрома L5/S1, особенно при неполном нарушении функции сплетения. Особенные затруднения вызывает то обстоятельство, что, например, при диабетической нейропатии, нейроборрелиозе и инфильтрации полости таза опухолью возможно сочетание поражения сплетения и корешков, т.е. плексорадикулопатия. Более точное представление о пораженных в этом случае структурах можно получить с помощью следующих методов исследования (704):

1. При *ЭМГ* паравертебральных мышц выявляются признаки денервации и/или процессы распада относящихся к данному сегменту пораженных мышц только при вовлечении в патологический процесс корешков спинальных нервов, так как эти мышцы иннервируются из задней ветви спинального нерва, которая отходит уже на уровне межпозвонкого отверстия и при поражении сплетения остается сохранной.
2. При *сенсорной нейрографии*, проводимой в области гипестезии, регистрируется при поражении сплетения снижение амплитуды вызванных потенциалов, например, икроножного, поверхностного малоберцового, подкожного и/или медиального подошвенного нерва. В случае сохранности преганглионарного участка, например области корешка нерва, амплитуда ССВП остается неизменной, так как дистальный отросток биполярной клетки спинального ганглия остается функционально активным.
3. Аналогичным образом *секреция потовых желез* в зоне гипо- или анестезии остается нормальной при поражении корешков, но снижена или отсутствует при поражении сплетения, однако это наблюдается только при его выраженном повреждении (см. рис. 6.**4.3**).

С помощью упомянутых трех методов, как правило, удается провести топическую диагностику патологического процесса в области пояснично-крестцового сплетения, корешков пояснично-крестцовых спинальных нервов или обеих этих структур. Когда определена локализация повреждения, в пораженной области проводится целенаправленная диагностика причины поражения. При поражениях в области таза в распоряжении врача имеются дополнительные методы: УЗИ, КТ и МРТ таза, а также ангиографическое исследование бифуркации аорты и подвздошных артерий. Метаболические и воспалительные плексопатии обычно не поддаются диагностике визуализационными методами, и в этом случае на первый план выходят клинические методы.

6.4.3 Причины поражений пояснично-крестцового сплетения

Поражения пояснично-крестцового сплетения встречаются реже, чем поражения плечевого, но заметно чаще, чем принято считать. Их причины в основном идентичны, однако существуют характерные различия по частоте этих причин. Например, воспалительно-аллергические факторы значительно чаще лежат в основе плечевой плексопатии, и напротив, нарушение обмена веществ при сахарном диабете служит причиной поражения почти исключительно пояснично-крестцового сплетения, прежде всего поясничного отдела с формированием синдрома так называемой асимметричной проксимальной диабетической нейропатии или диабетической амиотрофии.

Травмы

Несмотря на «защищенное» положение пояснично-крестцового сплетения в полости таза, его травматические повреждения встречаются не так уж и редко. Общепринятое заблуждение об их невысокой частоте основано, скорее всего, на том, что повреждение пояснично-крестцового сплетения не диагностируют из-за тяжести сопутствующих ему повреждений костей или мягких тканей либо его ошибочно расценивают как повреждение периферических нервов нижней конечности. Разумеется, для того, чтобы возникло повреждение пояснично-крестцового сплетения, необходимо воздействие значительной силы, поэтому поражения мягких тканей, такие как разрывы мочевого пузыря, уретры, толстого кишечника, селезенки, повреждения подвздошных сосудов, при этом нередки. При тупой травме нижних отделов живота часто образуются забрюшинные гематомы.

Травматические повреждения поясничного сплетения, как правило, сопровождаются переломами костей; однако наблюдаются и случаи без сопутствующих переломов, например при тупой травме живота, падении с большой высоты, а также при огнестрельных ранениях. Среди различных форм переломов таза преобладают переломы тазового кольца, которые в большинстве случаев приводят к глобальному повреждению поясничного сплетения, и переломы вертлужной впадины, которые вызывают изолированные или по крайней мере преимущественные повреждения крестцового сплетения (712). При разрыве крестцово-подвздошного сочленения с краниальной дислокацией особенно подвержен повреждению пояснично-крестцовый ствол (из L4 и L5). Редкие случаи представляют собой повреждения сплетения вследствие родовой травмы, которая возможна при родах с ягодичным предлежанием.

Приведенные в литературе данные о частоте повреждения пояснично-крестцового сплетения при травмах таза варьируют в широких пределах: Kutsy и соавт. (396) приводят цифру 0,7%, а Froman и Stein (231) – 13%, тогда как при аутопсии 42 умерших с травмой таза повреждения сплетения были выявлены в 48% случаев (319). Благодаря тесным топографическим взаимоотношениям наиболее часто в основе этого осложнения лежат переломы крестца. Так, Conway и Hubbell (130) описали при сочетанных вертикальных переломах переднего тазового кольца и подвздошной области повреждения сплетения с частотой 46%.

Если при переломах таза, произошедших в связи с несчастными случаями на производстве или при ДТП, наблюдается преимущественно поражение каудальной части сплетения, то при огнестрельных ранениях чаще бывает повреждена его поясничная часть, и клинические проявления более скудны. Большую редкость представляет собой повреждение крестцового сплетения вследствие эктопической оссификации после оперативного лечения заднего переломовывиха тазобедренного сустава.

Наш собственный опыт в отношении травматических повреждений пояснично-крестцового сплетения представляет собой 31 случай, пациенты с данными травмами наблюдались на протяжении трех лет. Среди этих травм было 15 переломов таза, 13 переломов вертлужной впадины и 10 переломов бедра. Клинические проявления соответствовали в 13 случаях изолированному поражению крестцового сплетения, тогда как при других травмах в патологический процесс частично было вовлечено и поясничное сплетение, однако и у этих пациентов преобладали клинические признаки поражения крестцового сплетения. Наиболее выраженный парез наблюдался в мышцах голени, иннервируемых малоберцовым нервом, а также в боковых мышцах ягодиц, что связано с особой уязвимостью пояснично-крестцового ствола (см. Патогенез). У 2/3 пациентов наблюдались значительные нарушения чувствительности, особенно в зоне кожной иннервации седалищного нерва. В области нарушенной иннервации с помощью нингидриновой пробы регулярно выявлялся гипогидроз как признак постганглионарного повреждения. Регистрируемая у отдельных пациентов денервационная активность в паравертебральных мышцах свидетельствует о более распространенном повреждении, вовлекающем корешки спинальных нервов. Недержание мочи и кала развивается только при двустороннем поражении S2 и S3 или срамного сплетения.

При анализе причин повреждений следует исходить из того, что большинство травм поясничного сплетения вызвано тракционным механизмом. В пользу этого свидетельствуют обширные повреждения, вовлекающие поясничную и крестцовую части сплетения, а частично также и корешки спинальных нервов. Кроме того, при подобных повреждениях, связанных с переломом вертлужной впадины и бедра, наблюдается не прямое механическое повреждение, а скорее натяжение вследствие переразгибания, избыточного сгибания или сильной ротации в тазобедренном суставе. Предпринятая Kutsy и соавт. (396) интерпретация этих повреждений как формы множественной мононейропатии, т.е. повреждения преимущественно седалищного нерва и ягодичных нервов после выхода из поясничного сплетения, вряд ли представляется вероятной. Однако и при переломах таза сопутствующее поврежде-

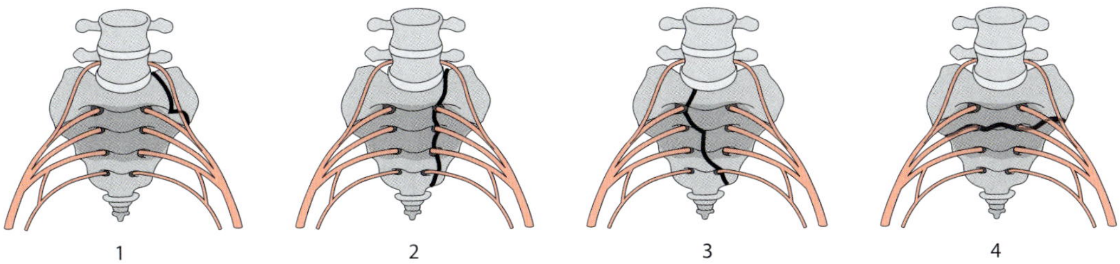

Рис. 6.**4.4** Поражение пояснично-крестцового сплетения при переломах крестца: **1.** Латеральный перелом крестца. **2.** Перелом крестца с вовлечением крестцовых отверстий. **3.** Вертикальный перелом крестца с вовлечением крестцового канала. **4.** Поперечный перелом.

ние сплетения бывает вызвано чаще всего тракционным механизмом, как было показано Huittinen (319) в 21 из 40 случаев аутопсии. В других 15 случаях были выявлены разрывы преимущественно на интрадуральном участке крестцовых корешков, тогда как более редкие компрессионные повреждения поражают в основном крестцовые передние ветви в месте прохождения их через крестцовые отверстия. Отрывы корешков наблюдаются редко, и поражаются преимущественно корешки L5 и S1.

При подробном рассмотрении наиболее частых переломов крестца (рис. 6.**4.4**) было выявлено, что латеральные продольные переломы (крыльев крестцовой кости) редко сопровождаются неврологическими осложнениями, тогда как переломы в области крестцовых отверстий и переломы с вовлечением крестцового канала сопровождаются неврологическими симптомами часто (рис. 6.**4.5**). При этом в зависимости от тяжести травмы наблюдаются одно- или двусторонние параличи нижних конечностей, а также нарушение функции мочевого пузыря, толстого кишечника и сексуальной функции. Особенно подвержены тракционному повреждению пояснично-крестцовый ствол и верхний ягодичный нерв. Первый идет вниз, прилегая к крестцу, и особенно часто повреждается при краниальной дислокации, вызванной переломом.

В исследовании Gibbons и соавт. (241) 24% латеральных переломов и 29% переломов крестца с вовлечением крестцовых отверстий приводили к одностороннним неврологическим симптомам в сегментах L5 и S1. При горизонтальных и вертикальных переломах крестца с вовлечением крестцового канала частота неврологических осложнений составила около 60%, при этом самыми частыми были двусторонние симптомы и поражения мочевого пузыря и кишечника.

При ушибе живота развиваются компрессионные двусторонние повреждения пояснично-крестцового сплетения с нижним парапарезом, что может представлять трудности при дифференциальной диагностике с повреждением конского хвоста и конуса.

Лечение травматических повреждений пояснично-крестцового сплетения, как правило, консервативное. Вопрос об оперативном лечении стоит только в том случае, если имеет место компрессия отломками костей или гематомой. У 75% пациентов на фоне консервативного лечения наблюдается удовлетворительный регресс параличей, при этом восстановление функции мышц голени еще возможно даже спустя 2–3 года.

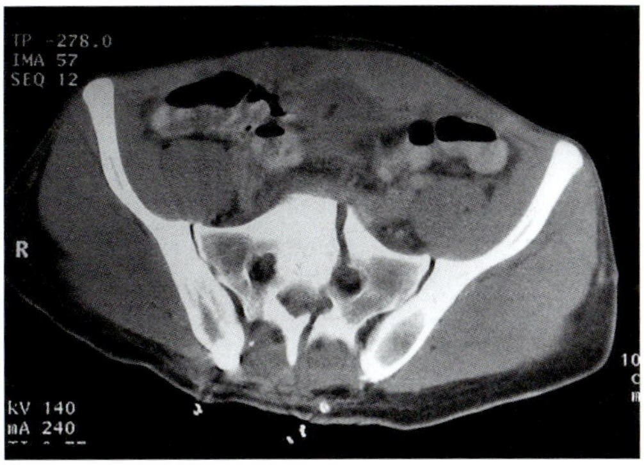

Рис. 6.**4.5** Поражение крестцового сплетения при переломе тазового кольца. Поражение крестцового сплетения слева при парамедианном продольном переломе крестца слева в сочетании с передним и задним переломами тазового кольца.

Хирургические операции

Вмешательства на тазобедренном суставе являются самой частой причиной послеоперационных поражений пояснично-крестцового сплетения, а среди них прежде всего тотальная замена тазобедренного сустава. Во время этой операции бедро при введении головки протеза в вертлужную впадину отводится каудально и в положении внутренней ротации вставляется затем в вертлужную впадину, проходя через ее край. Прилагаемая при этом сила довольно значительна и может привести к перерастяжению отдельных или всех частей сплетения, особенно в случае применения протеза с длинной шейкой, который приводит к удлинению конечности. Подобное тракционное повреждение уменьшается путем выключения рефлекторного сопротивления мышц под действием наркоза и миорелаксантов. В отдельных случаях сила, связанная с растяжением, передается через сплетение на отдельные поясничные корешки. Кроме прямого воздействия растяжения на аксоны, патогенетическое значение имеет развивающееся при этом уменьшение интраневрального кровообращения. В клинической картине повреждения преобладают двигательные нарушения, что связано со значительной уязвимостью двигательных волокон при растяжении. Отсутствие или слабая выраженность нарушений чувствительности осложняют распознавание легких параличей и дифференциальную диагностику их с обычной малоподвижностью в связи с болью или атрофией при отсутствии активности (709; 711).

К редким причинам относятся прямые повреждения, попадание костного цемента или винта в полость таза, а также гематомы, которые, в соответствии с нашими наблюдениями, могут развиваться в течение 2 нед. после вмешательства и бывают как спонтанными, так и связанными с приемом антикоагулянтов. Для этих редких причин характерно преимущественное поражение крестцового сплетения, причем ранняя диагностика является решающей для прогноза лечения.

При поражениях пояснично-крестцового сплетения, связанных с операциями на тазобедренном суставе, преобладают парезы проксимальных групп мышц, особенно сгибателей бедра и ягодичных мышц. Возможно, это связано с тем, что для более коротких нервов и частей сплетения характерна более низкая устойчивость к растяжению; возможно, также играет роль и их прямой ход.

Частота клинически значимых поражений нервов, связанных с заменой тазобедренного сустава, составляет 0,6–3,5% при первичных вмешательствах и 2,9–7,6% при оперативных ревизиях. Однако при тщательном осмотре и проведении ЭМГ, особенно мышц ягодиц и бедра, выявляются послеоперационные изменения нервов в 70–77% случаев (709; 711; 811). По нашим наблюдениям, лишь 10% всех послеоперационных поражений нервов имели клинические проявления. Кроме того, в последние годы имеется тенденция к уменьшению частоты подобных осложнений.

Значительно реже поражения пояснично-крестцового сплетения встречаются при закрытой или открытой репозиции травматических вывихов бедра, артродезов тазобедренного сустава, остеотомиях шейки бедра и остеосинтезе после перелома вертлужной впадины или шейки бедра. При этом, как правило, поражается преимущественно или исключительно крестцовое сплетение, особенно его седалищная часть; при репозиции заднего переломовывиха бедра это связано с тем, что она проводится с применением вытяжения при согнутом тазобедренном суставе, т.е. имеет место перерастяжение седалищного нерва.

Изредка повреждение пояснично-крестцового сплетения наблюдается при операциях на брюшной аорте и подвздошно-крестцовых артериях, например, замене нисходящей аорты в связи с расслаивающей аневризмой или имплантации аортобифеморального протеза. Пояснично-крестцовое сплетение получает кровоснабжение от поясничных артерий, отходящих от брюшной аорты, подвздошно-поясничной артерии, а также ветвей наружной и внутренней подвздошных артерий. Поэтому технически сложные оперативные вмешательства, связанные с длительным выключением кровотока, могут приводить к инфарктам нервов в области пояснично-крестцового сплетения, в том числе в сочетании с некрозами мягких тканей и органов таза или ишемией ипсилатеральной ноги (рис. 6.**4.6**).

При синдроме Лериша, окклюзии бифуркации аорты, мы наблюдали пациентов с двусторонним ишемическим поражением пояснично-крестцового сплетения. Особую форму представляет собой ишемическое поражение пояснично-крестцового сплетения после трансплантации почки, при которой внутренняя подвздошная артерия применяется для реваскуляризации почки-донора. В качестве одной из причин развития подобного осложнения рассматривается предшествующая микроангиопатия, которая до сих пор выявлялась только у пациентов с сахарным диабетом с частотой 14,8% (287).

Так как кровоснабжение пояснично-крестцового сплетения осуществляется преимущественно из ветвей внутренней подвздошной артерии, эмболизация этой артерии злокачественной опухолью из области таза или тазобедренного сустава сопровождается ишемическим поражением сплетения (рис. 6.**4.7**).

Реже поражения пояснично-крестцового сплетения развиваются в качестве осложнения других операций на брюшной полости, таких как гистерэктомия и вмешательства на толстом кишечнике, при этом кроме прямой травматизации в их основе может лежать компрессия гематомой. Изолированные или сопутствующие повреждения вегетативных тазовых сплетений с послеоперационным недержанием мочи и кала и нарушением сексуальной функции часто остаются нераспознанными. После радикальной простатэктомии или простатовезикулэктомии мы наблюдали поражения пояснично-крестцового сплетения с несколько необычными неврологическими симптомами, такими как, например, выраженные парезы сгибателей и приводящих мышц бедра с сохранной функцией четырехглавой мышцы бедра. При реконструкции мочевого пузыря и уретры с помощью так называемой методики

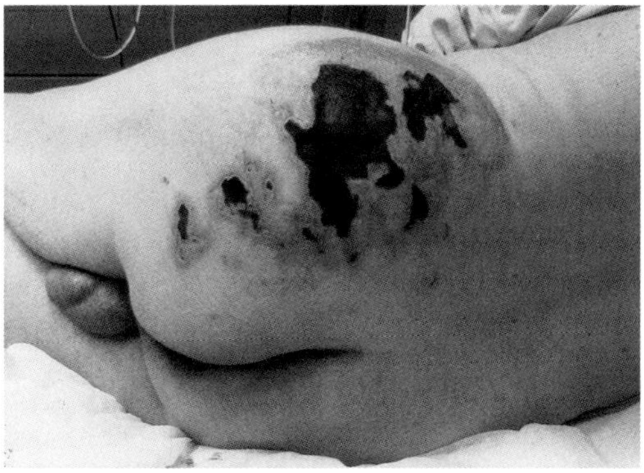

Рис. 6.**4.6** Ишемическое поражение пояснично-крестцового сплетения с некрозом мягких тканей левой ягодицы вследствие оперативного вмешательства на брюшной аорте.

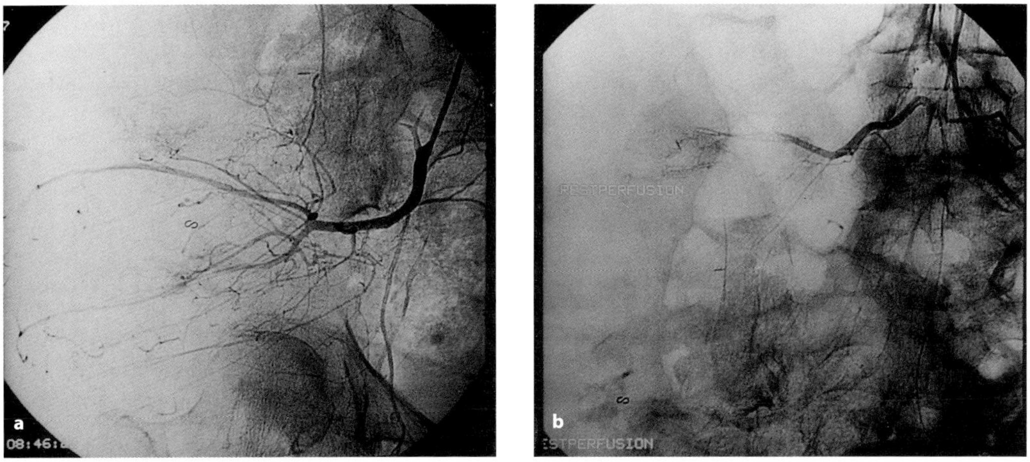

Рис. 6.**4.7** Поражение пояснично-крестцового сплетения после эмболизации гемангиоперицитомы с выключением латеральной ветви внутренней подвздошной артерии до (**a**) и после (**b**) успешной эмболизации. (Фотографии предоставлены Prof. Bohndorf, Direktor der Abt. für diagnostische Radiologie des Klinikum Augsburg.)

psoas-hitch (уретероцистоанастомоз), при которой удлиненный мочевой пузырь с помощью петли фиксируется к поясничной мышце, особенно подвержены повреждению бедренный, бедренно-половой и подвздошно-паховый нервы.

Необходимо проводить дифференциальную диагностику между послеоперационными поражениями крестцового сплетения и нарушениями функции вследствие компрессии, связанной с положением пациента, которые могут быть одно- или двусторонними и развиваются при сидении на недостаточно мягкой, травмирующей поверхности. Однако чаще в таких случаях развиваются повреждения седалищного нерва, хотя иногда к нему присоединяются и поражения ягодичных нервов (особенно нижнего ягодичного нерва), что может имитировать поражение крестцового сплетения.

Патологические процессы в полости таза

Опухоли

Поражение пояснично-крестцового сплетения, вызванное компрессией опухолью, особенно характерно для первичных опухолей прямой кишки и кроме того, для карциномы матки, предстательной железы, яичников, а также злокачественных новообразований, растущих из нижнего полюса почки. Меньшую роль играют остеогенные опухоли или опухоли мягких тканей таза, например саркомы, забрюшинная злокачественная лимфома, дермоидные кисты, а также лейомиома матки. При эндометриозе наблюдаются циклические нарушения в виде боли и сенсомоторных расстройств в зоне иннервации крестцового сплетения. Нейрофиброма или саркома нервных оболочек встречается очень редко, за исключением случаев, когда в основе заболевания лежит нейрофиброматоз (см. рис. 2.**31**).

Наряду с упомянутыми первичными опухолями полости таза нередки также метастатические поражения пояснично-крестцового сплетения, прежде всего при опухоли молочной железы, бронхов, яичек, коркового слоя почки, а также раке щитовидной железы, саркомах, лимфомах, миеломах и меланомах.

Для проявлений опухолевого поражения пояснично-крестцового сплетения характерна вначале нарастающая и в большинстве случаев сильная боль, вслед за которой развиваются прогрессирующие сенсомоторные нарушения в зоне иннервации сплетения. Вовлечение пограничного симпатического ствола проявляется сухостью и повышением температуры кожи пораженной конечности. Достаточно часто, несмотря на опухоль в анамнезе, пациенту ставится неправильный диагноз ишиаса или парестетической мералгии. Часто диагноз поражения корешка вследствие изменений, связанных с остеохондрозом пояснично-крестцового отдела позвоночника, кажется окончательно подтвержденным, и проходят месяцы и годы до того момента, когда будет установлен правильный диагноз (52).

Диагностические мероприятия включают исследование прямой кишки, гинекологический и урологический осмотр, УЗИ органов брюшной полости и таза, а также КТ или МРТ полости таза, при которых в большинстве случаев возможно выявить опухоль.

Лечение зависит от вида и стадии первичной опухоли и включает оперативное вмешательство, лучевую и химиотерапию. Облигатным методом является обезболивание.

Дифференциальная диагностика поражения пояснично-крестцового сплетения, обусловленного опухолью, с другими компрессионными синдромами, приведена в таблице 6.**4.1**.

Кровоизлияния

Если гематомы подвздошной области приводят к повреждению только бедренного нерва, то кровоизлияния под фасцию поясничной мышцы (см. рис. 6.**5.16**) вызывают поражение поясничного сплетения. Эти кровоизлияния, которые изредка бывают двусторонними, обычно развиваются при различных нарушениях свертываемости крови, например при гемофилии, лечении гепарином или маркумаром, коагулопатиях потребления, тромбоцитопении, при этом легкие травмы или инъекции в брюшную стенку могут играть

Таблица 6.**4.1** Компрессионные синдромы пояснично-крестцового сплетения

Опухоли	Опухоли соседних органов таза (компрессия и/или инфильтрация пояснично-крестцового сплетения опухолями прямой кишки, матки, шейки матки, яичников, предстательной железы, яичек, почек, коры надпочечников, а также остеогенных опухолей таза) Метастазы внетазовых опухолей (злокачественные лимфомы, рак молочной железы и легких, злокачественная меланома)
Аневризмы	Компрессионное (или ишемическое) поражение пояснично-крестцового сплетения при аневризмах брюшной аорты, подчревной артерии, общей и внутренней подвздошных артерий (пульсирующая опухоль при пальпаторном исследовании живота или прямой кишки)
Гематомы	Поражение поясничного сплетения при кровоизлиянии во влагалище поясничной мышцы в связи с нарушениями свертываемости (особенно при приеме антикоагулянтов) Послеоперационная гематома (например, при вмешательствах на тазобедренном суставе и органах полости таза) Разрыв аневризмы
Беременность и роды	Компрессионное поражение пояснично-крестцового сплетения при несоответствии размеров головки плода и таза матери, реже при наложении щипцов

роль провоцирующих факторов. Кроме того, забрюшинные гематомы могут развиваться после гиперэкстензионной травмы бедра и разрыва аневризмы. Гематомы, возникающие после операций на тазобедренном суставе с последующим назначением антикоагуляционной терапии, могут приводить к изолированному или преимущественному поражению крестцового сплетения и также локализуются забрюшинно.

Основным симптомом является боль в паху, иррадиирующая по внутренней поверхности бедра, которая сопровождается прогрессирующими сенсомоторными нарушениями, при клиническом осмотре в большинстве случаев выявляется слабость четырехглавой мышцы бедра. При целенаправленном осмотре помимо этого может наблюдаться слабость сгибателей и приводящих мышц бедра, а также нарушение кожной чувствительности не только в зоне иннервации бедренного нерва, но и латерального кожного нерва бедра.

Дифференциальную диагностику проводят с абсцессом поясничной мышцы после лапаротомии, а также специфическим или неспецифическим спондилитом или, редко, инфарктом поясничной мышцы; диагноз подтверждают с помощью КТ.

При проведении КТ следует учитывать, что кровоизлияние в толщу мышцы выглядит как изоденсивное объемное образование, и только свернувшаяся кровь становится гиперденсивной. Однако при наличии гемофилии, лечении гепарином или передозировке маркумаром свертывания крови не происходит.

В плане лечения показаны полная иммобилизация пораженной конечности и быстрая нормализация процессов свертывания, при необходимости под наблюдением гематолога. Оперативное удаление обычно не производится, так как при консервативном лечении прогноз чаще всего благоприятный.

Аневризмы

Большие аневризмы брюшной аорты, общей или наружной подвздошной артерии, а также подчревной артерии могут приводить к компрессии соседних с ними участков пояснично-крестцового сплетения. Аневризмы подвздошных артерий выявляются при ректальном пальпаторном исследовании в виде пульсирующей опухоли; в других случаях подтвердить диагноз аневризмы удается с помощью УЗИ, КТ или ангиографии.

Для клинических проявлений характерна остро появившаяся боль в ноге, которая часто приводит к постановке неверного диагноза ишиалгии; при этом правильной диагностике способствует наличие сопутствующей боли в животе.

Наряду с прямым компрессионным воздействием к поражению сплетения может приводить также разрыв аневризмы; кроме того, в этих случаях могут развиваться окклюзии артерий, питающих пояснично-крестцовое сплетение, вызывая его ишемическое поражение, что наблюдается, например, в рамках оперативного лечения.

Беременность

Симптомы поражения пояснично-крестцового сплетения могут появляться в конце беременности или во время родов, причем особенно при этом подвержен повреждению пояснично-крестцовый ствол. Речь идет о сдавлении головкой плода в области терминальной линии; компрессия возможна также при использовании во время родовспоможения щипцов или ягодицами плода при тазовом предлежании. К предрасполагающим факторам относятся крупный плод или узкий таз матери, а также длительный период изгнания. В редких случаях парезы бывают двусторонними, иногда они рецидивируют при каждых последующих родах.

На основании электрофизиологического исследования, проведенного Katirji и соавт. (350) у 7 пациенток, у которых на первом плане в клинической картине стояла слабость мышц, осуществляющих тыльное сгибание стопы, было показано, что поражаются обычно мышцы, иннервируемые из корешка L5. Во всех случаях воздействие компрессии на пояснично-крестцовый ствол приводило к изменениям, относящимся преимущественно к демиелинизирующему типу, с последующим благоприятным прогнозом и регрессом парезов в течение 5 мес.

Кроме пояснично-крестцового ствола могут поражаться запирательный и верхний ягодичный нервы. При появлении признаков нарушения функции бедренного нерва, особенно двустороннего, следует исключать скорее поражение, связанное с положением пациентки в постели. Кроме того, в соответствии с электрофизиологическим исследованием Feasby и соавт. (199), в патологический процесс при этом вовлекается корешок S1.

При тяжелых и сложных родах описаны одно- и двустороннее поражения срамного сплетения, при которых ведущими симптомами являются нарушение чувствительности в области промежности и вариабельное сочетание его с недержанием мочи и кала, гипо- или аноргазмией. При электрофизиологическом исследовании регистрируются признаки денервации в мышцах промежности, а также патологический бульбокавернозный рефлекс (328). Начальным признаком компрессионного поражения пояснично-крестцового сплетения во время беременности служит боль, иррадиирующая в ногу, с преимущественной локализацией на наружной поверхности и тыле стопы, которая сопровождается прогрессирующими сенсомоторными нарушениями. На первом плане стоит в большинстве случаев парез мышц, сгибающих стопу и пальцы, который сочетается с умеренной слабостью мышц, разгибающих пальцы. Иногда в процесс могут вовлекаться приводящие и отводящие мышцы бедра, а также мышцы, иннервируемые бедренным нервом. Дифференциальную диагностику проводят прежде всего с поражением пояснично-крестцовых нервов, особенно синдромом L5, а также повреждениями бедренного или общего малоберцового нерва в области головки малоберцовой кости, которые бывают обусловлены длительным нахождением в лежачем положении.

Прогноз, как правило, благоприятный, парез мышц, осуществляющих тыльное сгибание стопы, регрессирует в течение нескольких месяцев, если парезы не слишком значительные и не очень длительные. При последующей беременности для предотвращения нового повреждения следует вовремя принять решение о проведении кесарева сечения.

Отсроченные лучевые поражения пояснично-крестцового сплетения

Радиационные поражения пояснично-крестцового сплетения развиваются после лучевой терапии по поводу рака матки, прямой кишки, мочевого пузыря и яичников, злокачественных опухолей яичек, болезни Ходжкина и других опухолей малого таза с инфильтративным ростом. При облучении большой площади, например парааортальных и подвздошных лимфатических узлов, толерантная доза составляет 1400 ret, что соответствует облучению в 40 Гр в течение

4 нед. с 20-кратным фракционированием. Суммарная доза в 60 Гр вызывает скачкообразное нарастание частоты осложнений, это возможно также в случае сочетания наружного и интракавитарного облучения (709; 711).

Интервал между окончанием лучевой терапии и появлением первых симптомов очень вариабелен и составлял в нашем собственном исследовании от 10 мес. до 14 лет (средний срок – 5,2 года). К факторам, укорачивающим этот период, относятся высокая суммарная доза, короткий период времени облучения, большая зона облучения, а также повторный курс лучевой терапии.

Первыми симптомами поражения пояснично-крестцового сплетения, обусловленного лучевой терапией, могут быть боль, парестезии, нарушение кожной чувствительности или парезы. Распределение неврологических нарушений бывает вариабельным, при этом в большинстве случаев в процесс вовлекается все пояснично-крестцовое сплетение. Чаще доминируют признаки поражения поясничного сплетения, такие как параличи сгибателей бедра и голени. Лишь у отдельных пациентов на первый план выходят нарушения со стороны крестцового сплетения, т.е. слабость мышц стопы, голени и ягодичных мышц. Примерно в половине случаев поражаются обе нижние конечности. Очень редко присоединяются нарушения функции сфинктеров и недержание мочи и кала. Характерно прогредиентное течение заболевания с различной скоростью. Иногда после начального прогрессирования болезнь переходит в стационарную стадию, а в одном случае описан спонтанный регресс симптомов радиационного поражения пояснично-крестцового сплетения (188).

Патогенетически значимый радиационный забрюшинный фиброз способен вызывать поражение не только невральных структур, но также и сосудов и мочеточников, что можно выявить с помощью флебографии или урографии. К другим факультативным сопутствующим симптомам относятся некрозы костей таза и головки бедра, которые могут приводить к ошибочной диагностике метастазов в кости. Так как слизистые оболочки мочевого пузыря и прямой кишки чувствительны к облучению, в них часто обнаруживаются признаки воспаления и язвы.

Базисное лечение заключается в назначении лечебной физкультуры с целью предотвращения контрактур, сохранности мышечной силы, а также уменьшения отека мягких тканей. При образовании лимфатического отека показан ручной лимфодренаж. Следует избегать инъекций, повреждений и перегрузок. При боли рекомендуется начинать лечение с трициклических антидепрессантов (начиная с 25 мг пролонгированной формы амитриптилина на ночь).

Дифференциальная диагностика проводится прежде всего с инфильтрацией пояснично-крестцового сплетения опухолью. В пользу опухоли свидетельствуют: быстрое прогрессирование неврологических симптомов, ухудшение общего состояния, признаки опухоли, выявляемые при лабораторных исследованиях, обнаружение регионарного роста опухоли при гинекологическом или ректальном пальпаторном осмотре либо с помощью лимфографии, урографии, МРТ, а также выявление отдаленных метастазов. Ангидроз подошвы при сохранной чувствительности является признаком инфильтрации опухолью поясничного пограничного ствола, но может быть вызван и забрюшинным радиационным фиброзом. И наоборот, для радиационной плексопатии характерны удовлетворительное общее состояние, нормальная СОЭ, медленное и безболезненное развитие неврологических нарушений, а также признаки радиационного фиброза. Поле облучения и локализация неврологических симптомов должны соответствовать друг другу. Диагностика лучевого поражения сплетения облегчается, если толерантная доза была однозначно превышена. Кроме того, в пользу этого диагноза свидетельствует регистрация повторных серий разрядов при ЭМГ. Изредка спустя латентный период (4–41 год) могут развиваться вызванные облучением опухоли оболочек нервов.

От радиационной плексопатии следует отличать особую форму отсроченного лучевого поражения, которая классифицируется как *радиационная амиотрофия*. Она особенно часто развивается после облучения парааортальных лимфоузлов у пациентов со злокачественными опухолями яичек, лимфомами, гипернефромами и метастазами в тела позвонков. Для ее клинической картины характерен медленно и безболезненно прогрессирующий вялый нижний парапарез с атрофиями мышц, утратой рефлексов и фасцикуляциями. В основе патогенеза лежит двустороннее поражение пояснично-крестцовых корешков. В двух случаях нами при аутопсии были выявлены дегенеративные изменения корешков, образующих конский хвост, тогда как в двигательных клетках передних рогов спинного мозга наблюдались только ретроградные изменения в форме центрального хроматолиза. С учетом этих морфологических изменений, которые соответствовали клиническим и электрофизиологическим признакам, Wohlgemuth и соавт. (832) предложили термин «*радиационный синдром конского хвоста*». Доза облучения в 4 из 7 наблюдений превышала толерантную дозу для невральных структур, при этом у 2 пациентов наблюдалось необычно быстрое прогрессирование заболевания (832). Интервал между окончанием лечения и появлением симптомов составил в среднем 5 лет, в одном случае 14 лет. В 3 случаях наблюдалось вовлечение в патологический процесс чувствительных и вегетативных нервных волокон в виде парестезий, нарушения эрекции и, в одном случае, легкой формы недержания мочи и кала. Исследование вызванных потенциалов показало в 4 случаях замедление или выпадение коркового ответа на раздражение после стимуляции большеберцового нерва.

При выявлении в поле облучения диагностически неясных изменений костной ткани показан постоянный контроль для проведения дифференциальной диагностики между метастазами в кости и радиационными некрозами.

Воспалительные процессы

Идиопатическая пояснично-крестцовая плексо-радикулопатия

Идиопатическая пояснично-крестцовая плексопатия, в основе которой, как считается, лежат иммунологические механизмы, может иметь различные типы течения:

- острое начало с тенденцией к быстрому восстановлению (610);
- рецидивирующее течение (Awerbuch et al., 1991);
- хроническое прогредиентное течение.

Первое крупное исследование этого далеко не редкого, но часто недиагностируемого синдрома было проведено Dyck и соавт. (182) у 57 пациентов. При этом было выявлено много общего у этого синдрома, обозначаемого авторами как «недиабетическая пояснично-крестцовая плексорадикулонейропатия», с давно известной диабетической плексорадикулопатией. Характерно подострое начало с сильной болью, которая сопровождается парезами и поражает чаще всего бедро, но может локализоваться и более дистально. Затем симптомы распространяются на здоровую до этого часть ипсилатеральной конечности, а также на контралатеральную ногу. Болеют, как правило, лица среднего и старшего возраста, при этом к боли и парезу часто присоединяется потеря массы тела. После периода прогрессирования наблюдается стабилизация симптомов, которые в большинстве случаев спустя несколько месяцев постепенно регрессируют, однако полное восстановление наблюдается редко и сохраняются остаточные явления в виде значительных парезов, а также нарушений чувствительности и боли. Как сенсомоторные нарушения, так и боль на поздней стадии заболевания больше бывают выражены в дистальных отделах конечностей, возможно, из-за менее благоприятных условий для реиннервации в этих участках.

Рецидивирующее течение, по данным Dyck и соавт., наблюдалось примерно у 1/5 части пациентов (182), при этом во время рецидивов могла быть поражена как одна и та же, так и другая нога. Хроническое прогрессирующее течение не отмечалось ни у одного пациента.

Клинические, электрофизиологические, морфологические и лабораторные признаки указывают на то, что в основе пояснично-крестцовой плексорадикулопатии лежит микроваскулит с последующей диссеминированной ишемией нервов. Об этом свидетельствует и распространенность процесса, который помимо самого сплетения часто охватывает и пояснично-крестцовые корешки спинальных нервов, и периферические нервы ноги. Кроме того, помимо двигательных вовлекаются также сенсорные и вегетативные волокна, что нередко возможно подтвердить только с помощью тщательной диагностики, включая биопсию нервов. В редких случаях патологический процесс распространяется на грудной и шейный регионы. Наконец, в отдельных случаях были выявлены повышение СОЭ, антинуклеарные антитела и положительный ревматоидный фактор. В пользу микроваскулита свидетельствуют также упоминавшиеся ранее облигатные симптомы, такие как плохое общее самочувствие, потеря массы тела и сильная боль.

Идиопатическая пояснично-крестцовая плексорадикулопатия представляет собой до сих пор малоизученное, но далеко не редкое заболевание, которое часто неправильно трактуют как ишиас, и многие пациенты подвергаются оперативному лечению по поводу грыжи межпозвонкового диска, при этом ошибочной диагностике способствует неправильная интерпретация результатов МРТ пояснично-крестцового отдела позвоночника. При проведении дифференциальной диагностики следует также иметь в виду хроническую воспалительную демиелинизирующую полинейропатию с очаговым началом, которую можно отличить с помощью электрофизиологического исследования (включая высоковольтную стимуляцию), а также множественную мононейропатию в рамках системного васкулита. Нейроборреллиоз, который кроме пояснично-крестцовых может также поражать грудные и шейные корешки, подтверждают характерные изменения в ликворе и эффективность антибактериальной терапии.

Лечение в большинстве случаев ограничивается применением обезболивающих средств в сочетании с лечебной физкультурой. Рекомендуется также применение высоких доз иммуноглобулина, особенно при тяжелой форме заболевания и рецидивирующем течении, который оказывает выраженный терапевтический эффект при редкой хронической прогрессирующей форме течения заболевания (788).

Поражение пояснично-крестцового сплетения, ассоциированное с применением героина

У героин-зависимых наркоманов помимо поражения плечевого сплетения наблюдается поражение также и пояснично-крестцового сплетения. Характерно развитие симптомов на фоне первого внутривенного введения героина, проведенного после периода абстиненции. Персистирующая в течение нескольких недель жгучая боль локализуется преимущественно в области бедра, а парезы и нарушения чувствительности достаточно быстро регрессируют. В части случаев наблюдается рабдомиолиз, иногда в сочетании с острой почечной недостаточностью (113). В основе патогенеза этого поражения лежит скорее всего аллергическая реакция на героин или сопутствующие вещества. Прогноз, как правило, благоприятный, наблюдается постепенный регресс неврологических симптомов.

При проведении дифференциальной диагностики следует иметь в виду возможность поражения седалищного или ягодичных нервов, связанных с патологической позой, в сочетании с компрессионным сдавлением мягких тканей ягодиц. Это заболевание может возникнуть у пациентов в бессознательном состоянии при длительном нахождении на жестком ложе в положении лежа или сидя.

Васкулит

Васкулит в рамках ревматоидного артрита, узелкового периартериита, гранулематоза Вегенера или синдромов Черджа–Стросс и Шегрена может приводить к ишемическому поражению пояснично-крестцового сплетения; однако чаще при этом наблюдаются клинические проявления множественной мононейропатии. В основе патогенеза лежит отложение комплексов антиген–антитело в vasa nervorum, которое приводит к фибриноидному некрозу с последующей окклюзией vasa nervorum. Поражение пояснично-крестцового сплетения проявляется острой болью в сочетании с сенсомоторными нарушениями, которые время от времени могут усиливаться. К важным факультативным сопутствующим симптомам относятся пурпура, артрит, гломерулонефрит и эозинофилия. Дифференциальную диагностику проводят преимущественно с инфильтрацией сплетения опухолью, для которой, однако, в большинстве случаев характерно прогрессирующее течение.

Плексорадикулопатия, связанная с отложением амилоида, представляет собой большую редкость и характеризуется прогрессирующими асимметричными парезами нижних конечностей.

Абсцесс поясничной мышцы

Абсцесс поясничной мышцы с вовлечением поясничного сплетения иногда развивается в рамках туберкулезного спондилита или бактериального спондилодисцита. При этом он чаще всего возникает после оперативного вмешательства в области позвоночника или паравертебральной инъекции. Кроме признаков поражения поясничного сплетения наблюдается боль в спине, усиливающаяся при движениях. При КТ ложе поясничной мышцы выглядит увеличенным и патологически структурированным (рис. 6.**4.8**). Основу лечения составляет антибактериальная и туберкулостатическая терапия, при необходимости в сочетании с оперативным вмешательством.

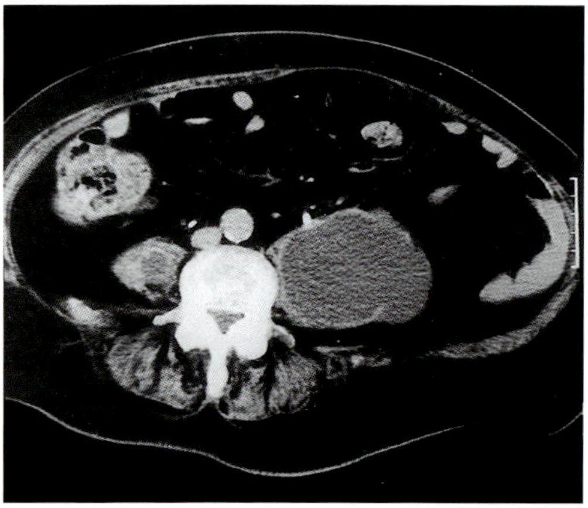

Рис. 6.**4.8** Абсцесс поясничной мышцы в связи с спондилодисцитом L1/L2. (Фотографии предоставлены Prof. Dr. Kretzschmar, Direktor der Abt. für Neuroradiologie des Klinikum Augsburg.)

Диабетические плексо- и радикулопатии

У больных диабетом, особенно у пожилых пациентов в возрасте 60–70 лет, нередко развивается односторонняя или асимметричная двусторонняя проксимальная нейропатия, которая обозначается как диабетическая амиотрофия, проксимальная диабетическая нейропатия или диабетическая плексорадикулопатия (174).

Патогенез этого заболевания до сих пор до конца не изучен; результаты некоторых исследований свидетельствуют в пользу диабетической микроангиопатии vasa nervorum и, соответственно, ишемического поражения сплетения. Однако против подобной интерпретации выступает тот факт, что это заболевание поражает пациентов с легким течением сахарного диабета и незначительными нарушениями обмена веществ и другие «сосудистые» осложнения, такие как ретинопатия и нефропатия, наблюдаются у них исключительно редко. Dyck и соавт. (181; 182) указывают на поразительное сходство всех клинических, электрофизиологических и морфологических изменений с описанной выше идиопатической пояснично-крестцовой плексорадикулопатией и предполагают, что в обоих случаях в основе патогенеза лежит микроваскулит с диссеминированным ишемическим поражением, преимущественно пояснично-крестцового сплетения, а также корешков пояснично-крестцовых спинальных нервов и двигательных и чувствительных нервов нижней конечности.

Симптомы развиваются остро или подостро, при этом в первые дни основным признаком являются интенсивная, усиливающаяся ночью боль и дизестезии, преимущественно по передней поверхности бедра.

Уже спустя несколько дней часто возникает выраженная мышечная слабость, затрагивающая преимущественно четырехглавую мышцу бедра, где впоследствии развивается значительная атрофия. Часто присоединяется также парез сгибателей и приводящих мышц бедра. Коленный рефлекс и рефлекс с приводящих мышц, как правило, ослаблены или отсутствуют. Сенсорные нарушения выражены в меньшей степени, однако нередко наблюдаются парестезии преимущественно на передневнутренней поверхности бедра. Кроме подобных случаев с острым началом наблюдается также подострое или хроническое течение заболевания, иногда при отсутствии болевого синдрома, с проксимальными парезами обеих ног. В целом при диабетической плексорадикулопатии более чем в половине случаев симптомы бывают двусторонними, асимметричными по степени выраженности. Боль может сохраняться в течение многих месяцев, а иногда даже и лет.

У большинства пациентов одновременно выявляется диабетическая полинейропатия с акцентом в дистальных отделах нижних конечностей, симметричными сенсомоторными нарушениями, с двусторонним ослаблением ахиллова рефлекса и гипо- или анестезией на пальцах. Более чем в 50% случаев наблюдается значительное снижение массы тела и ухудшение общего самочувствия.

В ликворе часто определяется повышение уровня белка различной степени выраженности; важно также исследовать спинномозговую жидкость на наличие опухолевых клеток для дифференциальной диагностики с карциноматозным менингеозом с поражением нескольких корешков. Проведения миелографии для исключения поражения конского хвоста, как правило, не требуется, так как отсутствие боли в спине, сохранность тазовых функций, а также тип течения заболевания в большинстве случаев позволяют провести дифференциальную диагностику.

При ЭМГ в пораженных мышцах регистрируются признаки денервации в виде фибрилляций и положительных острых волн. Потенциал действия при максимальном сокращении снижается в соответствии с выраженностью пареза. При исследовании паравертебральных мышц выявляется денервационная активность на нескольких уровнях, что является признаком вовлечения корешков. Скорость проведения по моторным и особенно сенсорным нервам снижена преимущественно в дистальных отделах из-за имеющейся в большинстве случаев диабетической полинейропатии.

При тщательном клиническом и электромиографическом исследовании иногда выявляются не только изменения в зоне иннервации поясничного сплетения и относящихся к нему спинальных нервов, но и на более краниальном уровне. Нередко в патологический процесс вовлекаются торакоабдоминальные спинномозговые нервы, которые могут быть даже поражены преимущественно или изолированно (*чаще всего наблюдают при торакоабдоминальной диабетической нейропатии*). В этих случаях пациенты жалуются на боль в спине, иррадиирующую в нижние отделы груди или живот, может наблюдаться одно- или двусторонний парез мышц брюшной стенки.

Лечение ограничено борьбой с болью, оптимальной компенсацией сахарного диабета и лечебной физкультурой при наличии функционально значимых парезов. При полном параличе или значительном парезе четырехглавой мышцы бедра может быть целесообразной стабилизация коленного сустава (например, с помощью ортеза).

Обычно наблюдается спонтанный регресс симптомов с благоприятным долговременным прогнозом, частичное или полное исчезновение парезов в течение 6–12 мес. Вероятно, течение заболевания можно улучшить с помощью введения кортикостероидных препаратов и особенно высоких доз иммуноглобулина, однако результаты лечения трудно достоверно отличить от спонтанной ремиссии*.

Рецидивы возникают примерно в 20% случаев, спустя не ранее одного года, при этом чаще клинические проявления отличаются от

---

* При наличии у пациента признаков дистальной симметричной диабетической полинейропатии целесообразно проведение патогенетической терапии антиоксидантами: тиоктовой кислотой (Берлитионом) в дозе 600 мг, растворенной в 200 мл физраствора, внутривенно капельно (флакон с готовым раствором закрывать от света темной бумагой или фольгой; курс лечения – 15 флаконов) с последующим приемом в течение 1–3 мес. таблетированной формы Берлитиона внутрь в дозе 600 мг утром натощак за 30 мин до еды. – *Прим. ред.*

предыдущего случая, либо они бывают идентичными, но на противоположной стороне.

Hefty и соавт. (287) сообщали об острой пояснично-крестцовой плексопатии после трансплантации почки у 4 женщин с инсулинзависимым сахарным диабетом, при этом во всех случаях для реваскуляризации использовалась внутренняя подвздошная артерия. У пациенток в течение 24 ч после операции возникала ипсилатеральная боль в ягодице в сочетании с сенсомоторными нарушениями в нижней конечности. Предположительно в основе патогенеза лежало ишемическое поражение пояснично-крестцового сплетения на фоне диабетической микроангиопатии (см. выше).

Другие причины

Инъекционное поражение (внутриартериальные инъекции)

Прямое повреждение иглой пояснично-крестцового сплетения, расположенного в полости таза и полностью защищенного от внешнего воздействия, практически невозможно; однако иногда наблюдается опосредованное повреждение при случайной внутриартериальной инъекции в ветви подвздошной артерии. Новорожденным иногда вводят вазотоксичные вещества, например аналептики, в пупочную артерию, которая является ветвью внутренней подвздошной артерии, а при внутримышечной инъекции возможно случайное попадание в ягодичные артерии, при этом особенно неблагоприятную роль играет введение противовоспалительных и антибактериальных средств. Клиническая картина в обоих случаях характеризуется болью и сенсорными, а также двигательными нарушениями в зоне иннервации пояснично-крестцового сплетения (рис. 6.**4.9**).

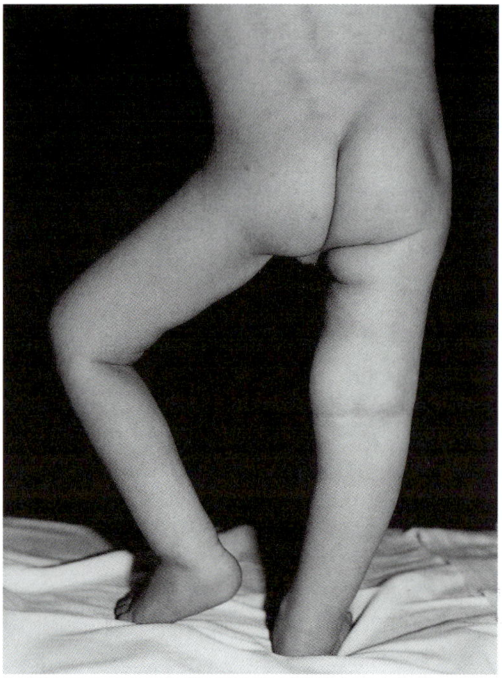

Рис. 6.**4.9** Субтотальное поражение пояснично-крестцового сплетения слева после внутримышечной инъекции пенициллина.

В основе патогенеза лежит токсическая ангиопатия с распространяющимися ретроградно и антероградно спазмами и тромбозами (695; 709; 711). Это объясняет тот факт, что кроме ишемического поражения пояснично-крестцового сплетения наблюдается также ишемическое повреждение в зоне кровоснабжения подвздошных артерий, например, гангренозные изменения органов таза и некрозы кожи в области ягодиц (которые нередко и позволяют подтвердить диагноз), обозначаемые термином «медикаментозная эмболия кожи» (*синдром Николау*) и характерные также для инъекций кристаллоидных растворов в ягодичные артерии (см. рис. 6.**4.6**).

В отличие от инъекционного повреждения седалищного нерва, острая боль и паралич отсутствуют или, если боль и возникает уже во время инъекции, то она не иррадиирует в ногу, а локализуется сначала в области ягодицы. Некоторые пациенты жалуются на чувство жара в ягодице и ипсилатеральной ноге. После вариабельного временного промежутка, от нескольких минут до часов, присоединяется боль в ноге, которая сопровождается прогрессирующими парестезиями и парезом. Для предотвращения этого тяжелого осложнения перед каждой инъекцией следует проводить аспирационную пробу; кроме того, рекомендуется вводить сначала пробную дозу и прекращать введение, если появляются сильная боль и ощущение жара в зоне инъекции или вокруг него. Наконец, показания к любой внутримышечной инъекции, особенно анальгетиков и противовоспалительных средств, должны быть очень строгими.

Ишемическое поражение пояснично-крестцового сплетения после инъекций в подвздошные артерии будет описано в следующем разделе.

Ишемическое поражение пояснично-крестцового сплетения при заболеваниях артерий таза

Кровоснабжение пояснично-крестцового сплетения осуществляется из глубокой подвздошной огибающей артерии, ветви наружной подвздошной артерии и, главным образом, ветвями внутренней подвздошной артерии (поясничная, нижняя и верхняя ягодичные, латеральная крестцовая артерия). Острое ишемическое поражение сплетения может быть результатом выраженного стеноза или окклюзии подвздошных артерий или брюшной аорты, однако преимущественное значение имеет внутренняя подвздошная артерия. Garcia-Diaz и соавт. наблюдали подобное повреждение в связи с расслоением аорты (234). Однако чаще оно встречается после оперативных вмешательств на бифуркации аорты и тазовых артериях и может сочетаться с ишемическими поражениями органов таза и мягких тканей (см. рис. 6.**4.6**). Ишемические поражения пояснично-крестцового сплетения встречаются после трансплантации почки, если внутренняя подвздошная артерия используется для реваскуляризации почки (патогенетическое значение диабетической микроангиопатии в этих случаях описано выше).

При злокачественных опухолях полости таза или области бедра в настоящее время применяют внутриартериальное введение цитостатиков (прежде всего цисплатина) в подвздошные артерии. В связи с этим развиваются поражения пояснично-крестцового сплетения, реже отдельных нервов ноги, в основе которых лежит токсическое повреждение мелких артерий с последующими инфарктами нервов. Первым симптомом является боль, которая появляется в течение 12 ч и сопровождается вариабельными сенсомоторными нарушениями. Вопросы о том, почему лишь у части пациентов развивается подобное осложнение, а также почему эта реакция наблюдается лишь после второй или третьей инъекции, остаются открытыми. Аналогичные ишемические нейропатии развиваются после эмболизации богатой сосудами опухоли или артериовенозной мальформации (см. рис. 6.**4.7**).

Наконец, как упоминалось выше, поражения пояснично-крестцового сплетения могут появляться при ишемии сплетения вследствие внутриартериального введения токсических веществ.

Кроме структурных ишемических изменений сплетения с перманентными проявлениями наблюдается также *преходящая ишемия пояснично-крестцового сплетения на фоне нагрузки как особая форма перемежающейся хромоты* (708; 833). Согласно нашим наблюдениям, в основе этого синдрома лежит стеноз высокой степени или окклюзия общей или внутренней подвздошной артерии либо стенозы в области бифуркации аорты (рис. 6.**4.10**).

В покое осуществляется достаточная перфузия пояснично-крестцового сплетения, однако при нагрузке пораженной ноги развивается феномен «обкрадывания» в пользу работающих мышц и недостаточность кровообращения органов таза, которая прекраща-

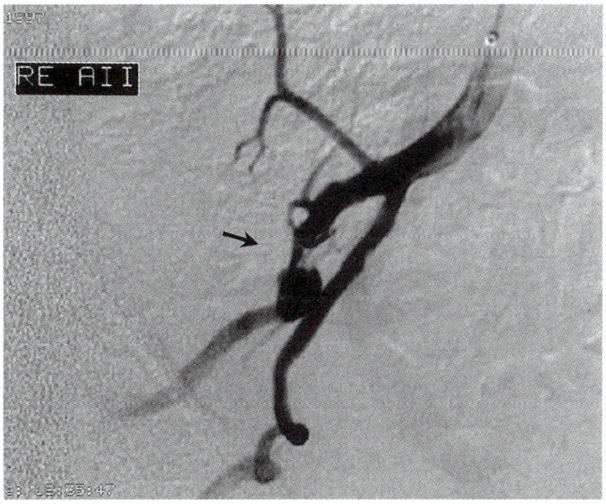

Рис. 6.**4.10** Перемежающаяся хромота вследствие выраженного стеноза внутренней подвздошной артерии и ишемии пояснично-крестцового сплетения, зависимой от нагрузки. (Фотографии предоставлены Dr. Höpfner, Zentralklinikum, Augsburg, diagnostische Radiologie [Prof. Dr. K.Bohndorf].)

ется после паузы в нагрузке в связи с болью. Клиническая диагностика этой формы перемежающейся хромоты, которую обозначают также как *зависимая от нагрузки ишемия пояснично-крестцового сплетения*, основана на двух особенностях (708): так же как и при более частых, чисто «сосудистых» формах перемежающейся хромоты, симптомы нарастают тем быстрее и бывают тем более выраженными, чем интенсивнее нагрузка на мышцы ноги, поэтому вначале боль провоцируется только подъемом по лестнице или в гору. Это позволяет провести дифференциальную диагностику с нейрогенной перемежающейся хромотой, при которой симптомы появляются скорее при спуске с горы (усиление лордоза пояснично-крестцового отдела позвоночника!) и пациенты могут, например, без боли преодолевать большие расстояния на велосипеде. В отличие же от сосудистой перемежающейся хромоты у пациентов с ишемической пояснично-крестцовой плексопатией, зависимой от нагрузки, наблюдается не ишемическая боль в мышцах ног, а признаки раздражения и нарушения проводимости по нервам в виде боли по ходу нервов, парестезий, парезов и ослабления рефлексов, частично в сочетании с болью в бедре и ягодице. Эти симптомы, которые отсутствуют в покое, могут провоцироваться нагрузкой на ноги. Для подтверждения диагноза и определения тактики лечения необходимо провести трансфеморальную аортографию, при которой следует обратить особое внимание на внутреннюю подвздошную артерию и ее ветви. В 5 из 8 наших наблюдений было проведено успешное интервенционное лечение (чрескожная транслюминальная ангиопластика или имплантация стентов во внутреннюю или общую подвздошную артерию) (833).

Поражение, вызванное патологическим положением тела

При положении пациента на слишком жесткой поверхности лежа на спине или на боку может развиться повреждение седалищного нерва от сдавления в области ягодицы, особенно если покрывающая его ягодичная мышца максимально расслаблена. Это возможно, с одной стороны, при оперативных вмешательствах с общим наркозом и применением миорелаксантов, с другой стороны – у пациентов в коме или при интоксикации. Длительные хирургические вмешательства в положении сидя иногда осложняются одно- или двусторонним поражением седалищного нерва, причиной которого служит компрессия нерва между сиденьем и седалищным бугром. В патологический процесс могут вовлекаться выходящие в тесном соседстве с седалищным нервом из полости таза через над- или подгрушевидное отверстие ягодичные нервы и задний кожный нерв бедра, и тогда поражение по клиническим проявлениям соответствует крестцовой плексопатии (710). Lachiewicz и Latimer (399) наблюдали в 6 подобных случаях также отек ягодичных мышц с рабдомиолизом; это соответствует и нашим наблюдениям за пациентами с интоксикацией, особенно героин-зависимыми.

При длительной работе в положении стоя на коленях или сидя на корточках наряду с поражением седалищного нерва может развиться и пояснично-крестцовая плексопатия, которую называют «синдром сборщиков свеклы». Возможно, в ее основе лежит тот же патогенетический механизм, что и при поражении седалищного нерва после операции камнесечения при длительном положении больного на боку. Седалищный нерв, огибающий внутреннюю запирательную мышцу и близнецовые мышцы, при сильном сгибании в тазобедренном суставе подвергается значительному растяжению и может быть вследствие этого обратимо поврежден (по механизму тракции). Однако у наших пациентов вовлечения в процесс ягодичных нервов и формирования клинической картины крестцовой плексопатии мы в этих случаях не наблюдали.

В таблице 6.**4.2** приведен обзор различных причин поражения пояснично-крестцового сплетения.

Лечение поражений пояснично-крестцового сплетения

Консервативное лечение

В большинстве случаев при поражениях пояснично-крестцового сплетения применяют

Таблица 6.**4.2** Причины поражения пояснично-крестцового сплетения

Причина	**Особенности**
Травмы	Преимущественно при переломах тазового кольца и вертлужной впадины
Операции	Преимущественно тракционные повреждения при замене тазобедренного сустава тотальными эндопротезами, повреждения при операциях в полости таза, ишемические поражения при вмешательствах на брюшной аорте и ее ветвях
Опухоли	Компрессия или инфильтрация опухолями и метастазами соседних органов
Лучевая терапия	Одно- или двустороннее поражение пояснично-крестцового сплетения
	Радиационное поражение конского хвоста
Аневризмы	Компрессионное или ишемическое поражение в связи с аневризмами брюшной аорты и ее ветвей
Гематомы	Посттравматические или послеоперационные кровоизлияния с поражением пояснично-крестцового сплетения
	Гематомы поясничной и подвздошной мышцы при гемофилии, приеме антикоагулянтов
Беременность	Поражение от сдавления преимущественно пояснично-крестцового ствола при несоответствии между размером головки плода и таза матери
Воспалительные процессы	Идиопатическая пояснично-крестцовая плексорадикулопатия
	Васкулит при коллагенозах
	Абсцесс поясничной мышцы
Сахарный диабет	Микроваскулит с диссеминированной ишемией пояснично-крестцового сплетения, а также периферических нервов ноги и корешков спинальных нервов на пояснично-крестцовом уровне
Инъекции	Внутриартериальная инъекция вазотоксического вещества в ягодичную артерию (или в пупочную артерию у новорожденных)
	Эмболизация ветвей подвздошной артерии

консервативные методы лечения, так как, с одной стороны, на первом плане стоит повреждение от сдавления и, соответственно, возможность регресса симптомов, а с другой – оперативный доступ к сплетению значительно затруднен и связан с высоким риском кровотечения. В отличие от плечевого сплетения глубокое расположение пояснично-крестцового сплетения в забрюшинном пространстве и полости таза обусловливает крайне редкое механическое повреждение и отрыв корешков.

Начинать с консервативного лечения рекомендуется и при ятрогенных поражениях. Только при прямом механическом повреждении пояснично-крестцового сплетения, например в случае кровоизлияния, при повреждении во время проведения остеосинтеза или оставления в полости таза пломб из костного цемента, рассматривается вопрос о хирургическом лечении. Примерно в 3/4 случаев на фоне консервативного лечения наступает полный или частичный регресс симптомов (709; 711).

Хирургическое лечение

Поражения пояснично-крестцового сплетения наблюдаются реже, чем поражения плечевого сплетения. Основной причиной являются переломы костей таза, реже встречаются ятрогенные поражения в рамках оперативного лечения тазобедренного сустава или операций с наложением шва в поясничной области, а также огнестрельные и колотые ранения. Иногда, в случае роста опухоли в области пояснично-крестцового сплетения, происходит инфильтрация сплетения опухолью либо его сдавление извне.

Оперативный подход значительно затруднен анатомическим положением сплетения. Если операция необходима, в большинстве случаев речь идет об удалении опухоли или невролизе. Операции по замещению дефекта нерва не применяются.

Общие принципы дифференциальной диагностики поражения пояснично-крестцового сплетения и болевых синдромов в ноге

Поражение пояснично-крестцового сплетения может ошибочно диагностироваться как нейропатия бедренного или седалищного нерва, так как целенаправленное исследование функции ягодичных мышц и приводящих мышц бедра часто не проводится, а слабость групп мышц, прикрепляющихся к тазобедренному суставу, рассматривается как ятрогенное повреждение. Поэтому для правильной диагностики нейрогенных парезов необходимо применение ЭМГ мышц бедра, ягодицы и ноги.

Интраспинальный объемный процесс, так же как и двустороннее поражение сплетения, может вызывать компрессию конского хвоста и терминального конуса и приводить к множественным нарушениям. Медленное прогрессирование симптомов, их двусторонняя локализация, признаки нарушения функции тазовых органов и изменения в спинномозговой жидкости, как правило, позволяют провести дифференциальную диагностику с поражением сплетения. Это касается также воспалительного поражения конского хвоста при синдроме Элсберга (см. раздел 5.4). Поражения поясничных или крестцовых корешков при грыже диска или опухоли характеризуются наличием монорадикулярных симптомов и признаков вертебрального синдрома. Эти симптомы и рентгенологические изменения помогают диагностировать спондилолистез с корешковым синдромом. Обусловленные болью псевдопарезы при воспалительных поражениях тазобедренного сустава и крестцово-подвздошного сочленения, особенно при остром болезненном сакроилеите, несмотря на наблюдаемую при этом атрофию четырехглавой мышцы бедра («атрофия от бездействия»), при сохранном коленном рефлексе вряд ли могут создать серьезные трудности для дифференциальной диагностики. То же относится и к очень медленно прогрессирующим, двусторонним, чисто двигательным нарушениям при прогрессирующей мышечной дистрофии тазового пояса или при других проксимальных миопатиях.

6.5 Поражения отдельных нервов в области таза и нижних конечностей

Отдельные ветви пояснично-крестцового сплетения поражаются в целом реже, чем периферические нервы верхней конечности. Это связано со значительно большей функциональной активностью верхней конечности в повседневной жизни. Однако в медицинской практике повреждения стволов периферических нервов нижней конечности встречаются отнюдь не редко. Ниже будут описаны как частые, так и некоторые редкие формы их поражения.

6.5.1 Подвздошно-подчревный и подвздошно-лонный нервы (Th12 и L1)

Анатомия

Этот смешанный нерв, исходящий из 1-го поясничного, а иногда из 12-го грудного корешка (рис. 6.**5.1**), проходит короткий отрезок вместе с подвздошно-паховым нервом, прободает поясничную мышцу и идет наискосок по вентральной поверхности квадратной мышцы поясницы в каудальном направлении к гребню подвздошной кости. На своем протяжении он вступает в контакт с соединительной и жировой тканью дорсальной поверхности почки. На расстоянии 3–4 см от латерального края квадратной мышцы поясницы нерв проходит через поперечную мышцу живота и идет между ней и внутренней косой мышцей живота в краниальном направлении через паховый канал. Он частично иннервирует обе названные мышцы и отдает аналогично межреберным нервам латеральную кожную ветвь к коже наружной поверхности таза и бедра. После отхождения двух мышечных ветвей сенсорная конечная ветвь подвздошно-подчревного нерва в виде передней кожной ветви прободает апоневроз наружной косой мышцы на уровне наружного края паховой складки и иннервирует кожу паховой области и кожу над симфизом.

Признаки поражения

Клиническая картина

Поражение двигательных волокон подвздошно-подчревного нерва не имеет функционального значения, так как поперечная и внутренняя косая мышцы живота иннервируются также и из подвздошно-пахового нерва и последних двух грудных нервов. Однако если поражаются оба нерва одновременно, например при люмботомии, может наблюдаться односторонний парез каудальной части косых мышц брюшной стенки (см. рис. 6.**5.2**).

При поражении сенсорных волокон могут выявляться незначительные нарушения чувствительности вдоль гребня подвздошной кости, в паху или над симфизом.

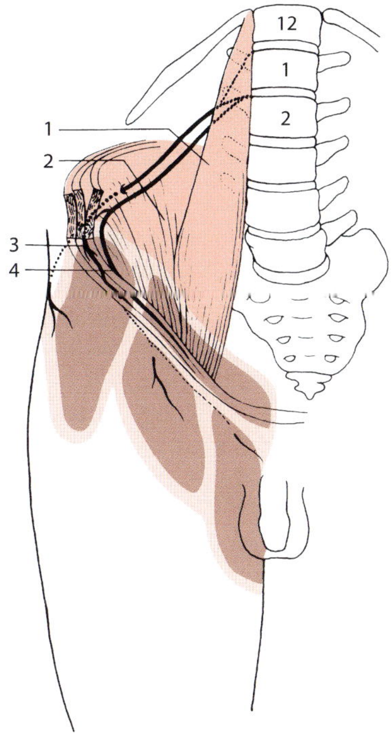

Рис. 6.**5.1** N. iliohypogastricus (Th12–L1) и N. ilioinguinalis (L1).
1 M. psoas major
2 M. iliacus
3 N. iliohypogastricus
4 N. ilioinguinalis

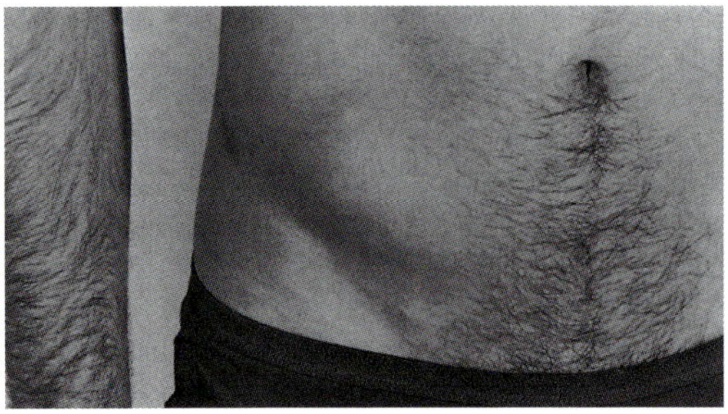

Рис. 6.**5.2** Парез мышц брюшной стенки справа после бокового разреза при проведении нефропексии с поражением подвздошно-пахового и подвздошно-подчревного нервов у 28-летнего пациента.

Специальные клинические пробы

При попытке встать из положения лежа паретичная часть нижней брюшной стенки выделяется в виде валика (рис. 6.**5.2**), брюшной рефлекс отсутствует. При исследовании косых мышц брюшной стенки (рис. 6.**5.3**) иногда выявляется парез по сравнению с противоположной стороной. Результаты электрофизиологических исследований для этих нервов неизвестны.

Обзор

Симптоматология поражения подвздошно-подчревного нерва представлена в таблице 6.**5.1**.

Причины

Редко наблюдаемые поражения подвздошно-подчревого нерва могут быть следствием забрюшинной опухоли или ятрогенного повреждения при удалении опухоли почки. При ушивании больших боковых разрезов нерв может попасть в шов и быть при этом поврежден. Возможно также отставленное поражение нерва как остаточное явление паранефритических процессов. Изолированное нарушение чувствительности в зоне иннервации латеральной кожной ветви подвздошно-подчревного нерва наблюдается при механической компрессии этой ветви у гребня подвздошной кости (ношение тугого ремня, патологическая поза) или при постоянном механическом сдавлении в паховой области. Описано двустороннее поражение после внутримышечной инъекции краниальнее гребня подвздошной кости. Мы наблюдали поражение подвздошно-подчревного нерва, сопровождаемое неприятными ощущениями, у 14-летнего мальчика, носившего узкие джинсы, поэтому данное поражение иногда обозначают как *джинсовая болезнь*.

Лечение

Если необходимо лечение, то чаще всего речь идет об оперативном лечении, а именно невролизе, если возникает подозрение на компрессию. Подвздошно-подчревный нерв может быть поврежден при операциях в подчревной области, при этом может развиваться болевой синдром. Если локальное высвобождение нерва не приводит к улучшению, проводят высокую невротомию в области таза.

Дифференциальная диагностика

Дифференциальная диагностика необходима при болевых синдромах в паховой области, например при паховой грыже. Она проводится также при мышечной боли, при повышенной нагрузке или коксартрозе; при

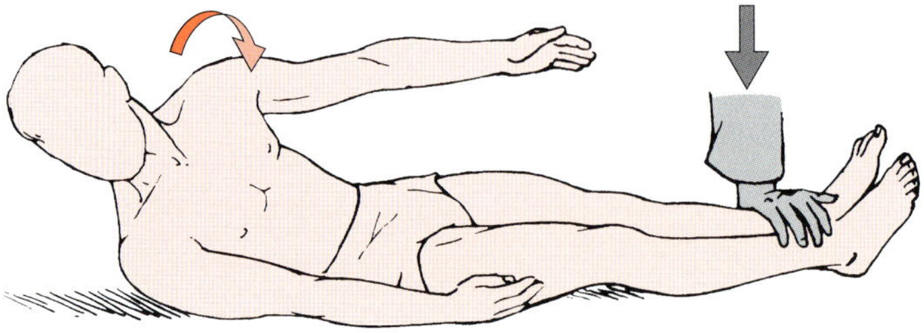

Рис. 6.**5.3** Исследование функции косых мышц живота. Пациент поднимает плечи от кушетки и одновременно поворачивает туловище.

Таблица 6.**5.1** Симптоматология поражений подвздошно-подчревного и подвздошно-пахового нервов

Локализация поражения	Признаки поражения	Нарушение функции
Вблизи позвоночника (например, при люмботомии)	Выбухание нижней части брюшной стенки	Нарушение чувствительности над гребнем подвздошной кости и в паху При поражении подвздошно-подчревного нерва также нарушение чувствительности полового члена и мошонки (больших половых губ) и внутренней поверхности бедра
В области паховой связки	Иногда боль в области паха (подвздошно-паховый синдром)	Только нарушение чувствительности

подобной боли эффективна блокада триггерных точек. Парез мышц брюшной стенки может также быть обусловлен боррелиозом.

6.5.2 Подвздошно-паховый нерв (L1)

Анатомия

Подвздошно-паховый нерв (см. рис. 6.**5.1**) представляет собой метамерный нерв брюшной стенки и происходит, так же как и подвздошно-подчревный нерв, из передней ветви первого поясничного корешка, иногда также из волокон 2-го корешка. Он вскоре отделяется от подвздошно-подчревного нерва и идет параллельно ему, располагаясь несколько каудальнее. Иногда оба нерва могут на более длительном отрезке идти в составе одного ствола либо быть отделены друг от друга с самого начала. Из нервов задних отделов брюшной стенки он является первым, который пересекают гребень подвздошной кости и местами проходит на своем пути внутри фасции подвздошной мышцы. Нерв осуществляет двигательную иннервацию внутренней косой и поперечной мышц живота. Его сенсорная ветвь, передняя кожная ветвь, проходит под апоневрозом наружной косой мышцы живота через паховый канал в вентральном направлении, прободает апоневроз и иннервирует кожу выше симфиза. Ветви к мошонке (половым губам) отходят от основного ствола подвздошно-пахового нерва, когда он пересекает паховый канал. Его волокна прободают медиальную стенку пахового канала и выходят медиальнее семенного канатика (Lig. teretis uteri), у поверхностного пахового кольца на кожу над симфизом, корнем полового члена, проксимальной частью мошонки или больших половых губ и небольшим прилегающим к ним участком на внутренней поверхности бедра. Сенсорная возвратная ветвь иннервирует узкую полоску кожи над паховой связкой до гребня подвздошной кости (см. рис. 6.**5.1**).

Признаки поражения

Клиническая картина

Повреждение нерва может приводить к нарушениям чувствительности и невралгической боли в зоне его иннервации. Хотя частичный парез мышц брюшной стенки не имеет практического значения, при подозрении на поражение нерва необходимо исследовать наружную и внутреннюю косые мышцы (см. рис. 6.**5.3**).

Специальные клинические пробы

Применяются те же пробы, что и для подвздошно-подчревного нерва. Нарушения чувствительности исследуют в паховой области, а также на коже мошонки (больших половых губ) и на внутренней поверхности бедра. Результаты электрофизиологических исследований для этого нерва не изучены.

Обзор

Симптоматология поражения подвздошно-пахового нерва представлена в таблице 6.**5.1**.

Причины

Поражение подвздошно-пахового нерва наблюдается при ошибочно проведенной слишком высоко, над гребнем подвздошной кости, внутримышечной инъекции. Иногда повреждение развивается при грыжесечении, во время препарирования и ушивания грыжевого мешка, когда нерв попадает в шов. Также возможно появление болевого синдрома в зоне иннервации нерва в качестве отдаленных последствий оперативного лечения. При ревизии при этом выявляется рубцовое сужение, а невролиз приводит к выздоровлению. Этот компрессионный синдром будет описан ниже.

Синдром подвздошно-пахового нерва. Kopell и соавт. (379) описали нетравматический компрессионный синдром подвздошно-пахового нерва, при котором нерв подвергается механическому раздражению в месте прохождения через поперечную и внутреннюю косую мышцы брюшной стенки. В двух наблюдаемых ими случаях отмечались боль в области паха и крестца, болезненное ограничение ротации бедра кнутри и разгибания в тазобедренном суставе, а также согбенное положение тела при ходьбе, избегание любого напряжения мышц брюшной стенки. При рентгенологическом исследовании выявлено изменение закругленной в норме формы головок бедренных костей. Подобные клинические признаки могут быть отдаленным последствием вмешательств в области паха или ретроцекального аппендицита либо люмботомии. Они описаны также после чрескожной биопсии почки (347).

Лечение

В том случае, если имеется механическая компрессия нерва рубцовой тканью, например вследствие грыжесечения, локальная инфильтрация нерва в месте его прохождения через брюшную стенку приводит к временному улучшению*. При невралгиях имеются сведения об эффективности габапентина. Оперативное лечение с локальным высвобождением нерва показано при сильной боли. Мы наблюдали 5 подобных пациентов, у которых была интенсивная боль в течение многих лет и которые полностью вылечились с помощью оперативного невролиза. Если локальная операция не приносит успеха, мы проводим высокую невротомию в полости таза. Если же невролиз невозможен или не приносит успеха, а также при боли в области паха при поражении корешков облегчить боль может селективная ризотомия. Другие авторы проводили в группе из 23 пациентов с изолированным синдромом подвздошно-пахового нерва и 10 пациентов с сопутствующей невралгией подвздошно-подчревного нерва неврэктомию, которая привела к значительному уменьшению боли у 90% пациентов (364).

Дифференциальная диагностика

Иногда бывает необходимо отличить поражение подвздошно-пахового от подвздошно-подчревного нерва, а также от других причин боли в области паха. К ним относятся в том числе бурсит подвздошно-гребешковой сумки или уже упоминавшаяся мышечная боль.

6.5.3 Бедренно-половой нерв (L1 и L2)

Анатомия

Исходящий из корешков L1 и L2 бедренно-половой нерв (рис. 6.**5.4**) идет по передней поверхности большой поясничной мышцы вертикально вниз и разделяется на половую и бедренную ветви, которые пересекают мочеточник. Нервы проходят по соседству с общей и наружной подвздошными артериями, а также сосудами яичек или яичников. Латеральная бедренная ветвь проходит между бедренной артерией и подвздошно-гребешковой аркой через Lacuna vasorum. После этого она иннервирует кожу паховой складки над скарповским бедренным треугольником. Половая ветвь идет латеральнее семенного канатика или круглой связки матки через паховый канал в мошонку или большие половые губы и иннервирует кожу

* Наиболее продолжительный и мощный обезболивающий, противовоспалительный и противоотечный эффект достигается при локальной инъекционной терапии дипроспаном. – *Прим. ред.*

мошонки или больших половых губ, оболочки яичек, небольшую зону на медиальной поверхности бедра, а также осуществляет моторную функцию кремастерной мышцы.

Признаки поражения

Клиническая картина

Поражение этого нерва, так же как и подвздошно-пахового, приводит к нарушениям чувствительности или боли, которая обозначается как невралгия семенного нерва. Эта боль очень интенсивная и локализуется в области яичек и полового члена или больших половых губ и влагалища. Она носит в большинстве случаев разрывающий, жгучий характер.

Специальные клинические пробы

Решающим является только тщательное исследование чувствительности. Гомолатерально (с одной стороны) отсутствует кремастерный рефлекс. Электрофизиологические исследования для этого нерва не проводились.

Обзор

Симптоматология поражения бедренно-полового нерва представлена в таблице 6.**5.2**.

Нерв может быть поврежден при опухолях малого таза, а также при хирургических вмешательствах. К ним относятся, например, гинекологические операции, простатэктомия или вмешательства в области паховой складки.

Лечение

При интенсивной боли (невралгия семенного нерва), при которой можно идентифицировать локализацию или причину поражения, эффективно применяется габапентин.

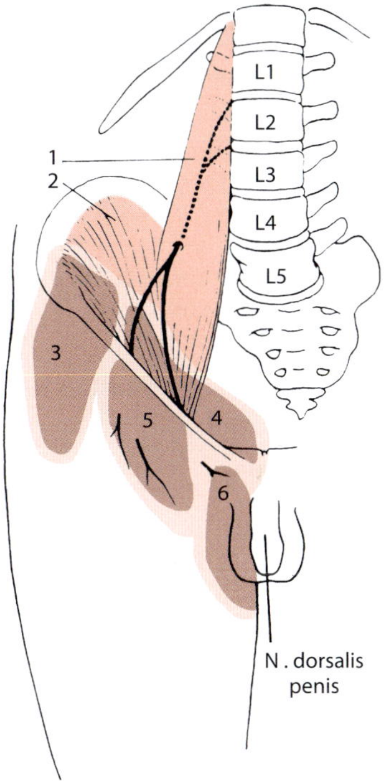

Рис. 6.**5.4** N. genitofemoralis и чувствительные кожные зоны области паха.
1 M. psoas major
2 M. iliacus
3 R. lateralis n. iliohypogastrici
4 R. anterior n. iliohypogastrici и n. ilioinguinalis
5 R. femoralis n. genitofemoralis
6 R. genitalis n. genitofemoralis

Иногда показано оперативное лечение с невролизом или, если необходимо, резекцией нерва. Основным показанием служит болевой синдром. Рекомендуется локальная ревизия для уточнения причины повреждения или, если это не приводит к достижению цели, высокая неврэктомия. В серии из 10 случаев применения этого метода все 10 имели успех (494).

Лечение поражений нервов таза проводится по тем же принципам, что и лечение поражений поясничного сплетения.

Таблица 6.**5.2** Симптоматология поражения бедренно-полового нерва

Локализация поражения	Признаки поражения	Нарушение функции
Ствол нерва	Изменений не выявляется	Нарушение чувствительности медиальной части паховой складки, а также мошонки (больших половых губ) и полового члена

Дифференциальная диагностика

Проводится дифференциальная диагностика с поражением подвздошно-пахового и подвздошно-подчревного нервов. Причиной боли в области яичек или влагалища, а также нижней части живота в отсутствие нарушений чувствительности может быть объемное образование или воспаление в малом тазу и мочеполовой системе.

6.5.4 Латеральный кожный нерв бедра (L2 и L3)

Анатомия

Латеральный кожный нерв бедра (рис. 6.**5.5**) представляет собой чисто сенсорный нерв.

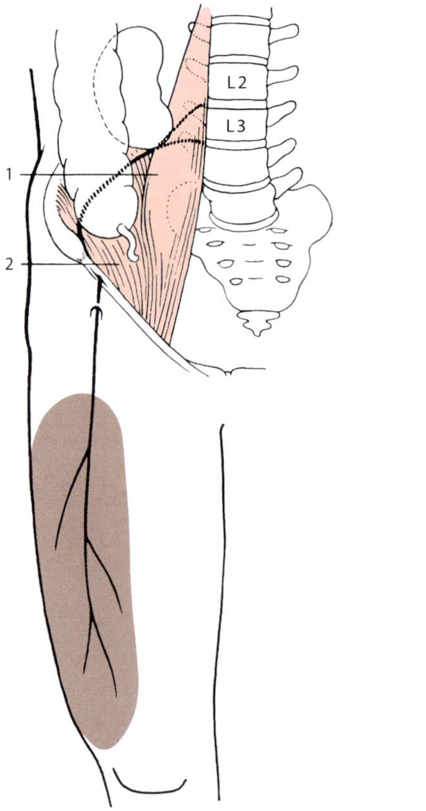

Рис. 6.**5.5** N. cutaneus femoris lateralis. Нерв в положении пациента стоя меняет направление при прохождении через паховую складку с относительно горизонтального на почти вертикальное.
1 M. psoas major
2 M. iliacus

После того как нерв покидает поясничную мышцу, он проходит рядом с точкой прикрепления квадратной мышцы поясницы к гребню подвздошной кости, пересекает ее и идет затем в дупликатуре фасции подвздошной мышцы рядом с верхней передней остью подвздошной кости. На правой стороне нерв лежит позади слепой кишки, на левой – позади дистального отдела нисходящей толстой кишки. Путь, по которому он покидает полость таза, очень вариабелен. В нескольких процентах случаев он переходит через гребень подвздошной кости дорсально от ее передней ости. Однако в большинстве случаев нерв покидает полость таза медиальнее, через паховую связку, частично через область прикрепления сухожилия портняжной мышцы (25) под широкой фасцией. Здесь он сначала располагается в фиброзном канале, образованном широкой фасцией, а затем разделяется на вентральную и дорсальную основную ветвь, прободает фасцию на 2–3 см дистальнее паховой связки и иннервирует кожу переднебоковой поверхности дистальных отделов бедра.

В месте выхода нерва из полости таза он может подвергаться механическому повреждению. При этом следует иметь в виду, что паховая связка в обычных описаниях бывает представлена слишком схематично. Речь идет не просто о связке, натянутой между передней верхней остью подвздошной кости и лонным бугорком, но о месте перегиба апоневроза наружной косой мышцы. Паховая (пупартова) связка образует нижний усиленный край апоневроза наружной косой мышцы живота, которая прикрепляется латерально к передней верхней ости подвздошной кости и медиально к лонному бугорку. В паховой связке лежащий снаружи апоневроз загибается внутрь в виде Lig. inquinale reflexum (Collesi) и образует при этом часть дна и заднюю стенку пахового канала. Lig. inquinale reflexum прикрепляется к белой линии. Ход волокон этой связки маркирован снаружи межножковыми волокнами (Fibrae intercrurales), которые отщепляются от паховой связки и служат для усиления передней стенки пахового канала. Под или между этими мощными перекрывающими друг друга сухожильными волокнами паховой связи нерв выходит на бедро, отклоняясь на 75–90° по отношению к плоскости таза. При разгибании в тазобедренном суставе он растягивается, при сгибании расслабляется. Относительно поверхностное, не защищенное достаточным количеством жировой ткани положение создает возможность для сдавления нерва извне.

Зона иннервации нерва охватывает кожу на латеральной поверхности бедра до уровня коленного сустава. Несмотря не некоторую вариабельность мы ни в одном случае не видели распространения области иннервации за среднюю линию бедра в медиальном направлении или дистальнее верхнего края надколенника (рис. 6.**5.6**).

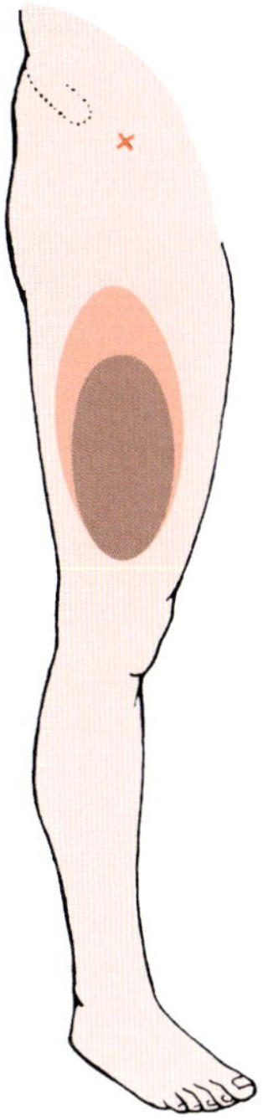

Рис. 6.**5.6** Область сенсорной иннервации латерального кожного нерва бедра. × – болезненная точка при парестетической мералгии.

Признаки поражения

Клиническая картина

Следствием поражения латерального кожного нерва бедра являются исключительно парестезии или боль и/или нарушение чувствительности на переднебоковой поверхности бедра. В этой зоне выявляется также нарушение потовой секреции. У лиц с интенсивным ростом волос иногда отмечается уменьшение их количества на пораженном участке.

Специальные клинические пробы

Самым важным является исследование чувствительности. При дискретных нарушениях более точно можно определить выпадение температурной чувствительности. Иногда расстройство чувствительности можно объективизировать с помощью пробы на потовую секрецию (см. раздел 7.3). В большинстве случаев при парестетической мералгии выявляется триггерная точка в паховой складке на 2–3 пальца медиальнее передней верхней ости подвздошной кости, а также тракционная боль при переразгибании бедра (обратный симптом Ласега, см. рис. 5.**35**, главу 5).

Электрофизиологические исследования

В большинстве случаев можно зарегистрировать сенсорные потенциалы активности в паховой области при раздражении кожи латеральной поверхности бедра. Однако это мало добавляет к диагнозу парестетической мералгии, особенно если более проксимальный уровень регистрации невозможен.

Обзор

Симптоматология поражения латерального кожного нерва бедра представлена в таблице 6.**5.3**.

Причины

Иногда причиной поражения латерального кожного нерва бедра служит его прямое повреждение. Оно может развиваться, например, в полости таза при компрессии нерва опухолью (см. рис. 6.**5.7**). Кроме того, на самóм латеральном кожном нерва бедра в полости таза может формироваться шваннома, которая становится причиной постоянно возникающих в течение многих лет парестезий на передней и боковой поверхности бедра (см. рис. 6.**5.8**).

Таблица 6.**5.3** Симптоматология поражения латерального кожного нерва бедра

Локализация поражения	Признаки поражения	Нарушение функции
Ствол нерва (в большинстве случаев при прохождении через паховую связку)	Обычно изменений не выявляется. Иногда возможен локальный ангидроз или уменьшение роста волос. Боль при обратном симптоме Ласега: иногда наблюдается анталгическая поза сгибания в тазобедренном суставе	Нарушение чувствительности размером с ладонь на переднебоковой поверхности бедра (см. рис. 6.**5.6**)

Прямое повреждение нерва может наблюдаться при удалении костного отломка в области гребня подвздошной кости вблизи передней верхней ости, при миелотомии в той же области и при переднем доступе к бедру по Smith-Petersen. Мы наблюдали подобное повреждение после операций на тазобедренном суставе, в том числе при имплантации протеза и после остеотомии бугра. Давление неверно надетого ремня при лечебной иммобилизации может приводить к механическому раздражению нерва. Возможно также повреждение нерва при операции по удалению расположенного ретроцекально аппендикса. Мы наблюдали повреждение, связанное с наложением давящей повязки в области паха после пункции бедренной артерии и при повторно проводимом кесаревом сечении. Описанная Wartenberg как самостоятельное заболевание диссеминированная сенсорная нейропатия особенно часто поражает наряду с другими сенсорными кожными ветвями латеральный кожный нерв бедра.

Парестетическая мералгия

Однако значительно чаще, чем травматическое повреждение, наблюдается компрессионный синдром, обозначаемый как парестетическая мералгия (723). Он встречается часто и был известен уже в XIX столетии (114). Парестетическая мералгия выявлена у 3% пациентов, которым была назначена консультация невролога в связи с болью в крестце или бедре (723). При исследовании компрессионных синдромов в общей практике в Великобритании его частота составила 10,7 у мужчин и 13,2 у женщин на 100 000 населения (404). Самым известным человеком, страдавшим этим заболеванием, был Зигмунд Фрейд. Он сам идентифицировал пораженный нерв и заподозрил поражение в области паховой связки. Поражение может развиваться в любом возрасте, но чаще всего в среднем. Мужчины страдают примерно в 3 раза чаще, чем женщины. У 10% пациентов наблюдаются симптомы с обеих сторон. Правая и левая стороны поражаются с одинаковой частотой.

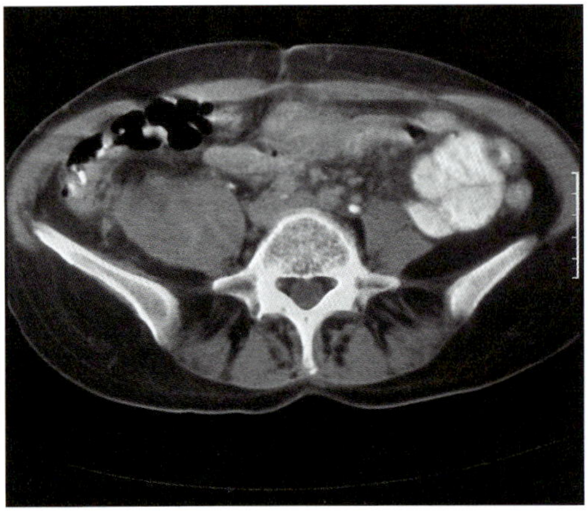

Рис. 6.**5.7** Парестетическая мералгия при саркоме поясничной мышцы слева.

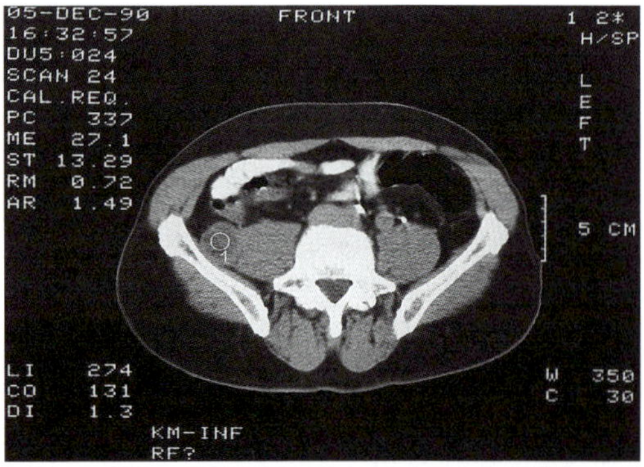

Рис. 6.**7.8** Шваннома в боковой части таза справа у 58-летнего мужчины. У пациента в течение 10 лет наблюдались парестезии на наружной поверхности правого бедра, и лишь значительно позже появились жалобы на тяжесть в правой половине живота.

Субъективно пациенты предъявляют жалобы прежде всего на жгучую боль и парестезии в передненаружной части бедра. Они сначала бывают приступообразными и часто связаны с длительным стоянием и исчезают при движении ноги или сгибании бедра. Во время этих приступов пациентам неприятно прикосновение частей одежды к зоне дизестезии. У некоторых пациентов бывает всего один приступ боли, но чаще они повторяются. Во многих случаях после одного или нескольких эпизодов болезненной парестезии развивается хроническое нарушение чувствительности. В отдельных случаях наблюдается длительная болезненная гиперчувствительность к прикосновению, которая объясняется функциональной перестройкой клеток передних рогов.

Провоцирующие факторы. В отдельных случаях жалобы появляются в четкой связи с локальными факторами, например, при ношении слишком тесного ремня или элемента одежды. Это было замечено также при ношении узких джинсов и обозначено как *джинсовая болезнь* (617). Иногда выявляется связь с непривычно интенсивной нагрузкой на мышцы брюшной стенки, например при беременности, во время длительной форсированной ходьбы или при значительной прибавке веса («отвислый живот»). Достаточно часто симптомы появляются вследствие того, что пациент вынужден долго неподвижно стоять или лежать. К этой группе относятся пациенты, у которых жалобы появились во время нахождения в постели, связанного с болезнью или после ночи, проведенной лежа на спине на досках. У других симптомы наблюдаются вследствие длительных занятий йогой, что обозначается как *нейропатия позы лотоса* (446). Многие пациенты сообщают о том, что болезненные парестезии исчезают вскоре после сгибания тазобедренного сустава, например, когда они ставят ногу на табуретку или стул. Частота выше средней у пожилых мужчин с коксартрозом связана, вероятно, с патологическим напряжением определенных мышц бедра. Сахарный диабет предрасполагает к развитию заболевания. Причиной часто наблюдаемой парестетической мералгии после остеотомии бугра (trochanter) с компенсаторной сгибательной контрактурой бедра при коксартрозе является сильное растяжение нерва при прохождении через паховую связку. Она может также развиваться при удалении костного отломка в области гребня подвздошной кости, особенно если это происходит в вентральной части гребня. Изредка парестетическая мералгия возникает при перерастяжении мочевого пузыря. Она может быть и профессиональным заболеванием, если деятельность связана с тяжелой физической нагрузкой на фоне определенного положения ноги. Травматическое повреждение, например при трансфеморальной ангиографии, встречается редко. Хотя иногда выявляются воспалительные периневральные инфильтраты, этиология остается до сих пор неясной. Описаны семейные случаи с аутосомно-доминантным типом наследования (438).

Результаты обследования. При клиническом осмотре выявляется нарушение чувствительности в вышеописанной зоне на передненаружной поверхности дистальной части бедра. Оно охватывает все виды чувствительности; при этом зона нарушений температурной чувствительности, особенно в фазе улучшения, является самой распространенной, либо они сохраняются длительное время в качестве изолированного остаточного симптома. Очень редко в этой области наблюдаются также и трофические нарушения, а именно гипотрихоз и истончение кожи. Коленный рефлекс не изменен. Примерно у 2/3 пациентов выявляется болезненная точка медиальнее передней верхней ости подвздошной кости, т.е. в том месте, где латеральный кожный нерв бедра проходит через сухожильные волокна паховой связки. Переразгибание в тазобедренном при одновременном сгибании в коленном суставе в положении лежа на боку (обратный симптом Ласега, см. рис. 5.**35**) часто вызывает боль в зоне дизестезии. При электрофизиологическом исследовании в пораженной конечности при наличии симптомов может соответственно выявляться замедление ССВП в положении разгибания (527).

Частота. В Голландии была исследована частота парестетической мералгии в общей популяции. Было диагностировано 4,7 случая на 10 000 населения в год, из которых в 80% случаев не было выявлено никакой видимой причины (779). Учитывая тот факт, что парестетическая мералгия не всегда распознается не-специалистами, ее частота среди населения должна быть несколько выше.

Спонтанное течение вариабельно. Около четверти пациентов выздоравливают в течение нескольких месяцев или лет. Те пациенты, у которых наблюдается значительное улучшение в течение 2 лет, имеют самые большие шансы на полное выздоровление. Это касается также тех случаев, в которых мералгия возникла в связи с каким-нибудь единичным событием. Если же симптомы сохраняются без изменения в течение нескольких лет или даже десятилетий, то, как правило, болезненные парестезии отходят на второй план и остается гипо- или анестезия, которая в большинстве случаев не является значимой для пациента.

Патогенез следует из анатомических особенностей и данных о внешних обстоятельствах, на фоне которых появляются симптомы. По нашему мнению, в большинстве спонтанных случаев речь идет о синдроме паховой связки, т.е. о механическом повреждении латерального кожного нерва бедра при его прохождении между сухожильными волокнами косой мышцы живота, где нерв изгибается под углом почти 90°. В этом месте наблюдаются многочисленные анатомические варианты. В пользу этого механизма свидетельствуют зависимость жалоб от нагрузки на мышцы брюшной стенки, их усиление при разгибании бедра или облегчение при сгибании, болезненность при надавливании на паховую связку. Важный аргумент в пользу упомянутого патогенетического механизма представляет собой исследование Nathan на 60 трупах (503). Этот автор обнаружил в 10 случаях веретенообразное набухание и в 26 случаях легкое утолщение нерва в том месте, где он проходит через паховую связку. В качестве одного из анатомических вариантов, которые могут привести к парестетической мералгии, упоминается прохождение латерального кожного нерва бедра через портняжную мышцу рядом с местом ее прикрепления к передней верхней ости подвздошной кости. Случаи, возникающие сразу после приступа аппендицита и как будто бы вследствие внутрибрюшного раздражения нерва при операции, при ближайшем рассмотрении имеют в большинстве своем более сложный патогенез. Так, в отдельных случаях наблюдались абсцессы брюшной стенки с хроническим нагноением. Иногда и другие дополнительные факторы могут способствовать механическому повреждению, например нарушение функции щитовидной железы.

Лечение

Этот чисто сенсорный нерв имеет клиническое значение в связи с двумя симптомокомплексами, возникающими при его поражении: с одной стороны, анатомическая предрасположенность к компрессионному синдрому при выходе из полости таза непосредственно под паховой связкой и медиально от передней верхней ости подвздошной кости служат причиной парестетической мералгии. С другой стороны, поверхностное субфасциальное, а затем подкожное расположение нерва приводит к частым травматическим, к сожалению, в большинстве случаев ятрогенным нарушениям его целостности.

Если выявлено нарушение целостности нерва, наиболее надежным методом лечения является прямое ушивание, однако вторичная реконструкция в большинстве случаев невозможна. Восстановление целостности с помощью трансплантата в данном случае нецелесообразно, так как в качестве трансплантата должен быть использован новый участок нерва. Если в области проксимальной, открытой культи выявляются признаки болезненной невромы, основным методом оперативного лечения является обратное укорочение нерва до полости таза.

Лечение парестетической мералгии в любом случае должно быть сначала консервативным, так как причины ее возникновения часто бывают преходящими, временными, а также в связи с достаточно высокой эффективностью консервативной стратегии у большого количества пациентов. Так, Williams (827) сообщает об улучшении состояния у 91% из 277 пациентов при применении консервативного лечения*. Если консервативные методы не приводят к улучшению, то при выявлении четкого признака Гофмана–Тинеля в месте прохождения нерва под паховой связкой к уменьшению болевого синдрома могут привести оперативная декомпрессия и невролиз. Если в этой области выражены рубцовые изменения, то наиболее быстрая и эффективная стратегия состоит во внутритазовой невротомии, которая позволяет предотвратить новую операцию на ближайшее время.

Нарушение целостности нерва, в большинстве случаев ятрогенное, может развиться как при удалении костных отломков в области гребня подвздошной кости, так и при пластических и реконструктивных операциях, таких как абдоминопластика либо лоскутная пластика паховой связки или нижних отделов брюшной стенки. Помимо клинических проявлений, которые редко приводят к значительному нарушению чувствительности на передненаружной поверхности бедра, при этом может формироваться болезненная неврома наружного кожного нерва бедра. В этом случае также проведение внутритазовой невротомии предпочтительнее, чем реконструкция нерва.

Наружный кожный нерв бедра может быть использован в качестве трансплантата (если, например, суральные нервы уже были использованы), так как развивающееся при этом нарушение чувствительности на передненаружной поверхности бедра не имеет серьезного клинического значения, а образование невромы на проксимальном участке происходит крайне редко, если он находится в полости таза.

Дифференциальная диагностика

Нарушение чувствительности при поражении латерального кожного нерва бедра необходимо отличать от нарушения чувствительности при поражении корешка L3 или L4. При этом следует обращать внимание на вертебральный синдром и двигательные нарушения, а также ослабление коленного рефлекса. Боль как признак раздражения при поражении корешка L3 может иметь такую же локализацию, как при парестетической мералгии. При коксартрозе пациенты также иногда жалуются на неприятные ощущения на наружной поверхности бедра. Описанная выше проксимальная диабетическая нейропатия вначале также может сопровождаться подобными признаками раздражения нерва.

6.5.5 Бедренный нерв (L1–L4)

Анатомия

Бедренный нерв (см. рис. 6.**5.9**) осуществляет двигательную иннервацию подвздошно-поясничной мышцы, части гребешковой мышцы, а также разгибателей коленного сустава, и чувствительную иннервацию кожи внутренней поверхности бедра, медиальной поверхности голени и предплюсны. Укрытый латеральным краем поясничной мышцы, он попадает в желоб между поясничной и подвздошной мышцами, при этом нерв на всем протяжении покрыт фасцией поясничной мышцы. Внутри этого фасциального мешка он пересекает мышечную лагуну, непосредственно вблизи подвздошно-гребешковой дуги. Проксимальнее паховой связки нерв отдает несколько ветвей, среди них мышечные ветви для подвздошно-поясничной мышцы. Одна мышечная ветвь идет под бедренными сосудами к гребешковой мышце. Мелкие сенсорные ветви идут к коже бедра и одна относительно постоянная ветвь (вегетативный собственный нерв бедренной артерии) – к бедренным сосудам. Под паховой связкой нерв разделяется на свои конечные ветви, которые покидают фасциальный мешок поясничной мышцы и расходятся в виде веера в бедренном треугольнике. Различают латеральную, медиальную и глубокую группу, в состав каждой из которых входят двигательные и сенсорные ветви. В латеральном направлении идут двигательные ветви к портняжной мышце. Передние кожные ветви прободают портняжную мышцу или проходят по ее медиальному краю на различном уровне через широкую фасцию. Они

* Консервативное лечение парестетической мералгии Бернгардта–Рота включает локальную инфильтрацию места прохождения латерального кожного нерва бедра под паховой связкой раствором анестетика и дипроспана. – *Прим. ред.*

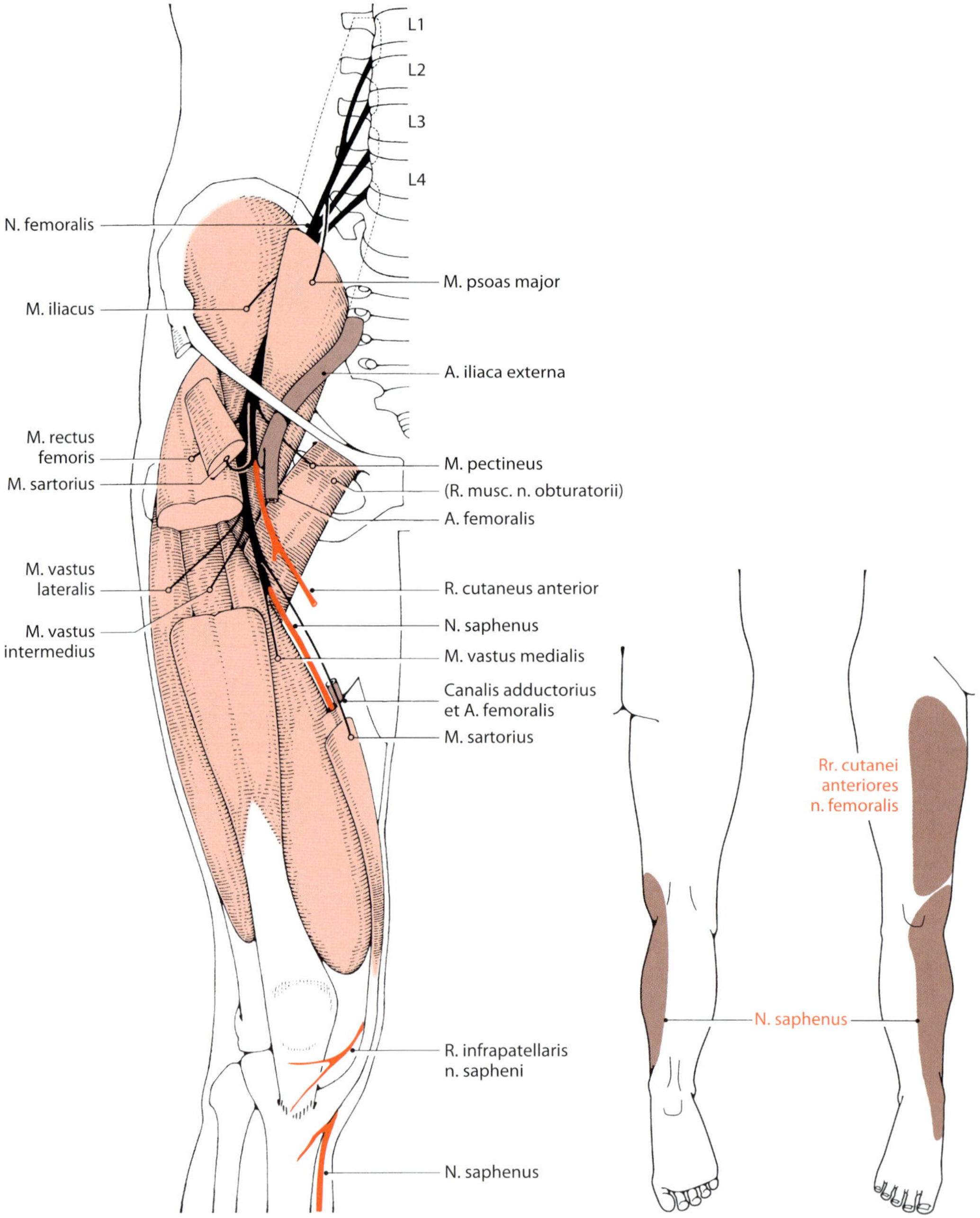

Рис. 6.**5.9** Анатомия бедренного нерва.

идут параллельно большой подкожной вене. В медиальном направлении проходят ретроваскулярные ветви к гребешковой мышце, иногда также к длинной приводящей мышце. Тазобедренный сустав иннервируют суставные ветви, которые в виде мощных ветвей отходят от ствола бедренного нерва, а на некоторых участках проходят внутри периневральной оболочки мышечных ветвей для прямой мышцы бедра и медиаль-

Таблица 6.**5.4** Ветви бедренного нерва. В скобках дано расстояние точек вхождения в отдельные мышцы, измеренное от места, в котором ствол нерва выходит из-за латерального края большой поясничной мышцы, в сантиметрах. При известной скорости прорастания аксонов 3 см/мес. можно на основании приведенных расстояний определить наиболее ранний период реиннервации соответствующих мышц (по Foerster)

К поясничной и подвздошной мышцам (9,9)
Суставная ветвь для тазобедренного сустава
К гребешковой мышце (13,6)
(Собственный нерв бедренной артерии) (относительно постоянный)
Передние кожные ветви (к передней поверхности бедра)
К портняжной мышце, проксимальная часть (14,3–15,9)
К прямой мышце бедра (15,0–15,9)
К латеральной широкой мышце (21,5–22,2)
К промежуточной широкой мышце (16,9–19,0)
К медиальной широкой мышце (22,8–34,3)
К портняжной мышце, дистальная часть (29,0)
Подкожный нерв (к коже медиальной поверхности голени)

ной широкой мышцы. Более мелкие ветви для надкостницы и губчатой части бедренной кости проходят в большинстве случаев в сопровождении ветвей бедренной артерии и глубокой артерии бедра. Над сосудами бедра на коже разветвляются сенсорные ветви, между зоной иннервации бедренно-полового и запирательного нервов. К глубокой группе относятся подкожный нерв и ветви для четырехглавой мышцы бедра.

Ветви для четырехглавой мышцы бедра разделяются на нервы для прямой мышцы бедра, достигая ее в проксимальной трети. Ветви для латеральной широкой мышцы проходят под прямой мышцей. Затем следуют ветви к промежуточной широкой мышце и отходящие немного дальше ветви к медиальной широкой мышце, которые идут параллельно бедренным сосудам вплоть до входа в канал приводящих мышц. Представить последовательность, с которой отдельные ветви отходят от основного ствола бедренного нерва, – нелегкая задача, так как ствол нерва сразу после выхода из мышечной лакуны разветвляется веерообразно. Поэтому в таблице 6.**5.4** приведено прежде всего расстояние точек вхождения нерва в отдельные мышцы от места, где бедренный нерв виден у латерального края поясничной мышцы. Чисто сенсорный подкожный нерв является самой длинной ветвью бедренного нерва. Он сопровождает бедренную артерию, проходя по ее передней поверхности, в канале приводящих мышц, но покидает его через membrana vastoadductoria и следует затем по дорсальному краю портняжной мышцы. Дистальнее коленного сустава он переходит на эпифасциальную поверхность и примыкает на голени к большой подкожной вене. Проксимальнее медиального надмыщелка бедра нерв отдает поднадколенниковую ветвь, которая иннервирует кожу на медиальной поверхности колена вплоть до шероховатости большеберцовой кости. По медиальной поверхности голени проходят вентральные и дорсальные ветви к коже вплоть до медиального края стопы (медиальный кожный нерв голени).

Признаки поражения

Клиническая картина

Клиническая картина формируется, с одной стороны, из пареза иннервируемых бедренным нервом мышц. Подвздошно-поясничная мышца, идущая от тела 12-го грудного позвонка до малого вертела, является самым мощным сгибателем тазобедренного сустава и одновременно в нейтральном положении отводит бедро и вращает его кнаружи. Благодаря своему прикреплению к позвоночному столбу она участвует в наклоне туловища вперед, особенно при принятии положения сидя из положения лежа. В качестве сгибателей тазобедренного сустава действуют также портняжная мышца, которая также вращает сустав кнаружи, и прямая мышца бедра. Группа широких мышц представлена исключительно разгибателями коленного сустава. Благодаря переходу сухожилия портняжной мышцы в «гусиную лапку» (pes anserinus) она осуществляет сгибание и вращение кнутри в коленном суставе.

С другой стороны, наблюдается нарушение чувствительности в кожной зоне, иннервируемой из бедренного нерва. Оно распространяется от передней поверхности бедра через медиальную часть колена и вдоль медиального края голени и стопы. Зона вегетативной иннервации представляет собой полоску кожи вдоль медиальной поверхности большеберцовой кости, которая нередко перекрывается дерматомом L4.

Клинические проявления зависят от уровня поражения ствола нерва. При поражении бедренного нерва на его проксимальном участке в полости таза наблюдается частичный парез подвздошно-поясничной мышцы. Полного паралича не бывает, так как эта мышца, особенно ее поясничная часть, иннервируется также непосредственно из ветвей сплетения от сегментов L2 и L3. Парез подвздошно-поясничной мышцы характеризуется слабостью при сгибании бедра, при этом даже на фоне полного паралича этой мышцы остаточная функция сгибания сохраняется за счет портняжной мышцы, прямой мышцы бедра и мышцы, напрягающей широкую фасцию. Однако у пациента при этом наблюдается нарушение ходьбы и особенно вставания. Поражение бедренного нерва после отхождения ветви к подвздошно-поясничной мышце наблюдается значительно чаще. Для него характерны парезы четырехглавой мышцы бедра, портняжной и гребешковой мышц. Если исследовать портняжную мышцу у пациента в положении сидя с согнутыми коленями, она работает в качестве сгибателя бедра и вращает его кнаружи. Гребешковая мышца участвует в приведении бедра. Нарушение функции обеих этих мышц практически не имеет функционального значения по сравнению с парезом четырехглавой мышцы бедра. Следствием ее поражения является нарушение способности к активному разгибанию колена. В положении стоя надколенник располагается несколько ниже, чем на здоровой стороне (рис. 6.**5.10**).

С применением некоторого усилия пациент может по ровной поверхности идти

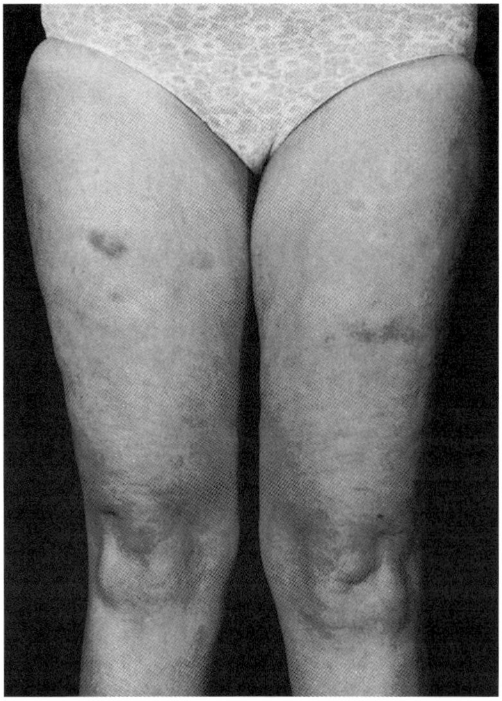

Рис. 6.**5.10** Поражение бедренного нерва, возможно, сосудистого генеза у 52-летней женщины. Атрофия левой четырехглавой мышцы бедра и глубоко посаженный левый надколенник. (цит. по: Mumenthaler M. Didaktischer Atlas der klinischen Neurologie. 2. Aufl. Heidelberg: Springer; 1986).

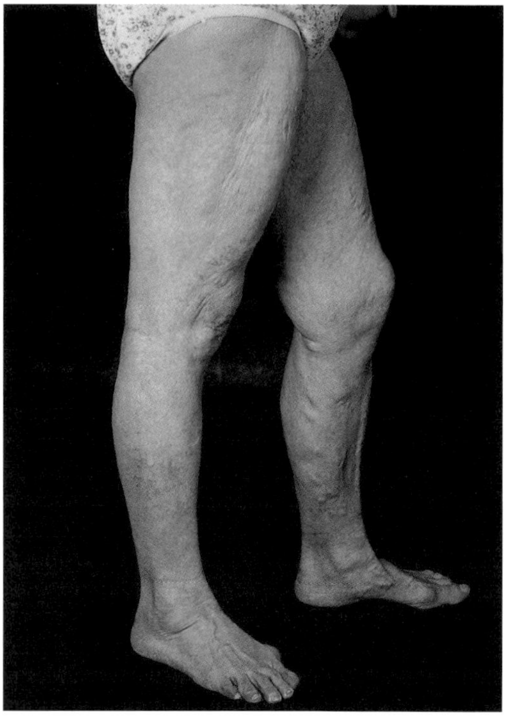

Рис. 6.**5.11** Поражение бедренного нерва справа с феноменом genu recurvatum.

с переразогнутыми коленями (рис. 6.**5.11**), используя ногу как «ходулю». Подъем по лестнице с выставлением на ступеньку пораженной ноги невозможен, а при спуске по лестнице, наоборот, пациент ставит больную ногу на следующую ступеньку первой.

Специальные клинические пробы

Функцию подвздошно-поясничной мышцы, важнейшего сгибателя бедра, исследуют в положении пациента сидя. Пациент стабилизирует положение тела, опираясь сзади на руки, и затем сгибает тазобедренный сустав с преодолением сопротивления исследователя (рис. 6.**5.12**). Портняжную мышцу исследуют при попытке пациента принять позу «портного» (тазобедренные и коленные суставы согнуты и одновременно тазобедренные суставы ротированы кнутри). Исследователь оказывает сопротивление этим движениям, как в коленях, так и в области лодыжки (рис. 6.**5.13**). При этом всегда необходимо сравнивать противоположные стороны. Для исследования разгибателей коленного сустава пациент лежит на спине, голени выступают за край кушетки. Он

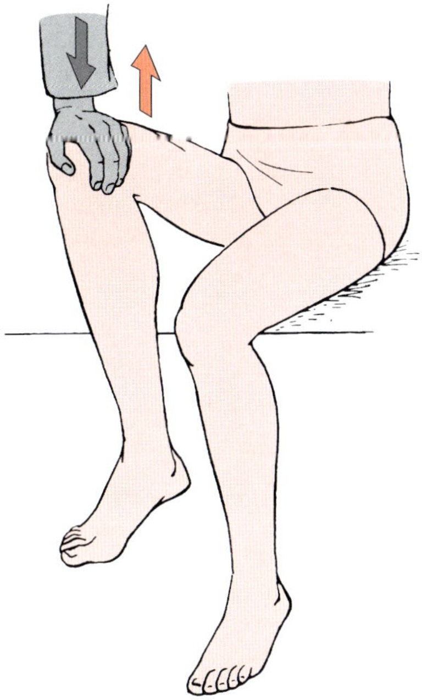

Рис. 6.**5.12** Исследование сгибателей бедра (бедренный нерв).

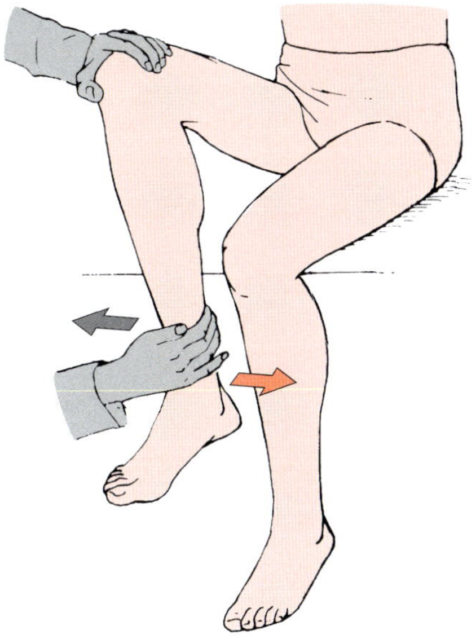

Рис. 6.**5.13** Исследование функции портняжной мышцы (бедренный нерв). Пациент ротирует бедро кнаружи при согнутом тазобедренном суставе, принимая «позу портного».

оказывает сопротивление исследователю, который пытается согнуть его голени в коленных суставах (рис. 6.**5.14**). В этой позиции все иннервируемые бедренным нервом разгибатели голени, особенно прикрепляющиеся к костям таза прямая мышца бедра и портняжная мышца, действуют в полную силу. При исследовании силы разгибателей в положении сидя прямая мышца бедра выключается.

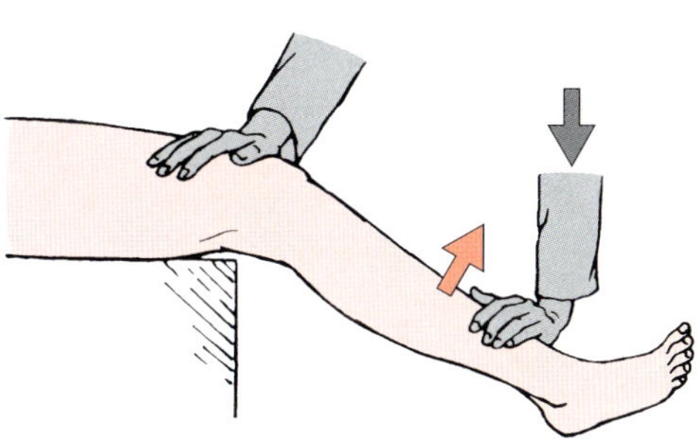

Рис. 6.**5.14** Исследование сгибателей голени (бедренный нерв) в положении пациента лежа на спине со свисающими вниз голенями. В этом исходном положении развивают свое максимальное действие также двухсуставные сгибатели голени, прикрепляющиеся в области таза (прямая мышца бедра и портняжная мышца).

Таблица 6.**5.5** Симптоматология поражения бедренного нерва

Локализация поражения	Признаки поражения	Нарушение функции
В полости таза	Атрофия бедра	Выраженная слабость сгибания в тазобедренном суставе плюс нарушения, описанные ниже
В области паха	Атрофия бедра	Парез всех сгибателей голени, легкая слабость сгибателей бедра Нарушение чувствительности по передней поверхности бедра и внутренней поверхности голени

С помощью сравнения результатов исследования при согнутом и разогнутом тазобедренном суставе можно делать выводы о функции прямой мышцы бедра. Коленный рефлекс при поражении бедренного нерва ослаблен или отсутствует.

Электрофизиологическое исследование

При поражении бедренного нерва могут регистрироваться нейрогенные изменения четырехглавой мышцы бедра. Так как электрофизиологическое исследование не может быть проведено на уровне выше паха, определить с его помощью локализацию поражения сложно.

Обзор

Симптоматология поражения бедренного нерва представлена в таблице 6.**5.5**.

Причины

Травма

Среди военных ранений с вовлечением периферических нервов повреждения бедренного нерва встречаются редко. Среди 7050 ушиваний нервов, проведенных в американской армии во время Второй мировой войны, только 21 приходилось на бедренный нерв, что представляет собой самое малое количество ушиваний нервов нижней конечности в целом (879). Среди этих случаев ранений большинство имели место в области паха.

К поражению бедренного нерва (в большинстве случаев обратимому), иногда даже двустороннему, может приводить и тупая травма, а также сильное сдавление извне.

Изредка наблюдается разрыв бедренного нерва вследствие внезапного, неконтролируемого переразгибания тазобедренного сустава при несчастном случае или во время занятий спортом; прогноз при этом неблагоприятный. Лишь в одном из описанных подобных случаев наблюдалось полное восстановление. Напротив, при хроническом или повторяющемся, но контролируемом растяжении нерва, например при определенных акробатических упражнениях у танцоров или в наблюдаемом нами случае у каратиста (Dr. Seyberth, Hilpostein), прогноз благоприятный. В случае перерастяжения бедренного нерва при длительном переразгибании в тазобедренном суставе в рамках так называемого «hanging leg syndrome» также возможно поражение бедренного нерва, в том числе двустороннее (619).

Очень редко наблюдается повреждение бедренного нерва после внутримышечной инъекции, когда игла длиной 6–8 см, введенная в наружный верхний квадрант над гребнем подвздошной кости, достигает корешков бедренного нерва. Мы наблюдали у 7-летнего мальчика поражение двигательных ветвей бедренного нерва с глубоким парезом четырехглавой мышцы бедра после внутримышечной инъекции в эту мышцу. Парез полностью регрессировал спустя 6 мес., а коленный рефлекс остался значительно ослабленным.

Послеоперационное поражение

Описан случай, когда целостность нерва была нарушена и затем восстановлена при операции по поводу ретроцекального аппендицита. Однако он был вовлечен в накладываемый шов, и лишь после повторного вмешательства наблюдалось полное восстановление нерва. Даже до оперативного вмешательства при аппендиците может наблюдаться интенсивное раздражение нерва. В 2 случаях на фоне формирования периаппендикулярного рубца развилась невралгия и затем поражение бедренного нерва, для лечения которого одному из пациентов понадобился невролиз. Мы наблюдали спонтанное, без ушивания, восстановление функции нерва, поражение которого развилось в связи с операцией по поводу перфоративного аппендицита. Повреждение нерва внутри полости таза, которое может представлять собой недиагностированное поражение поясничного сплетения, наблюдается в редких случаях в связи с *трансплантацией почки*, а причиной его может быть ишемия вследствие соединения почечной и внутренней подвздошной артерий (341). Среди 184 пациентов, которым проводилась трансплантация почки, это явление имело место лишь в 2,2% случаев.

Признаки острого поражения бедренного нерва развиваются в течение 24–48 ч и всегда затем регрессируют (661). Чаще поражения нерва наблюдаются в связи с проводимой при пролапсе прямой кишки абдоминальной ректопексией, которая может приводить к компрессии нерва браншами ретрактора. Изолированный парез сгибателей бедра (в сочетании с поражением запирательного и бедренно-полового нерва) мы наблюдали после радикальной простатэктомии. В положении больного при камнесечении поражение бедренного нерва развивается в связи с давлением паховой связки при сильном сгибании и отведении ног. Для предотвращения этого осложнения угол сгибания и отведения не должен превышать 45° (569).

Описаны поражения бедренного нерва после имплантации тотального протеза тазобедренного сустава, которые не всегда регрессируют (702). В нашем собственном наблюдении после операции наблюдались парез и денервационные изменения на ЭМГ подвздошно-поясничной мышцы, тогда как четырехглавая мышца была сохранна. Мы наблюдали также поражения бедренного нерва после грыжесечения. Если при этом не выявлялось гематомы, значит, нерв был вовлечен в верхний шов Bassini. В одном случае мы это установили во время ревизии, и после невролиза произошел полный регресс симптомов. У одного пациента мы диагностировали преимущественно сенсорное поражение бедренного нерва с нарушением чувствительности в зоне иннервации подкожного нерва и поднадколенниковой ветви, произошедшее в связи с пункцией бедренной артерии при артериографии. Повреждение нерва сопровождалось очень интенсивной болью каузалгического характера. Другие авторы наблюдали поражение нерва после пункции бедренной артерии в связи с забрюшинной гематомой. После имплантации синтетического аортофеморального анастомоза иногда наблюдается интенсивная боль в зоне иннервации подкожного нерва. Если эти пациенты в течение долгого времени находятся в положении сидя, у них может развиваться преходящее тотальное поражение бедренного нерва. Эти функциональные нарушения связаны с давлением дистальных участков протеза на ствол бедренного нерва.

Поражение бедренного нерва возможно после тотальной гистерэктомии по Пфанненштилю. В этом случае вначале обычно наблюдается тотальное поражение с соответствующим нарушением чувствительности и выпадением коленного рефлекса, которое, однако, в течение нескольких месяцев полностью регрессирует. При этом, как и при других операциях на брюшной полости, поражение нерва вызывает сдавление его ранорасширителями, которые особенно широко используются именно при гистерэктомии. Бедренный нерв проходит непосредственно под областью оперативного вмешательства и покрыт только брюшиной. При исследованиях на трупах было показано, что при этом браншами зажима брюшной стенки поясничная мышца отгибается книзу и оказывает давление на бедренный нерв примерно на 4 см проксимальнее паховой связки. Вторая возможность повреждения состоит в компрессии поясничной мышцы и бедренного нерва боковыми отделами брюшной стенки; в процесс может вовлекаться также наружная подвздошная артерия, поэтому при применении зажима передней брюшной стенки следует обращать внимание на ослабление пульса на бедренной артерии. Однако нормальный пульс на бедренной артерии не исключает компрессии нерва, так как расположенный латерально от наружной подвздошной артерии нерв может быть компримирован изолированно. Поражения бедренного нерва, описанные после трансплантации почки, также связаны со сдавлением браншами зажима. В тех случаях, когда поражение наблюдалось на стороне, на которой стоял ассистент, возможно, оно было связано с давлением локтя ассистента на паховую складку пациентки.

Подобный механизм поражения, возможно, имеет место и при поражениях бедренного нерва, возникающих после родов, если наблюдается длительное давление головки плода на брюшную стенку.

При вмешательствах на брюшной аорте и подвздошных артериях возможно ишемическое повреждение бедренного нерва, при этом, согласно нашим наблюдениям и теоретическим исследованиям, речь скорее идет о поражении поясничного сплетения. Однако при операциях на сосудах области таза имеет место и механическое повреждение бедренного нерва либо вовлечение его в послеоперационный шов.

Патогенетическую роль может играть и растяжение ствола нерва вокруг паховой связки при длительном нахождении пациента в положении с согнутыми и разведенными ногами при камнесечении. Подобный механизм повреждения возможен и в случае поражения нерва, в том числе даже двустороннего (483), после вагинальной гистерэктомии. Наблюдаемое при этом вовлечение сгибателей бедра связано либо с парезом мышц, действующих в качестве сгибателей (прямой мышцы бедра и портняжной мышцы), либо с возникшей во время операции забрюшинной гематомой. Наложение зажима для обескровливания операционного поля (при операциях на мениске) может вызвать обратимое поражение бедренного нерва (483). Из 48 пациентов, обследованных после артротомии коленного сустава, у 62,5% были выявлены клинические или электромиографические признаки компрессионного поражения, в большинстве случаев бедренного нерва. Эти признаки были тем менее выраженными, чем менее значительным было сдавление или менее длительным была его продолжительность (615). Реже наблюдается непосредственное вовлечение нерва в лигатуру. В подобном случае ревизия и разъединение такого шва являются предпосылкой к восстановлению.

В исследовании, проведенном на хирургических пациентах с послеоперационными повреждениями бедренного нерва (370), было выявлено 10 случаев после операций на тазобедренном суставе, 9 после грыжесечения, 9 после вмешательств на сосудах, 6 после ангиографии, 4 после гинекологических операций, 3 после симпатэктомии и 6 после других операций.

Гематомы

При нарушениях свертываемости крови наблюдается повышенная предрасположенность к повреждению бедренного нерва, нередко двустороннему. Анатомический субстрат этих кровоизлияний выясняется с помощью анатомического исследования и латексных инъекций. Параллельно фасции подвздошной мышцы располагаются 4 фасциальных слоя. Некоторые из образующихся при этом мышечных лож распространяются до бедренного треугольника под паховой связкой. Поэтому в паховой области нередко выявляется гематома (487). Гематома может развиваться также после перфорации медиальной стенки суставной впадины при имплантации тотального протеза. При появлении подобной гематомы в рамках подкожного введения гепарина было высказано предположение, что одна из инъекций гепарина проникла через брюшную стенку в пространство между брюшной стенкой и поперечной фасцией, т.е. в продолжение подвздошной фасции. На основании устного сообщения (Dr. Kaspar, Interlaken) возникает вопрос, насколько часто гематома, обусловленная применением дезагрегантных препаратов, может приводить к обратимому поражению бедренного нерва.

Ствол нерва в области паховой связки при этом болезнен при пальпации. При обзорной рентгенографии брюшной полости исчезновение края поясничной мышцы на стороне поражения может указывать на гематому (рис. 6.**5.15**).

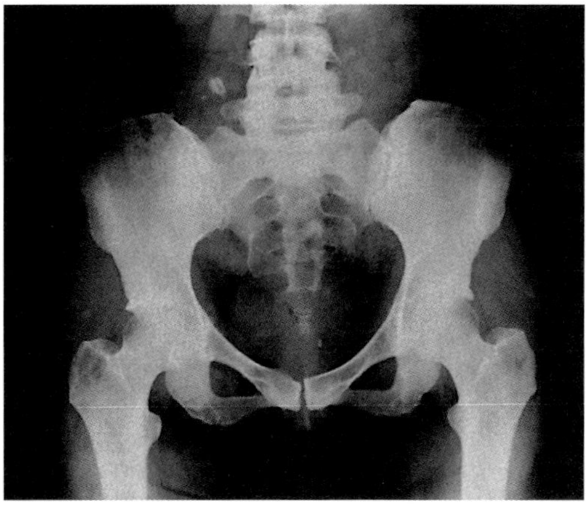

Рис. 6.**5.15** Гематома поясничной мышцы слева на фоне лечения антикоагулянтами. В клинической картине наблюдались острая боль и признаки поражения бедренного нерва. Край поясничной мышцы слева не визуализируется.

Гематома хорошо видна при КТ (рис. 6.**5.16**). Лечение может быть консервативным. В нашем исследовании поражение регрессировало в течение нескольких месяцев. Другие авторы не всегда наблюдали спонтанное восстановление. Поэтому при больших гематомах показано оперативное удаление. При сравнении 23 оперированных и 30 неоперированных пациентов прогноз был значительно более благоприятным в случае операции (567). В опубликованном более давнем исследовании 27 пациентов только у 2 из оперированных пациентов наблюдалось восстановление, тогда как у 17 неоперированных результат был оценен как хороший (820). Прогноз отчасти зависит от того, развилась гематома внутри или снаружи оболочки нерва. Некоторые авторы считают патогенетическим механизмом при гемофилии сдавление нерва расположенной рядом гематомой (820), хотя изолированного повреждения бедренного нерва скорее следовало бы ожидать при гематоме в подвздошной, чем в поясничной мышце (820). Другим авторам удалось выявить интраневральное кровоизлияние при гистологическом исследовании. Среди 68 случаев коагулопатии в детской клинике Berner – гемофилии A и B – с неврологическими осложнениями наблюдалось 4 случая поражений бедренного нерва, один – наружного кожного нерва бедра (при паховой гематоме), одно поражение поясничного

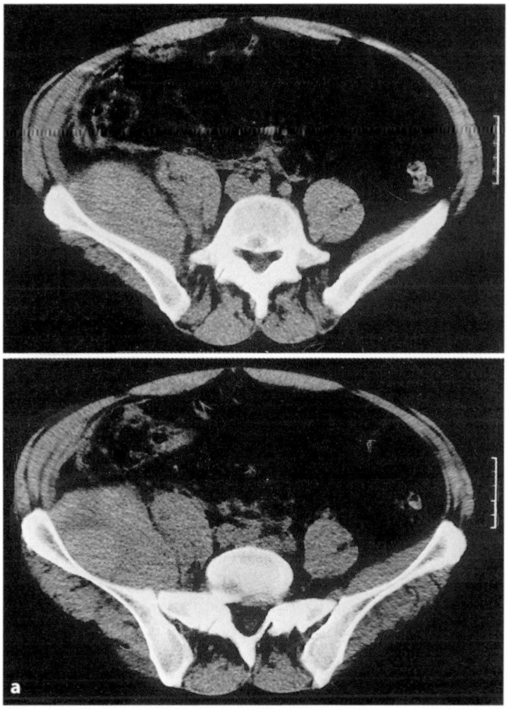

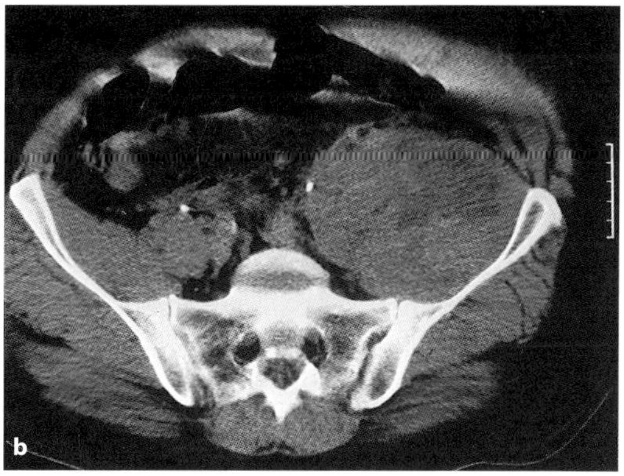

Рис. 6.**5.16** Забрюшинная гематома.

a 44-летний мужчина. Гематома подвздошной мышцы справа с высоким парезом бедренного нерва на фоне лечения фенпрокумоном одновременно с диклофенаком и результатом пробы по Квику 8%.

b 51-летний мужчина. Гематома поясничной мышцы слева с поражением поясничного сплетения. Коагулопатия при гепатопатии.

сплетения и 2 – лучевого нерва. Подобная картина наблюдается и при склонности к кровотечениям токсического происхождения, в этом случае при двустороннем поражении бывает трудно провести дифференциальную диагностику с токсической полинейропатией.

Другие причины

С одной стороны, причиной могут быть процессы, вызывающие поражение нерва на его внутрибрюшинном участке. Забрюшинные злокачественные лимфомы могут поражать нерв в рамках повреждения поясничного сплетения. Изредка наблюдается компрессионное поражение при глубокой коме. После длительной комы (в том числе с сопутствующим рабдомиолизом) возможно одно- и двустороннее поражение бедренного нерва.

При аневризме брюшного отдела аорты и образовании «фальшивой аневризмы» вследствие ее надрыва может развиваться компрессионное поражение бедренного нерва.

Абсцесс поясничной мышцы, аппендикулярный инфильтрат или аневризма бедренной артерии (533) также могут изредка становиться причиной повреждения бедренного нерва. В рамках кистозного бурсита при остеоартрите бедра бедренный нерв может быть поврежден механически. Oppenheim наблюдал врожденную нейропатию бедренного нерва после родов в ягодичном предлежании (533).

В качестве причины поражения нерва описан абсцесс после проксимальной желудочной ваготомии, выявленный при КТ. Изредка наблюдается поражение бедренного нерва после инфекции, вызванной вирусом простого герпеса, с герпетической экземой у ребенка, а также мононейропатия при опоясывающем герпесе у взрослых. Возможна также экстраспинальная неврома поясничных корешков L3 или L4 либо даже самого ствола бедренного нерва или его ветвей. При вовлечении бедренного нерва в патологический процесс при саркоме помимо пареза могут наблюдаться также ритмичные миоклонии.

Мы наблюдали нескольких пожилых пациентов с поражением бедренного нерва, у которых были признаки вовлечения подвздошной мышцы, а иногда и легкие симптомы со стороны других частей поясничного сплетения. У всех этих пациентов был выявлен выраженный поясничный спондилез. В некоторых случаях было повышено содержание белка в спинномозговой жидкости. Сахарный диабет был исключен. Прогноз в этих случаях был благоприятным. Нам кажется вероятной поддерживаемая и другими авторами (610) гипотеза прогностически благоприятной невралгической амиотрофии поясничного сплетения (см. раздел 6.1), которая проявляется исключительно или преимущественно поражением бедренного нерва. Biemond (69) считал подобные наблюдавшиеся им случаи этиологически связанными с поясничным спондилезом. Так как речь всегда шла о пожилых пациентах, возникает вопрос и об ишемическом поражении отдельных участков сплетения (см. раздел 6.4). Изолированные поражения периферического ствола бедренного нерва с соответствующим парезом четырехглавой мышцы и нарушениями чувствительности в соответствии с исследованием Biemond (69) также обусловлены ишемией. Внутритазовая часть бедренного нерва кровоснабжается из единственной тонкой ветви подвздошного нерва – подвздошно-поясничной артерии. Подобные поражения наблюдаются преимущественно у пожилых мужчин, которые в течение длительного времени находились в неудобной позе, при этом ствол нерва болезнен при пальпации и чувствителен к растяжению (обратный симптом Ласега, см. рис. 5.**35**). Поражение спонтанно регрессирует в течение нескольких недель или месяцев.

Мы наблюдали одного полупрофессионального велогонщика, у которого была очень развита четырехглавая мышца бедра и который после напряженных тренировок каждый раз испытывал такую интенсивную нарастающую боль, что вынужден был оставить велосипедный спорт. Мы объясняем этот случай как признак латентного синдрома мышечного ложа. Другие авторы выявили у чемпиона по бодибилдингу одностороннюю атрофию латеральной широкой мышцы при очень развитых четырехглавых мышцах с обеих сторон (535). Они интерпретировали это как признак механического перерастяжения двигательной конечной ветви бедренного нерва, идущего к латеральной широкой мышце бедра.

Особый синдром представляет собой перемежающаяся хромота при поражении бедренного нерва, которая наблюдается при окклюзии общей подвздошной артерии. Изолированное поражение бедренного нерва может наблюдаться спустя латентный период после лучевого лечения (676). У одного пациента мы выявили спустя 11 мес. после бетатронного облучения паховой складки в связи с семиномой двустороннее поражение бедренного нерва без признаков локального рецидива опухоли. Ошибочно проведенное облучение паховой области из-за неоправдавшегося подозрения на меланому стопы также привело спустя латентный период 8 мес. к поражению бедренного нерва (676). Бедренный нерв может поражаться также вследствие гипертрофической мононейропатии иммунного генеза (735).

Лечение

Хирургическое лечение

Почти всегда при повреждении бедренного нерва речь идет об операциях по удалению паховых и бедренных грыж или операциях на сосудах – включая интервенционные радиологические методы, – которые приводят к ятрогенным повреждениям. Иногда причиной повреждения служат вмешательства на тазобедренном суставе или шейке бедра. Значительно реже наблюдается травматический разрыв или размозжение, требующее оперативной реконструкции бедренного нерва. Именно в случае повреждения бедренного нерва отсутствие точно установленной причины не должно приводить к задержке ревизии нерва, если она показана. Наиболее функционально значимой является двигательная часть нерва, которая отвечает за разгибание в коленном суставе. Так как для выполнения этой функции требуется значительное усилие, достаточное восстановление функции четырехглавой мышцы имеет решающее значение для результата лечения, и, таким образом, необходима как можно более ранняя реконструкция нерва после разрыва или повреждения. Оперативное лечение может состоять как в применении исключительно невролиза, так и, в случае нарушения целостности нерва, в наложении трансплантата. Как правило, место повреждения нерва локализуется на участке, ограниченном дистально областью входа двигательных ветвей в мышцы, а проксимально – верхней границей паховой связки, однако распространенность повреждения окончательно можно определить только под операционным микроскопом. Сенсорные ветви бедренного нерва не подлежат восстановлению, так как их функциональное значение вторично, и трансплантация при этом нецелесообразна.

Заместительные операции

Практическое значение имеет лишь одна заместительная операция при изолированном парезе прямой мышцы бедра. Результат достигается с помощью централизации медиальной и латеральной широких мышц, с помощью которой происходит «перенос силы» для разгибания коленного сустава.

Если паретична вся четырехглавая мышца и имеется проксимальная культя или действующий синергетически донор аксонов, показана свободная функциональная трансплантация мышц, например, прямой мышцы бедра противоположной стороны, которая приносит хорошие результаты. Определить, что именно преимущественно двигательные волокна были использованы для соединения с мышечными нервами, можно либо с помощью препарирования периферических нервов и определения вида волокон, либо определения сенсорных и моторных пучков во время операции на поперечном срезе проксимальной культи нерва путем окрашивания ацетилхолинэстеразой (224; 266).

В 119 исследованных случаях, в которых проводилось нейрохирургическое лечение, самой частой причиной повреждения нерва было ятрогенное поражение (хирургическая операция), на втором месте стояли объемные процессы и травмы. Методы лечения варьировали в зависимости от механизма повреждения и результатов электрофизиологического исследования до операции. В целом функциональные результаты оперативного лечения были удовлетворительными (363).

Для замены паретичных сгибателей бедра рекомендуется пересадка наружной косой мышцы живота, которая переносится на подвздошно-поясничную мышцу с помощью фасциального лоскута.

Дифференциальная диагностика

Дифференциальную диагностику проводят с поражением корешка L3/L4, например, при высокой грыже межпозвонкового диска на поясничном уровне, с парезом четырехглавой мышцы бедра, ослаблением коленного рефлекса и нарушением чувствительности на разгибательной поверхности бедра.

При поражении бедренного нерва функция приводящих мышц и рефлекс остаются сохранными, при поражении корешков L2–L3 они нарушены.

При поражении корешка L4 в процесс вовлекается передняя большеберцовая мышца.

Правильной диагностике способствуют выявление вертебрального синдрома и тщательное исследование распределения нарушений чувствительности.

Поражения поясничного сплетения обычно нетрудно диагностировать из-за распространенных парезов мышц тазового пояса, однако при диабетической проксимальной нейропатии на первом плане может при этом стоять поражение бедренного нерва (см. выше).

Возможно также изолированное поражение четырехглавой мышцы бедра в рамках мышечной дистрофии. Эта изолированная форма, обозначаемая как четырехглавая миопатия, является признаком дистрофин-ассоциированной миопатии, встречается очень редко и вряд ли может представлять диагностические трудности благодаря очень медленному прогрессированию, двустороннему поражению и отсутствию нарушений чувствительности.

Липодистрофия после инъекций инсулина у больных диабетом и артритическая мышечная атрофия при поражениях коленного сустава, которые могут сопровождаться изменениями при ЭМГ, в большинстве случаев диагностируются правильно. Мы наблюдали выраженный парез четырехглавой мышцы при саркоме проксимальной части бедра.

Изредка наблюдается ишемический инфаркт мышц-разгибателей коленного сустава с соответствующим отеком и болью, выпадением коленного рефлекса при сахарном диабете (39). Мы наблюдали у одного велогонщика-любителя с очень объемными четырехглавыми мышцами постоянно возникающую болезненную слабость с обеих сторон при интенсивных тренировках. Мы интерпретировали это как латентный синдром мышечных лож (см. выше).

Двусторонний разрыв сухожилий четырехглавых мышц приводит к слабости сгибания коленного сустава и может имитировать поражение бедренного нерва. Он диагностируется путем выявления при активном сокращении мышцы углубления выше надколенника.

У младенцев и маленьких детей после многократных инъекций в мышцу может наблюдаться не парез, но контрактура четырехглавой мышцы бедра с нарушением сгибания в коленном суставе. Углубление на передней поверхности бедра, обусловленное механическими причинами, например если пациент часто опирается на край стола (Lipoatrophia semicircularis), может имитировать атрофию четырехглавой мышцы.

6.5.6 Изолированное поражение подкожного нерва

Нередко наблюдается изолированное поражение конечной ветви бедренного нерва, подкожного нерва. Анатомия см. выше.

Клиническая картина

Выявляется исключительно нарушение чувствительности и секреции потовых желез на внутренней стороне голени (рис. 6.**5.17**).

Электрофизиологические исследования

Подкожный нерв может быть исследован с помощью отведения потенциалов активности, которые в отдельных случаях позволяют судить о локализации поражения.

Причины и лечение

Механические повреждения

Конечные ветви поднадколенникового нерва в 2/3 случаев поражаются после медиальной менискэктомии, при этом у 44% оперированных спустя 6 мес. еще выявляются относительно значимые парестезии и нарушения чувствительности (731).

При оперативном лечении варикозной болезни подкожный нерв нередко поражается при удалении отдельных отрезков большой подкожной вены; это наблюдается также и при оперативных вмешательствах на бедренной артерии и при взятии венозного трансплантата. На голени он сопровождает большую подкожную вену и поэтому поражается при операциях по поводу варикозных узлов. При удалении большой подкожной вены по традиционной методике повреждение подкожного нерва развивается в 39% случаев (304), при этом существует несколько возможностей уменьшить эту высокую частоту осложнений.

Так, например, при удалении вены снизу вверх число осложнений в отношении подкожного нерва вдвое выше, чем при действии в обратном порядке, поэтому рекомендуется предпочесть второй вариант. Кроме того, частоту поражения подкожного нерва можно снизить с 39 до 7%, если удалять только участок вены на бедре (до уровня чуть ниже колена), причем сохранение отрезка большой подкожной вены на голени не ухудшает результаты операции (304).

Описанная Staelens и Van der Stricht «инвагинационная» техника операции предположительно уменьшает частоту осложнений даже до 0,3%. Катамнестическое исследование с участием 146 пациентов Университетской клиники, проведенное спустя 2 года после двусторонней операции по поводу варикозной болезни вен, выявило осложнения у 53% пациентов (44% конечностей), в 10% случаев была затронута вся зона иннервации подкожного нерва (170).

Сенсорный дефект при этом был выражен незначительно. Изредка образовывалась болезненная неврома, которая требовала оперативного удаления. Иногда встречаются патологические изменения нерва в виде образования болезненной невромы после ожогов. После операций шунтирования у пациентов, находящихся на гемодиализе, при которой шунт накладывается между предлежащей бедренной артерией и большой подкожной веной, могут наблюдаться повреждения подкожного нерва, которые вначале носят характер субъективных жалоб. Подкожный нерв может поражаться также и при операциях на сосудах.

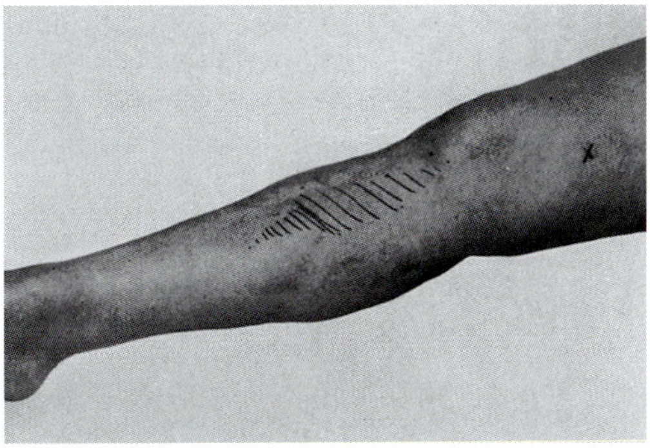

Рис. 6.**5.17** У 76-летней женщины на фоне компрессионной нейропатии подкожного нерва в канале Хантера наблюдается интенсивная жгучая боль на внутренней поверхности правой голени. В заштрихованной зоне нарушены чувствительность и потоотделение. Значком X обозначена триггерная точка, которая соответствует месту выхода нерва из канала Хантера (цит. по: Mumenthaler M. Didaktischer Atlas der klinischen Neurologie. 2. Aufl. Heidelberg: Springer; 1986).

Нейропатия подкожного нерва

Нейропатия наиболее часто развивается в виде синдрома сдавления при механической компрессии в канале Хантера или при раздражении в случае флебита сопровождающей нерв большой подкожной вены. Женщины болеют значительно чаще, чем мужчины. Характерны боль и чувство тяжести в дистальной части бедра и в голени, которые нарастают при ходьбе, а в далеко зашедших случаях также нарушение чувствительности на внутренней стороне голени. В дальнейшем выявляется болезненность при пальпации подкожного нерва в дистальной трети бедра в месте его прохождения через фасцию и боль при переразгибании в тазобедренном суставе (обратный симптом Ласега).

Нейропатия подкожного нерва может развиваться после спазма бедренной артерии (исследование катетером). Наблюдается также двусторонняя спонтанная нейропатия подкожного нерва. Иногда бывает необходима локальная анестезия или инъекция гидрокортизона, в других случаях оперативное расширение канала Хантера практически всегда приводит к выздоровлению.

Нейропатия надколенника

Отходя от дистальной сенсорной ветви бедренного нерва, подкожного нерва, поднадколенниковая ветвь прободает фасцию проксимально от медиального надмыщелка бедра. В этом месте может наблюдаться хроническое механическое раздражение нерва, как связанное с небольшой травмой, так и в ее отсутствие; при этом развивается болевой синдром медиально и дистально от колена, обозначаемый как нейропатия надколенника (379; 741). Он может быть также симметричным двусторонним. Еще раньше Wartenberg обозначал этот синдром как *парестетическая гоналгия*.

При оперативных вмешательствах в области колена, например медиальной менискэктомии, артроскопии и артропластике, может быть повреждена поднадколенниковая ветвь; при операциях на связках коленного сустава частота ее повреждения достигает 75%. Катамнестические исследования показали, что речь идет не о преходящих, а о персистирующих нарушениях чувствительности, при этом выявляются участок анестезии в центре и зона гипестезии вокруг него вариабельного размера.

Кроме непосредственного повреждения во время операции как подкожный нерв, так и его поднадколенниковая ветвь могут быть вовлечены в рубцовую ткань, что влечет за собой отставленное послеоперационное поражение нерва. На первом плане стоит боль, которая усиливается при нагрузке и может вызываться при нажатии на триггерную точку в области рубца (709; 711). В основе развивающейся после операций на колене регионарной симпатической рефлекторной дистрофии также лежит поражение поднадколенниковой ветви. Подкожный нерв используется в качестве трансплантата как для свободной, так и для васкуляризированной трансплантации нервов.

6.5.7 Запирательный нерв (L2–L4)

Анатомия

Запирательный нерв (рис. 6.**5.18**) является двигательным нервом для группы приводящих мышц и осуществляет чувствительную иннервацию участка кожи на медиальной поверхности дистальных отделов бедра, попадает над крестцово-подвздошным сочленением, вблизи дугообразной линии, в малый таз и идет затем вдоль боковой части брюшной стенки к запирательному каналу. При выходе из фасции поясничной мышцы нерв покрыт общими подвздошными сосудами. На боковой стенке таза он располагается между наружной подвздошной веной и внутренней подвздошной артерией. Покрытый брюшиной, нерв пересекает мочеточник. Запирательная артерия приближается к нерву сзади, и они вместе проходят в запирательный канал.

Недалеко от входа в этот канал вариабельный анастомоз соединяет запирательную артерию с нижней надчревной артерией. Лимфатические узлы, расположенные параллельно этим сосудам, могут вступать в непосредственный контакт с нервом. Из других органов таза клиническое значение имеет соседство нерва с Fossa ovarica и верхним полюсом яичника. В редких случаях запирательный канал может играть роль грыжевых ворот (грыжа запирательного отверстия). Внутри канала проходят сверху вниз нерв, артерия и вена. Стенки канала выстилает жировая ткань. Канал располагается латерально на верхней части лонной кости, на которой имеется специальная борозда для него. Эта борозда и канал могут быть сужены вследствие образования костных разрастаний (передний и задний запирательный бугорки).

Еще до вхождения в группу приводящих мышц происходит разделение нерва на переднюю и заднюю ветви. Кроме того, от него отходит ветвь к наружной запирательной мышце. После выхода из канала задняя и передняя ветви оказываются отделенными друг от друга короткой приводящей мышцей. На передней поверхности короткой приводящей мышцы передняя ветвь отдает

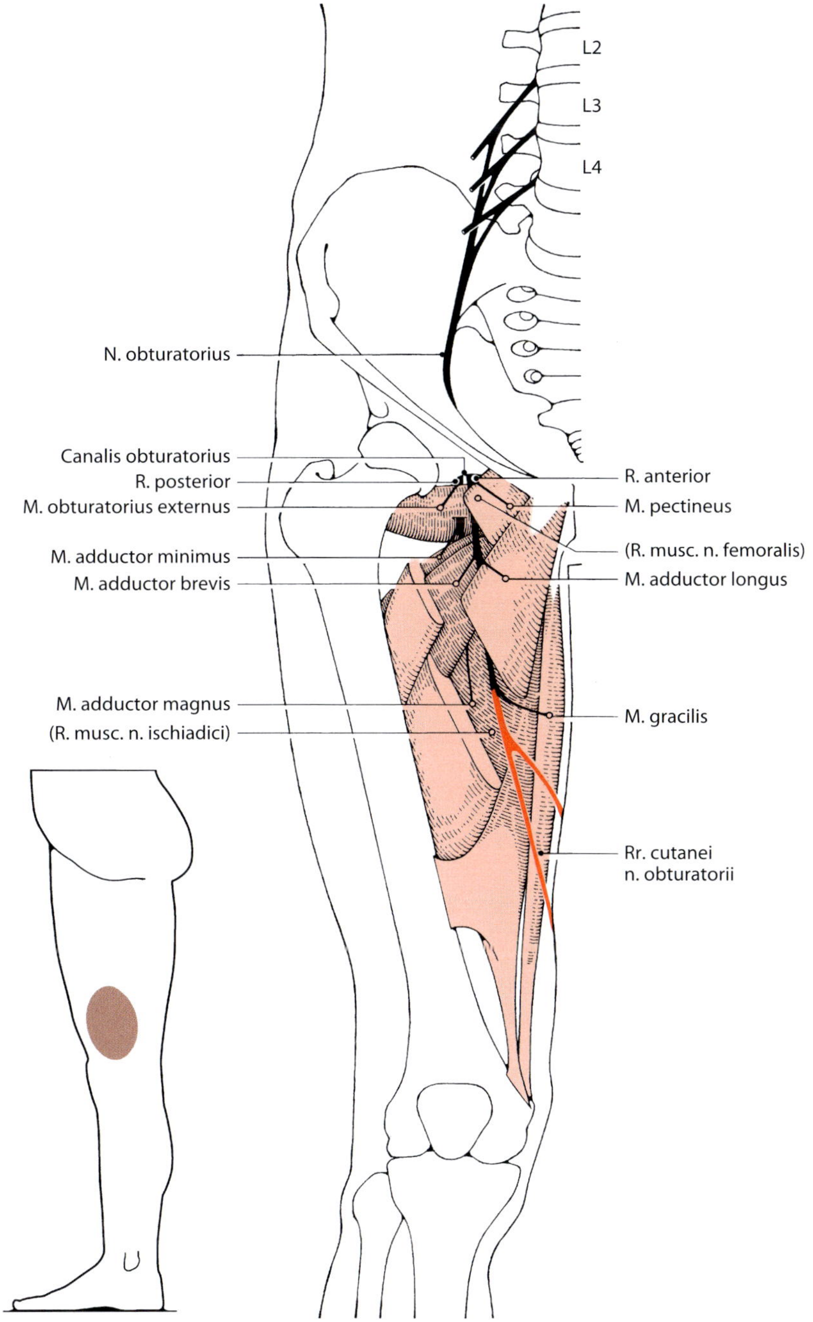

Рис. 6.**5.18** Анатомия запирательного нерва.

ветви к гребешковой мышце, длинной и короткой приводящим мышцам, нежной мышце и оканчивается чувствительной кожной ветвью. Эта кожная ветвь проходит по переднему краю нежной мышцы через широкую фасцию к коже дистальной половины медиальной поверхности бедра. Ее зона иннервации может иногда в значительной степени перекрываться волокнами передней кожной ветви бедренного нерва. Задняя ветвь проходит между короткой и большой приводящими мышцами и иннервирует эти мышцы, а также малую приводящую мышцу. Суставная ветвь отходит к задним отделам капсулы тазобедренного сустава, отдает ветви к надкостнице задней части бедренной кости и костномозговой полости. Самой длинной ветвью запирательного нерва является суставная ветвь для коленного сустава. Она прободает большую приводящую мышцу и располагается в подколенной ямке медиально от артерии. Ее вегетативные и сенсорные волокна иннервируют заднюю часть капсулы коленного сустава, коллатеральную медиальную связку и крестообразные связки. Нередко выявляется добавочный запирательный нерв. Он проходит над гребнем лонной кости между подвздошно-поясничной мышцей и гребешковой мышцей вглубь и затем объединяется с основным стволом. Добавочный запирательный нерв в этом случае берет на себя иннервацию гребешковой мышце и содержит сенсорные волокна, идущие к капсуле тазобедренного сустава.

Признаки поражения

Клиническая картина

Клинические признаки поражения запирательного нерва соответствуют симптомам поражения иннервируемых им мышц. Их основной функцией является приведение бедра. Самые короткие представители этой группы (наружная запирательная, гребешковая и короткая приводящая мышцы), кроме того, участвуют во вращении бедра кнаружи. Являясь составной частью структур «гусиной лапки», нежная мышца участвует также в сгибании и вращении внутри коленного сустава. Для оценки клинических симптомов важно знать, что в иннервации длинной приводящей мышцы принимает участие бедренный нерв, а в иннервации большой приводящей мышцы – седалищный нерв. Парез запирательной мышцы заметен уже при ходьбе: в фазе, когда нога находится в воздухе, из-за перевешивания отводящих мышц происходит ее избыточное вращение. В дальнейшем развиваются атрофия приводящих мышц, которая наиболее заметна при взгляде спереди на пациента в положении стоя, а также ослабление рефлекса приводящих мышц. Во всех случаях выявляется нарушение чувствительности на участке внутренней части колена размером с ладонь (см. рис. 6.**5.18**).

Невралгия запирательного нерва (феномен Хаушипа–Ромберга)

Боль в коленном суставе может быть вызвана различными причинами. Задние отделы сустава иннервируются из суставной ветви задней ветви запирательного нерва. В случае, если развиваются такие осложнения, как остит лонной кости, отек и раздражение, связанное с воспалением (например, после урологической операции), могут появляться боль в зоне иннервации запирательного нерва и спазмы приводящих мышц. Подобные симптомы описаны и в качестве отдаленных последствий посттравматического рубца на внутренней поверхности бедра; при этом нарушение иннервации приводящих мышц может вызывать даже выраженные контрактуры в тазобедренном и коленном суставах. Оперативная неврэктомия способствует выздоровлению. Дифференциальную диагностику истинной невралгии запирательного нерва проводят с другими болевыми синдромами той же локализации.

Специальные клинические пробы

Приводящие мышцы бедра можно исследовать в положении пациента лежа на спине, при этом имеется возможность сравнения правой и левой сторон (рис. 6.**5.19a**). При исследовании в положении на боку исследователь пытается, взяв поднятую ногу пациента за стопу, отвести ее вверх: выпрямленная нога при этом играет роль рычага силы. При сохранных приводящих мышцах обе ноги пациента одновременно приподнимаются с кушетки (рис. 6.**5.19b**). В случае пареза приводящих мышц пораженная нога опускается (рис. 6.**5.19c**).

Электрофизиологические исследования

В качестве электрофизиологического исследования применяется игольчатая миография соответствующих мышц.

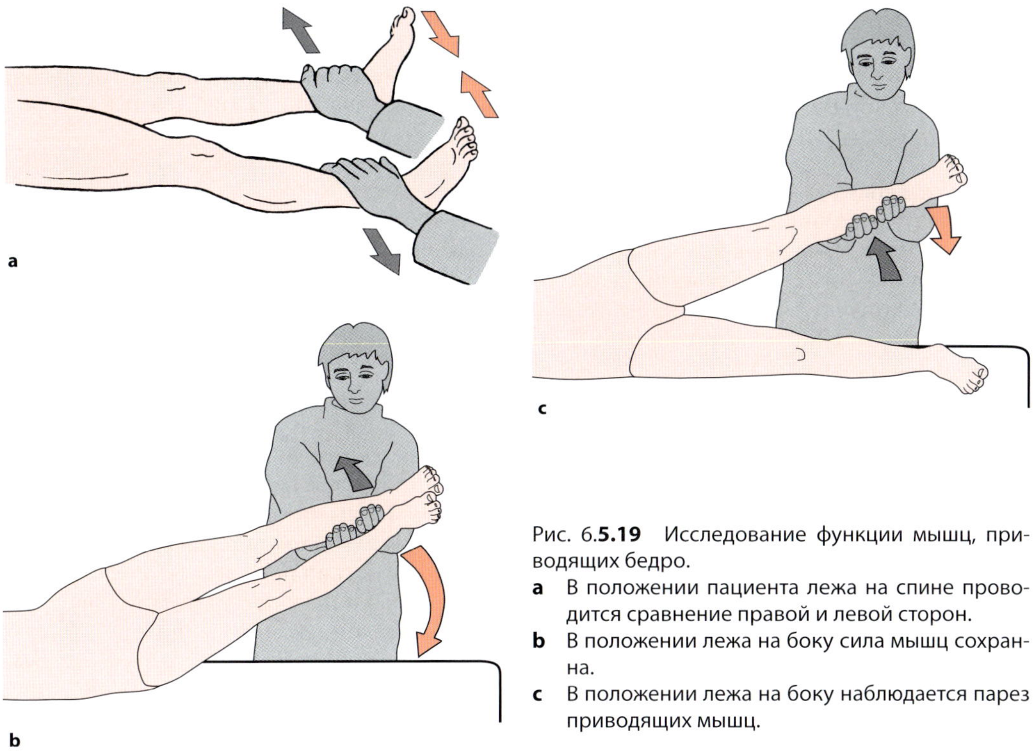

Рис. 6.**5.19** Исследование функции мышц, приводящих бедро.

a В положении пациента лежа на спине проводится сравнение правой и левой сторон.

b В положении лежа на боку сила мышц сохранна.

c В положении лежа на боку наблюдается парез приводящих мышц.

Обзор

Симптоматология поражения запирательного нерва представлена в таблице 6.**5.6**.

Причины

Травматические повреждения

Поражение запирательного нерва может наблюдаться при переломах таза, а также при беременности и во время родов (533).

Описано двустороннее поражение запирательного нерва после тотальной экстирпации внутренних половых органов. Одно- и двустороннее поражение наблюдается также в рамках пластики мочевого пузыря, а также вследствие как открытого, так и лапароскопического удаления тазовых лимфатических узлов, например, при радикальной простатэктомии.

Другие причины

Поражение запирательного нерва наблюдается при грыже запирательного отверстия, опухолях малого таза или метастазах в кости вокруг запирательного отверстия.

Таблица 6.**5.6** Симптоматология поражения запирательного нерва

Локализация поражения	Признаки поражения	Нарушение функции
Ствол нерва	Атрофия приводящих мышц При ходьбе усиленная циркумдукция ноги	Ограничено приведение бедра с преодолением сопротивления. Рефлекс с приводящих мышц снижен или отсутствует (большая приводящая мышца никогда не бывает полностью парализованной, так как получает иннервацию также из седалищного нерва) Нарушение чувствительности на внутренней поверхности колена

Мы наблюдали болезненное поражение запирательного нерва у 79-летней пациентки вследствие инфраренальной аневризмы аорты размером с кулак. У другой пожилой пациентки, страдающей ожирением, оно развилось после длительной ходьбы; причиной стало выпадение околобрюшинной жировой ткани в запирательный канал. Описано изолированное поражение запирательного нерва ганглионом. Для диагностики необходимо незамедлительное проведение КТ или МРТ таза.

Лечение

При остром повреждении нерва, например при оперативном вмешательстве на органах таза, рекомендуется предпринять попытку восстановления его целостности. Показания должны быть серьезно обдуманы, так как функциональный дефект при этом незначителен. Ревизия запирательного нерва проводится так же, как это описано для поясничного сплетения. Нерв находят на медиальной поверхности поясничной мышцы. При спастическом парезе приводящих мышц, особенно в рамках болезни Литтла, возможно рассечение одной или обеих ветвей запирательного нерва, а также длинной и короткой приводящих мышц в области их проксимального сухожилия. В целом повреждение запирательного нерва наблюдается редко.

Дифференциальная диагностика

Отличить циркумдукцию при поражении запирательного нерва от напоминающего ее, но обычно значительно более выраженного нарушения ходьбы при центральном гемипарезе обычно бывает нетрудно. В последнем случае наблюдается также парез в руке, а в самой ноге выявляются признаки центрального пареза. Болезненный феномен Хаушипа–Ромберга (см. выше) необходимо отличать от других болевых синдромов. В первую очередь речь идет о заболеваниях структур коленного сустава, например внутреннего мениска.

При нарушении функции симфиза или при перегрузке и наличии триггерных точек в большой приводящей мышце боль иррадиирует в мышцы таза и группу приводящих мышц. В основе синдрома нежной мышцы, для которого характерна боль при нагрузке, например при игре в футбол, лежит асептический некроз нижней ветви лобковой кости. У детей 7–8 лет жизни может наблюдаться синдром ван Нека – асептический некроз синхондроза симфиза с аналогичной локализацией боли.

6.5.8 Верхний ягодичный нерв (L2–S1)

Анатомия

Этот чисто двигательный нерв проходит через надгрушевидное отверстие вместе с одноименными артерией и веной и направляется в слои соединительной ткани между средней и малой ягодичными мышцами (межъягодичное пространство; рис. 6.**5.20**).

На своем пути он иннервирует малую и среднюю мышцы ягодицы и достигает своей конечной ветвью мышцы, напрягающей широкую фасцию. Основной функцией этих мышц являются отведение бедра в тазобедренном суставе (см. рис. 6.**5.22**), а также его ротация кнутри (см. рис. 6.**5.23**).

Признаки поражения

Клиническая картина

Слабость отведения, развивающаяся при поражении верхнего ягодичного нерва, проявляется прежде всего при ходьбе: когда нога на пораженной стороне используется как опорная, таз в этой фазе акта ходьбы отклоняется в сторону маховой ноги, так как паретичные средняя и малая ягодичные мышцы не в состоянии его удерживать. Этот наклон таза при каждом шаге, обозначаемый как признак Тренделенбурга, или ковыляющая походка, представлен на рисунке 6.**5.21c**.

Некоторые пациенты в течение длительного времени компенсируют этот наклон таза, избыточно отклоняя при нагрузке на пораженную ногу туловище в эту же сторону (признак Дюшенна; см. рис. 6.**5.21b**). Признак Тренделенбурга обычно хорошо заметен при клиническом осмотре. При пол-

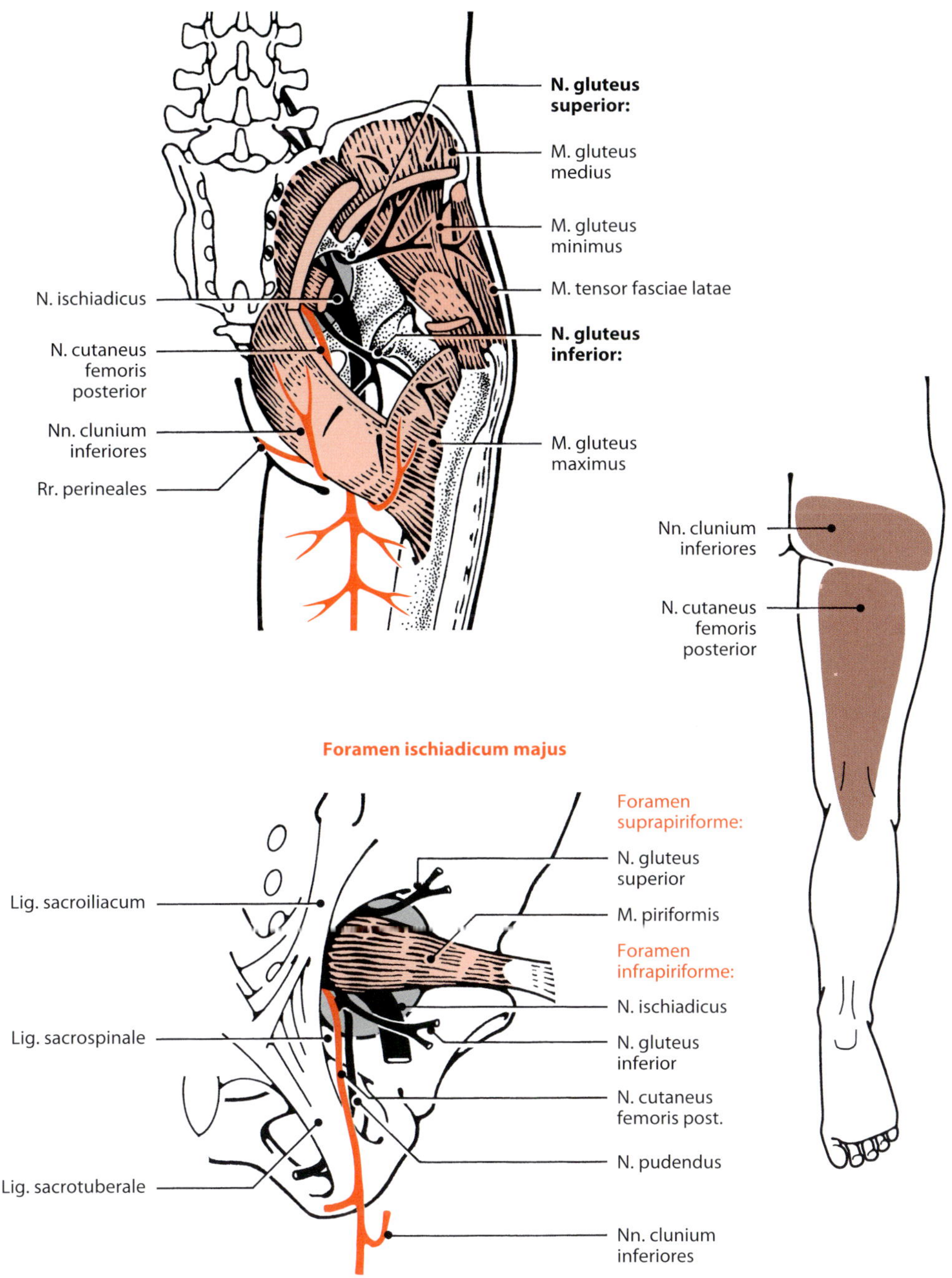

Рис. 6.**5.20** Анатомия верхнего и нижнего ягодичных нервов и заднего кожного нерва бедра.

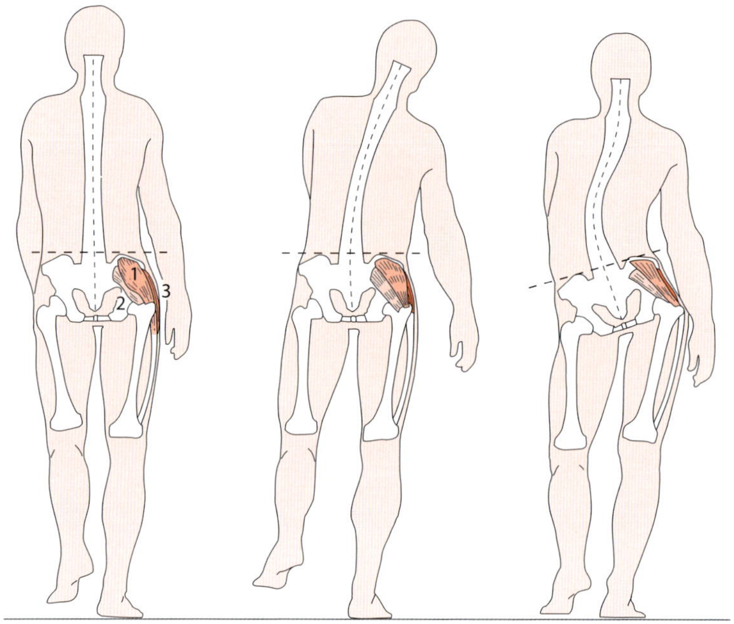

a b c

Рис. 6.**5.21** Нарушение ходьбы при слабости мышц, отводящих бедро (особенно средней ягодичной мышцы, верхний ягодичный нерв). В норме таз не наклоняется в сторону ноги, делающей шаг (**a**). При легком парезе за счет компенсаторного наклона верхней половины туловища в сторону опорной ноги отклонение таза в сторону шагающей ноги не заметно (хромота Дюшенна) (**b**). При выраженном парезе таз при каждом шаге отклоняется в сторону шагающей ноги (положительный признак Тренделенбурга) (**c**) (цит. по: Mumenthaler M. et al. Neurologische Differentialdiagnostik, 5. Aufl. Stuttgart: Thieme; 2005).
1 M. gluteus medius
2 M. gluteus minimus
3 M. tensor fasciae latae

ном нарушении целостности нерва при тщательном осмотре можно выявить обычно малозаметную атрофию латеральной группы мышц бедра выше большого вертела.

Специальные клинические пробы

При ходьбе выявляется признак Тренделенбурга или Дюшенна. В положении пациента стоя на одной ноге при взгляде сзади можно заметить либо отклонение таза (исследователь кладет свои руки горизонтально на гребень подвздошной кости пациента с обеих сторон), либо попытку пациента избежать этого отклонения с помощью наклона в пораженную сторону. У пациента, лежащего на боку на здоровой стороне, исследуют силу отведения выпрямленной ноги (см. рис. 6.**5.22**). У пациента в положении сидя можно исследовать функцию средней ягодичной мышцы, действующей в качестве ротатора бедра кнутри (см. рис. 6.**5.23**).

Электрофизиологическое исследование

В качестве электрофизиологического исследования применяют лишь игольчатую миографию соответствующих мышц.

Обзор

Симптоматология поражения верхнего ягодичного нерва представлена в таблице 6.**5.7**.

Причины

Причины, в принципе, те же, что и при поражении нижнего ягодичного нерва (см. ниже).

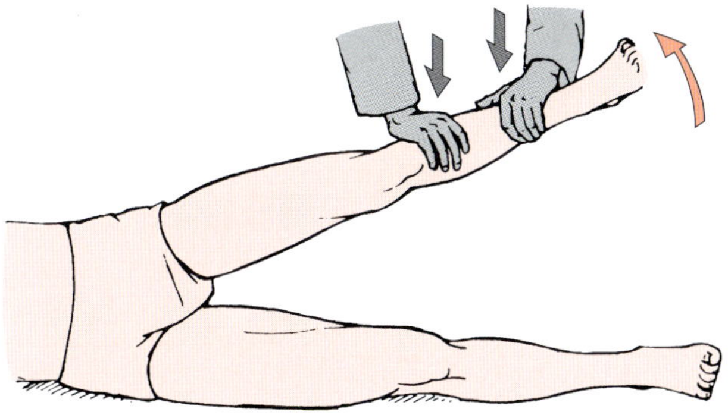

Рис. 6.**5.22** Исследование мышц, отводящих бедро (прежде всего средней и малой ягодичных мышц: верхний ягодичный нерв) в положении лежа на боку.

Лечение

Мышцы, иннервируемые верхним ягодичным нервом, играют решающую роль для стабилизации ноги при ходьбе; при подъеме по лестнице необходимы разгибатели бедра. Поэтому восстановление функции этого нерва очень важно; оно бывает возможно обычно в области надгрушевидного отверстия. При поражении на уровне пояснично-крестцового ствола, который проводит большую часть волокон для верхнего ягодичного нерва, восстановление значительно затруднено.

Заместительные операции

Замещение большой ягодичной мышцы представляет собой сложную задачу и вызывает дискуссии, так как изолированное поражение этой мышцы наблюдается редко, а чаще речь идет о нарушении функции и соседних мышц, необходимых для замены. Необходимо проведение ЭМГ предполагаемых для замены мышц, чтобы убедиться в их полной функциональной сохранности. При пересадке мышцы, напрягающей широкую фасцию, как в ее начале, так и в месте прикрепления дорсального края, она может в определенной степени функционировать как разгибатель. Адекватную замену представляет собой мышца, выпрямляющая спину, при этом осуществляются свободное препарирование мышцы и ее пересадка с помощью трансплантата фасции в области малого бугра. Крестцово-спинальная мышца может быть пересажена с помощью фасциального лоскута на большой вертел. Обе эти операции вместе проводятся очень редко.

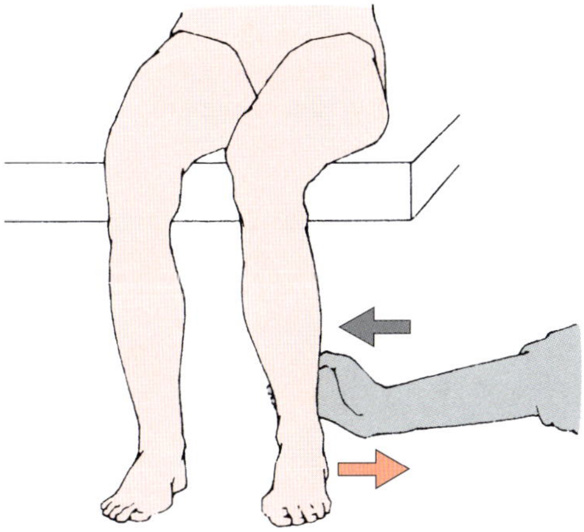

Рис. 6.**5.23** Исследование ротации кнутри ноги, согнутой в тазобедренном суставе (прежде всего средняя ягодичная мышца: верхний ягодичный нерв).

Таблица 6.**5.7** Симптоматология поражения верхнего ягодичного нерва

Локализация поражения	Признаки поражения	Нарушение функции
Ствол нерва	Атрофия боковых мышц таза выше большого вертела. При ходьбе – отклонение таза (признак Тренделенбурга) или компенсаторный наклон туловища (хромота Дюшенна) в здоровую сторону	Слабость разгибания ноги. Чувствительность не нарушена

Дифференциальная диагностика

В отношении дифференциальной диагностики см. раздел 6.5.9 о поражении нижнего ягодичного нерва.

6.5.9 Нижний ягодичный нерв (L5–S2)

Анатомия

Нерв покидает полость таза через подгрушевидное отверстие сзади от седалищного нерва и делится на несколько ветвей, которые иннервируют большую ягодичную мышцу (см. рис. 6.**5.20**). Отдельные ветви идут к капсуле тазобедренного сустава. Следствием поражения нижнего ягодичного нерва является исключительно парез большой ягодичной мышцы.

Признаки поражения

Клиническая картина

Поражение нижнего ягодичного нерва вызывает изолированный парез большой ягодичной мышцы. Вследствие этого наблюдается значительное нарушение разгибания бедра. Пациент не может встать из положения сидя и не может подниматься по лестнице. Подъягодичная складка на пораженной стороне углублена (рис. 6.**5.24**), а углубление на боковой стороне ягодицы, кзади от большого вертела, при напряжении мышцы на пораженной стороне отсутствует. Нарушения чувствительности не наблюдается.

Специальные клинические пробы

Пациенту, лежащему на животе, предлагают поднять прямую ногу от кушетки с преодолением сопротивления исследователя (рис. 6.**5.25**). Вследствие разгибательного положения коленного сустава иннервируемые из седалищного нерва мышцы седалищно-коленной группы растягиваются и оказывают некоторое воздействие. Однако при этом они мало влияют на разгибание бедра.

Электрофизиологическое исследование

В качестве электрофизиологического исследования применяется исключительно игольчатая миография соответствующих мышц.

Обзор

Симптоматология поражения нижнего ягодичного нерва представлена в таблице 6.**5.8**.

Причины

Поражение верхнего и/или нижнего ягодичного нерва возможно вследствие огнестрельного ранения в области выхода нерва через большое седалищное отверстие, при этом одновременно могут быть повреждены седалищный нерв или задний кожный нерв бедра. Иногда повреждение этих нервов развивается в рамках родового паралича.

Описана нейропатия верхнего ягодичного нерва, иногда вместе с нижним ягодичным нервом, вследствие ущемления в над- или подгрушевидном отверстии в пациентов со спондилолистезом. Мы наблюдали у пациента с сахарным диабетом, после того как у него развилась нейропатия бедренного и запирательного нервов на одной стороне, поражение верхнего ягодичного нерва на противоположной стороне. Мы интерпретировали это как диабетическую (сосудистую) множественную мононейропатию.

Поражение нижнего ягодичного нерва, часто вместе с задним кожным нервом бедра, нередко служит ранним признаком рецидива карциномы прямой кишки после операции. Он может также поражаться вместе с седалищным и срамным нервами при кровотечении в грушевидную мышцу на фоне применения антикоагулянтов.

Инъекционные поражения ягодичных нервов

Изолированное повреждение верхнего и, реже, нижнего ягодичного нерва иногда наблюдается после внутримышечной инъекции (482). Признаки поражения появляются в большинстве случаев сразу после инъекции, однако, в отличие от поражения

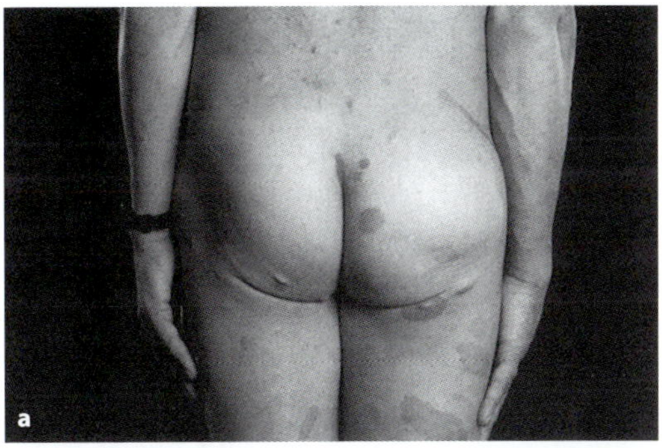

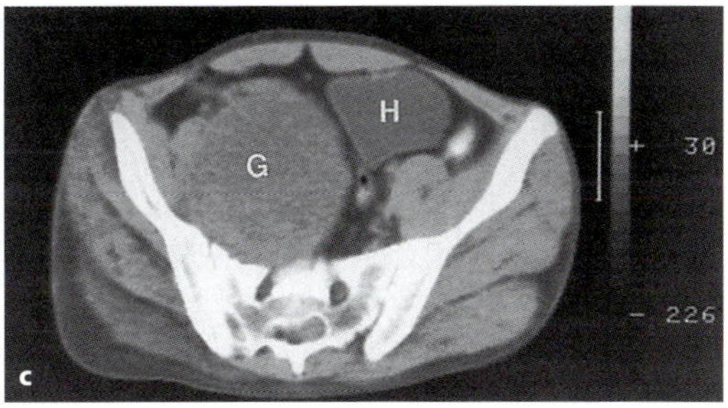

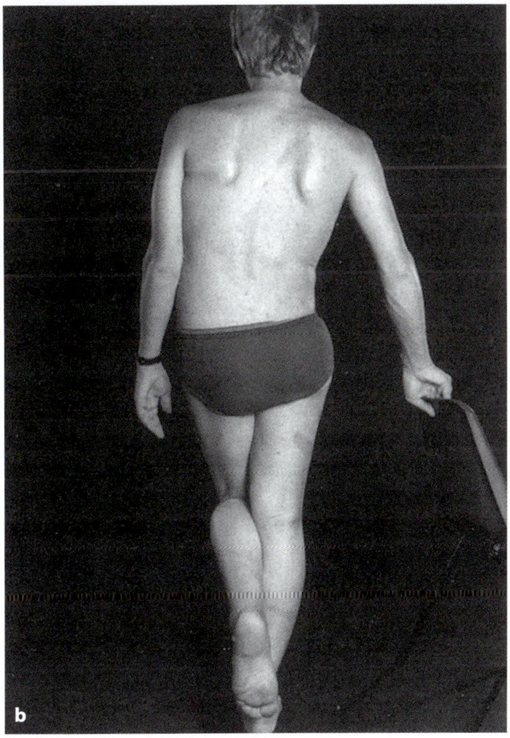

Рис. 6.**5.24** 25-летний пациент с нейрофиброматозом. В клинической картине наблюдаются в том числе поражение правого нижнего ягодичного нерва с парезом большой ягодичной мышцы (**a**), а также поражение верхнего ягодичного нерва, которое привело к появлению положительного признака Тренделенбурга справа (**b**). Этиологический диагноз удалось установить, с одной стороны, на основании многочисленных пятен цвета кофе с молоком (**a**), а с другой стороны – с помощью КТ (**c**), при которой выявлена большая неврома в малом тазу справа (цит. по: Mumenthaler M. Didaktischer Atlas der klinischen Neurologie, 2. Aufl. Heidelberg: Springer; 1986).

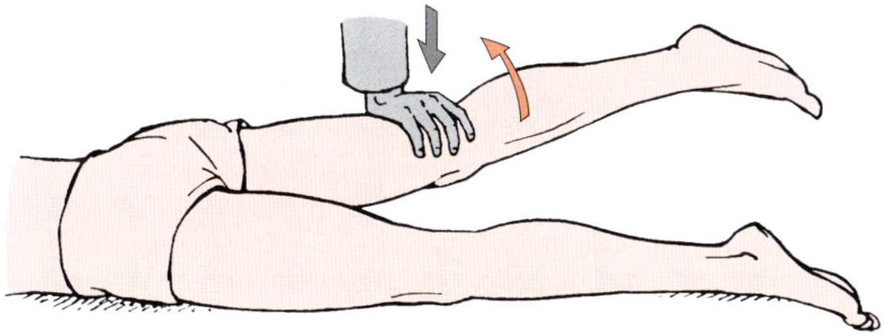

Рис. 6.**5.25** Исследование разгибателей бедра (прежде всего большой ягодичной мышцы: нижний ягодичный нерв).

Таблица 6.**5.8** Симптоматология поражения нижнего ягодичного нерва

Локализация поражения	Признаки поражения	Нарушение функции
Ствол нерва	Ягодичная складка на пораженной стороне ниже. При попытке сокращения мышцы углубление позади большого вертела отсутствует	Выраженная слабость разгибания бедра. Нарушения чувствительности нет

седалищного нерва, обычно регрессируют в течение 1–2 лет. При правильно проведенной инъекции в верхний наружный квадрант ягодицы, при перпендикулярном введении иглы, поражение может развиваться спустя латентный период, необходимый для прохождения инъекционного раствора между листками фасции к стволу нерва, или в том случае, если поражаются отдельные ветви верхнего ягодичного нерва. Корректно проведенная инъекция в верхний наружный квадрант ягодицы может также приводить к изолированному поражению мышечных ветвей к мышце, напрягающей широкую фасцию, и вызывать парез этой мышцы. Описано также ишемическое повреждение вследствие синдрома мышечного ложа этой мышцы (599).

Инъекция в артерию ягодицы может вызывать локальный ишемический инфаркт мышц и других мягких тканей с выраженной синюшностью кожи. Речь идет о синдроме Николау (481; см. рис. 6.**5.32**). Токсическое повреждение нервов вследствие инъекции было описано выше (см. главу 3). В дальнейшем будет кратко описано инъекционное поражение седалищного нерва.

Лечение

Принципы оперативного лечения те же, что и для верхнего ягодичного нерва.

Заместительные операции

Заместительные операции применяются при необратимом повреждении мелких ягодичных мышц. Если большая ягодичная мышца сохранна, часть ее может быть использована для пересадки кпереди, при этом точкой прикрепления мышцы становится непосредственно большой вертел. Таким образом выраженность феномена Тренделенбурга – наклон таза в сторону – может быть значительно уменьшена.

Один из часто применяемых методов состоит в переносе места прикрепления широкой латеральной мышцы на гребень подвздошной кости с помощью пересадки веерообразных полос фасции после отделения места прикрепления в область под большим вертелом. Наружная косая мышца живота может быть широко отпрепарирована, а место прикрепления ее апоневроза перенесено на большой вертел. Для компенсации функции паретичных средней и малой ягодичных мышц используют широчайшую мышцу спины или части мышцы, выпрямляющей позвоночник. Однако результатом этого вида заместительной операции являются сравнительно неблагоприятное расположение плеча силы и тенденция к образованию рубцов на отделенном от точки прикрепления свободном краю мышцы или трансплантате фасции. Поэтому на практике эти методы применяются редко.

Дифференциальная диагностика

Парезы ягодичных мышц необходимо отличать от поясной формы прогрессирующей мышечной дистрофии и других проксимальных миопатий, так как в этих случаях тоже может наблюдаться парез ягодичных мышц с положительным признаком Тренделенбурга. Правильной диагностике способствуют выявление признаков поражения других мышц тазового пояса, медленное прогрессирование симптомов, двусторонность поражения и результаты ЭМГ. Дифференциальная диагностика с врожденным вывихом бедра также обычно не представляет трудностей. При врожденном вывихе пораженная нога укорочена, ограничена ее ротация кнаружи. Из-за выстояния большого вертела нарушена функция отводящих мышц. В связи с этим формируется характерный наклон таза в здоровую сторону, когда пораженная нога служит опорной точкой при ходьбе (положительный признак

Тренделенбурга). При врожденном Coxa vara несмотря на конгруэнтность суставов также из-за выстояния большого вертела наблюдается относительная недостаточность отводящих мышц, которая при этом менее выражена, чем при врожденном вывихе.

6.5.10 Седалищный нерв (L4–S3)

Анатомия

Седалищный нерв (рис. 6.**5.26**) – самый мощный и длинный периферический нерв. Он образуется из всех вентральных ветвей седалищного сплетения и покидает полость таза через подгрушевидное отверстие.

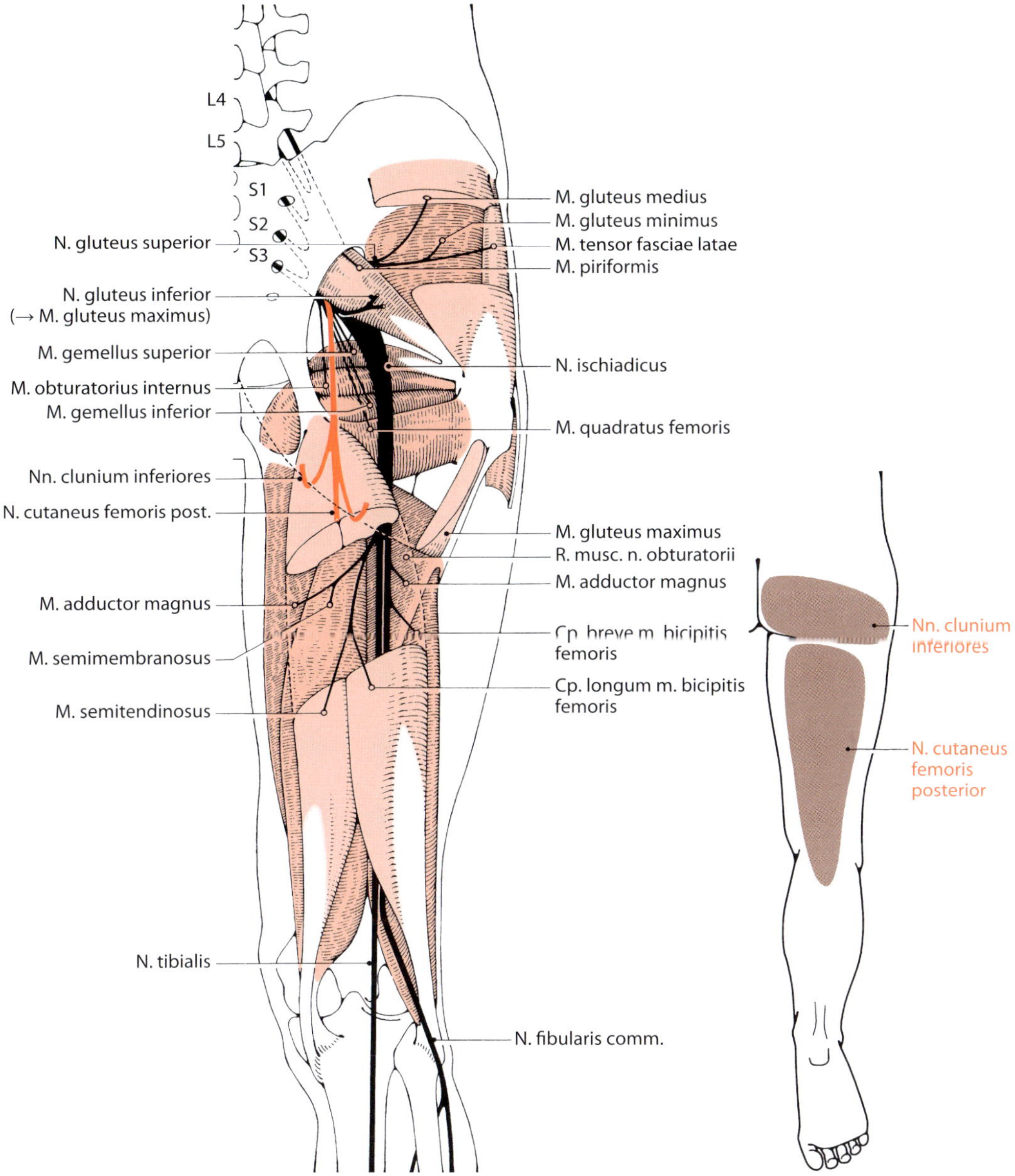

Рис. 6.**5.26** Анатомия седалищного нерва.

В ягодичной области он идет сначала в латеральном направлении, а затем поворачивает вниз и следует параллельно бедренной кости. При этом он пересекает сухожилие внутренней запирательной мышцы с обеими близнецовыми мышцами и в месте перехода на бедро – четырехглавую мышцу бедра. В этом месте нерв располагается примерно посередине, но чаще в медиальной трети линии, соединяющей седалищный бугор с большим вертелом. На всем протяжении до этой точки седалищный нерв прикрыт большой ягодичной мышцей.

Под этой мышцей, укрытой мощной фасцией, нерв окружен рыхлой соединительной и жировой тканью, заполняющей подъягодичное пространство. Рыхлая ткань не образует опору и кроме нерва содержит артерии и вены. Так как внутри этого слоя легко распространяются болезненные процессы, а также проникают инъекционные растворы, знание границ и коммуникаций подъягодичного пространства имеет практическое значение. Сама большая ягодичная мышца прикрыта твердой наружной фасцией, которая переходит через ее задний край на внутреннюю поверхность. Мощные соединительнотканные перегородки, натянутые между мышечными пучками, разделяют мышцу на отдельные части. Кровоизлияния, воспалительные процессы и т.п. остаются локализованными внутри этих отдельных частей, в отличие от процессов, которые проникают в подъягодичное пространство и беспрепятственно распространяются в нем, что подвергает опасности также и расположенный в этой зоне седалищный нерв. Кроме того, рыхлая ткань, заполняющая это пространство, связана через большое седалищное отверстие с подслизистой соединительной тканью полости таза. В задних отделах она распространяется в соединительную ткань ложа мышц-сгибателей бедра вплоть до подколенной ямки. Вдоль срамного нерва проходит путь коммуникации с содержимым канала Олкока. От седалищно-анальной ямки подъягодичное пространство, напротив, отделено запирательной фасцией.

Покидая подъягодичное пространство, седалищный нерв под прямым углом пересекает длинную головку двуглавой мышцы бедра и располагается далее в глубине ложа сгибателей. На различном уровне бедра, самое нижнее – перед входом в подколенную ямку, – нерв разделяется на свои две конечные ветви. Уже проксимальнее места разделения можно отличить мышечные ветви, принадлежащие большеберцовой или малоберцовой порции нерва. Из большеберцовой порции иннервируются полусухожильная и полуперепончатая мышцы, длинная головка двуглавой мышцы бедра и часть большой приводящей мышцы. Малоберцовая порция отдает мышечные ветви к короткой головке двуглавой мышцы и суставные ветви к коленному суставу.

Седалищный нерв осуществляет двигательную иннервацию седалищно-коленной мускулатуры, а также всех мышц голени и стопы. При полном поражении нерва функцию сгибателей коленного сустава могут осуществлять лишь мышцы, формирующие «гусиную лапку»: портняжная и нежная. Тем не менее, при сохранной функции ягодичных мышц, группы разгибателей и приводящих мышц бедра функция ходьбы в той или иной степени сохранена. Из седалищного нерва осуществляется сенсорная иннервация большей части кожи латеральной и задней поверхности голени, а также кожи стопы за исключением области медиальной лодыжки и узкой полоски по медиальному краю стопы, которые иннервирует подкожный нерв.

Кровоснабжение седалищного нерва происходит из артерии, сопровождающей седалищный нерв, ветви нижней ягодичной артерии. В дистальных отделах она соединяется с ветвями медиальной артерии, огибающей бедро, и перфорантными артериями.

Последовательность, в которой отдельные ветви отходят от седалищного, малоберцового и большеберцового нервов, представлена в таблице **6.5.9**. Здесь также приведены расстояния до входа нервов в мышцы, измеренные от подгрушевидного отверстия либо от подколенной ямки.

Конечные ветви седалищного нерва представляют собой общий малоберцовй и большеберцовый нервы. Нервные волокна, принадлежащие обеим ветвям седалищного нерва, идут в составе его ствола разделенными уже в проксимальных его отделах,

Таблица 6.**5.9** Последовательность отхождения ветвей от седалищного, малоберцового и большеберцового нервов. В скобках указано расстояние мест вхождения нерва в мышцы, измеренное от нижнего края грушевидной мышцы (для мышц бедра) или подколенной ямки на 10 см выше головки малоберцовой кости (для мышц голени и стопы) (см). При заданной скорости прорастания аксонов 3 см/мес. можно определить наиболее ранний период реиннервации соответствующих мышц (по Foerster)

1. При прохождении через подгрушевидное отверстие:
- к четырехглавой мышце бедра
- суставная ветвь для тазобедренного сустава
- к внутренней запирательной и близнецовым мышцам

2. После прохождения через подгрушевидное отверстие:
- к полусухожильной мышце, проксимальная часть (10,6)
- к полуперепончатой мышце (21,3) и большой приводящей мышце
- к двуглавой мышце бедра (длинная головка) (22,9) и к полусухожильной мышце (23,6)
- к двуглавой мышце бедра (короткая головка) (29,5) (единственная из упомянутых до сих пор ветвь из малоберцовой части седалищного нерва)
- суставная ветвь к коленному суставу

(Разделение основного ствола на большеберцовый и малоберцовый нервы вариабельно и может находиться на любом уровне между подгрушевидным отверстием и подколенной ямкой)

3. Из общего малоберцового нерва:
- суставная ветвь к коленному суставу
- латеральный кожный нерв икры (осуществляет сенсорную иннервацию наружной поверхности голени)

Поверхностный малоберцовый нерв
- к длинной малоберцовой мышце (14,1)
- к короткой малоберцовой мышце (21,5–26,1)
- промежуточный и медиальный задние кожные нервы (конечные ветви к коже тыла стопы)

Глубокий малоберцовый нерв
- к передней большеберцовой мышце (проксимальная часть) (14,9) и переднему нерву эпифиза большеберцовой кости
- к надкостнице большеберцовой кости
- к длинному разгибателю пальцев (16,9) и передней большеберцовой мышце (средняя часть)
- к передней большеберцовой мышце (дистальная часть) (22,1)
- к длинному разгибателю большого пальца (проксимальная часть) (23,8)
- к длинному разгибателю большого пальца (дистальная часть) (29,4)
- суставные ветви к голеностопному суставу
- к коротким разгибателям пальцев и большого пальца
- задние пальцевые нервы, латеральный нерв большого и медиальный нерв II пальца – сенсорные ветви к коже над 1-м межкостным промежутком

4. Из большеберцового нерва:

Медиальный кожный нерв икры (объединяется с латеральным кожным нервом икры в икроножный нерв. От него отходят латеральные пяточные ветви к коже пятки и латеральный задний кожный нерв к коже латерального края стопы и мизинца)
- к икроножной мышце (медиальная головка)
- к икроножной мышце (латеральная головка) и камбаловидной мышце (задняя часть)
- к подошвенной мышце
- суставные ветви к коленному суставу
- к подколенной мышце и чувствительные ветви к большеберцовой кости
- к камбаловидной мышце (передняя часть)
- к задней большеберцовой мышце и ветви к большеберцовой и малоберцовой костям
- к длинному сгибателю пальцев
- к длинному сгибателю большого пальца

Суставные ветви к голеностопному суставу

Медиальные пяточные ветви к коже пятки и медиальному краю стопы

Медиальный подошвенный нерв
- кожные ветви к коже подошвы
- мышечные ветви к: мышце, отводящей большой палец, короткому сгибателю пальцев, I–II червеобразным мышцам, общим подошвенным пальцевым нервам, собственным подошвенным пальцевым нерва к коже от I до медиальной стороны IV пальцев

Латеральный подошвенный нерв
- Мышечные ветви к: мышце, противопоставляющей мизинец, сгибателю мизинца, мышце, отводящей мизинец, квадратной мышце подошвы. Затем нерв разделяется на:
  - Глубокую ветвь к межкостным мышцам, мышце, приводящей большой палец, короткому сгибателю пальца (латеральная головка), червеобразным мышцам III–IV
- Поверхностная ветвь:
- Собственные пальцевые нервы подошвы к латеральной части IV и V пальцу

а во многих случаях четкое морфологическое разделение двух ветвей заметно уже на уровне прохода через подгрушевидное отверстие.

Признаки поражения

Клиническая картина

Следствием повреждения ствола седалищного нерва является прежде всего поражение волокон обеих его конечных ветвей, малоберцового (см. рис. 6.**5.42**) и большеберцового (см. рис. 6.**5.34**) нервов, идущих в составе ствола нерва в виде единого пучка.

Клинические симптомы, наблюдаемые при этом поражении, будут описаны ниже в соответствующих разделах. Кроме того, проксимальное повреждение ствола седалищного нерва после его выхода из полости таза приводит к парезу мышц седалищно-коленной группы, т.е. прикрепляющейся по латеральному краю голени двуглавой мышцы бедра и по медиальному краю – полусухожильной и полуперепончатой мышц. Одна из ветвей большеберцовой порции седалищного нерва иннервирует большую приводящую мышцу. Таким образом, результатом проксимального повреждения седалищного нерва является не только нарушение функции голени и стопы, но и глубокий парез сгибателей голени. Рефлекс с двуглавой мышцы бедра, а также полусухожильной и полуперепончатой мышц снижен или отсутствует. Однако при полном выпадении седалищно-коленной группы мышц сохраняется возможность сгибания в колене за счет портняжной мышцы (бедренный нерв) и нежной мышцы (запирательный нерв). Поэтому даже при полном парезе стопы, но сохранной функции ягодичных мышц сохраняется возможность ходьбы.

Сенсорную иннервацию кожи над областью ягодиц (нижние ягодичные нервы) и задней частью бедер осуществляет задний кожный нерв бедра. Он самостоятельно отходит от крестцового сплетения и не является ветвью седалищного нерва. Однако он находится в тесном соседстве с седалищным нервом, находясь медиально от его ствола при выходе из подгрушевидного отверстия, и может быть поврежден вместе с седалищным нервом. При этом наблюдается соответствующее нарушение чувствительности кожи на ягодице и по задней поверхности бедра.

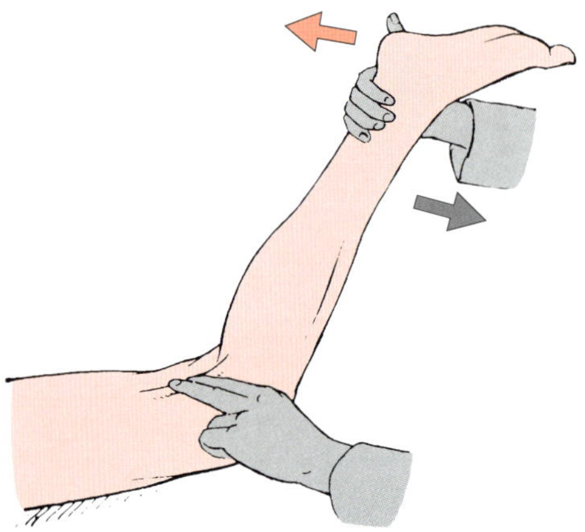

Рис. 6.**5.27** Исследование сгибателей голени (полусухожильной, полуперепончатой мышц и двуглавой мышцы голени: седалищный нерв) в положении пациента лежа на животе.

Специальные клинические пробы

Функцию сгибателей голени исследуют у пациента, лежащего на животе. При этом можно также пальпировать напряженные сухожилия, которые образуют границы подколенной ямки: с медиальной (полусухожильная и полуперепончатая мышцы) и латеральной (двуглавая мышца бедра) сторон (рис. 6.**5.27**).

Электрофизиологические исследования

При проксимальном повреждении седалищного нерва в качестве электрофизиологического исследования применяется исключительно игольчатая миография соответствующих мышц. См. также разделы о большеберцовом и малоберцовом нервах.

Обзор

Симптоматология поражения седалищного нерва представлена в таблице 6.**5.10**.

Таблица 6.**5.10** Симптоматология поражения седалищного нерва

Локализация поражения	Признаки поражения	Нарушение функции
Место выхода из полости таза	(Сочетание признаков поражения стволов общего малоберцового и большеберцового нервов)	Практически отсутствует активное сгибание голени. Нарушение функции всех мышц, иннервируемых общим малоберцовым и большеберцовым нервами
Общий малоберцовый нерв (подколенная ямка или головка малоберцовой кости)	Свисающая стопа При ходьбе степпаж и свисание латерального края стопы в положении супинации	Плегия тыльного разгибания стопы и пальцев. Слабость пронаторов стопы. Нарушение чувствительности по латеральному краю голени (при поражении проксимальнее подколенной ямки) и на тыле стопы
Глубокий малоберцовый нерв	Свисающая стопа, положение супинации невыполнимо	То же, что и выше, но возможность поднять латеральный край стопы сохраняется. Нарушение чувствительности только на тыле стопы над первым межкостным промежутком
Глубокий малоберцовый нерв на тыле стопы	Нарушений не выявляется	Плегия коротких мышц тыла стопы. Нарушения чувствительности те же, что и выше
Поверхностный малоберцовый нерв	При ходьбе степпаж не выявляется, но свисает латеральный край стопы	Слабость пронаторов стопы
Проксимальный участок большеберцового нерва, например, в подколенной ямке	При ходьбе отсутствует активный перекат ступни с пятки на носок «Когтистая лапа»	Невозможность активного сгибания стопы и пальцев и супинации стопы. Невозможность развести пальцы. Нарушение чувствительности на задней поверхности голени и на подошве
Большеберцовый нерв в середине голени	«Когтистая лапа» (см. рис. 6.**5.35**)	Незначительная слабость подошвенного сгибания стопы, иногда слабость супинации. Слабость подошвенного сгибания пальцев. Нарушение чувствительности на всей подошве
Большеберцовый нерв кзади от внутреннеи лодыжки	Часто выявляются болевой синдром и сухость кожи подошвы	Парез разведения пальцев. Нарушение чувствительности на подошве (иногда за исключением пятки)

Причины

Частота различных причин поражения зависит от того, на каком контингенте пациентов проводится исследование. Среди 73 пациентов, наблюдавшихся в клинико-нейрофизиологическом отделении Калифорнийского университета, 22% составили пациенты после имплантации протезов тазобедренного сустава, 14% получили повреждение извне, 10% – вследствие нарушения кровообращения, у 10% было огнестрельное ранение, у стольких же – перелом костей таза и у 4% – перелом бедра. У 16% пациентов причина не была установлена.

Огнестрельные ранения седалищного нерва в военное время встречаются часто.

Хирургические вмешательства

При многочисленных оперативных вмешательствах на тазобедренном суставе и бедре, особенно при заднем доступе, создается угроза повреждения седалищного нерва. При тотальном протезировании тазобедренного сустава возможны нарушения целостности нерва вследствие неосторожного высвобождения ротаторов сустава кнаружи, а также компрессионное повреждение инструментами и отколовшимися костными фрагментами. Ожоговые повреждения, сопровождаемые денатурацией нейропротеинов, возможны при полимеризации костного цемента. Если это сопровождается сверлением глубокого отверстия, может присоединяться и компрессионное повреждение. Большую патогенетическую роль играет также растяжение нерва при сгибании тазобедренного сустава или разгибании остеотомированного бедра. После операций на тазобедренном суставе могут развиваться поражения не только седалищного, но и бедренного (709; 711), ягодичных (702) нервов, поясничного сплетения и наружного кожного нерва бедра.

Остеотомии, применяемые для удлинения бедренной кости, при увеличении длины более чем на 3 см регулярно приводят к повреждению нерва от растяжения, так как они проводятся одномоментно, тогда как при постепенном растяжении можно добиться значительно большего увеличения длины бедренной кости без угрозы повреждения нерва.

Механические повреждения седалищного нерва удерживающими инструментами, сверлами, пилами или отломками костей либо распространенными гематомами наблюдаются после артродеза тазобедренного сустава, межвертельной остеотомии, остеосинтеза при переломах запирательного отверстия, шейки или тела бедренной кости, а также операций на мягких тканях ягодичной области и сгибательной поверхности бедра, поэтому во всех этих случаях рекомендуется выделять нерв и следить за его ходом. В дистальной части седалищный нерв или одна из его основных ветвей могут быть повреждены при надмыщелковых переломах бедра, которые обычно сопровождаются смещением дистального фрагмента кзади. Описаны случаи полного поражения седалищного нерва при переломах между проксимальной и средней третью тела бедренной кости со значительным смещением фрагментов в переднезаднем направлении. В таких случаях следует предпочесть открытую репозицию с ревизией нерва. Повреждения седалищного нерва наблюдаются при внутрикостном остеосинтезе, артродезе бедра, наложении металлической пластины, деротационной остеотомии и, прежде всего, при тотальном протезировании тазобедренного сустава (702). Они описаны также при закрытом седалищно-бедренном артродезе. Причиной повреждения нерва при тотальном протезировании тазобедренного сустава служит обычно давление удерживающих инструментов или растяжение нерва. У пациентов, которым было проведено протезирование после многолетнего тяжелого коксартроза, возможно повреждение нерва, непривычного к растяжению, из-за восстановленного после операции значительного объема движений в тазобедренном суставе. У некоторых пациентов наблюдается спонтанное хорошее или удовлетворительное восстановление, однако для него может потребоваться до 3 лет.

Подобное осложнение возможно и при удалении материала для остеосинтеза. Во время внутрикостного остеосинтеза бедра при введении иглы возможно растяжение линии перелома с натяжением седалищного нерва, а также образование костных отломков; тракционное повреждение нерва иногда происходит также при репозиции переломов бедра. Перерастяжение нерва возможно также при согнутом тазобедренном суставе, во время репозиции заднего вывиха сустава. Поэтому любая репозиция должна проводиться очень осторожно и дозированно; при старых переломах рекомендуется открытая репозиция, для предотвращения применения слишком большой силы вытяжения. Описаны повреждения седалищного нерва при остеотомии таза по Chiari вследствие упускания долота или костными отломками.

При замене коленного сустава и при коррекционной остеотомии большеберцовой кости может происходить перерастяжение нерва проксимальнее области операции и повреждение его на уровне бедра. Случаи поражения нерва после кардиохирургических операций, скорее всего, имеют ишемическое происхождение.

Гематомы

Травматическая гематома мышц седалищно-коленной группы, возникшая в отсутствие перелома костей, может спустя латентный период приводить к поражению седалищного нерва (855). Подобное повреждение, к которому могут присоединяться нижний ягодичный и срамной нервы, возможно также при кровоизлиянии в грушевидную мышцу на фоне лечения антикоагулянтами. В рамках антикоагуляционной терапии гематома вблизи нерва или даже внутри его оболочки может образовываться при падении на ягодицы; она выявляется при КТ. При этом сначала возникает внезапная, очень интенсивная боль (*névralgies apoplectiformes*), а затем парез. В некоторых случаях наблюдалась тенденция к плохому восстановлению. В этих случаях, возможно, в основе лежала интраневральная гематома. После падения на ягодицы спустя латентный период может образовываться фиброзный тяж, который приводит к истинному компрессионному синдрому седалищного нерва. Мы наблюдали 2 случая повреждения седалищного нерва вследствие гематомы ягодичной области; в первом случае гематома развилась после внутримышечного введения противоревматического средства, во втором спонтанно, из-за передозировки маркумара, на фоне уровня протромбина 8% при пробе по Квику. Возможно также изолированное повреждение заднего кожного нерва бедра с соответствующим нарушением чувствительности на задней поверхности бедра, например, при гематоме с поражением этой сенсорной ветви бедренного нерва.

Инфекции

Инфекционное поражение встречается редко. В одном случае к тяжелой ишиалгии привел абсцесс грушевидной мышцы, вызванный золотистым стафилококком (314).

Сосудистое поражение

Мы наблюдали одностороннюю болезненную ишиалгию с диффузной атрофией мышц ноги и выявленным при ангиографии артериосклеротическим стенозом высокой степени общей подвздошной артерии у пожилого мужчины с длительным стажем курения; подобный случай был описан и другими авторами (530). Аневризма артерии, как развившаяся спустя латентный период после перелома таза, так и возникшая после обычного падения на ягодицы, может приводить к компрессии седалищного нерва с болью и парезом, так же как и нетравматическая аневризма нижней ягодичной артерии. Сосудистое происхождение нейропатии седалищного нерва наблюдается,

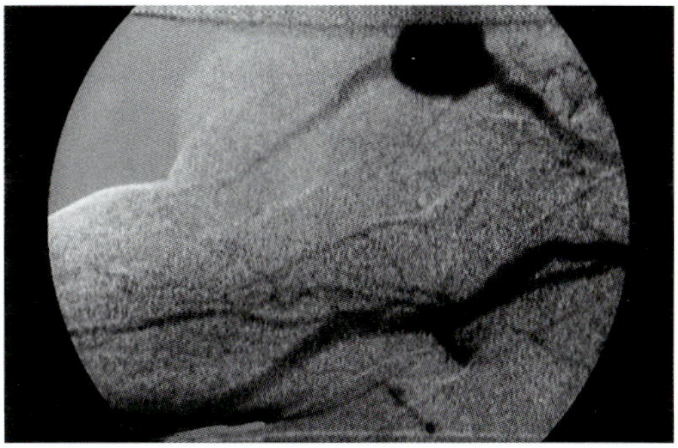

Рис. 6.**5.28** Ангиограмма. Поражение седалищного нерва при аневризме нижней ягодичной артерии.

например, в рамках коллагеноза. При этом простреливающая боль делает необходимым проведение дифференциальной диагностики с грыжей поясничного диска. Биопсия сурального или других нервов подтверждает диагноз. Однако чаще встречается дистопия сосудов, которая уже упоминалась выше и которая часто описывается в литературе как причина болезненной ишиалгии. Варикозное расширение сосудов ягодичной области также может приводить к болезненному поражению седалищного нерва. Мы наблюдали нейропатию седалищного нерва, вызванную аневризмой нижней ягодичной артерии (рис. 6.**5.28**).

Необычный случай представляет собой вовлечение седалищного нерва в гигантскую аневризму подвздошной артерии. Выше уже упоминалось повреждение нерва при кардиохирургических вмешательствах с применением аортального баллона.

Опухоли

Наряду с признаками поражения седалищного нерва при опухолях вблизи нерва, например метастазах рака прямой кишки (см. рис. 6.**5.29**), нередко наблюдается и повреждение самого ствола нерва нейрогенными опухолями, которые примерно в 1/5 случаев представляет собой шванному, еще в 1/5 нейрофиброму и в 3/5 – злокачественную нейрофибросаркому (398).

Опухоли нерва локализуются в 2 раза чаще на бедре, чем в ягодичной области. Они могут в течение многих лет проявляться исключительно болью в стопе, и лишь позднее

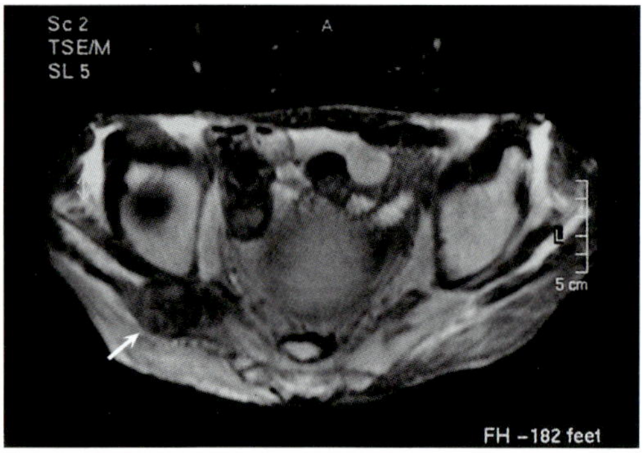

Рис. 6.**5.29** Метастазы рака прямой кишки в правый седалищный нерв на МРТ. (Фотография предоставлена Dr. Wohlgemuth, Klinik f. diagnostische Radiologie und Neuroradiologie, Dir. Prof. Dr. Bohndorf und Dr. Kretzschmar, Augsburg.)

присоединяются неврологические нарушения. Диагностика затруднена из-за топографической диссоциации мета поражения и локализации симптомов. При тщательном расспросе пациенты иногда сообщают о простреливающих парестезиях в стопы при сидении на стуле с твердым краем. Необходима КТ. Подобная доброкачественная опухоль ствола седалищного нерва может быть выявлена и с помощью МРТ (рис. 6.**5.30**). Изредка наблюдается компрессия нерва липомой при выходе из полости таза.

Повреждение седалищного нерва или образующих его ветвей крестцового сплетения опухолью может локализоваться и до выхода из полости таза, поэтому при поражении нерва неясного происхождения показано также исследование полости таза (рис. 6.**5.31**).

Поражение седалищного нерва при сдавлении извне и патологическом положении

Подобные поражения наблюдаются при сдавлении в ягодичной области, в том числе при компрессии между малым вертелом и сиденьем стула. Мы наблюдали подобное поражение у одного пациента, который из-за паралитического полиомиелита, сопровождаемого вялым парезом ягодичных мышц, находился в течение целого дня в постели в положении лежа на спине, и у другого пациента, который после попытки само-

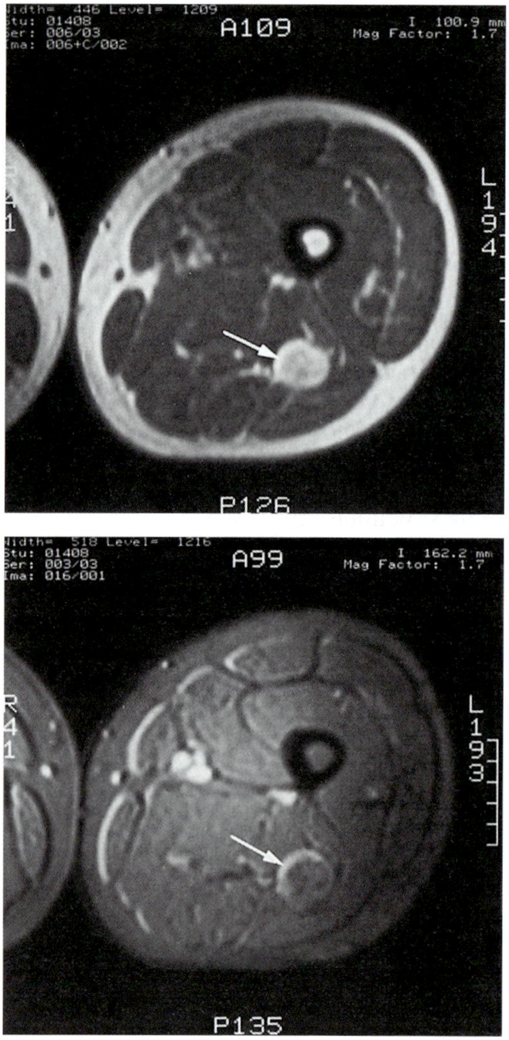

Рис. 6.**5.30** На МРТ в Т2-взвешенном режиме хорошо видна подтвержденная во время операции неврома левого седалищного нерва размером 3×3×2,5 см, расположенная на 18 см дистальнее седалищного бугра. У 57-летнего пациента наблюдались интенсивная боль в зоне иннервации левого седалищного нерва, а также иррадиация в виде «прострела» в левую стопу при сидении на твердой поверхности стула. (Фотографии предоставлены Diagnostische Radiologie der Universität Bern, Direktor Prof. P. Vock.)

убийства с помощью приема снотворных средств лежал 24 ч без сознания на покрытой камнями почве в лесу в положении разгибания. У пациента в состоянии тяжелого опьянения, который заснул в позе лотоса, наблюдалось даже двустороннее поражение седалищного нерва (382). У другого пьяного человека, который спал в положении на спине, а обе ноги при этом свисали через край твердой доски, находящейся под ягодицами, также развилось двустороннее поражение седалищного нерва. Кроме того, из-за переразгибания в тазобедренных суставах развилось поражение бедренного нерва от растяжения, и у пациента таким образом развился синдром «hanging leg» («свисающей стопы») с двусторонним глубоким нижним парапарезом (619). В состоянии комы может развиваться миоглобинурия, а также сопутствующее повреждение от сдавления ягодичных нервов (710). Описан парез мышц, иннервируемых из седалищного нерва, у 10-летнего ребенка, длительно сидевшего на каменной ступеньке (было расценено как компрессионное поражение). В течение 9 мес. парез полностью регрессировал. Мы наблюдали пациента с поражением седалищного нерва после общего наркоза в рамках многочасовой операции остеосинтеза по поводу перелома бедра, при этом область ягодицы находилась на недостаточно мягкой опоре, а бедро было согнуто. Описаны одно- и двусторонние поражения седалищного нерва в положении пациента сидя во время нейрохирургической операции, которые, как отмечают Gozal и Pomeranz (255), были связаны не с растяжением, а с компрессией нерва при положении пациента с расслабленными мышцами на недостаточно мягком сиденье. Описаны поражения от сдавления малоберцовой части седалищного нерва с формированием «свисающей стопы» после длительного сидения тучного пациента на сиденье унитаза. Это поражение обозначается как *toilet seat sciatic neuropathy* (300). Два пациента получили подобное поражение после пребывания в туалете в состоянии оглушения; лишь у одного из них наблюдалось восстановление функции нерва (766). У одной молодой женщины, которая в рамках медитации при занятиях йогой в течение нескольких часов сидела скрестив ноги и положив обе стопы под бедра, развилось выраженное, но в конце концов регрессировавшее поражение малоберцового нерва (797). Мы наблюдали поражение седалищного нерва, связанное с ношением плохо подогнанного грыжевого бандажа.

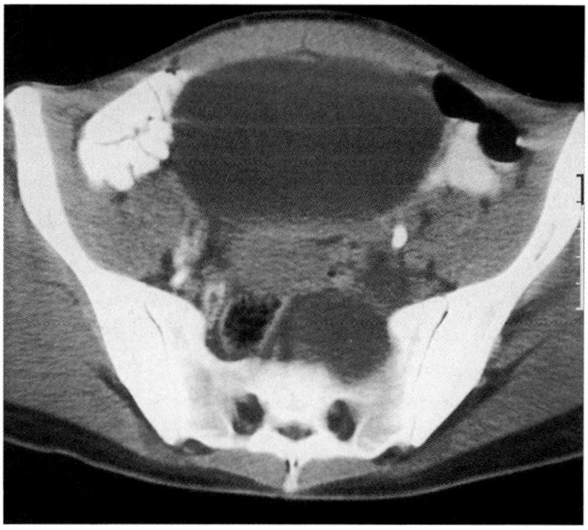

Рис. 6.**5.31** Саркома, растущая из левой задней стенки таза, у 18-летней женщины. В клинической картине наблюдалось поражение седалищного нерва с преимущественным вовлечением большеберцового отдела. Это было ошибочно расценено как корешковый синдром S1.

Длительного сидения на твердом стуле иногда бывает достаточно для развития одно- или двустороннего компрессионного поражения седалищного нерва, особенно у детей и у астеничных людей, которые не обращали внимания на начальные парестезии в стопах.

Чаще компрессионное поражение наблюдается у пациентов в коме или под общим наркозом при длительном нахождении в положении лежа на спине или на боку на недостаточно мягком ложе, при этом важную роль играет состояние расслабления покрывающей седалищный нерв большой ягодичной мышцы (710). Часть этих поражений сопровождается некрозами кожи и мягких тканей ягодицы или проксимальной части бедра. Такие же поражения от сдавления мы неоднократно наблюдали у пациентов с отравлением, особенно у наркоманов, которые в течение длительного времени сидели или лежали на твердой опоре; при этом иногда присоединялись массивные отеки мягких тканей, повышение креатинкиназы и миоглобинурия.

Часть случаев поражения периферических нервов у героинзависимых наркоманов связана с локальной компрессией. Однако эта причина не всегда объясняет поражение нервов. ЭМГ во многих случаях позволяет уточнить локализацию повреждения при неясных нейропатиях седалищного нерва.

В положении пациента при камнесечении поражение седалищного нерва развивается вследствие перерастяжения нерва из-за значительной ротации кнаружи или сгибания в тазобедренном суставе. Огибающий запирательную и близнецовые мышцы седалищный нерв в этом положении растягивается до 7 см. Особенная предрасположенность к поражению нерва имеет место на фоне предшествующей гетеротопной оссификации в непосредственной близости от него.

Истинный болевой синдром мы наблюдали у двух пожилых мужчин. Они жаловались на сильнейшие болезненные судороги на сгибательной поверхности бедра продолжительностью от нескольких секунд до минут, которые возникали при сидении (давление сиденьем стула на бедро) или при определенных движениях ноги. Неврологических симптомов не было. В одном случае при оперативной ревизии были выявлены патологически крупные атипично расположенные сосуды, которые многократно пересекали седалищный нерв. Они были удалены, и жалобы сразу же регрессировали. Вопрос о том, имело ли в данном случае место ишемическое поражение пояснично-крестцового сплетения, не был решен.

Другие причины

Циклическая прогрессирующая боль и признаки пареза мышц, иннервируемых из седалищного нерва, могут наблюдаться у женщин при эндометриозе внутри оболочки ствола нерва. Локальная эксцизия и сальпингоофорэктомия способствуют регрессу симптомов. В редких случаях развивается компрессия нерва вследствие миозита. Причиной может также стать латентное сакральное (вентральное) менингоцеле либо липома. При прохождении через большое седалищное отверстие седалищный нерв целиком или частично находится в толще грушевидной мышцы. В отдельных случаях нерв находится в слишком тесном контакте с седалищной остью, особенно при выраженном поясничном лордозе и компенсаторном сгибании бедра. Вследствие этого, по мнению отдельных авторов, может происходить раздражение нерва и формирование ишиаса. В подобных случаях боль усиливается при исследовании симптома Ласега из-за одновременной ротации бедра кнутри (что вызывает растяжение грушевидной и запирательной мышц), а при ротации кнаружи боль уменьшается. Изредка наблюдается компрессия нерва патологическим дополнительным костным зачатком конечности в глубине ягодицы у младенцев либо сдавление фиброваскулярным тяжем, удаление которого приводит к регрессу симптомов (783). Мы наблюдали одного спортсмена, у которого легкое поражение седалищного нерва развилось на фоне разрыва седалищно-коленной мышцы. Описано также ремиттирующее поражение седалищного нерва вследствие разрыва полусухожильной мышцы с образованием большой мышечной грыжи, регрессу которого способствовало удаление всей мышцы. При оперативном лечении птеригия подколенной ямки, например в рамках синдрома Ульриха, при определенных обстоятельствах может быть поврежден седалищный нерв, так как он находится в кожной складке.

Повреждения нижней конечности при родах с поражением седалищного или малоберцового нерва наблюдаются значительно реже, чем повреждения верхней конечности. Почти во всех случаях речь идет о тракционных повреждениях, которые регрессируют в течение максимум нескольких недель. При более длительном восстановлении иногда возникает необходимость корректировать «конскую стопу» с помощью применения соответствующих шин. Распознать подобное поражение достаточно сложно, так как движения ножки младенца как в тазобедренном, так и в коленном суставе сохранены, несмотря на существующий парез.

6.5.11 Синдром грушевидной мышцы

Синдром грушевидной мышцы – заболевание, которое было описано в 1947 г. Robinson (584) и характеризуется интенсивной локальной болью в ягодичной области. Иногда жалобы появляются после травмы. Они могут также иметь место после длительного сдавления, например, сиденьем унитаза, бумажником или кошельком. Порой боль иррадиирует в крестец, тазобедренный сустав или вниз по ноге и усиливается при наклоне или поднятии тяжести. Боль напоминает истинную ишиалгию. При обследовании выявляется четко локализованная болезненность при надавливании в области большого седалищного отверстия и боль в той же области при форсированном сгибании бедра и при ротации его кнутри. Изредка со временем развивается атрофия ягодичных мышц. При МР-нейрографии 14 пациентов с ишиалгией в отсутствие поражения корешка в 12 случаях была выявлена аномалия седалищного нерва в области седалищного бугра, примерно на уровне грушевидной мышцы. 4 пациентам была проведена хирургическая декомпрессия, после чего у 3 из них боль исчезла (412). Лечение состоит в оперативном вмешательстве с удалением разрастаний грушевидной мышцы и частичном или тотальном ее разрезе или надрезе на 4–5 см проксимальнее от места прикрепления мышцы к большому вертелу. Описана нетравматическая симптоматическая форма при патологическом расположении артерии, которая проходила через толщу грушевидной мышцы и кровоснабжала седалищный нерв, а также при экстрагенитальном эндометриозе. По нашему мнению, которое совпадает с мнением других авторов, этот синдром диагностируется слишком часто, что препятствует поиску других причин боли в ягодичной области.

Инъекционное повреждение седалищного нерва

Выше уже было описано инъекционное поражение верхнего и нижнего ягодичных нервов. В данном разделе речь пойдет о различных аспектах подобного повреждения седалищного нерва.

Частота

Среди повреждений, связанных с инъекциями, поражение седалищного нерва наблюдается наиболее часто. Оно составило в целом 35 из 54 поражений нервов после внутримышечных инъекций и из 87 всех повреждений, обусловленных пункцией или инъекцией (483).

Механизм повреждения

Так называемые инъекционные параличи, или повреждения седалищного нерва при инъекциях в ягодичную область, наблюдаются очень часто. В главе 3 (с. 124–126) уже были описаны общие механизмы токсического поражения после инъекций. Развитие подобных инъекционных поражений зависит прежде всего от места укола и направления иглы. Седалищный нерв после выхода из полости таза проходит под большой ягодичной мышцей в направлении задней поверхности бедра. Повреждение нерва возможно при внутримышечной инъекции в нижний медиальный квадрант. При косом направлении иглы нерв может быть поврежден и при инъекции в другие квадранты ягодичной области.

Патологическая анатомия

Развивается интенсивная реакция на чужеродные вещества вокруг нерва, и нерв оказывается сдавленным формирующейся плотной рубцовой соединительной тканью, при этом фиброз развивается и между пучками волокон нерва. К дополнительному повреждению ствола нерва приводит некроз ягодичных мышц при внутриартериальном введении масляных растворов. Инъекционные поражения седалищного нерва описаны после внутримышечных инъекций также у новорожденных и детей. Особенностью развития этих поражений является появление симптомов спустя годы после повторных, многочисленных внутримышечных инъекций пентазоцина.

Клиническая картина

Инъекционное поражение седалищного нерва характеризуется появлением уже во время инъекции сильной боли, иррадиирующей в ногу и описываемой пациентом как «удар током». Сразу после этого развиваются двигательные и сенсорные нарушения. Примерно в 10% случаев парезы развиваются спустя латентный период в несколько часов или даже дней. Так как в большей степени поражается малоберцовая часть седалищного нерва, преобладает парез разгибателей стопы и пальцев и нарушение чувствительности по медиальному краю стопы. Однако бывают случаи, когда на первом плане стоят нарушения функции большеберцового нерва – в нашем собственном наблюдении в 26% – с парезом сгибателей колена, стопы и пальцев, а также гипестезией на подошве. При повреждении лишь одного или немногих нервных пучков нарушения могут быть дискретными.

Выраженность и динамика болевого синдрома вариабельны. Нередко боль в кожных зонах при легком повреждении отдельных частей нерва бывает особенно интенсивной. В тех случаях, когда быстро развиваются тяжелые неврологические проявления, боль, кроме появившегося сразу «прострела», может вообще отсутствовать; в этом случае рекомендуется полная или частичная проводниковая блокада поврежденных участков нерва. Как правило, боль появляется в течение нескольких дней или недель, когда происходит частичное восстановление функции обратимо поврежденных волокон. В каждом отдельном случае появление симптомов раздражения или выпадения либо сочетания зависит от степени тяжести повреждения отдельных волокон. С течением заболевания уменьшение выраженности функциональных нарушений сопровождается нарастанием признаков раздражения, особенно боли, которая соответствует при этом типу каузалгии или гиперпатии.

Тяжесть повреждения нерва варьирует от легких, быстро регрессирующих признаков раздражения нервных волокон, до обратимого в течение от недели до нескольких месяцев блока проведения и, наконец, вплоть до дегенерации поврежденных частей нерва. В последнем случае прогноз неблагоприятный, так как интраневральный фиброз отрицательно влияет на процессы регенерации и возможно формирование остаточного дефекта функции.

Наиболее простым и надежным способом отличить инъекционное поражение седалищного нерва от корешкового поражения нам представляется исследование секреции потовых желез: ангидроз стопы доказывает локализацию поражения вне позвонка, т.е. в данном случае в седалищном нерве. Так как речь идет в том числе о правовых и страховых вопросах (см. раздел 7.3), мы настоятельно рекомендуем тщательную документацию результатов нингидриновой пробы. Особый случай представляет собой некроз мышечной ткани и кожи после внутримышечной инъекции (481; 483). В основе этой лекарственной эмболии, синдрома Николау, лежит случайная внутриартериальная инъекция, при этом место инъекции может быть выбрано правильно. Характерны интенсивная острая боль, локальный отек, мраморная окраска кожи в виде ливедо и развивающийся вскоре некроз (рис. 6.**5.32**).

Прогноз неблагоприятный. В 10 из 38 случаев одновременно наблюдалось поражение нервов (481). Все эти случаи должны напоминать о том, что внутримышечные инъекции следует назначать лишь в тех случаях, когда препарат недостаточно эффективен при пероральном введении, и о том, что перед инъекцией следует убедиться, что медикамент вводится внутримышечно (отсутствие крови при аспирации).

Изредка при внутримышечной инъекции может развиваться ишемическое поражение поясничного сплетения. В его основе лежит спазм или ретроградное наполнение ветвей внутритазовых артерий при инъекции в ягодичную мышцу.

Лечение инъекционного поражения

Лечение инъекционного поражения, в случае правильной оценки ситуации, должно начинаться с введения 50–100 мл физиологического раствора поваренной соли под большую ягодичную мышцу для уменьшения концентрации введенного препарата.

У большинства пациентов преимущественное значение имеет лечение болевого синдрома. При наиболее частом типе боли, каузалгии, обычные анальгетики неэффективны или оказывают лишь кратковременное действие. Кроме того, при длительном применении сильных обезболивающих средств возникает опасность развития лекарственной зависимости. По этим причинам рекомендуется тимолептическое обезболивающее лечение, которое при сильной боли должно проводиться в стационаре.

Вплоть до момента возможного восстановления функции мышцы и суставы должны находиться в «трудоспособном» состоянии. При неполном парезе показана постоянная лечебная физкультура, для предотвращения контрактур суставов и атрофии мышц. Если же наблюдается полный паралич мышц, этой цели служат пассивные движения суставов и, при возможности, электростимулирующие процедуры в изометрических условиях. При определенных типах пареза необходимо применение ортопедических мероприятий, например, подбор шины для малоберцовой кости (см. главу 4).

Если у пациента имеются участки кожи с нарушением или полным выпадением чувствительности, необходимо разъяснить ему связанную с этим опасность повреждения кожи. Особенно большое значение это имеет в области стопы, где сдавление, ожоги или мелкие повреждения могут приводить к плохо заживающим язвам. Тщательный уход за стопами, а также ношение достаточно широкой обуви являются в этом случае актуальной задачей.

Показания к оперативному вмешательству и невролизу, очень редко трансплантации поврежденного седалищного нерва, немногочисленны и устанавливаются на основе проводимого в динамике нейро- и миографического исследования. Мы рекомендуем проведение первого контрольного исследования спустя 6 нед. после повреждения, второго – спустя 3 мес. Если реиннервации не наблюдается, повреждение можно считать необратимым. В этом случае предпочтительно оперативное лечение, так как при слишком протяженном участке регенерации как минимум мышцы голени имеют очень мало шансов на успешную реиннервацию.

Профилактика

Инъекционного повреждения седалищного нерва при внутримышечной инъекции можно избежать при введении иглы в верхний наружный квадрант ягодичной области. В качестве наиболее практичной и надежной техники инъекции зарекомендовала себя инъекция в область между указательным и среднмм пальцем при следующем положении: ладонь исследователя лежит на большом вертеле, при этом указательный и средней пальцы отведены друг от друга и опираются на переднюю ость или на гребень подвздошной кости. Оптимальное место введения иглы внутри образованного таким образом треугольного поля показано на рисунке 6.**5.33**. У младенцев инъекцию предпочительнее выполнять в область латеральной широкой мышцы в средней трети латеральной поверхности бедра. Преимуществами обеих этих точек является не только надежное избегание крупных ветвей нервов, но также и относительно небольшой слой жировой ткани, что позволяет избежать частых инъекций в подкожную клетчатку с возможным образованием некрозов жировой ткани, при введении иглы в дорсальную часть ягодичной области. Используемые инъекционные растворы по сравнению с локализацией инъ-

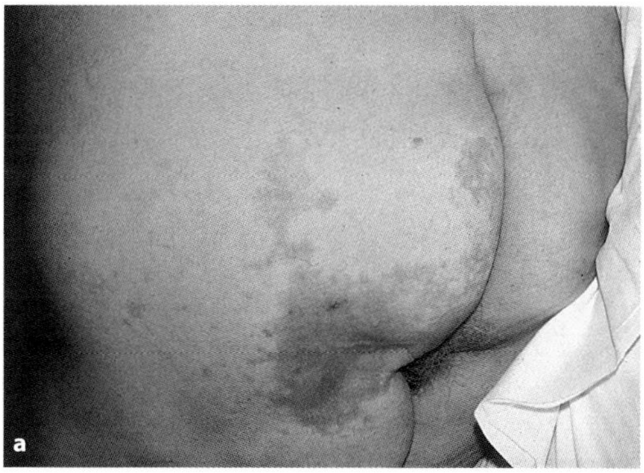

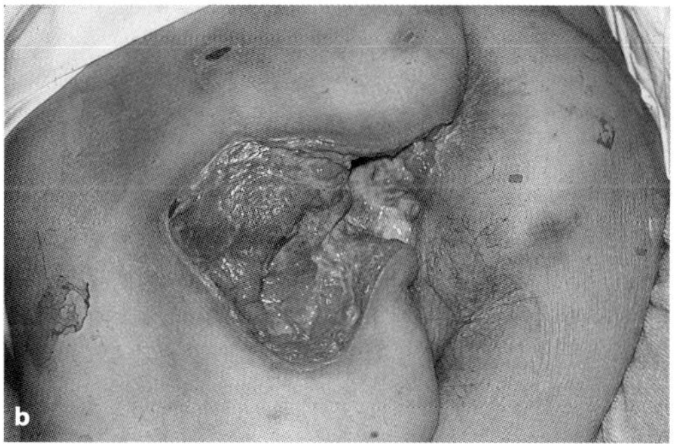

Рис. 6.**5.32** Livedo racemosa с акцентом в нижнем внутреннем квадранте ягодичной области (**a**). Локальный статус после оперативного удаления участка некроза мягких тканей размером с кулак (**b**).

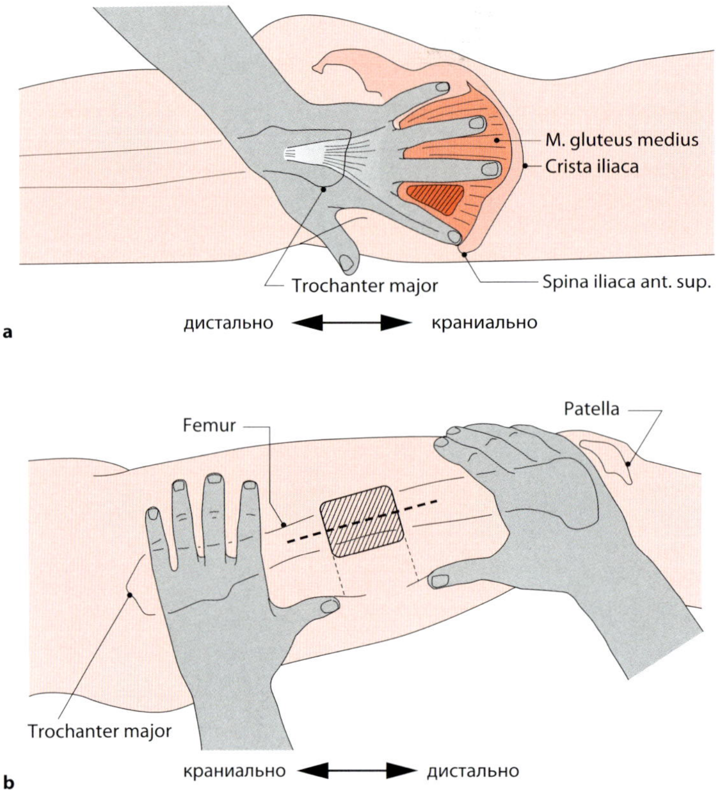

Рис. 6.**5.33** Техника внутримышечной инъекции. Место инъекции густо заштриховано (место инъекции по von Hochstetter). Иглу следует вводить перпендикулярно поверхности тела. Инъекцию в верхний наружный квадрант ягодичной области (**a**) с применением этой техники можно также проводить в положении пациента лежа на спине. Место прикрепления средней ягодичной мышцы обозначено под рукой врача.
b Инъекция в область латеральной поверхности бедра (по Müller-Vahl).

екции не имеют большого значения, и любой из них может вызвать повреждение при неправильно выбранном месте введения иглы. В том случае, если аналогичный терапевтический эффект может быть достигнут с помощью другого способа введения препарата, внутримышечной инъекции лучше избежать.

В отношении профилактики внутриартериального введения препарата в ягодичной области действуют те же принципы, что и для инъекционного повреждения седалищного нерва. Инъекция в основной ствол ягодичной артерии возможна только сразу после ее выхода из полости таза в медиальной части ягодичной области, а введение препарата в отдельные ветви артерии не имеет столь серьезных последствий. Кроме того, необходима аспирационная проба и начальное медленное введение пробной дозы. Если появляется боль, инъекцию немедленно прекращают.

Лечение повреждений седалищного нерва

Оперативное лечение

Повреждение седалищного нерва в ягодичном регионе обычно локализуется в области подгрушевидного отверстия. На этом уровне поражение в большинстве случаев бывает обусловлено тракцией или компрессией рубцовой тканью либо происходит раздражение нерва костными фрагментами либо материалом для остеосинтеза. Полное нарушение целостности нерва здесь встречается редко. Проводится преимущественно невролиз.

На бедре до разделения нерва выше подколенной ямки в большинстве случаев повреждение происходит вследствие резаного или огнестрельного ранения. Ровные разрезы и мелкие дефекты ушиваются методом «конец-в-конец» в положении легкого сгибания в коленном суставе. Более обширные дефекты требуют проведения трансплантации нерва. Так как речь идет о самом крупном нерве организма человека, возможности операции ограничены имеющимися в распоряжении трансплантатами нервов, особенно при протяженных участках дефекта. При этом длина необходимого трансплантата не лимитирована. Так как перспективы восстановления функции в отношении малоберцового нерва меньше, чем в отношении большеберцового, первый можно использовать для закрытия дефекта большеберцовой части седалищного нерва. Для многих пациентов с полным поражением седалищного нерва утрата защитной функции чувствительности на стопе представляет собой основную проблему. При этом часто образуются изъязвления и трофические язвы с низкой тенденцией к заживлению. При лечении восстановление достаточной для защитной функции чувствительности можно считать успехом. Удовлетворительное сгибание стопы достигается не только функционированием трехглавой мышцы голени, но при этом должна еще быть сохранной сгибательная функция пальцев. Особенно удачен результат регенерации в том случае, если возможно не только тыльное сгибание, но и подошвенное разгибание в достаточном объеме. Функция подошвенного разгибания в голеностопном суставе может быть достигнута с помощью заместительной операции.

Дифференциальная диагностика

После тщательного обследования вряд ли можно спутать поражение седалищного нерва с каким-либо другим монопарезом ноги. Половинное поражение нижнегрудного отдела спинного мозга вызывает помимо спастического (а не вялого!) паралича ноги диссоциированное расстройство чувствительности на противоположной стороне. В начальной стадии бокового амиотрофического склероза возможны парезы различных мышц только одной ноги, что может при поверхностном осмотре имитировать поражение седалищного нерва. Однако при этом отсутствуют нарушения чувствительности. При психогенных монопарезах, по крайней мере вначале, отсутствует выпадение рефлексов и атрофии мышц. Патологический процесс в области межполушарной щели или коры большого полушария (например, менингеома) может приводить к двигательным нарушениям в стопе с поражением мышц, иннервируемых как малоберцовым, так и большеберцовым нервами, однако при этом отсутствуют нарушения чувствительности и в большинстве случаев выявляются пирамидные знаки. Кроме того, иногда бывает необходимо проведение дифференциального диагноза с поражением большеберцового и малоберцового нервов.

6.5.12 Большеберцовый нерв (L4–S3)

Анатомия

Большеберцовый нерв происходит из вентральной части седалищного нерва (см. рис. 6.**5.34**).

В случае деления на высоком уровне он покидает полость таза уже в виде самостоятельного ствола через подгрушевидное отверстие. Позднее нерв входит в подколенную ямку и пересекает ее по диагонали. При этом он располагается непосредственно под фасцией: более глубоко и медиально проходят подколенные артерия и вена. В подколенной ямке большеберцовый нерв отдает 2 или более суставных ветвей к коленному суставу.

В проксимальной части подколенной ямки от большеберцового нерва отходит медиальный кожный нерв голени. Он покрыт подколенной, а затем икроножной фасцией. Лишь на уровне ахиллова сухожилия он прободает фасцию и объединяется с соединительной малоберцовой ветвью (из латерального кожного нерва голени), идущей к икроножному нерву. Икроножный нерв идет по латеральному краю голени от ахиллова сухожилия в ретромаллеолярной борозде, откуда он отдает свои главные ветви к латеральной поверхности пятки (латеральные пяточные ветви), латеральному краю стопы и наружной поверхности мизинца (латеральный задний кожный нерв). Зона кожной чувствительности этих нервов может охватывать и более медиальные области (компрессионный синдром, см. с. 525). В дистальной части подколенной ямки от большеберцо-

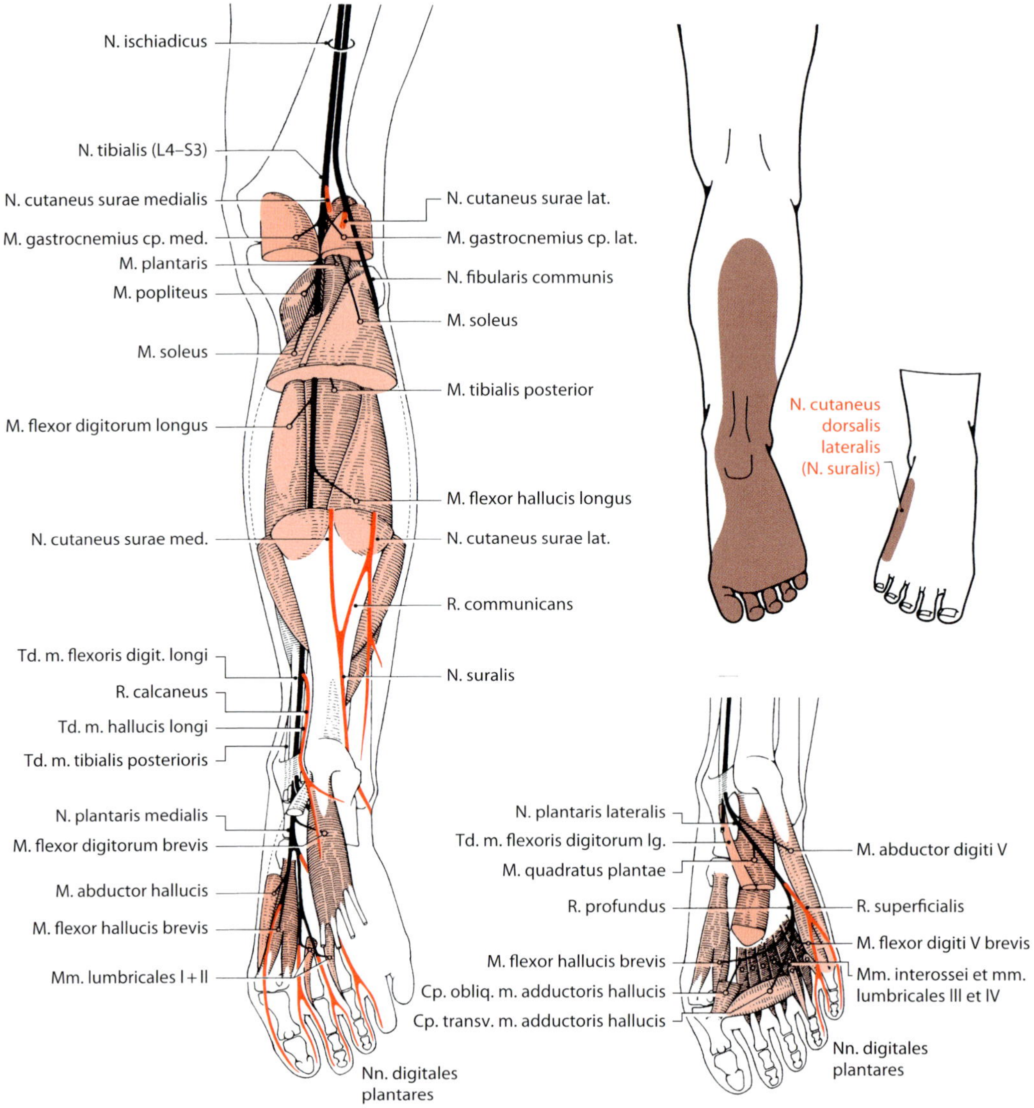

Рис. 6.**5.34** Анатомия большеберцового нерва.

вого нерва отходят многочисленные мышечные ветви к поверхностным сгибателям. Несколько ветвей иннервируют медиальную и латеральную головки икроножной мышцы, камбаловидную и подошвенную мышцы. Глубокая ветвь для подколенной мышцы продолжается в межкостный икроножный нерв, который идет в дистальном направлении по межкостной мембране до верхнего голеностопного сустава и иннервирует на своем пути соседние сосуды и кости.

Ствол большеберцового нерва покидает подколенную ямку между обеими головками икроножной мышцы и проходит под сухожильной аркой камбаловидной мышцы в ложе глубоких сгибателей. В пределах сосудисто-нервного пучка он сохраняет свое поверхностное расположение и пересекает под областью прикрепления камбаловидной мышцы место, где разделяются артерии или объединяются вены голени. В глубине ложа сгибателей из большеберцовых артерии и вены и большеберцового нерва вновь формируется сосудисто-нервный пучок, который идет вместе с сухожилиями глубоких сгибателей в канале (медиальной) лодыжки на подошву. На голени этот путь пролегает между длинным сгибателем I пальца и длинным сгибателем II–V пальцев. Нерв располагается латерально от артерии. Несколько ветвей отходят к глубоким сгибателям (задней большеберцовой мышце, длинному сгибателю II–V пальцев и длинному сгибателю I пальца) и к камбаловидной мышце.

В нижней трети голени, т.е. в ретромаллеолярной области, нерв и сосуды располагаются поверхностно. В области медиальной лодыжки фасция становится более плотной и наконец переходит в Retinaculum flexorum (удерживатель сгибателей). Она прикрепляется в надкостнице обеих костей голени и разделяет вместе с соединительнотканными перегородками канал медиальной лодыжки на несколько полостей. Полость для сосудисто-нервного пучка располагается между пространствами для сухожилия длинного сгибателя пальцев и длинного сгибателя большого пальца. На медиальном крае стопы вместо Retinaculum flexorum стенки канала лодыжки образует мышца, отводящая большой палец. Медиальные пяточные ветви, иннервирующие кожу на медиальной поверхности пятки и прилегающей к ней части стопы, прободают при входе в канал лодыжки Retinaculum flexorum. В самом канале большеберцовый нерв разделяется на две свои конечные ветви, медиальный и латеральный подошвенные нервы, которые идут на подошву под мышцей, отводящей большой палец.

Медиальный подошвенный нерв проходит в медиальной подошвенной борозде, частично прикрытой апоневрозом подошвы, между мышцей, отводящей большой палец, и коротким сгибателем пальцев. Здесь он отдает сначала медиальную ветвь, которая идет с внутренней стороны сухожилия длинного сгибателя большого пальца к медиальному краю большого пальца. Ветвь, идущая латерально от упомянутого сухожилия, разделяется на уровне основания плюсневых костей на общие и собственные пальцевые подошвенные нервы, которые иннервируют пальцы от латеральной поверхности I до медиальной поверхности IV, включая ногтевые ложа. Мышечные ветви идут к мышце, отводящей большой палец, медиальной головке короткого сгибателя большого пальца, короткому сгибателю пальцев и I и II червеобразным мышцам. Суставные ветви иннервируют суставы предплюсны и плюсны. Схема иннервации медиального подошвенного нерва напоминает схему иннервации срединного нерва на кисти.

Латеральный подошвенный нерв идет между коротким сгибателем пальцев и квадратной мышцей подошвы в латеральной борозде подошвы и отдает на своем пути мышечные ветви к квадратной мышце подошвы и мышце, отводящей мизинец. Затем он разделяется на поверхностную и глубокую ветви. Поверхностная ветвь образует общие подошвенные пальцевые нервы. Они проходят под первым–третьим межкостными промежутками плюсны и разделяются на сенсорные ветви для мизинца и латеральной поверхности IV пальца. От поверхностной ветви иннервируются короткий сгибатель мизинца, мышца, противопоставляющая мизинец, и обе межкостные мышцы четвертого межплюсневого промежутка. Глубокая ветвь идет вместе с одноименной ветвью латеральной подошвенной артерии в пространство между косой головкой мышцы, приводящей большой палец, и межкостными мышцами. Она иннервирует остальные межкостные мышцы, а также мышцу, приводящую большой палец, и II, III и IV червеобразные мышцы. Схема иннервации латерального подошвенного нерва напоминает схему иннервации локтевого нерва на кисти.

Зона сенсорной иннервации (см. рис. 2.**6**, а также рис. 6.**5.34**) распространяется вдоль задней поверхности голени через пятку на подошву и сгибательную поверхность пальцев. Как и на кисти, кожа над разгибательной поверхностью концевой фаланги пальцев иннервируется нервами сгибательной поверхности. Над латеральной поверхностью стопы зона иннервации распространяется на тыл стопы, особенно наружную поверхность и часть разгибательной поверхности мизинца. Внутренний край стопы, напротив, «остается в распоряжении» подкожного нерва. К зоне вегетативной иннервации большеберцового нерва относится подошва.

Признаки поражения

Клиническая картина

Большеберцовый нерв иннервирует все сгибатели пальцев и стопы, а также мелкие мышцы стопы за исключением иннервируемых из малоберцового нерва разгибателей пальцев на тыле стопы. Его сенсорные ветви осуществляют иннервацию кожи в дистальной части задней поверхности голени, кожу пятки и подошвы и дистальную часть задней поверхности II–IV пальцев. Иннервируемые большеберцовым нервом мышцы голени работают как сгибатели верхнего и нижнего голеностопного сустава и тем самым осуществляют также функцию супинации и приведения. Наиболее мощным супинатором является задняя большеберцовая мышца. Сгибание, разведение и приведение пальцев проводятся также исключительно мышцами, иннервируемыми большеберцовым нервом. Кроме того, мышцы подошвы вместе с сухожилиями сгибателя большого пальца и длинного сгибателя пальцев осуществляют напряжение передней арки свода стопы. Особенно важную статическую функцию несет задняя большеберцовая мышца, сухожилие которой служит опорой для таранно-пяточной связки на дне передней камеры нижнего голеностопного сустава и которая тем самым поднимает головку таранной кости и медиальный край стопы. Преобладание тонуса разгибателей и мышц малоберцовой группы при парезе сгибателей ведет к формированию пяточного положения стопы и наружной косолапости.

Клинические признаки нарушения функции большеберцового нерва как в рамках поражения седалищного, так и при изолированном поражении идентичны. Если повреждение локализуется в области голени, то сохранные длинные сгибатели пальцев и иннервируемые малоберцовым нервом разгибатели формируют «кошачью лапу» (рис. 6.**5.35**). Исследование секреции потовых желез на подошве помогает выявить поражение сенсорных волокон большеберцового нерва или большеберцовой части седалищного нерва (рис. 6.**5.36**).

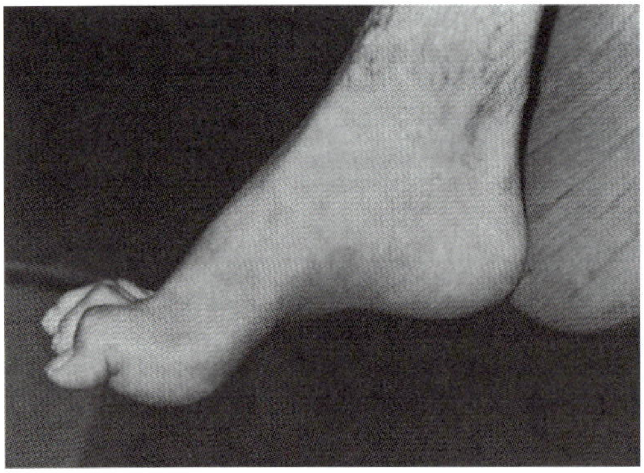

Рис. 6.**5.35** 21-летний мужчина с компрессионным поражением правого большеберцового нерва на границе средней и дистальной трети. Парез коротких мышц стопы при сохранных длинных сгибателях пальцев и сохранных (иннервируемых малоберцовым нервом) коротких разгибателях привел к выраженному нарушению в виде «когтистой лапы» (цит. по: Fuhrmann, Schliack. Krallenfußbildung bei distaler Tibialislähmung. Akt. Neurol. 1980; 7: 6).

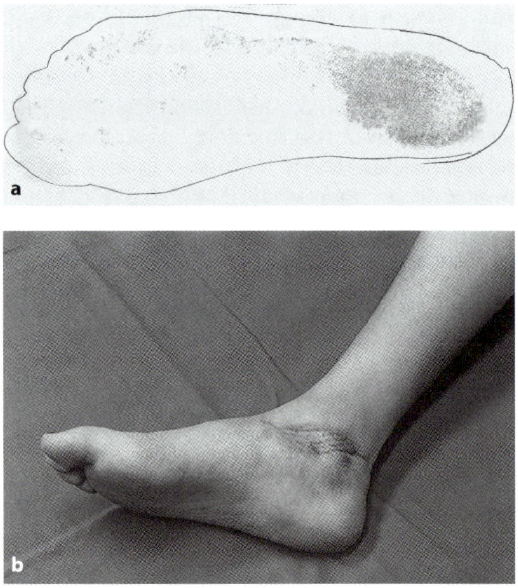

Рис. 6.**5.36** Ангидроз части подошвы при поражении большеберцового нерва. Травматическое дистальное поражение правого большеберцового нерва (**a**). При нингидриновой пробе выявляется отсутствие секреции потовых желез в зоне иннервации медиального и латерального подошвенных нервов и сохранность ее в зоне кожной иннервации пяточных ветвей и икроножного нерва (**b**).

Тарзальный туннельный синдром

В основе этого клинического синдрома лежит поражение большеберцового нерва позади внутренней лодыжки (288; 476). Оно может быть двусторонним. Мы подробно описываем его в связи с большой клинической значимостью.

Клиническая анатомия

Ствол большеберцового нерва проходит вместе с сухожилиями задней большеберцовой мышцы и сгибателями пальцев и большого пальца, а также их сухожильными оболочками, вместе с задней большеберцовой артерией и сопровождающими ее венами позади внутренней лодыжки и под Retinaculum musculorum flexorum (lig.laciniatum). Анатомические исследования показали, что Retinaculum musculorum flexorum (lig. laciniatum) в проксимальном направлении переходит в икроножную фасцию. Дистально она разделяется на поверхностный и глубокий листки, которые образуют фасцию мышцы, отводящей большой палец. В 55 из 60 случаев при патологоанатомическом исследовании была выявлена соединительнотканная перегородка между медиальным и латеральным подошвенными нервами (288). Поскольку компрессия может затрагивать как весь ствол заднего большеберцового нерва, так и в дистальном направлении один или оба подошвенных нерва, иногда различают проксимальный и дистальный синдром тарзального канала. Разделение ствола большеберцового нерва на медиальный и латеральный подошвенные нервы при патологоанатомическом исследовании в 17 из 31 случая наблюдалось на уровне лодыжечно-пяточной оси, в 5 случаях – на 1 см дистальнее, а в 6 – на 1 см проксимальнее от нее. Редкое исключение представляет собой бифуркация на 6 см проксимальнее. Сенсорная иннервация кожи над медиальной поверхностью голеностопного сустава очень вариабельна и зависит от вариантов разветвления подкожного, икроножного или большеберцового нервов.

Из-за сдавления большеберцового нерва или его ветвей, медиального и латерального подошвенных нервов, наблюдаются болезненные парестезии на подошве, в том числе по ночам, которые усиливаются при ходьбе. Объективно выявляется нарушение чувствительности в зоне иннервации подошвенных нервов, уменьшение или утрата секреции потовых желез на подошве и парез мелких мышц подошвы (рис. 6.**5.37**).

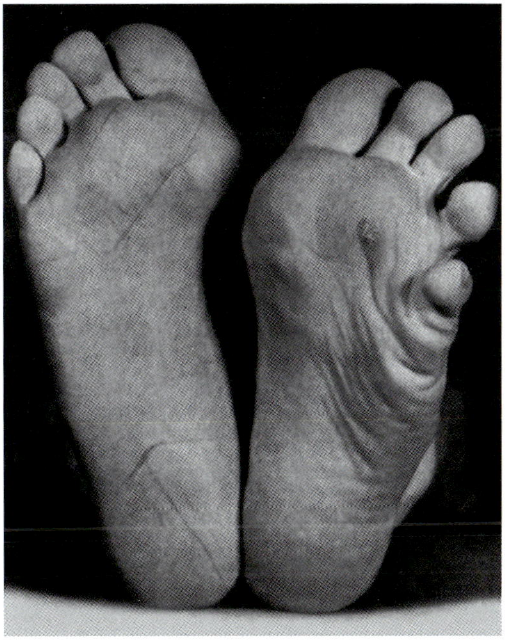

Рис. 6.**5.37** Парез мелких мышц подошвы справа при синдроме тарзального канала (цит. по: Mumenthaler M. et al. Schweiz. med. Wschr. 1964; 94: 681).

Как при любом дистальном поражении большеберцового нерва, развивается «кошачья лапа» (см. рис. 6.**5.35**). Часто определяется болезненность при надавливании по ходу большеберцового нерва, иногда пассивное переразгибание пальцев, или форсированная пронация стопы вызывает боль. Особенно часто наблюдается варусная деформация стопы (pes varus), коррекция которой обычно не вызывает клинического улучшения. Как уже было сказано, поражение при этом синдроме может быть двусторонним.

Кроме описанной формы синдрома, для которой характерны объективные неврологические признаки, существуют случаи, при которых имеются только субъективные симптомы. Пациенты жалуются на болезненные ощущения в подошве, особенно при ходьбе. Выявляется болезненность при пальпации ствола большеберцового нерва позади лодыжки. Жалобы исчезают при анестезии нерва. Подобные случаи можно сравнить с брахиалгией в отсутствие неврологических нарушений при синдроме запястного канала. В одном подобном случае описано оперативное лечение путем невролиза большеберцового нерва позади медиальной лодыжки. Однако следует упомянуть, что, в соответствии с нашим опытом, диагноз туннельного синдрома тарзального канала ставится при подобном субъективном болевом синдроме слишком часто. Вопрос об оперативном лечении при этом должен решаться только при наличии патологических результатов электрофизиологического исследования.

Особый случай представляет собой изолированная нейропатия нижнего пяточного нерва. Он является первой ветвью латерального подошвенного нерва и иннервирует мышцу, отводящую мизинец стопы, и иногда квадратную мышцу стопы. Участков сенсорной иннервации у этого нерва нет, однако он иннервирует надкостницу передней части пяточной кости. Хроническое поражение этой ветви может стать причиной интенсивной боли в области пятки. Решающим моментом для диагностики служит выявление одностороннего пареза мышцы, отводящей мизинец, и результаты электрофизиологического исследования.

Патогенез

Туннельный синдром тарзального канала развивается минимум в 1/4 случаев вследствие травматического повреждения области лодыжки, в том числе обычного растяжения мышц стопы. Значительно реже он появляется спонтанно, в отсутствие каких-либо патогенных факторов. Иногда выявляются дополнительные особенности, например болезни обмена веществ, такие как гиперлипидемия или гипотиреоз. Также в тарзальном канале может развиваться опухоль, например, саркома или нейроэктодермальная опухоль либо интраневральный ганглион. Влияние бега на длинные дистанции (*Joggers Foot*), которое принято считать патогенным, до сих пор не установлено.

Дополнительные методы исследования

Электрофизиологическое исследование при синдроме тарзального канала выявляет удлинение дистального латентного периода и замедление скорости проведения сенсорного импульса в дистальном сегменте. Однако во многих случаях результаты электронейрографического исследования малоинформативны. ЭМГ мелких мышц стопы также не всегда дает достоверные результаты. Измерение потенциалов фибрилляции в этом случае затруднено, так как многим пациентам не удается полностью расслабиться и так как потенциалы моторных единиц часто бывают очень невелики.

Замедление скорости моторного возбуждения в большеберцовом нерве позади медиальной лодыжки и нейрогенный тип ЭМГ в мышце, отводящей большой палец, подтверждают диагноз. Однако и при нормальной ЭМГ его нельзя с уверенностью исключить. Самым чувствительным методом служит измерение проведения сенсорного возбуждения, которое в 96% из 25 случаев было замедлено и расщеплено (529).

Различению проксимального заднего туннельного синдрома тарзального канала от дистального способствует измерение скорости проведения возбуждения в стволах обоих нервов. При дистальном туннельном синдроме (288) наблюдается нарушение чувствительности исключительно в зоне иннервации одного из подошвенных нервов (477). Отсутствие секреции потовых желез можно четко определить с помощью нингидриновой пробы (см. рис. 7.**7** и главу 7). Структуры тарзального канала можно визуализировать с помощью КТ или МРТ.

Лечение

При оперативной ревизии этой области выявляются те же изменения, что и при синдроме запястного канала. В выраженных случаях наблюдается утолщение нерва проксимальнее места прохождения через канал, уплощение его и активная реакция тканей внутри тарзального канала. Изредка причиной компрессионного синдрома служит ганглион. Простое рассечение стенок канала приводит к излечению. Чтобы избежать рецидива, разрез продолжают в проксимальном направлении, мобилизуя большеберцовый нерв в нижней трети голени. После операции стопу фиксируют в положении подошвенного разгибания и поворота кнаружи, чтобы распределить напряжение на более длинном участке нерва. Спустя 14 дней иммобилизацию снимают, после чего при нормальном положении стопы нерв на «критическом» участке располагается ровно и не напряжен. Операция, как правило, приводит к успеху (477). В отличие от синдрома запястного канала, у синдрома тарзального канала есть две основные причины: состояние после локальной травмы либо операции или при сахарном диабете. Dellon и Aszmann (28) указывают на эффективность декомпрессионной операции, несмотря на существующую одновременно диабетическую полинейропатию. В соответствии с нашим опытом, благодаря операции удается по крайней мере остановить прогрессирование симптомов, а иногда достичь улучшения чувствительности на подошве. Это всегда служит очень важным аспектом для лечения или профилактики диабетической язвы, все условия для возникновения которой сохраняются при анестезии стопы.

Оперативная декомпрессия бывает успешной также и в том случае, когда в основе сдавления нерва лежит другая причина, например неврит при лепре. Заболевания, сопровождающиеся нейропатией, могут также способствовать возникновению синдрома тарзального канала, причем устранение основного заболевания приводит к исчезновению и локального синдрома, например при гиперлипидемии или гипотиреозе*.

Метатарзалгия Мортона

Метатарзалгия Мортона – симптом изолированного поражения межпальцевой сенсорной конечной ветви большеберцового нерва. В основе этого болевого синдрома, впервые описанного Morton более 130 лет назад (475), лежит небольшая неврома одного пальцевого нерва. Частота этого заболевания в Великобритании среди компрессионных синдромов, наблюдаемых врачами общей практики, составила 50,2 мужчин и 87,5 женщин на 100 000 населения (404).

Клиническая картина

4/5 пациентов составляют женщины (260). Метатарзалгия Мортона очень часто расценивается как симптом поперечного плоскостопия и корректируется с помощью применения обуви с ретрокапитальной опорой и другими подобными мероприятиями. Субъективно пациенты ощущают невралгическую, нередко жгучую боль в области подошвы, которая локализуется в большинстве случаев в области головки III и IV плюсневых костей и в соответствующих двух пальцах. Боль появляется сначала при ходьбе. Со временем она становится хронической и имеет тенденцию к распространению в проксимальном направлении. При тщательном исследовании иногда выявляется нарушение чувствительности на обращенных друг к другу поверхностях соответствующих пальцев. При давлении со стороны подошвы или смещении головок III и IV или IV и V плюсневых костей по отношению друг к другу может появляться интенсивная боль.

При пробной инъекции прокаина с тыльной стороны стопы в область соответствующего подошвенного нерва в месте его бифуркации в соответствующем межпальцевом промежутке боль мгновенно исчезает, и диагноз подтверждается.

Если есть необходимость, его можно подтвердить при электрофизиологическом исследовании. С помощью игольчатых электродов проводят стимуляцию межпальцевого нерва в области основной фаланги и регистрируют вызванный потенциал в области внутренней лодыжки. Проведение возбуждения по сравнению с нормальными показателями замедлено. Последние составляют в среднем от 33 (у пожилых лиц) до 41 м/с со средним стандартным отклонением от 3,1 до 2,8. У некоторых пациентов выявляется также снижение амплитуды сенсорного потенциала действия.

* Локальная инъекционная терапия синдрома тарзального канала с помощью блокады с анестетиками и дипроспаном является альтернативой оперативному лечению. – *Прим. ред.*

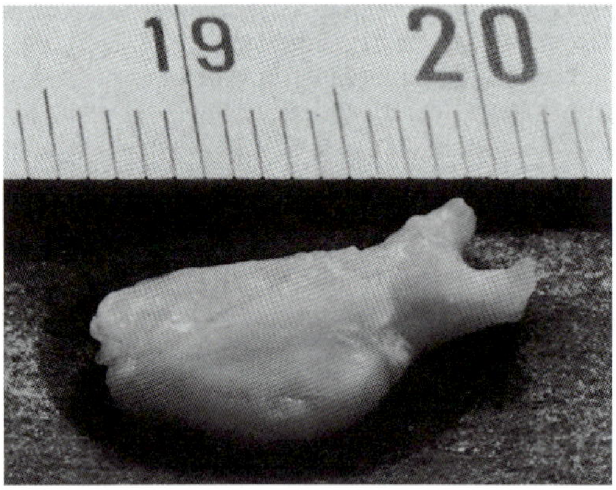

Рис. 6.**5.38** Удаленная неврома межпальцевого нерва в зоне его разветвления при метатарзалгии Мортона (операция Dr. A.Mumenthaler; цит. по: Mumenthaler M. In Finke, Tölle. Aktuelle Neurologie und Psychiatrie. Berlin: Springer; 1978).

Лечение

В легких случаях улучшения удается достичь с помощью ношения удобной обуви, подбора обуви с ретрокапитальной опорой и периодической разгрузки стопы. На ранней стадии применяются повторные введения местноанестезирующего средства и стероидов с тыльной стороны стопы в межкостный промежуток. В 30% из 65 случаев это приводило к выздоровлению, в 50% – к улучшению. Спустя 2 года 80% наблюдаемых пациентов были практически полностью излечены (260). При длительно существующей интенсивной невралгической боли невромы следует удалить (рис. 6.**5.38**).

Доступ с тыльной стороны стопы несколько увеличивает время операции, но имеет то большое преимущество, что можно сразу же давать нагрузку на подошву, тогда как при более простом подошвенном доступе велика опасность вторичного заживления раны. Частота излечения в серии из 54 случаев составила 74% (20).

Поражение конечных ветвей пальцевых нервов

При давлении неудобной обувью, особенно лыжными и горными ботинками (см. с. 522) или при остеофитах в межфаланговых суставах иногда появляются болезненные ощущения в зоне иннервации межпальцевых нервов. Особенно характерны парестезии и нарушение чувствительности на внутренней стороне большого пальца. Раньше было выявлено нарушение чувствительности в области большого пальца у рекрутов, что обозначалась как «маршевая дигиталгия» (684). Среди 269 рекрутов у 7,1% наблюдались нарушения чувствительности в области большого пальца или медиальной поверхности дистальной части плюсны (326).

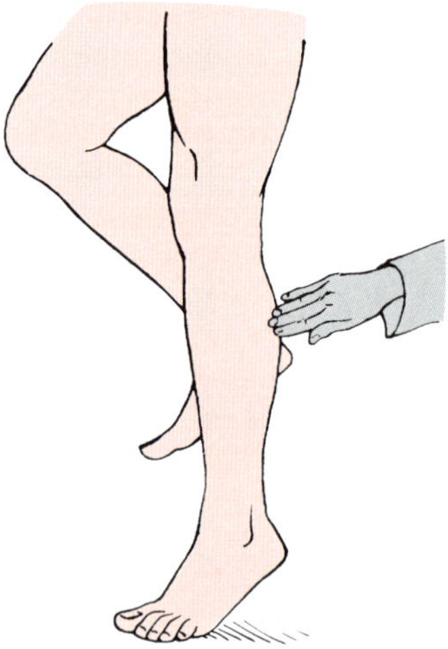

Рис. 6.**5.39** Исследование подошвенных сгибателей стопы (прежде всего камбаловидной и икроножной мышцы: большеберцовый нерв).

Признаки поражения

Специальные клинические пробы

При поражении большеберцового нерва для исследования функции обычно очень мощных подошвенных сгибателей стопы пациенту предлагают подняться на носок из положения стоя на одной ноге (рис. 6.**5.39**).

Здоровый молодой человек может без усилия 10 раз подпрыгнуть на носке одной ноги, не ставя пятку на пол. Для исследования длинных сгибателей пальцев, которые сгибают пальцы в межфаланговом суставе, лежащий на спине пациент удерживает

* Наиболее продолжительный и мощный обезболивающий противовоспалительный и противоотечный эффект достигается при локальной инъекционной терапии дипроспаном. – *Прим. ред.*

стопу под прямым углом в голеностопном суставе и сгибает пальцы, преодолевая сопротивление исследователя (рис. 6.**5.40**).

Легкую слабость длинных сгибателей пальцев, в том числе при поражении корешка S1, можно выявить следующим образом: пациент стоит босиком на гладком твердом полу. Ему подкладывают лист бумаги только под пальцы. Здоровый человек может прижать бумагу к полу так крепко, что ее невозможно вытащить, не разорвав. При слабости сгибателей, даже очень легкой, листок можно вытащить.

Задняя большеберцовая мышца не прикрепляется, в отличие от трехглавой мышцы голени, к пятке с помощью ахиллова сухожилия, а проходит позади внутренней лодыжки на медиальный край стопы и прикрепляется здесь по медиальному краю предплюсны к ладьевидной, I, II и III клиновидным и к костям плюсны. Она сгибает стопу и поднимает ее медиальный край, т.е. супинирует. Ее силу исследуют, толкая стопу пациента в тыльном направлении при одновременной попытке ее пронации (рис. 6.**5.41**).

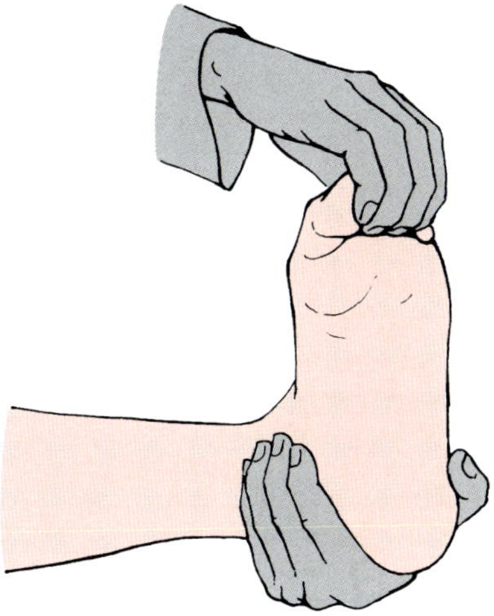

Рис. 6.**5.40** Исследование длинных сгибателей пальцев (большеберцовый нерв), осуществляющих сгибание в межфаланговых суставах.

Электрофизиологическое исследование

Дополнительные методы исследования уже были упомянуты при описании синдрома тарзального канала.

Обзор

Признаки поражения большеберцового нерва представлены в таблице 6.**5.10**.

Причины

Анализ 52 случаев показал, что примерно в 50% в основе поражения ствола большеберцового нерва лежат механические причины, включая травму. Следующими по частоте были опухоли и ишемические поражения (177).

Травматические повреждения

Большеберцовый нерв хорошо защищен в подколенной ямке. Поэтому он редко повреждается вследствие удара или резаного ранения, однако возможно огнестрельное ранение нерва в военных условиях.

Переломы

Иногда к повреждению большеберцового нерва могут приводить переломы. Поражение ствола седалищного нерва и обеих его ветвей при надмыщелковых переломах бедра уже упоминалось. При вывихе коленного сустава большсберцовый нерв повреждается реже, чем малоберцовый; повреждение редко бывает полным, в его основе в редких случаях лежит разрыв нерва, что характерно для подобных поражений

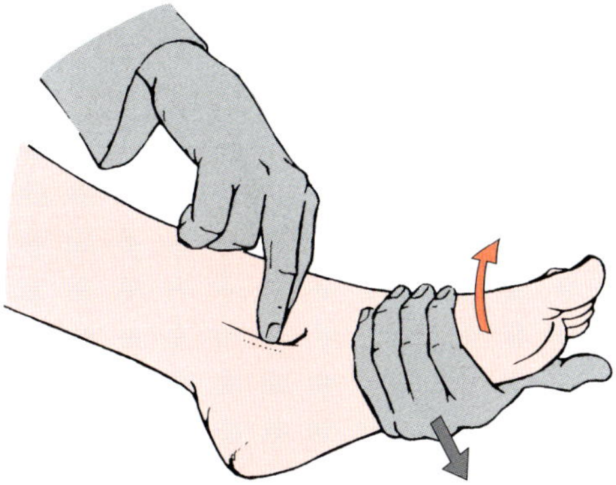

Рис. 6.**5.41** Исследование функции задней большеберцовой мышцы (большеберцовый нерв). Попытка супинации стопы в состоянии подошвенного сгибания (поднятие медиального края стопы).

малоберцового нерва. Ствол большеберцового нерва может быть поврежден при переломе большеберцовой кости в области перехода от проксимальной к средней трети, если при этом происходит наклон кзади или смещение фрагментов. В подобных случаях показана первичная ревизия. В других случаях нарушения чувствительности на стопе и парезы мышц, иннервируемых из большеберцового нерва, возникают лишь в течение дальнейшего лечения перелома, в их основе лежит образование периневрального рубца, и при этом также показана оперативная ревизия. Похожая ситуация наблюдается и при переломе дистальной трети большеберцовой кости. Переломовывих таранной кости, перелом медиальной лодыжки и подтаранной области также могут первично или в процессе заживления приводить к повреждению большеберцового нерва.

Врачебные вмешательства

Повреждение большеберцового нерва вследствие различных лечебных процедур наблюдается редко. Инъекционные повреждения седалищного нерва затрагивают почти всегда его малоберцовую часть, но могут касаться и большеберцового нерва. Мы наблюдали его повреждение после операции на варикозной вене в области подколенной ямки. Поражения нерва вследствие оперативного вмешательства иногда встречаются при остеосинтезе чрез- и надмыщелковых переломов бедра, переломов большеберцовой кости, а также при операциях на коленном суставе, включая его замену. Применяемый при сгибательной контрактуре коленного сустава, например, вследствие спастического парапареза или множественного врожденного артрогрипоза задний артролиз с удлинением сухожилий сгибателей предрасполагает к повреждению от растяжения, которая при коррекции более чем на 40° является практически облигатной, если не проводится дополнительная резекция кости.

В своей дистальной части большеберцовый нерв может повреждаться при остеосинтезе дистальной части одноименной кости и медиальной лодыжки, кроме того, при коррекционной остеотомии, репозиции переломовывиха таранной кости и артродезе верхнего голеностопного сустава. Как позднее осложнение после подобных вмешательств может развиваться синдром тарзального канала, связанный с компрессией большеберцового нерва под Retinaculum flexorum. Кроме того, большеберцовый нерв может быть ошибочно принят за сухожилие и использован для реконструкции разрыва сухожилия.

Проходящий по задней стороне голени к наружной лодыжке икроножный нерв может быть поврежден при многочисленных оперативных вмешательствах, например при латеральном доступе к верхнему голеностопному суставу и особенно часто при операциях по поводу варикозной болезни.

Опухоли

Большеберцовый нерв может быть поврежден опухолью или другим объемным процессом как в составе ствола седалищного нерва, так и изолированно на своем дистальном участке. Мы наблюдали изолированную атрофию икроножной мышцы при невроме соответствующей двигательной ветви большеберцового нерва. Ганглий в подколенной ямке нередко вызывает повреждение малоберцового нерва, но в исключительных случаях может стать и причиной поражения большеберцового нерва (см. с. 528).

Компрессионные поражения

Компрессионное повреждение большеберцового нерва возможно в подколенной ямке. Мы наблюдали пациента, у которого было хроническое компрессионное поражение седалищного нерва в области ягодицы из-за длительного нахождения в положении сидя и при этом значительное поражение большеберцового нерва; в юности он перенес полиомиелит и страдал атрофией ягодичных мышц. У лиц определенных профессий, которые вынуждены длительно совершать поступательные движения (швеи за швейными машинами, гончары, рабочие, обслуживающие ножные прессы для мыла), могут вследствие анатомических связей большеберцового и малоберцового нервов развиваться парезы мышц голени.

Лечение поражений большеберцового нерва

Лечение зависит от причины и локализации поражения. Лечение синдрома тарзального канала и метатарзалгии Мортона было описано выше.

Хирургическое лечение

Рубцовые сужения, травматические повреждения, поражения в рамках синдрома мышечных лож, а также ятрогенные повреждения являются показаниями для невролиза, ушивания нерва, а также нередко для реконструкции с применением трансплантатов. Локальная особенность состоит в интенсивной нагрузке на область рубца, если он располагается в зоне голеностопного сустава или стопы. Тем не менее, самым эффективным методом лечения в отношении инвалидизирующего болевого синдрома служит максимально полное восстановление целостности нерва.

Анализ 135 случаев оперативного лечения поражений большеберцового нерва (46 из которых составил синдром тарзального канала) показал, что из 22 случаев с нарушением целостности нерва в 2/3 удалось достичь удовлетворительного результата с помощью операции. В случаях поражения без нарушения целостности этот показатель составил 80% (360).

Дифференциальная диагностика

При установлении диагноза следует учитывать все другие причины слабости подошвенного сгибания стопы. К ним относятся некоторые, всегда двусторонние, медленно прогрессирующие миопатии, например дистрофия Дюшенна. При миопатии отсутствуют нарушения чувствительности. Быстро прогрессирующий парез икроножных мышц может быть первым признаком бокового амиотрофического склероза. Разрыв ахиллова сухожилия, который обычно вызывает боль, приводит к острому развитию неполного пареза подошвенного сгибания стопы (в качестве подошвенного сгибателя продолжает действовать задняя большеберцовая мышца). В основе выраженной слабости подошвенного сгибания стопы и пальцев может также лежать поражение корешка S1.

Нарушение чувствительности на стопе наблюдается, например, при полинейропатии, при которой оно, как правило, бывает двусторонним.

Боль в стопе наблюдается при различных формах плоскостопия. Кроме того, она вызывает подозрение на подошвенный фасцит и синдром тарзального синуса. Причиной боли в пятке может быть болезнь Бехтерева. В основе ахиллодинии может лежать перегрузка икроножной мышцы.

Односторонняя изолированная гипертрофия икроножной мышцы может развиваться при хроническом раздражении корешка S1 (см. с. 89).

6.5.13 Общий малоберцовый нерв (L4–S2)

Анатомия

Общий малоберцовый нерв (L4–S2) идет в подколенной ямке вдоль медиального края двуглавой мышцы голени по задней поверхности головки малоберцовой кости, где он переходит в ложе малоберцового нерва. Оно отделено от мышечной группы сгибателей задней межмышечной перегородкой голени, а от группы разгибателей – задней межмышечной перегородкой голени. В области головки малоберцовой кости общий малоберцовый нерв прилегает к надкостнице. Он проходит в костно-мышечном канале, стенки которого образованы малоберцовой костью и сухожилиями длинной малоберцовой мышцы. Эта мышца проксимальным сухожилием прикрепляется к головке малоберцовой кости. Вторая точка ее прикрепления располагается на теле малоберцовой кости, а между ними находится отверстие для прохождения нерва. Внутри этого канала он разделяется на глубокий и поверхностный малоберцовые нервы. Внутри подколенной ямки от ствола малоберцового нерва, кроме суставных ветвей для коленного сустава, отходит латеральный кожный нерв икры, который проходит через фасцию на кожу латеральной поверхности голени к латеральной лодыжке. С помощью соединительной малоберцовой ветви он вступает в контакт с медиальным кожным нервом икры от икроножного нерва, обычно на уровне ахиллова сухожилия.

Поверхностный малоберцовый нерв на проксимальном участке располагается под головкой малоберцовой кости, на дистальном – по переднему краю короткой малоберцовой мышцы (рис. 6.**5.42**).

Он отдает мышечные ветви к мышцам малоберцовой группы, затем кожные ветви для голени, стопы и пальцев. Примерно в 1/4 случаев ветвь поверхностного малоберцового нерва, добавочный глубокий малоберцовый нерв, частично или самостоятельно иннервирует одну или обе короткие мышцы, разгибающие пальцы (большой палец) на тыльной стороне стопы, которые обычно иннервируются из глубокого малоберцового нерва. Поверхностный малоберцовый нерв проходит в дистальной трети голени через фасцию голени под кожу и разветвляется между верхним и нижним удерживателями разгибателей на медиальный и промежуточный задние кожные нервы. Медиальный задний кожный нерв проходит через тыл стопы на ее медиальный край и медиальную поверхность большого пальца и отдает латеральную ветвь в промежуток между II и III пальцами. Контактная поверхность между I и II пальцами, напротив, иннервируется кожной ветвью из глубокого малоберцового нерва. Промежуточный задний кожный нерв осуществляет чувствительную иннервацию разгибательной поверхности латеральной стороны III пальца, IV и медиальную поверхность мизинца. Наружную поверхность мизинца иннервирует латеральный задний кожный нерв из икроножного нерва.

Глубокий малоберцовый нерв – двигательный нерв для группы мышц – разгибателей голени, которых он достигает после того, как прободает переднюю межмышечную перегородку (см. рис. 6.**5.42**). Между передней большеберцовой мышцей и длинным разгибателем большого пальца он идет в дистальном направлении вдоль межкостной мембраны. Нерв отдает ветви ко всем разгибателям и к вариабельной III малоберцовой мышце. На своем пути он пересекает в направлении снаружи кнутри переднюю большеберцовую артерию, вместе с которой он, проходя под верхним и нижним удерживателями разгибателей через голеностопный сустав попадает на тыльную поверхность стопы. Там он иннервирует короткие разгибатели пальцев и большого пальца. Затем нерв проходит вместе с задней артерией стопы в первый плюсневый промежуток и разделяется на два задних пальцевых нерва стопы. Они иннервируют обращенные друг к другу поверхности I и II пальцев. Имеется также анастомоз с медиальным задним кожным нервом.

Признаки поражения

Клиническая картина

При поражении общего малоберцового нерва, как в составе седалищного нерва, так и его собственного ствола, наблюдается парез всех длинных разгибателей стопы и пальцев, коротких разгибателей пальцев и большого пальца (тыльное разгибание I–IV пальцев в плюснефаланговом суставе), а также малоберцовые мышцы. Первые являются тыльными разгибателями стопы и пальцев, последние – подошвенными сгибателями, одновременно также выполняют пронацию стопы. Так как иннервируемые глубоким малоберцовым нервом тыльные разгибатели стопы и пальцев паретичны, стопа при этом свисает, пациент может опустить ее только на мысок, а в положении стоя активное тыльное разгибание невыполнимо (см. рис. 6.**5.43**). Чтобы не задевать при каждом шаге пол мыском, пациент вынужден при ходьбе очень высоко поднимать ногу, что обозначается как степпаж (вид походки лошадей при определенных упражнениях при дрессировке) или «петушиная походка». Если поражен только поверхностный малоберцовый нерв и паретичны малоберцовые мышцы, пациент во время ходьбы ставит стопу сначала на латеральный край. При поражении малоберцового нерва выявляется нарушение чувствительности кожи тыльной поверхности на первом межкостном промежутке (глубокая ветвь), а также на латеральной поверхности голени и на тыльной стороне стопы. Как уже упоминалось, иногда имеется добавочный глубокий малоберцо-

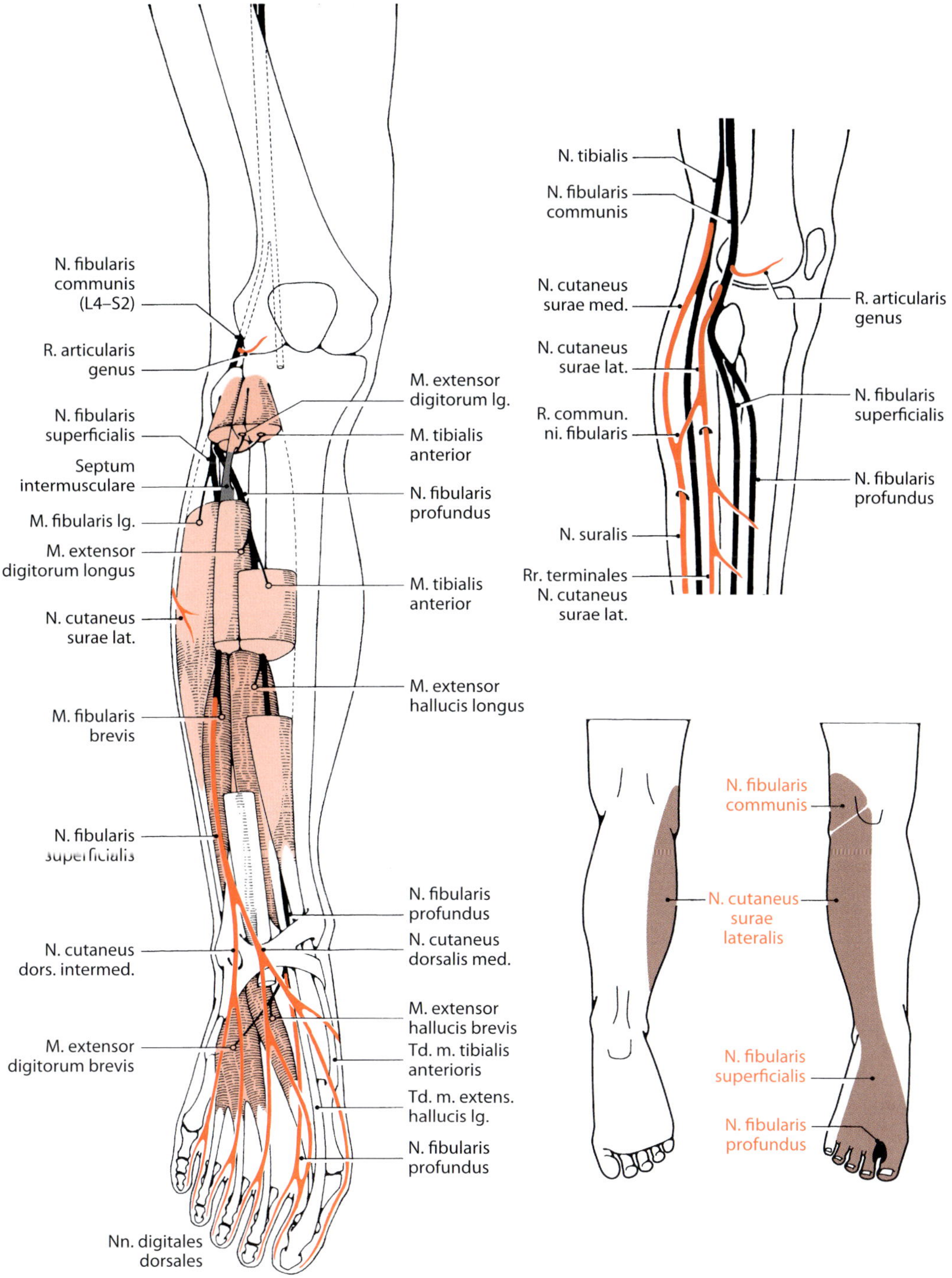

Рис. 6.**5.42** Анатомия малоберцового нерва.

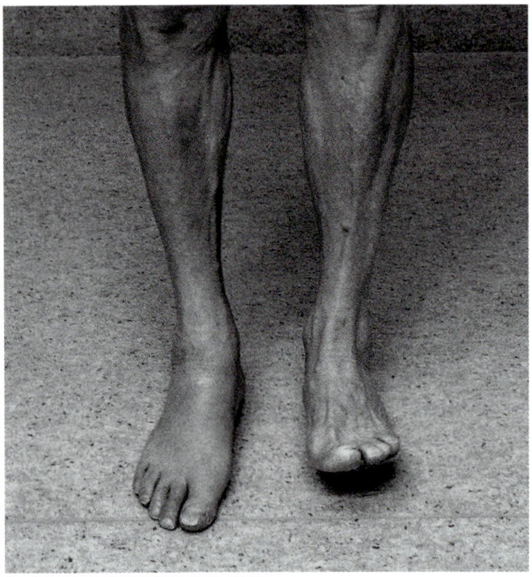

Рис. 6.**5.43** Поражение малоберцового нерва справа. Попытка ходьбы на пятках. Парез мышц, поднимающих стопу, справа. На тыльной стороне стопы сухожилия разгибателей стопы и пальцев не визуализируются.

вый нерв, который осуществляет частичную иннервацию коротких разгибателей пальцев на тыльной стороне стопы. Поэтому сохранная произвольная активность этих мышц при клиническом исследовании и ЭМГ без других признаков не может быть интерпретирована как доказательство неполного поражения глубокого малоберцового нерва или как признак реиннервации.

Передний синдром тарзального канала

Этим термином обозначается развивающийся в большинстве случаев спонтанно компрессионный синдром смешанной ветви глубокого малоберцового нерва на тыльной стороне стопы под крестообразной частью фиброзного влагалища (крестообразная связка или удерживатель разгибателей). Он характеризуется болью и нарушением чувствительности над первым межкостным промежутком, болью над тыльной стороной стопы и парезом коротких разгибателей пальцев, который пациент обычно не замечает. Возможно, компрессию вызывает ношение высоких каблуков. При патологоанатомическом ис-

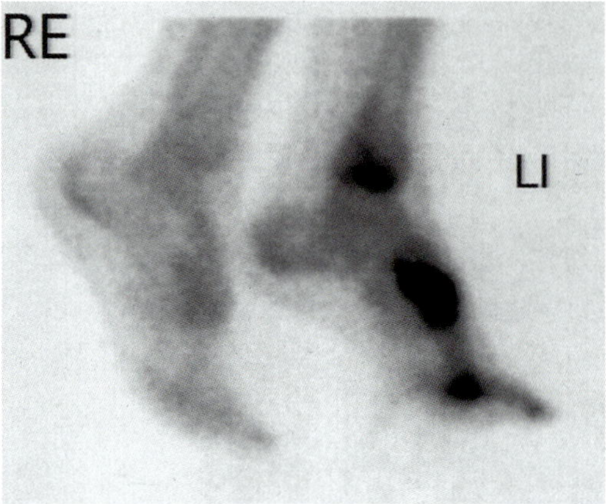

Рис. 6.**5.44** Сцинтиграмма костей при переднем синдроме тарзального канала слева. Обратите внимание на повышенное накопление вещества в дистальной части правой большеберцовой кости, предплюсне и плюснефаланговых суставах. (Фотография предоставлена Röntgeninstitut der Klinik Bethanien, Zürich.)

следовании не было выявлено каких-либо убедительных объяснений этого синдрома. Мы наблюдали его после травмы стопы, при этом сцинтиграмма костей показала усиление локальной активности (в отсутствие доказательств перелома) (рис. 6.**5.44**).

Поражение икроножного нерва см. ниже.

Поражение кожных ветвей на тыльной стороне стопы. Промежуточный задний кожный нерв на тыльной стороне стопы может быть поврежден при локальной травме, что вызывает интенсивный болевой синдром в связи с образованием травматической невромы. Механическая компрессия рабочей обувью с металлическим мыском, которую носят лица, работающие со свинцом, помимо токсического повреждения может вызывать локальное замедление проведения возбуждения по конечным ветвям малоберцового нерва на тыльной стороне стопы. Мы наблюдали несколько случаев компрессионного повреждения этих ветвей при ношении слишком тесной обуви, особенно высоких горнолыжных или альпинистских ботинок, которое приводило к дизестезии или гипестезии. Нарушение чувствительности на медиальной поверхности концевой фаланги большого пальца возникает в связи с давлением твердой обуви при наличии остеофитов возвышенности дистальной фаланги или при hallux valgus. Поражение икроножного нерва будет описано ниже.

Результаты обследования

Специальные клинические пробы

Для ориентировочного исследования одностороннего легкого поражения малоберцового нерва можно использовать следующую пробу: пациент сидит на краешке стула, колени слегка согнуты, пятки стоят на полу на расстоянии 30 см друг от друга, остальные части подошв слегка приподняты. Затем ему предлагают производить быстрые пронационные и супинационные движения в голеностопных суставах; оба эти движения осуществляются мышцами, иннервируемыми из малоберцового нерва. Замедление и неловкость этих быстрых движений может указывать на нарушение функции малоберцового нерва, если при этом исключено заболевание центральной нервной системы.

Функцию передней большеберцовой мышцы исследуют у пациента в положении лежа, при этом пациент осуществляет тыльное разгибание стопы с преодолением сопротивления исследователя. Это позволяет также тестировать сокращение мышц большеберцового ложа и напряжение сухожилий над голеностопным суставом (рис. 6.**5.45**).

Подобным же образом исследуют и разгибание большого пальца (осуществляемого длинным разгибателем большого пальца) и остальных пальцев в плюснефаланговом суставе (длинный разгибатель пальцев; рис. 6.**5.46**).

Легкую слабость можно иногда также определить, если пациента, стоящего босыми ногами на полу, слегка подтолкнуть назад: чтобы избежать падения, он напрягает мышцы, и при этом на паретичной стороне сухожилия тыльных разгибателей видны не столь четко, как на здоровой.

Длинная и короткая малоберцовые мышцы пронируют и разгибают стопу. Для исследования этой функции пациенту предлагают совершать комбинированные движения с преодолением сопротивления исследователя (рис. 6.**5.47**).

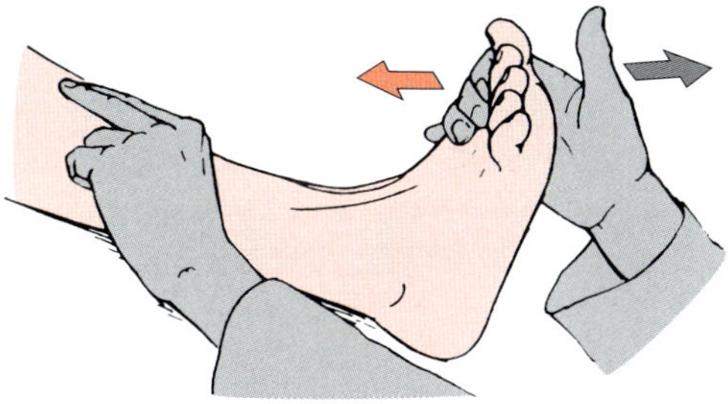

Рис. 6.**5.45** Исследование функции передней большеберцовой мышцы (глубокий малоберцовый нерв).

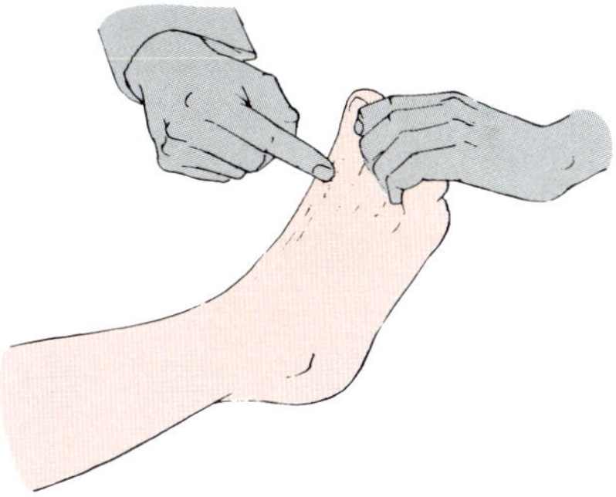

Рис. 6.**5.46** Исследование функции длинного разгибателя большого пальца и длинного разгибателя пальцев (глубокий малоберцовый нерв), которые осуществляют разгибание в плюснефаланговых суставах.

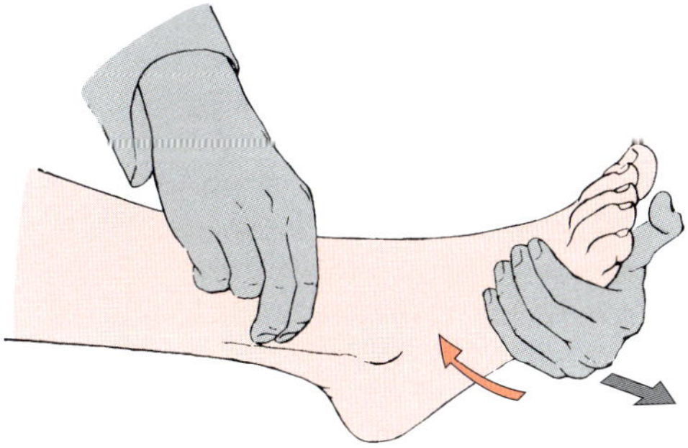

Рис. 6.**5.47** Исследование функции длинной и короткой малоберцовых мышц (поверхностный малоберцовый нерв). Попытка пронации стопы в состоянии подошвенного сгибания (поднятие латерального края стопы).

Электрофизиологические исследования

При поражении малоберцового нерва в области головки одноименной кости часто можно выявить замедление скорости проведения на этом сегменте (см. рис. 6.**5.48**).

Разумеется, в мышцах, иннервируемых пораженным нервом, регистрируются нейрогенные изменения, если поражение не является чисто демиелинизирующим. Если при симптоме «свисающей стопы» требуется проведение дифференциального диагноза между поражением малоберцового нерва и корешка L5, рекомендуется провести ЭМГ средней ягодичной мышцы и задней большеберцовой мышцы, которые получают иннервацию из корешка L5, но не из малоберцового нерва.

Обзор

Симптоматология поражения малоберцового нерва представлена в таблице 6.**5.10**.

Причины

Симптомы поражения малоберцового нерва при повреждении ствола седалищного нерва

Примечание. При поражениях ствола седалищного нерва очень часто наблюдаются исключительно или преимущественно признаки нарушения функции малоберцового нерва. Имеются попытки объяснить эту повышенную чувствительность малоберцового нерва к повреждающим факторам тем, что малоберцовый нерв содержит меньше пучков нервных волокон, однако в каждом отдельном пучке содержится больше

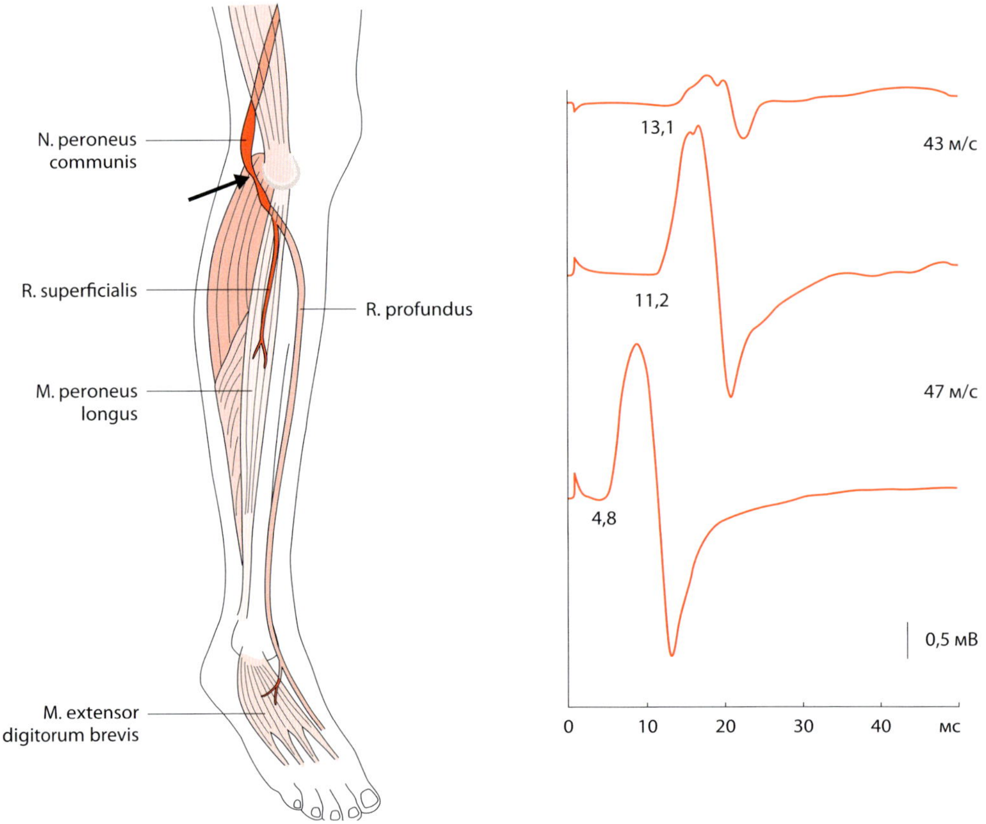

Рис. 6.**5.48** Острое компрессионное поражение общего малоберцового нерва в области головки малоберцовой кости с неполным блоком проведения. Исследование спустя 13 дней после поражения. Значительное снижение потенциала ответа в коротком разгибателе пальцев при стимуляции нервов в подколенной ямке (график 1). При стимуляции малоберцового нерва дистальнее головки малоберцовой кости (график 2) нормальный потенциал ответа. Скорость проведения возбуждения по двигательным волокнам между отдельными участками раздражения стабильная (цит. по: Stöhr M. Atlas der klinischen Elektromyographie und Neurographie. 3. Aufl. Stuttgart: Kohlhammer; 1993).

нервных волокон. Gerhardt (238) уже более 110 лет назад в эксперименте на животных обматывал седалищный нерв шерстяной нитью, пропитанной скипидаром, и обнаружил, что при этом первым развивается исключительно нарушение функции малоберцового нерва. Следует также иметь в виду предположительно более скудное кровоснабжение малоберцового нерва; в экспериментах на животных при временной компрессии аорты в отдельных случаях развивалось поражение малоберцового нерва (238). Независимо от того, верны эти попытки объяснения или нет, для клинициста важно знать, что причину клинически изолированного поражения малоберцового нерва следует искать также на проксимальном участке ствола седалищного нерва.

Переломы таза и бедра, а еще чаще переломовывихи и задние вывихи тазобедренного сустава могут приводить к повреждению седалищного нерва. Следствием этого могут быть клинические признаки поражения малоберцового нерва.

Таким образом, причинами симптомов со стороны малоберцового нерва могут быть все те, что были описаны в разделе о седалищном нерве (см. выше).

Повреждения ствола малоберцового нерва

В многоцентровом исследовании с участием 59 пациентов с мононейропатией малоберцового нерва причина осталась неясной лишь в 16% случаев. В 23% в основе лежало компрессионное поражение вследствие неудобной позы, у 20% пациентов заболеванию предшествовало хирургическое вмешательство, в 15% играла роль прибавка веса, в 12% – травма, 7% были лежачие больные, у 6% причиной стал наложенный гипс, и еще было несколько редких причин поражения. При электрофизиологическом исследовании в 60% случаев было выявлено аксональное поражение (16).

Компрессионные повреждения. Самой частой причиной изолированного поражения малоберцового нерва является сдавление нерва в области головки одноименной кости. Нерв в этом месте плотно прилежит к кости и может быть легко поврежден. Для этого достаточно длительного положения «нога на ногу», неловкой позы в бессознательном состоянии или при двигательных нарушениях, неудобного положения на операционном столе или давления шины либо гипсовой повязки. Последний механизм повреждения наблюдается в том числе у новорожденных, а у недоношенных детей к поражению малоберцового нерва может приводить частое измерение артериального давления с наложением манжеты на бедро. Слишком тесная резинка гольфа или определенные виды деятельности в положении стоя на коленях также могут лежать в основе компрессионного поражения общего малоберцового нерва. Особенно подвержены подобным поражениям астеничные лица и те, кто, желая похудеть, значительно потеряли в весе. В англоязычной литературе это обозначается как *slimmers paralysis*. Заболевание может начаться уже при потере 15% массы тела. Так же, как и другие авторы, мы наблюдали это явление при Anorexia mentalis.

Иногда можно увидеть небольшое углубление в мягких тканях над головкой малоберцовой кости, оставленное краем надколенника противоположной стороны. Возможно, у таких пациентов есть привычка длительно сидеть неподвижно в положении «нога на ногу». Мы наблюдали у худенькой 10-летней девочки поражение малоберцового нерва, связанное с длительными упражнениями на брусьях, на которых она висела с опорой на подколенные ямки и крутила «колесо». Описаны связанные с давлением или однократной тупой травмой редкие поражения малоберцового нерва после электрошоковой терапии. В отдельных случаях играет роль особенная предрасположенность нервных волокон к компрессии в рамках наследственной нейропатии (томакулезная нейропатия). Мы наблюдали поражение малоберцового нерва, причиной которого стала слишком туго наложенная давящая повязка после операции на венах голени. Такие же механизмы могут лежать в основе и двустороннего поражения нерва, например, лежачее положение после операции или родов. При электрофизиологическом исследовании в этих случаях выявляется аксональное поражение. Прогноз в целом благоприятный.

Изредка наблюдается нетравматическое сужение общего малоберцового нерва перед его входом в канал мышечных лож под длинной малоберцовой мышцей, которое может быть интерпретировано как компрессионный синдром. Это явление описано как следствие внутримышечного кровоизлияния после травмы при гемофилии. Из-за интенсивной, иррадиирующей в дистальном направлении боли его иногда бывает трудно отличить от корешкового ишиалгического синдрома. Клинические проявления могут возникать спонтанно или после растяжения голеностопного сустава, при этом важную роль играет внезапное растяжение нерва при форсированном повороте стопы.

При полевых работах, выполняемых в положении на корточках, описаны поражения общего малоберцового нерва, которые развиваются уже спустя несколько дней (378). Они связаны с тем, что в таком положении происходит сдавление нерва под напряженными сухожилиями поверхностной и глубокой головок длинной малоберцовой мышцы. Рассечение места вхождения в этот канал приводит к быстрому исчезновению боли и восстановлению силы мышц. Возможно, при сильном сгибании в коленных суставах нерв компримируется между местом прикрепления сухожилия двуглавой мышцы бедра и головкой малоберцовой кости (355). Мы наблюдали двустороннее поражение малоберцового нерва при работе на коленях на твердо-эластичном покрытии. Обращало на себя внимание замедленное по сравнению с остальными реиннервируемыми мышцами восстановление силы передней большеберцовой мышцы. Возможно, это связано с особенностями механизма сдавления ветвей нерва, идущих спереди к передней большеберцовой мышце.

Повреждения малоберцового нерва при хирургических операциях. Повреждение общего малоберцового нерва вместе с большеберцовым нервом возможно при многих вмешательствах: остеосинтезе чрез- и надмыщелковых переломов бедра, артродезе коленного сустава, надголовчатой корректирующей остеотомии большеберцовой кости, остеосинтезе переломов головки и тела большеберцовой кости, а также переломах головки малоберцовой кости и латеральной лодыжки. Повреждения малоберцового нерва описаны также при остеотомии у детей (671). Патогенетически важной является компрессия нерва инструментами, материалом для остеосинтеза и фрагментами костей.

При недостатке внимания или знания анатомии может случиться так, что зажим для простыни, закрывающей пациента, будет закреплен на головке малоберцовой кости и повредит общий малоберцовый нерв. При операциях на мениске возможны разрезы нерва, компрессионное повреждение, а также вовлечение его в лигатуру, при этом чаще такое происходит при репарационных операциях, чем при менискэктомии. Артроскопические операции на коленном суставе могут приводить к изолированным повреждениям глубокого малоберцового нерва, так как общий малоберцовый нерв на уровне коленного сустава внутри своей оболочки как раз разделяется на поверхностную и глубокую ветви; таким образом, отпадает необходимость поиска расположенного более дистально места повреждения.

Повреждения малоберцового нерва возникают при ряде хирургических вмешательств в области колена, например при замене коленного сустава, поперечной остеотомии (709; 711). В последние годы мы наблюдали 4 случая подобных осложнений в связи со стриппингом малой подкожной вены, при этом последовавшая во всех случаях регенерация нерва, а также результаты интраоперативного исследования у одной из пациенток свидетельствовали против нарушения целостности нерва в пользу тупой механической травмы (например, при захвате крюком).

Форсированное разгибание голени во время остеотомии, интраоперативное разгибание при сгибательной контрактуре коленного сустава или сильная супинация в нижнем голеностопном суставе могут вызывать повреждение нерва от растяжения. Это имеет место также при коррекции Х-образных ног. При необходимости значительной коррекции целесообразна предварительная мобилизация общего малоберцового нерва, который с помощью мягких тканей фиксирован к головке малоберцовой кости. После операций по поводу удлинения бедра подостро могут развиваться поражения малоберцового нерва, при этом сначала и также в дальнейшем наиболее интенсивно поражаются разгибатели пальцев. Поэтому должно быть выбрано направление движения бура в области колена снаружи внутрь. При тотальной замене коленного сустава поражения малоберцового нерва наблюдаются часто; однако случаи с выраженными клиническими проявлениями составляют 0,3%.

Особенного упоминания стоит поражение ветвей, идущих к длинному разгибателю большого пальца, при котором развивается изолированный парез разгибателя большого пальца. Эта ветвь, как было выявлено при анатомическом исследовании Kirgis и Albrecht, в 8 из 46 случаев на 7–15 см дистальнее головки малоберцовой кости подходит с латеральной стороны к мышце и прилегает непосредственно к надкостнице малоберцовой кости, поэтому повреждения особенно часты при остеотомии малоберцовой кости (699).

Дифференциальная диагностика повреждения малоберцового нерва при оперативном вмешательстве следует проводить с компрессионным поражением, связанным с давлением на головку малоберцовой кости, обусловленным положением пациента, о чем уже упоминалось выше. Подобные повреждения наблюдаются при положении пациента лежа на боку на недостаточно мягкой поверхности операционного стола или при ошибочном использовании удержателей ног. Они представляют собой вторую по частоте форму поражения периферических нервов при наркозе (709; 711).

При хирургическом лечении поражений связочного аппарата коленного сустава мы наблюдали своеобразное нарушение функции всей ноги. Участие конечности в любой деятельности, связанной с нагрузкой, например занятиях спортом, было ограничено, при этом никаких изменений при клинико-неврологическом осмотре не было выявлено. Нахождение пациента в положении прямостояния (601) было невозможно. Мы интерпретировали это как патологический сигнал из оперированного связочного аппарата коленного сустава: реконструкция, например, крестообразной связки приводит к тому, что исходящие от нее афферентные сенсорные импульсы полностью отсутствуют либо не соответствуют своей зоне иннервации. Это приводит вначале к неуверенности при выполнении движений. Электрофизиологические исследования подтверждают эту интерпретацию (770). Улучшение функции оперированного колена происходило одновременно с нормализацией сенсорных вызванных потенциалов (при раздражении во время артроскопии) в течение нескольких месяцев (520).

Травма. В последнее время все чаще встречается прямое повреждение ствола малоберцового нерва металлическим кантом лыж. Нередко переломы головки малоберцовой кости сопровождаются поражением малоберцового нерва. При вывихе коленного сустава также иногда повреждается общий малоберцовый нерв. Поскольку повреждающая сила при этом настолько значительна, чтобы вызвать вывих коленного сустава и повредить нерв, это поражение обычно бывает выраженным в значительной степени. Повреждение коллатеральной малоберцовой связки коленного сустава при приводящем механизме травмы также может вызывать повреждение малоберцового нерва, при этом, как правило, наблюдается его полный разрыв. Описана гематома оболочки общего малоберцового нерва в месте бифуркации седалищного, обычно связанная с растяжением или возникающая в отсутствие локальной травмы как результат отдаленного влияния после перелома костей в дистальном отделе голени. Общий малоберцовый нерв может быть поврежден при менискэктомии. В этой ситуации показана оперативная ревизия, так как возможно нарушение целостности нерва. После остеотомии большеберцовой кости с целью деротации может также развиваться нарушение функции малоберцового нерва, если одновременно не проводилась остеотомия малоберцовой кости. В этом случае ни растяжение, ни окклюзия сосуда или компрессия мышцами в ложе малоберцового нерва не являются основными механизмами повреждения. При скольжении на льду, сопровождающемся порывистым, резким защитным движением, либо при занятии определенными видами спорта (например, при подаче мяча в большом теннисе) возможно повреждение малоберцового нерва в виде его растяжения. Поражения малоберцового нерва после растяжения или перелома в голеностопном суставе встречаются в виде растяжения или разрыва нерва и имеют тем менее благоприятный прогноз, чем позднее они появляются и чем более выражен болевой синдром. В их основе лежит растяжение нервных волокон, иногда сопровождающееся интраневральной гематомой. Всегда следует иметь в виду возможное наличие ганглиона.

Ганглионы и кисты. Ганглион происходит обычно из межберцового сустава и может вызывать хроническое повреждение общего малоберцового нерва в области головки малоберцовой кости. На первом плане в клинической картине сначала стоит боль, иногда ремиттирующая, позже присоединяется смешанный парез, который может стать полным в течение нескольких дней или, как в одном из наблюдаемых нами случаев, появляться каждый раз только при ходьбе. Чаще поражаются мужчины, представители любой возрастной группы. Травма в этом случае практически не играет роли.

Ганглион может также располагаться интраневрально, в этом случае его необходимо раскрыть и вылущить. Диагноз устанавливается, например, с помощью МРТ. В подколенной ямке сдавить малоберцовый, а иногда и большеберцовый нерв может хорошо пальпируемая киста Беккера, исходящая из икроножно-полуперепончатой сумки. Такие же симптомы, как и ганглион, могут вызывать простые или многокамерные кисты, заполненные слизистым содержимым, располагающиеся внутри оболочки нерва и не имеющие никакого отношения к суставам. Их можно выявить с помощью методов визуализации, в том числе ультразвуковой диагностики.

Другие причины. Удивительно, что даже при очень выраженных хрящевых экзостозах в области головки малоберцовой кости исключительно редко наблюдаются поражения одноименного нерва. Остеохондрома и даже мышечная грыжа могут вызывать парез или боль при ходьбе.

Периневральные и интраневральные новообразования, например гистиоцитома, также могут стать причиной поражения нерва. Изредка в основе повреждения нерва лежит интраневральная гематома на фоне антикоагулянтной терапии. У больных диабетом может развиваться двустороннее поражение малоберцового нерва, сопровождаемое двигательными, чувствительными и ЭМГ-нарушениями, которое бывает трудно отличить от дистальной полинейропатии. Его интерпретируют как сочетание воздействия нарушений обмена веществ и механического воздействия в области головки малоберцовой кости.

Следует помнить о том, что у больных диабетом обычно регистрируется локальное замедление скорости проведения возбуждения в области физиологических сужений каналов. Изредка сывороточный неврит может проявляться поражением малоберцового нерва. У ВИЧ-инфицированных лиц чаще наблюдаются полинейропатии, но возможна и изолированная мононейропатия малоберцового нерва.

Гипертиреоз служит предрасполагающим фактором. Повышенная частота поражений нерва у онкологических больных интерпретируется как сочетание случаев паранеопластического и механического поражения (375).

Изредка встречается изолированная ишемическая нейропатия общего малоберцового нерва в рамках нарушения кровообращения нижних конечностей вследствие интоксикации эрготамином или других причин, вызывающих нарушение кровоснабжений нижних конечностей. Тромбоз одной из вен, дренирующих ствол малоберцового нерва, также может приводить к нарушению его функции (54).

Изолированное поражение поверхностного малоберцового нерва, а именно его чувствительной конечной ветви, может быть, с одной стороны, вызвано травмой, а с другой – быть следствием спонтанного компрессионного синдрома. Достаточно часто началу заболевания предшествует легкое растяжение голеностопного сустава. Реже наблюдается вторичное поражение после перелома малоберцовой кости. Пациенты жалуются на боль в области тыльной стороны стопы и дистального отдела голени. Объективно выявляются болезненность в области механического повреждения в месте прохождения нерва через переднюю фасцию голени в дистальной трети голени и иногда нарушение чувствительности в зоне иннервации на тыльной стороне стопы. Боль может быть также вызвана грыжевым выпячиванием жировой ткани при прохождении нерва через отверстие в фасции на латеральной поверхности дистальной части голени.

Лечение

Лечение во многом зависит от причины поражения. Поэтому оно уже было частично отражено в связи с различными этиологическими формами.

Консервативное лечение

До восстановления функции тыльного разгибания пациент должен носить высокую обувь или шину, чтобы предотвратить задевание земли носком стопы при каждом шаге.

Хирургическое лечение

Прогноз в отношении удовлетворительного восстановления двигательной функции при поражении малоберцового нерва относительно неблагоприятный. Одной из возможных причин является необходимость преодоления иннервируемыми этим нервом мышцами сопротивления более мощных мышц-антагонистов, что задерживает регенерацию. Поэтому часто возникают показания к эффективной заместительной операции – пересадке сухожилия задней большеберцовой мышцы через межкостную мембрану на сухожилие тыльных разгибателей или малоберцовых мышц.

Особенно неблагоприятный прогноз у тракционного поражения малоберцового нерва, изолированного или сопровождающегося разрывом, которое возникает при повреждениях коленного сустава с нарушением целостности суставной сумки. У таких пациентов приходится перекрывать дефект нерва на значительном протяжении. Общий малоберцовый нерв проходит под головкой малоберцовой кости в узком канале. Вход в латеральное мышечное ложе и переход из латерального в переднее ложе также имеют сужения. В рамках восстановления целостности нерва эти каналы всегда следует расширять. При образовании невромы поверхностного и глубокого малоберцовых нервов предпочтительнее выполнить ее резекцию с «вправлением» проксимальной культи нерва в одну из мышц большеберцового ложа, частота успешных операций составляет 80% (159). При повреждении кожных нервов – ветвей малоберцового нерва (промежуточного и медиального задних кожных нервов) – иногда развивается болезненная неврома, вызывающая очень неприятные ощущения. Потому эти нервы должны быть сохранены, а при нарушении их целостности показано восстановление нервов, чтобы предотвратить образование невромы.

Заместительные операции

Самой эффективной и функционально оптимальной заместительной операцией является пересадка сухожилия задней большеберцовой мышцы на тыльные разгибатели. Прилагаемая при движении сила распространяется при этом не только на сухожилие передней большеберцовой мышцы, но распределяется на несколько сухожилий, что делает возможным подъем или стабилизацию латерального края стопы. Особенно важны при этом достаточное напряжение и расслабление мышц, так как при данной операции высока частота дестабилизации и, таким образом, несостоятельности сухожильно-мышечной системы.

Нет сомнения, что подобная пересадка сухожилия с задней поверхности на переднюю предпочтительнее, чем артродез голеностопного сустава, который должен предприниматься только в качестве ultima ratio.

Дифференциальная диагностика

Проведение дифференциального диагноза бывает затруднено. Мы уже упоминали о нарушении функции мышц, иннервируемых малоберцовым нервом, при поражении ствола седалищного нерва. Кроме того, слабость тыльных разгибателей стопы и прежде всего большого пальца может быть следствием поражения корешка L5 (см. рис. 5.**19** и 5.**23**).

В подобных случаях установлению диагноза способствуют выявление вертебрального синдрома, нарушения чувствительности и иногда исследование спинномозговой жидкости. Парез длинного разгибателя большого пальца и при поражении малоберцового нерва нередко играет ведущую роль, особенно в процессе реиннервации, так что при поверхностном осмотре создается впечатление изолированного пареза этой мышцы. Также при полинейропатиях на первом плане в клинической картине может стоять слабость тыльного разгибания стоп. Правильной диагностике практически всегда способствует выявление двусторонних симптомов и представленных во всех случаях других признаков полинейропатии, например ослабления рефлексов и нарушения чувствительности в дистальных отделах. Однако на ранних стадиях, особенно полинейропатии при артериитах, для которых характерна множественная мононейропатия, ведущую роль может играть одностороннее поражение малоберцового нерва. Невральную амиотрофию Шарко–Мари–Тута (перонеальную мышечную атрофию) трудно спутать с периферическим поражением малоберцового нерва, благодаря двусторонним симптомам, очень медленному прогрессированию, выпадению рефлексов и отсутствию нарушений чувствительности. Дистальная мышечная атрофия при дистрофической миотонии Штейнерта также никогда не бывает ограничена поражением малоберцового нерва и не сопровождается нарушением чувствительности. Острые (например, полиомиелит) и хронические (например, боковой амиотрофический склероз) поражения передних рогов спинного мозга также могут имитировать нейропатию малоберцового нерва, однако их легко можно отличить на основании других симптомов. Подволакивание стопы при центральном парезе нетрудно отличить от степпажа при поражении малоберцового нерва: при центральном парезе отсутствует компенсаторное высокое поднятие колена при ходьбе. Пациент со спастическим парезом делает дугообразное движение стопой сзади наперед (циркумдукция).

Синдром передней большеберцовой мышцы представляет собой ишемическую контрактуру мышц большеберцового ложа. Возникающее при этом нарушение функции передней большеберцовой мышцы, длинного разгибателя большого пальца и длинного разгибателя пальцев нередко ошибочно диагностируется как поражение малоберцового нерва. Характерные для этого нарушения симптомы представлены ниже.

6.5.14 Другие нервы пояснично-крестцового сплетения

Ряд других ветвей пояснично-крестцового сплетения осуществляет сенсорную иннервацию различных участков кожи на ноге. На рисунке 6.**5.49** представлены все чувствительные нервы нижней конечности вместе и выделены места их прохождения через фасции и другие узкие каналы. При поражении стволов некоторых из этих нервов наблюдаются характерные клинические проявления, которые будут описаны ниже.

Срамной нерв

Анатомия

Этот нерв формируется в области нижнего края грушевидной мышцы медиальнее седалищного нерва. Он служит для иннервации мышц тазового дна (мышца, поднимающая задний проход, копчиковая мышца), мускулатуры промежности (глубокая и поверхностная поперечные мышцы промежности, луковично-губчатая мышца), а также наружных сфинктеров заднего прохода и уретры. Чувствительные ветви иннервируют промежность, кожу вокруг заднего прохода и наружные половые органы. К срамному сплетению присоединяются волокна из нижнего подчревного сплетения (тазового сплетения), из которых прежде всего следует назвать внутренностные нервы таза (erigentes). Они служат для иннервации органов таза. Другие подробности хода и ветви срамного нерва описаны в разделе 6.4.

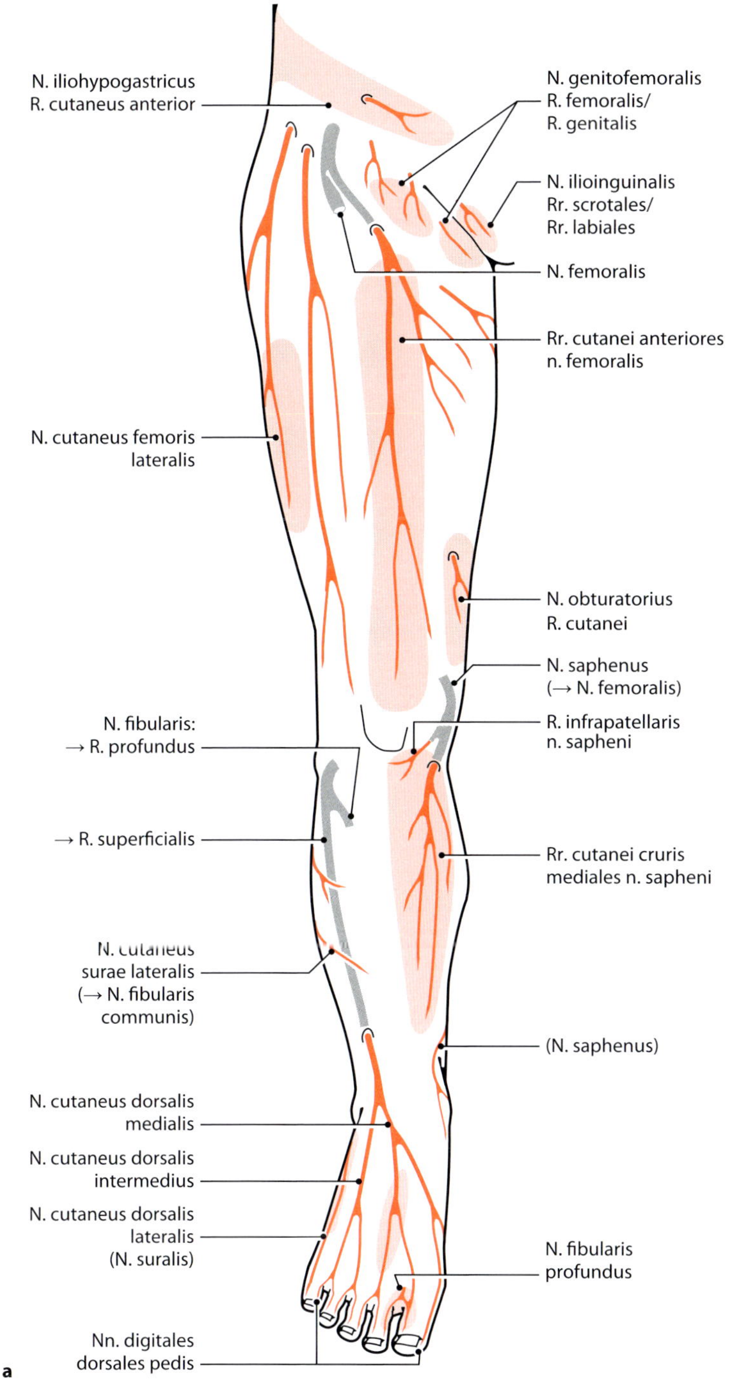

Рис. 6.**5.49** Кожные ветви нервов нижних конечностей: вид спереди (**a**) и сзади (**b**).

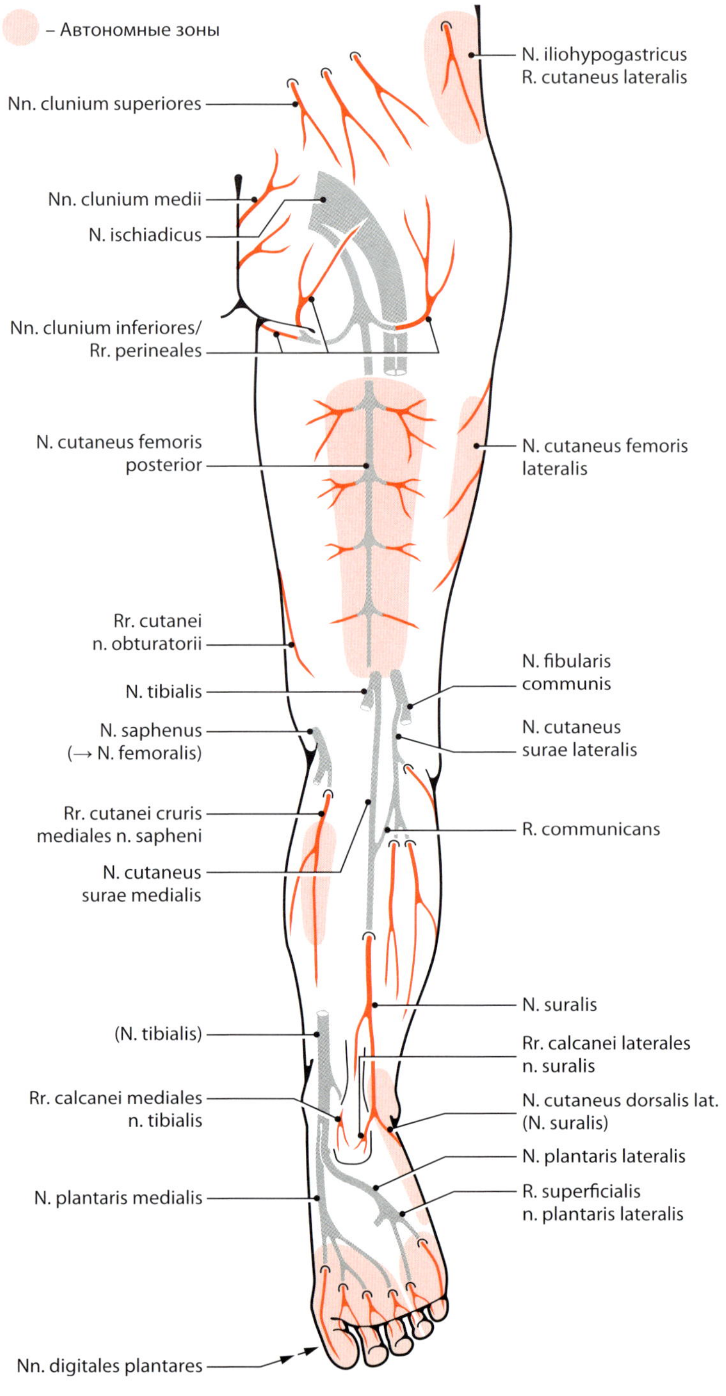
– Автономные зоны
N. iliohypogastricus
R. cutaneus lateralis
Nn. clunium superiores
Nn. clunium medii
N. ischiadicus
Nn. clunium inferiores/
Rr. perineales
N. cutaneus femoris
posterior
N. cutaneus femoris
lateralis
Rr. cutanei
n. obturatorii
N. fibularis
communis
N. tibialis
N. saphenus
(→ N. femoralis)
N. cutaneus
surae lateralis
Rr. cutanei cruris
mediales n. sapheni
R. communicans
N. cutaneus
surae medialis
N. suralis
(N. tibialis)
Rr. calcanei laterales
n. suralis
Rr. calcanei mediales
n. tibialis
N. cutaneus dorsalis lat.
(N. suralis)
N. plantaris lateralis
N. plantaris medialis
R. superficialis
n. plantaris lateralis
Nn. digitales plantares
b

Рис. 6.**5.49b**

Причины

Поражение срамного нерва возможно вследствие опухолей, реже оперативных вмешательств. При двустороннем, а иногда и одностороннем поражении наблюдаются нарушения опорожнения мочевого пузыря (задержка мочи и затем переполнение пузыря), закрывания заднего прохода и потенции. Промежностные ветви срамного нерва могут подвергаться хронической компрессии и повреждаться у велосипедистов, но чаще это поражение бывает преходящим после компрессии, и чувствительность возвращается в течение нескольких минут. Мы наблюдали хроническое поражение срамного нерва у пациента, у которого во время оперативного вмешательства промежность была прижата к поверхности опоры всей массой тела. Преходящее поражение может развиваться при вытяжении ноги после перелома и при давлении гипсовой повязки на промежность. Это проявляется прежде всего (в большинстве случаев временной) импотенцией. Одно- и двусторонние поражения срамного нерва возможны в случае травмы при действии травмирующей силы на область ягодиц. Lyon и соавт. (431) сообщали о 23 случаях поражения срамного нерва при вправлении переломов нижних конечностей. Тенденция к восстановлению в отношении нарушений чувствительности была в большинстве случаев удовлетворительной, а сексуальные нарушения нередко сохранялись. Описано одностороннее поражение в сочетании с нарушением функции седалищного и нижнего ягодичного нервов при кровотечении в грушевидную мышцу на фоне приема антикоагулянтов.

Мы описали туннельный синдром в седалищно-анальной ямке (канал Олкока) (11). Характерно нарастание боли в промежности в положении стоя и при локальном давлении в положении сидя (см. главу 7).

Диагностика

Диагноз устанавливается прежде всего на основе клинического осмотра. Моторные вызванные потенциалы из коры головного мозга к наружному сфинктеру прямой кишки могут служить дополнительным методом диагностики.

Лечение

Локальная инфильтрация препаратами глюкокортикоидов* под контролем КТ принесла улучшение в 9 из 15 случаев (11). При ретроспективном анализе 170 случаев с катамнезом минимум в один год было проведено сравнение результатов инфильтраций под контролем рентгеноскопии или КТ и 27 случаев с хирургическим лечением. Результативность всех методов составила примерно 30–50%, а частота рецидивов была достаточно высока (11).

Хирургическое лечение

Мы проводили оперативные вмешательства на срамном нерве в большинстве случаев в связи с болевым синдромом, связанным с инфильтрацией опухолью в области таза. После невротомии болевой синдром регрессировал.

Задний кожный нерв бедра (S1–S3)

Анатомия

Этот нерв отходит непосредственно от сплетения или в виде совместного ствола с нижним ягодичным нервом. Внутри большой ягодичной мышцы он располагается медиально от седалищного нерва, отдает в области нижнего края этой мышцы нижние близнецовые нервы и промежностные ветви, которые иннервируют кожу в области ягодицы, промежности и медиальной поверхности бедра. Верхние близнецовые нервы представляют собой задние ветви поясничных нервов (L1–L3), средние близнецовые нервы – задние ветви крестцовых нервов (S1–S3). Они иннервируют кожу ягодичной области. Ствол заднего кожного нерва бедра идет по задней поверхности бедра, покры-

* Наиболее продолжительный и мощный обезболивающий, противовоспалительный и противоотечный эффект достигается при локальной инъекционной терапии дипроспаном. – *Прим. ред.*

тый фасцией, до подколенной ямки, и разветвляется здесь на конечные ветви. Зона его иннервации распространяется от ягодичной области в медиальном и вентральном направлении до промежности и мошонки (или больших половых губ) и по средней линии сгибательной поверхности бедра до подколенной ямки. Область вегетативной иннервации представлена лишь небольшой зоной на верхнем крае подколенной ямки.

Причины поражения

Ветви нерва могут быть повреждены, например, при падении на ягодицы. Описано поражение основного ствола нерва в связи с инъекцией (482). Вместе с нижним ягодичным нервом задний кожный нерв бедра может быть поражен при рецидиве рака прямой кишки. Нарушение функции дистальных сенсорных нервов нижней конечности может наблюдаться после длительной ишемии ноги в течение нескольких месяцев.

Икроножный нерв (S1–S2)

Клиническая картина

Поражение икроножного нерва, берущего начало от медиального кожного нерва икры (ветвь малоберцового нерва) и иногда из латерального кожного нерва икры (ветвь большеберцового нерва), возможно в виде спонтанного компрессионного синдрома, при сдавлении остеохондромой (472) или ганглионом. При этом наблюдается боль по латеральному краю стопы и в области латеральной лодыжки. Определенный вид шнуровки военных ботинок с узлом сбоку может приводить к компрессионной невралгии икроножного нерва (*синдром форменных ботинок*). В других случаях повреждение развивается при длительном давлении края стопы на жесткий кант обуви или даже при ношении цепочки на ноге. Удаление малой подкожной вены на нижнем отрезке голени может приводить к поражению близко расположенного к ней икроножного нерва. При менее опасных в отношении осложнений эндоскопических операциях на перфорантных венах голени подобные поражения развиваются в 1,9% случаев (345).

Хирургическое лечение

Из-за того что икроножный нерв на протяжении длительного отрезка располагается подкожно или под фасцией, он легко может быть поврежден как при травме, так и при операциях на голени. В большинстве случаев это операции на варикозных венах и на ахилловом сухожилии. Нередко проблемы возникают и вследствие биопсии нерва, которая в большинстве случаев проводится именно на икроножном нерве. Неправильно выбранное место для биопсии может приводить к образованию болезненной невромы в зоне, где часто происходит сдавление или натяжение нерва. Оперативное вмешательство в этом случае ограничивается высокой невротомией нерва и погружением проксимальной культи в икроножную мышцу. Мы часто используем икроножный нерв в качестве трансплантата, проводя при этом достаточно атравматичную процедуру с помощью специального инструмента (рингстриппер Вольмара); мы ограничиваемся при этом выполнением 3 небольших поперечных разрезов, какие-либо осложнения очень редки. Операции с проведением продольных разрезов по всей длине или многочисленных достаточно длинных поперечных разрезов мы не рекомендуем проводить из-за значительной частоты осложнений и выраженного косметического дефекта. При заборе короткого трансплантата, так же как и при биопсии нерва необходимо обращать внимание на то, чтобы проксимальная культя не оказалась в проблемной зоне. Радикальное удаление икроножного нерва для трансплантации вплоть до подколенной ямки предотвращает возникновение этой проблемы.

Сводная таблица поражений нервов нижней конечности

В таблице 6.**5.11** представлен обзор мышц, которые вовлекаются при поражении отдельных нервов, возникающих при этом функциональных нарушений и наиболее частых причин поражений.

6.5.15 Общая дифференциальная диагностика поражений нервов и болевых синдромов нижних конечностей

В процессе обсуждения отдельных поражений мы уже говорили о дифференциальной диагностике. В данном разделе мы хотим лишь дополнить отдельные пункты.

Дистальный парез нижней конечности

Парез дистальных отделов ноги может наблюдаться при церебральном процессе, например при парасагиттальной менингеоме; при этом имеет место спастический парез. При синдроме поперечного поражения спинного мозга наряду с двусторонним парезом в ногах, который в острой шоковой фазе после травмы бывает спастическим, наблюдается также нарушение чувствительности с характерным паттерном и расстройство функции сфинктеров. При миопатиях парез также двусторонний, нарушений чувствительности нет. Об ишемических парезах шла речь выше (см. раздел 6.4).

Ограничение движений

Заболевания суставов, как правило, при корректно проведенном обследовании распознать несложно. Любая нестабильность коленного сустава, например связанная с поражением боковых или крестовых связок или подвывихом надколенника, а также заболевания тазобедренного сустава могут приводить к атрофии четырехглавой мышцы бедра и к неустойчивой походке со склонностью к «подгибанию» в коленях. Дифференциальная диагностика с истинным парезом возможна с помощью тщательного сбора анамнеза и исследования коленного сустава. На нижней конечности могут также наблюдаться аплазии или агенезии отдельных мышц.

При оперативном вмешательстве по поводу перелома бедра, при котором необходимо удаление латеральной широкой мышцы бедра, часто упускают из вида, что после операции ногу следует расположить так, чтобы и тазобедренный, и коленный сустав были согнуты под прямым углом. При обычном положении с почти выпрямленным коленом волокна удаленной широкой мышцы прорастают слишком проксимально на уровне тела бедренной кости, что почти всегда приводит к длительному ограничению сгибания коленного сустава.

Очень редкое заболевание, которое иногда сопровождается значительным ограничением сгибания в коленном суставе, представляет собой фиброзная контрактура промежуточной широкой мышцы бедра у маленьких детей. С помощью оперативного разделения отдельных фиброзных тяжей можно достичь удовлетворительной подвижности коленного сустава.

Этиологически неясной остается болезненная прогрессирующая слабость мышц в зоне иннервации отдельных нервов нижней конечности, которая описана как прогрессирующая мононейропатия у молодых лиц (191).

Локальные проявления парезов

Ряд синдромов мышечных лож на нижних конечностях может имитировать периферические нейропатии. Прежде всего следует упомянуть о необходимости дифференциальной диагностики поражения малоберцового нерва с синдромом передней большеберцовой мышцы. Синдром ложа малоберцовых мышц встречается значительно реже. Поражение большеберцового нерва следует отличать от синдрома ложа икроножной мышцы. Еще сложнее распознать синдром ложа глубоких большеберцовых мышц, который вызывает симптом «когтистой лапы» на пальцах стопы и соответствующее болезненное ограничение ходьбы. Мы наблюдали подобное осложнение после операции на венах (см. ниже).

Болевые синдромы

У одного зубного врача, который работал, сидя на стуле в виде седла, мы наблюдали локальную боль на внутренней стороне седалищной кости с иррадиацией в дистальном направлении по типу ишиалгии по задней поверхности ноги. Боль была вызвана хроническим раздражением седалищно-ягодичной сумки. Нередко наблюдаются так-

Таблица 6.**5.11** Симптоматология поражений сплетений и отдельных нервов нижних конечностей (цит. по: Mumenthaler M. Dtsch. med. Wschr. 1962; 87; 1887)

Нерв	**Пораженные мышцы**	**Нарушение чувствительности**	**Функция**	**Специальные пробы**	**Этиология**	**Примечания**	**Дифференциальная диагностика**
Plexus lumbalis L1–L4	Прежде всего сгибатели бедра (ротаторы тазобедренного сустава), мышцы, приводящие бедро, разгибатели голени	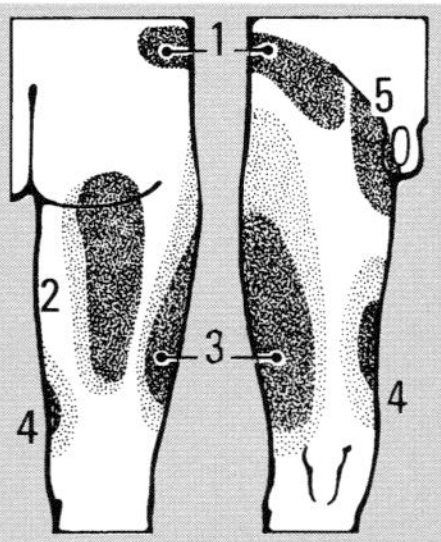 1 N. iliohypogastricus 2 N. cutaneus femoris posterior 3 N. cutaneus femoris lateralis 4 N. obturatorius 5 N. ilioinguinalis	См. Мышцы		Травма, забрюшинные процессы (опухоли), сидение на корточках, сахарный диабет		
Plexus sacralis L5–S3	Прежде всего ягодичные мышцы, ишиокруральная группа, тыльные разгибатели и подошвенные сгибатели стопы и пальцев	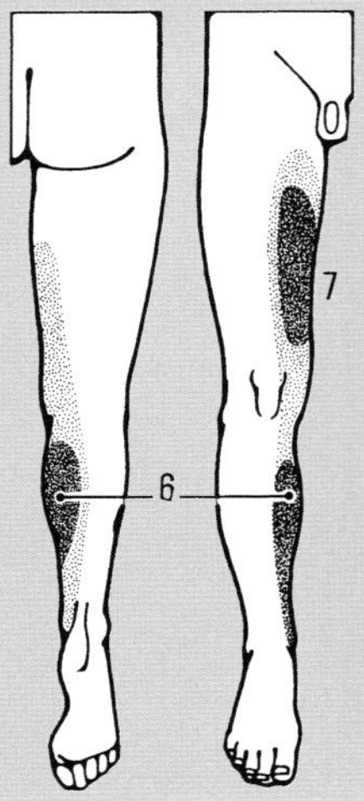	См. Мышцы		Опухоли малого таза, беременность и роды, оперативные вмешательства		Множественные поражения корешков, синдром конского хвоста, окклюзии артерий таза
N. femoralis L1–L4	M. iliacus M. pectineus		Сгибание и ротация бедра кнутри	Исследование в положении пациента сидя со свисающими стопами	Оперативные вмешательства, ранения, переразгибание тазобедренного сустава, кровоизлияния		Грыжи поясничных дисков на высоком уровне, прогрессирующая мышечная дистрофия (изолированное поражение бедра), артрогенные мышечные атрофии при поражениях коленного сустава, диабетическая нейропатия с поражением бедренного нерва
	M. sartorius		Сгибание, приведение и ротация бедра кнаружи				
	M. quadriceps femoris		Разгибание в коленном суставе (и сгибание в тазобедренном)				

	мышцы	ности		пробы		чания	диагностика
		6 N. saphenus 7 R. cutaneus anterior n. femoralis	Чувствительный нерв	Болезненность при надавливании медиально от передней верхней ости подвздошной кости, боль при переразгибании тазобедренного сустава	Хроническое механическое повреждение в месте прохождения через паховую связку	Парестетическая мералгия }	Грыжи поясничных дисков на высоком уровне
N. cutaneus femoris lateralis L2–L3	Ø						
N. ilioinguinalis L1(–L2)	Ø						
N. gluteus superior L4–S1	M. gluteus medius M. gluteus minimus		Преимущественно чувствительный нерв	Переразгибание в тазобедренном суставе	Хроническое механическое раздражение при прохождении через мышцы брюшной стенки		Поражения тазобедренного сустава
	M. tensor fasciae latae		{ Ротация бедра кнутри в положении легкого сгибания	Отведение ноги в положении лежа на боку, опускание таза в здоровую сторону при ходьбе (признак Тренделенбурга)			
			Отведение в тазобедренном суставе		Травма, прежде всего инъекционное поражение		

Нерв	Пораженные мышцы	Нарушение чувствительности	Функция	Специальные пробы	Этиология	Примечания	Дифференциальная диагностика
N. gluteus inferior L5–S2	M. gluteus maximus		Разгибание бедра	Положение лежа на животе, ноги согнуты в коленях под углом 90°, попытка поднять бедро от кушетки			
N. tibialis L4–S3	M. gastrocnemius M. plantaris M. soleus	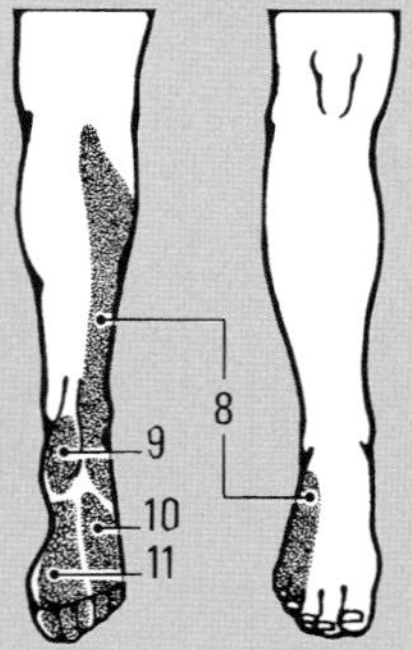	Подошвенное сгибание стопы (и сгибание в колене)	Сгибание в колене, первые 15°	Травма в области подколенной ямки, иногда изолированное ранение седалищного нерва		Мышечные дистрофии Грыжа диска L5/S1
	M. popliteus						
	M. tibialis posterior						
	M. flexor digitorum longus		Сгибание в коленном суставе	Коленный сустав в положении сгибания под углом 90°			
	M. flexor hallucis longus		Супинация и подошвенное сгибание стопы	Сгибатели пальцев не функционируют			
	M. flexor digitorum brevis M. flexor hallucis brevis		Сгибание концевых фаланг				
	M. abductor hallucis	8 N. suralis 9 N. tibialis					
	M. abductor digiti minimi	10 N. plantaris lateralis 11 N. plantaris medialis	Сгибание средних фаланг				
	M. adductor hallucis						
	M. quadratus plantae						
	Mm. lumbricales						
	Mm. interossei						

Нерв	Пораженные мышцы	Нарушение чувствительности	Функция	Специальные пробы	Этиология	Примечания	Дифференциальная диагностика
N. fibularis communis L4–S2	M. tibialis anterior	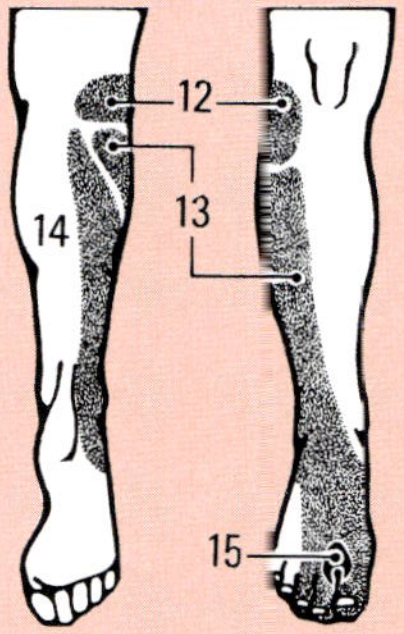	Тыльное разгибание стопы				
	M. extensor digitorum longus		Разгибание концевых фаланг и стопы				
	M. extensor hallucis longus			Ходьба на пятках	Травма нерва		Грыжа диска L4/L5, поражение корешка, полинейропатии, перонеальная мышечная атрофия, дистальная мышечная атрофия при миопатии (Штейнерта), передний большеберцовый синдром
N. fibularis profundus	M. fibularis tertius			Степпаж	Переломы малоберцовой кости		
	M. extensor digitorum brevis				Компрессионное поражение	Благоприятный прогноз	
	M. extensor hallucis brevis	12 N. fibularis communis 13 N. fibularis superficialis 14 N. suralis 15 N. fibularis profundus	Разгибание в плюснефаланговых суставах				
N. fibularis superficialis	M. fibularis longus				Серогенетическое поражение	Редко	
	M. fibularis brevis		Ротация кнаружи и подошвенное сгибание стопы				

же и другие состояния раздражения, в том числе седалищной сумки, которые могут вызывать боль в области ягодицы и иррадиацию по типу ишиалгии. Подъягодичная липома также может быть причиной ишиалгии. Миофасциальные триггерные точки, например в ягодичной мышце, также нетрудно спутать с иррадиирующей болью, обусловленной нейропатией седалищного нерва. Боль в тазобедренном суставе может наблюдаться при коксартрозе, раздражении отдельных суставных сумок в области тазобедренного сустава, а также при тазобедренной периартропатии или алгодистрофии. При боли в паховой области всегда следует прежде всего исключать грыжу, в том числе достаточно редко располагающуюся так низко «зеркальную» грыжу. Боль в области бедра может проявляться ночными судорогами и не представляет в этом случае трудностей. Судороги в икроножных мышцах нередко являются ранним симптомом бокового амиотрофического склероза. Боль в области стопы уже упоминалась в предыдущих разделах. При синдроме беспокойных ног наблюдается болезненное двигательное беспокойство в ногах (*anxietas tibiarum*), особенно по ночам в постели или при сидении в мягком кресле. Кроме того, следует упомянуть пяточную шпору, синдром тарзального канала и жгучую боль в стопе при эритромелалгии и некоторых формах сенсорной полинейропатии (*burning-feet-syndrom*). Особенно при боли в стопе следует иметь в виду целый ряд не-нейрогенных причин. Гломусная опухоль может локализоваться на ноге и вызывать интенсивную, мучительную боль, особенно в положении, когда нога свисает вниз (см. рис. 6.**5.50**).

Среди многочисленных форм *перемежающейся хромоты нижних конечностей* следует упомянуть прежде всего классическую сосудистую перемежающуюся хромоту («болезнь витрин»). Выше уже упоминалась перемежающаяся хромота при поражении конского хвоста в связи с узким спинальным каналом, а также при ишемии поясничного сплетения. Изредка механическое повреждение подколенной артерии в подколенной ямке («ущемление (entrapment) подколенной артерии») бывает вызвано атипичным прикреплением медиальной головки икроножной мышцы (515). Редкий синдром представляет собой рецидивирующая преходящая слабость мышц, поднимающих стопу, которая появляется во время ходьбы и в основе которой лежит интраневральная киста (ганглион оболочки нерва, интраневральная ганглионарная киста) малоберцового нерва (550). Подобный синдром описан также в рамках проксимального межберцового синостоза.

Синдромы мышечных лож и ишемические некрозы мышц

Синдромы мышечных лож развиваются чаще всего на голени. В этой области различают 4 мышечных ложа. Чаще всего поражается переднее ложе из-за его расположения, способствующего травматизации, а также особенно плотной структуры его фасции (см. рис. 6.**5.51** и табл. 6.**5.12**).

В острой стадии, а также в стадии ишемической контрактуры нередко возникают трудности при дифференциальной диагностике. Диагноз синдрома мышечного ложа легко распознать в том случае, если в острой стадии выявляются классические симптомы (интенсивная, усиливающаяся при надавливании и натяжении боль, плотный отек мышечного ложа). Особое внимание следует обращать на специфические провоцирующие факторы: переломы со смещением, обширные повреждения мягких тканей и сосудов. Чрезмерная нагрузка на мышцы очень редко вызывает синдром мышечных лож. Резко повышенное количество введенной жидкости также может в исключительных случаях вызывать генерализованный синдром мышечных лож (219). К частым причинам относятся локальное сдавление при неудобной позе в бессознательном состоянии, иногда при длительной операции, прежде всего при камнесечении. При нечетких клинических проявлениях решающее значение для диагностики имеет измерение внутритканевого давления.

Синдром переднего мышечного ложа

При синдроме переднего ложа голени (синдром передней большеберцовой мышцы)

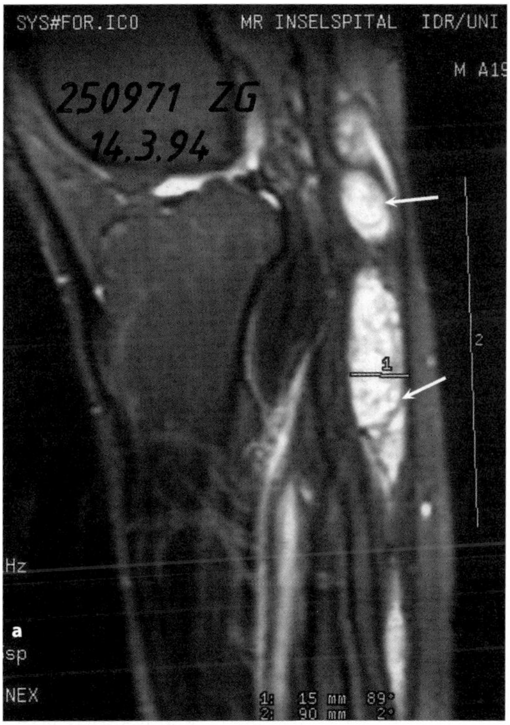

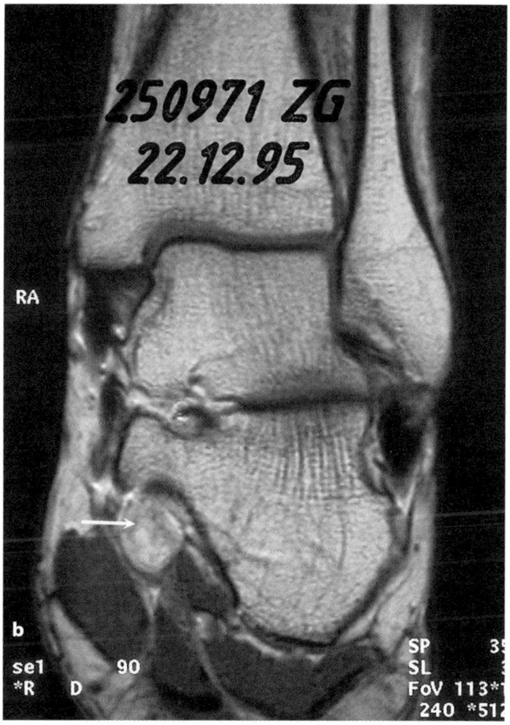

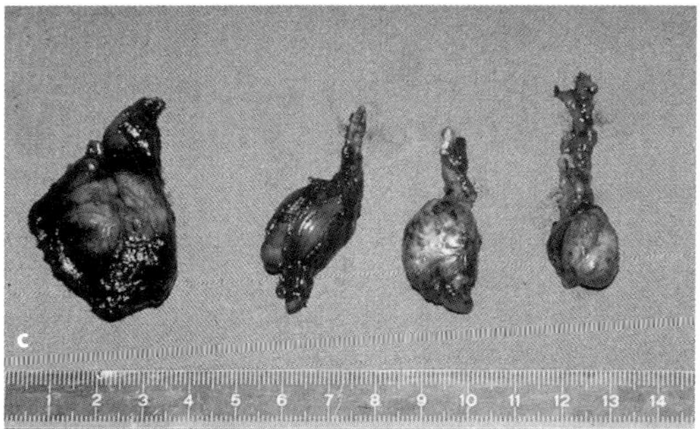

Рис. 6.**5.50** Гломусная опухоль на голени на МРТ и в препарате, извлеченном во время операции.

a МРТ-изображение с подавлением сигнала от жировой ткани у пациента с интенсивным болевым синдромом правой голени. Сзади в области правого колена выявлены несколько округлых опухолей, которые накапливают контрастное вещество.

b Медиально от голеностопного сустава в области тарзального канала визуализируется гломусная опухоль, накапливающая контрастное вещество.

c Операционные препараты. (Фотографии предоставлены Orthopädische Klinik des Universitätsspitals Bern, Chefarzt Prof. R.Ganz.)

может развиваться ишемическое поражение проходящего через это ложе глубокого малоберцового нерва. При этом нейрогенный дефект бывает очень сложно отличить от ограничения функции, обусловленного болью. Для дифференциальной диагностики важно выявление нарушения чувствительности в 1-м межпальцевом промежутке между I и II пальцами. В стадии остаточного дефекта ишемическая контрактура разгибателей стопы и пальцев приводит к фиксации голеностопного сустава примерно под прямым углом, поэтому признаки поражения малоберцового нерва остаются незамеченными. Нередко некротические изменения распространяются не на все структуры мышечного ложа, и проксимальная часть передней большеберцовой мышцы остается сохранной. Иногда наблюдаются преимущественно признаки «когтистой лапы», прежде всего на I пальце (рис. 6.**5.52**).

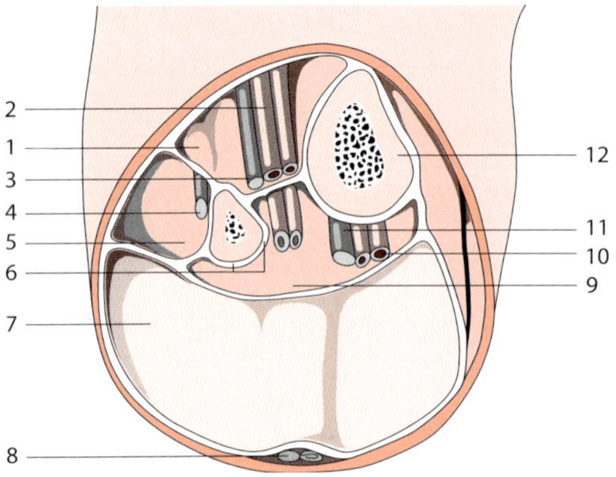

Рис. 6.**5.51** Голень с большеберцовым мышечным ложем (цит. по: Lanz, Wachsmuth; с изменениями).

1 M. extensor digitorum longus
2 A. et V. tibialis anterior
3 N. fibularis profundus
4 N. fibularis superficialis
5 Mm. fibulares
6 Fibula
7 Mm. surales
8 V. saphena parva et n. suralis
9 M. tibialis posterior cum A. et V. fibulares
10 A. et V. tibialis posterior
11 N. tibialis
12 Tibia

Таблица 6.**5.12** Мышцы и нервы в мышечных ложах голени

Мышечное ложе	Мышцы	Нерв
Переднее ложе	M. tibialis anterior M. extensor hallucis longus M. extensor digitorum longus	N. fibularis profundus
Латеральное ложе	M. fibularis longus M. fibularis brevis	N. fibularis superficial
Глубокое заднее ложе	M. tibialis posterior M. flexor hallucis longus M. flexor digitorum longus	N. tibialis
Поверхностное заднее ложе	M. triceps surae	

Синдром латерального мышечного ложа

Изолированный ишемический некроз малоберцовых мышц представляет собой большую редкость, он описан в том числе как следствие повышенной нагрузки на мышцы, которая может сопровождаться разрывом длинной малоберцовой мышцы. Синдром наблюдается иногда с обеих сторон. К поражению поверхностного малоберцового нерва может присоединяться поражение и глубокого малоберцового нерва, так как

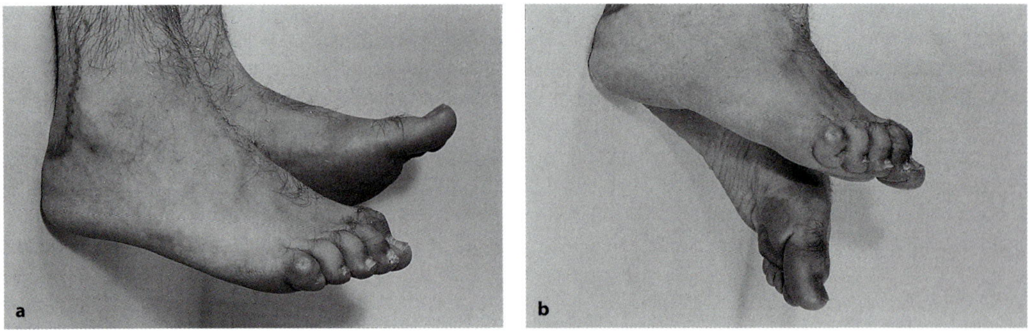

Рис. 6.**5.52** 40-летний мужчина с передним большеберцовым синдромом справа после перелома голени.

a «Молоткообразное» положение пальцев, особенно большого пальца. Недостаточность тыльного разгибания справа по сравнению с левой стороной.

b При попытке подошвенного сгибания стопы справа оно невозможно вследствие склерозирования и укорочения мышц большеберцового ложа.

он пересекает эти мышцы на своем проксимальном отрезке.

Синдром глубокого заднего мышечного ложа голени

Этот синдром трудно распознать в острой стадии. Он приводит к выраженной деформации стопы («конская стопа», «кошачья лапа»), которая сопровождается поражением большеберцового нерва. Мы наблюдали подобное частичное поражение, прежде всего сгибателя большого пальца, после стриппинга вены. Следует проводить дифференциальную диагностику с дистальным поражением большеберцового нерва (см. рис. 6.**5.35**).

Синдром поверхностного заднего мышечного ложа голени

Этот синдром может приводить к косолапости. Поверхностное заднее ложе очень редко поражается изолированно. Его повреждение обозначается как синдром мышечного ложа well-leg и регулярно наблюдается у одного из 3500 пациентов, оперированных по поводу камнесечения (275).

Множественный синдром мышечных лож

Иногда развивается поражение нескольких мышечных лож голени одновременно. У одной 19-летней пациентки спустя латентный период (2 дня) после остеосинтеза по поводу перелома бедра развился синдром трех мышечных лож: большеберцовых, малоберцовых и икроножной мышц. Пульс на обеих артериях стопы отсутствовал, что было выявлено слишком поздно. При операции были удалены полностью анемизированные мышцы из всех трех лож. Несмотря не нормализацию пульса на стопе спустя 6 нед. пришлось все-таки провести экзартикуляцию голени в коленном суставе (Dr. U.Kaspar, Interlaken).

Синдромы мышечных лож на стопе

Подобные синдромы развиваются прежде всего после перелома пяточной кости или размозжения тканей стопы. Остаточный дефект сохраняется в виде патологической установки пальцев («когтистая лапа»).

Синдромы мышечных лож на бедре

На бедре различают три мышечных ложа: переднее, с проходящим через него подкожным нервом, заднее, с седалищным нервом, и медиальное. Так как пространства мышечных лож бедра приспособлены к компенсации значительно увеличивающегося объема ткани, синдромы мышечных лож наблюдаются здесь редко, например, при политравме с распространенными повреждениями мягких тканей или переломом бедра, реже после перегрузки мышц. Мы наблюдали синдром лож обеих четырехглавых мышц у велосипедиста-любителя после интенсивной тренировки. В острой стадии наблюдались признаки сенсорного раздражения нервов, проходящих через мышечное ложе. Двигательные нарушения в зоне иннервации седалищного нерва вследствие синдрома мышечного ложа встречаются очень редко.

Синдромы ложа ягодичных мышц

Подобные синдромы чаще всего развиваются вследствие длительного давления извне, обусловленного неудобным положением тела при отравлениях, реже при очень длительных операциях. Примерно в половине случаев эффект повышения объема расширенного мышечного ложа приводит к поражению расположенного вне ложа седалищного нерва. Этот синдром описан даже с обеих сторон при очень высокой температуре тела (гиперпирексии), вызванной употреблением наркотических средств (207), однако он может развиваться и в отсутствие внешнего воздействия (325).

Хроническая форма синдрома мышечных лож на голени

Это поражение нередко развивается у военных и профессиональных спортсменов («раскалывающаяся голень», shin splint). После интенсивной напряженной деятельности развиваются сильная боль и отек, преимущественно большеберцового ложа. Боль может сопровождаться парестезиями в зоне иннервации пораженного нерва. В покое боль в течение нескольких минут исчезает. Диагноз подтверждается выявлением патологического повышения давления в субфасциальном пространстве при попытке нагрузки. Для достижения терапевтического эффекта достаточно ограничить физические нагрузки. Хирургическое лечение состоит в фасциотомии пораженного мышечного ложа.

7 Поражения периферического отдела вегетативной нервной системы

7.1 Вегетативная нервная система

Анатомия

Нервные волокна для регуляции температуры тела начинаются в гипотетическом *терморегуляторном центре*, который предположительно находится в гипоталамусе. Импульсы, идущие от коры и лимбической системы, перекрещиваются на достаточно высоком уровне. Они конвергируют в гипоталамусе с терморегуляторными импульсами. Симпатический путь идет отсюда неперекрещенным и проходит в боковом столбе спинного мозга вниз между пирамидным и спиноталамическим путями. Симпатический путь заканчивается в интермедиолатеральном ядре 12-го грудного и верхних 2 поясничных сегментов спинного мозга. Второй нейрон покидает спинной мозг в составе передних спинальных корешков и достигает с помощью белых соединительных ветвей пограничного ствола. В симпатических ганглиях путь переключается на последний дистальный нейрон и достигает с помощью серых соединительных ветвей спинальных нервов. Симпатические волокна сопровождают спинальные нервы, близко прилегая к чувствительным волокнам, вплоть до расположенных в коже потовых желез. В близком контакте с сосудами проходят постганглионарные волокна для иннервации мышечной стенки сосудов. Распределение аксонов ганглионарных клеток интермедиолатерального ядра спинного мозга вплоть до уровня периферии отражено на рисунке 7.**1a**.

Однако распределение периферических судомоторных волокон в области лица отклоняется от этой схемы. Мы не будем обсуждать эту тему, так как поражения черепных нервов не вошли в эту книгу.

Кроме того, особенное расположение имеют потовые железы ладоней и подошв. Путь идущих к ним судомоторных волокон анатомически не отличается от описанного выше. Однако функционально эти железы отвечают на другие импульсы. Они не служат для терморегуляции и остаются, например, сухими при нахождении в сауне, но, однако, легко отвечают на эмоциональные раздражители. Филогенетически они более старые, чем расположенные в остальных местах экзокринные железы. Они, например, присутствуют уже у кошек и помогают животным «цепляться» за опору при прыжке.

Так как судомоторные волокна связаны со структурами пограничного ствола, для них характерна присущая и ему метамерная структура: только в пределах сегментов от Th2/3 до L2/3 включительно передние корешки содержат потовые волокна. Все участки тела выше сегмента Th2 или ниже L3 получают эти волокна из названных сегментов. Таким образом, вегетативная иннервация значительно отклоняется в своем метамерном строении от обычного распределения по дерматомам (см. рис. 7.**1b**). Голова и шея получают свои судомоторные волокна из Th3–Th4, руки, включая подмышечные впадины, – из Th5–Th7, а ноги – из Th10–L2/3 (см. рис. 7.**2**).

Поэтому при поперечном поражении спинного мозга на высоком уровне вследствие нарушения всей терморегуляторной потовой секреции и, таким образом, терморегуляции в целом наблюдаются центральная лихорадка, повышенное накопление тепла.

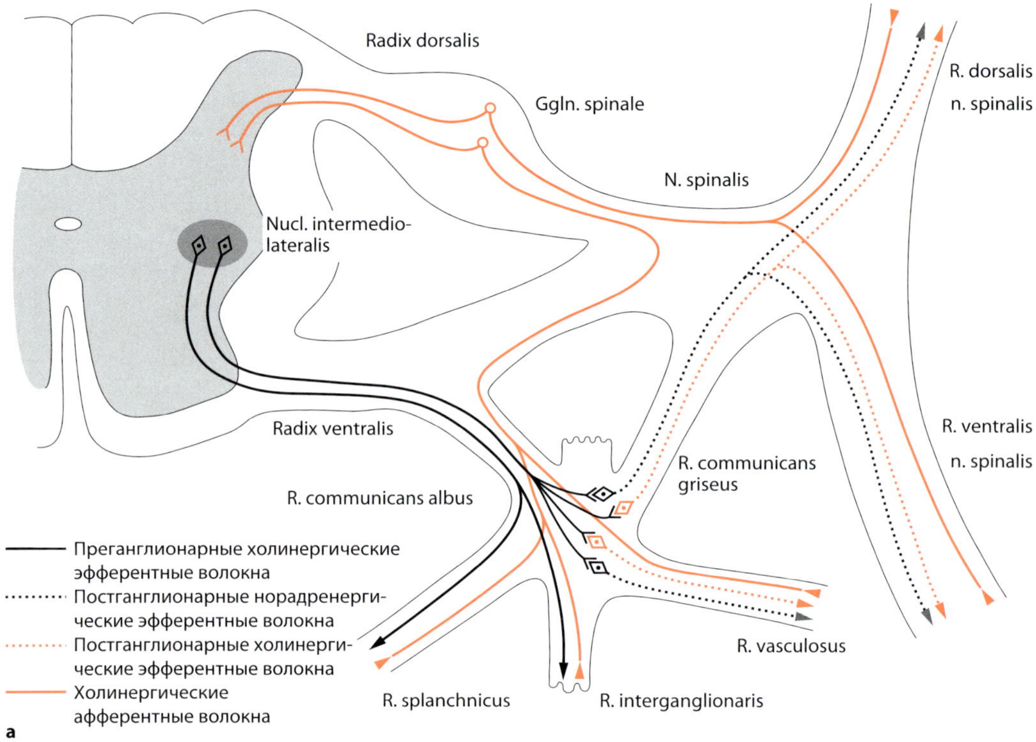

Рис. 7.**1**
a Схема иннервации потовых желез. Концевыми ветвями являются сенсорные волокна.

7.2 Функции симпатической нервной системы и ее неврологическое значение

Мелкие экзокринные потовые железы, диффузно распределенные по всему телу человека, служат для терморегуляции. Эта функция находится под непрерывным контролем со стороны нервной системы. Адекватным раздражителем для ее активации является повышение температуры тела. Для практического понимания всех значимых нарушений потовой секреции достаточно знания описанного выше симпатического пути, а также следующей парадоксальной особенности: передача терморегуляторных или управляемых эмоциональными раздражителями судомоторных импульсов происходит через анатомические структуры пограничного ствола, а к органу-мишени эти импульсы доставляются с помощью холинергической передачи. При гистохимическом исследовании в области конечной сети нервных волокон на потовых железах выявляется повышенное количество специфической холинэстеразы. Применение парасимпатомиметических средств (простигмин, пилокарпин) вызывает профузное выделение пота. Это потогонное действие парасимпатомиметиков привело к предположению, что кроме симпатического пути существует и второй основной судомоторный путь. Фактически оказалось, что терморегуляторный путь, вызывающий выделение пота и проходящий через пограничный ствол – тот же самый путь, который доставляет холинергические импульсы к органу-мишени.

Нарушения секреции потовых желез разделяют на два в корне отличающихся друг от друга типа.

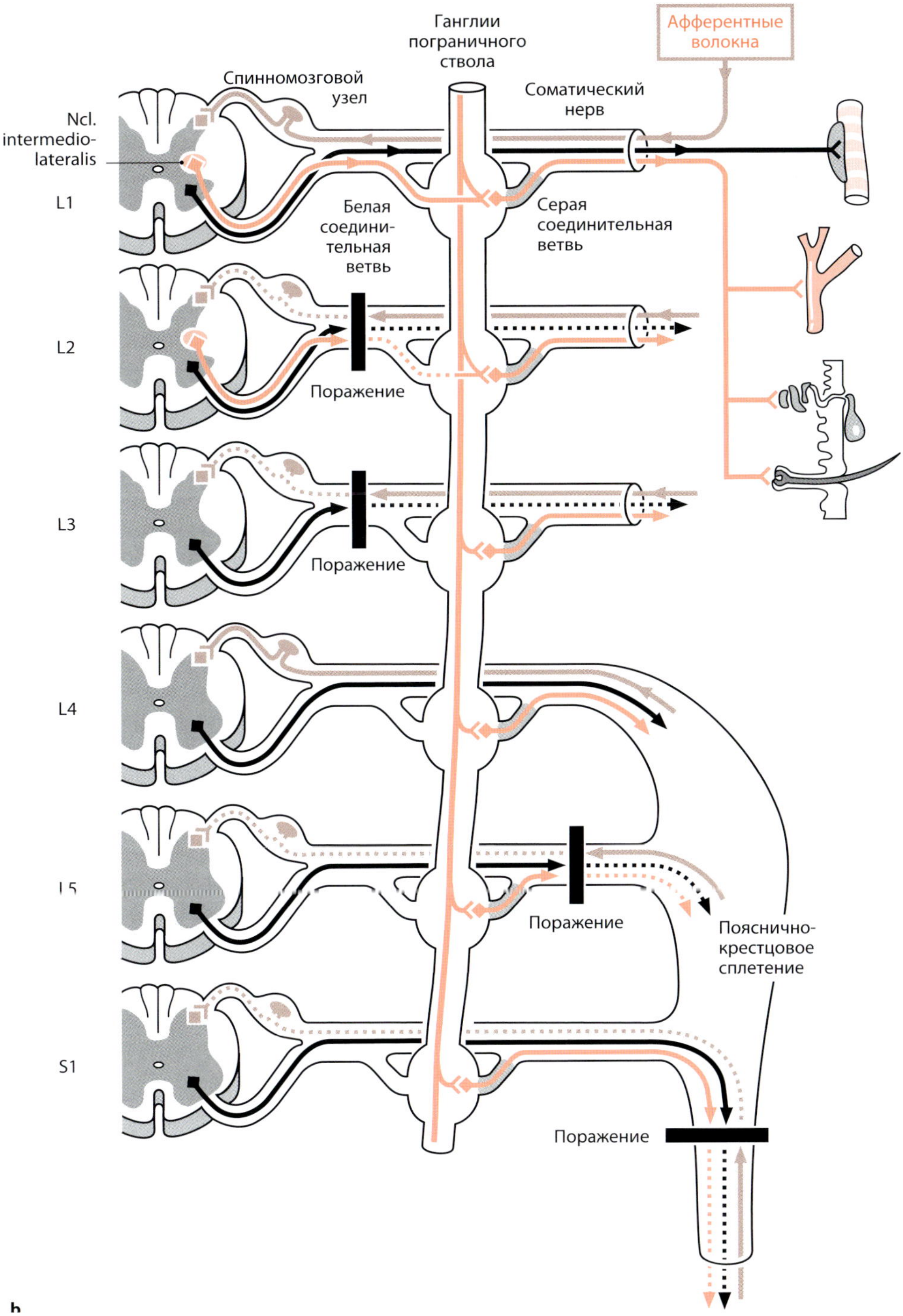

Рис. 7.**1**
b Схема связей симпатического ствола со спинальным нервом в области грудных и поясничных сегментов.

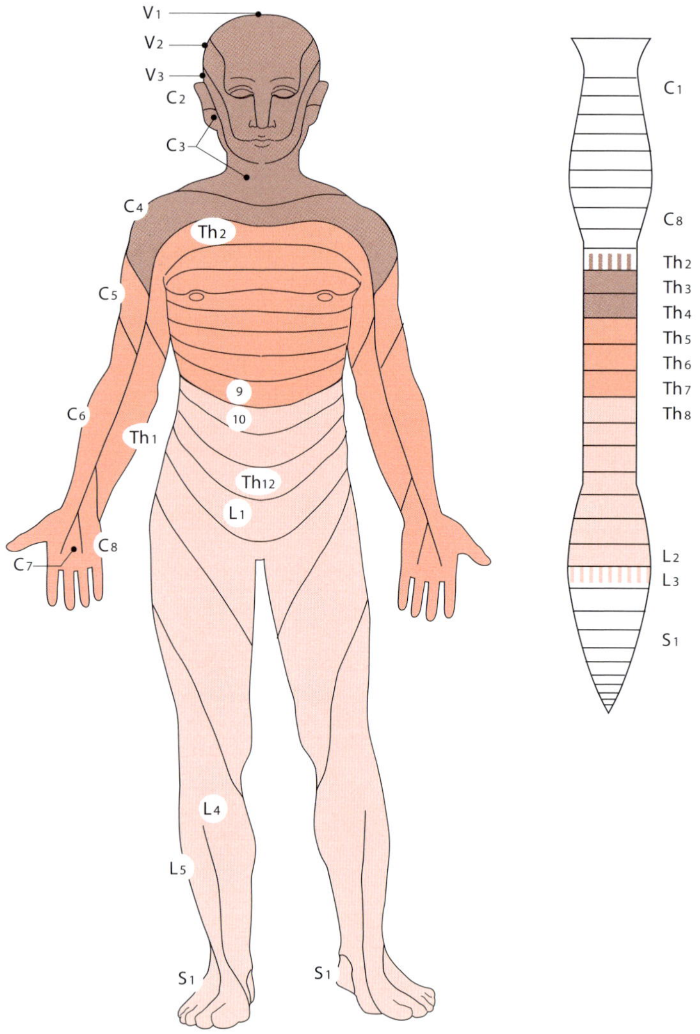

Рис. 7.**2** Метамерное строение вегетативных эфферентных связей.

Изолированное нарушение ответа на температурные раздражители. Секреция потовых желез отсутствует в ответ на обычные температурные раздражители (например, горячий чай или нагревание под лампой), тогда как при применении пилокарпина на этих же участках выявляется нормальная секреция потовых желез. Это нарушение имеет место при прерывании пути потовой секреции проксимальнее последнего судомоторного нейрона, т.е. проксимальнее ганглиев пограничного ствола. Этот тип можно обозначить как центральное нарушение потовой секреции.

Отсутствие потовой секреции в ответ на любые известные раздражители. Нарушение выявляется не только в ответ на тепловое раздражение, но и на введение пилокарпина. Изолированного нарушения выделения пота при введении пилокарпина при нормальном терморегуляторном потоотделении не существует. Полное «выпадение» последнего нейрона может быть связано либо с поражением ганглиев пограничного ствола, либо с идущими на периферию невритами. В этих случаях атрофируется окутывающая потовые железы холинергическая невральная концевая сеть, поэтому прекращается также и потоотделение в ответ на введение пилокарпина. Этот процесс представляет собой периферическое нарушение потовой секреции.

Граница центрального и периферического нарушения в случае потовой секреции располагается не на обычном уровне границы между спинным мозгом и корешками спинальных нервов, но дистальнее – в ганглиях пограничного ствола.

Центральный тип нарушения потоотделения наблюдается при интрамедуллярных процессах, при интраспинальном компрессионном поражении корешков, например, при заболеваниях межпозвонковых дисков, опухолях или разрывах корешков. При поражении сплетения или периферических нервов, напротив, развивается периферический тип нарушения потовой секреции. Поражения корешков выше Th2/Th3 и ниже L3 вообще не вызывают нарушений потовой секреции, и даже на отрезке Th2/Th3–L3 поражение одного корешка никогда не приводит к нарушению потоотделения, так как оно компенсируется коллатеральными путями внутри пограничного ствола.

Наблюдение за секрецией потовых желез играет при объективизации тотального поражения периферических сенсорных нервов важную роль. При своем разветвлении на периферии судомоторные волокна тесно прилегают к чувствительным кожным нервам, поэтому при нарушении целостности стволов сенсорных нервов развивается терморегуляторное и фармакологическое нарушение потовой секреции периферического типа, которое очень точно совпадает по форме и распространенности с нарушением чувствительности.

Это совпадение нарушений потоотделения и чувствительности является при разрывах периферических нервов облигатным: если на определенном участке наблюдаются тотальная анестезия и аналгезия, а секреция пота полностью сохранна, то либо результаты обследования оценены неверно, либо речь идет о поражении не периферического нерва, а корешка. Восстановление потовой секреции после нарушения целостности нерва, например в случае ушивания нерва и т.п., также примерно совпадает по времени с восстановлением чувствительности. Иногда в стадии регенерации в течение нескольких месяцев наблюдается гипергидроз, так же как при частичном разрыве или при раздражении периферического нерва.

Наконец, нарушение потоотделения может иногда оказывать помощь при топической диагностике: изолированное поражение потовой секреции (и сопутствующие нарушения вазомоторной функции) на одной конечности со стационарным или прогрессирующим течением могут быть признаком локального поражения спинного мозга. Нарушение потоотделения на пораженной половине головы и шеи на фоне неопределенной боли в плече и руке описано в качестве раннего симптома опухоли Панкоста. На нижней конечности такие поражения могут быть признаком забрюшинного метастазирования опухоли половых органов или прямой кишки. Нарушение потоотделения на одной стороне обычно ошибочно оценивается не как расстройство функции потовых желез на этой стороне, а как повышенная потливость на противоположной, где происходит нормальное выделение пота. Эта неправильная интерпретация особенно часто имеет место при нарушении потовой секреции на фоне синдрома Панкоста.

Своеобразные нарушения чувствительности выявлены в настоящее время при синдроме Эйди (см. ниже).

Очень редко можно наблюдать участки резко выраженного гипергидроза (мы наблюдали два таких случая в дистальных отделах голени) при так называемой Hydrangioma cutis, мальформации, не связанной с поражением нервной системы. Мучительный гипергидроз устраняется с помощью резекции сенсорных нервов, разумеется, ценой нарушения чувствительности. Иногда после инсульта или черепно-мозговой травмы наблюдается контралатеральный гипергидроз в течение нескольких дней.

7.3 Пробы для исследования функций симпатической нервной системы

Клиническая картина

Уже при осмотре и пальпации участка кожи можно выявить нарушения потовой секреции. Мелкие капельки пота на лбу, щеках и губах, а также, прежде всего, на подушечках пальцев и ладонях видны невооруженным глазом или при осмотре через лупу. Легкие поглаживающие прикосновения исследователя кончиками или тыльной поверхностью пальцев позволяют отличить сухие и гладкие от нормальных увлажненных участков кожи.

В отличие от нарушений секреции потовых желез на расстройство пилорических реакций редко обращают внимание, хотя их можно выявить за несколько секунд с помощью простых приемов без применения какой-либо аппаратуры. Анатомия волокон симпатической нервной системы, отвечающих за сокращение Mm. arrectores pilorum, во многом соответствует анатомии сурдосекреторных волокон, поэтому мы не будет описывать ее заново (см. с. 545–546).

Если воздействовать на кожу области груди или спины холодовым раздражителем или щекоткой, у пациента наблюдается генерализованный пиломоторный рефлекс – «гусиная кожа». Если на определенных участках эта реакция отсутствует, это свидетельствует и о нарушении терморегуляторной потовой секреции. При этом пиломоторная реакция при локальном раздражении самого пораженного участка может быть сохранной. Если она не появляется при раздражении участка с нарушенной чувствительностью, это свидетельствует в пользу поражения сплетения или периферического нерва. Этот симптом следует оценивать как объективный критерий постганглионарного нарушения целостности кожного нерва, так же как и тотальный ангидроз на термические и фармакологические раздражители. В определенные фазы регенерации на периферии участков нарушенной чувствительностью и при частичном поражении локальная пиломоторная реакция может быть повышена.

Пробы на секрецию потовых желез

Различные методы позволяют отличить друг от друга сухие и увлажненные участки кожи по цвету и таким образом документировать изменения в виде изображений.

Техника исследования по Minor

Йодокрахмальная реакция выявляет контрастные участки, которые либо окрашиваются в разные цвета, либо хорошо фиксируются на черно-белую пленку (рис. 7.**3**) и являются относительно стабильными, т.е. не изменяют цвет сразу после испарения. Сравниваемые участки тела обрабатывают сначала следующим раствором:

- Iodi puri 1,5
- Olei ricini 10,0
- Spiritus 96% 90,0

Замена касторового масла на глицерин имеет некоторые недостатки: кожа медленнее подсыхает, порошок плохо прилипает, а вместо черно-коричневого окрашивания часто образуется беловато-желтая клейкая масса. После высыхания краски участок кожи густо посыпают картофельным крахмалом и проводят процедуру стимуляции потоотделения. При появлении пота на фоне слоя белого порошка становятся четко видны темные капельки в виде точек, которые постепенно сливаются. Фотографии следует сделать в начальной стадии потоотделения, так как после появления большого количества пота изображения получаются нечеткими, смазанными.

Хинизариновый метод

При этой технике исследуемый участок кожи засыпается порошком следующего состава:

- Chinizarin-2,6-disulfonsaures Natrium 35,0
- Natr. carbon. sicc. 30,0
- Amyl. Oryz. 60,0

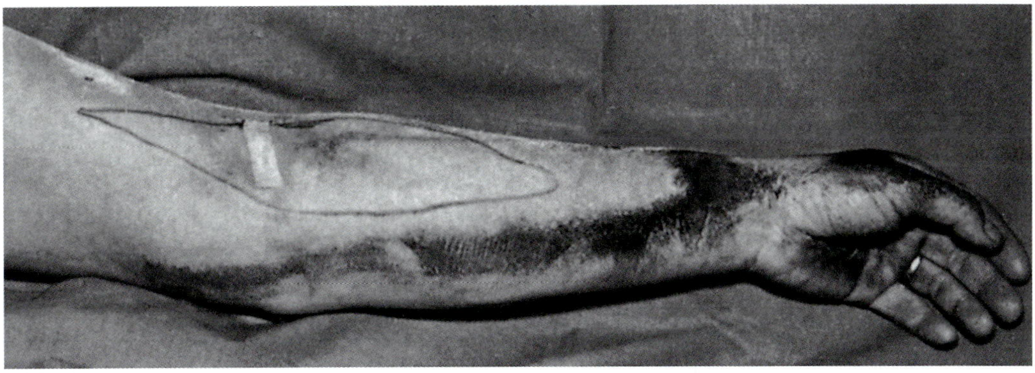

Рис. 7.**3** Проба на секрецию потовых желез с применением йодокрахмального метода по Minor. Инъекционное поражение латерального кожного нерва предплечья. Зона тотального выпадения чувствительности окантована черным. Участок ангидроза соответствует всей зоне нарушения чувствительности. Обратите внимание на краевую зону гипергидроза.

Светло-серый порошок при небольшом добавлении жидкости окрашивается в темно-коричнево-фиолетовый цвет. В начале выделения пота наблюдаются отдельные его капельки в виде голубых точек, которые затем сливаются.

Нингидриновая проба

Этот метод, разработанный Moberg, особенно хорошо подходит для объективизации и документации периферического нарушения потовой секреции в области кистей и стоп (463). Он ограничивается выявлением спонтанного потоотделения. Методы провокации в большинстве случаев излишни.

Исследователь прижимает ладонь или отдельные пальцы пациента, предварительно хорошо вымытые водой с мылом и тщательно высушенные, к листу белой бумаги. Для этой цели лучше всего подходит бумага для печати. Давление не должно быть слишком сильным, чтобы отпечаток не получился смазанным. Контуры пальцев или кисти можно обвести карандашом. Целесообразно при этом проводить для сравнения исследование также и здоровой руки. Сам исследователь не должен прикасаться руками к бумаге. Лучше всего надеть резиновые перчатки. Затем листок бумаги несколько раз опускают в 1% раствор нингидрина в ацетоне, в который перед исследованием добавляют несколько капель ледяной уксусной эссенции и нагревают в сухожаровом шкафу или аппарате для стерилизации горячим воздухом при температуре 110°C. Чтобы окрашивание было еще более четким, листок оставляют сохнуть еще в течение 2 дней на воздухе и фиксируют следующим раствором:

- Cupr. sulfuric. 1,0
- Aqua dest. 5.0
- Methanol 95,0
- Acidi nitr. gtt. No V.

После подобной фиксации отпечатки становятся очень прочными. Чтобы избежать загрязнения со стороны исследования на отдельных этапах, листок можно поместить в небольшую рамку.

При соблюдении правильной техники исследования, использовании не впитывающей жидкость бумаги и аккуратном надавливании пальцами на бумагу удается зафиксировать отдельно каждую капельку пота.

При хороших отпечатках отдельных точек можно даже провести качественную оценку потовой секреции. Это может иметь значение, например, для определения локализации частичного поражения сплетения. Так же как для ладони, эта проба может быть использована для выявления нарушений потовой секреции на подошве.

Проба основана на селективной способности аминокислот к окрашиванию нингидрином. Она применима и в тех случаях, когда сотрудничество с пациентом невозможно, например у детей или когда необходимо исключить симуляцию. Регистрация изменений при использовании этого метода окрашивания имеет неоценимое значение для оценки регенерации нервов при контроле в динамике после ушивания нерва (рис. 7.**4**).

Другие методы

Измерение гальванического сопротивления кожи (*феномен Vigouroux*) дает возможность оценить увлажнение кожи и тем самым нарушение ее сенсорной иннервации. Термография после физической активности выявляет повышенную температуру тела на участках кожи с ангидрозом по сравнению с теми, где сохранено потоотделение.

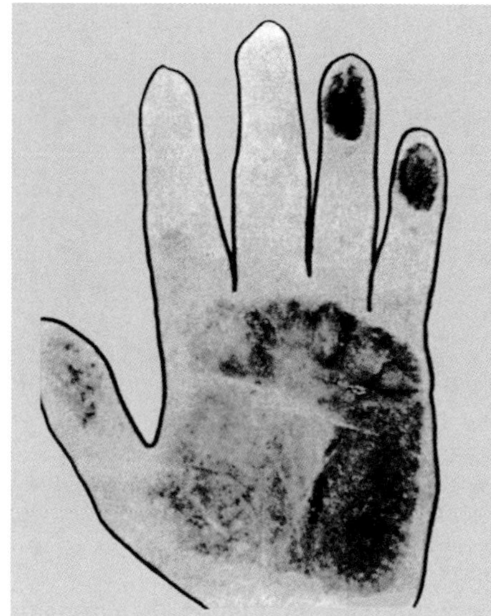

Рис. 7.**4** Нингидриновая проба по Moberg при поражении срединного нерва.

7.4 Клиническая картина нарушений функций периферического отдела симпатической нервной системы и их топическая диагностика

Функциям кожи, имеющим вегетативную регуляцию, таким как секреция потовых желез, пило- и вазомоторные реакции, до сих пор уделяется несправедливо мало внимания при дифференциальной диагностике синдромов поражения периферической нервной системы. Их иннервация осуществляется нервными волокнами, которые проходят исключительно через пограничный симпатический ствол. Эти нарушения вегетативной функции имеют большое значение при определении локализации поражения периферической нервной системы. Из всех этих функций потоотделение поддается наиболее надежной оценке и наиболее точной документации. Большое практическое значение имеют также нарушения мочеиспускания и сексуальной функции, которые, однако, в большой степени регулируются импульсами из ЦНС. В связи с этими обстоятельствами мы считаем целесообразным представить здесь эти феномены более подробно.

Общая клиническая картина

К основным поражениям вегетативной нервной системы относятся, например, дизавтономия, а также состояние после симпатэктомии. Существуют экспериментальные исследования после удаления пограничного ствола (рис. 7.**5**). Гипо- или ангидроз всего тела могут сопровождать комплексные системные поражения (например, идиопатическая гипотония при мультисистемной атрофии). Достаточно большую степень самостоятельности имеют нарушения потовой секреции в рамках острой пандизавтономии, а также в рамках приобретенного хронического идиопатического ангидроза (493). Это заболевание характеризуется непереносимостью жары, приливами, головокружением и диспноэ, иногда также аномалиями зрачка. Оно продолжается в течение нескольких лет, но не имеет тенденции к прогрессированию.

Подобные заболевания не являются темой этой книги и не будут описаны подробно.

Синдром Горнера, верхний квадрантный синдром и нарушение секреции потовых желез верхних конечностей

Для топического неврологического диагноза всегда наибольшее значение имеют те участки, на которых определенные волокна проходят изолированно. В пограничном симпатическом стволе между сегментами Th3 и L2/3 располагаются первичные клетки дистальных нейронов. Их поражение приводит к тотальному нарушению всех выполняемых ими функций. Формируются синдромы нарушения вегетативной функции по периферическому типу. В основе общеизвестного *синдрома Горнера* лежит поражение звездчатого ганглия или шейного пограничного ствола. Оно сопровождается в большинстве случаев ангидрозом квадрантной локализации на лице, шее и (в зависимости от уровня поражения) также плече, кисти, в подмышечной ямке (рис. 7.**6**). Этот дефект потоотделения относится наряду с миозом, птозом и энофтальмом к основным признакам синдрома Горнера, так как он тоже в числе последних был описан офтальмологом из Цюриха Horner в 1869 г. (308).

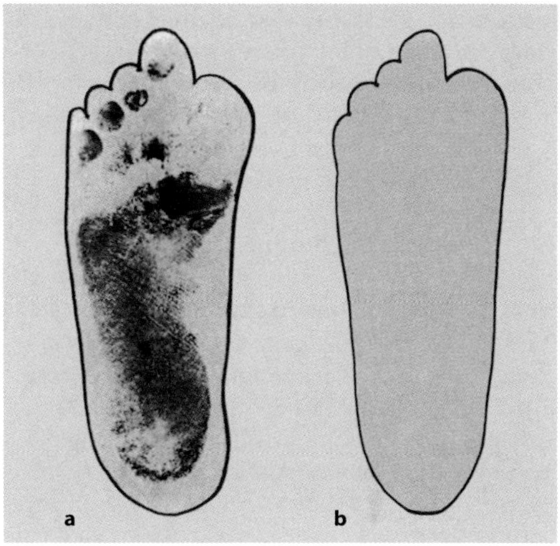

Рис. 7.**5** Нингидриновая проба в области стоп. Нормальное потоотделение до резекции поясничного пограничного ствола (**a**). Через 3 дня после резекции, которая была проведена в связи с нарушением артериального кровообращения, наблюдается тотальный ангидроз при нормальной чувствительности (**b**) (цит. по: Schiffter R, Schliack H. Fortschr. Neurol. Psychiat. 1966; 34: 33).

Выше Th3/4 и ниже L2 судомоторные волокна, проходящие через пограничный симпатический ствол, достигают головы, рук и шеи либо ног и кишечника. Поражение

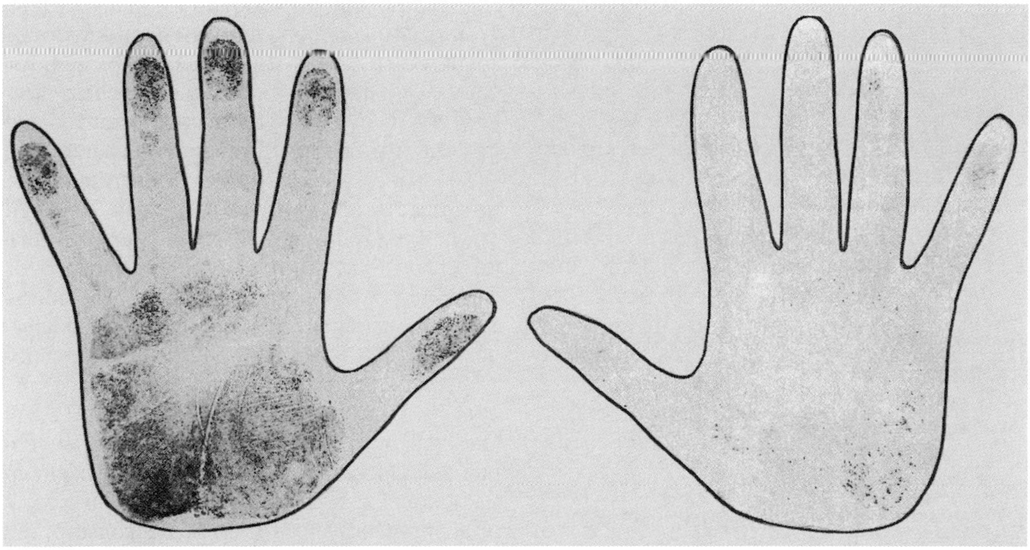

Рис. 7.**6** Почти тотальный ангидроз правой кисти вследствие компрессии звездчатого ганглия невромой корешка Th1 размером с мандарин. Сенсорная и моторная иннервация кисти сохранны (цит. по: Schliack H, Schiffter R. Dtsch. med. Wschr. 1971; 96: 977).

шейного пограничного ствола и звездчатого ганглия всегда сопровождается синдромом Горнера и ангидрозом с различным уровнем нижней границы. Тотальный геми- и ангидроз головы, шеи, плеча, руки и кисти в отсутствие синдрома Горнера является следствием поражения пограничного ствола непосредственно ниже звездчатого ганглия. Синдром Горнера без ангидроза возможен при медиальном поражении корешков C8–Th2, т.е. проксимальнее звездчатого ганглия, так как относящиеся к этим сегментам судомоторные волокна покидают спинной мозг в составе корешка Th3 и ниже и проходят неповрежденными к пограничному стволу.

Как синдром Горнера, так и локальный гипергидроз могут наблюдаться в рамках хронической воспалительной демиелинизирующей полинейропатии. Остро развившийся синдром Горнера в сочетании с контралатеральным гемипарезом и атаксией возможен при ишемическом поражении области диэнцефально-мезэнцефального перехода с вовлечением таламуса (593). Описан также синдром Горнера с контралатеральным гипергидрозом.

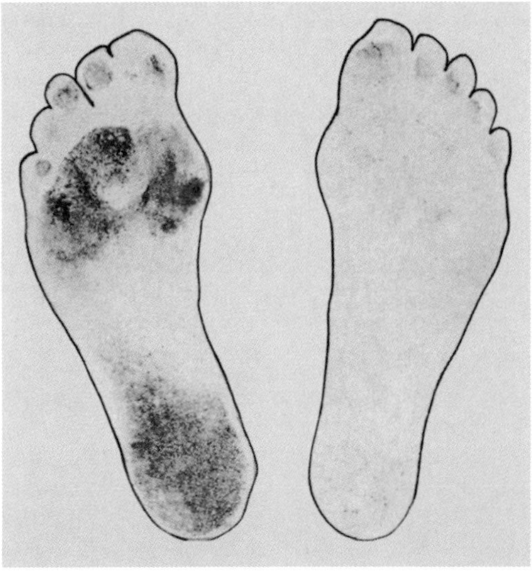

Рис. 7.**7** Субтотальный ангидроз правой стопы вследствие лимфогранулематозной инфильтрации (подтвержденной с помощью лимфографии) правого поясничного пограничного ствола (цит. по: Schliack H, Schiffter R. Dtsch. med. Wschr. 1971; 96: 977).

Нарушение секреции потовых желез в области грудной клетки

В области грудной клетки может развиваться односторонний ангидроз при паравертебральных опухолях или метастазах, который может не сопровождаться какими-либо нарушениями чувствительности в том случае, если межреберные нервы не повреждены, а опухоль поражает только пограничный ствол. Подобные синдромы в клинической практике встречаются редко. Они могут наблюдаться, например, после опоясывающего герпеса грудных сегментов. Однако сегментарный гипергидроз может быть единственным признаком паравертебральной опухоли (623). Сегментарный дисгидроз наблюдается также при сирингомиелии.

Нарушение секреции потовых желез в нижних квадрантах

В данной области часто наблюдаются нарушения потовой секреции, связанные с поражением поясничного отдела пограничного ствола. Мы наблюдали их при лимфогранулематозе (рис. 7.**7**), и прежде всего при прорастании опухолей в забрюшинное пространство, таких как рак женских половых органов, предстательной железы, мочевого пузыря и прямой кишки.

Обратимые поражения поясничного пограничного ствола описаны после травмы живота. Диагностика подобных нарушений потовой секреции не вызывает трудностей. Так как эти расстройства функции затрагивают во всех случаях прежде всего подошвы стоп, для ориентировочного диагноза исследователю достаточно тыльной поверхностью своих пальцев пальпировать подошвы пациента, прежде всего под пальцами, и сравнить обе стопы. Различия всегда четко заметны при одностороннем поражении. В целом можно сказать, что стопа с нарушенной симпатической иннервацией всегда значительно теплее, чем другая стопа. Такой ангидроз можно документально зафиксировать с помощью нингидриновой пробы по Moberg для занесения в историю болезни. Точная оценка распространенности участка ангидроза на ноге может помочь определить локализацию поражения в пограничном стволе; это иногда бывает важно при целенаправленной лучевой терапии. Нарушение потоотделения на проксимальных участках конечностей или на туловище можно диагностировать только с помощью несколько более дорогостоящего йодокрахмального метода по Minor. Если кроме этого наблюдаются и другие неврологические расстройства, например нарушение чувствительности на участках с ангидрозом, нарушения двигательной функции и выпадение сухожильных рефлексов, это свидетельствует о поражении пояснично-крестцового сплетения. Зона распределения нарушений указывает на локализацию поражения. Возможности лечения гипергидроза с помощью резекции пограничного ствола описаны ниже.

Нарушение секреции потовых желез как самостоятельное заболевание

В этом разделе мы хотели бы обратить внимание на некоторые виды нарушений потовой секреции, которые трудно отнести к ограниченным локализованным поражениям периферических нервов или пограничного ствола, но которые могут создавать дифференциально-диагностические проблемы.

Как уже упоминалось выше, иногда при *пупиллотонии* (синдром Эйди, или синдром Эйди–Холмса) наблюдаются обширные, охватывающие различные части тела, порой множественные у одного пациента участки пониженного потоотделения. При этом могут также выявляться аномалии сердечно-сосудистой системы. У 17 пациентов с синдромом Эйди описаны многоочаговые нарушения потовой секреции на туловище, конечностях и у одного также на руке и в зоне иннервации тройничного нерва (см. рис. 7.**8**) без нарушений чувствительности.

Распределение участков ангидроза указывает на ограниченное поражение в области пограничного ствола. Они наблюдаются с одной стороны, достигая средней линии, часто бывают множественными на различном уровне, но при этом сохраняют односторонность. Формально эти признаки можно оценить как полинейропатию периферической вегетативной системы. При этом могут наблюдаться также арефлексия и синдром Горнера. Заболевание названо в честь первого описавшего ее ученого *синдром Росса* (591). На участках ангидроза нарушения чувствительности не выявляется. Возможно, в основе лежит поражение эфферентных симпатических волокон. Вероятно, патологический процесс локализуется в пограничном стволе (835). Предпочтительного места поражения не установлено. Возможно, оно охватывает все отделы пограничного ствола. Односторонний гипогидроз лица и плеча, который сопровождается покраснением на противоположной стороне, особенно на лице, обозначается как *синдром Арлекина* (132). Это состояние развивается в большинстве случаев без видимой причины, однако иногда в его основе лежит паравертебральный блок проведения на высоком грудном уровне (95) или состояние после инфаркта мозга.

При агенезии мозолистого тела, которая в большинстве случаев сопровождается другими нарушениями развития головного мозга, наблюдаются приступообразный диффузный гипергидроз и гипотермия (*синдром Шапиро*).

Потливость, связанная с принятием пищи, которая появляется после оперативных вмешательств на околоушной слюнной железе или воспалительных заболеваний слюнных желез одновременно с покраснением околоушного региона, обозначается как *синдром Фрей*. Покраснение может наблюдаться и в отсутствие обычно сопровождающего этот синдром потоотделения. Потливость, связанная с принятием пищи, эффективно лечится с помощью ботулинического токсина.

Изолированное нарушение потоотделения и вазомоторной фукнции одной конечности наблюдается при поражении спинного мозга. При боковом амиотрофическом склерозе в начальной стадии наблюдается увеличение, а в конечной – уменьшение потоотделения (46).

Однако значительно чаще неврологи встречаются с генерализованными или по крайней мере системными нарушениями потовой секреции. Здесь также действует правило: если пациент жалуется на ги-

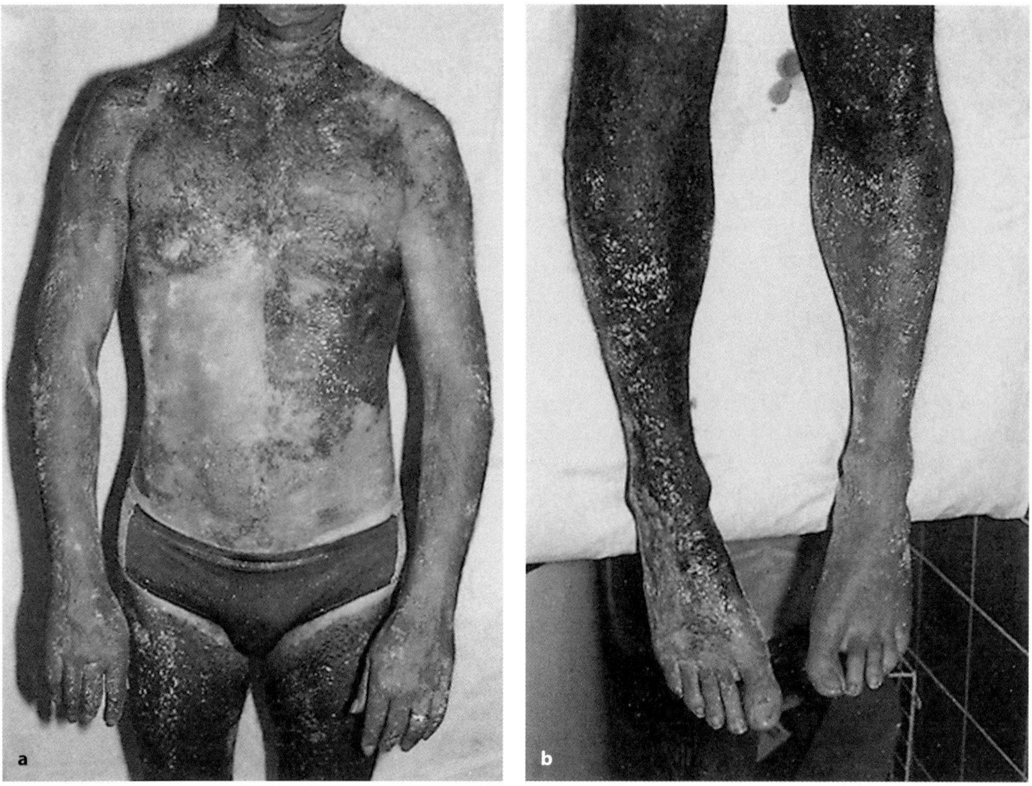

Рис. 7.**8** Обширное нарушение секреции потовых желез у 46-летнего мужчины с синдромом Эйди: на туловище справа – Th6–11, слева – Th10–12, на обеих руках и на левой голени (цит. по: Hallermann, W. Schweißsekretionsstörungen beim Adie-Syndrom. Eine Neuropathia multiplex der peripheren autonomen Nerven? Akt. Neurol. 1990; 17: 181).

пергидроз, это нередко является признаком компенсаторной реакции при выключении отдельных участков из системы охлаждения (выделения пота и испарения). Подобное наблюдается, например, после *симпатэктомии* (см. ниже).

Часто, особенно у пожилых людей, наблюдается профузная симметричная потливость головы, шеи и грудной клетки, без вовлечения конечностей. Это явление можно рассматривать как сопутствующий симптом периферической, возможно чисто вегетативной полинейропатии, например, при сахарном диабете или амилоидозе. При полирадикулопатии также наблюдаются нарушения потоотделения, которые в острой стадии могут проявляться в виде генерализованного гипергидроза с акцентом в дистальных отделах.

Выраженный симметричный гипергидроз верхней половины тела наблюдается при поражении грудного отдела позвоночника опухолью или воспалительным процессом. Мы наблюдали подобное явление – так же как и другие авторы (3) – после лечебной симпатэктомии (рис. 7.**9**).

Этот феномен можно рассматривать как компенсаторную гиперактивность системы потоотделения при выключении этой функции во всей нижней половине туловища. Преходящий односторонний, захватывающий также и область лица гипергидроз либо гипогидроз иногда наблюдается после инфаркта мозга (383).

Повышенное генерализованное потоотделение развивается, как можно прочитать во всех медицинских учебниках, при различных хронических инфекционных заболеваниях, хроническом алкоголизме, гипертиреозе или нередко без видимой причины.

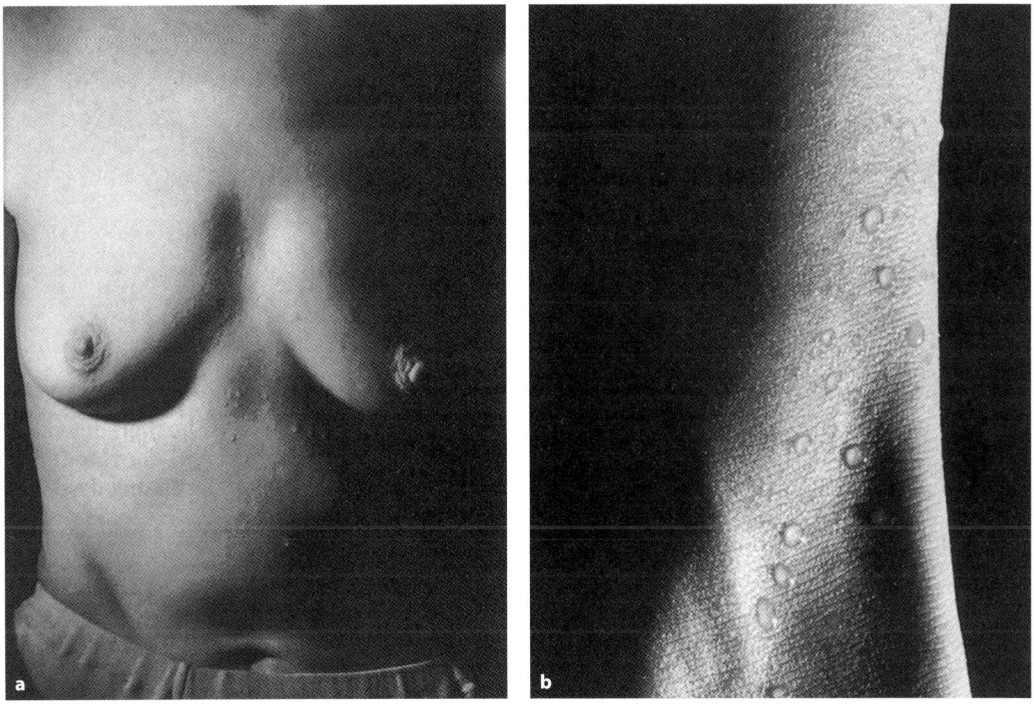

Рис. 7.9 40-летней пациентке была проведена распространенная двусторонняя торакоскопическая симпатэктомия по поводу болезни Рейно. С этого времени у нее наблюдается профузная потливость отдельных участков тела (**a**) и латеральной части правой голени (**b**) при нормальной комнатной температуре (цит. по: Mumenthaler M. Didaktischer Atlas der klinischen Neurologie. 2. Aufl. Heidelberg: Springer; 1986).

Лечение гипергидроза

При гипергидрозе иногда требуется лечение. Общее медикаментозное снижение потоотделения в большинстве случаев не приносит удовлетворительного результата. Обычные средства (атропин и соответствующие синтетические препараты) в терапевтических дозах обладают выраженным побочным действием. Иногда благоприятное воздействие оказывают α-фенил-(диэтиламиноэтил)-глютаминовой кислоты-имидгидрохлорид (Aturbal) или препараты шалфея, такие как Salvysat.

В большинстве случаев бывает успешным местное лечение средствами, содержащими резорцин или гексаметилентетрамин. При очень интенсивной потливости в подмышечных областях применяют лучевую терапию.

Kux разработал оригинальный метод оперативного лечения для устранения мучительного гипергидроза ладоней и подмышечных областей. С помощью торакоскопического доступа, т.е. без крупной операции, выполняют разрез пограничного ствола на уровне 3-го грудного ганглия. Таким путем нарушается целостность всех идущих к руке судомоторных волокон, без развития синдрома Горнера, так как звездчатый ганглий остается нетронутым. Описаны и другие методы целенаправленной резекции пограничного ствола. Иногда по нижнему краю участка ангидроза, развившегося после операции, т.е. в проекции Th3/4, возникает краевая зона гипергидроза в виде пояса, обусловливающая очень неприятные ощущения (см. рис. 7.**3**). В последнее время все чаще для локального лечения повышенной потливости, например в подмышечной области, применяется подкожное введение ботулинического токсина.

7.5 Нарушение функций мочевого пузыря и толстого кишечника, а также сексуальные дисфункции при поражении периферической нервной системы

Нейроанатомия органов таза и тазового дна

Эфферентная вегетативная иннервация мочевого пузыря, внутренних половых органов, включая пещеристые тела, и прямой кишки осуществляется симпатическими волокнами из сегментов спинного мозга Th12–L2 и парасимпатическими волокнами из сегментов S2–S4. Симпатические волокна достигают органов-мишеней через верхнее подчревное сплетение и объединяются с парасимпатическими волокнами в тазовое сплетение (нижнее подчревное сплетение) (рис. 7.**10**). Тазовое сплетение представляет собой достаточно крупное вегетативное нервное сплетение, которое распространяется в форме расположенной в сагиттальной проекции нервной пластинки с обеих сторон органов таза во внутритазовую пластинку, медиальнее разветвлений внутренней подвздошной артерии.

Клетки вегетативных ганглиев и межнейронные переключения располагаются в названном сплетении и в интрамуральном слое органов-мишеней. Наряду с норадреналином и ацетилхолином в этих структурах выявлено множество других значимых трансмиттеров (субстанция P, вазоактивный интестинальный пептид, нейропептид Y, простагландины, стикоксид) (311).

Висцеросенсорные афферентные волокна от этих органов проходят параллельно симпатическим или парасимпатическим волокнам через подчревное (тазовое) сплетение к спинному мозгу.

Мышцы тазового дна, включая произвольно управляемые внешние сфинктеры мочевого пузыря и прямой кишки, получают соматосенсорную иннервацию из срамного нерва, который формируется из сегментов спинного мозга S2–S4 с участием крестцового сплетения. Кроме того, срамной нерв осуществляет соматосенсорную иннервацию уретры, предстательной железы, анального канала и наружных половых органов.

Физиологические основы наполнения и опорожнения мочевого пузыря

В стадии наполнения висцеросенсорные афферентные волокна от рецепторов растяжения стенки пузыря рефлекторно активируют симпатические эфферентные структуры в грудопоясничном отделе спинного мозга, которые тонизируют гладкую мышцу – внутренний сфинктер мочевого пузыря (β-адренергическая иннервация); в крестцовом отделе спинного мозга одновременно развивается торможение парасимпатических эфферентных связей с мышцей–детрузором мочевого пузыря и активация соматомоторных эфферентных импульсов к поперечнополосатой мышце – наружному сфинктеру мочевого пузыря. Этот спинальный рефлекс наполнения может быть активирован или подавлен из центра мочеиспускания (311).

Афферентные импульсы от рецепторов растяжения к ЦНС обусловливают ощущения достаточного наполнения мочевого пузыря и с определенного момента мочеиспускание. Рефлекс мочеиспускания, волокна которого переключаются в стволе мозга (понтинный центр мочеиспускания), может быть запущен (задержан) в расположенном в лобном парамедианном корковом центре мочеиспускания: понтинный рефлекс мочеиспускания активирует в фазе опорожнения парасимпатические эфферентные импульсы и тем самым детрузор мочевого пузыря, тогда как симпатические эфферентные импульсы и тем самым внутренний сфинктер мочевого пузыря вместе с соматосенсорными эфферентными импульсами и наружным сфинктером при этом затормаживаются (74).

Физиологические основы сексуальной функции

Различают три системы вегетативных эфферентных импульсов, регулирующих эрекцию полового члена: крестцовый пара-

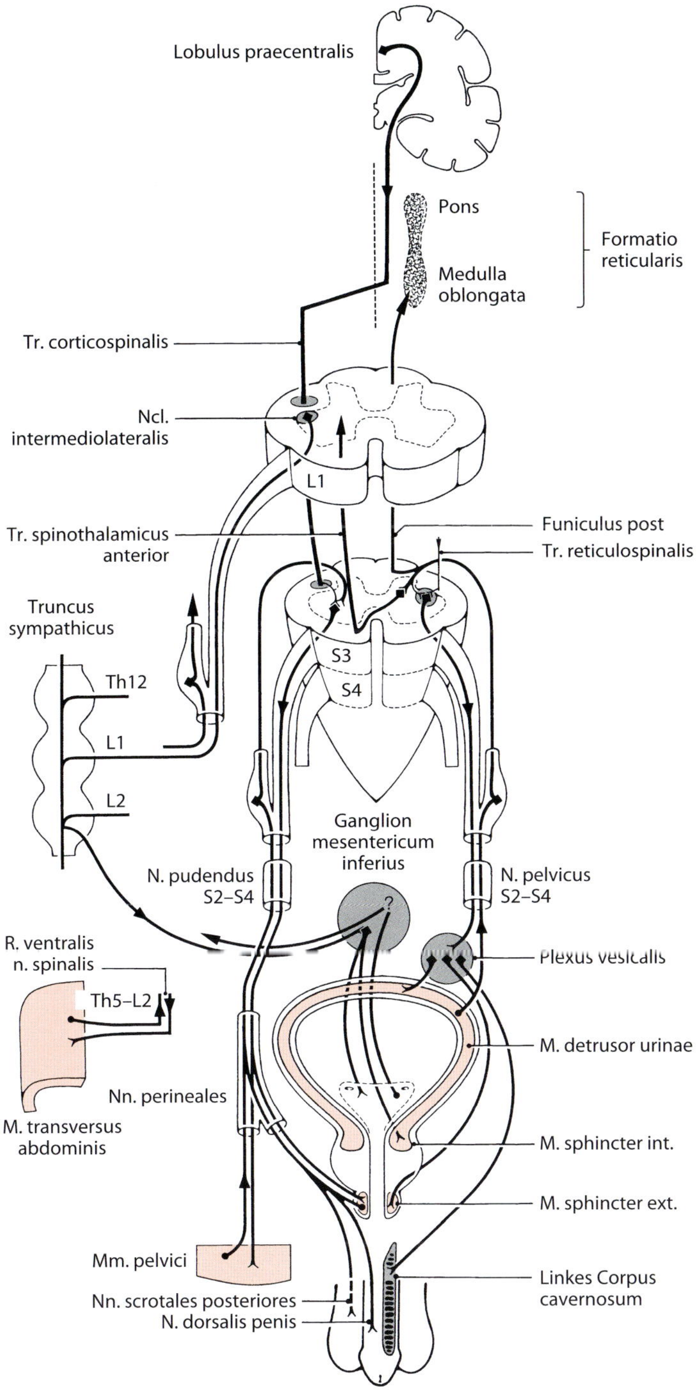

Рис. 7.**10** Нейроанатомия органов таза. Представлена как центральная, так и симпатическая и парасимпатическая иннервация мочевого пузыря, мышц таза и брюшной стенки.

симпатический эректильный эфферентный путь, поясничный симпатический эректильный эфферентный путь и симпатический антиэректильный путь.

Расположенный в крестцовом отделе спинного мозга парасимпатический центр эрекции получает стимуляцию от соматосенсорных эфферентных волокон срамного нерва с помощью тактильного раздражения и вибрации полового члена. В эрекции, вызванной психосексуальными стимулами, участвует поясничный (симпатический) спинальный центр. Когда половой член находится в вялом состоянии, происходит сокращение мышц пещеристых тел под преимущественным влиянием симпатической системы (164). Наполнение пещеристых тел и, соответственно, эрекция становится возможной благодаря парасимпатическим импульсам, под влиянием которых происходит выделение оксида азота (NO) и расслабление гладких мышечных волокон пещеристых тел (164).

Выделение секрета простаты, семенных желез и желез Литтре у мужчин, наполнение перивагинальных венозных пещеристых тел, вагинальная любрикация и выделение секрета бартолиновых желез у женщин происходят под влиянием парасимпатических и симпатических импульсов.

Выделение семенной жидкости из придатков яичка в проксимальные отделы уретры регулируется из грудопоясничного симпатического ствола. Выброс семени из уретры становится возможным с помощью ритмичных сокращений мышц тазового дна, иннервируемых срамным нервом. Рефлекс эякуляции требует синхронного взаимодействия сенсорных афферентных и моторных эфферентных волокон срамного нерва и его центров в крестцовом отделе спинного мозга с симпатическим центром эякуляции в грудопоясничном отделе спинного мозга.

Физиологические основы недержания кала и дефекации

Прямая кишка и гладкая мышца внутреннего сфинктера анального канала получают вегетативную и висцеросенсорную иннервацию из подчревного и тазового сплетения, анальный канал и наружный сфинктер – соматомоторную и соматосенсорную иннервацию из срамного нерва. Центральная и периферическая регуляция недержания стула и дефекации изучены меньше, чем функция мочевого пузыря. При резком повышении внутрибрюшного давления (кашель, чихание) рефлекторная активация наружного сфинктера прямой кишки позволяет удержать ее содержимое (рефлекс удержания). При нарастающем наполнении прямой кишки наступает снижение тонуса внутреннего сфинктера, которое осуществляется посредством интрамурального рефлекса (ректоанальный ингибиторный рефлекс), а также с определенного момента непроизвольное опорожнение кишечника (344). Для акта дефекации наряду с сохранной функцией парасимпатических эфферентных волокон, идущих к прямой кишке, необходима также сохранность висцеросенсорных афферентных импульсов от рецепторов растяжения. Для удержания стула важна не только функция соматомоторных эфферентных импульсов к наружному сфинктеру прямой кишки и к мышце, поднимающей задний проход, но также и сенсорные афферентные волокна от анального канала.

Поражение конуса спинного мозга, конского хвоста и крестцового и тазового сплетений

Поражения конуса спинного мозга, конского хвоста или крестцового сплетения служат причиной нарушения парасимпатических эфферентных связей с органами таза, висцеросенсорных афферентных импульсов, если они проходят через крестцовый отдел спинного мозга, и соматомоторной и соматосенсорной иннервации мышц тазового дна, а также половых органов и перианальной области. Чем больше объем поражения (одно- или двустороннее, полное или неполное), тем больше распространенность сенсорных нарушений в области промежности (при частичном поражении они могут и отсутствовать), парезов мышц тазового дна и промежности, выпадение бульбокавернозного и анального рефлексов и других нарушений функций (556; 557).

Нарушение функции мочевого пузыря

Опорожнение мочевого пузыря не происходит вследствие прекращения воздействия парасимпатических импульсов на мышцу-детрузор. Субъективное ощущение наполнения в значительной степени отсутствует, так как афферентные волокна от рецепторов растяжения проходят в составе крестцовых корешков. Тонус внутреннего сфинктера пузыря, иннервируемого из симпатической системы, сохранен, но при этом наблюдается парез наружного сфинктера, иннервируемого из срамного нерва. Опорожнение мочевого пузыря происходит после фазы переполнения, когда он настолько расширяется, что пассивное давление его стенок «перевешивает» тонус сфинктера. Мочевой пузырь всегда оказывается переполненным, и происходит частое непроизвольное выделение небольших порций мочи (переполненный мочевой пузырь). Возможны и другие, частичные нарушения функции мочевого пузыря (556).

Нарушение сексуальной функции

Нарушение эрекции, или эректильная дисфункция, наблюдается вследствие нарушения парасимпатических эфферентных связей, соматосенсорных афферентных связей и соматомоторных эфферентных импульсов, проходящих через срамной нерв. Иногда для совершения полового акта оказывается достаточно эрекции, вызванной психосексуальными импульсами, при сохранных симпатических волокнах из грудопоясничного отдела спинного мозга. Способность к эякуляции обычно отсутствует из-за пареза мышц тазового дна. Примерно у 10% мужчин с подобными нарушениями при значительной сексуальной стимуляции сохраняется возможность выделения семенной жидкости без сокращения мышц тазового дна с помощью сохранных симпатических эфферентных волокон, которые регулируют выброс семени из придатков яичек в проксимальный отдел уретры путем сокращения нисходящего протока и семенных пузырьков. У женщин отсутствуют наполнение венозных пещеристых тел, любрикация и ритмичное сокращение мышц тазового дна. Так как ощущение оргазма у представителей обоих полов связано с сокращением мышц тазового дна, наблюдается аноргазмия. Возможны и другие, частичные нарушения сексуальной функции (557).

Нарушение эректильной функции у мужчин может быть иногда связано с хирургическими вмешательствами, сопровождающимися поражением нижнего подчревного сплетения. Это может иметь место, например, при радикальном удалении рака прямой кишки (38). После радикальной операции по поводу рака предстательной железы возможно повреждение нервно-сосудистого пучка с тазовыми нервами. Чтобы во время операции на органах таза не повредить тазовые нервы, во время операции проводят их идентификацию с помощью электростимуляции (372).

Нарушение функции анального отверстия и прямой кишки

Так как и парасимпатическая, и висцеросенсорная иннервация прямой кишки, а также соматомоторная и соматосенсорная иннервация, необходимая для удержания ее содержимого, оказываются нарушенными, произвольное опорожнение кишечника становится невозможным. Анальный сфинктер при этом зияет, опорожнение происходит непроизвольно и пассивно либо с помощью различных манипуляций (клизмы, ручное опорожнение).

Причины

К типичным причинам синдрома конского хвоста относятся травмы, сопровождаемые переломами поясничных позвонков, грыжи межпозвонковых дисков, опухоли в области поясничного отдела позвоночника и крестцового канала, пояснично-крестцовые радикулопатии при генитальном герпесе или инфекции, вызванной *Borrelia burgdorferi*, либо неопластический менингеоз.

Возможны также редкие причины, лежащие в основе синдромов конуса и конского хвоста, такие как дизрафические аномалии строения спинального канала, включая синдром «*натянутого спинного мозга*» или синдром сдавления корешков конского хвоста при болезни Бехтерева. При синдроме «натянутого спинного мозга» конус спинного мозга или терминальная нить в каудальной части пояснично-крестцового отдела спинального канала прикрепляется таким образом, что имеет место постоянное механическое натяжение каудальной части спинного мозга и конского хвоста. Часто эта аномалия бывает связана со spina bifida occulta, и в месте каудального прикрепления выявляется фиброзная липома, которая через дефект арки позвонка может выпячиваться под кожу. Возраст начала клинических проявлений механического растяжения, т.е. прогрессирующего синдрома конуса или конского хвоста варьирует от 18 до 78 лет. Нередко первым симптомом являются нарушения функции мочевого пузыря или сексуальной функции. К редким поздним симптомам анкилозирующего спондилита относится медленно прогрессирующий синдром конского хвоста, который характерен только для этого патологического состояния и сопровождается массивными кистозными расширениями поясничного дурального мешка с эрозиями тел позвонков. Его патогенез до конца не выяснен. В этом случае также с течением заболевания появляются нарушения мочеиспускания, сексуальной функции и функции толстого кишечника.

Особенно часто эти нарушения наблюдаются при продольных и поперечных переломах крестца. Возможно, в их основе лежит сочетание поражения волокон конского хвоста в крестцовом канале с поражением расположенного перед крестцом крестцового сплетения или корешков в области межпозвонковых отверстий (см. с. 443).

Поражение срамного нерва

Срамной нерв образуется из корешков S2–S4, покидает малый таз через подгрушевидное отверстие, затем проходит короткий отрезок в ягодичной области и, огибая седалищную ость, попадает через малое седалищное отверстие в седалищно-анальную ямку. Здесь он проходит внутри дупликатуры запирательной фасции, в канале Олкока, вперед. Далее срамной нерв разделяется на нижние прямокишечные нервы, которые осуществляют моторную и сенсорную иннервацию сфинктера анального отверстия и анальной области, и промежностные нервы, которые иннервируют промежность. Сенсорная конечная ветвь срамного нерва – задний нерв полового члена или клитора.

Изолированное поражение срамного нерва наблюдается при переломе седалищной кости. Возможно острое или хроническое поражение его промежностных ветвей у велосипедистов, что сопровождается преходящими или постоянными нарушениями (252). Одно- или двустороннее поражение может развиваться при воздействии силы на область ягодиц. Преходящее поражение может развиваться при вытяжении ноги после перелома и при давлении гипсовой повязки на промежность. Описано одностороннее поражение в сочетании с нарушением функции седалищного и нижнего ягодичного нервов при кровотечении в грушевидную мышцу на фоне приема антикоагулянтов. Также возможно ятрогенное повреждение срамного нерва после перевязки семенного протока с кровоизлиянием в область промежности и ректоцеле после операции (709; 711). Дискутируется возможность хронического компрессионного синдрома срамного нерва в канале Олкока.

Поражения срамного нерва могут вызывать нарушение эрекции по двум причинам: вследствие нарушения целостности соматосенсорных афферентных волокон отсутствует рефлекторная активация сакрального центра эрекции *и* из-за отсутствия эфферентных импульсов к бульбоспонгиозной и седалищно-кавернозной мышцам становится невозможным максимальное набухание пещеристых тел, в основе которого лежит в том числе сокращение этих мышц. Легкое нарушение функции срамного нерва в области промежности, например у велосипедистов, может проявляться исключительно нарушением чувствительности в зоне иннервации данного нерва.

В качестве частой причины изолированного недержания кала, которое у женщин встречается значительно чаще, чем у мужчин, рассматривается хроническое повреждение от растяжения срамного нерва, выявляемое при нейрофизиологическом исследовании (41; 344; 725). У женщин со стрессовым недержанием мочи предполагается такой же патогенез. Однако на этот счет существуют противоречивые мнения. Нередко у женщин после родов выявляются с помощью ультразвуковой диагностики поражения мышцы – наружного сфинктера анального отверстия (709; 711; 796).

Изолированное нарушение симпатической и парасимпатической иннервации органов таза

Изолированное повреждение вегетативного нервного сплетения органов таза может быть следствием локальной инфильтрации опухолью или оперативного вмешательства, реже лучевой терапии (414). Сюда относятся операции на сосудах: дистальном отделе аорты или подвздошных артериях, брюшинно-промежностные резекции прямой кишки, удаление забрюшинных лимфоузлов, радикальное удаление кист, нефроуретрэктомии, радикальные простатэктомии, гистерэктомии по Вертгейму и поясничные симпатэктомии (709; 711). Процессы и вмешательства в области пре- и паравертебрального пограничного ствола или верхнего подчревного сплетения в области мыса крестца вызывают изолированное повреждение симпатической иннервации органов таза, тогда как процессы в малом тазу поражают тазовое (нижнее подчревное) сплетение и таким образом одновременно симпатическую и парасимпатическую иннервацию.

При изолированном поражении симпатического ствола (двустороннее поражение пограничного ствола или верхнего подчревного сплетения) отсутствует выброс семенной жидкости в проксимальные отделы уретры или, при неполном поражении, наблюдается ретроградная эякуляция в мочевой пузырь. Так как парасимпатическая иннервация половых органов осуществляется через тазовое сплетение, а соматомоторная/соматосенсорная – через срамные нервы, эрекция, сокращение мышц тазового дна и способность к ощущению оргазма при этом сохраняются («сухой» оргазм). В этой ситуации у мужчин наблюдается бесплодие. Односторонняя поясничная симпатэктомия в большинстве случаев не приводит к подобному поражению, а двусторонняя – приводит у 50% мужчин.

Если в патологический процесс вовлечены парасимпатические волокна тазового сплетения, например после резекции прямой кишки (709; 711) или радикальной простатэктомии, развивается эректильная импотенция, а в тяжелых случаях также нарушение опорожнения мочевого пузыря в виде задержки мочи при вялом пузыре и отсутствия ощущения наполнения (арефлекторный мочевой пузырь). В настоящее время применяются методы радикальной простатэктомии, позволяющие сохранить нервные волокна и в 50% случаев предотвратить нарушение потенции. Нейрогенные расстройства функции мочевого пузыря после гистерэктомии по Вертгейму развиваются в 3% случаев, поэтому предотвращение нарушений функции мочевого пузыря, например после радикальной гистерэктомии вследствие раковой опухоли, проведенной с применением современной техники операции, является важной задачей гинекологов.

Нейрофизиологическая диагностика

Локальное повреждение парасимпатических волокон в тазовом сплетении невозможно диагностировать с помощью нейрофизиологических методов. Выраженность и локализация подобных поражений всегда определяется на основании анамнеза и клинических симптомов. Опосредованно можно объективизировать поражение сопутствующих висцеросенсорных волокон на основании отсутствия рефлекторного ответа анального сфинктера, который вызывается с помощью электростимуляции шейки мочевого пузыря. Насколько чувствительна эта проба, остается неясным (793).

Одно- или двустороннее поражение поясничного симпатического ствола обусловливает соответствующий одно- или двусторонний гипо- или ангидроз нижних конечностей, который следует тщательно выявлять по данным анамнеза и клинического осмотра. Нарушения секреции потовых желез можно объективизировать с помощью нингидриновой пробы по Moberg и пробы Minor на пораженной конечности (см. с. 550).

Симпатический кожный рефлекс представляет собой возможность функциональной диагностики симпатической системы в области кожи. Некоторые авторы считают возможным исследование кожного симпатического рефлекса от полового члена или промежности для диагностики эректильной дисфункции (344). Однако поскольку чувствительность этого теста в настоящее время окончательно не установлена, симпатический кожный рефлекс в области промежности не во всех случаях вызывается и у здоровых лиц, а мнения о том, имеют ли вообще амплитуда и латентный период диагностическую значимость, неоднозначны, место этого теста в диагностике нарушений вегетативной иннервации органов таза остается пока неопределенным (344).

ЭМГ пещеристых тел представляет собой колебания электрических потенциалов длительностью несколько секунд, которые исследуют с помощью поверхностных или игольчатых электродов от пещеристых тел полового члена. Одновременная регистрация симпатического кожного рефлекса от одной из конечностей позволяет отличить ЭМГ от активности кожного рефлекса, имеющей похожую конфигурацию. Генератором импульсов на ЭМГ является гладкая мускулатура пещеристых тел. При нейрогенном нарушении потенции конфигурация и ритм этих разрядов изменены. Ценность данного метода для диагностики нейрогенной импотенции остается пока неясной (344; 794).

В отличие от вегетативной иннервации соматомоторная и соматосенсорная иннервация мышц тазового дна и мочеполовой сферы хорошо доступна нейрофизиологической диагностике: игольчатая ЭМГ поперечнополосатых мышц тазового дна, особенно наружного сфинктера прямой кишки, а также наружного сфинктера мочевого пузыря, позволяет надежно диагностировать нейрогенные нарушения функции при поражении конуса спинного мозга, конского хвоста, крестцового сплетения или срамного нерва и его конечных ветвей (344; 704; 558; 794).

Магнитная стимуляция или электрическая высоковольтная стимуляция позволяют путем стимуляции крестцовых корешков определить латентный период проведения моторного импульса к мышцам тазового дна (344). При помощи специального расположения электродов, срамного электрода Святого Марка можно трансректально стимулировать срамной нерв и измерить дистальный моторный латентный период к наружному сфинктеру прямой кишки; однако в отношении применения этого метода имеются противоречивые мнения (344; 795).

Исследование бульбокавернозного рефлекса, либо крестцового рефлекса, либо анального рефлекса позволяет провести функциональную диагностику рефлекторной дуги, которая включает соматосенсорные афферентные волокна и моторные эфферентные волокна срамного нерва, крестцового сплетения, конского хвоста и их переключение в крестцовом отделе спинного мозга (795).

Наконец, диагностику соматосенсорной иннервации половых органов проводят с помощью соматосенсорных вызванных потенциалов (704; 795).

Лечение

Нарушение опорожнения мочевого пузыря

Для лечения идиопатического стрессового недержания мочи у женщин, в возникновении которого играют роль наряду с механическими факторами также поражение моторных эфферентных волокон срамного нерва, используют консервативные методы лечения, например упражнения (в том числе с применением вагинальных конусов), медикаментозные препараты – агонисты α-рецепторов (например, мидодрин), а в постменопаузе эстрогены, или хирургические методы – с применением различных техник гинекологических операций.

В случае арефлекторного мочевого пузыря (переполнения пузыря) при поражениях конуса спинного мозга, конского хвоста или тазового сплетения медикаментозные методы лечения неэффективны. Попытки лечения прямыми (например, карбахол) или непрямыми (например, неостигмин, дистигмин) парасимпатомиметиками на практике оказываются несостоятельными. При неполном или потенциально обратимом поражении можно с помощью подкожной инъекции пробной дозы 0,25 мг карбахола (Doryl) оценить возможность его дальнейшего приема внутрь. Если поражение нервов остается необратимым, методом выбора является периодическая самостоятельная катетеризация (830). Применение «водителя ритма» мочевого пузыря, т.е. стимуляции крестцовых передних корешков, требует сохранной функции крестцовых парасимпатических эфферентных волокон и в данном случае нецелесообразно.

Если в редких случаях при периферическом нарушении функции мочевого пузыря (что иногда наблюдается при spina bifida) поражены преимущественно моторные волокна к мышцам тазового дна, а парасимпатическая иннервация детрузора мочевого пузыря сохранна, может развиваться недержание, для лечения которого успешно применяется имплантация искусственного сфинктера.

Нарушения сексуальной функции

Медикаментозное лечение эректильной дисфункции при поражении конуса спинного мозга, конского хвоста, крестцового или тазового сплетения либо срамного нерва в настоящее время неэффективно. Средством выбора при сохранном либидо и желании обоих партнеров вернуть сексуальные отношения в настоящее время является прием силденафила или сублингвальная аппликация апоморфина гидрохлорида. Альтернативным методом служат самостоятельные инъекции папаверина или простагландина E_1 в пещеристые тела, которым пациент может обучиться под руководством инструктора и регулярно (в случае простагландина E_1 – до 2 раз в неделю) использовать этот метод. К возможным побочным действиям относятся локальная боль, приапизм и локальный фиброз. Не столь эффективным, но менее инвазивным методом является введение препарата простагландина в мочеиспускательный канал. К другим альтернативным методам относятся пассивное наполнение пещеристых тел с помощью вакуумного насоса либо протез полового члена.

У мужчин с нарушением выброса семенной жидкости и связанным с этим бесплодием при желании иметь детей применяется трансректальная электростимуляция, которая активирует постганглионарные симпатические волокна и вызывает искусственный выброс семенной жидкости.

Нарушение опорожнения кишечника

При полном поражении конуса спинного мозга, конского хвоста или крестцового сплетения развивается парез как прямой кишки, так и сфинктеров. В этом случае опорожнение кишечника возможно только с помощью соответствующих гигиенических мероприятий: свечи, клизмы или ручное опорожнение в определенные моменты времени.

При идиопатическом недержании кала в легких случаях с успехом применяется тренировка сфинктера с применением метода биологической обратной связи, в тяжелых случаях показано оперативное лечение, возможна даже динамическая пластика тонкой мышцы, при которой наружный сфинктер заменяется образованным из нежной мышцы мышечным кольцом. Затем в него имплантируется электростимулятор, который регулируется снаружи с помощью телеметрической связи и вызывает тоническое сокращение мышечного кольца.

7.6 Другие нарушения функций вегетативной нервной системы

Эпизодически развивающиеся пилорические реакции, приводящие к генерализованному образованию «гусиной кожи», наблюдаются при объемных процессах височной доли (145).

8 Степень инвалидизации при поражении периферических нервов и нервных корешков

8.1 Экспертная оценка

Повреждения нервов чаще всего возникают в связи с несчастными случаями. При несчастных случаях на производстве и в ДТП при этом вступает в силу закон о страховании от несчастных случаев, за исполнение которого отвечают профсоюзные организации, общественные страховые объединения, в Швейцарии – Швейцарский институт страхования от несчастных случаев (SUVA) и страховые органы Швейцарской конфедерации, а также другие соответствующие организации. При некоторых повреждениях сначала необходимо выявить причинно-следственную связь между поражением нерва и страховым случаем. В большинстве случаев она очевидна, и тогда речь идет лишь об оценке снижения уровня общей трудоспособности, вызванного несчастным случаем. Для отдельных видов поражений нервов различными авторами предложены контрольные показатели, которые отражены в таблицах 8.**1** и 8.**2** в измененном нами на основании собственного опыта виде (699; 722).

В Швейцарии в настоящее время для пациентов самой большой страховой компании, занимающейся несчастными случаями на производстве, SUVA, не существует различий между поражением доминантной или недоминантной руки. Для обеих сторон нарушение целостности нервов распределяется следующим образом: поражение лучевого нерва – 25%, локтевого нерва в проксимальном отделе – 15%, локтевого нерва в дистальном отделе – 10%, срединного нерва в проксимальном отделе – 20% и срединного нерва в дистальном отделе – 15%. Если пациент не получает поддерживающего пособия после какого-либо предыдущего несчастного случая, закон о страховании в Германии предусматривает страховые выплаты при потере трудоспособности от 20% и выше. Тем не менее, потеря от 10 до 15% также должна быть оценена правильно, а не упоминаться просто как «потеря менее 20%», так как это может иметь значение при определении компенсации в случае возможного несчастного случая в будущем. Кроме того, при экспертизе следует иметь в виду и указывать возможности лечения, если их применение позволяет ожидать улучшения или компенсации последствий несчастного случая.

В частных страховых компаниях градация поражений нервов происходит по так называемой Gliedertaxe (glied – часть тела, taxe – такса, расценка), т.е. каждое ограничение функции пораженной конечности оценивается по отношению к полной потере функции конечности, как, например, при ампутации или полном поражении сплетения. При утрате руки или ноги, так же как при плегии конечности, степень инвалидизации составляет 70%, а менее выраженное ограничение функции измеряется в частях этого полного поражения 1/1. Например, поражение локтевого нерва оценивается как 2/5.

При нарушении функции только кисти или стопы степень утраты оценивается не по отношению к функции всей конечности, а именно к функции кисти или стопы, при этом утрата кисти соответствует степени инвалидизации от 40 до 55% (каждая кисть/стопа). Ограничение функции стопы степени «1/2 функции стопы» соответствует по этим принципам оценки «2/7 функции ноги» или примерно 20% утраты трудоспособности.

Таблица 8.**1** Степень инвалидизации при повреждении нервов руки (оценка в процентах или по Gliedertaxe)

Пораженный нерв	**Степень утраты трудоспо-собности**	**Государственное страхование от несчастных случаев**				**Частное страхова-ние (Герма-ния)**
		Германия		**Швейцария**		
		ДР[1]	**НдР[2]**	**ДР**	**НдР**	
N. accessorius		20	15			
N. phrenicus		20				
Плечевое сплетение						
Тотальное поражение	80	75	65			1/1 руки
Верхняя часть	50	40	30	30		
Нижняя часть	60	60	50	35		
N. axillaris	30	30	25	25		2/5 руки
N. thoracicus longus	20	25	20	15		3/10 руки
N. suprascapularis		15	10			1/5 руки
N. radialis						
(включая трицепс)	30	30	25	25	25	2/5 руки
(включая плечелучевую мышцу)	20	25	20			3/10 руки
(глубокая ветвь)	20	20	15			
N. musculocutaneus	20	25	20			3/10 руки
N. ulnaris	30	25	20	15	15	3/10 руки
N. medianus						
(проксимальная ветвь)	40	35	30	20	20	2/5 руки
(дистальная ветвь)	30	30	25	15	15	
N. radialis + n. axillaris	50	60	50			4/5 руки
N. radialis + n. ulnaris	50	60	50			4/5 руки
N. radialis + n. medianus	50	60	50			4/5 руки
N. medianus + n. ulnaris	50	60	50			4/5 руки
N. radialis, n. medianus + n. ulnaris						
(на плече)		75	65			1/1 руки
(на предплечье)	60	60	50			4/5 руки
Контрактура Фолкманна		60	50			4/5 руки
Утрата руки						
(на уровне плеча)	70	80	80	80		1/1 руки
(на уровне локтя)		70	70	50		
Утрата кисти	50	60	60	50	40	4/5 руки

[1] Доминантная рука

[2] Недоминантная рука

В законе о государственном страховании от несчастных случаев в Германии несколько лет назад было отменено различие между повреждением доминантной и недоминантной руки на том основании, что в настоящее время при любой работе требуется применение тонкой моторики и целенаправленной совместной деятельности обеих рук. В Швейцарии также была принята эта концепция. Это оправданно для целого ряда профессий, однако для других, например связанных с письмом или работой с определенными предметами, парез доминантной кисти имеет большее значение, чем такое же повреждение нервов на другой руке. В настоящее время с учетом этого обстоятельства экспертная оценка всегда должна проводиться индивидуально.

При сочетании нескольких повреждений на разных конечностях каждая конечность оценивается отдельно, без учета общего действия этих повреждений на трудоспособность пациента. Оценки степени инвалидизации для частных страховых компаний приведены в таблицах 8.**1** и 8.**2**.

В отличие от государственного страхования от несчастных случаев, которое, как правило, гарантирует страховые выплаты при степени утраты трудоспособности от 20% и выше, частные страховые компании учитывают и менее значимые последствия повреждений, например, оцениваемые как 1%,

Таблица 8.**2** Степень инвалидизации при повреждении нервов ноги (оценка в процентах или по Gliedertaxe)

Пораженный нерв	Степень утраты трудоспособности	Государственное страхование от несчастных случаев		Частное страхование (Германия)
		Германия	Швейцария	
Пояснично-крестцовое сплетение (тотальное поражение)	80	75	50	1/1 ноги
Поясничное сплетение		40		3/5 ноги
Крестцовое сплетение	60	60		4/5 ноги
N. ischiadicus				
(проксимальная ветвь)	60	50		7/10 ноги
(дистальная ветвь)	50	45		3/5 ноги
N. femoralis	40	35		1/2 ноги
N. obturatorius		10		1/10 ноги
N. gluteus superior		20		3/10 ноги
N. gluteus inferior		20	10	3/10 ноги
N. cutaneus femoris lateralis		10		1/10 ноги
N. fibularis communis	30	25		3/10 ноги
N. fibularis superficialis	20	15		1/5 ноги
N. fibularis profundus	30	20		3/10 ноги
N. tibialis				
(проксимальная ветвь)	30			2/5 ноги
(дистальная ветвь)	15			1/5 ноги
Компартмент-синдром (голень)				
– ложе разгибателей		20		3/10 ноги
– все мышечные ложа		50		7/10 ноги
Утрата ноги				
Выше колена	80	80	50	1/1 ноги
Ниже колена	50	50		7/10 ноги
Поражение мочевого пузыря	50	50		7/10 ноги
Поражение толстого кишечника	30	30		2/5 ноги
Эректильная дисфункция		10–40		1–3/5 ноги

если речь идет о хроническом состоянии. Пострадавший в подобных случаях имеет право на расчет соответствующего процента от общей страховой суммы, так что даже незначительные последствия повреждения детально рассматриваются и оцениваются с точки зрения их влияния на различные функции.

Хотя шкалы повреждения нервов и корешков играют роль в экспертизе в отношении пенсионного и социального обеспечения, а также в установлении степени ограничения функции, в большинстве случаев они являются составной частью оценки степени тяжести заболевания. Контрольные цифры для оценки изолированного повреждения периферических нервов и корешков в перспективе социального обеспечения представлены в таблицах 8.**1** и 8.**2**.

При адекватной экспертной оценке повреждений нервов следует учитывать, что приведенные контрольные цифры относятся к полному выпадению функции. При частичном поражении и нарушении чувствительности, а также после оперативных вмешательств и заместительных операций эти показатели следует уменьшить. И наоборот, необходима более высокая оценка, если присоединяются вторичные изменения мягких тканей и контрактуры, как это, например, нередко имеет место при характерном осложнении поражений периферических нервов – комплексном регионарном болевом синдроме. Кроме того, сопутствующий болевой синдром обусловливает значительное увеличение степени инвалидности; так, например, при повреждении поверхностной ветви лучевого нерва обычно не наблюдается значительного ограничения функции

Таблица 8.**3** Снижение трудоспособности (инвалидизация). Градация при поражении корешков

Спинальный нерв	Важнейшие нарушения функции	Степень снижения трудоспособности, %
C4	Мышцы лопатки и диафрагма	5–10, при выраженном нарушении дыхания – до 30
C5	Дельтовидная мышца, а также легкий парез сгибателей предплечья и мышц, вращающих плечевой сустав кнаружи	10–20
C6	Прежде всего сгибатели предплечья	10–20
C7	Преимущественно разгибатели предплечья, иногда легкий парез мышц предплечья	10–20
C8	Мышцы кисти, легкий парез сгибателей и разгибателей пальцев	10–20
L3	Сгибатели бедра, приводящие мышцы и сгибатели голени	10–20
L4	Прежде всего четырехглавая мышца бедра	10–25
L5	Мышцы, поднимающие стопу и пальцы, и боковые мышцы ягодицы	15–30
S1	Мышцы, опускающие стопу, малоберцовые мышцы и большая ягодичная мышца	15–25
L5 + S1	Мышцы ягодичной области и голени	30–40
Поражение конского хвоста	Нарушение функции мочевого пузыря и прямой кишки, парез ягодичных мышц и мышц голени (при уровне повреждения от L4 и выше, кроме четырехглавой мышцы бедра)	100

и оценка утраты трудоспособности составляет 0–5%, однако при присоединении хронического болевого синдрома в форме аллодинии она возрастает до 20–30%.

Экспертная оценка повреждений корешков (табл. 8.**3**) представляет сложную задачу, так как большинство мышц получают иннервацию из нескольких сегментов и при полном выпадении функции одного корешка, как правило, наблюдаются лишь частичные парезы иннервируемых им мышц. Однако они могут суммироваться с неблагоприятным окончательным результатом, как, например, в случае поражения корешка L5, когда слабость мышц, поднимающих стопу, и слабость ягодичных мышц в совокупности оказывают негативное влияние на функцию ходьбы. Кроме того, поражение корешков часто сопровождается хроническим болевым синдромом, который не учитывается в приведенных в таблице 8.**3** контрольных цифрах и при значительной выраженности может резко увеличивать степень указанного ограничения трудоспособности.

9 Литература

1. Abumi K, Shono Y, Kotani Y et al. Indirect posterior reduction and fusion of the traumatic herniated disc by using a cervical pedicle screw system. J Neurosurg 2000; 92 (1. Suppl.): 30–7.
2. Adams RD. Diseases in muscle: a study in pathology. 3rd ed. New York: Harper & Row; 1975: 112–30.
3. Adar R. Compensatory hyperhidrosis after thoracic sympathectomy. Lancet 1998; 351: 231–232.
4. Ahn NU, Ahn UM, Nallamshetty L et al. Cauda equina syndrome in ankylosing spondylitis (the CES-AS syndrome): meta-analysis of outcomes after medical and surgical treatments. J Spinal Disord. 2001; 14: 427–33.
5. Aker PD, Gross AR, Goldsmith CH et al. Conservative management of mechanical neck pain: systematic overview and meta-analysis. BMJ 1996; 313: 1291–6.
6. Alfonso I, Papazian O, Reyes M et al. Obstetric brachial plexus injury. Int Pediatrics. 1995; 10: 208–213.
7. Allen DC, Smallman CA, Mills KR. Multifocal acquired demyelinating sensory and motor neuropathy presenting as a peripheral nerve tumor. Muscle Nerve 2006; 34: 373–4.
8. Al-Majed AA, Neumann CM, Brushart TM et al. Brief electrical stimulation promotes the speed and accuracy of motor axonal regeneration. J Neuroscience. 2000; 4: 2602–08.
9. Alvine FG, Schurrer AE, Falls S. Postoperative ulnar-nerve palsy. J Bone Jt Surg. 1987; A 69: 255–259.
10. Am. Assoc. of Electrodiagnostic Med. Practice parameter. Electrodiagnostic studies in ulnar neuropathy at the elbow. Neurology. 1999; 52: 688–689.
11. Amarenco G, Lanoe Y, Ghniassia RT, Goudal H, Perigot M. Syndrome du canal d'Alcock et névralgie périnéale. Rev neurol. 1988; 144: 523–526.
12. Amin A, Saifuddin A, Flanagan A et al. Radiotherapy-induced malignant peripheral nerve sheath tumor of the cauda equina. Spine. 2004; 29: E506–9.
13. Angerer M, Kleudgen S, Grigo B et al. Hochauflösende Sonographie des Nervus medianus – neue sonomorphologische Untersuchungstechnik peripherer Nerven. Klin Neurophysiol. 2000; 31: 53–58.
14. Antoniadis G, Rath SA, Mir-Ali L et al. Erfahrungen mit der endoskopischen Operation zur Behandlung des Karpaltunnelsyndroms. Vorläufige Ergebnisse einer prospektiven Studie. Nervenarzt. 1997; 68: 503–508.
15. Apartis E, Leger JM, Musset L et al. Peripheral neuropathy associated with essential mixed cryoglobulinaemia: a role for hepatitis C virus infection? J Neurol Neurosurg Psychiatry. 1996; 60: 661–6.
16. Aprile I, Caliandro P, La Torre G et al. Multicenter study of peroneal mononeuropathy: clinical, neurophysiologic, and quality of life assessment. J Peripher Nerv Syst. 2005; 10: 259–268.
17. Arroyo EJ, Scherer SS. On the molecular architecture of myelinated fibers. Histochem Cell Biol. 2000; 113: 1–18.
18. Ash P. Electrodiagnostic studies in ulnar neuropathy at the elbow. Neurology. 2000; 54: 1543.
19. Assmus H, Hashemi B. Die operative Behandlung des Karpaltunnelsyndroms in der Schwangerschaft. Nervenarzt. 2000; 71: 470–473.
20. Assmus H. Die Morton-Metatarsalgie. Ergebnisse der operativen Behandlung bei 54 Fällen. Nervenarzt. 1994; 65: 238–240.
21. Assmus H. Ist das Karpaltunnelsyndrom erblich? Akt Neurol. 1993; 20: 138–141.
22. Assmus H. Korrektur- und Rezidiveingriffe beim Karpaltunnelsyndrom. Nervenarzt. 1996; 67: 998–1002.
23. Aszmann OC, Winkler T, Korak K et al. The influence of GDNF on the timecourse and extent of motoneuron loss in the cervical spinal cord after brachial plexus injury in the neonate. Neurol Res. 2004; 26: 212–218.
24. Aszmann OC, Dellon AL. The internal topography of the axillary nerve: an anatomic and histologic study as it relates to microsurgery. J reconstruct Microsurg. 1996; 12: 359–363.
25. Aszmann OC, Dellon ES, Dellon AL. Anatomical course of the lateral femoral cutaneous nerve and its susceptibility to compression and injury. Plast Reconstr Surg. 1997; 100: 600–604.
26. Aszmann OC, Dellon LA. Relationship between cutaneous pressure threshold and two-point discrimination. J Reconstr Microsurg. 1998; 14/6: 417–421.
27. Aszmann OC, Korak KJ, Grünbeck M, Rab M, Lassmann M, Frey M. Neuroma prevention by end-to-side neurorrhaphy: An experimental study in rats. J Hand Surg. 2003; 28:1022.
28. Aszmann OC, Kress KM, Dellon M. Results of decompression of peripheral nerves in diabetics: A prospective, blinded study. Plast Reconstr Surg. 2000; 106/4: 816–822.

29. Aszmann OC, Rab M, Kamolz L et al. The anatomy of the pectoral nerves and their significance in brachial plexus reconstruction. J Hand Surg. 2000; 25A/5: 942–947.
30. Atlas SJ, Delitto A. Spinal stenosis: surgical versus nonsurgical treatment. Clin Orthop Relat Res. 2006; 443: 198–207.
31. Atlas SJ, Keller RB, Wu YA et al. Long-term outcomes of surgical and nonsurgical management of lumbar spinal stenosis: 8 to 10 year results from the maine lumbar spine study. Spine. 2005; 30: 936–43.
32. Auroy Y, Narchi P, Messiah A et al. Serious complications related to regional anesthesia: results of a prospective survey in France. Anesthesiology. 1997; 87: 479–86.
33. Awad JN, Moskovich R. Lumbar disc herniations: surgical versus nonsurgical treatment. Clin Orthop Relat Res. 2006; 443: 183–47.
34. Awerbuch GI, Nigro MA, Sandy KR et al. Relapsing lumbo-sacral plexus neuropathy. Europ Neurol. 1991; 31: 348–351.
35. Bacon PJ, Smith SE. Cardiovascular and sweating dysfunction in patients with Holmes-Adie syndrome. J Neurol Neurosurg Psychiatry. 1993; 56: 1096–1102.
36. Baehring JM, Betensky RA, Batchelor TT: Malignant peripheral nerve sheath tumor. Neurology. 2003; 61: 696–698.
37. Bagley CA, Gokaslan ZL. Cauda equina syndrome caused by primary and metastatic neoplasms. Neurosurg Focus. 2004; 16: 11–8.
38. Banerjee AK. Sexual dysfunction after surgery for rectal cancer. Lancet. 1999; 353: 1900–1902.
39. Banker BQ, Chester SC. Infarction of thigh muscle in the diabetic patient. Neurology (Minneap.). 1973; 23: 667–677.
40. Barnsley L, Lord S, Bogduk N. Whiplash injury. Pain. 1994; 58: 283–307.
41. Bartolo DCC, Jarratt JA, Read NW. The use of conventional EMG to assess external sphincter neuropathy in man. J Neurol Neurosurg Psychiatry. 1983; 46: 1115–1118.
42. Bartolomei L, Carbonin C, Cagnin G, Toso V. Unilateral swelling of the lower abdominal wall. Unusual clinical manifestation of an upper lumbar disc herniation. Acta Neurochir (Wien). 1992; 117(1–2): 78–9.
43. Bassoe C-F. The skinache syndrome. J Roy Soc Med. 1995; 88: 565–569.
44. Battie MC, Videman T. Lumbar disc degeneration: epidemiology and genetics. J Bone Joint Surg Am. 2006; 88 (Suppl 2):3–4.
45. Bäzner UM, Braun V, Richter HP et al. Management iatrogener N.-accessorius-Läsionen. Nervenarzt. 2005; 76: 462–466.
46. Beck M, Giess R, Magnus T et al. Progressive sudomotor dysfunction in amyotrophic lateral sclerosis. J Neurol Neurosurg Psychiatry. 2002; 73: 68–70.
47. Beck Th. Die Galenischen Hirnnerven in moderner Beleuchtung. Sudhoffs Arch Gesch Med. 1919; 3: 110–114.
48. Beekman R, Schoemaker MC, van der Plas JPL et al. Diagnostic value of high-resolution sonography in ulnar neuropathy at the elbow. Neurology. 2004; 62: 767–773.
49. Beekman R, Wokke JHJ, Schoemaker MC et al. Ulnar neuropathy at the elbow. Neurology. 2004; 63: 1675–1680.
50. Beggs J, Johnson PC, Olafsen A, Watkins CJ, Cleary C. Transperineurial arterioles in human sural nerve. J Neuropathol Exp Neurol. 1991; 50: 704–718.
51. Bell-Krotoski JA. Advances in sensibility evaluation. Hand Clin. 1991; 7: 527–46.
52. Beltinger A, Riffel B, Stöhr M. Fehldiagnose «Lumboischialgie» bei Tumoren im Bereich lumbosakraler Wurzeln oder des Plexus lumbosacralis. Nervenarzt. 1989; 60: 559–564.
53. Bendszus M, Rieckmann P, Perez J, Koltzenburg M, Reiners K, Solymosi L. Painful vascular compression syndrome of the sciatic nerve caused by gluteal varicosities. Neurology. 2003; 61: 985–7.
54. Bendszus M, Reiners K, Perez J et al. Peroneal nerve palsy caused by thrombosis of crural veins. Neurology. 2002; 58: 1675–1677.
55. Benecke R, Klingelhöfer J, Rieke H et al. Minifestationsform und Verlauf von Plexusläsionen nach medianer Sternotomie. Nervenarzt. 1988; 59: 388–392.
56. Benini A. Das Karpaltunnelsyndrom und die übrigen Kompressionssyndrome des Nervus medianus. Stuttgart: Thieme; 1975.
57. Bennett GJ. The role of the sympathetic nervous System in painful peripheral neuropathy. Pain. 1991; 45: 221–223.
58. Beraldo S, Dodds SR. Lower limb acute compartment syndrome after colorectal surgery in prolonged lithotomy position. Dis Colon Rectum. 2006; 49: 1772–80.
59. Berblinger W. Die Schussverletzungen des peripheren Nervensystems. In: Schjerning O. Hrsg. Handbuch der ärztlichen Erfahrungen im Weltkriege 1914/18, Band 8. Leipzig; 1921: 291–313.
60. Berlit P, Schwechheimer K. Neuropathological findings in radiation myelopathy of the lumbosacral cord. Eur Neurol. 1987; 27: 29–34.
61. Bernhardt M. Die Erkrankungen der peripherischen Nerven. In Nothnagel H. Spezielle Pathologie und Therapie, Bd. II/l. Wien: Holder; 1895.
62. Bernhardt M. Neuropathologische Beobachtungen. Dtsch Arch klin Med. 1878; 22: 362.
63. Berry PR, Wallis WE. Venepuncture nerve injuries. Lancet. 1977; 1: 1236–1237.
64. Berthold C-H, Fraher JP, King RHM, Rydmark M. Microscopic anatomy of the peripheral nervous System. In: Dyck PJ, Thomas PK, eds. Peripheral Neuropathy Vol. 1. Philadelphia: Elsevier Saunders; 2005: 35–91.
65. Bertram M, Schröder JM. Developmental changes at the node and paranode in human sural nerves: morphometric and fine-structural evaluation. Cell Tissue Res. 1993; 273: 499–509.

66. Beurskens AJ, de Vet HC, Koke AJ et al. Efficacy of traction for nonspecific low back pain. 12-week and 6-month results of a randomized clinical trial. Spine. 1997; 1/22: 2756–62.
67. Bhattacharyya AK, Perrin R, Guha A. Peripheral nerve tumors: management strategies and molecular insights. J Neurooncol. 2004; 69: 335–49.
68. Bhojraj S, Nene A. Lumbar and lumbosacral tuberculous spondylodiscitis in adults. Redefining the indications for surgery. J Bone Joint Surg Br. 2002; 84: 530–4.
69. Biemond A. Femoral neuropathy. In: Vinken PJ, Bruyn GW. Handbook of Clinical Neurology, Vol. VIII. Amsterdam: North-Holland; 1970: 303.
70. Bilbey JH, Lamond RG, Mattrey RF. MR imaging of disorders of the brachial plexus. J Magn Reson Imaging. 1994; 4: 13–18.
71. Binder DK, Smith JS, Barbara MB. Primary brachial plexus tumors. Neurosurg Focus. 2004; 16: 1–6.
72. Bischoff C. Neurophysiologische Diagnostik bei radikulären Syndromen. Klin Neurophysiol. 2000; 31: 1–8.
73. Bleecker ML, Bohlmann M, Moreland R et al. Carpal tunnel syndrome: role of carpal canal size. Neurology (Minneap.). 1985; 35: 1599–1604.
74. Blok BFM, Willemsen ATM, Hostege G. A PET study on brain control of micturition in humans. Brain. 1997; 120: 111–121.
75. Bodner G, Huber B, Schwabegger A et al. Sonographic detection of radial nerve entrapment within a humerus fracture. J Ultrasound Med. 1999; 18: 703–706.
76. Boehme MM, Scherbaum WA, Pfeiffer EF. Das Tietze-Syndrom. Ein Chamäleon unter den thorako-abdominalen Schmerzsyndromen. Klin Wochenschr. 1988; 66: 1142–5.
77. Bong MR, Polatsch DB, Jazrawi LM, Rokito AS. Chronic exertional compartment syndrome. Bull Hosp Jt Dis. 2005; 62: 77–84.
78. Bontioti E, Kanje M, Lundborg G, Dahlin LB. End-to-side nerve repair in the upper extremity of rat. J Peripher Nerv Syst. 2005; 10: 58–68.
79. Both R, Mühlau G, Wieczorek V. Schlaflähmung – eine spezielle Form der akuten Drucklähmung. Wiss Z Ernst-Moritz-Arndt-Universität Greifswald Med R. 1983; 32: 44–45.
80. Böttcher J, Petrovitch A, Soros P et al. Conjoined lumbosacral nerve roots: current aspects of diagnosis. Eur Spine J. 2004; 13: 147–51.
81. Bowen J, Gregory R, Squier M et al. The post-irradiation lower motor neuron syndrome: neuronopathy or radiculopathy? Brain. 1996; 119: 1429–39.
82. Brand PW. Tendon transfer for median and ulnar nerve paralysis in the palm. The Orthopaedic Clinics of North America. Philadelphia: Saunders; 1970: 447–454.
83. Braun V, Schröder JM, Richter HP. Erstmaliger Nachweis der Möglichkeit einer spontanen funktionellen Regeneration motorischer Nerven beim Menschen. In: Schmelzle R, Bschorer R, eds. Plastische und Wiederherstellungschirurgie – Ein Jahrbuch. Lorch: Uni-MED Verlag; 1996: 48–51.
84. Brew BJ. The peripheral nerve complications of human immunodeficiency virus (HIV) infection. Muscle Nerve. 2003; 28: 542–52.
85. Britton WJ, Lockwood DN. Leprosy. Lancet. 2004; 363: 1209–19.
86. Brock JE, Perez-Atayde AR, Kozakewich HP, Richkind KE, Fletcher JA, Vargas SO. Cytogenetic aberrations in perineurioma: variation with subtype. Am J Surg Pathol. 2005; 29: 1164–1169.
87. Brown T, Cupido C, Scarfone H et al. Developmental apraxia arising from neonatal brachial plexus palsy. Neurology. 2000; 55: 24–30.
88. Brückle W, Suckfüll M, Fleckenstein W et al. Gewebe-pO2-Messung in der verspannten Rückenmuskulatur. Z Rheumatol. 1990; 49: 208–16.
89. Brügger A. Die Erkrankungen des Bewegungsapparates und seines Nervensystems. Stuttgart: Fischer; 1977.
90. Brumfield RH. Carpal tunnel syndrome in rheumatoid arthritis. Orthop Rev. 1983; 12: 69–71.
91. Brunelli GA, Brunelli GR. Preoperative assessment of the adult plexus patient. Microsurg. 1995; 16: 17–21.
92. Brushart TM, Seiler WA. Selective reinnervation of distal motor stumps by peripheral motor axons. Exp Neurol. 1987; 97: 290–300.
93. Buchberger W. Radiologic imaging of the carpal tunnel. Europ J Radiol. 1997; 25: 112–117.
94. Bunnell S. In: von Boyes JH, ed. Surgery of the Hand. Philadelphia: Lippincott; 1970.
95. Burlacu CL, Buggy DJ. Coexisting harlequin and Horner syndromes after high thoracic paravertebral anaesthesia. Br J Anaesth. 2005; 95: 822–4.
96. Burns TB. Mechanisma of acute and chronic compression neuropathy. In: Dyck PJ, Thomas PK, eds. Peripheral neuropathy, 4th ed. Philadelphia: Elsevier Saunders; 2005: 1391–1402.
97. Burns TM, Dyck PJ, Aksamit AJ et al. The natural history and long-term outcome of 57 limb sarcoidosis neuropathy cases. J Neurol Sci. 2006; 244: 77–87.
98. Cacoub P, Maisonobe T, Thibault V et al. Systemic vasculitis in patients with hepatitis C. J Rheumatol. 2001; 28: 109–18.
99. Cahill BR, Palmer RE. Quadrilateral space syndrome. J Hand Surg. 1983; 8: 65–59.
100. Canbaz S, Turgut N, Halici U et al. Electrophysiological evaluation of phrenic nerve injury during cardiac surgery – a prospective, controlled, clinical study. BMC Surg. 2004; 14/4: 2.
101. Capitani D, Beer S. Handlebar palsy – a compression syndrome of the deep terminal (motor) branch of the ulnar nerve in biking. J Neurol. 2002; 249: 1441–1445.
102. Carette S, Fehlings MG. Clinical practice. Cervical radiculopathy. N Engl J Med. 2005; 353: 392–9.
103. Carette S, Leclaire R, Marcoux S et al. Epidural corticosteroid injections for sciatica due to herniated nucleus pulposus. N Engl J Med. 1997; 336: 1634–1640.

104. Carr D, Davis PH. Distal posterior interosseous nerve syndrome. J Hand Surg. 1985; 10A: 873–878.
105. Carvalho GA, Nikkhah G, Matthies C et al. Diagnosis of root avulsions in traumatic brachial plexus injuries: Value of computerized tomography myelography and magnetic resonance imaging. J Neurosurg. 1997; 86: 69–76.
106. Cassidy JD, Carroll LJ, Cote P et al. Effect of eliminating compensation for pain and suffering on the outcome of insurance claims for whiplash injury. N Engl J Med. 2000; 342: 1179–86.
107. Cavanagh JB. Prior x-irradiation and the cellular response to nerve crush: duration of effect. Exp Neurol 1968; 22: 253–8.
108. Chagnon A, Carli P, Paris JF et al. Carpian Tunnel Syndrome: A most unusual presentation of leishmaniasis. Eur J Med. 1993; 2: 314.
109. Chalk C, Saacs H. Recurrent spontaneous accessory neuropathy. J Neurol Neursourg Psychiat. 1990; 53: 621.
110. Chalk CH, Dyck PJ. Ischemic neuropathy. In: Dyck PJ, Thomas PK, Griffin WJ et al., eds. Peripheral neuropathy. 3rd ed. Philadelphia: Saunders; 1993: 980–9.
111. Chamberlain MA, Corbett M. Carpal tunnel syndrome in early rheumatoid arthritis. Ann rheum Dis. 1970; 29: 149–152.
112. Chamberlain MC. Neoplastic meningitis. J Clin Oncol. 2005; 20/23: 3605–13.
113. Chan P, Lin TH, Luo JP et al. Acute heroin intoxication with complications of acute pulmonary edema, acute renal failure, rhabdomyolysis and lumbosacral plexitis: a case report. Chinese Med J. 1995; 55: 397–400.
114. Chance PF. Inherited focal, episodic neuropathies: hereditary neuropathy with liability to pressure palsies and hereditary neuralgic amyotrophy. Neuromolecular Med. 2006; 8: 159–74.
115. Chang MH, Chiang HT, Lee SSJ et al. Oral drug of choice in carpal tunnel syndrome. Neurology. 1998; 51: 390–393.
116. Chaudhry V, Clawson LL. Entrapment of motor nerves in motor neuron disease: does double crush occur? J Neurol Neurosurg Psychiatry. 1997; 62: 71–6.
117. Cherington M. Spectrum of neurologic complications of lightning injuries. NeuroRehabilitation. 2005; 20: 3–8.
118. Chiou HJ, Chou YH, Cheng SP et al. Cubital tunnel syndrome: diagnosis by high-resolution ultrasonography. J Ultrasound Med. 1998; 17: 643–648.
119. Clark JPM. Reconstruction of the biceps brachii by pectoral muscle transplantation. Brit J Surg. 1946; 34: 180.
120. Clarke J, van Tulder M, Blomberg S et al. Traction for low back pain with or without sciatica: an updated systematic review within the framework of the Cochrane collaboration. Spine. 2006; 31: 1591–9.
121. Cockerell OC, Ormerod IE. Focal weakness following herpes zoster. J Neurol Neurosurg Psychiatry. 1993; 56: 1001–3.
122. Coene LN, Narakas AO. Surgical management of axillary nerve lesions, isolated or combined with other infraclavicular nerve lesions. Peripheral Nerve Repair and Regeneration. 1986; 3: 47–65.
123. Coessens BC, Wood MB. Levator scapulae transfer and fascia lata fasciodesis for chronic spinal accessory nerve palsy. J reconstr microsurg. 1995; 11: 277–280.
124. Collins MP, Kissel JT. Neuropathies with systemic vasculitis. In: Dyck PJ, Thomas PK, eds. Peripheral neuropathy. 4th ed. Philadelphia: Elsevier Saunders; 2005: 2335–404.
125. Colville RJI, Colin JF: Median nerve palsy after high brachial angiography. J Roy Soc Med. 1998; 91: 387.
126. Confavreux C, Larbre JP, Lejeune E et al. Cerebrospinal fluid dynamics in the tardive cauda equina syndrome of ankylosing spondylitis. Ann Neurol. 1991; 29: 221–3.
127. Conference Statement NIH Consensus Development Conference. Neurofibromatosis. Arch Neurol. 1988; 45: 575–578.
128. Conti AM, Fischer SJ, Windebank AJ. Inhibition of axonal growth from sensory neurons by excess nerve growth factor. Ann Neurol. 1997; 42: 838–846.
129. Convit J, Sampson C, Zuniga M et al. Immunoprophylactic trial with combined Mycobacterium leprae/BCG vaccine against leprosy: preliminary results. Lancet. 1992; 339: 446.
130. Conway RR, Hubbell SL. Electromyographic abnormalities in neurologic injury associated with pelvic fracture: case report and literature review. Arch Phys Med Rehabil. 1988; 69: 539–541.
131. Cooney WP, Dobyns JH, Lindscheid RL. Complications of Colle's fractures. J Bone Jt Surg. 1980; 62A: 613–619.
132. Corbett M, Abernethy DA. Harlequin syndrome. J Neurol Neurosurg Psychiatry. 1999; 66: 544.
133. Corey JM. Genetic disorders producing compressive radiculopathy. Semin Neurol. 2006; 26: 515–22.
134. Costa J, Graca P, Evangelista T et al. Pain and calf hypertrophy associated with spontaneous repetitive discharges treated with botulinum toxin. Clin Neurophysiol. 2005; 116: 2847–52.
135. Cote P, Cassidy JD, Carroll L et al. A systematic review of the prognosis of acute whiplash and a new conceptual framework to synthesize the literature. Spine. 2001; 26: E445–58.
136. Cotugno D. De ischiade nervosa commentarium. Neapel: 1764.
137. Cowdery SR, Preston DC, Herrmann DN et al. Electrodiagnosis of ulnar neuropathy at the wrist. Neurology. 2002; 59: 420–427.
138. Creange A, Saint-Val C, Guillevin L et al. Peripheral neuropathies after arthropod stings not due to Lyme disease: a report of five cases and review of the literature. Neurology. 1993; 43: 1483–8.
139. Crino PV, Grossman RI, Rostami A. Magnetic resonance imaging of the cauda equina in chronic inflammatory demyelinating polyneuropathy. Ann. Neurol. 1993; 33: 311–383.

140. Croft RP, Richardus JH, Nicholls PG et al. Nerve function impairment in leprosy: design, methodology, and intake status of a prospective cohort study of 2664 new leprosy cases in Bangladesh (The Bangladesh Acute Nerve Damage Study). Lepr Rev. 1999; 70: 140–59.
141. Crum B, Mokri B, Fulgham J. Spinal manifestations of vertebral artery dissection. Neurology. 2000; 55: 304–6.
142. Cummins CA, Bowen M, Anderson K et al. Suprascapular nerve entrapment at the spinoglenoid notch in a Professional baseball pitcher. Am J Sport. Med. 1999; 27/6: 810–812.
143. Curtis RM, Eversman WW jr. Internal neurolysis as an adjunct to the treatment of the carpal tunnel syndrome. J Bone Jt Surg. 1973; 55A: 733–740.
144. Cusimano MD, Bilbao JM, Cohen SM. Hypertrophie brachial plexus neuritis: a pathological study of two cases. Ann Neurol. 1988; 24: 615–622.
145. Cutts J, Lee G, Berarducci M et al. Goosebumps. Lancet. 2002; 360: 690.
146. Dahlin LB, Meiri KF, McLean WG et al. Effects of nerve compression on fast axonal transport in streptozotocin-induced diabetes mellitus. An experimental study in the sciatic nerve of rats. Diabetologica 1986a; 29: 180–185.
147. Dahlin LB, Sjöstrand J, McLean WG. Graded inhibition of retrograde axonal transport by compression of rabbit vagus nerve. J Neurol Sci. 1986; 76: 221–230.
148. Dammers JWHH, Roos Y, Veering MM et al. Injection with methylprednisolone in patients with the carpal tunnel syndrome. A randomised double blind trial testing three different doses. J Neurol. 2006; 253: 574–577.
149. Dammers JW, Veering MM, Vermeulen M. Injection with methylprednisolone proximal to the carpal tunnel: randomised double blind trial. BMJ 1999; 319/7214: 884–886
150. Darouiche RO. Spinal epidural abscess. N Engl J Med. 2006; 355: 2012–20.
151. Davies L, Spies JM, Pollard JD et al. Vasculitis confined to peripheral nerves. Brain. 1996; 119: 1441–8.
152. Dawson MD, Hallet M, Millender LW. Entrapment Neuropathies. Boston: Little, Brown; 1983.
153. De Krom MCTFM, Knipschild PG, Kester ADM et al. Carpal tunnel syndrome: Prevalence in the general population. J Clin Epidemiol. 1992; 45: 373–376.
154. De Krom MCTFM, Knipschild PG, Kester ADM et al. Efficacy of provocative tests for diagnosis of carpal tunnel syndrome. Lancet. 1991; 335: 393–395.
155. De Krom MCTFM. Carpal tunnel syndrome. An epidemiological study. Maastricht: Thesis med.; 1989.
156. Dejung B. Die Behandlung des akuten Hexenschusses. DIA-GM. 1995; 9: 619–622.
157. Dejung B. Zehn Jahre manuelle Triggerpunktbehandlung in der Schweiz. SPV. 1994; 1: 26–28.
158. Della Santa D, Narakas A, Bonnard C. Late lesions of the brachial plexus after fracture of the clavicle. Ann Chir Main Mem Superieur. 1991; 10: 531–540.
159. Dellon AL, Aszmann OC. Treatment of superficial and deep peroneal neuromas by resection and translocation of the nerves into the anterolateral compartment. Foot & Ankle International. 1998; 19/5: 300–303.
160. Dellon AL, Mackinnon SE. Radial sensory nerve entrapment. Arch Neurol. 1986; 43: 833–835.
161. Dellon AL, Mament W, Gittelshon A. Nonoperative management of cubital tunnel syndrome: an 8-year prospective study. Neurology. 1993; 43: 1673–1677.
162. Dellon AL. Evaluation of Sensibility and Reeducation of Sensation in the Hand. Baltimore: Williams & Wilkins; 1981: 65–91.
163. Dellon ES, Keller KM, Moratz V, Dellon AL. Validation of cutaneous pressure threshold measurements for the evaluation of hand function. Ann Plast Surg. 1997; 38: 485–492.
164. Derouet H. Anatomie, Physiologie und Pathophysiologie der männlichen Sexualfunktion. In: Jost W, Hrsg. Neurologie des Beckenbodens. Weinheim: Chapman & Hall; 1997.
165. Deshmukh VR, Rekate HL, Sonntag VK. High cervical disc herniation presenting with C-2 radiculopathy. Case report and review of the literature. J Neurosurg. 2004; 100 (3 Suppl Spine): 303–6.
166. Detwiler PW, Porter RW, Harrington TR et al. Vascular decompression of a vertebral artery loop producing cervical radiculopathy. Case report. J Neurosurg. 1998; 89: 485–8.
167. Devaux J, Alcaraz G, Grinspan J, Bennett V, Joho R, Crest M, Scherer SS. Kv3.1b is a novel component of CNS nodes. J Neurosci. 2003; 23: 4509–4518.
168 Devaux JJ, Kleopa KA, Cooper EC, Scherer SS. KCNQ2 is a nodal K+ channel. J Neurosci. 2004; 24: 1236–1244.
169. Dieler R, Schröder JM. Abnormal sensory and motor reinnervation of rat muscle spindles following nerve transection and suture. Acta Neuropathol (Berl). 1990; 80: 163–171.
170. Dietrich C. Neurologische Komplikationen nach Varizen-operationen [Diss. med.]. Zürich: Universität Zürich; 1981.
171. Doi K. Double free muscle transfer to reconstruct prehension following complete avulsion of brachial plexus. Video presentation: 11. Kongr. d. Int. Soc. of Plastic, Reconstructive & Aesthetic Surgery, Yokohama, 16.–22. April 1995.
172. Doi K. Double-free muscle transfer for reconstruction of prehension following complete avulsion of brachial plexus: Long term results in reconstructive microsurgery current trends. Proc. 12th Symp. Int. Soc. Reconstr. Microsurg., Singapore, 5.–8. Sept. 1996.
173. Dolan G, Smith J, Reilly JT. Extrapulmonary lymphomatoid granulomatosis presenting as Pancoast's syndrome. Postgrad Med J. 1991; 67: 914–915.

174. Donaghy M. Lumbosacral plexus lesions. In: Dyck PJ, Thomas PK, eds. Peripheral Neuropathy, 3. Aufl. Philadelphia: Saunders; 1993: 951–9.
175. Donelson R, Aprill C, Medcalf R et al. A prospective study of centralization of lumbar and referred pain. A predictor of symptomatic discs and anular competence. Spine. 1997; 22: 1115–22.
176. Donner TR, Voorhies RM, Kline DG. Neural sheath tumors of major nerves. J Neurosurg. 1994; 81: 362–73.
177. Drees C, Wilbourn AJ, Srevens GHJ. Main trunk tibial neuropathies. Neurology. 2002; 59: 1082–1084.
178. Drouet A, Wolkenstein P, Lefaucheur JP et al. Neurofibromatosis 1-associated neuropathies: a reappraisal. Brain. 2004; 127: 1993–2009.
179. Droupe J, Cullen CH, Chance GQ. Posttraumatic pain and causalgic syndrome. J Neurol Psychiat (London). 1944; 7: 33.
180. Duchenne GDA. L'électrisation localisée 3ème édit. Paris: 1872: 357.
181. Dyck PJ, Norell JE, Dyck PJ. Microvasculitis and ischemia in diabetic lumbosacral radiculoplexus neuropathy. Neurology. 1999; 53: 2113–21.
182. Dyck PJ, Norell JE, Dyck PJ. Non-diabetic lumbosacral radiculoplexus neuropathy: natural history, outcome and comparison with the diabetic variety. Brain. 2001; 124 (Pt 6): 1197–207.
183. Dyck PJ, Thomas PK. Peripheral Neuropathy. Philadelphia: Elsevier Saunders; 2005: 2753 pp.
184. Eberhardt O, Kuker W, Dichgans J et al. HSV-2 sacral radiculitis (Elsberg syndrome). Neurology. 2004; 24/63: 758–9.
185. Ebersold MJ, Pare MC, Quast LM. Surgical treatment for cervical spondylotic myelopathy. J Neurosurg. 1995; 82: 745–751.
186. Elliott KG, Johnstone AJ. Diagnosing acute compartment syndrome. J Bone Jt Surg Br. 2003; 85: 625–32.
187. Ellis F. Nominal Standard dose and the ret. Br J Radiol. 1971; 44: 101–8.
188. Enevoldson TP, Scadding JW, Rustin GJ et al. Spontaneous resolution of a postirradiation lumbosacral plexopathy. Neurol. 1992; 42: 2224–2225.
189. Engert J, Wilhelm K, Simon G. Nervenläsionen nach Verletzungen oberer Extremitäten im Kindesalter. Z Kinderchir. 1980; 30(Suppl.): 117–121.
190. England JD, Tiel RL. AAEM case report 33: costoclavicular mass syndrome. Muscle Nerve 1999; 22: 412–418.
191. Engstrom JW, Layzer RB, Olney RK et al. Idiopathic, progressive mononeuropathie in young people. Arch Neurol. 1993; 50: 20–23.
192. Erb W. Die Krankheiten der peripheren cerebrospinalen Nerven. In: von Ziemssen H. Handbuch der speziellen Pathologie und Therapie, Bd. XII/1, 2. Aufl. Leipzig: 1876.
193. Erb W. Ueber eine eigentümliche Lokalisation von Lähmungen im Plexus brachialis. Verh. naturhist.-med. Ver. Heidelberg. 1874; 2: 130–136.
194. Eskesen V, Rosenorn J, Osgaard O. Atypical carpal tunnel syndrome with compression of the ulnar and median nerves. J Neurosurg. 1981; 54: 668–669.
195. Eurelings M, Notermans NC, Franssen H et al. MRI of the brachial plexus in polyneuropathy associated with monoclonal gammopathy. Muscle Nerve. 2001; 24: 1312–1318.
196. Fabre Th, Piton C, Leclouerec G et al. Entrapment of the suprascapular nerve. J Bone Jt Surg. Ser B. 1999; 81/3: 414–419.
197. Fahrer H, Ludin HP, Mumenthaler M, Neiger M. The innervation of the trapezius muscle. An electrophysiological study. J Neurol. 1974; 207: 183–188.
198. Falconer MA, Lie FWP. Resection of the first rib in costoclavicular compression of the brachial plexus. Lancet. 1962; 1: 59–63.
199. Feasby TE, Burton SR, Hahn AF. Obstetrical lumbosacral plexus injury. Muscle Nerve. 1992; 15: 937–940.
200. Felice KJ, Butler KB, Druckemiller WH. Cervical root Stimulation in a case of classic neurogenic thoracic outlet syndrome. Muscle Nerve. 1999; 22: 1287–1292.
201. Fernandez E, Di Rienzo A, Marchese E, Massimi L, Lauretti L, Pallini R. Radial nerve palsy caused by spontaneously occurring nerve torsion. Case report. J Neurosurg. 2001; 94: 627–9.
202. Fernandez E, Pallini R, Talamonti G. Sleep palsy (Saturday-night-palsy) of the deep radial nerve. Case report. J Neurosurg. 1987; 66: 460–461.
203. Ferrante MA. Brachial Plexopathies. Muscle Nerve. 2004; 30: 547–568.
204. Ferrari R, Russell AS, Richter M. Epidemiologie der HWS-Beschleunigungsverletzung. Ein internationales Dilemma. Orthopäde. 2001; 30: 551–8.
205. Ferrari S, Vento S, Monaco S et al. Human immunodeficiency virus-associated peripheral neuropathies. Mayo Clin Proc. 2006; 81: 213–4.
206. Ferretti A, de Carli A, Fontana M. Injury of the suprascapular nerve at the spinoglenoid notch: the natural history of infraspinatus atrophy in volleyball players. Am J Sports Med. 1998; 26: 759–763.
207. Ferrie R. Bilateral gluteal compartment syndrome after «ecstasy» hyperpyrexia. J R Soc Med. 2000; 93: 260.
208. Filier AG, Kliot M, Howe FA et al. Application of magnetic resonance neurography in the evaluation of patients with peripheral nerve pathology. J Neurosurg. 1996; 85: 299–309.
209. Flor H, Elbet T, Knecht S et al. Phantom-limb pain as a perceptual correlate of cortical reorganization following arm amputation. Nature. 1995; 375/6531: 482–484.
210. Foerster O. The dermatomes in man. Brain. 1933; 56: 1–39.
211. Foerster O. Die Symptomatologie und Therapie der Kriegsverletzungen der peripheren Nerven. Dtsch Z Nervenheilk. 1918:59:31–172.
212. Foerster O. Kriegsverletzungen des Rückenmarks und der peripheren Nerven. In: Schjerning O, Hrsg. Handbuch der ärztlichen Erfahrungen

im Weltkriege 1914/18, Band 4. Leipzig; 1922: 235–332.
213. Foerster O. Die Symptomatologie der Schußverletzungen der peripheren Nerven. In: Lewandowsky M, ed. Handbuch der Neurologie, Vol. 2. Berlin: Springer; 1929: 975.
214. Foley KM, Woodruff JM, Ellis FT et al. Radiation-induced malignant and atypical peripheral nerve sheath tumors. Ann Neurol. 1980; 7:311–8.
215. Le Forestier N, Mouton P, Maisonobe T et al. Syndrome du défilé thoraco-brachial à forme neurologique. Rev Neurol. 2000; 156: 34–40.
216. Fornage BD. Sonography of peripheral nerves of the extremities. Radiol Med. 1993; 85: 162–167.
217. Fouyas IP, Statham PF, Sandercock PA. Cochrane review on the role of surgery in cervical spondylotic radiculomyelopathy. Spine. 2002; 27: 736–47.
218. Fox MW, Onofrio BM, Kilgore JE. Neurological complications of ankylosing spondylitis. J Neurosurg. 1993; 78: 871–8.
219. Franck WM, Schick CH, Hennig FF. Das generalisierte Kompartmentsyndrom nach exzessivem Trinken. Nervenarzt. 2005; 76: 327–330.
220. Frank B, Klingelhofer J, Benecke R, Conrad B. Die thorako-abdominale Manifestation der diabetischen Neuropathie. Nervenarzt. 1988; 59: 393–7.
221. Frank B, Lorenzoni E. Phantomerleben und Phantomschmerz. Fortschr Neurol Psychiat. 1992; 60: 74–85.
222. Franklin GM, Fulton-Kehoe D, Bradley C et al. Outcome of surgery for thoracic outlet syndrome in Washington State workers compensation. Neurology. 2000; 54:1252–1257.
223. Freccero D, Donovan DJ. Adjacent segment degeneration at T1–T2 presenting as chest pain: case report. Spine. 2005; 30: E655–7.
224. Freilinger G, Gruber H, Holle J, Mandl H. Die Technik der «sensomotorisch» differenzierten, interfaszikulären Naht peripherer Nerven. Handchirurgie. 1975; 7: 133–137.
225. Frey M, Giovanoli P, Michaelidou M. Functional upgrading of partially recovered facial palsy by cross-face nerve grafting with distal end-to-side neurorrhaphy. Plast Reconstr Surg. 2006; 117: 597–608.
226. Frey M, Giovanoli P. End-to-side neurorrhaphy of sensory nerves. Eur J Plast Surg. 2003; 26: 85–88.
227. Frey M, Gruber H, Happak W et al. Ipsilateral and cross-over elongation of the motor nerve by nerve grafting: An experimental study in sheep. Plast Reconstr Surg. 1990; 85: 77–89.
228. Frey M, Gruber H, Holle J, Freilinger G. An experimental comparison of the different kinds of muscle reinnervation: Nerve suture, nerve implantation, and muscular neurotization. Plast Reconstr Surg. 1982; 69: 656–667.
229. Friede RL. Relation between myelin sheath thickness, internode geometry, and sheath resistance. Exp Neurol. 1986; 92: 234–247.
230. Frohse F, Frankel M (eds.). Die Muskeln des menschlichen Armes. Jena: Fischer; 1908.
231. Froman C, Stein A. Complicated crushing injures of the pelvis. J Bone Jt Surg. 1967; 49: 24–32.
232. Froment J. La paralysie de l'adducteur du pouce et le signe de la préhension. Rev neurol. 1914/1915; 33: 1236.
233. Garbaccio C, Gyepes MT, Fonkalsrud EW. Malfunction of the intact diaphragm in infants and children. Arch Surg. 1972; 105: 57–61.
234. Garcia-Diaz J, Balseiro J, Calandre L et al. Aortic dissection with neurologic signs. N Engl J Med. 1988; 318: 1070–1073.
235. Garfinkel MS, Singhal A, Katz WA et al. Yoga-based intervention for carpal tunnel syndrome: a randomized trial. JAMA. 1998; 280: 1601–1603.
236. Gelberman RH, Hergenroeder PT, Hargens AP et al. The carpal tunnel syndrome: A study of carpal canal pressures. J Bone Join. Surg (Am.). 1982; 63: 380–383.
237. Gelberman RH, Szabo RM, Williamson RV et al. Tissue pressure threshold for peripheral nerve viability. Clin Orthop Relat Res. 1983; 178: 285–91.
238. Gerhardt B jr. Bericht auf der Wanderversammlung der Südwestdeutschen Neurologen und Irrenärzte am 26.5.1895. Arch Psychiat Nervenkr. 1895; 27: 972–973.
239. Gerritsen AAM, de Krom MCTFM, Struijs MA et al. Conservative treatment options for carpal tunnel syndrome: a systematic review of randomised controlled trials. J Neurol. 2002; 249: 272–280.
240. Gezen F, Kahraman S, Canakci Z et al. Review of 36 cases of spinal cord meningioma. Spine. 2000; 25: 727–31.
241. Gibbons KJ, Soloniuk DS, Razack N. Neurological injury and patterns of sacral fractures. J Neurosurg. 1990; 72: 889–893.
242. Gilbert A, Tassin JL. Réparation chirurgicale du plexus brachial dans la paralysie obstétricale. Chirurgie. 1984; 110: 70–75.
243. Gilbert A. Résultats de lésions ‚obstétricales' expérimentales du plexus brachial. Communication à la 7ème Réunion du Groupe pour l'Avancement de la Microchirurgie (GAM), Lausanne, Avril (1981).
244. Gilden DH, Kleinschmidt-DeMasters BK, LaGuardia JJ et al. Neurologic complications of the reactivation of varicella-zoster virus. N Engl J Med. 2000; 342: 635–45.
245. Gilden DH, Wright RR, Schneck SA et al. Zoster sine herpete, a clinical variant. Ann Neurol. 1994; 35: 530–3.
246. Giovanoli P, Kamolz LP, Rab M et al. Limits of muscle-to-nerve ratio in functional muscle transplantation. J Reconstr Microsurg. 2003; 19, 1: 21–27.
247. Giovanoli P, Koller R, Meuli-Simmen C, Rab M, Haslik W, Mittelböck M, Meyer V, Frey M. Functional and morphometric evluation of end-to-side neurorrhaphy for muscle reinnervation. Plast Reconstr Surg. 2000; 106: 383–392.
248. Girlande P, Dattola R, Venuto Chiara et al. Local steroid treatment in idiopathic carpal tunnel syndrome: short- and long-term efficacy. J Neurol. 1993; 240: 187–190.

249. Glasby MA, Gschmeissner SE, Hitchcock RJI et al. A comparison of nerve regeneration through nerve and muscle grafts in rat. Neuro-Orthop. 1986; 2: 21–28.
250. Gnann JW, Whitley RJ. Neurologic manifestations of varicella and herpes zoster. In: Scheld WM, Whitley RJ, Durack DT, eds. Infections of the central nervous system, 2nd ed. Philadelphia: Lippincott-Raven Publishers; 1997: 91–105.
251. Goldfarb SJ, Kaeding CC. Bilateral acute-on-chronic exertional lateral compartment syndrome of the leg: a case report and review of the literature. Clin J Sport Med. 1997; 7: 59–61.
252. Goodson JD. Pudendal neuritis from biking. N Engl J Med. 1981; 304: 365.
253. Gordon H, Rich H, Deutschberger J et al. The immediate and long-term outcome of obstetric birth trauma. I. Brachial plexus paralysis. Amer J Obstet Gynec. 1973; 117: 51–56.
254. Goulding PJ, Schady W. Favourable outcome in non-traumatic anterior interosseous nerve lesions. J Neurol. 1993; 240: 83–86.
255. Gozal Y, Pomeranz S. Sciatic nerve palsy as a complication after acoustic neurinoma resection in the sitting position. J Neurosurg Anesthesiol. 1994; 6: 40–42.
256. Grahmann F. Zur ischämischen Neuropathie bei peripherer arterieller Verschlusskrankheit bei Patienten ohne und mit Diabetes mellitus. Theorie und Forschung Bd. 453, Medizin Bd.12. Regensburg: Boderer; 1997.
257. Grant G, Britz GW, Goodkin R et al. The utility of MRI in evaluating peripheral nerve disorders. Muscle Nerve. 2002; 25: 314–331.
258. Green DP. Diagnostic and therapeutic value of carpal tunnel injection. J Hand Surg. 1984; 9A: 850–854.
259. Greenberg MK, McVey AL, Hayes T. Segmental motor involvement in herpes zoster: an EMG study. Neurology. 1992; 42: 1122–3.
260. Greenfield J, Rea J, Ilfeld F. Morton's interdigital neuroma. Indications for treatment by local injections versus surgery. Clin Orthop. 1984; 185: 142–144.
261. Greening J, Smart S, Leary R et al. Reduced movement of median nerve in carpal tunnel during wrist flexion in patients with non-specific arm pain. Lancet. 1999; 354: 217–218.
262. Griffin JW. Vasculitic neuropathies. Rheum Dis Clin North Am. 2001; 27: 751–60.
263. Grisold W, Piza-Katzer H, Jahn R et al. Intraneural nerve metastasis with multiple mononeuropathies. J Peripher Nerv Syst. 2000; 5:163–167.
264. Groen RJ. Non-operative treatment of spontaneous spinal epidural hematomas: a review of the literature and a comparison with operative cases. Acta Neurochir (Wien). 2004; 146: 103–10.
265. Grube BJ, Heimbach DM, Engrav LH et al. Neurologic consequences of electrical burns. J Trauma. 1990; 30: 254–258.
266. Gruber H. Identification of motor and sensory funiculi in cut nerves and their selective reunion. Br J Plast Surg. 1976; 29: 70–73.
267. Grumme T, Kolodzieczyk D. Komplikationen in der Neurochirurgie, Bd. 1. Wirbelsäulen-, Schmerz- und Nervenchirurgie. Berlin: Blackwell; 1994.
268. Guyon F. Note sur une disposition anatomique propre à la face antérieure de la région du poignet et non encore décrite. Bull soc anat Paris. 1861; 36: 184–186.
269. Haanpää M, Dastidar P, Weinberg A et al. CSF and MRI findings in patients with acute herpes zoster. Neurology. 1998; 51: 1405–11.
270. Hagen KB, Hilde G, Jamtvedt G et al. Bed rest for acute low-back pain and sciatica. The Cochrane Database of Systematic Reviews. 2005; 4.
271. Hagen KB, Jamtvedt G, Hilde G et al. The updated cochrane review of bed rest for low back pain and sciatica. Spine. 2005; 30: 542–6.
272. Hahn K, Sirdofsky M, Brown A, Ebenezer G, Hauer P, Miller C, Polydefkis M. Collateral sprouting of human epidermal nerve fibers following intracutaneous axotomy. J Peripher Nerv Syst. 2006; 11: 142–147.
273. Haldeman S, Dagenais S. Cervicogenic headaches: a critical review. Spine J. 2001; 1: 31–46.
274. Hall S. Mechanisms of repair after traumatic injury. In: Dyck PJ, Thomas PK, eds. Peripheral Neuropathy, Vol. 2. Philadelphia: Elsevier Saunders; 2005: 1403–1433.
275. Halliwill J, Hewitt S, Joyner M et al. Effect of various lithotomy positions on lower-extremity blood pressure. Anesthesiology. 1998; 89: 1373–1376.
276. Halperin JJ. Lyme disease and the peripheral nervous system. Muscle Nerve. 2003; 28: 133–43.
277. Halperin JJ, Volkman DJ, Luft BJ et al. Carpaltunnel syndrome in Lyme borreliosis. Muscle Nerve. 1989; 12: 397–400.
278. Hampl KF, Schneider MC, Ummenhofer W. Transient neurologic Symptoms after spinal anesthesia. Anesth Analg. 1995: 81: 1148–53.
279. Hansen K, Schliack H. Segmentale Innervation. Ihre Bedeutung für Klinik und Praxis. Stuttgart: Thieme; 1962.
280. Hansky B, Murray E, Minami K et al. Delayed brachial plexus paralysis due to suclavian pseudoaneurysm after clavicular fracture. Europ J Cardio Thoracic Surg. 1993; 7: 497–498.
281. Hardegger F, Segmüller G. Ischämische Nekrose der tiefen Unterarmstrecker: ein seltenes Compartment-Syndrom. Schweiz Med Wschr. 1982; 112: 1549–1556.
282. Haupt WF. Intraoperative Lagerungsschäden des Nervus ulnaris bei anatomischen Varianten. Dtsch med Wschr. 1989; 114:1789–1792.
283. Haussmann P. Die faszikuläre Dekompression des Nervus medianus im Bereich des Ellenbogens. Operative Orthopädie und Traumatologie. 1993; 5: 155–161.
284. Hawkes CH, Thorpe JW. Acute polyneuropathy due to lightning injury. J Neurol Neurosurg Psychiatry. 1992; 55: 388–90.

285. Head H, Campbell AW. The pathology of herpes zoster and its bearing on sensory localisation. Brain. 1900; 3: 323–53.
286. Head H. Die Sensibilitätsstörungen der Haut bei Visceralerkrankungen. Berlin: Hirschwald; 1898.
287. Hefty TR, Nelson KA, Hatch TR et al. Acute lumbosacral plexopathy in diabetic women after renal transplantation. J Urol. 1990; 143: 107–109.
288. Heimkes B, Posel P, Stotz S, Wolf K. The proximal and distal tarsal tunnel syndromes. Int Orthop (SICOT). 1987; 11: 193–196.
289. Henlin JL, Rousselot JP, Monnier G et al. Syndrome canalaire du nerf sus-scapulaire dans le défilé spino-glénoidien. Rev Neurol. 1992; 148: 362–367.
290. Hennig R. Late reinnervation of the rat soleus muscle is differentially suppressed by chronic Stimulation and by ectopic innervation. Acta Physiol Scand. 1987; 130: 153–60.
291. Henriques T, Olerud C, Petren-Mallmin M et al. Cauda equina syndrome as a postoperative complication in five patients operated for lumbar disc herniation. Spine. 2001; 26: 293–7.
292. Hides JA, Jull GA, Richardson CA. Long-term effects of specific stabilizing ecercises for first-episode low back pain. Spine. 2001; 26: E243–48.
293. Hierner R, Becker M, Berger A. Indikationen und Ergebnisse der operativen Therapie bei geburtstraumatischen Läsionen des Plexus brachialis. Handchir Mikrochir Plast Chir. 2005; 37: 323–331.
294. Hill NA, Howard FM, Huffer BR. The incomplete anterior interosseuous nerve syndrome. J Hand Surg. 1985; 10A: 4–16.
295. Hiltunen PH, Airaksinen MS. Sympathetic cholinergic target innervation requires GDNF family recetor GFR alpha 2. Mol Sci Neurosci. 2004; 26: 450–457.
296. Hirayama K, Tokumaru Y. Cervical dural sac and spinal cord in juvenile muscular atrophy of distal upper extremity. Neurology. 2000; 54: 1922–1926.
297. Hoeller U, Bonacker M, Bajrovic A et al. Radiation-induced plexopathy and fibrosis. Strahlenther Onkol. 2004; 10: 650–654.
298. Hoffmann P. Ueber eine Methode, den Erfolg einer Nervennaht zu beurteilen. Med Klin. 1915; 11: 359.
299. Hogan QH, Abram SE. Neural blockade for diagnosis and prognosis. A review. Anesthesiology. 1997; 86: 216–41.
300. Holland NR. «Toilet seat» sciatic neuropathy. Arch Neurol. 1999; 56: 116.
301. Holler M, Hopf HC. Posttraumatische Synkinesien zwischen Zwerchfell und Muskeln des Plexus brachialis. Dtsch Z Nervenheilk. 1968; 193: 141–53.
302. Hollis PH, Malis LI, Zappulla RA. Neurological deterioration after lumbar puncture below complete spinal subarachnoid block. J Neurosurg. 1986; 64: 253–6.
303. Holzgraefe M, Klingelhöfer J, Eggert S, Benecke R. Zur chronischen Neuropathie des N. suprascapularis bei Hochleistungssportlern. Nervenarzt. 1988; 59: 545–548.
304. Home JB, Skajaa K, Home K. Incidence of lesions of the saphenous nerve after partial or complete stripping of the long saphenous vein. Acta Chir Scan. 1990; 156:145–148.
305. Hopf HC, Kömpf D Hrsg. Erkrankungen der Hirnnerven. Stuttgart: Thieme; 2006.
306. Hopf HC. Konservative Therapie und Rehabilitation der Lokalerkrankungen peripherer Nerven. Akt Neurol. 1974; 1: 38–45.
307. Hopkins A. A novel cause of a pressure palsy: mobile telephone user's shoulder droop. J Neurol Neurosurg Psych. 1996; 61: 346.
308. Horner J. Ueber eine Form von Ptose. Klin Mbl Augenheilk. 1869; 7: 193–198.
309. Horowitz SH. Peripheral nerve injury and causalgia secondary to routine venipuncture. Neurology. 1994; 44: 962–4.
310. Horowitz SH. What happens when cutaneous nerves are injured during venipuncture? Muscle Nerve. 2005; 31: 415–7.
311. Hoyle CHV, Lincoln J, Burnstock G. Neural control of pelvic organs. In: Rushton DN, ed. Handbook of Neuro-Urology. New York: Mercel Dekker; 1994.
312. Hsia AW, Katz JS, Hancock SL et al. Post-irradiation polyradikulopathy mimics leptomeningeal tumor on MRI. Neurology. 2003; 60: 1694–1696.
313. Hsu JD. Brachial plexus injury following barbiturate overdose. Report of three cases with five-year follow-up. J Bone Jt Surg. 1979; 61A: 1252–1253.
314. Hu MTM, Shaw CE, Evans S et al. Acute sciatica with an infective cause. J Roy Soc Med. 1998; 91: 87–88.
315. Huber E, Stoll T, Ehrat B et al. Zuverlässigkeit und Normperzentilen einer neuen isometrischen Muskelkraftmessmethode. Physiotherapie. 1997; 5: 29–39.
316. Hudson DA, Boome R, Sanpera I. Brachial plexus injury after median sternotomy. J Hand Surg Amer. 1993; 18: 282–284.
317. Huffmann G, Leven B. N. Interosseus-anterior-Syndrom. Bericht über 4 eigene und 49 Fälle aus der Literatur. J Neurol. 1976; 213: 317–326.
318. Hui ACF, Wong S, Leung CH et al. A randomized controlled trial of surgery vs steroid injection for carpal tunnel syndrome. Neurology. 2005; 64: 2074–2078.
319. Huittinen VM. Lumbosacral nerve injury in fracture of the pelvis. A postmortem radiographic and pathoanatomical study. Acta Chir Scand. 1972; Suppl. 429: 1–43.
320. Huler KKH, Huler RJ. Neurologic complications of spinal surgery. In: Biller J, ed. Iatrogenic neurology. Boston: Butterworth-Heinemann; 1998: 105–74.
321. Hurwitz EL, Aker PD, Adams AH et al. Manipulation and mobilization of the cervical spine. A systematic review of the literature. Spine. 1996; 21: 1746–59.
322. Hutchinson DT, McClinton MA. Upper extremity tourniquet tolerance. J Hand-Surg USA. 1993; 18/2: 206–210.
323. Hüttmann S, Krauss J, Collmann H et al. Surgical management of tethered spinal cord in adults: report of 54 cases. J Neurosurg. 2001; 95(2 Suppl): 173–8.

324. Hwang K, Jung CY, Lee WJ, Chung IH. The lateral cutaneous branch of the fourth intercostal nerve relating to transaxillary augmentation mammoplasty. Ann Plast Surg. 2004; 53: 27–30.
325. Hynes JE, Jackson A. Atraumatic gluteal compartments syndrome. Postgraduate Medicine. 1994; 70: 210–212.
326. Ifergane G, Zlotnik Y, Harari I et al. Distal medial plantar neuropathy in infantry soldiers. Neurology. 2006; 67: 916.
327. Inman VT, Saunders JBC. Referred pain from skeletal struktures. J Nerv Ment Dis. 1944; 99; 660–7.
328. Ismael SS, Amarenco G, Bayle B et al. Postpartum lumbosacral plexopathy limited to autonomic and perineal manifestations: clinical and electrophysiological study of 19 patients. J Neurol Neurosurg Psychiatry. 2000; 68: 771–773.
329. Iwasaki Y, Shiojima T, Tagaya N, Kobayashi T, Kinoshita M. Effect of transforming growth factor beta 1 on spinal motor neurons after axotomy. J Neurol Sci. 1997; 147: 9–12.
330. Jabaley ME, Wallace WH, Heckler FR. Internal topography of major nerves of the forearm and hand: A current review. Hand J Surg Am. 1980; 5: 1–18.
331. Jacobs JM, Laing JH, Harrison DH. Regeneration through a long nerve graft used in the correction of facial palsy. A qualitative and quantitative study. Brain. 1996; 119: 271–279.
332. Jacobson RR, Krahenbuhl JL. Leprosy. Lancet. 1999; 353: 655–60.
333. Jaeckle KA. Neurological manifestations of neoplastic and radiation-induced plexopathies. Sem Neurol. 2004; 24: 385–393.
334. Jarvik JG, Yuen E, Haynor DR et al. MR nerve imaging in a prospective cohort of patients with suspected carpal tunnel syndrome. Neurology. 2002; 58: 1597–1602.
335. Jellema K, Tijssen CC, van Gijn J. Spinal dural arteriovenous fistulas: a congestive myelopathy that initially mimics a peripheral nerve disorder. Brain. 2006; 129: 3150–64.
336. Jensen RL. Cauda equina syndrome as a postoperative complication of lumbar spine surgery. Neurosurg Focus. 2004; 16: e7.
337. Jenzer G. Klinische Aspekte und neurologische Begutachtung beim Zustand nach Beschleunigungsmechanismus an der Halswirbelsäule. Nervenarzt. 1995: 66: 730–35.
338. Jetzer T, Dellon LA, Mitterhauser MD. The use of PSSD testing in comparison to vibrotactile testing of Vibration exposed workers. Cent Eu J Public Health. 1995; 3/Suppl.: 49–51.
339. Jia J, Pollock M, Jia J. Cold injury to nerves is not due to ischaemia alone. Brain. 1998; 121: 989–1001.
340. Jimbo H, Asamoto S, Mitsuyama T et al. Spinal chronic subdural hematoma in association with anticoagulant therapy: a case report and literature review. Spine. 2006; 31: E184–7.
341. Jog MS, Turley JE, Berry H. Femoral neuropathy in renal transplantation. Can J Neurol Sci. 1994; 21: 38–42.
342. Jordan SE, Ahn SS, Freischlag J et al. Selective botulinum chemodenervation of the scalene muscles for treatment of neurogenic TOS. Ann Vasc Surg. 2000; 14: 365–369.
343. Jose RM, Bragg T, Srivastava S. Ulnar nerve compression in Guyon's canal in the presence of a tortuous ulnar artery. J Hand Surg [Br]. 2006; 31: 200–2.
344. Jost W, Hrsg. Neurologie des Beckenbodens. Weinheim: Chapman & Hall; 1997.
345. Jugenheimer M, Junginger T. Endoscopic subfascial sectioning of incompetent perforating veins in treatment of primary varicosis. World J Surg. 1992; 16: 971–975.
346. Kaiboriboon K, Olsen TJ, Hayat GR. Cauda equina and conus medullaris syndrome in sarcoidosis. Neurologist. 2005; 11: 179–83.
347. Kanai H, Hirakawa M, Arimura Y et al. Ilioinguinal neuralgia complicating percutaneous renal biopsy. J Neurol. 2001; 248: 708–709.
348. Kandenwein J, Richter H-P, Antoniadis G. Ist ein chirurgisches Vorgehen bei traumatischen Läsionen des Ramus superficialis N. radialis Erfolg versprechend? Nervenarzt. 2006; 77: 175–180.
349. Kasahata N, Hanaue K, Kamei T. Sarcoidotic truncal neuropathy. Intern Med. 2005; 44: 684.
350. Katirji B, Wilbourn AJ, Scarberry SL et al. Intrapartum maternal lumbosacral plexopathy. Muscle Nerve. 2002; 26: 340–347.
351. Katirji MB, Mason-Katirji P. Proximal ulnar mononeuropathy caused by conduction block at Erbs point. Arch Neurol. 1988; 45: 460–461.
352. Kehrer E. Die Armlähmungen bei Neugeborenen. Stuttgart: Enke; 1934.
353. Kele H, Verheggen R, Bittermann HJ et al. The potential value of ultrasonography in the evaluation of carpal tunnel syndrome. Neurology. 2003; 61: 389–391.
354. Kent KC, Moscucci M, Gallagher SG et al. Neuropathy after cardiac catherization: incidence, clinical patterns and outcome. J Vasc Surg. 1994; 19: 1008–1014.
355. Kesselring J. Am Arbeitsplatz entstandene Drucklähmungen peripherer Nerven. Analyse der SUVA aus den Jahren 1965–1977 [Diss. med.]. Bern; 1981: 1–45.
356. Khan AM, Girardi F. Spinal lumbar synovial cysts. Diagnosis and management challenge. Eur Spine J. 2006; 15: 1176–82.
357. Khan SY, Hilton-Jones D, Rigby Shirley P. A swollen calf. Lancet. 2005; 365: 1662.
358. Killer HE, Hess K. Natural history of radiation-induced brachial plexopathy compared with surgically treated patients. J Neurol. 1990; 237: 247–250.
359. Kiloh L, Nevin S. Isolated neuritis of the anterior interosseous nerve. Brit Med J. 1952; I: 850–851.
360. Kim DH, Cho YJ, Ryu S et al. Surgical Management and Results of 135 Tibial Nerve Lesions at the Louisiana State University Health Sciences Center. Neurosurgery. 2003; 53: 1114–1125.

361. Kim DH, Cho YJ, Tiel RL. Surgical Outcomes of 111 Spinal Accessory Nerve Injuries. Neurosurgery. 2003; 53: 1106–1113.
362. Kim DH, Murovic JA, Tiel RL et al. A series of 146 peripheral non-neural sheath nerve tumors: 30-year experience at Louisiana State University Health Sciences Center. J Neurosurg. 2005; 102: 256–266.
363. Kim DH, Murovic JA, Tiel RL et al. Intrapelvic and thigh-level femoral nerve lesions: management and outcomes in 119 surgically treated cases. J Neurosurg. 2004; 100: 989–996.
364. Kim DH, Murovic JA, Tiel RL et al. Surgical Management of 33 Ilioinguinal and Iliohypogastric Neuralgias at Louisiana State Unversity Health Sciences Center. Neurosurgery. 2005; 56: 013–1020.
365. Kim DH, Murovic JA, Tiel RL. A series of 397 peripheral neural sheath tumors: 30-year experience at Louisiana State University Health Scienes Center. J Neurosurg. 2005; 102: 246–255.
366. Kim DH, Kam AC, Chandika P et al. Surgical management and outcomes in patients with median nerve lesions. J Neurosurg. 2001; 95: 584–595.
367. Kim DH, Kam AC, Chandika P et al. Surgical management and outcomes in patients with radial nerve lesions. J Neurosurg. 2001; 95: 573–583.
368. Kim DH, Kam AC, Chandika P et al. Surgical management and outcomes in patients with median nerve lesions. J Neurosurg. 2001; 95: 584–595.
369. Kleihues P, and Cavanee WK. Pathology & Genetics: Tumours of the Nervous System. Lyon: IARC; 2000: 314.
370. Kline DC, Hudson AR. Nerve Injuries. Philadelphia: Saunders WB Comp.; 1998.
371. Kline DG. Civilian gunshot wound to the brachial plexus. J Neurosurg. 1989; 70: 166–174.
372. Klotz L. Cavernosal nerve mapping: current data und applications. BJU Int. 2004; 93: 9–13.
373. Klumpke A. Contribution à l'étude des paralysies radiculaires du plexus brachial. Rev Méd Paris. 1885; 5: 519–596, 739–790.
374. Knossalla F, Nicolas V, Tegenthoff M. Suprascapular nerve entrapment in a canoeist. Arch Neurol. 2006; 63: 781.
375. Koehler PJ, Buscher M, Rozeman CAM et al. Peroneal nerve neuropathy in cancer patients: a paraneoplastic syndrome? J Neurol. 1997; 244: 328–332.
376. Koes BW, Assendelft WJJ, van der Heijden GJM et al. Spinal manipulation for low back pain: an updated systematic review of randomized controlled trials. Spine. 1996; 21: 2860–73.
377. Koffman B, Junck L, Elias SB et al. Polyradiculopathy in sarcoidosis. Muscle Nerve. 1999; 22: 608–13.
378. Koller RL, Blank NK. Strawberrypicker's palsy. Arch Neurol (Chic.). 1980; 37: 320.
379. Kopell HP, Thompson WAL. Peripheral Entrapment Neuropathies. Baltimore: Williams & Wilkins; 1963.
380. Kopp JR, Alexander AH, Turocy RH et al. The use of lumbar extension in the evaluation and treatment of patients with acute herniated nucleus pulposus. A preliminary report. Clin Orthop Relat Res. 1986; 202: 211–8.
381. Korak KJ, Tarn SL, Gordon T et al. Changes in spinal cord architecture after brachial plexus injury in the newborn. Brain. 2004; 127: 1488–1495.
382. Kornetzky L, Linden D, Berlit P. Bilateral sciatic nerve «Saturday night palsy». J Neurol. 2001; 248: 425.
383. Korpelainen JT, Sotaniemi KA, Myllylä VV. Asymetric sweating in stroke: A prospective quantitative sudy of patients with hemispheral brain infarction. Neurology. 1993; 43: 1211–1214.
384. Kost RG, Straus SE. Postherpetic neuralgia – pathogenesis, treatment, and prevention. N Engl J Med. 1996; 335: 32–42.
385. Kotani N, Kushikata T, Hashimoto H et al. Intrathecal methylprednisolone for intractable postherpetic neuralgia. N Engl J Med. 2000; 343: 1514–9.
386. Kothbauer K, Seiler RW. Das Tehered-spinal-cord-Syndrom beim Erwachsenen. Nervenarzt. 1997; 68: 285–91.
387. Krag C. Isolated paralysis of the flexor pollicis longus muscle. Scand J Plast Reconstr Surgery. 1974; 8: 250–252.
388. Krämer J. Bandscheibenbedingte Erkrankungen. Ursachen, Diagnose, Behandlung, Vorbeugung, Begutachtung, 4. Aufl. Stuttgart: Thieme; 1997.
389. Krämer R, Wild A, Haak H et al. Classification and management of early complications in open lumbar microdiscectomy. Eur Spine J. 2003; 12: 239–246.
390. Kreppel D, Antoniadis G, Seeling W. Spinal hematoma: a literature survey with meta-analysis of 613 patients. Neurosurg Rev. 2003; 26: 1–49.
391. Kretschmer H. Traumatologie der peripheren Nerven. Berlin: Springer; 1984.
392. Krishnan KG, Pinzer T, Schackert G. The transaxillary approach in the treatment of thoracic outlet syndrome: a neurosurgical appraisal. Zentralbl Neurochir. 2005; 66: 180–9.
393. Krücke W. Pathologie der peripheren Nerven. In: Olivecrona H, Tönnis W, Krenkel W, eds. Handbuch der Neurochirurgie, Bd VII/3. Berlin: Springer; 1974: 1–267.
394. Kuhlman GS, McKeag DB. The «burner»: A common nerve injury in contact sports. Am Fam Phys. 1999; 60/7: 2035–2042.
395. Kümpers P, Wiesemann E, Becker H et al. Sakrale Nervenwurzelzysten – seltene Ursache von Blasenfunktionsstörungen. Fallbericht und Literaturübersicht. Aktuelle Urol. 2006; 37: 372–5.
396. Kutsy RL, Robinson LR, Routt ML. Lumbosacral plexopathy in pelvic trauma. Muscle Nerve. 2000; 23: 1757–1760.
397. Kwon HK, Hwang M, Yoon DW. Frequency and severity of carpal tunnel syndrome according to level of cervical radiculopathy: double crush syndrome? Clin Neurophysiol. 2006; 117: 1256–9.
398. Labauge R, Pagés M, Privat JM, Blard JM. Sciatique tronculaire. Neurofibrosarcome de la cuisse. Rev Neurol. 1989; 145: 157–159.

399. Lachiewicz PF, Latimer HA: Rhabdomyolysis following total hip arthroplasty. J Bone Joint Surg Brit. 1991; 73: 576–579.
400. Lamy C, Mas JL, Varet B et al. Postradiation lower motor neuron syndrome presenting as monomelic amyotrophy. J Neurol Neurosurg Psychiatry. 1991; 54: 648–9.
401. Langer U. Verbreitung und Behandlung neurologischer Erkrankungen und Schädigungen zwischen 1914 und 1945. Ein Beitrag zur Entwicklungsgeschichte des deutschen Sanitätsdienstes [Diss. med.] Leipzig; 1991.
402. Lantos PL, Vandenberg SR, Kleihues P. Tumours of the nervous System. In: Graham DI, Lantos PL, eds. Greenfield's Neuropathology, Vol. II. London: Arnold; 1997: 583–879.
403. Lanz U, Felderhoff J. Ischämische Kontrakturen an Unterarm und Hand. Handchir Mikrochir Plast Chir. 2000; 32: 6–25.
404. Latinovic R, Gulliford MD, Hughes RAC. Incidence of common compressive neuropathies in primary care. J Neurol. Neurosurg. Psychiatry 2006; 77: 263–265.
405. Lawson S.N. The peripheral sensory nervous System: Dorsal root ganglion neurons. In: Dyck PJ, Thomas PK, eds. Peripheral Neuropathy. Vol. 1. Philadelphia: Elsevier Saunders; 2005: 163–202.
406. Lederman RJ. Neuromuscular and musculoskeletal problems in instrumental musicians. Muscle Nerve. 2003; 27: 549–61.
407. Lee KS, Oh CS, Chung ICH, Sunwoo IN. An anatomic study of Martin-Gruber anastomosis: electrodiagnostic implications. Muscle Nerve. 2005; 31: 95–97.
408. Leger JM, Behin A. Multifocal motor neuropathy. Curr Opin Neurol. 2005; 18: 567–73.
409. Lemmens B, Kouyoumdjian L, Cotty P et al. Paralysie phrénique après manipulation vertébrale cervicale. Presse méd. 1992; 21: 1685–1686.
410. Levin KH. Neurologic manifestations of compressive radiculopathy of the first thoracic root. Neurology. 1999; 53: 1149–51.
411. Levin KH, Maggiano HJ, Wilbourn AJ. Cervical radiculopathies: comparison of surgical and EMG-localization of single-root lesions. Neurology. 1996; 46: 1022–1025.
412. Lewis AM, Layzer R, Engstrom JW et al. Magnetic resonance neurography in extraspinal sciatica. Arch Neurol. 2006; 63: 1469–1472.
413. Liguori R, Krarup C, Trojaborg W. Determination of the segmental sensory and motor innervation of the lumbosacral spinal nerves. An electrophysiological study. Brain. 1992; 115: 915–34.
414. Lin HH, Sheu BC, Lo MC et al. Abnormal urodynamic findings after radical hysterectomy or pelvic irradiation for cervical cancer. Int J Gynaecol Obstet. 1998; 68(2): 169–174.
415. Lindgren KA. Conservative treatment of thoracic outlet syndrome: a 2-year follow-up. Arch Phys Med Rehabil. 1997; 78: 373–78.
416. Lo YL, Mills KR. Motor root conduction in neuralgic amyotrophy. J Neurol Neurosurg Psychiat. 1999; 66: 586–590.
417. Loo CC, Irestedt L. Cauda equina syndrome after spinal anaesthesia with hyperbaric 5% lignocaine: a review of six cases of cauda equina syndrome reported to the Swedish Pharmaceutical Insurance 1993–1997. Acta Anaesthesiol Scand. 1999; 43: 371–9.
418. Löscher WN, Auer-Grumbach M, Trinka E et al. Comparison of second lumbrical and interosseus latencies with Standard measures of median nerve function across the carpal tunnel: a prospective study of 450 hands. J Neurol. 2000; 247: 530–534.
419. Louis DN, Ramesh V, Gusella JF. Neuropathology and molecular genetics of neurofibromatosis 2 and related tumors. Brain Pathol. 1995; 5: 163–72.
420. Love JG, Walsh MN. Protruded intervertebral disk. A report of 100 cases in which Operation was performed. J Amer Med Ass. 1938; 111: 396–400.
421. Lubinska L. Patterns of Wallerian degeneration of myelinated fibres in short and long peripheral stumps and in isolated Segments of rat phrenic nerve. Interpretation of the role of axoplasmic flow of the trophic factor. Brain Res. 1982; 233: 227–240.
422. Ludin HP. Praktische Elektromyographie, 7. Aufl. Stuttgart: Enke; 1997.
423. Lundborg G. Nerve injury and repair. Edinburgh: Churchill Livingstone; 1988.
424. Lundborg G, Gelberman RH, Minter-Convery M et al. Median nerve compression in the carpal tunnel: Functional response to experimentally induced controlled pressure. J Hand Surg (Am.). 1982; 7: 252–259.
425. Lundborg G, Hansson HA. Regeneration of a peripheral nerve through a preformed tissue space. Brain Res. 1979; 178: 573.
426. Lundborg G, Myers R, Powell H. Nerve compression injury and increased endoneurial fluid pressure: a «miniature compartment syndrome». J Neurol Neurosurg Psychiatry. 1983; 46: 1119–24.
427. Lundborg G, Rosen B, Abrahamsson SO et al. Tubular repair of the median nerve in the human forearm. Preliminary findings. J Hand Surg. 1994; 19B.
428. Lundborg G, Hansson HA. Nerve lesions with interruption of continuity: studies on the growth patterns of regenerating axons in the gap between the proximal and distal nerve ends. In: Gorio A, Millesi H., Mingrino S: Posttraumatic peripheral nerve regeneration (experimental basis and clinical implications). New York: Raven; 1981: 229–239.
429. Lundborg G, Rydevik B. Effects of stretching the tibial nerve of the rabbit. A preliminary study of the intraneural circulation and the barrier function of the perineurium. J Bone Joint Surg Br. 1973; 55: 390–401.
430. Lundborg G. Nerve injury and repair. Edinburgh: Churchill Livingstone; 1988.
431. Lyon T, Koval KJ, Kummer JD et al. Pudendal nerve palsy induced by fracture table. Orthoped Rev. 1993; 22: 521–525.

432. Ly-Pen D, Andreu JL, de Blas G. et al. Surgical Decompression versus Local Steroid Injection in Carpal Tunnel Syndrome. Arthritis & Rheumatism. 2005; 52: 612–619.
433. Macdonald AJR, Coates TW. The discovery of transcutaneus spinal electroanalgesia and its relief of chronic pain. Physiotherapy. 1995; 81: 653–61.
434. Macfarlane GJ. Identification and prevention of workrelated carpal-tunnel syndrome. Lancet. 2001; 357/14: 1146.
435. Maffulli N, Maffulli F. Transient entrapment neuropathy of the posterior interosseous nerve in violin players. J Neurol Neurosurg Psychiat. 1991; 54: 65–67.
436. Mailis A, Umana M, Feindel CM. Anterior intercostal nerve damage after coronary artery bypass graft surgery with use of infernal thoracic artery graft. Ann Thorac Surg. 2000; 69: 1455–8.
437. Makin GJ, Brown WF, Ebers GC. C7 radiculopathy: importance of scapular winging in clinical diagnosis. J Neurol Neurosurg Psychiatry. 1986; 49: 640–644.
438. Malin J-P. Familial meralgia paresthetica with an autosomal dominant trait. J Neurol. 1979; 221: 133–136.
439. Malin J-P. Zur Ätiologie der Phrenicusparese. Bericht über 58 Fälle und Literaturüberblick. Nervenarzt. 1979; 50: 448–456.
440. Mallet J. Paralysis obstétricale du plexus brachial, traitement des séquelles revisé. Chirurgie Orthopédique. 1952; 58/Suppl. 1: 166–168.
441. Marangoni C, Lacerenza M, Formaglio F, Smirne S, Marchettini P. Sensory disorder of the chest as presenting Symptom of lung cancer. J Neurol Neurosurg Psychiatry. 1993; 56: 1033–4.
442. Marie P, Foix C. Atrophie isolée de l'éminence thénar d'orgine névritique. Rôle du ligament anulaire antérieur du carpe dans la pathogénie de la lésion. Rev neurol. 1913; 26: 647–649.
443. Marquez S, Turley JJ, Peters WJ. Neuropathy in burn patients. Brain. 1993; 116: 471–83.
444. Matloub HS, Yan JG, Kolachalam RB et al. Neuropathological changes in vibration injury: an experimental study. Microsurgery. 2005; 25: 71–5.
445. Matsen FA. Compartmental syndromes. New York: Grüne & Stratton; 1980.
446. Mattio TG, Nishida T, Minieka MM. Lotus neuropathy: Report of a case. Neurology. 1992; 42: 1636.
447. Mattle HP, Hess CW, Ludin H-P et al. Isolated muscle hypertrophy as a sign of radicular or peripheral nerve injury. J Neurol Neurosurg Psychiat. 1991; 54: 325–329.
447a. Mawrin C, Schütz G, Schröder JM. Correlation between the number of epineurial and endoneurial blood vessels in diseased human sural nerves. Acta Neuropathol (Berl) 2001; 102(4): 364–372.
448. McCuillan PM, Hahn MB. Does location matter in ulnar and common peroneal nerve block? Lancet. 1996; 348: 490–491.
449. Mehta S, Auerbach JD, Born CT et al. Sacral fractures. J Am Acad Orthop Surg. 2006; 14: 656–65.
450. Meier C, Grahmann F, Engelhardt A et al. Peripheral nerve disorders in Lyme-Borreliosis. Nerve biopsy studies from eight cases. Acta Neuropathol (Berl). 1989; 79: 271–8.
451. Meier C, Schüpbach DH, Oetli M et al. Rucksack paralysis in military Service. A catamnestic study of 81 swiss servicemen. Med Corps Intern. 1989; 3: 64–68.
452. Merskey H, Bogduk N, eds. Classification of chronic pain. Descriptions of chronic pain syndromes and definitons of pain terms, 2nd ed., perpared by the Task Force on Taxonomy of the International Association for the Study of Pain. Seattle: IASP Press; 1994.
453. Métaizeau JP, Gayet C, Plenat F. Les lésions obstéricales du plexus brachial. Chir Pédiat. 1979; 20: 159–163.
454. Midroni G, Moulton R. Radial entrapment neuropathy due to chronic injection-induced triceps fibrosis. Muscle Nerve. 2001; 24: 134–7.
455. Millesi H, Meissl G, Berger A. Further experience with interfascicular grafting of the median, ulnar and radial nerves. J Bone Joint Surg (Am). 1976; 58A: 209–217.
456. Millesi H. Chirurgie der peripheren Nerven. München: Urban & Schwarzenberg; 1992.
457. Millesi H. Die Eingriffe an den Hand- und Fingernerven. In: Wachsmuth W, Wilhelm A. Allgemeine und spezielle chirurgische Operationslehre, Bd 10/3. Berlin: Springer; 1972: 226–250.
458. Millesi H. How exact should coaptation be? In: Gorio A, Millesi H, Mingrino S. Posttraumatic Peripheral Nerve Regeneration (Experimental Basis and Clinical Implications). New York: Raven Press; 1981: 301.
459. Minkowski O. Zur pathologischen Anatomie der rheumatischen Facialislähmung. Berl klin Wschr. 1891; 28: 665
460. Mitchell SW, Morehouse G, Keen WW. Gunshot Wounds and Other Injuries of Nerves. Philadelphia: Lippincott; 1864.
461. Mitchell SW. Injuries to nerves and their consequences. Philadelphia: Lippincott; 1872.
462. Mixter WJ, Ayer JB. Herniation or rupture of the intervertebral disk into the spinal canal. New Engl J Med. 1936; 213: 385–393.
463. Moberg E. Objective methods for determining the functional value of sensibility in the hand. J Bone Jt Surg. 1958; 40-B: 454–476.
464. Moberg E. Reconstructive hand surgery in tetraplegia, stroke and cerebral palsy. Some basic concepts in physiology and neurology. J Hand Surg. 1976; 1/29: 29–34.
465. Moen V, Dahlgren N, Irestedt L. Severe neurological complications after central neuraxial blockades in Sweden 1990–1999. Anesthesiology. 2004; 101: 950–9.
466. Moghtaderi A, Alavi Naini R. Tuberculous radiculomyelitis: review and presentation of five patients. Int J Tuberc Lung Dis. 2003; 7: 1186–90.

467. Mokrusch T, Engelhardt A, Eichhorn KF et al. Effects of long-impulse electrical stimulation on atrophy and fibre type composition of chronically denervated fast rabbit muscle. J Neurol. 1990; 237: 29–34.
468. Mondelli M, Giannini F, Giacchi M. Carpal tunnel syndrome incidence in a general population. Neurology. 2002; 58: 289–294.
469. Mondelli M, Romano C, Della Porta PD, Rossi A. Electrophysiological evidence of «nerve entrapment syndromes» and subclinical peripheral neuropathy in progressive systemic sclerosis (scleroderma). J Neurol. 1995; 242: 185–94.
470. Monga P, Ahmed A, Gupta GR et al. Traumatic lumbar nerve root avulsion: evaluation using electrodiagnostic studies and magnetic resonance myelography. J Trauma. 2004; 56: 182–4.
471. Monteyne Ph, Dupuis MJM, Sindic CJM. Névrite du grand dentelé associée à une infection par borrelia burgdorferi. Rev Neurol. 1994; 150: 75–77.
472. Montgomery PQ, Goddard NJ, Kemp HBS. Solitary osteochondroma causing sural nerve entrapment neuropathy. J Roy Soc Med. 1989; 82: 761.
473. Mooney DP, Shorter NA. Slipping rib syndrome in childhood. J Pediatr Surg. 1997; 32: 1081–2.
474. Moorjani N, Zhao F, Tian Y, Liang C, Kaluba J, Maiwand MO. Effects of cryoanalgesia on post-thoracotomy pain and on the structure of intercostal nerves: a human prospective randomized trial and a histological study. Eur J Cardiothorac Surg. 2001; 20: 502–7.
475. Morton TG. A peculiar and painful affection about the fourth metatarsophalangeal articulation. Amer. med Sei. 1876; 71:37–45.
476. Mosimann W, Mumenthaler M. Das posttraumatische Tarsaltunnelsnydrom. Mitteilung von 35 eigenen Beobachtungen. Helvchir Acta 1969; 36: 547–560.
477. Mosimann W. Das Tarsaltunnelsyndrom. Ther Umsch. 1975; 32: 428–434.
478. Mukamel M, Kornreich L, Horev G, Zeharia A, Mimouni M. Tietze's syndrome in children and infants. J Pediatr. 1997; 131:774–5.
479. Mulleman D, Mammou S, Griffoul I et al. Pathophysiology of disk-related sciatica. I. Evidence supporting a chemical component. Joint Bone Spine. 2006; 73: 151–8.
480. Müller-Vahl H, Schliack H. Akzessoriuslähmungen nach ärztlichen Eingriffen am Hals. Dtsch Ärztebl. 1982; 79: 23–28.
481. Müller-Vahl H. Aseptische Gewebsnekrose: eine schwerwiegende Komplikation nach intramuskulärer Injektion. Dtsch Med Wochenschr. 1984; 109: 786–92.
482. Müller-Vahl H. Intramuscular injeetion: the medical procedure most frequently associated with liability Claims. Iatrogenics. 1991; 1: 22–7.
483. Müller-Vahl H. Mono-Neuropathien durch ärztliche Maßnahmen. Dtsch Ärztebl. 1986; 83: 178–182.
484. Müller-Vahl H. Zur gutachterlichen Beurteilung von iatrogenen Läsionen peripherer Nerven. Akt Neurol. 1980; 7: 179–184.
485. Müller-Vahl H. Akzessoriuslähmungen. Akt Neurol. 1983; 10: 18–23.
486. Mumenthaler M. Neuropathies due to physical agents. In: Vinken PJ, Bruyn GW, Klawans HL, eds. Handbook of clinical neurology, Vol 7, chapter 17. Amsterdam: Elsevier; 1987: 133–42.
487. Mumenthaler M. Atlas der klinischen Neurologie, 2. Aufl. Berlin: Springer; 1987.
488. Mumenthaler M. Brachial plexus neuropathies. In: Dyck PJ, Thomas PK, Lambert EH et al. Peripheral Neuropathy, 2nd ed. Philadelphia: Saunders; 1984: 1383–1394.
489. Mumenthaler M. Die Ulnarisparesen. Stuttgart: Thieme; 1961.
490. Mumenthaler M. Zosterinfektionen des Nervensystems. Akt Neurol. 1985; 12: 145–52.
491. Murakami K, Sobue G, Iwase S et al. Skin sympathetic nerve activity in acquired idiopathic generalized anhidrosis. Neurology. 1993; 43: 1137–1140.
492. Murakami T, Ohtani O, Outi H. Suprascapular nerve with cutaneous branch to the upper arm. Acta Anat Nipponica. 1977; 52: 96.
493. Murakami T, Tachibana S, Endo Y et al. Familial carpal tunnel syndrome due to amyloidogenic transthyretin. Neurology. 1993; 44: 315–318.
494. Murovic JA, Kim DH, Tiel RL et al. Surgical Management of 20 Genitofemoral Neuralgias at the Louisiana State University Health Sciences Center. Neurosurgery. 2005; 56: 298–303.
495. Myers RR, Powell HC, Heckman HM et al. Biophysical and pathological effects of cryogenic nerve lesion. Ann Neurol. 1981; 10: 478–485.
496. Nahabedian MY, Dellon AL. Meralgia paresthetica: Etiology, diagnosis, and outcome of surgical decompression. Ann Plast Surg. 1995; 35/6: 590–594.
497. Nakamichi K, Tachibana S. Ultrasonographic measurement of median nerve cross-sectional area in idiopathic carpal tunnel syndrome: Diagnostic accuracy. Muscle Nerve. 2002; 26: 798–803.
498. Nakamura T, Yabe Y, Horiuchi Y et al. Magnetic resonance myelography in brachial plexus injury. J. Bone Joint Surg. 1997; 79: 764–769.
499. Nakano KK. The entrapment neuropathies of rheumatoid arthritis. Orthop Clin N Amer. 1975; 6: 837–860.
500. Narakas AO. Injuries to the brachial plexus. In: Bora FW jr. The Pediatric Upper Extremity. Diagnosis and Management. Philadelphia: Saunders; 1986: 247–258.
501. Narakas AO. Plexus brachialis und naheliegende periphere Nervenverletzungen bei Wirbelfrakturen und anderen Traumen der Halswirbelsäule. Orthopäde. 1987; 16: 81–86.
502. Narakas AO. The effects on pain of reconstructive neurosurgery in 160 patients with traction and/or crush to the brachial plexus. In: Siegfried J. Phantom and Stump Pain. Berlin: Springer; 1981.
503. Nathan H. Gangliform enlargement of the lateral cutaneous nerve of the thigh. Its significance in the understanding of the aetiology of meralgia paraesthetica. J Neurosurg. 1960; 17: 843–850.

504. National Institute of Health Consensus Development Conference: Neurofibromatosis. Arch Neurol. 1988; 45: 575–578.
505. Neary D, Ochoa J, Gilliatt RW. Sub-clinical entrapment neuropathy in man. J Neurol Sci. 1975; 24: 283–298.
506. Neundörfer B, Heuss D. Die vaskulitische periphere Neuropathie aus neurologischer Sicht. Internist. 2000; 41: 410–417.
507. Newman BH, Waxman DA. Blood donation-related neurologie needle injury: Evaluation of 2 years' worth of data from a large blood center. Transfusion. 1996; 36/3: 213–215.
508. Nicholson OR, Seddon HJ. Nerve repair in civil practice. Results of treatment of median and ulnar nerve lesions. Brit Med J. 1957; II: 1065.
509. Niedermaier N, Meinck HM, Hartmann M. Cervical syringomyelia at the C7–C8 level presenting with bilateral scapular winging. J Neurol Neurosurg Psychiatry. 2000; 68: 394–395.
510. Niethard FU. Kinderorthopädie. Stuttgart: Thieme; 1997.
511. Nix WA, Hopf HC. Electrical Stimulation of regenerating nerve and its effect on motor recovery. Brain Res. 1983; 272: 21–25.
512. Noetzel MJ, Wolpaw JR. Emerging concepts in the pathophysiology of recovery from neonatal brachial plexus injury. Neurology. 2000; 55: 5–6.
513. Nogueira MP, Paley D, Bhave A et al. Nerve lesions associated with limb-lengthening. J Bone Joint Surg Am. 2003; 85:1502–10.
514. Novak CB, Collins ED, Mackinnon SE. Outcome following conservative management of thoracic outlet syndrome. J Hand-Surgery Am. 1995; 20: 542–548.
515. Nussbaumer P, Candrian C, Furrer M. Popliteales Entrapment: eine seltene Ursache der Claudicatio intermittens beim jungen Patienten. Schweiz Med Forum. 2002; 23: 570–572.
516. O'Rain S. New and simple test of nerve function in the hand. Brit Med J. 1973; 3: 615–616.
517. Oaklaander AL, Brown J. Unilateral nerve injury produces bilateral loss of distal innervation. Ann Neurol. 2004; 55: 639–644.
518. Obelieniene D, Schrader H, Bovim G et al. Pain after whiplash: a prospective controlled inception cohort study. J Neurol Neurosurg Psychiatry. 1999; 66: 279–83.
519. Oberlin C et al. Nerve transfer to biceps muscle using a part of ulnar nerve for C5–C6 avulsion of the brachial plexus: Anatomical study and report of four cases. J Hand Surg (Am). 1994; 19: 232–237.
520. Ochi M, Iwasa J, Uchio Y et al. The regeneration of sensory neurones in the reconstruction of the anterior cruciate ligament. J Bone Joint Surg Br. 1999; 81: 902–906.
521. Ochoa J, Danta G, Fowler TJ, Gilliatt RW. Nature of the nerve lesion caused by a pneumatic tourniquet. Nature. 1971; 233: 265–6.
522. Ochoa J, Fowler TJ, Gilliatt RW. Anatomical changes in peripheral nerves compressed by a pneumatic tourniquet. J Anat. 1972; 113: 433–455.
523. Ochoa J, Marotte L. The nature of the nerve lesion caused by chronic entrapment in the guinea-pig. J Neurol Sci. 1973; 19: 491–5.
524. Ochoa JL, Yarnitsky D. The triple cold syndrome – cold hyperalgesia, cold hypoaesthesia and cold skin in peripheral nerve disease. Brain. 1994; 117: 185–197.
525. Ochsner F, Baumann RP, Kuntzer T. Syndrome du canal carpien de cause rare: une tumeur maligne des gaines nerveuses du nerf médian. Rev Neurol (Paris). 2001; 157: 1547–1549.
526. Oesch A, Kupfer K, Bodoky A. Das Intercostalnerven-Syndrom. Swiss Surg. 2001; 7: 82–5.
527. Oezden Sener H, Ulkatan S, Selcuki D. Effect of thigh flexion on somatosensory evoked potentials in meralgia paresthetica. Acta neurol belg. 1999; 99: 194–197.
528. Ogilvie JW. Complications in spondylolisthesis surgery. Spine. 2005; 30(6 Suppl): S97–101.
529. Oh SJ, Sarala PK, Kuba T et al. Tarsal tunnel syndrome: Electrophysiological study. Ann Neurol. 1979; 5: 327–330.
530. Olivares JP, Piquet P, Heurley G et al. Sciatalgie d'origine vasculaire. Presse méd. 1990; 19: 1194.
531. Ooi WW, Srinivasan J. Leprosy and the peripheral nervous System: basic and clinical aspects. Muscle Nerve. 2004; 30: 393–409.
532. Oppenheim H. Ergebnisse der kriegneurologischen Forschung. Berl klin Wschr. 1915; 52: 1154–1156.
533. Oppenheim H. Lehrbuch der Nervenkrankheiten, 7. Aufl. Berlin: Karger; 1923.
534. Orrell RW, King RH, Bowler JV et al. Peripheral nerve granuloma in a patient with tuberculosis. J Neurol Neurosurg Psychiatry. 2002; 73: 769–71.
535. Padua L, D'Aloya E, Padua R et al. Mononeuropathy of a distal branch of the femoral nerve in a body building Champion. J Neurol Neurosurg Psychiatry. 1997; 63: 669–671.
536. Padua L, Paciello N, Aprile I et al. Damage to peripheral nerves following radiotherapy at the wrist. J Neurol. 2000; 247: 313–314.
537. Padua L, Padua R, Aprile I et al. Multiperspective follow-up of untreated carpal tunnel syndrome. A multicenter study. Neurology. 2001; 56: 1459–1466.
538. Padua L, Aprile I, Caliandro P et al. Carpal tunnel syndrome in pregnancy. Neurology. 2002; 59: 1643–1646.
539. Paksoy Y, Gormus N. Epidural venous plexus enlargements presenting with radiculopathy and back pain in patients with inferior vena cava obstruction or occlusion. Spine. 2004; 29: 2419–24.
540. Pal B. Carpal tunnel syndrome as a herald of autoimmune rheumatic disorders. J Roy Soc Med. 1997; 90: 216–217.
541. Paoletti V, Donnarumma L, De Matteis A et al. Peripheral neuropathy without cryoglobulinemia in patients with hepatitis C virus infection. Panminerva Med. 2000; 42: 175–8.
542. Pareyson D. Diagnosis of hereditary neuropathies in adult patients. J Neurol. 2003; 250: 148–60.

543. Patchell RA, Tibbs PA, Regine WF et al. Direct decompressive surgical resection in the treatment of spinal cord compression caused by metastatic cancer: a randomised trial. Lancet. 2005; 366: 643–8.
544. Payer M. Neurological manifestation of sacral tumors. Neurosurg Focus. 2003; 15: 1–5.
545. Pechan J, Julis I. The pressure measurement in the ulnar nerve. A contribution to the pathophysiology of the cubital tunnel syndrome. J Biomech. 1975; 8: 75–79.
546. Peer S, Bodner G. High-resolution sonography of the peripheral nervous System. Berlin: Springer; 2003.
547. Pelmear PL, Taylor W. Carpal tunnel syndrome and handarm vibration syndrom – a diagnostic enigma. Arch Neurol. 1994; 51: 416–420.
548. Persson LC, Moritz U, Brandt L et al. Cervical radiculopathy: pain, muscle weakness and sensory loss in patients with cervical radiculopathy treated with surgery, physiotherapy or cervical collar. A prospective, controlled study. Eur Spine J. 1997; 6: 256–66.
549. Petiot P, Gonon V, Froment JC et al. Slowly progressive spinal muscular atrophy of the hands (O'Sullivan-McLeod syndrome): clinical and magnetic resonance imaging presentation. J Neurol. 2000; 247: 654–655.
550. Petit-Lacour MC, Pico F, Rappoport N et al. Fluctuating peroneal nerve palsy caused by an intraneural cyst. J Neurol. 2002; 249: 490–491.
551. Pettersson CA. Drainage of molecules from subarachnoid space to spinal nerve roots and peripheral nerve of the rat. A study based on Evans blue-albumin and lanthanum as tracers. Acta Neuropathol (Berl). 1993; 86: 636–644.
552. Pfadenhauer K, Schönsteiner T, Stöhr M. Die thoracoabdominale Manifestation der Lyme-Neuroborreliose Stadium II. Nervenarzt. 1998; 69: 296–9.
553. Phalen GS. The carpal tunnel syndrome. Clinical evaluation of 588 hands. Clin Orthop. 1972; 83: 29–40.
554. Phillips LB. Familial long thoracic nerve palsy: a manifestation of brachial plexus neuropathy. Neurology. 1986; 36: 1251–1253.
555. Phillips LH 2nd, Park TS. Electrophysiologic mapping of the segmental anatomy of the muscles of the lower extremity. Muscle Nerve. 1991; 14: 1213–8.
556. Podnar S, Oblak C, Vodušek DB. Sexual function in men with cauda equina lesions: a clinical & electromyographic study. J Neurol Neurosurg Psychiatry. 2002; 73: 715–20.
557. Podnar S, Tršinar B, Vodušek DB. Bladder dysfunction in patients with cauda equina lesions. Neurourol Urodyn. 2006; 25/l: 23–31.
558. Podnar S, Vodušek DB, Stålberg E. Standardization of anal sphincter electromyography: normative data. Clin Neurophysiol. 2000; 111: 2200–2207.
559. Poeck K. Kognitive Störungen nach traumatischer Distorsion der Halswirbelsäule. Deutsch Ärztebl. 1999; 96: 2103–7.
560. Poletti CE. Third cervical nerve root and ganglion compression: clinical syndrome, surgical anatomy, and pathological findings. Neurosurgery. 1996; 39: 941–8.
561. Porter RW. New test for fingertip Sensation. Br Med J. 1966; 2: 927–928.
562. Porter RW. Spinal Stenosis and neurogenic claudication. Spine. 1996; 21: 2046–2050.
563. Post NH, Cooper PR, Frempong-Boadu AK et al. Unique features of herniated discs at the cervicothoracic junction: clinical presentation, imaging, operative management, and outcome after anterior decompressive operation in 10 patients. Neurosurgery. 2006; 58: 497–501.
564. Prasad D, Schiff D. Malignant spinal-cord compression. Lancet Oncol. 2005; 6: 15–24.
565. Pringle CE, Guberman AH, Jacob P. Another kind of knap-sack palsy. Neurology. 1996; 46: 585–586.
566. Provinciali L, Baroni M, Illuminati L et al. Multimodal treatment to prevent the late whiplash syndrome. Scand. J Rehabil Med. 1996; 28: 105–11.
567. Puschmann E, Neundörfer B, Bauer J. N. femoralis-Läsion unter Heparintherapie. Fortschr Neurol Psychiat. 1992; 59: 286–292.
568. Quality Standards Subcommittee of the American Academy of Neurology: Practice parameter for carpal tunnel syndrome (Summary Statement). Neurology. 1993; 43: 2406–2409.
569. Raber G, Schneider HPG. Femoralisparese nach vaginaler Hysterektomie und ihre forensische Bedeutung. Zentralblatt Gyn. 1993; 115: 273–278.
570. Raison-Peyron N, Meunier L, Acevedo M, Meynadier J. Notalgia paresthetica: clinical, physiopathological and therapeutic aspects. A study of 12 cases. J Eur Acad Dermatol Venereol. 1999; 12: 215–21.
571. Ramieri A, Domenicucci M, Seferi A et al. Lumbar hemorrhagic synovial cysts: diagnosis, pathogenesis, and treatment. Report of 3 cases. Surg Neurol. 2006; 65: 385–90.
572. Ramon y Cajal S. Degeneration and Regeneration of the Nervous System, Vol. 1. London: Oxford University Press; 1928.
573. Rathmell JP, Aprill C, Bogduk N. Cervical transforaminal injection of steroids. Anesthesiology. 2004; 100: 1595–600.
574. Reihsaus E, Waldbaur H, Seeling W. Spinal epidural abscess: a meta-analysis of 915 patients. Neurosurg Rev. 2000; 23: 175–204.
575. Reik L. Lyme disease. In: Scheld WM, Whitley RJ, Durack DT. Infections of the central nervous System, 2nd ed. Philadelphia: Lippincott-Raven Publishers; 1997: 685–718.
576. Reimers CD, Haider M, Mehltretter G, Kaab S, Wunderer B, Pongratz DE. Das Rektus-abdominis-Syndrom. Dtsch Med Wochenschr. 1992; 117: 1474–8.
577. Remak E, Faltau E. Neuritis und Polyneuritis. In: Nothnagel H. Specielle Pathologie und Therapie. Wien: Hölder; 1900.

578. Remak E. Neuritis. In: Eulenburg A. Realenzyklopädie der gesamten Heilkunde, Bd. XVII. Wien: Urban & Schwarzenberg; 1898: 112.
579. Remak R. Ueber Neuritis. Oest Z prakt Heilk. 1860; 6: 769–776.
580. Reynolds F. Damage to the conus medullaris following spinal anaesthesia. Anaesthesia. 2001; 56: 238–47.
581. Rhee JM, Schaufele M, Abdu WA. Radiculopathy and the herniated lumbar disc. Controversies regarding pathophysiology and management. J Bone Joint Surg Am. 2006; 88: 2070–80.
582. Richter HP. Entfernung der 1. Rippe beim Thoracic outlet-Syndrom. Ist sie sinnvoll? Ist sie ungefährlich? Nervenarzt. 1996; 67: 1034–1037.
583. Richter M, Ferrari R, Otte D et al. Correlation of clinical findings, collision parameters, and psychological factors in the outcome of whiplash associated disorders. J Neurol Neurosurg Psychiatry. 2004; 75: 758–64.
584. Robinson DR. Piriformis syndrome in relation to sciatic pain. Am J Surg. 1947; 73: 355–358.
585. Rollnik JD, Hierner R, Schubert M et al. Botulinum toxin treatment of cocontractions after birth-related brachial plexus lesions. Neurology. 2000; 55: 112–114.
586. Romberg MH. Lehrbuch der Nervenkrankheiten. Berlin: Duncker; 1840–1846.
587. Roos DB. The place for scalenectomy and first-rib resection in thoracic outlet syndrome. Surgery. 1982; 92: 1077–1083.
588. Roos DB. Thoracic outlet syndrome. Muscle Nerve. 1999; 22: 126–129.
589. Rosenbaum R. Neuromuscular complications of connective tissue diseases. Muscle Nerve. 2001; 24: 154–69.
590. Rosenbaum RB, Ochoa JL. Carpal Tunnel Syndrome and Other Disorders of the Median Nerve. Boston: Butterworth-Heinemann; 1993.
591. Ross AT. Progressive selective sudomotor denervation. A case with coexisting Adies syndrome. Neurology. 1948; 8: 809–817.
592. Ross MH, Charness ME, Lee D. Does ulnar neuropathy predispose to focal dystonia? Muscle Nerve. 1995; 18: 606–611.
593. Rossetti AO, Reichhart MD, Bogousslavsky J. Central horner's syndrome with contralateral ataxic hemiparesis. Neurology. 2003; 61: 334–338.
594. Rothschuh KE. Geschichte der Physiologie. In: Trendelenburg W, Schütz E. Lehrbuch der Physiologie in zusammenhängenden Einzeldarstellungen. Berlin: Springer; 1953.
595. Rozmaryn LM, Dovelle S, Rothmann ER et al. Nerve and tendon gliding exercises and the conservative management of carpal tunnel syndrome. J Hand Ther. 1998; 11: 171–79.
596. Rubin DI, Shuster EA. Axillary pain as a heralding sign of neoplasm involving the upper thoracic root. Neurology. 2006; 66: 1760–2.
597. Rutkove SB. Focal cooling improves neuronal conduction in peroneal neuropathy at the fibular neck. Muscle Nerve. 2001; 24: 1622–1626.
598. Rydevik B, McLean WG, Sjöstrand J et al. Blockage of axonal transport induced by acute graded compression of the rabbit vagus nerve. J Neurol Neurosurg Psychiatry 1980; 43: 690–698.
599. Rydholm U, Brun A, Ekelund L et al. Chronic compartment syndrome in the tensor fasciae latae muscle. Clin Orthop. 1983; 177: 169–171.
600. Sachs GM, Raynor EM, Shefner JM. The all ulnar motor hand without forearm anastomosis. Muscle Nerve. 1995; 18: 309–313.
601. Sacks O. A leg to stand on. London: Picador; 1986.
602. Sadeh M, Martinovits G, Goldhammer Y. Occurrence of both neurofibromatoses 1 and 2 in the same individual with a rapidly progressive course. Neurology. 1989; 39: 282–3.
603. Said G, Lacroix C, Planté-Bondeneuve V et al. Nerve granulomas and vasculitis in sarcoid peripheral neuropathy. A clinicopathological study of 11 patients. Brain. 2002; 125: 264–75.
604. Said G, Lacroix C, Chemouilli P et al. Cytomegalovirus neuropathy in acquired immunodeficiency syndrome: A clinical and pathological study. Ann Neurol. 1991; 29: 139–146.
605. Said G. Necrotizing peripheral nerve vasculitis. Neurol Clin. 1997; 15: 835–48.
606. Sainio K, Merikanto J, Larsen TA. Carpal tunnel syndrome in childhood. Develop Med and Child Neurol. 1987; 29: 794–797.
607. Sakakibara R, Yamanishi T, Uchiyama T et al. Acute urinary retention due to benign inflammatory nervous diseases. J Neurol. 2006; 253: 1103–10.
608. Sakhel J, Ahlhelm F, Shwerdtfeger K et al. Atypische Symptome beim Karpaltunnelsyndrom – Therapie und Resultate. Fortschr Neurol Psychiat. 2002; 70: 46–51.
609. Saltzman DA, Schmitz ML, Smith SD, Wagner CW, Jackson RJ, Harp S. The slipping rib syndrome in children. Paediatr Anaesth. 2001; 11: 740–3.
610. Sander JE, Sharp FR. Lumbosacral plexus neuritis. Neurology (Minneap.). 1981; 31: 470–473.
611. Sanderson SP, Houten J, Errico T et al. The unique characteristics of «upper» lumbar disc herniations. Neurosurgery. 2004; 55: 385–9.
612. Santillan E, Katirji B. Brachial plexopathy in diabetic ketoacidosis. Muscle Nerve. 2000; 23: 271–273.
613. Santoro A, Piccirilli M, Bristot R et al. Extradural spinal cavernous angiomas: report of seven cases. Neurosurg Rev. 2005; 28: 313–4.
614. Sartor K, Hrsg. Neuroradiologie, 2. Aufl. Stuttgart: Thieme; 2006.
615. Saunders KC, Louis DL, Weingarden SI et al. Effect of tourniquet time on postoperative quadriceps function. Clin Orthop. 1979; 143: 194–199.
616. Sax TW, Rosenbaum RB. Neuromuscular disorders in pregnancy. Muscle Nerve. 2006; 34: 559–571.
617. Schärli AF, Ayer G. Meralgia paraesthetica im Kindesalter. Jeans-Krankheit. Kinderarzt. 1984; 15: 9–12.
618. Scheithauer BW, Woodruff JM, Erlandson RA. Tumors of the Peripheral Nervous System. Washington: Armed Forces Institute of Pathology; 1999: 421.

619. Scherer K, Skeen NMB, Strine SA et al. Hanging leg syndrome: Combined bilateral femoral und sciatic neuropathies. Neurology. 2006; 66: 1124–1125.
620. Scherer SS, Arroyo EJ. Recent progress on the molecular organization of myelinated axons. J Peripher Nerv Syst. 2002; 7: 1–12.
621. Scheube B. Die Beriberi-Krankheit. Jena: 1894.
622. Schiffter R, Fincke R, Ackermann N. Dermatome – Myotome – Sklerotome. Untersuchungen zur segmentalen Schmerzprojektion. Neurol Rehabil. 1999; 5: 73–8.
623. Schiffter R. «Segmentale» Hyperhidrose als einziges neurologisches Symptom eines paravertebralen Tumors. Akt Neurologie. 1998; 25: 304–305.
624. Schliack H, Schiffter R. Neurophysiologie und Pathophysiologie der Schweisssekretion. In: Marchionini A, Hrsg. Handbuch der Haut- und Geschlechtskrankheiten Ergänzungswerk. Berlin: Springer; 1979.
625. Schliack H. Die lepröse Neuritis. Deutsch Ärztebl. 1992; 89: 3742–6.
626. Schliack H. Schlafdrucklähmung des Nervus radialis bei einer Boxerhündin. Kleintierpraxis. 1992; 37/1: 57.
627. Schmidt N, van der Windt DAWM, Assendelft WJJ et al. Corticosteroid injections, physiotherapie, or a wait-and-see policy for lateral epicondylitis: a randomised controlled trial. Lancet. 2002; 359: 657–662.
628. Schmidt RF, Hrsg. Neuro- und Sinnesphysiologie 3rd ed. Berlin: Springer; 1998: 121–130.
629. Schmidt U, Tempka A, Nerlich M. Das Kompartmentsyndrom am Unterarm. Unfallchirurg. 1991; 94: 236–239.
630. Schrader H, Obelieniene D, Bovim G et al. Natural evolution of late whiplash syndrome outside the medicolegal context. Lancet. 1996; 347: 1207–11.
631. Schröder JM. Die Hyperneurotisation Büngnerscher Bänder bei der experimentellen Isoniazid-Neuropathie: Phasenkontrast- und elektronenmikroskopische Untersuchungen. Virch Arch Abt B Zellpath. 1968; 1: 131–156.
632. Schröder JM. Altered ratio between axon diameter and myelin sheath thickness in regenerated nerve fibers. Brain Res. 1972; 45: 49–65.
633. Schröder JM. Pathologie der Muskulatur. In: Doerr W, Uehlinger E, Seifert G, eds. Spezielle pathologische Anatomie series, Vol. 15. Berlin: Springer; 1982: 1–813.
634. Schröder JM. Pathologie peripherer Nerven. In: Seifert G, ed. Spezielle pathologische Anatomie, Vol. XIII/8. Berlin: Springer; 1999: 862.
635. Schröder JM. Pathology of Peripheral Nerves. An Atlas of Structural and Molecular Pathological Changes. Berlin: Springer; 2001: 380.
636. Schröder JM. Neuropathology of Charcot-Marie-Tooth and related disorders. Neuromolecular Med. 2006; 8: 23–42.
637. Schröder JM, Seiffert KE. Die Feinstruktur der neuromatösen Neurotisation von Nerventransplantaten. Virchows Arch B Cell Pathol. 1970; 5: 219–235.
638. Schröder JM, Bohl J, von Bardeleben U. Changes of the ratio between myelin thickness and axon diameter in human developing sural, femoral, ulnar, facial, and trochlear nerves. Acta Neuropathol (Berl). 1988; 76: 471–483.
639. Schröder JM, Seiffert KE. Untersuchungen zur homologen Nerventransplantation. Zbl Neurochir. 1972; 53:103–118.
640. Schuller DE, Platz ChE, Krause ChJ. Spinal accessory lymph nodes: A prospective study of metastatic involvement. Laryngoscope (St. Louis). 1978; 88: 439–450.
641. Schütz G, Schröder JM. Number and size of epineurial blood vessels in normal and diseased human sural nerves. Cell Tiss Res. 1997; 290: 31–37.
642. Schüwer U, Roosen K. Komplikationen bei lumbalen Bandscheibenoperationen. Neurochirurgia. 1988; 31: 192–195.
643. Schwab M. Human neuroblastoma: amplification of the N-myc oncogene and loss of a putative cancer-preventing geneon chromosome 1p. In: Wiestler OD, Schlegel U, Schramm J, eds. Molecular Neuro-oncology and its Impact on the Clinical Management of Brain Tumors. Berlin: Springer; 1994: 8–16.
644. Schwarz A, Keller F, Seyfert S, Pöll W et al. Das Karpaltunnelsyndrom, eine Spätkomplikation bei chronischer Hämodialyse. Dtsch med Wschr. 1984; 109: 285–289.
645. Scuderi GJ, Vaccaro AR, Brusovanik GV et al. Conjoined lumbar nerve roots: a frequently underappreciated congenital abnormality. J Spinal Disord Tech. 2004; 17: 86–93.
646. Seddon HJ. Surgical Disorders of the Peripheral Nerves, 2nd ed. Edinburgh: Churchill Livingstone; 1975.
647. Seddon HJ. Three types of nerve injury. Brain. 1943; 66: 237–288.
648. Segmüller HE, Alfred SP, Zilio G et al. Cutaneous nerve lesions of the shoulder and arm after arthroscopic shoulder surgery. J Shoulder Elbow Surg. 1995; 4: 254–258.
649. Seiler N, Schröder JM. Beziehungen zwischen Polyaminen und Nucleinsäuren. II. Biochemische und feinstrukturelle Untersuchungen am peripheren Nerven während der Wallerschen Degeneration. Brain Res. 1970; 22: 81–103.
650. Seletz E. Surgery of Peripheral Nerves. Springfield Ill: Thomas; 1951.
651. Seller K, Wild A. Spondylose, Spondylolisthese, Spondyloptose. Z Orthop ihre Grenzgeb. 2005; 143: R101–18.
652. Semmes J, Weinstein S, Ghent L et al. Somatosensory Changes After Penetrating Brain Wounds in Man. Cambridge, Mass.: Harvard University Press; 1960.
653. Senderek J, Bergmann C, Stendel C et al. Mutations in a Gene Encoding a Novel SH3/TPR Domain Protein Cause Autosomal Recessive Charcot-Marie-Tooth Type 4C Neuropathy. Am J Hum Genet. 2003; 73:1106–1119.

654. Sengupta DK, Herkowitz HN. Degenerative spondylolisthesis: review of current trends and controversies. Spine. 2005; 30(6 Suppl): S71–81.
655. Seror P. Sensitivity of the various tests for the diagnosis of carpal tunnel syndrome. J Hand Surg Br. 1994; 19: 725–728.
656. Serra G, Aiello I, Rosati G et al. Posterior interosseous nerve palsy. Report of three unusual cases. Ital J neurol Sci. 1984; 5: 85–87.
657. Serratrice G, Pellissier JF, Marinai JF et al. Un cas de sciatique avec hypertrophie du mollet. Rev Neurol. 1989; 145: 474–477.
658. Seyfert S. Dermatome variations in patients with transitional vertebrae. J Neurol Neurosurg Psychiatry. 1997; 63: 801–3.
659. Shao YC, Harwood P, Grotz MRW et al. Radial nerve palsy associated with fractures of the shaft of the humerus. J Bone and Joint Surg. 2005; 87B: 1647–1652.
660. Sharf M, Shvartzman P, Farkash E, Horvitz J. Thoracic lateral cutaneous nerve entrapment syndrome without previous lower abdominal surgery. J Fam Pract. 1990; 30: 211–4.
661. Sharma KR, Cross J, Santiago F et al. Incidence of acute femoral neuropathy following renal transplantation. Arch. Neurol. 2002; 59: 541–545.
662. Shin JJ, Kuh SU, Cho YE. Surgical management of spontaneous spinal epidural hematoma. Eur Spine J. 2006; 15: 998–1004.
663. Sieb JP, Mattle H, Pirovino M. Neurofibrosarkome bei Neurofibromatose 1. Dtsch Med Wochenschr. 1989; 114: 417–9.
664. Sierra A, Prat J, Bas J et al. Blood lymphocytes are sensitized to brachial plexus nerves in patients with neuralgic amyotrophy. Acta Neurol Scand. 1991; 83: 183–186.
665. Sihvonen T, Herno A, Paljarvi L, Airaksinen O, Partanen J, Tapaninaho A. Local denervation atrophy of paraspinal muscles in postoperative failed back syndrome. Spine. 1993; 18: 575–81.
666. Simons DG, Stolov WC. Microscopic features and transient contractions of palpable bands in canine muscle. Am J Phys Med. 1976; 55: 65–88.
667. Siironen J, Vuorio E, Sandberg M, Roytta M. Expression of type I and III Collagen and laminin beta 1 after rat sciatic nerve crush injury. J Peripher Nerv Syst. 1996; 1: 209–221.
668. Simonetti S. Bilateral neurogenic lesion of the triceps brachii long heads. J Neurol. 1999; 246: 502–503.
669. Sinnreich M, Taylor BV, Dyck PJ. Diabetic neuropathies. Classification, clinical features, and pathophysiological basis. Neurologist. 2005; 11: 63–79.
670. Sladky JT, Tschoepe RL, Greenberg JH, Brown MJ. Peripheral neuropathy after chronic endoneurial ischemia. Ann Neurol. 1991; 29: 272–8.
671. Sladky JT, Schoenecker PL, Rieh MM. Peroneal nerve injury as a complication of pediatriac tibial osteotomies: A review of 255 osteotomies. J Ped Orthoped. 1994; 14: 166–172.
672. Slin'ko EI, Al-Qashqish II. Surgical treatment of lumbar epidural varices. J Neurosurg Spine. 2006; 5: 414–23.
673. Sommer C, ed. Pain in Peripheral Nerve Diseases. Pain and Headache, Vol. 13. Basel: Karger; 2001.
674. Spencer PS, Weinberg HJ, Raine CS, Prineas JW. The perineurial window – a new model of focal demyelination and remyelination. Brain Res. 1975; 96: 323–329.
675. Sperfeld AD, Hein C, Schröder JM, Ludolph AC, Hanemann CO. Occurrence and characterization of peripheral nerve involvement in neurofibromatosis type 2. Brain. 2002; 125: 996–1004.
676. Spiess H. Schädigung am peripheren Nervensystem durch ionisierende Strahlen. In: Schriftenreihe Neurologie. Neurol. Series, Bd 10. New York: Springer; 1972.
677. Spitzer WO, Skovron Mary Louise, Salmi LR. Scientific Monograph of the Quebec Task Force on Whiplash-Associated Disorders: Redefining «Whiplash» and its Management. Ed. Coordinator: Cassidy, J.D. Spine. 1995; 20/85: 1–72.
678. Sponseller P, Engber W. Double-entrapment radial tunnel syndrome. J Hand Surg Am. 1983; 8: 420.
679. Spurling RG, Woodhall B. Surgery in World War II. Neurosurgery 2. Off. of the Surg. Gen. Dept. of the Army Washington; 1959.
680. Srinivasan J, Scala S, Jones HR et al. Inappropriate surgeries resulting from misdiagnosis of early amyotrophic lateral sclerosis. Muscle Nerve. 2006; 34: 359–60.
681. Srinivasan R, Greenbaum DS. Chronic abdominal wall pain: a frequently overlooked problem. Practical approach to diagnosis and management. Am J Gastroenterol. 2002; 97: 824–30.
682. Staelens I, Van der Stricht J. Complication rate of long stripping of the greater saphenous vein. Phlebol. 1992; 7: 67–70.
683. Steere AC. Lyme borreliosis in 2005, 30 years after initial observations in Lyme Connecticut. Wien Klin Wochenschr. 2006; 118: 625–33.
684. Stein MJ, Shlamkovitch N, Finestone A et al. Marcher's digitalgia paresthetica among recruits. Foot Ankle. 1989; 9: 312–313.
685. Steindler A. Reconstruction work on hand and forearm. N Y Med J. 1918; 108: 117.
686. Stevens JC, Sun S, Beard CM et al. Carpal tunnel syndrome in Rochester, Minnesota, 1961 to 1980. Neurology. 1988; 38: 134–138.
687. Stewart J. Ulnar neuropathies: where, why, and what to do? Practical Neurology. 2006; 6: 218–229.
688. Stewart JD. Diabetic truncal neuropathy: topography of the sensory deficit. Ann Neurol. 1989; 25: 233–8.
689. Stewart JD. Focal peripheral neuropathies 3rd ed. Philadelphia: Lippincott Williams & Wilkins; 2000.
690. Stiles HJ, Forrester-Brown MF. Treatment of injuries of peripheral spinal nerves. London: Henry Frowde and Hodder and Stoughton; 1922: 180.
691. Stillerman CB, Chen TC, Couldwell WT, Zhang W, Weiss MH. Experience in the surgical management of 82 symptomatic herniated thoracic dises and

review of the literature. J Neurosurg. 1998; 88: 623–33.

694. Stöhr M, Dichgans J, Buettner UW et al. Evozierte Potentiale, 4. Aufl. Berlin: Springer; 2005.

695. Stöhr M, Dichgans J, Dörstelmann D. Ischaemic neuropathy of the lumbosacral plexus following intragluteal injection. J Neurol Neurosurg Psychiat. 1980; 43: 489–494.

696. Stöhr M, Kraus R. Einführung in die klinische Neurophysiologie. Darmstadt: Steinkopff; 2002.

697. Stöhr M, Petruch F, Schumm F, Reill P. Elektromyographische Spätbefunde nach Reinnervation. Z EEG-EMG. 1976; 7: 198–203.

698. Stöhr M, Riffel B, Buettner UW. Somatosensible evozierte Potentiale in der Diagnostik von Armplexusläsionen. Z EEG-EMG. 1981; 12: 195–197.

699. Stöhr M, Riffel B. Nerven- und Nervenwurzelläsionen. Praktische Neurologie, Bd. 7. Weinheim: Ed. Medizin; 1988.

700. Stöhr M, Scheglmann K. Zervikale Amyotrophie durch Vorderhorninfarkt. Akt Neurol. 1999; 26: 283–5.

701. Stöhr M, Buettner UW, Wiethölter H et al. Combined recordings of compound nerve action potentials and spinal cord evoked Potentials in differential diagnosis of spinal root lesions. Arch Psychiat Nervenkr. 1983; 233: 103–108.

702. Stöhr M, Schumm F, Bauer HL et al. Nervenläsionen beim totalen Hüftgelenkersatz und anderen Operationen am Hüftgelenk. Dtsch med Wschr. 1975; 100: 1368–1375.

703. Stöhr M, Scheglmann K. Erregerbedingte und immunvermittelte Neuropathien. DBI Der Bayer Int. 2001; 21: 286–291.

704. Stöhr M. Klinische Elektromyographie und Neurographie. Lehrbuch und Atlas, 5. Aufl. Stuttgart: Kohlhammer; 2005.

705. Stöhr M, Assmus H, Bischoff C et al. Chronische Ulnarisneuropathie am Ellenbogen. In: Diener HC, Hrsg. Leitlinien für Diagnostik und Therapie in der Neurologie, 2. Aufl. Stuttgart: Thieme; 2003: 290–293.

706. Stöhr M, Assmus H, Bischoff C et al. Karpaltunnelsyndrom (KTS). In: Diener HC, Hrsg. Leitlinien für Diagnostik und Therapie in der Neurologie, 2. Aufl. Stuttgart: Thieme; 2003: 284–287.

707. Stöhr M. Benign fibrillation potentials in normal muscle and their correlation with endplate and denervation potentials. J Neurol Neurosurg Psychiat. 1977; 40: 765–769.

708. Stöhr M. Claudicatio intermittens infolge belastungsabhängiger Ischämie des Beinplexus. Akt Neurol. 1995; 22: 104–106.

709. Stöhr M. Iatrogene Nervenläsionen, 2. Aufl. Stuttgart: Thieme; 1996.

710. Stöhr M. Lagerungsbedingte Ischiadicus- und Gluteusparesen. Fortschr Neurol Psychiat. 1976; 44: 706–708.

711. Stöhr M. Iatrogenic Nerve Lesions: Injections, Operations, Positioning, Radiotherapy. Stuttgart: Thieme; 1996.

712. Stöhr M. Traumatic and postoperative lesions of the lumbosacral plexus. Arch Neurol. 1978; 35: 757–760.

713. Stolke D, Seifert V. Carpaltunnelsyndrom bei Dialysepatienten. Nervenarzt. 1985; 56: 331–333.

714. Streichenberger N, Meyronet D, Fiere V, Pellissier JF, Petiot P. Focal myositis associated with S-1 radiculopathy: report of two cases. Muscle Nerve. 2004; 29: 443–6.

715. Stroembeck C, Krumlinde-Sundholm L, Forssberg H. Functional outcome at 5 years in children with obstetrical brachial plexus palsy with and without microsurgical reconstruction. Develop Med Child Neurol. 2000; 42: 148–157.

716. Strömberg T, Dahlin LB, Lundborg G. Hand problems in 100 vibration-exposed symptomatic male workers. J Hand Surg (Br). 1996; 21: 315–9.

717. Struffert T, Brill G, Reith W. Lumbale Arachnoiditis als Differenzialdiagnose chronischer Wirbelsäulenbeschwerden. Radiologe. 2001; 41: 987–92.

718. Sturzenegger M, Rutz M. Die beidseitige Radialisparese. Diagnostische und differentialdiagnostische Aspekte. Schweiz med Wschr. 1990; 120: 1325–1334.

719. Sturzenegger M, Rutz M. Die Radialisparesen, Ursachen, Lokalisation und Diagnostik. Nervenarzt. 1991; 62: 722–729.

720. Suarez GA, Giannini C, Bosch EP et al. Immune brachial plexus neuropathy: Suggestive evidence for an inflammatory-immune pathogenesis. Neurology. 1996; 46: 559–561.

721. Suarez GA. Immune brachial plexus neuropathy. In: Dyck PJ, Thomas PK, eds. Peripheral neuropathy, 4th ed. Philadelphia: Elsevier Saunders; 2005: 2299–2308.

722. Suchenwirth RMA. Befund und Befinden als Kriterien der neurologischen Begutachtung. In: Suchenwirth RMA, Ritter G, Widder B, Hrsg. Neurologische Begutachtung bei inadäquaten Befunden. Ulm: Gustav Fischer; 1977: 1–6.

723. Suchenwirth RMA. Häufig verkannt: Meralgia paraesthetica (Roth-Bernhardt). Internist Prax. 1992; 32: 315–320.

724. Sunderland S. A classification of peripheral nerve injuries producing loss of function. Brain. 1951; 74: 491.

725. Sunderland S. Nerve Injuries and their Repair. A Critical Appraisal, 2nd ed. London: Livingstone; 1990.

726. Sunderland S. Nerves and nerve injuries. Edinburgh: Churchill Livingstone; 1978: 1046.

727. Suranyi L. Median nerve compression by Struthers ligament. J Neurol Neurosurg Psychiat. 1983; 46: 1047–1049.

728. Suter U, Martini R. Myelination. In: Dyck PJ, Thomas PK, eds. Peripheral Neuropathy, Vol. 1. Philadelphia: Elsevier Saunders; 2005: 411–431.

729. Suzuki S, Kikuchi K, Takagi K et al. Brachial plexus injury and fracture of the first rib as complications of median sternotomy. J Jap Ass thorac Surg. 1990; 38: 1459–1462.
730. Swaiman KF, Ashwal S, Ferriero DW. Pediatric neurology, 4th ed. London: Elsevier Mosby; 2006.
731. Swanson AJG. The incidence of prepatellar neuropathy following medial meniscectomy. Clin Orthop. 1983; 181: 151–153.
732. Tackmann W, Richter HP, Stöhr M. Kompressionssyndrome peripherer Nerven. Berlin: Springer; 1989 (2. Aufl. in Vorbereitung).
733. Tada K, Tsuyuguchi Y, Kawai H. Birth palsy: natural recovery course and combined root avulsion. J pediat Orthop. 1984; 4: 279–284.
734. Tait MJ, Chelvarajah R, Garvan N et al. Spontaneous hemorrhage of a spinal ependymoma: a rare cause of acute cauda equina syndrome: a case report. Spine. 2004; 29: E502–5.
735. Takao M, Fukuuchi Y, Koto A et al. Localized hypertrophic mononeuropathy involving the femoral nerve. Neurology. 1999; 52: 389–392.
736. Tan KL. Brachial palsy. J Obstet Gynec Brit Cwlth. 1973; 80: 60–62.
737. Tanabu S, Yamauchi Y, Fukushima M. Hypoplasia of the trochlea of the humerus as a cause of ulnarnerve palsy. J Bone Jt Surg. 1985; 67-A: 151–154.
738. Tanaka S, Wild DK, Selitman PJ et al. Prevalence and work-relatedness of self-reported carpal tunnel syndrome among US workers: analysis of the occupational health supplement data of 1988 National Health Interview Survey. Am J Industr Med. 1995; 27: 451–470.
739. Tanaka Y, Kokubun S, Sato T, Ozawa H. Cervical roots as origin of pain in the neck or scapular regions. Spine. 2006; 31: 568–73.
740. Teichner M. Aufklärung über mögliche Lagerungsschäden. Dtsch med Wschr. 1986; 111: 273–274.
741. Tennent TD, Birch NC, Holmes MJ et al. Knee pain and the infrapatellar branch of the saphenous nerve. J Roy Soc Med. 1998; 91: 573–575.
742. Terzis JK, Smith KL. The peripheral nerve: structure, function and reconstruction. New York: Raven Press; 1990.
743. Thier P, Dichgans J, Grote EH. Die zervikale spondylotische Myelopathie. Akt Neurol. 1992; 19: 119–31.
744. Thiex R, Schröder JM. PMP-22 gene duplications and deletions identified in archival, paraffin-embedded sural nerve biopsy specimens: correlation to structural changes. Acta Neuropathol. 1998; 096: 13–21.
745. Thomas PK, Holdorff B. Neuropathy due to physical agents. In: Dyck PJ, Thomas PK, Griffin JW et al., eds. Peripheral neuropathy, 3rd ed. Philadelphia: Saunders; 1993: 990–1013.
746. Thomas W, Tillmann B. Engpassyndrome des Nervus radialis im Ellenbogenbereich im Rahmen der Epikondylitis humeri radialis – klinische und anatomische Untersuchungen. Z Orthop. 1980; 118: 41–46.
747. Thron A. Spinale durale arteriovenöse Fisteln. Radiologe. 2001; 41: 955–60.
748. Timmerman V, Lupski JR, De Jonghe P. Molecular genetics, biology, and therapy for inherited peripheral neuropathies. Neuromolecular Med. 2006; 8: 1–2.
749. Tinel J. Le signe du «fourmillement» dans les lésions des nerfs périphériques. Presse méd. 1915; 23: 385.
750. Tokuhashi Y, Matsuzaki H, Uematsu Y, Oda H. Symptoms of thoracolumbar junction disc herniation. Spine. 2001; 26: E512–8.
751. Tosi L, Zanette G. Trapezius muscle atrophy after whiplash injury: accessory nerve or cervical plexus lesions? J Neurol Neurosurg Psychiat. 1991; 54: 561.
752. Traction for low back pain with or without sciatica: An updated systematic review within the framework of the Cochrane Collaboration. Spine. 2006; 31: 1591–1599.
753. Travell JG, Simons DG. Myofascial pain and dysfunction: the trigger point manual, Vol. 1. Baltimore: Williams & Wilkins; 1983.
754. Treitel L. Arch Psychol. 1897; 29: 633 zitiert durch Merzenich MM. Some observation on the encoding of somesthetic stimuli by receptor populations in the hairy skin of primates [Doctoral Diss.] Baltimore: Johns Hospkins Univ. Physiol. 1968: 145–179.
755. Trescot AM. Cryoanalgesia in interventional pain management. Pain Physician. 2003; 6: 3465–60.
756. Truumees E. Spinal stenosis: pathophysiology, clinical and radiologic classification. Instr Course Lect. 2005; 54: 287–302.
757. Tsang WY, Chan JK, Chow LT et al. Perineurioma: an uncommon soft tissue neoplasm distinct from localized hypertrophic neuropathy and neurofibroma. Am J Surg Pathol. 1992; 16: 756–63.
758. Tsao BE, Ostrovkiy DA, Wilbourn AJ et al. Phrenic neuropathy due to neuralgic amyotrophy. Neurology. 2006; 66: 1582–1584.
759. Tsao BE, Wilbourn AJ. Infraclavicular brachial plexus injury following axillary regional block. Muscle Nerve. 2004; 30: 44–48.
760. Tsao BE, Wilbourn AJ. The medial brachial fascial compartment syndrome following axillary arteriography. Neurology. 2003; 61: 1037–1041.
761. Tsao BE, Levin KH, Bodner RA. Comparison of surgical and electrodiagnostic findings in single root lumbosacral radiculopathies. Muscle Nerve. 2003; 27: 60–4.
762. Tscherne H, Blauth M, Hrsg. Tscherne Unfallchirurgie. Wirbelsäule. Berlin: Springer; 1998.
763. Tscherne H, Pohlemann T, Hrsg. Tscherne Unfallchirurgie. Becken und Acetabulum. Berlin: Springer, 1998.
764. Turkof E, Puig S, Choi SS et al. The radial sensory nerve entrapped between the two slips of a split brachioradialis tendon: A rare aspect of Wartenberg's syndrome. J Hand Surg USA. 1995; 20/4: 676–678.

765. Turner M. Delayed recovery of ulnar neuropathy due to elbow warming. J Neurol Neurosurg Psychiat. 2005; 76: 1268.
766. Tyrell PJ, Feher MD, Rossor MN. Sciatic nerve damage due to toilet seat entrapment: another Saturday night palsy. J Neurol Neurosurg Psychiat. 1989; 52: 1113–1114.
767. Uchiyama S, Itsubo T, Yasatomi T et al. Quantitative MRI of the wrist and nerve conduction studies in patients with idiopathic carpal tunnel syndrome. J Neurol Neurosurg Psychiat. 2005; 76: 1103–1108.
768. Upton AR, McComas AJ. The double crush in nerve entrapment syndromes. Lancet. 1973; 2/7825: 359–62.
769. Valencic V, Vodovnik L, Stefancic M et al. Improved motor response due to chronic electrical stimulation of denervated tibialis anterior muscle in humans. Muscle Nerve. 1986; 9: 612–17.
770. Valeriani M, Restuccia D, Di Lazzaro V et al. Clinical and neurophysiological abnormalities before and after reconstruction of the anterior cruciate ligament of the knee. Acta Neurol Scand. 1999; 99: 303–307.
771. van Alfen N, van Engelen BGM. The clinical spectrum of neuralgic amyotrophy in 246 cases. Brain. 2006; 129: 438–50.
772. Van Den Bergh PYK, Thonnard JL, Duprez T et al. Chronic demyelinating hypertrophic brachial plexus neuropathy. Muscle Nerve. 2000; 23: 283–288.
773. van der Windt DA, Koes BW, Deville W et al. Effectiveness of corticosteroid injections versus physiotherapy for treatment of painful stiff shoulder in primary care: randomised trial. BMJ. 1988; 317: 1292–96.
774. Van der Zypen E. Anatomie und Topographie des Plexus hypogastricus inferior (Plexus pelvinus). Ein Beitrag zur Chirurgie des kleinen Beckens. Sandorama. 1988; 1: 30–37.
775. Van der Zypen E. Elektronenmikroskopische Befunde an der Endausbreitung des vegetativen Nervensystems und ihre Deutung. Acta Anat. 1967; 67: 481–515.
776. Van Dijk JG, Pondaag W, Malessy MJA. Obstetric lesions of the brachial plexus. Muscle Nerve. 2001; 24: 1451–1461.
777. van Meeteren NL, Brakkee JH, Helders PJ et al. Functional recovery from sciatic nerve crush lesion in the rat correlates with individual differences in responses to chronic intermittent stress. J Neurosci Res. 1997; 48: 524–32.
778. van Meeteren NL, Brakkee JH, Helders PJ et al. The effect of exercise training on functional recovery after sciatic nerve crush in the rat. J Peripher Nerv Syst. 1998; 3: 277–82.
779. Van Slobbe AM, Bohnen AM, Bernsen RMD et al. Incidence rates and determinants in meralgia paresthetica in general practice. J Neurol. 2004; 251: 294–297.
780. van Tulder MW, Koes B, Malmivaara A. Outcome of non-invasive treatment modalities on back pain: an evidence-based review. Eur Spine J. 2006; 15/Suppl 1: S64–81.
781. Vandermeulen E, Gogarten W, Van Aken H. Risiken und Komplikationen nach Periduralanästhesie. Anaesthesist. 1997; 46/Suppl 3: S179–86.
782. Vanneste JAL, Bronner IM, Laman DM et al. Distal neuralgic amyotrophy. J Neurol. 1999; 246: 399–402.
783. Venna N, Bielawski M, Spatz EM. Sciatic nerve entrapment in a child. J Neurosurg. 1991; 75: 652–654.
784. Veraguth O. Die Erkrankungen der peripheren Nerven. In: Mohr L, Staehelin R. Handbuch der inneren Medizin, Bd. V/l, 2. Aufl. Berlin: Springer; 1925: 837.
785. Verbindung Schweizer Ärzte FMH. Kreuzschmerzen: Empfehlungen für Abklärungen und Behandlung. 1997.
786. Verhagen AP, Scholten-Peeters GGM, de Bie RA et al. Conservative treatments for whiplash (Review). Cochrane Database of Systematic Reviews. 2004; 1.
787. Verhoeven K, Claeys KG, Züchner S et al. MFN2 mutation distribution and genotype/phenotype correlation in Charcot-Marie-Tooth type 2. Brain. 2006; 129: 2093–2102.
788. Verma A, Bradley WG. High-dose intravenous immunoglobulin therapy in chronic progressive lumbosacral plexopathy. Neurol. 1994; 44: 248–250.
789. Verschueren A, Azulay JP, Attarian S, Boucraut J, Pellissier JF, Pouget J. Lewis-Sumner syndrome and multifocal motor neuropathy. Muscle Nerve. 2005; 31: 88–94.
790. Viala K, Renie L, Maisonobe T, Behin A, Neil J, Leger JM, Bouche P. Follow-up study and response to treatment in 23 patients with Lewis-Sumner syndrome. Brain. 2004; 127: 2010–7.
791. Vibert BT, Sliva CD, Herkowitz HN. Treatment of instability and spondylolisthesis: surgical versus nonsurgical treatment. Clin Orthop Relat Res. 2006; 443: 222–7.
792. Viterbo F. Two end-to-side neurorrhaphies and nerve graft with removal of the epineural sheath: experimental study in rats. Brit J Plast Surg. 1994; 47: 75–80.
793. Vodušek DB (Chairman), Amarenco G, Batra A, Benson T, Bharucha AE, Podnar S, Yang CC. Committee 8: Clinical neurophysiology. In: Abrams P, Cardozo L, Khoury S, Wein A, eds. Incontinence, Vol. 1, Basics & Evaluation. 3rd International Consultation on Incontinence, June 26–29, 2004. Health Publication Ltd; 2005: 675–706.
794. Vodušek DB, Fowler CJ. Pelvic floor clinical neurophysiology. In: Binnie C, Cooper R, Mauguiere F, Osselton J, Prior P, Tedman B, eds. Clinical neurophysiology, Vol. 1. EMG, nerve conduction and evoked potentials. Amsterdam: Elsevier; 2004: 281–307.
795. Vodušek DB. Pelvic floor conduction studies. In: Kimura J ed. Peripheral Nerve Diseases, Handbook of Clinical Neurophysiology, Vol. 7 (Daube J, Mauguiere F, Series eds.). Edinburgh: Elsevier; 2006: 295–310.

796. Vodušek DB. The role of electrophysiology in the evaluation of incontinence und prolapse. Curr Opin Obstet Gyn. 2002; 14: 509–14.
797. Vogel CM, Albin R, Albers JW. Lotus footdrop: sciatic neuropathy in the thigh. Neurology. 1991; 41: 605–606.
798. Von Deimling A, Krone W, Menon AG. Neurofibromatosis type 1: pathology, clinical features and molecular genetics. Brain Pathol. 1995; 5: 153–62.
799. Von Frey M. Untersuchungen über die Sinnesfunktionen der menschlichen Haut. Abh Sächs Ges (Akad) Wiss. 1896; 40:175–266.
800. Von Hochstetter AHC. Die intramuskuläre Injektion: ihre Schäden und deren Vermeidung. Schweiz. Aerztezeitung. 1997; 78: 1642.
801. Von Prince K, Butler B. Measuring sensory function of the hand in peripheral nerve injuries. Am J Occup Ther. 1967; 21: 385–396.
802. Von Volkmann R. Die ischämischen Muskellähmungen und Kontrakturen. Zentralbl Chir. 1881; 8: 801–803.
803. Voyadzis JM, Bhargava P, Henderson FC. Tarlov cysts: a study of 10 cases with review of the literature. J Neurosurg. 2001; 95/Suppl 1: 25–32.
804. Vriesendorp FJ, Dmytrenco GS, Dieterich T et al. Anti-peripheral nerve myelin antibodies and terminal activation products of complement in serum of patients with acute brachial plexus neuropathy. Arch Neurol. 1993; 50: 1301–1303.
805. Wade DT. Measurement in neurological rehabilitation. Oxford: Oxford University Press; 1992.
806. Walker WC, Metzler M, Cifu DX et al. Neutral wrist splinting in carpal tunnel syndrome: A comparison of night-only versus full-time wear instruction. Arch Phys Med Rehabil. 2000; 81: 424–29.
807. Wall EJ, Massie JB, Kwan MK et al. Experimental Stretch neuropathy. Changes in nerve conduction under tension. J Bone Joint Surg (Br). 1992; 74: 126–129.
808. Waters PM. Comparison of the natural history, the outcome of microsurgical repair and the outcome of operative reconstruction in brachial plexus birth palsy. J Bone Joint Surg. 1999; 81: 649–659.
809. Watkins PJ, Thomas PK. Diabetic truncal radiculoneuropathy. In: Dyck PJ, Thomas PK, eds. Diabetic neuropathy, 2nd ed. Philadelphia: WB Saunders; 1999: 468–73.
810. Weber E. Über den Tastsinn. Arch Anat Physiol Wissen Med (Müllers Arch.). 1835; 1: 152–159.
811. Weber ER, Daube JR, Coventry MB. Peripheral neuropathies associated with total hip arthroplasty. J Bone J Surg Am. 1976; 58: 66–69.
812. Weber F, Ziegler A. Axonal neuropathy in chronic peripheral arterial occlusive disease. Muscle Nerve. 2002; 26: 471–6.
813. Webster HD. Development of peripheral nerve fibers. In: Dyck PJ, Thomas PK, eds. Peripheral Neuropathy, Vol. 1. Philadelphia: Saunders; 1993: 243–266.
814. Weinberg DH, Simovic D, Isner J et al. Chronic ischemic monomelic neuropathy from critical limb ischemia. Neurology. 2001; 57: 1008–12.
815. Weinstein JN, Tosteson TD, Lurie JD et al. Surgical vs nonoperative treatment for lumbar disk herniation: the Spine Patient Outcomes Research Trial (SPORT): a randomized trial. JAMA. 2006; 296/20: 2441–50.
816. Weis J, Schröder JM. Differential effects of nerve, muscle, and fat tissue on regenerating nerve fibers in vivo. Muscle Nerve. 1989a; 12: 723–34.
817. Weis J, Schröder JM. The influence of fat tissue on neuroma formation. J Neurosurg. 1989b; 71: 588–593.
818. Weis J, Alexianu ME, Heide G, Schröder JM. Renaut bodies contain elastic fiber components. J Neuropathol Exp Neurol. 1993; 52: 444–451.
819. Weller M, Thömke F. Meningeosis neoplastica. Akt Neurol. 2001; 28: 265–72.
820. Wells J, Templeton J. Femoral neuropathy associated with anticoagulant therapy. Clin Orthop. 1977; 124: 155–160.
821. Werner CO, Ohlin P, Elmquist D. Pressures recorded in ulnar neuropathy. Acta orthop scand. 1985; 56: 404–406.
822. Whitley RJ, Roizman B. Herpes simplex virus infections. Lancet. 2001; 357: 1513–8.
823. Wilbourn AJ, Furlan AJ, Hulley W, Ruschhaupt W. Ischemic monomelic neuropathy. Neurology. 1983; 33: 447–51.
824. Wilbourn AJ, Gilliatt RW. Double-crush syndrome: a critical analysis. Neurology. 1997; 49: 21–9.
825. Wilbourn AJ. Peripheral nerve disorders in electrical and lightning injuries. Semin Neurol. 1995; 15: 241–55.
826. Wilbourn AJ. Thoracic outlet syndrome is overdiagnosed. Muscle Nerve. 1999; 22: 130–136.
827. Williams PH, Trzil KP. Management of meralgia paraesthetica. J Neurosurg. 1991; 74: 76–80.
828. Windebank AJ. Inherited recurrent focal neuropathies. In: Dyck PJ, Thomas PK, Griffin JW et al., eds. Peripheral Neuropathy, 3rd ed. Philadelphia: Saunders; 1993: 1137–1148.
829. Windebank AJ, McDonald ES. Neurotrophic factors in the peripheral nervous System. In: Dyck PJ, Thomas PK, eds. Peripheral Neuropathy, Vol. 1. Philadelphia: Elsevier Saunders; 2005: 377–386.
830. Wise BG, Cardozo L. Urinary Incontinence. In: Rushton DN, ed. Handbook of Neuro-Urology. New York: Mercel Dekker; 1994.
831. Wlotzke U, Stolz W, Hohenleutner U, Dorfmuller P, Korting HC, Landthaler M. Interdisziplinäre Aspekte der Notalgia paraesthetica. Dtsch Med Wochenschr. 1994; 119: 1307–11.
832. Wohlgemuth WA, Rottach K, Jaenke G et al. Radiogene Amyotrophie. Cauda equina-Läsion als Strahlenspätfolge. Nervenarzt. 1998; 69: 1061–5.
833. Wohlgemuth WA, Rottach KG, Stöhr M. Intermittent claudication due to ischaemia of the lumbosacral plexus. J Neurol Neurosurg Psychiat. 1999; 67: 793–795.

834. Wohlgemuth WA, Stoehr M. Percutaneous arterial interventional treatment of exercise-induced neurogenic intermittent claudication due to ischaemia of the lumbosacral plexus. J Neurol. 2002; 249: 988–92.
835. Wolfe GI, Aletta SL, Teener JW et al. Site of autonomic dysfunction in a patient with Ross' syndrome and post-ganglionic Horner's syndrome. Neurology. 1995; 45: 2094–2096.
836. Wolff HJ, Schäcke G, Mayer B. Zur Epidemiologie der Ulnarisparese bei Hohlglasschleifern. Retrospektive Untersuchung. Zbl Arbeitsmed. 1986; 36: 226–236.
837. Wong AS, Massicotte EM, Fehlings MG. Surgical treatment of cervical myeloradiculopathy associated with movement disorders: indications, technique, and clinical outcome. J Spinal Disord Tech. 2005; 18/Suppl: S107–14.
838. Wong L. Intercostal neuromas: a treatable cause of postoperative breast surgery pain. Ann Plast Surg. 2001; 46: 481–4.
839. Wong SM, Hui ACF, Tang A et al. Local vs systemic corticosteroids in the treatment of carpal tunnel syndrome. Neurology. 2001; 56/1: 1565–1567.
840. Wytrzes L, Markley HG, Fisher M et al. Brachial neuropathy after brachial artery antecubital vein shunts for chronic hemodialysis. Neurology. 1987; 37: 1398–1400.
841. Xu D, Pollock M. Experimental nerve thermal injury. Brain. 1994; 117: 375–84.
842. Yan JG, Matloub HS, Sanger JR et al. Vibration-induced disruption of retrograde axoplasmic transport in peripheral nerve. Muscle Nerve. 2005; 32: 521–6.
843. Yan S, Horangic NJ, Harris BT. Hypertrophy of Pacinian corpuscles in a young patient with neurofibromatosis. Am J Dermatopathol. 2006; 28: 202–204.
844. Yoritaka A, Ohta K, Kishida S. Herpetic lumbosacral radiculoneuropathy in patients with human immunodeficiency virus infection. Eur Neurol. 2005; 53: 179–81.
845. Yue JJ, Lawrence BD, Sutton KM et al. Complete cervical intervertebral disc extrusion with spinal cord injury in the absence of facet dislocation: a case report. Spine. 2004; 29: E181–4.
846. Yuen EC, Olney RK, So YT. Sciatic neuropathy: clinical and prognostic features in 73 patients. Neurology. 1994; 44: 1669–1674.
847. Yukawa Y, Kato F, Kajino G, Nakamura S, Nitta H. Groin pain associated with lower lumbar disc herniation. Spine. 1997; 22: 1736–9.
848. Zachary RB. Results of nerve suture. In: Seddon HJ. Peripheral Nerve Injuries. Her Majesty's Stationary Office; 1954: 354–388.
849. Zager EL, Pfeifer SM, Brown MJ et al. Catamenial mononeuropathy and radiculopathy: a treatable neuropathic disorder. J Neurosurg. 1998; 88: 827–30.
850. Zancolli E, Mitre H. Latissimus dorsi transfer to restore elbow flexion. J Bone Jt Surg. 1973; 55-A: 1265–1275.
851. Zancolli E. Paralytic supination contracture of the fore-arm. J Bone Jt Surg. 1967; 49A: 1275.
852. Zaric D, Christiansen C, Pace NL et al. Transient neurologic symptoms after spinal anesthesia with lidocaine versus other local anesthetics: a systematic review of randomized, controlled trials. Anesth Analg. 2005; 100: 1811–6.
853. Zelena J, Zacharova G. Reinnervation of cat pacinian corpuscles after nerve crush. Acta Neuropathol (Berl). 1997; 93: 285–93.
854. Zelle BA, Gruen GS, Hunt T et al. Sacral fractures with neurological injury: is early decompression beneficial? Int Orthop. 2004; 28: 244–51.
855. Zimmermann JE, Afshar F, Friedman W. Posterior compartment syndrome of the thigh with a sciatic palsy. J Neurosurg. 1977; 46: 369–372.
856. Zochodne DW, Theriault M, Sharkey KA et al. Peptides and neuromas: calcitonin generelated peptide, substance P, and mast cells in a mechanosensitive human sural neuroma. Muscle Nerve. 1997; 20: 875–80.
857. Züchner S, Mersiyanova IV, Muglia M et al. Mutations in the mitochondrial GTPase mitofusin 2 cause Charcot-Marie-Tooth neuropathy type 2A. Nat Genet. 2004; 36: 449–451.

10 Важнейшие анатомические схемы

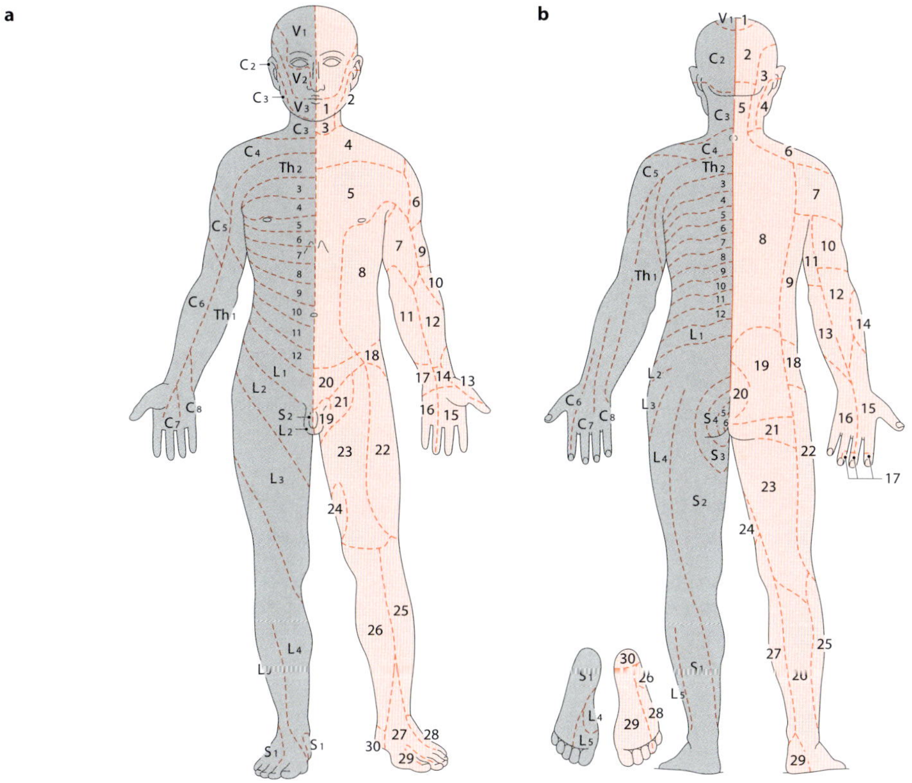

Кожная чувствительность (см. с. 82) (продолжение на следующей странице)

См. рис. на предыдущей странице

a

1 N. trigeminus
2 N. auricularis magnus
3 N. transversus colli
4 Nn. supraclaviculares
5 Rr. cutanei anteriores nn. Intercostalium
6 N. cutaneus brachii lateralis superior (N. axillaris)
7 N. cutaneus brachii medialis
8 Rr. mammarii laterales nn. Intercostalium
9 N. cutaneus brachii posterior (N. radialis)
10 N. cutaneus antebrachii posterior
11 N. cutaneus antebrachii medialis
12 N. cutaneus antebrachii lateralis
13 R. superficialis n. radialis
14 R. palmaris n. mediani
15 N. medianus
16 Nn. digitales palmares communes
17 R. palmaris n. ulnaris
18 N. iliohypogastricus (R. cut. lat.)
19 N. ilioinguinalis (Nn. scrotales anteriores)
20 N. iliohypogastricus (R. cutaneus anterior)
21 N. genitofemoralis (R. femoralis)
22 N. cutaneus femoris lateralis
23 N. femoralis (Rr. cutanei anteriores)
24 N. obturatorius (R. cut.)
25 N. cutaneus surae lateralis
26 N. saphenus
27 N. peroneus superficialis
28 N. suralis
29 N. peroneus profundus
30 N. tibialis (Rr. calcanei)

b

1 N. frontalis (V_1)
2 N. occipitalis major
3 N. occipitalis minor
4 N. auricularis magnus
5 Rr. dorsales nn. cervicalium
6 Nn. Supraclaviculares
7 N. cutaneus brachii lateralis superior (N. axillaris)
8 Rr. dors. nn. spin, cervic., thorac., lumb.
9 Rr. cutanei laterales nn. intercostalium
10 N. cutaneus brachii posterior
11 N. cutaneus brachii medialis
12 N. cutaneus antebrachii posterior
13 N. cutaneus antebrachii medialis
14 N. cutaneus antebrachii lateralis
15 R. superficialis n. radialis
16 R. dorsalis n. ulnaris
17 N. medianus
18 N. iliohypogastricus (R. cut. lat.)
19 Nn. clunium superiores
20 Nn. clunium medii
21 Nn. clunium inferiores
22 N. cutaneus femoris lateralis
23 N. cutaneus femoris posterior
24 N. obturatorius (R. cut.)
25 N. cutaneus surae lateralis
26 N. plantaris lateralis
27 N. saphenus
28 N. plantaris lateralis
29 N. plantaris medialis
30 Rr. calcanei mediales

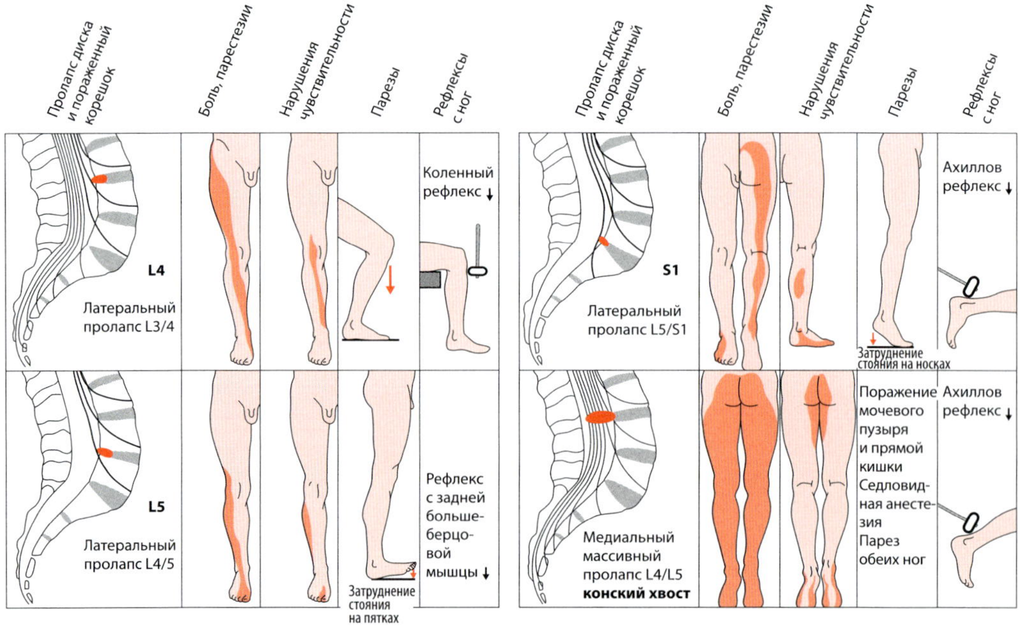

Обзорная схема важнейших пояснично-крестцовых корешковых синдромов (см. с. 181)

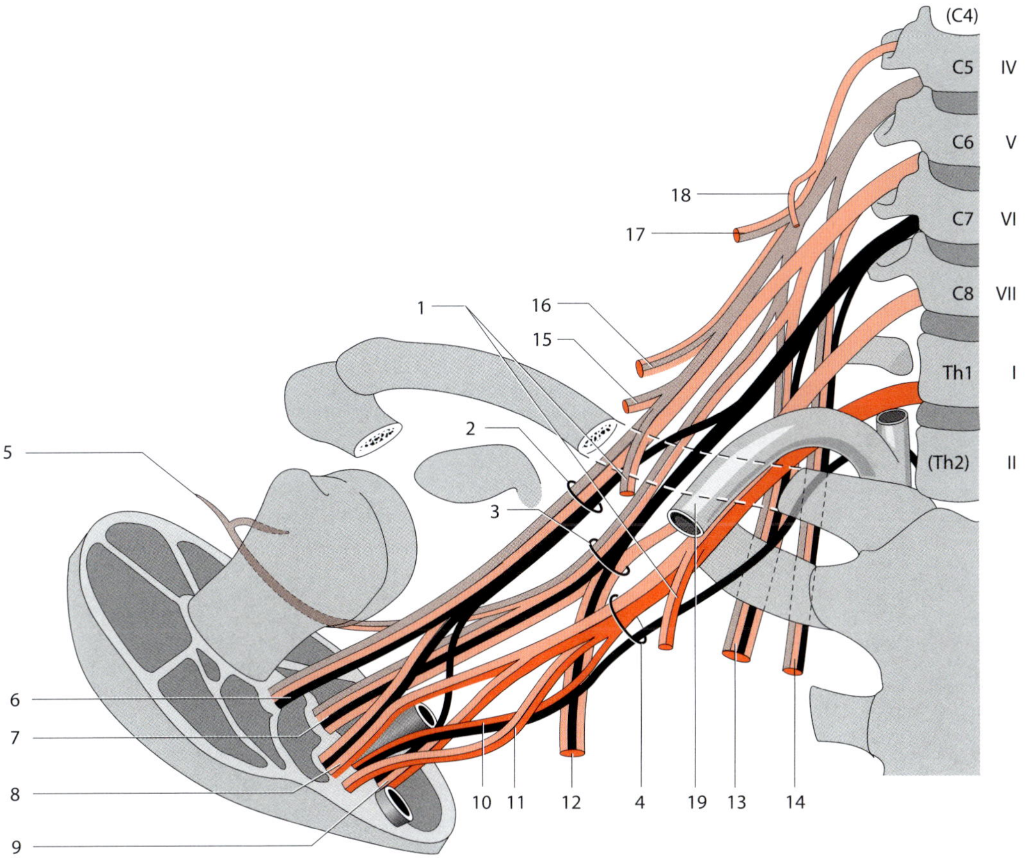

Анатомия плечевого сплетения (см. с. 241)

1 Nn. pectorales (med./lat.) C5–Th1
Mm. pect. major + minor

2 Fasciculus lateralis

3 Fasciculus posterior

4 Fasciculus medialis

5 N. axillaris C5, 6
M. deltoideus C5, 6
M. teres minor C5, 6

6 N. musculocutaneus C5–7
M. biceps brachii C5, 6
M. coracobrachialis C6, 7
M. brachialis C5, 6

7 N. radialis C5–Th1
M. triceps brachii, C7–Th1
M. anconeus C7, 8
M. brachioradialis C5, 6
Mm. ext. carpi rad. long./brev. C6–8
M. ext. digit. C7, 8
M. ext. indicis C7, 8
M. ext. digiti minimi C7, 8
Mm. ext. poll. long./brev. C7, 8
M. abd. poll. long. C7, 8

8 N. medianus C5–Th1
M. pronator teres C6, 7
M. flexor carpi rad. C6–8
M. palmaris long. C7, 8
M. flex. digit. superf. C7–Th1
M. flex. digit. prof. (лучевой стороны, II/III) C7–Th1
M. pronator quadratus C7–Th1
M. opponens poll. C7, 8
M. abductor poll. brev. C7, 8
Caput superfic. m. flex. poll. brev. C6–8
Mm. lumbricales I + II C8–Th1

9 N. ulnaris (C7) C8–Th1
M. flexor carpi uln. C8–Th1
M. flexor digit. prof. (локтевой стороны, IV/V) C8–Th1
Mm. interossei palm. + dors. C8–Th1
Mm. lumbric. III + IV C8–Th1
M. add. poll. C8–Th1
Caput prof. m. fl. poll. brev. C8–Th1
M. palmaris brevis C8–Th1

10 N. cutaneus brachii medialis C8–Th1

11 N. cutaneus antebrachii medialis C8–Th1

12 N. thoracodorsalis C6–8
M. latissimus dorsi

13 Nn. subscapulares C5–8
M. subscapularis C5–7
M. teres major C5–6

14 N. thoracicus longus C5–7
M. serratus anterior

15 M. subclavius C5, 6
M. subclavius

16 N. suprascapularis C4–6
M. supraspinatus C4–6
M. infraspinatus C4–6

17 N. dorsalis scapulae C3–5
M. levator scapulae C4–6
Mm. rhomboidei C4–6

18 N. phrenicus C3, 4

19 A. axillaris

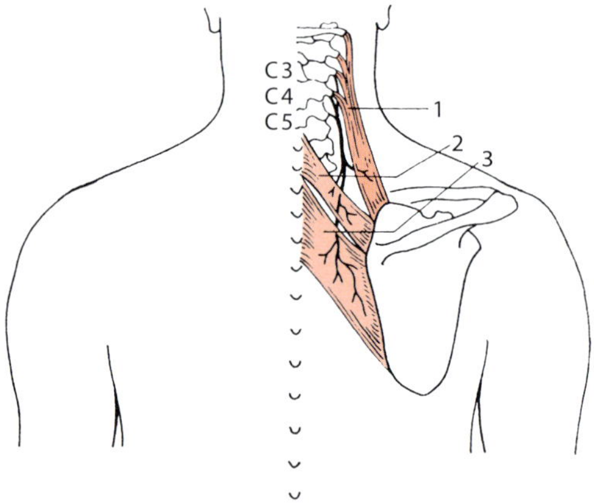

Анатомия дорсального нерва лопатки
(см. с. 316)

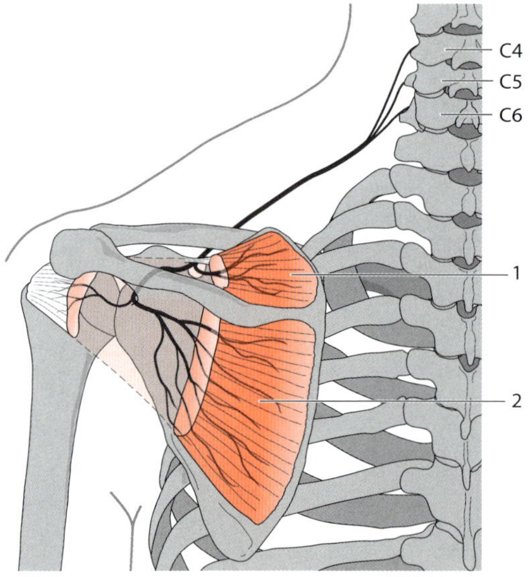

Анатомия надлопаточного нерва (см. с. 318)
1 Надостная мышца
2 Подостная мышца

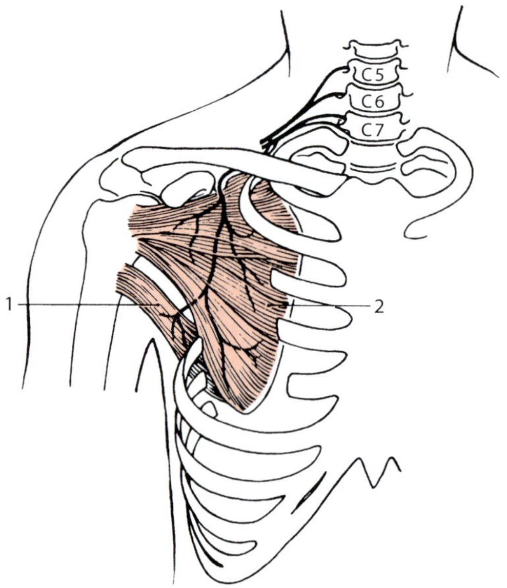

Анатомия подлопаточного нерва (см. с. 323)
1 Большая круглая мышца
2 Подлопаточная мышца

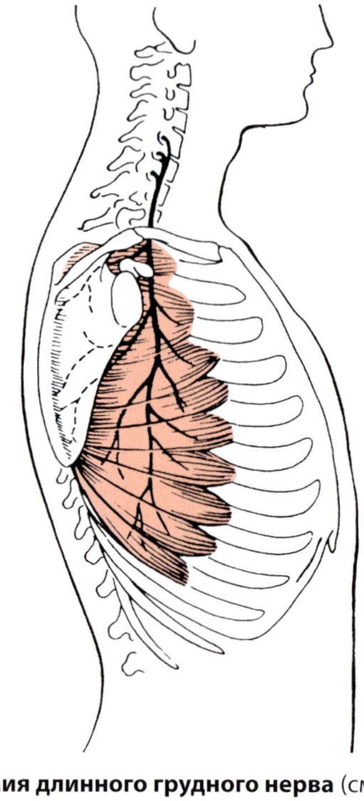

Анатомия длинного грудного нерва (см. с. 324)

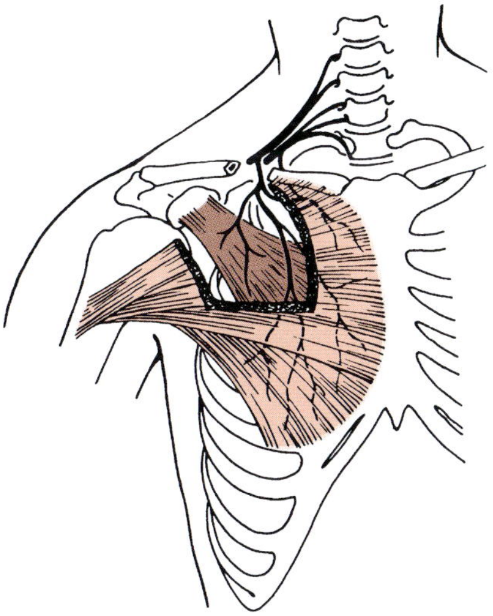

Анатомия медиального и латерального грудных нервов (см. с. 331)

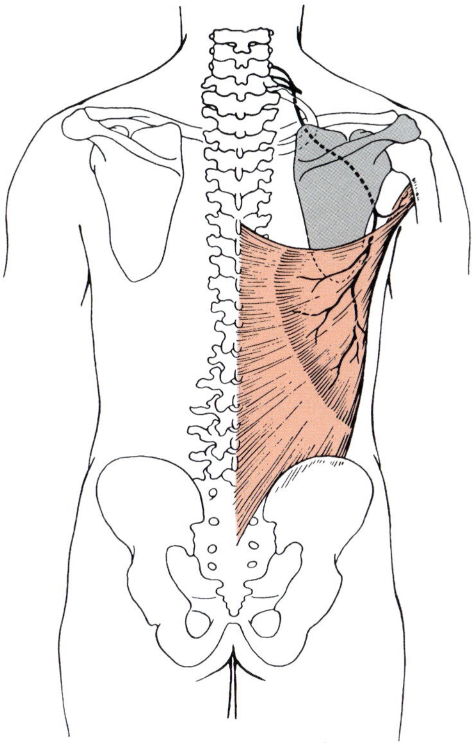

Анатомия грудоспинного нерва (см. с. 329)

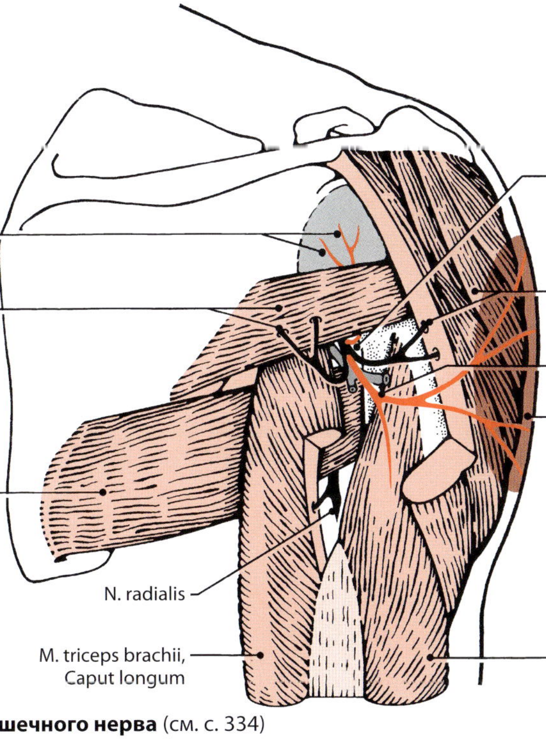

Анатомия подмышечного нерва (см. с. 334)

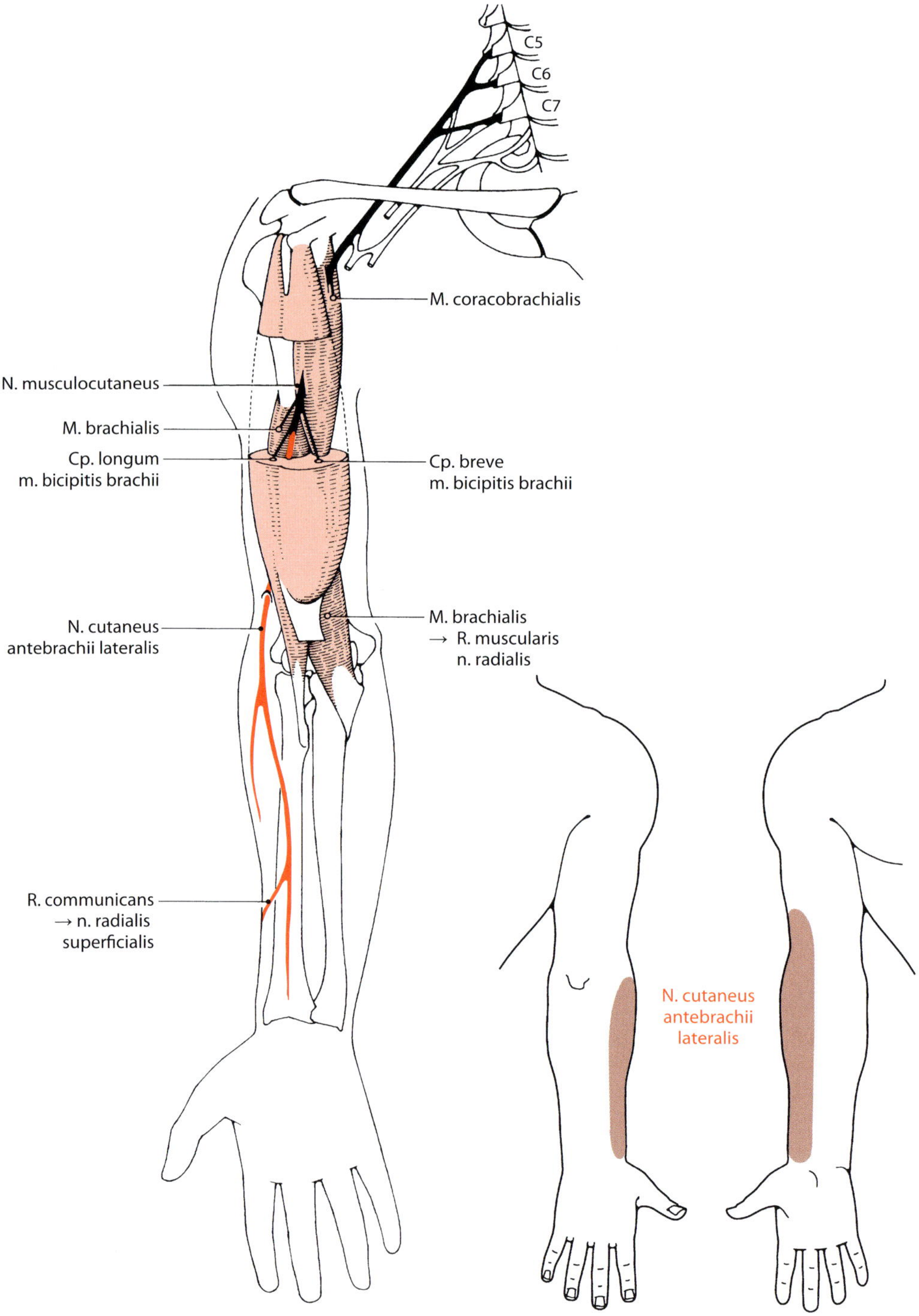

Анатомия мышечно-кожного нерва (см. с. 339)

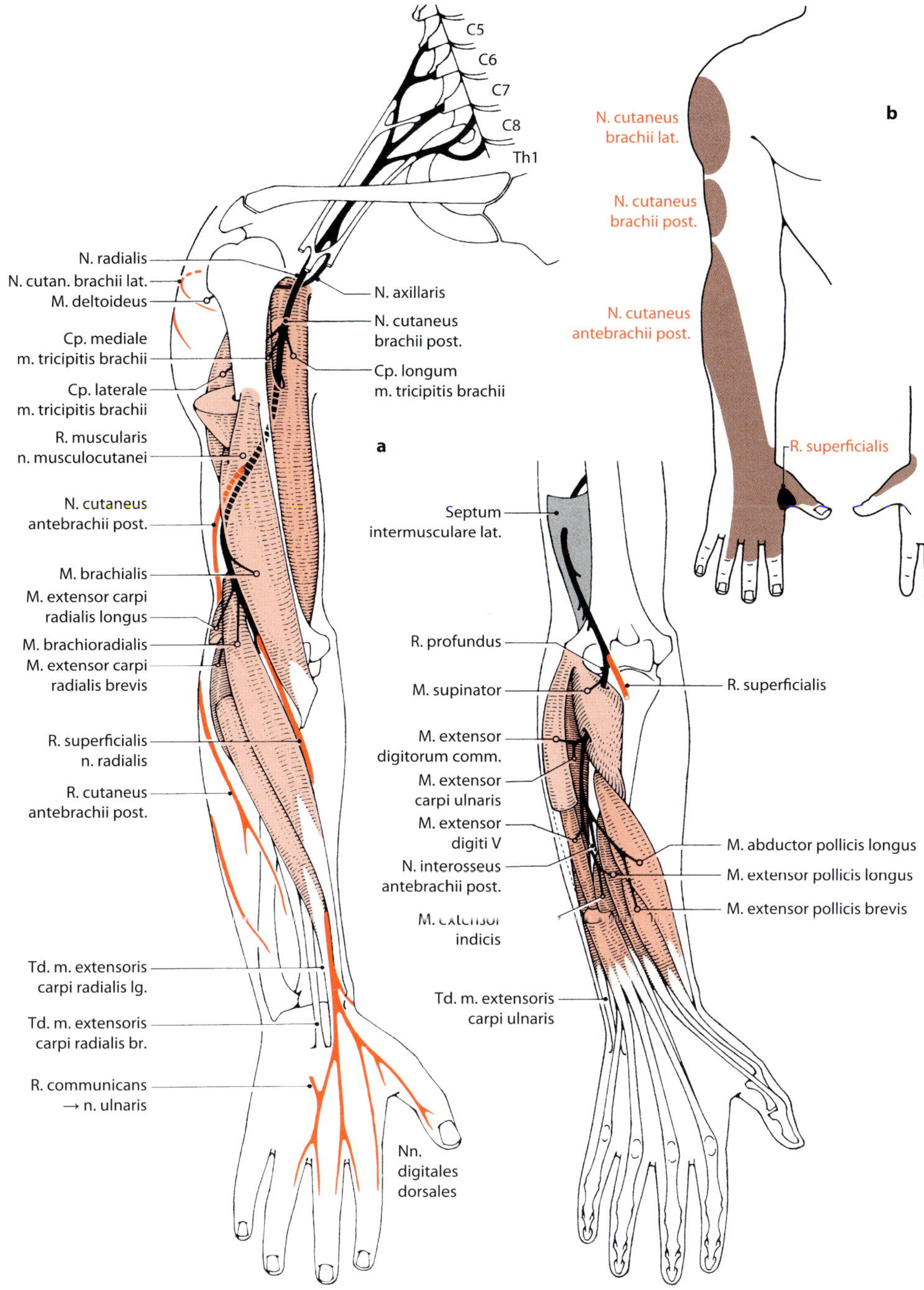

Анатомия лучевого нерва (см. с. 345)

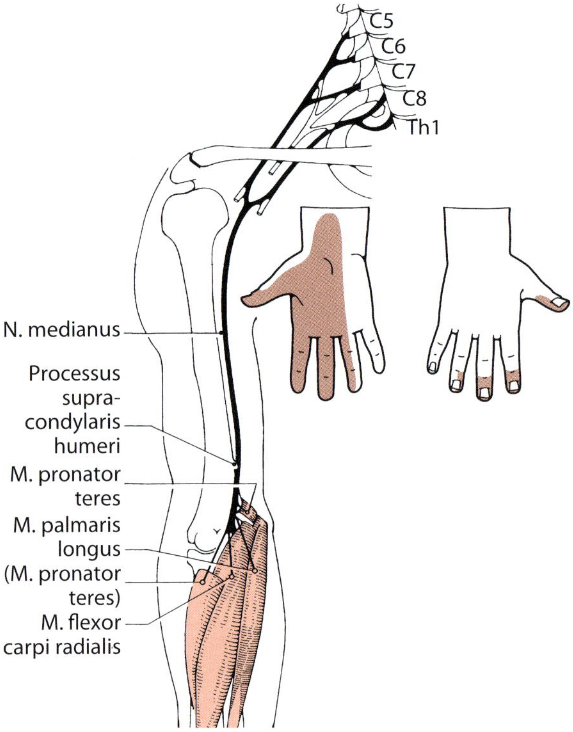

Анатомия срединного нерва (см. с. 361)

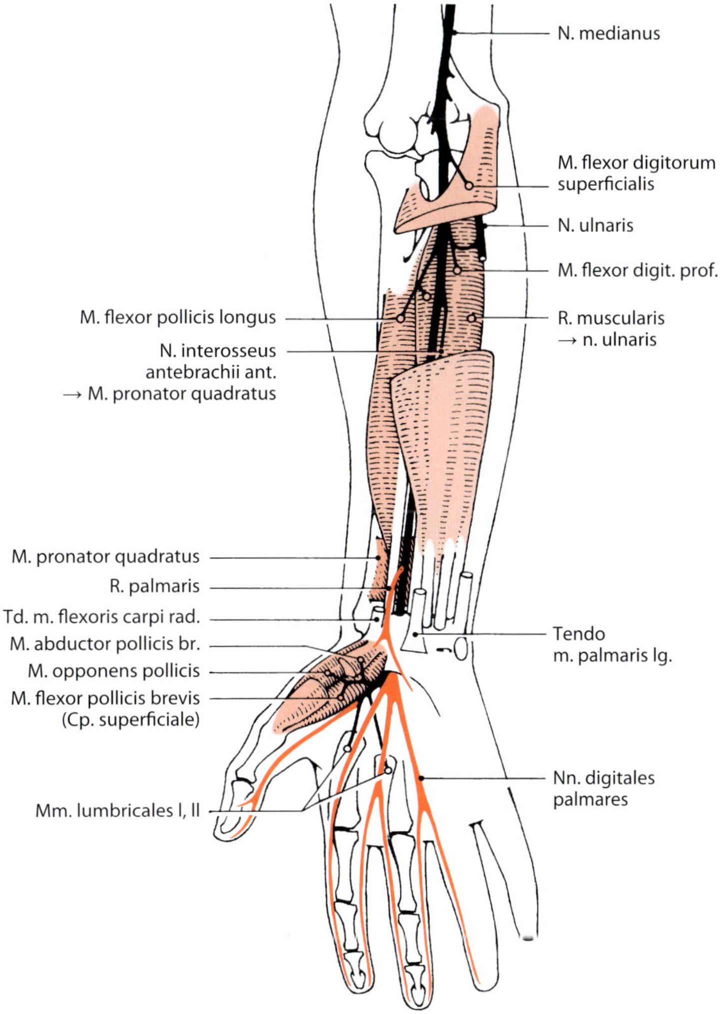

Анатомия срединного нерва в области локтя (см. с. 362)

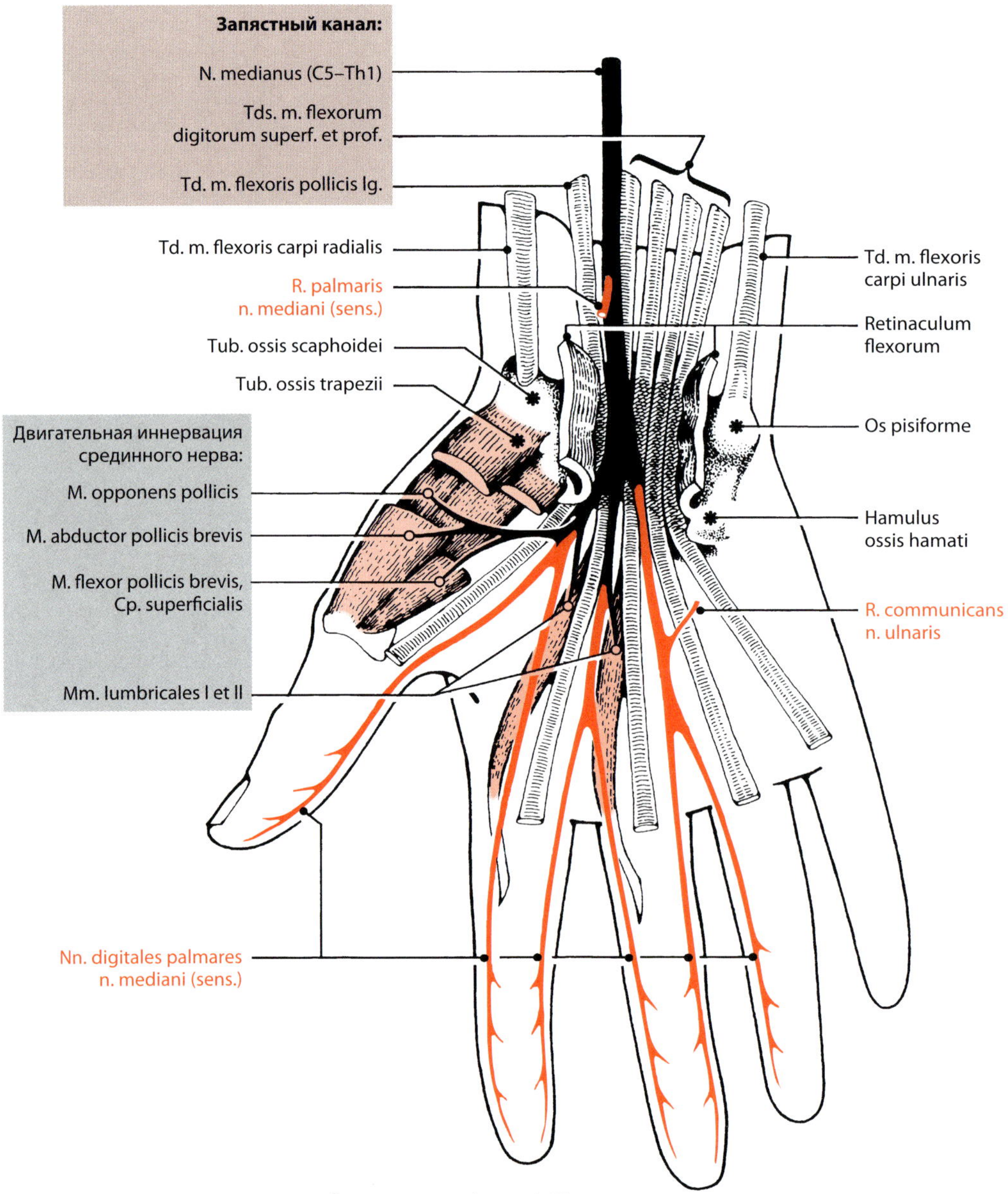

Анатомия срединного нерва в области кисти (см. с. 363)

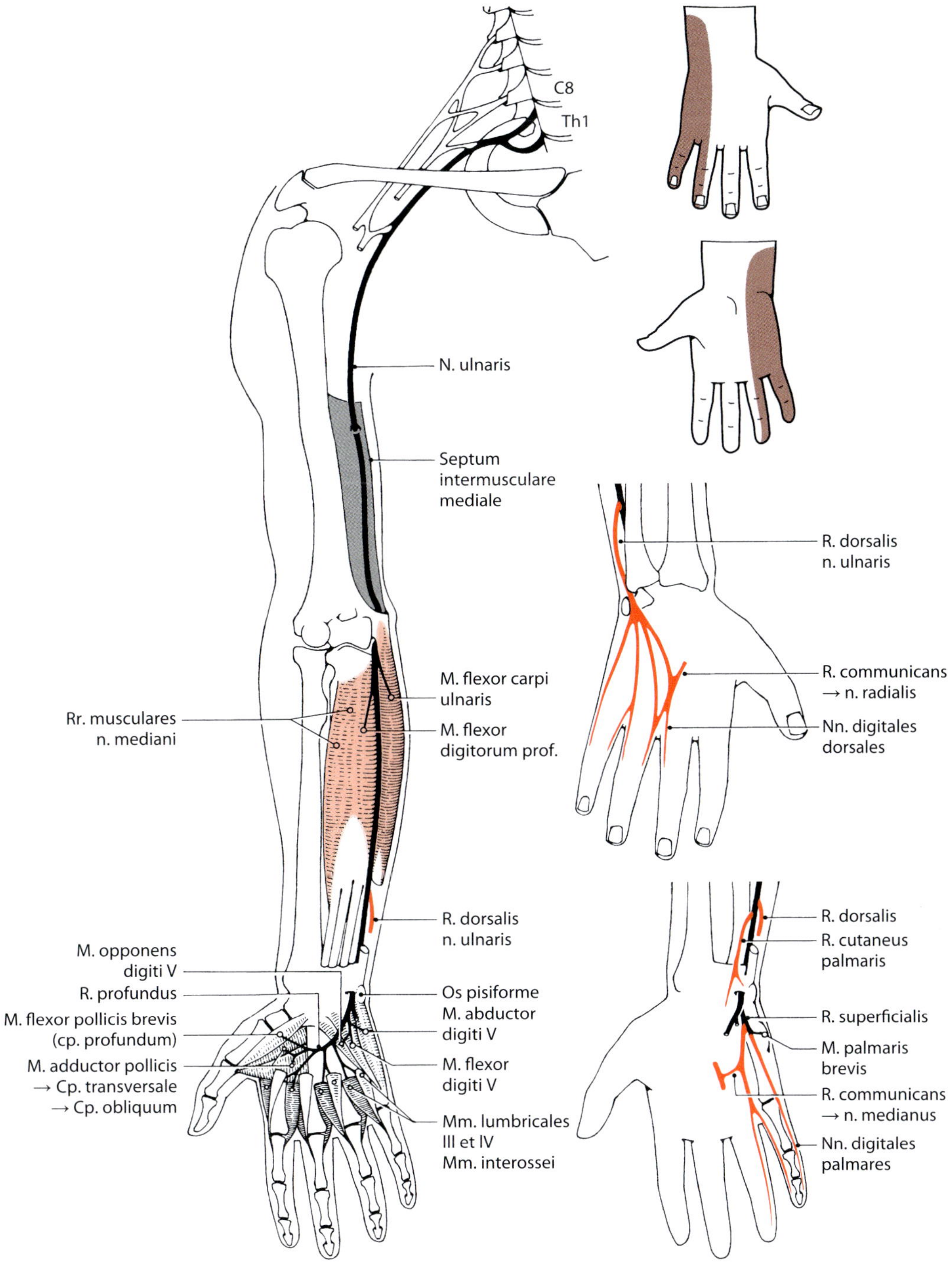

Анатомия локтевого нерва (см. с. 389)

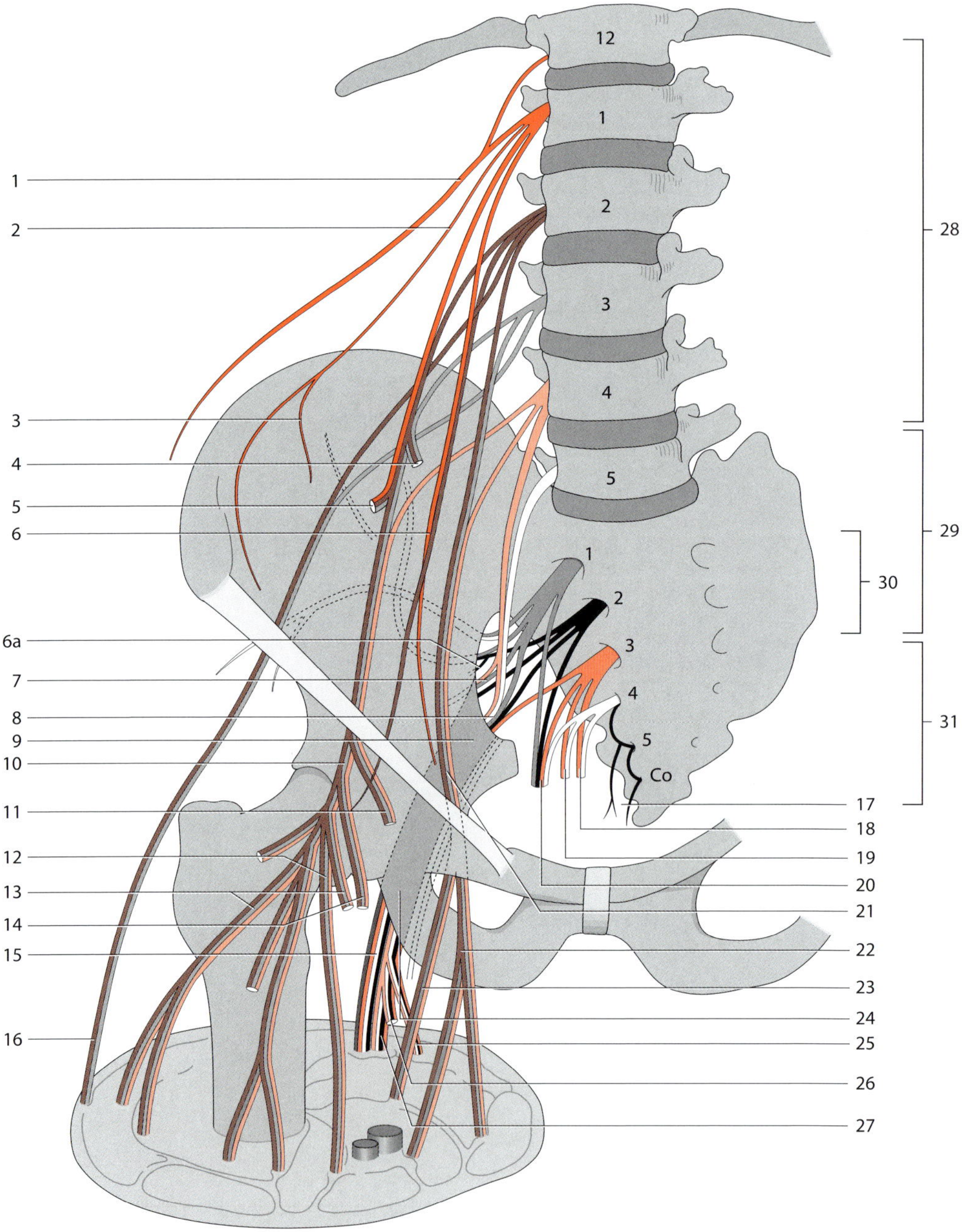
12
1
2
3
4
5
1
2
3
4
5
Co
1
2
3
4
5
6
6a
7
8
9
10
11
12
13
14
15
16
17
18
19
20
21
22
23
24
25
26
27
28
29
30
31

Пояснично-крестцовое сплетение (см. с. 439)

1 N. iliohypogastricus L1 (Th12)
Мышцы брюшной стенки, нижние отделы
2 N. ilioinguinalis L1
Мышцы брюшной стенки, нижние отделы
3 R. iliacus
4 N. femoralis
(ветвь к M. psoas)
5 Ветвь к M. iliacus
6 N. genitofemoralis L1, 2
R. genitalis L2
Кожная ветвь к L1
(R. femoralis)
6a N. cutaneus femoris posterior S1–S3
7 N. gluteus sup. L4–S1
M. gluteus med.
M. gluteus min.
M. tensor fasciae latae
8 N. gluteus inf. L5–S2
M. gluteus max.
9 N. ischiadicus L4–S3
N. fibularis communis L4–S2
N. tibialis L4-S3
10 N. femoralis L1–4
M. psoas L1–3
M. iliacus L1–3
11 M. pectineus L2–4
12 M. sartorius L2–3
13 M. quadriceps L2–4
14 N. saphenus L2–4
15 N. fibularis communis L4–S2
M. biceps (Caput brev.) L5–S2
M. fibularis long. L5–S2
M. fibularis brev. S1
M. tibialis ant. L4–5
M. extens dig. long. L4–S1
M. extens. hall. long. L4–5
16 N. cutaneus femoris lat. L2–3
17 Nn. anococcygei
18 M. coccygeus
19 M. levatorani
20 N. pudendus S1–4
21 N. obturatorius L2–4
22 R. ant./M. add. brev. L2–4
R. ant./Mm. add. lg./gracilis
23 R. post/Mm. add. min./magn. L3–4
24 N. tibialis L4-S3
25 Общая головка сгибателей
M. semitend. S1, 2
26 M. add. magn. L4–5
M. semimembr. L4–S1
27 Caput long. m. bicipitis
M. gastrocnem. S1, 2
M. popliteus L4–S1
M. soleus L5–S2
M. flexor digit. long. L5–S1
M. tibialis post. L5–S1
M. flex. hall. long. L5–S2
Mm. plant. ped., абдукторы,
аддукторы, межкостные
Lumbricales и т.д. L5–S2
28 Plexus lumbalis
29 Plexus sacralis
30 «Plexus pudendus»
31 Plexus coccygeus

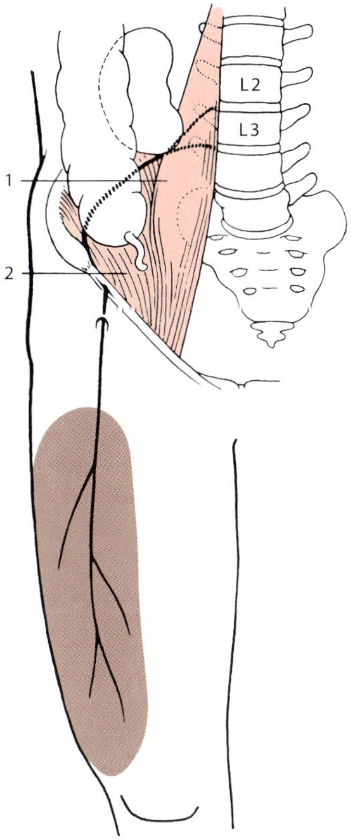

Анатомия латерального кожного нерва бедра
(см. с. 466)

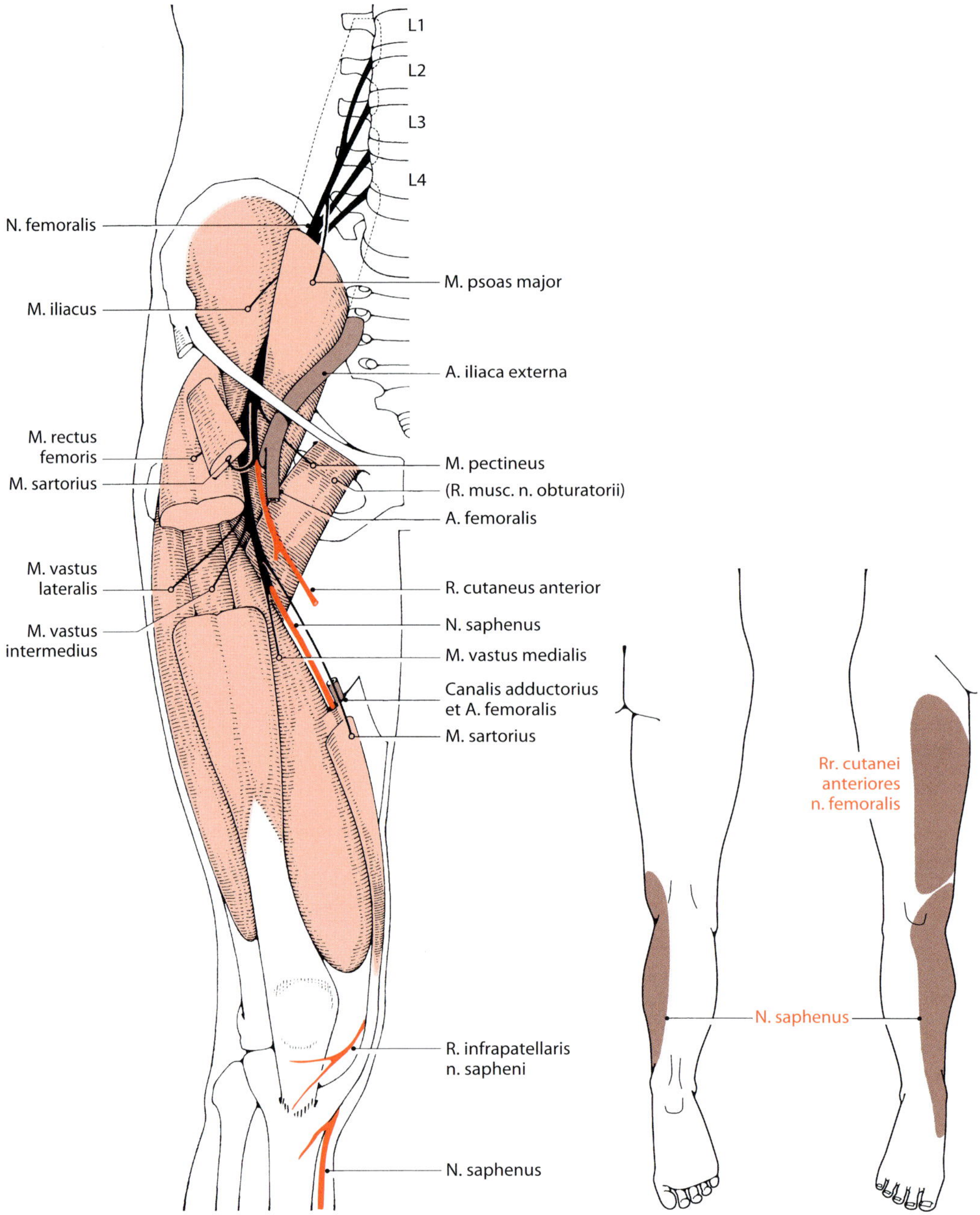

Анатомия бедренного нерва (см. с. 472)

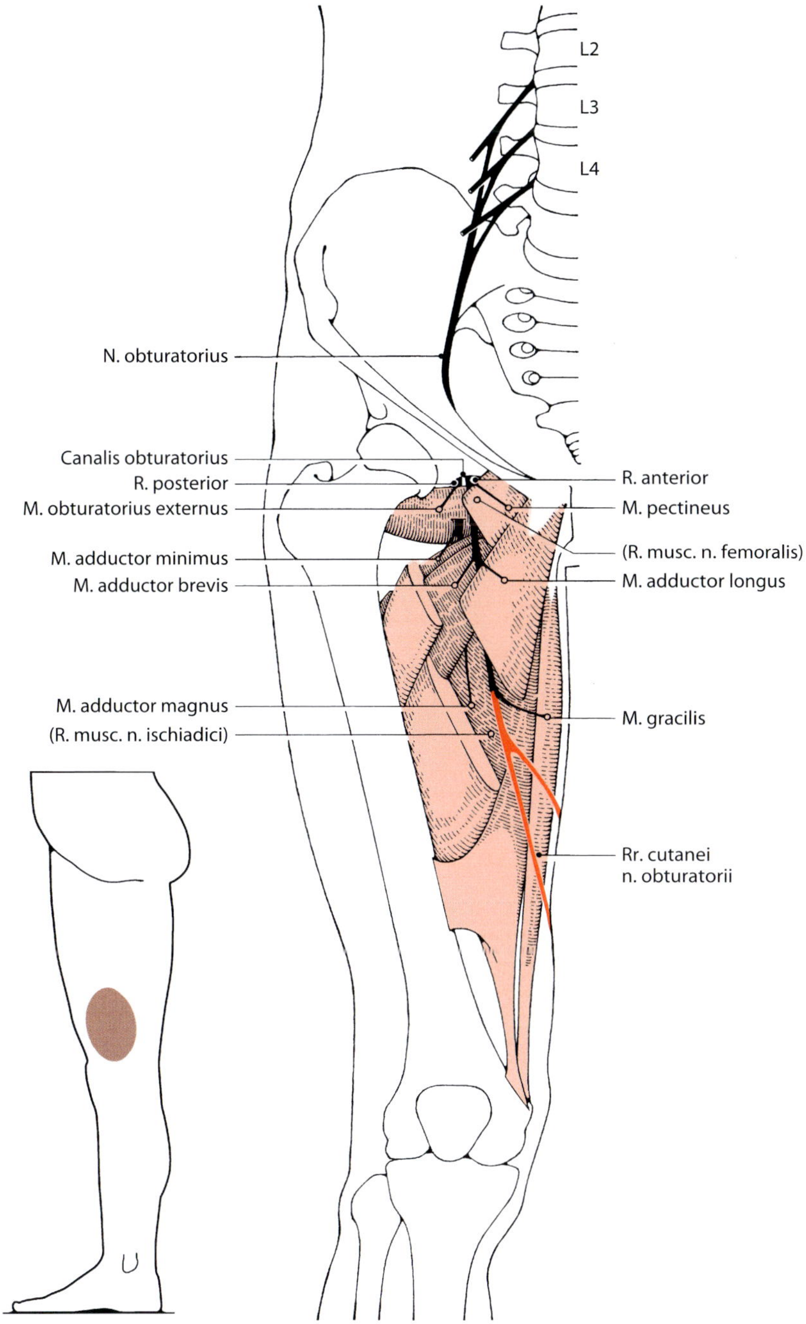

Анатомия запирательного нерва (см. с. 485)

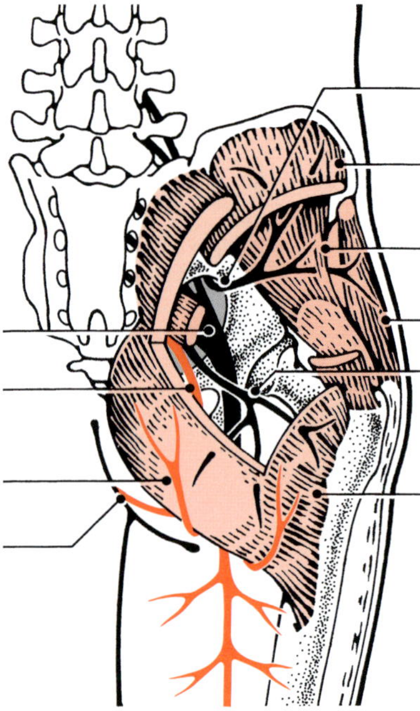

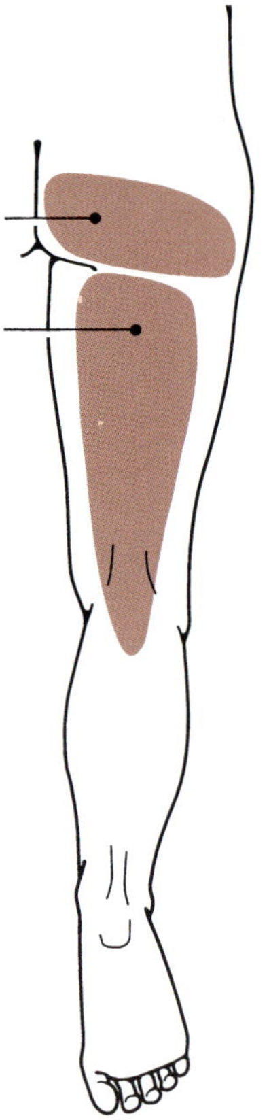

Foramen ischiadicum majus

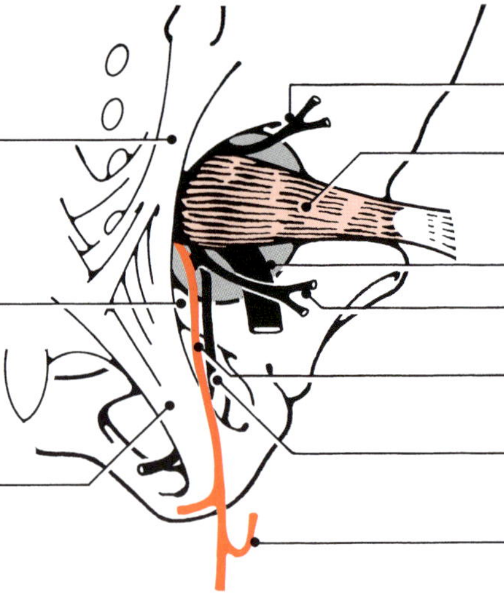

Анатомия верхнего и нижнего ягодичных нервов и заднего кожного нерва бедра (см. с. 489)

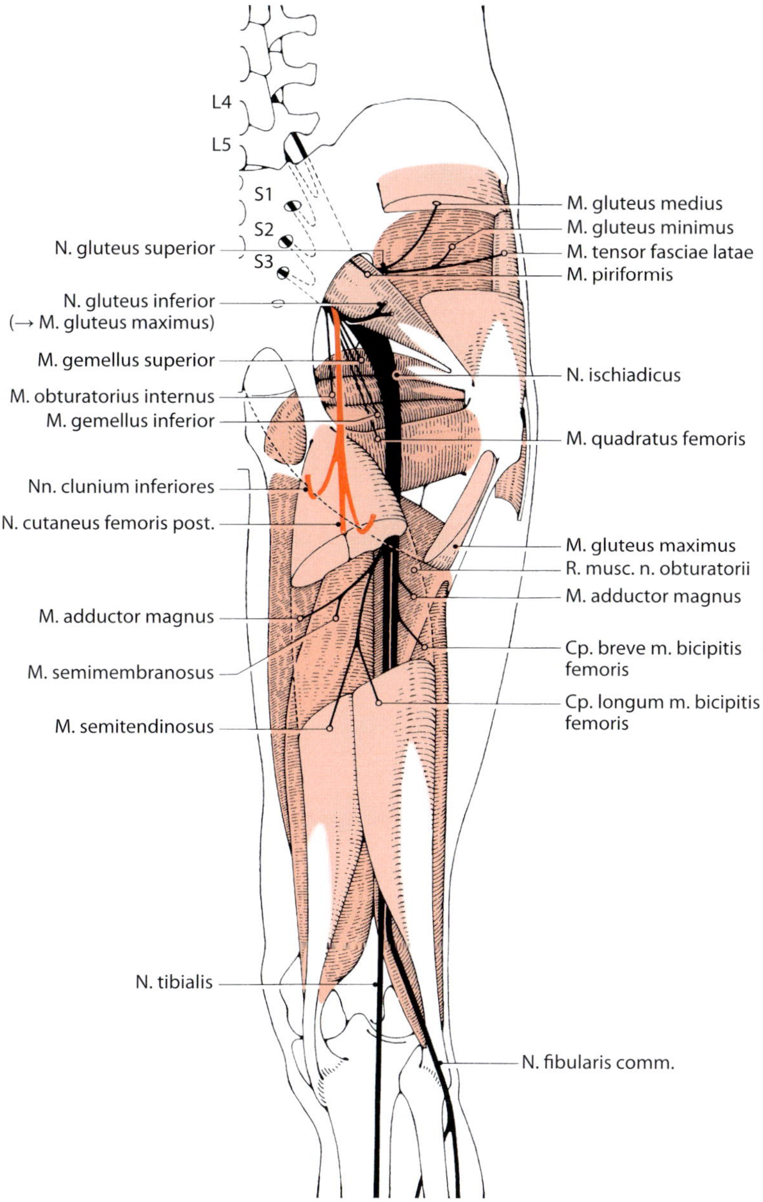

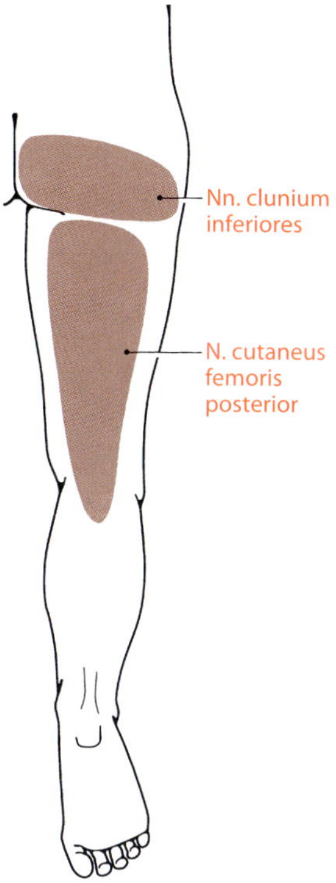

Анатомия седалищного нерва (см. с. 495)

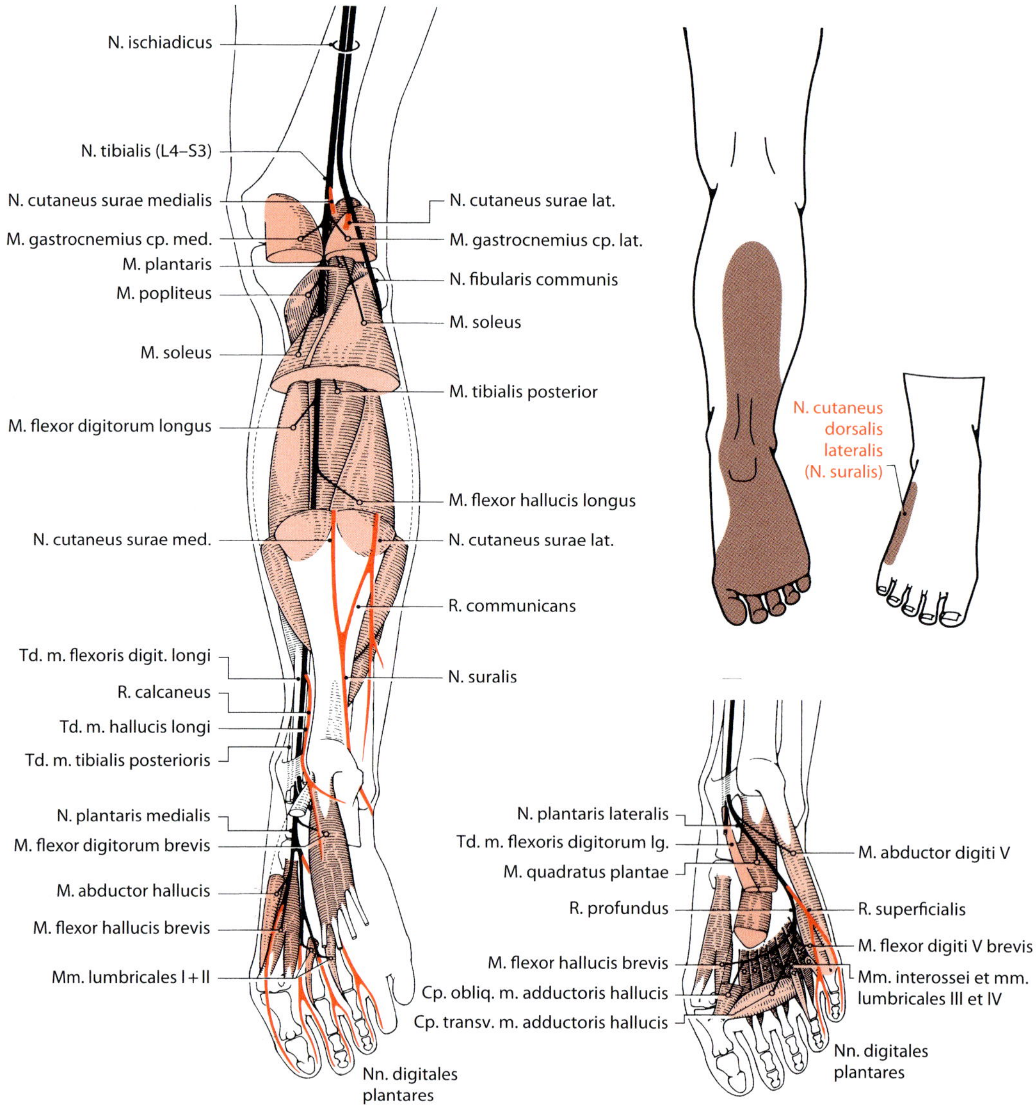

Анатомия большеберцового нерва (см. с. 510)

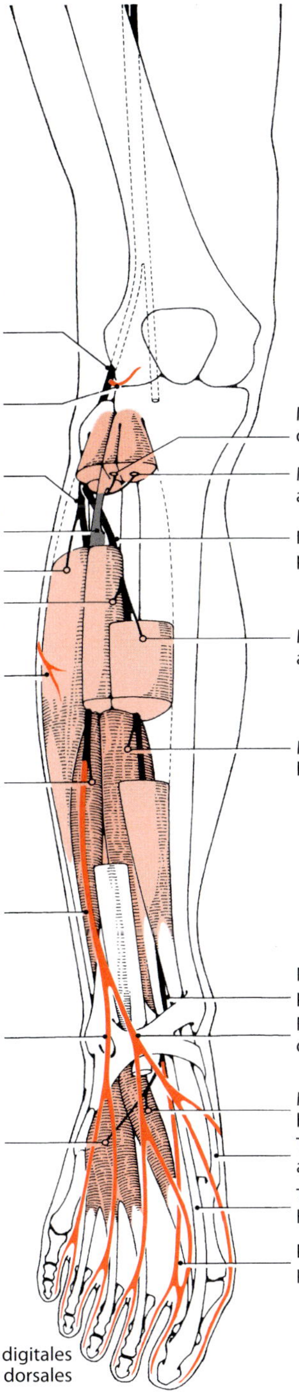

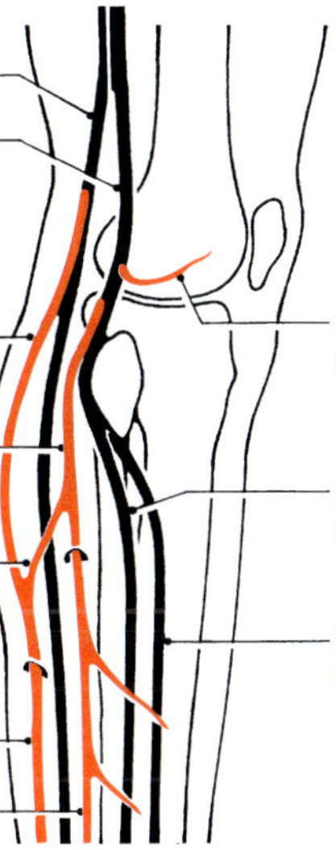

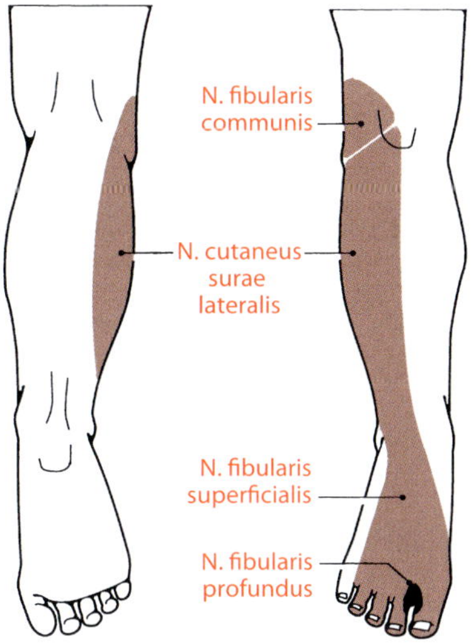

Анатомия малоберцового нерва (см. с. 521)

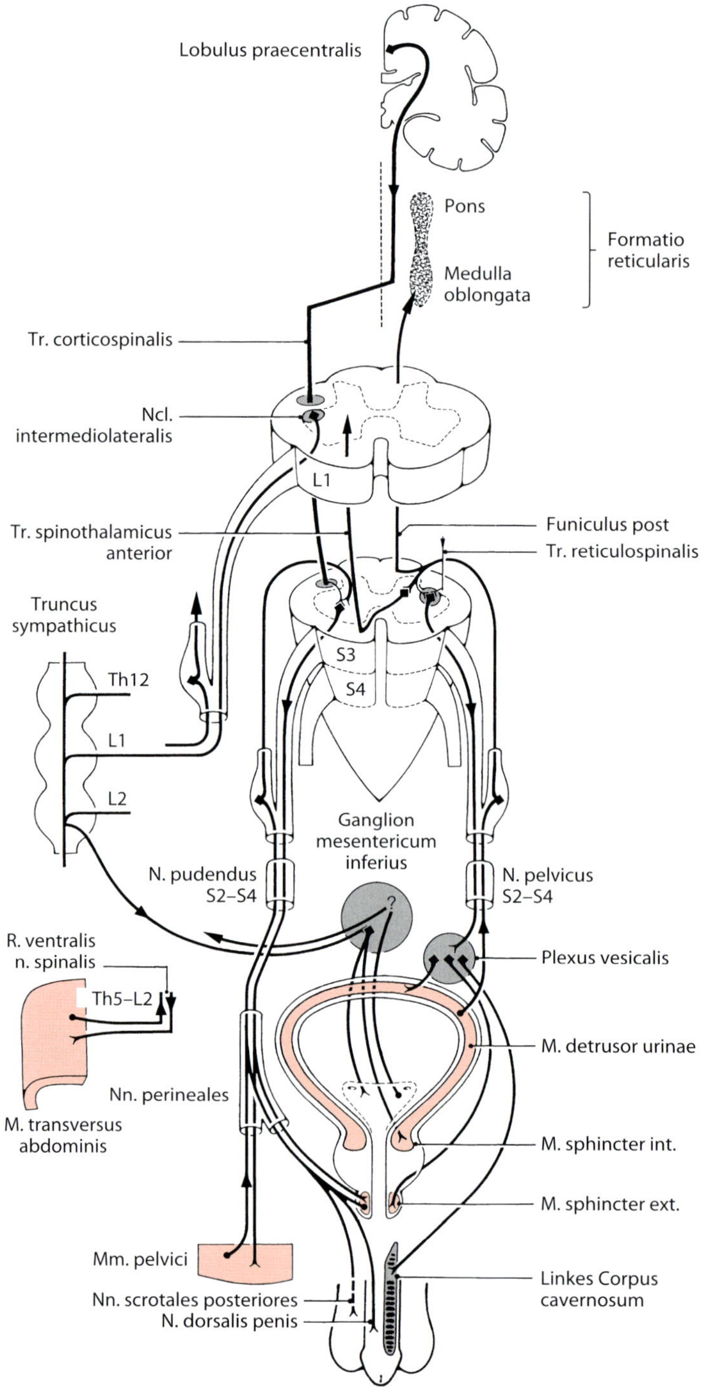

Нейроанатомия органов таза (см. с. 557)

ПОРАЖЕНИЯ ПЕРИФЕРИЧЕСКИХ НЕРВОВ
И КОРЕШКОВЫЕ СИНДРОМЫ

Перевод с немецкого

Под общ. ред. ***А.Н.Баринова***

Главный редактор: *В.Ю.Кульбакин*
Ответственный редактор: *Н.Ю.Соколова*
Редактор: *С.А.Бережняк*
Корректоры: *Е.В.Мышева, К.В.Резаева*
Компьютерный набор и верстка: *С.В.Шацкая*

ISBN 978-5-00030-146-3
9 785000 301463

Лицензия ИД №04317 от 20.04.01 г.
Подписано в печать 14.05.14. Формат 70×100/16
Бумага мелованная. Печать офсетная. Усл. печ. л. 50,05
Гарнитура Таймс. Заказ №3490

Издательство «МЕДпресс-информ».
119992, Москва, Комсомольский пр-т, д. 42, стр. 3
E-mail: office@med-press.ru
www.med-press.ru

Отпечатано в типографии «STANDARTŲ SPAUSTUVĖ»
ул. Даряус ир Гирено, д. 39, LT-02189, Вильнюс
E-mail: info@standart.lt
www.standart.lt